現代 心療内科学

CURRENT

編集

九州大学教授 久保 千春
関西医科大学教授 中井 吉英
鹿児島大学教授 野添 新一

PSYCHOSOMATIC
MEDICINE

永井書店

執筆者一覧

■編集

久保　千春　（九州大学大学院医学研究院心身医学　教授）
中井　吉英　（関西医科大学心療内科学講座　教授）
野添　新一　（鹿児島大学大学院医歯学総合研究科社会・行動医学講座　教授）

■執筆者（執筆順）

久保　千春　（九州大学大学院医学研究院心身医学　教授）
中井　吉英　（関西医科大学心療内科学講座　教授）
野添　新一　（鹿児島大学大学院医歯学総合研究科社会・行動医学講座　教授）
佐藤　　武　（佐賀大学保健管理センター　教授・所長）
保坂　　隆　（東海大学医学部専門診療学系精神科学　教授）
星加　明徳　（東京医科大学小児科学教室　教授）
郷久　鉞二　（札幌産科婦人科　理事長）（札幌市）
並木　昭義　（札幌医科大学医学部麻酔科　教授）
羽白　　誠　（国立大阪病院皮膚科　部長）
森　　良樹　（関西医科大学附属男山病院整形外科　助教授・部長）
黒川　　顕　（日本医科大学付属第二病院救命救急部　教授）
前沢　政次　（北海道大学総合診療部　教授）
都　　温彦　（福岡大学医学部歯科口腔外科学講座　教授）
豊福　　明　（福岡大学医学部歯科口腔外科学講座　講師）
千田　要一　（九州大学大学院医学研究院心身医学）
岡　　孝和　（産業医科大学神経内科　講師）
小牧　　元　（国立精神・神経センター精神保健研究所心身医学研究部　部長）
須藤　信行　（九州大学大学院医学研究院医療経営・管理学　助教授）
細井　昌子　（九州大学大学院医学研究院心身医学）
永野　　純　（九州大学健康科学センター　助教授）
三島　徳雄　（産業医科大学産業生態科学研究所精神保健学教室　助教授）
胸元　孝夫　（吉村病院心療内科）（鹿児島市）
宮田　正和　（福岡教育大学保健管理センター　所長・教授）
永田　頌史　（産業医科大学産業生態科学研究所精神保健学教室　教授）
所　　昭宏　（関西医科大学心療内科学講座／国立療養所近畿中央病院心療内科）
添嶋　裕嗣　（日吉町立病院内科）
竹林　直紀　（関西医科大学心療内科学講座　講師）
藤田　光恵　（ふじたみつえクリニック　院長）（京都市）
兒島　真哉　（鹿児島大学大学院医歯学総合研究科社会・行動医学講座）
荒木登茂子　（九州大学大学院医学研究院医療経営・管理学講座　教授）
町田　英世　（関西医科大学心療内科学講座）
西田　慎二　（関西医科大学心療内科学講座／近畿大学医学部堺病院心療内科　講師）
安原　大輔　（鹿児島大学大学院医歯学総合研究科社会・行動医学講座）
橋爪　　誠　（松原徳洲会病院　副院長）（大阪府松原市）
中山　孝史　（八反丸病院心療内科）（鹿児島市）
建部　佳記　（横浜市立大学医学部附属市民総合医療センター）
出口　大輔　（鹿児島大学大学院医歯学総合研究科社会・行動医学講座）
福永　幹彦　（関西医科大学心療内科学講座　講師）

村永　鉄郎　（鹿児島大学医学部附属病院心身医療科）
菅原　英世　（九州大学大学院医学研究院心身医学）
判田　正典　（九州大学大学院医学研究院心身医学）
安藤　勝己　（九州大学大学院医学研究院心身医学）
河合　啓介　（九州大学大学院医学研究院心身医学）
長井　信篤　（鹿児島大学医学部附属病院心身医療科）
古謝将一郎　（さがらクリニック21　院長）（鹿児島市）
堂地　勉　（鹿児島大学大学院医歯学総合研究科健康科学専攻発生発達成育学講座生殖病態生理学分野　助教授）
永田　行博　（鹿児島大学　学長）
伊藤　学而　（鹿児島大学大学院医歯学総合研究科健康科学専攻発生発達成育学講座顎顔面育成学分野　教授）
永田　順子　（鹿児島大学大学院医歯学総合研究科健康科学専攻発生発達成育学講座顎顔面育成学分野）
穂満　直子　（松下病院心療内科）（鹿児島市）
成尾　鉄朗　（鹿児島大学大学院医歯学総合研究科社会・行動医学講座　助教授）
瀧井　正人　（九州大学大学院医学研究院心身医学　講師）
稲光　哲明　（鳥取大学医学部保健学科地域・精神看護学講座　教授）
十川　博　（九州大学大学院医学研究院心身医学　講師）
野崎　剛弘　（九州大学大学院医学研究院心身医学　講師）
早川　洋　（北九州市立医療センター心療内科　主任部長）
明智　龍男　（国立がんセンター研究所支所精神腫瘍学研究部　室長／国立がんセンター東病院精神科）
岡村　優子　（国立がんセンター東病院精神科）
内富　庸介　（国立がんセンター研究所支所精神腫瘍学研究部　部長）
的場　元弘　（北里大学医学部麻酔科　講師）
村上　典子　（神戸赤十字病院心療内科　部長）
西村　良二　（福岡大学医学部精神科　教授）
鹿島　友義　（国立病院九州循環器病センター　院長）

序

　心身医学は旧西ドイツで誕生し米国で発展を遂げた。しかしその後は残念ながら、米国の心身医学は衰退していったように思われる。ドイツにおいては現在もなお力を持ち続けており、多くの医学部・医科大学に心身医学科が存在し必須の教科となっている。ドイツの心身医学者であるシュッフェル教授(マールブルク大学)によれば、今やドイツの心身医学は米国へ逆輸入されつつあるそうである。そうした状況を受け米国においても狭間の医学としての心身医学の重要性が見直されつつある(野添新一：日本心療内科学会誌。7：1、2003)。またその一方において、米国では心身医学とはまったく別個にMind-body Medicineが誕生し隆盛を極めている (竹林直紀ほか：心療内科。5：236-240、2001)。Psychosomatic Medicineの"psycho"は「病的な精神」であり、Mind-body Medicineの"mind"は、普通の人間の「心」を指す。日本の心身医学はMind-body Medicineにより近いという意見もある(竹林直紀ほか)。

　わが国の心身医学はどうか。日本へ渡ってきた心身医学は「心療内科学」として特有のスタイルで発展を遂げてきた。しかしながら80の医学部・医科大学のうちで開設された講座は僅かに5つしかないのが現状である。平成8年には心療内科が標榜科名として認可を受けたものの、その多くが精神科医の標榜によるものである。全人的医療の具体的な考え方と方法を持ち実践しているのが、わが国の心療内科医であると自負しているが、敢えて不遜を承知で言わせてもらえれば、恐らくわれわれは時代に先駆け50年ほど早く進み過ぎてしまっているのではないだろうか。そのためか、心療内科は医学界にも社会にもまだまだ理解されていないように感じる。

　このような理由から、九州大学医学部心療内科、鹿児島大学医学部心身医療科、関西医科大学心療内科のいわゆる『3KU』(3校の頭文字を取ってそう呼ぶ)のメンバーが中心となり、毎年夏にセミナーを開催し(現在6回開催)、心療内科の現在と将来を見据えての熱心な討論を繰り返してきた。そうした中、この研修会の成果をこれからの後進学徒のために一冊にまとめ、新しい心療内科のテキストとして世に出すことで意見が一致し、本書の刊行へと至ったわけである。

　本書はその名のとおり「心療内科の現在と将来を見据えた斬新な内容」となり、これからの心療内科の「あるべき姿」としての新しい方向性が示されている。随所に若々しい息吹と感性と情熱が溢れており、まさにわれわれ編者の思惑とおりの一書となったことは無上の喜びである。

　本書ができあがるまでには、永井書店高山静氏に大変お世話になった。心より感謝する次第である。

2003年10月吉日

編者一同

目 次

総 論

Ⅰ. 心療内科の歴史 ————————————————（久保千春）3
- Ⅰ 心身医学の歴史 …………………………………………………………3
- Ⅱ 各国の心身医学の歴史 …………………………………………………3
- Ⅲ わが国の心身医学の歴史 ………………………………………………6

Ⅱ. 心療内科（学）とは何か

1 心療内科とは何か ————————————————（中井吉英）9
- Ⅰ 心身医学の歴史 …………………………………………………………9
- Ⅱ 心身医学の医学・医療モデル …………………………………………10
- Ⅲ 各科の心身医学との関係 ………………………………………………11
- Ⅳ 心療内科の位置づけ ……………………………………………………12
- Ⅴ 総合病院精神科との違い ………………………………………………15

2 心療内科の現状と将来の展望 ————————————（中井吉英）18
- Ⅰ 現状と問題点 ……………………………………………………………18
- Ⅱ 将来の展望 ………………………………………………………………19

3 心身医学・医療と社会のかかわり ——————————（野添新一）25
- Ⅰ 心身医学と社会学 ………………………………………………………25
- Ⅱ ストレス社会における「第二の病」について …………………………28
- Ⅲ 21世紀における心身医療—行動医学— …………………………………30

Ⅲ. 各科の心身医療の現状と将来

1 精神科 ————————————————————（佐藤 武、保坂 隆）32
- Ⅰ 身体疾患の精神医学（PMI） ……………………………………………33
- Ⅱ 身体疾患患者のうつ病合併率 ……………………………………………33
- Ⅲ 精神科における心身医療の将来—教育とシステム改革— ……………34

2 小児科 ——————————————————————（星加明徳）41
- Ⅰ 小児の心身症 ………………………………………………………………41
- Ⅱ 小児心身症の疫学 …………………………………………………………41
- Ⅲ 小児心身症の発症機序 ……………………………………………………42
- Ⅳ 小児科における心身医療 …………………………………………………43
- Ⅴ 個々の疾患における心身医療の必要性の有無 …………………………44
- Ⅵ 小児科の心身医療の将来 …………………………………………………47

3 産婦人科 ────────────────────────（郷久鉞二）50
- I 産婦人科に特異な要素 …………………………………………………50
- II 器質的除外診断が適当でない理由 ……………………………………51
- III 日本女性心身医学会と国際産婦人科心身医学会 ……………………52
- IV 心身医療の実際 …………………………………………………………54
- V 症例紹介 …………………………………………………………………60

4 ペインクリニック科 ──────────────────（並木昭義）62
- I 疼痛の治療 ………………………………………………………………62
- II 疼痛患者の治療 …………………………………………………………63
- III 疼痛患者の対応 …………………………………………………………65
- IV 集学的、学際的な疼痛医療 ……………………………………………67

5 皮膚科 ──────────────────────────（羽白 誠）72
- I 皮膚科での心身医学的疾患の分類 ……………………………………72
- II 皮膚科心身医学の病態 …………………………………………………73
- III 皮膚科心身医学的疾患の診断 …………………………………………74
- IV 皮膚科心身学的疾患の治療 ……………………………………………75
- V 皮膚科心身医学の将来 …………………………………………………80

6 整形外科 ─────────────────────────（森 良樹）81
- I 整形外科の歴史と現状 …………………………………………………81
- II まとめ ……………………………………………………………………88

7 救命救急センター ─────────────────────（黒川 顕）90
- I 救急センターの特殊性 …………………………………………………90
- II 救急センターの特殊性と心身症の関係 ………………………………91
- III 心身症が起こることの影響 ……………………………………………92
- IV 救急センターにおける心身症の予防と治療 …………………………92
- V 治療をするうえでのpitfall ……………………………………………96

8 総合診療部 ────────────────────────（前沢政次）98
- I 諸外国における総合診療の理念 ………………………………………98
- II わが国における取り組み ……………………………………………100
- III 大学病院総合診療部の多様性 ………………………………………102
- IV 臨床研修指定病院などの総合診療部 ………………………………103
- V 総合診療部における診療の実際 ……………………………………103
- VI 総合診療における心身医学の役割 …………………………………104

9 歯科口腔外科 ──────────────────（都 温彦、豊福 明）106
- I いわゆる歯科心身症症例について-薬物的治療と心理療法による対応- …………106
- II 咀嚼習慣に関連する生活習慣病-咀嚼指導による心理療法的指導- …………114

IV．心身相関の最新の知見

1 心身相関の最近の考え方 ────────────（久保千春、千田要一）117
- I 心身相関に対する心身医学的考え方 …………………………………117
- II 心身相関の心理的メカニズム …………………………………………119

Ⅲ　生理的メカニズム ……………………………………………………………… 121

2 心身相関の基礎知識

①基礎知識《自律神経系》――――――――――――――――――――（岡　孝和）125
　　Ⅰ　自律神経遠心路 ………………………………………………………………… 125
　　Ⅱ　自律神経求心路 ………………………………………………………………… 127
　　Ⅲ　情動刺激と情動性自律反応 …………………………………………………… 127
　　Ⅳ　炎症時の自律神経・内分泌・免疫系の相互作用 …………………………… 127
　　Ⅴ　ストレス性標的臓器反応と自律神経の関与 ………………………………… 128
　　Ⅵ　リラクセーションと自律神経系 ……………………………………………… 129

①基礎知識《内分泌系》――――――――――――――――――――（小牧　元）133
　　Ⅰ　ストレス学説の流れ …………………………………………………………… 133
　　Ⅱ　アロスターシス概念 …………………………………………………………… 133
　　Ⅲ　ストレスと視床下部-下垂体-副腎皮質（HPA）系 ………………………… 135
　　Ⅳ　ストレッサー特異的なHPA系の反応 ……………………………………… 136
　　Ⅴ　海馬とHPA系 ………………………………………………………………… 139
　　Ⅵ　慢性ストレスとHPA系 ……………………………………………………… 140
　　Ⅶ　ストレスとGenotype ………………………………………………………… 141
　　Ⅷ　ストレス反応と母子分離体験 ………………………………………………… 142
　　Ⅸ　ストレスとHPA系以外のホルモンの変動 ………………………………… 143

①基礎知識《免疫系》――――――――――――――――――（須藤信行、千田要一）147
　　Ⅰ　原始的生体防御系と獲得免疫系 ……………………………………………… 147
　　Ⅱ　免疫応答に関与する細胞、可溶性因子 ……………………………………… 148
　　Ⅲ　免疫応答の実際 ………………………………………………………………… 151
　　Ⅳ　不適切な免疫反応 ……………………………………………………………… 151
　　Ⅴ　ストレスと免疫反応（精神-神経-免疫学） ………………………………… 152

①基礎知識《分子遺伝系》――――――――――――――――――（細井昌子）156
　　Ⅰ　単一遺伝子疾患と多因子疾患 ………………………………………………… 156
　　Ⅱ　分子遺伝学からみた心身相関 ………………………………………………… 157
　　Ⅲ　遺伝学の研究手法 ……………………………………………………………… 157
　　Ⅳ　心療内科で扱う疾患に関する分子遺伝学的研究 …………………………… 158

②臨床医学《冠動脈性心疾患とがんの危険因子としてのパーソナリティ-これまでの疫学研究の結果から-》――――――――――――――――――（永野　純）165
　　Ⅰ　冠動脈性心疾患 ………………………………………………………………… 166
　　Ⅱ　がん ……………………………………………………………………………… 168
　　Ⅲ　Grossarth-Maticekらの研究 ………………………………………………… 169

②臨床医学《ストレス対策の新しい考え方》――――――――――（三島徳雄）176
　　Ⅰ　医学モデルとストレス対策 …………………………………………………… 177
　　Ⅱ　解決志向アプローチに基づくストレス対策 ………………………………… 179
　　Ⅲ　Yvonne Dolanの著作から …………………………………………………… 185

V. 21世紀の心療内科(学)の役割

1 健康医学 ────────────────(胸元孝夫) 188
 I 健康を取り除く状況―健康への関心の高まり ……………………188
 II 健康と健康医学 …………………………………………………………188
 III 健康医学と心身医学（心療内科）……………………………………189
 IV 具体的な健康問題と心療内科 …………………………………………190
 V 健康医学の今後の課題 …………………………………………………191
 VI まとめ ……………………………………………………………………192

2 予防医学 ────────────────(宮田正和) 194
 I 予防医学の三段階 ………………………………………………………194
 II 公衆衛生的な予防医学 …………………………………………………194
 III 予防医学としての健康診断の意義 ……………………………………195
 IV 臨床医学における予防とは ……………………………………………195
 V 生活習慣病の予防 ………………………………………………………196
 VI 心身医学と予防医学 ……………………………………………………198

3 メンタルヘルスケア ──────────(永田頌史) 202
 I 職場のメンタルヘルスに関心が高くなった背景 ……………………202
 II 産業(職業)ストレスモデル ……………………………………………204
 III 産業(職業)ストレスによる健康障害 …………………………………205
 IV 職場不適応症について …………………………………………………206
 V メンタルヘルス対策と心療内科医 ……………………………………207

4 サイコオンコロジー(精神腫瘍学)・緩和ケア ──(所 昭宏) 210
 I サイコオンコロジーの概念 ……………………………………………210
 II がん患者の心理とストレスに対する反応 ……………………………212
 III がんとストレス反応、免疫反応 ………………………………………213
 IV がん患者への心理、行動的介入 ………………………………………214
 V 緩和医療／ホスピスの概念 ……………………………………………217
 VI がん患者のQOL …………………………………………………………218
 VII がん医療とコミュニケーション ………………………………………218
 VIII サイコオンコロジー、緩和ケアの教育、研修 ………………………219
 IX サイコオンコロジー、緩和ケアの今後の課題 ………………………221

5 生活習慣病 ───────────────(添嶋裕嗣) 224
 I 生活習慣病とは …………………………………………………………224
 II 生活習慣病診療における心療内科の役割 ……………………………225

6 補完・代替医療 ─────────────(竹林直紀) 231
 I CAMにおける「医療モデル」…………………………………………232
 II 疾患構造の変化とCAM …………………………………………………232
 III CAMのNIH（NCCAM）分類 …………………………………………233
 IV 医療一元主義と多元主義 ………………………………………………233
 V Mind-Body Medicineと心身医学 ………………………………………234
 VI 代替から統合へ …………………………………………………………235

7 医学教育 ──────────────────────（藤田光恵）237
　　心療内科における医学教育の実際 ……………………………237

8 行動医学 ──────────────────（兒島真哉、野添新一）246
　Ⅰ　行動医学とは ………………………………………………247
　Ⅱ　学習心理学とは ……………………………………………248
　Ⅲ　臨床における行動医学−行動分析について− ……………249
　Ⅳ　今後の課題 …………………………………………………251

9 心身症とチーム医療 ─────────────────（荒木登茂子）253
　Ⅰ　チームを組む治療 …………………………………………253
　Ⅱ　複数の治療者がかかわることが必要あるいは効果的な場合 …254
　Ⅲ　集団としての治療チーム …………………………………256
　Ⅳ　チームを組むときの注意点 ………………………………258

10 包括的疼痛治療（ペインセンター） ─────────（町田英世）260
　Ⅰ　包括的医療の必要性 ………………………………………260
　Ⅱ　包括的医療の再検討 ………………………………………262
　Ⅲ　包括的医療と心療内科 ……………………………………265

11 東洋医学 ──────────────────────（西田慎二）267
　Ⅰ　東洋医学と心身医学の特徴 ………………………………267
　Ⅱ　東洋医学の生体観 …………………………………………267
　Ⅲ　東洋医学の診断 ……………………………………………269
　Ⅳ　心身症の病態 ………………………………………………269
　Ⅴ　よくみられる症候の鑑別 …………………………………272
　Ⅵ　漢方薬処方のコツと注意点 ………………………………273

Ⅵ.「仮面症状」としての心身医学的愁訴 ──────（安原大輔）275
　Ⅰ　心身医学的愁訴に潜在する器質的要因 …………………275
　Ⅱ　器質的要因に対するアプローチ−臨床経過への着眼− …276
　Ⅲ　各器質的疾患における精神症状の特徴と鑑別の手がかり …277
　Ⅳ　器質的要因に対するアプローチ−Taylor RLらの包括的接近法− …282
　Ⅴ　症例 …………………………………………………………283

各　論

Ⅰ. 心療内科の診断法 ─────────────────（中井吉英）289
　Ⅰ　症例を通してみた診断法 …………………………………289
　Ⅱ　心療内科における診断技法 ………………………………293
　Ⅲ　診断に際しての留意点 ……………………………………299

Ⅱ. 心療内科の治療法 ────────────（千田要一、久保千春）301
　Ⅰ　心身医学的治療の基本事項 ………………………………301

Ⅱ　心身医学的治療の進め方 ………………………………………302
　　Ⅲ　心身症治療における薬物治療 …………………………………305
　　Ⅳ　各種の心身医学的治療 …………………………………………310

Ⅲ．心療内科診療の実際

1 内科的疾患

①気管支喘息 ──────────────────────（橋爪　誠）317
　　Ⅰ　身体医学的にみた気管支喘息 …………………………………317
　　Ⅱ　症例 ………………………………………………………………319
　　Ⅲ　気管支喘息の心身医学的診断 …………………………………320
　　Ⅳ　気管支喘息の心身医学的治療 …………………………………325

②過呼吸症候群 ─────────────────────（中山孝史）329
　　Ⅰ　症例呈示 …………………………………………………………329
　　Ⅱ　疾患の概念 ………………………………………………………329
　　Ⅲ　発生機序 …………………………………………………………330
　　Ⅳ　病因・臨床症状 …………………………………………………330
　　Ⅴ　診断のポイント …………………………………………………332
　　Ⅵ　治療のポイント …………………………………………………333

③高血圧症 ────────────────────────（建部佳記）338
　　Ⅰ　症例 ………………………………………………………………338
　　Ⅱ　疾患の概念 ………………………………………………………339
　　Ⅲ　発症について ……………………………………………………340
　　Ⅳ　診断のポイント …………………………………………………341
　　Ⅴ　治療 ………………………………………………………………342

④糖尿病 ─────────────────────────（出口大輔）346
　　Ⅰ　症例 ………………………………………………………………346
　　Ⅱ　糖尿病の現状と問題点 …………………………………………349
　　Ⅲ　糖尿病の発症・経過に関与する心身医学的要因 ……………350
　　Ⅳ　診断、治療のポイント …………………………………………352

⑤消化性潰瘍 ──────────────────────（福永幹彦）356
　　Ⅰ　症例 ………………………………………………………………356
　　Ⅱ　疾患概念 …………………………………………………………358
　　Ⅲ　発症機序 …………………………………………………………358
　　Ⅳ　原因・臨床症状 …………………………………………………359
　　Ⅴ　診断のポイント …………………………………………………359
　　Ⅵ　治療のポイント …………………………………………………359

⑥潰瘍性大腸炎 ─────────────────────（出口大輔）362
　　Ⅰ　症例 ………………………………………………………………362
　　Ⅱ　疾患の概念 ………………………………………………………364
　　Ⅲ　病因・発生機序 …………………………………………………365
　　Ⅳ　臨床症状 …………………………………………………………366
　　Ⅴ　診断のポイント …………………………………………………367

Ⅵ　治療のポイント ……………………………………………………………367

⑦冠動脈疾患 ――――――――――――――――――――――（村永鉄郎）370
　　Ⅰ　症例 ……………………………………………………………………370
　　Ⅱ　疾患の概念 ……………………………………………………………372
　　Ⅲ　発生機序 ………………………………………………………………372
　　Ⅳ　病因・臨床症状 ………………………………………………………372
　　Ⅴ　診断のポイント ………………………………………………………376
　　Ⅵ　治療のポイント ………………………………………………………376

⑧片頭痛・緊張型頭痛 ―――――――――――――――――（菅原英世）378
　　Ⅰ　片頭痛 …………………………………………………………………378
　　Ⅱ　緊張型頭痛 ……………………………………………………………383

⑨消化管運動機能異常 ――――――――――――――（判田正典、安藤勝己）388
　　Ⅰ　functional dyspepsia（FD） …………………………………………389
　　Ⅱ　過敏性腸症候群（Irritable bowel syndrome; IBS） ………………393

⑩甲状腺機能亢進症 ―――――――――――――――――（河合啓介）400
　　Ⅰ　症例呈示 ………………………………………………………………400
　　Ⅱ　疾患の概念 ……………………………………………………………401
　　Ⅲ　発生機序 ………………………………………………………………402
　　Ⅳ　診断のポイント ………………………………………………………403
　　Ⅴ　治療のポイント ………………………………………………………404

2　各科の疾患
①関節リウマチ ――――――――――――――――――――（長井信篤）406
　　Ⅰ　症例 ……………………………………………………………………406
　　Ⅱ　疾患の概念 ……………………………………………………………408
　　Ⅲ　発生機序 ………………………………………………………………409
　　Ⅳ　病因・臨床症状 ………………………………………………………409
　　Ⅴ　診断のポイント ………………………………………………………410
　　Ⅵ　治療のポイント ………………………………………………………411

②慢性疼痛 ―――――――――――――――――――――――（長井信篤）413
　　Ⅰ　症例 ……………………………………………………………………413
　　Ⅱ　疾患の概念 ……………………………………………………………415
　　Ⅲ　病因・臨床症状 ………………………………………………………416
　　Ⅳ　診断のポイント ………………………………………………………417
　　Ⅴ　治療のポイント ………………………………………………………419

③慢性蕁麻疹 ―――――――――――――――――――――（羽白　誠）422
　　Ⅰ　症例 ……………………………………………………………………422
　　Ⅱ　疾患の概念 ……………………………………………………………423
　　Ⅲ　発生機序 ………………………………………………………………423
　　Ⅳ　臨床症状 ………………………………………………………………424
　　Ⅴ　診断のポイント ………………………………………………………425
　　Ⅵ　治療のポイント ………………………………………………………426

④円形脱毛症 ──────────────────（羽白　誠）429
- Ⅰ　症例 …………………………………………429
- Ⅱ　疾患の概念 …………………………………430
- Ⅲ　発生機序 ……………………………………430
- Ⅳ　臨床症状 ……………………………………432
- Ⅴ　診断のポイント ……………………………433
- Ⅵ　治療のポイント ……………………………434
- Ⅶ　小児における心身医学的治療 ……………435

⑤アトピー性皮膚炎 ──────────────（羽白　誠）437
- Ⅰ　症例 …………………………………………437
- Ⅱ　疾患の概念 …………………………………438
- Ⅲ　発生機序 ……………………………………438
- Ⅳ　臨床症状 ……………………………………440
- Ⅴ　診断のポイント ……………………………441
- Ⅵ　治療のポイント ……………………………443
- Ⅶ　小児におけるアトピー性皮膚炎の心身医学的治療 ……445

⑥月経前症候群 ────────（堂地　勉、古謝将一郎、永田行博）447
- Ⅰ　月経前症候群と月経前緊張症の異同 ……447
- Ⅱ　症状と頻度 …………………………………447
- Ⅲ　診断 …………………………………………448
- Ⅳ　病因 …………………………………………448
- Ⅴ　治療 …………………………………………449

⑦更年期障害 ──────────（古謝将一郎、堂地　勉、永田行博）451
- Ⅰ　卵巣機能の終焉−閉経 ……………………451
- Ⅱ　更年期障害 …………………………………454

⑧顎関節症 ────────────────（伊藤学而、永田順子）460
- Ⅰ　症例 …………………………………………460
- Ⅱ　疾患の概念 …………………………………465
- Ⅲ　発症機序 ……………………………………465
- Ⅳ　臨床症状 ……………………………………466
- Ⅴ　診断のポイント ……………………………467
- Ⅵ　治療のポイント ……………………………467

3　摂食障害

①単純性肥満症 ──────────────────（穂満直子）469
- Ⅰ　症例呈示 ……………………………………469
- Ⅱ　疾患の概念 …………………………………472
- Ⅲ　診断のポイント ……………………………473
- Ⅳ　病因・臨床症状 ……………………………474
- Ⅴ　治療のポイント ……………………………476

②神経性食欲不振症 ──────────────（成尾鉄朗）480
- Ⅰ　症例 …………………………………………480

- Ⅱ 疾患概念の歴史的経緯と疫学 …………………………481
- Ⅲ 病因論と臨床症状 …………………………………483
- Ⅳ 特徴と臨床症状 ……………………………………484
- Ⅴ 予後経過 ……………………………………………484
- Ⅵ 治療 …………………………………………………486

③神経性過食症 ──────────────────（瀧井正人）492
- Ⅰ 症例 …………………………………………………492
- Ⅱ 疾患の概念 …………………………………………498
- Ⅲ 診断のポイント ……………………………………500
- Ⅳ 病因 …………………………………………………501
- Ⅴ 臨床症状 ……………………………………………503
- Ⅵ 有効性が確かめられている治療法 ………………503
- Ⅶ 入院治療 ……………………………………………504
- Ⅷ 患者のタイプによる治療選択に関する考察 ……505

4 精神科との境界疾患

①パニック障害 ──────────────────（稲光哲明）510
- Ⅰ 症例 …………………………………………………510
- Ⅱ 疾患の概念 …………………………………………511
- Ⅲ 病態生理 ……………………………………………511
- Ⅳ 臨床症状と経過 ……………………………………513
- Ⅴ 診断のポイント ……………………………………514
- Ⅵ 治療のポイント ……………………………………515

②外傷後ストレス障害の診断と治療 ─────（十川 博）519
- Ⅰ 診断 …………………………………………………520
- Ⅱ コモビディティ ……………………………………520
- Ⅲ 心身症とPTSD ……………………………………522
- Ⅳ 治療 …………………………………………………522

5 軽症うつ病 ──────────────────（野崎剛弘）530
- Ⅰ 軽症うつ病の背景と概念 …………………………532
- Ⅱ 心療内科を受診したうつ病患者の実態 …………534
- Ⅲ 発症機序・病因 ……………………………………536
- Ⅳ 病前性格 ……………………………………………537
- Ⅴ ライフイベント ……………………………………538
- Ⅵ ライフサイクル ……………………………………539
- Ⅶ 症状と診断 …………………………………………539
- Ⅷ 治療 …………………………………………………543
- Ⅸ 薬物療法 ……………………………………………543
- Ⅹ 心理療法 ……………………………………………545
- Ⅺ 治療上注意すべき点 ………………………………547
- Ⅻ 治療成績、予後 ……………………………………548

6 適応障害 ────────────────────（早川 洋）551
- Ⅰ 適応障害の疾患概念と定義 ………………………551
- Ⅱ 適応障害の治療 ……………………………………553

7 緩和ケア

①心療内科医による緩和ケア ──────────────（所　昭宏）556
- I 心療内科医のかかわりの比重による分類 …………………………………556
- II ケースの紹介 …………………………………………………………………557
- III がん医療における心療内科のポジション …………………………………561

②精神科医による緩和ケア ──────────（明智龍男、岡村優子、内富庸介）563
- I 終末期がん患者の精神症状 …………………………………………………563
- II うつ病 …………………………………………………………………………563

③ペインクリニック科医による緩和ケア ──────────（的場元弘）570
- I がん疼痛治療 …………………………………………………………………571
- II モルヒネの副作用の予防と対策 ……………………………………………573
- III フェンタニルパッチ …………………………………………………………575
- IV 鎮痛補助薬の使い方 …………………………………………………………577

8 リエゾン医学

①心療内科医によるリエゾン医学 ─────────────（村上典子）583
- I コンサルテーション・リエゾンの定義と対象患者 ………………………583
- II 当院におけるリエゾンの現状 ………………………………………………584
- III リエゾンの各論 ………………………………………………………………586
- IV 心療内科医によるリエゾンの今後の展望 …………………………………588

②精神科医によるリエゾン医学 ──────────────（佐藤　武）590
- I 症例 ……………………………………………………………………………590
- II 疾患の概念 ……………………………………………………………………591
- III 発生機序（性格因および状況因）…………………………………………592
- IV 臨床症状 ………………………………………………………………………592
- V 診断のポイント ………………………………………………………………593
- VI 治療のポイント ………………………………………………………………593

附　録（対談）

1 精神科医との対話 ───────────────（西村良二 VS 久保千春）599

2 リエゾン精神科医との対話 ─────────────（佐藤　武 VS 中井吉英）607

3 内科医との対話 ───────────────（鹿島友義 VS 野添新一）621

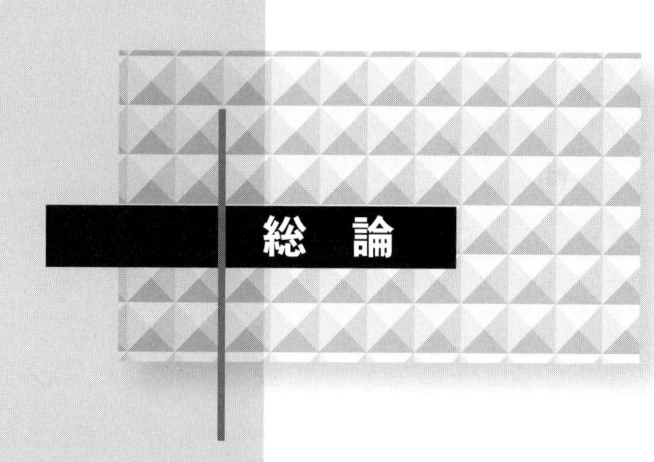

総論

I 心療内科の歴史

I 心身医学の歴史

　心療内科の学問的背景である心身医学が学問としての体系が築かれたのは、1930年から40年代にかけて、米国における精神分析にその端を発している。以下、各国の心身医学の歴史について述べる。

II 各国の心身医学の歴史[1]

❶ アメリカ

　米国における初期の心身医学は、Freudの後継者たちによる精神分析理論の適用と、Cannonをはじめとする精神生理学的な研究が中心となっていた。まず特筆すべきこととして、1935年にダンバーDunbar Fは、それまでの心身相関に関する膨大な文献を生理して、『Emotions and Bodily Changes』という一冊の本にまとめ、この方面の研究者たちに大きな貢献をした。そして1939年に彼女が編集者となって、『Psychosomatic Medicine』という雑誌が発刊された。1944年には精神分析医や、精神生理など基礎系研究者が中心となって、American Psychosomatic Societyという学会が結成されるに至った。また1943年には、内科医であるワイスWeiss Eと精神科医イングリッシュEnglish OSの共著による『Psychosomatic Medicine』という教科書が、また1950年に精神分析学者アレキサンダーAlexander Fによる同名の著書が出版されて、心身医学の普及に寄与した。

　一方、精神生理学の立場から、Cannonは、動物が外的に襲われ、戦うか逃げるかといった緊急事態に陥ったとき、交感神経系の興奮と副腎髄質からのアドレナリン分泌を中心とする全身反応が生じることを明らかにし、これを、緊急反応emergency reaction(1929)と名づけた。またウォルフWolff HGらは、トムという胃瘻をもった男について、彼の日常生活の中で経験するさまざまな感情が、胃の分泌、運動、血流に大きな影響を及ぼすことを明らかにして、これを『Human Gastric function』(1943)という本にまとめて出版している。

　ところで、1930～1940年代における、主として、特定の心身症を対象とした、精神分析理論に基づく臨床的研究は、次第にその限界が明らかとなり、その結果として、初期の臨床的観察から基礎的研究へ、また精神分析学から実験心理学へと学問的な関心が次第に移行するようになった。

　このような学会主流の動きに対して批判的で、心身医学はもっと臨床的アプローチとその実践を重視すべきであるという趣旨のもとに、ドルフマンDorfman Wらが中心となり、臨床家向けのAcademy of Psychosomatic Medicineという学会が誕生し、1960年にその機関誌

『Psychosomatics』が刊行されるに至った。

　その後、シュメールSchmale AHとエンゲルEngel GLは、対象喪失に伴う抑うつ反応として、無力感helplessnessと絶望感hopelessnessを呈するgiving-up-given-complex（失われつつある、失われてしまった感情体験）が、身体疾患の発症に結びつくことを1986年に唱えた。またホームズHolmsTHとレイRahe RHは、生活上の出来事が種々の病気の発症と密接に関係することを示し、心理社会的ストレスの指標として、Social Readjustment Rating Scale（社会的再適応評価尺度）を作成した（1968）。これに対してラザルスLazarus RSらは、大きな出来事よりも、むしろ日常生活の中で経験する慢性的な悩みや心労daily hasslesとその対処の仕方が、ストレスとして病気の発症に関与すると主張している。さらにキュブラー・ロスKubler-Ross（1969）は、癌などの末期患者の多数例に面接して、患者の心理反応を分析して、否認、怒り、取り引き、抑うつおよび受容の五段階を経由することを示した。

　1970年代に入り、精神力動的アプローチに飽きたらない人々によって、学習心理学、条件づけ理論を基盤に、行動医学への関心が高まるようになった。このような行動医学的アプローチとして、ベンソンのBenson Hの弛緩反応、ジェイコブソンJacobson Eの漸進的筋弛緩反応、ウォルピーWolpe Jの系統的減感作療法、スキナーSkinner BFのオペラント条件づけ技法、さらにはミラーMiller NEやシャピロShapiro D、その他によるバイオフィードバックbiofeedbackなどが挙げられる。さらには最近は、認知療法をも取り入れた、認知・行動療法も盛んである。

　そのほか、バーンBerne Eによる交流分析、パールズPerls FSによるゲシュタルト療法、あるいはミヌーチンMinuchin S、その他によるシステム論的家族療法など、さまざまな治療法が開発され、試みられつつある。特にウイーナーWiener Nは、情報と制御に関するcybernetics情報工学理論を唱え、ベルタランフィーvon Bertalanffy Lは原子、分子、細胞、組織、器官、人間、社会、宇宙などあらゆるシステムに共通する、一般システム理論を唱えて、社会科学、生物科学、自然科学を統合する理論的枠組みを提供した。このように人間を環境との相互作用を営む有機的な生体システムとしてとらえる見方は、システム論家族療法の形成と発展に大きな示唆と影響を与えた。

　一般に、米国の心身医学は、その発生と発展の跡をみても伺えるように、臨床的には精神科医がリーダーシップをとっているのが特徴的であり、近年は、コンサルテーション・リエゾン精神医学の活動が盛んである。その一方で、近年は、行動医学やこれと関連した健康心理学health psychologyの活動も目立ちつつある。また、Mind-body Medicineが誕生し、雑誌もできている。

　なお1971年に、米国、カナダ、中南米が中心となって、第1回国際心身医学International College of Psychosomatic Medicine（ICPM）がメキシコで開催され、以来2年ごとに世界各地で開催が続けられており、2003年は第17回ICPMがハワイで開催された。

❷ ドイツ、オーストリア

　精神分析は、オーストリアのFreudによって創始されたこともあって、ドイツやオーストリアでは精神分析的な心理療法が盛んで、今日の心身医学の基本になっている。実際に、ドイツではしばしばpsychosomatics / psychotherapyと一緒に表現されるように、心身医学と心理療法は相互

に密接な関係をもつものとして理解されているようである。

　ドイツにおいて、古典的な精神医学や伝統的な身体医学の流れを変えたのは、ベルグマンvon Bergman A、ヨーレスYores T、ユクスキュールvon Uexkull、ワイツゼッカーvon Weizackerら数名の内科医の活躍によるといわれる。

　すなわち1920年に、最初の精神分析的外来治療を行う診療所がベルリンに設立されて以来、精神分析的な心理療法とそれに伴う卒後研修が活発化し、1945年以降は急速に発展して、30以上の公認された精神分析的な方向性をもつ卒後研修講座が誕生した。1970年に新しい医学教育課程が導入され、医療心理学medical psychology、医療社会学medical sociologyが必修教科として取り入れられた。また臨床研修の段階で、心身医学と心理療法の教育も必修となり、その講義や実習は、内科や精神科とは別の独立した心身医学の部門で行われるようになった。その結果、（西）ドイツの25医科大学すべてに心身医学、心理療法の講座とその外来部門、またほとんどの大学にその入院患者の専門診療施設が設置されるに至った。

　このようにドイツにおける主要な心理療法は、精神分析的、精神力動的な方向づけをもつものであるが、そのための専門的な卒後研修は5〜10年を要するとされている。これ以外に、外来で簡単な精神力動的心理療法を行える資格として、希望するすべての医師に対して、心身医療認定医medical specialist of psychotherapeutic medicineとなるために、3年間の副次的な研修コースも用意されている。さらに、心身医学、心理療法の専門科としての資格を得るためには、内科学1年、精神医学1年、入院患者への心理療法、心身医学的アプローチ3年の、計5年にわたるフルタイムの卒後研修が課せられている。

　現在、ドイツでは、ハイデルベルク大学、マールブルク大学、ハノーバー大学、ハンブルク大学が心身医学の中心として活躍がしている。

　このほか、精神分析以外の心理療法として、Schultzは、自律訓練法の創始者として知られており、またオーストリアのフランクルFrankl VEは実存分析、ロゴセラピーLogotherapyを唱えた人としてよく知られている。なおドイツにおいても最近は、行動療法が盛んになりつつあるが、それは主として臨床心理士たちの働きによるところが大きい。

❸ カナダ

　カナダにおいても心身医学の研究や診療が盛んであるが、その中でも精神生理学の立場から、セリエSelye Hは、ストレス学説として、全身適応症候群general adaptation syndromeを唱えた。その中で、物理的、化学的、生物学的ストレスと並んで、情動的ストレスも下垂体―副腎皮質系を介して全身反応をきたすことを明らかにして、心身医学の基礎的な分野の進展に大きく貢献した。

　またルーテLuthe Wは、シュルツSchultz JHの開発した自律訓練法をさらに発展させ、自律療法として体系化させた。

❹ 英国

　英国においても、心身医学の発展は主として精神科医の働きによるところが大きい。ロンドン大

学の精神分析、バリントBalint M(1986～1970)は、実地医家を対象に、小グループをつくって、症例を中心に簡易心理療法のスーパービジョンを行い、「傾聴」を主とした全人的な患者理解の啓発に努めた。その経験をもとにまとめられた彼の著書『The Doctor, his Patient and the Illness』は、患者心理を理解するための名著として、わが国でも翻訳されている。バリント方式といわれるこのような医療面接のやり方は、今日でも、欧州各国で医学教育の方法論として受け継がれて実施されている。

また英国では、リーLeigh Dを中心に、1975年に『Journal of Psychosomatic Research』が刊行され、心身医学の発展に大きな役割を果たした。これは現在、国際心身医学会の学会誌になっている。このほか、心理学者のアイゼンクEysenck HJは、精神分析を批判し、行動療法の有用性を唱えて、行動療法の普及に貢献した。

なおヨーロッパにおける心身医学の国際会議として、European Conference on Psychosomatic Medicineが1956年に設立され、2年ごとにヨーロッパ各地で開催されている。

III わが国の心身医学の歴史[2]

わが国における心身医学の歴史を振り返ってみると、戦前においては、わずかに神経症に対する心理療法として、森田正馬の独創による森田療法や、Freudの流れをくむ、古沢平作らによる精神分析療法が散発的に行われていたに過ぎなかった。

しかし戦後、米国の医学が急速にわが国に導入され、大きな影響を及ぼす中で、沖中重雄、日野原重明、堀見太郎らによって精神身体医学という概念が紹介され、次第にその関心が高まっていった。このような状況の中で、たまたま米国で心身医学の実際を見聞する機会に恵まれた九州大学内科の池見酉次郎は、帰国後、慶応義塾大学精神科の三浦岱栄らと協力して、1959年に日本精神身体医学会を設立し、翌年、その第1回大会が東京で開催された。1961年には、同学会の機関誌「精神身体医学」が発刊された。1975年に、日本精神身体医学会は日本心身医学会に、1976年には、機関誌「精神身体医学」は「心身医学」にそれぞれ改名された。日本心身医学会は発足以来、順調に発展を続け、2002年会員数は約3,500人であり、その構成は内科医が最も多く、次いで精神科医の順であり、そのほか臨床各科の医師、基礎医学者およびコメディカルの人々も加わっている。これまでの日本心身医学会の歴史を**表1**に示す。

大学については、昭和36年(1961年)九州大学医学部に精神身体医学研究施設が設置され、昭和38年(1963年)精神身体医学講座となり、附属病院に心療内科が開設された。これが日本における心療内科の始まりである。

その後、東京大学分院(1972)、東北大学(1974)、日本大学(1979)、東邦大学(1980)、関西医科大学(1993)に相次いで心療内科が、鹿児島大学には心身医療科(1994)が設立され、また秋田大学には心療センター(1976)が置かれた。このほか全国の大学や一般病院においても、内科、精神科をはじめ臨床各科の中に、心身医学の研究ないし診療部門があり、それぞれ特色を生かした活動が行われている。

表1／日本心身医学会総会

	年　次	場　所	会　長	所　属
第 1回	昭和35年（1960）	東　京	三浦　岱栄	慶應義塾大学精神科
第 2回	昭和36年（1961）	東　京	田坂　定孝	東京大学内科
第 3回	昭和37年（1962）	京　都	前川孫二郎	京都大学内科
第 4回	昭和38年（1963）	東　京	相澤　豊三	慶應義塾大学内科
第 5回	昭和39年（1964）	福　岡	池見酉次郎	九州大学心療内科
第 6回	昭和40年（1965）	仙　台	九嶋　勝司	秋田大学産婦人科
第 7回	昭和41年（1966）	大　阪	金子　仁郎	大阪大学精神科
第 8回	昭和42年（1967）	名古屋	日比野　進	名古屋大学内科
第 9回	昭和43年（1968）	札　幌	諏訪　望	北海道大学精神科
第10回	昭和44年（1969）	東　京	古閑　義之	東京慈恵会医科大学内科
第11回	昭和45年（1970）	鹿児島	金久　卓也	鹿児島大学内科
第12回	昭和46年（1971）	弘　前	松永　藤雄	弘前大学内科
第13回	昭和47年（1972）	京　都	諸富　武文	京都府立医科大学整形外科
第14回	昭和48年（1973）	東　京	新福　尚武	東京慈恵会医科大学精神科
第15回	昭和49年（1974）	米　子	下田又季雄	鳥取大学内科
第16回	昭和50年（1975）	仙　台	山形　敞一	東北大学内科
第17回	昭和51年（1976）	東　京	日野原重明	聖路加国際病院内科
第18回	昭和52年（1977）	久留米	稲永　和豊	久留米大学精神科
第19回	昭和53年（1978）	東　京	阿部　達夫	東邦大学内科
第20回	昭和54年（1979）	東　京	馬島　季磨	日本大学産婦人科
第21回	昭和55年（1980）	盛　岡	光井庄太郎	岩手医科大学内科
第22回	昭和56年（1981）	名古屋	祖父江逸郎	名古屋大学内科
第23回	昭和57年（1982）	東　京	五島雄一郎	東海大学内科
第24回	昭和58年（1983）	京　都	加藤　伸勝	京都府立医科大学精神科
第25回	昭和59年（1984）	旭　川	並木　正義	旭川医科大学内科
第26回	昭和60年（1985）	東　京	石川　中	東京大学心療内科
第27回	昭和61年（1986）	岡　山	大月　三郎	岡山大学精神科
第28回	昭和62年（1987）	仙　台	鈴木　仁一	東北大学心療内科
第29回	昭和63年（1988）	東　京	桂　戴作	日本大学心療内科
第30回	平成 元年（1989）	名古屋	笠原　嘉	名古屋大学精神科
第31回	平成 2年（1990）	福　岡	中川　哲也	九州大学心療内科
第32回	平成 3年（1991）	大　阪	中島　重徳	近畿大学内科
第33回	平成 4年（1992）	札　幌	山下　格	北海道大学精神科
第34回	平成 5年（1993）	東　京	長谷川和夫	聖マリアンナ医科大学精神科
第35回	平成 6年（1994）	浦　安	吾郷　晋浩	国立精神・神経センター心身医学研究部
第36回	平成 7年（1995）	東　京	末松　弘行	東京大学心療内科
第37回	平成 8年（1996）	京　都	中嶋　照夫	京都府立医科大学精神科
第38回	平成 9年（1997）	東　京	筒井　末春	東邦大学心療内科
第39回	平成10年（1998）	新　潟	櫻井　浩治	新潟大学第二内科
第40回	平成11年（1999）	弘　前	佐々木大輔	弘前大学保健管理センター
第41回	平成12年（2000）	東　京	河野　友信	東洋英和女学院大学
第42回	平成13年（2001）	鹿児島	野添　新一	鹿児島大学心身医療科
第43回	平成14年（2002）	東　京	白倉　克之	国立久里浜病院
第44回	平成15年（2003）	沖　縄	石津　宏	琉球大学精神衛生学

　日本心身医学会の活動としては、心身医学の臨床的および基礎的研究の発表が主であるが、同時に心身医学の実践と啓発にも力を注ぎ、心身症の概念規定や心身医学的な診療指針の作成なども行ってきた。すなわち、1970年に心身症の治療指針、1991年にそれを改訂した心身医学の新しい診療指針が発表され、1985年には学会としての認定制度も発足した。1977年には、京都において、

表2／日本心療内科学会

年次		場所	会長	所属
第1回	1996年	東京	桂 戴作	LCCストレス医学研究所
第2回	1998年	東京	吾郷 晋浩	国立精神・神経センター国府台病院
第3回	1999年	東京	筒井 末春	東邦大学医学部心療内科
第4回	2000年	大阪	中井 吉英	関西医科大学心療内科
第5回	2001年	東京	菊池 長徳	榊原記念病院
第6回	2002年	札幌	奥瀬 哲	札幌明和病院
第7回	2003年	新潟	荒川 正昭	新潟大学

第4回国際心身医学会(メインテーマはPsychosomatic Medicine; A Core Approach to Clinical Medicine-Education, Practice, Research and Theory)が開催され、米国、ドイツと並んで日本が心身医学の大きな勢力となっていることを印象づけた。また1979年、日本心身医学会は、日本医学会の1分科会として加入が認められるに至った。現在、同学会には、北海道、東北、関東・甲信越、中部、近畿、中国・四国および九州の各地区に支部が置かれ、地方会の活動も盛んである。また、1996年には、心療内科という標榜科名が正式に認可された。これにより心療内科の制度上の基盤ができた。また、市中の病院でも心療内科の看板を掲げることができるようになった。

また、日本心身医学会の関連学会ないし研究会としては、まず、内科系の心身医療の臨床に重点をおいて結成された日本心療内科学会(1996)が挙げられる。日本心療内科学会の歴史を表2に示す。そのほか、日本小児心身医学会、日本女性心身医学会、日本歯科心身医学会、日本精神分析学会、日本交流分析学会、日本自律訓練学会、日本行動療法学会、日本バイオフィードバック学会、日本ストレス学会、日本慢性疼痛学会、日本絶食療法学会、森田療法学会、日本プライマリ・ケア学会、日本保健医療行動科学会、日本サイコオンコロジー学会、日本内観医学会、循環器心身医学会、消化器心身医学研究会などがある。さらに全人的な医療の実践と健康増進の達成、および学会相互間の交流と研修を目的として、心身医学の関連学会と心理関係の諸学会との学際的な協力体制による、日本心理医療諸学会連合(心医連)が1988年に結成され、毎年大会が開かれている。

なお、わが国を中心としてアジア諸国による心身医学の研究発表および相互交流の場として、国際心身医学会アジア部会が結成され、1984年にその第1回大会が東京で開催された。以後2年ごとにアジア各地で開催されている。同学会は2000年にアジア心身医学会と改名された。

おわりに●●

心療内科の歴史について述べた。心身医学の領域は時代とともに変化してきており、それに伴って心療内科の役割も変化している。現代のストレス社会においては、心療内科の役割の重要性はますます必要になってくると思われる。

(久保千春)

●文献

1) 中川哲也：心身医学の歴史と現状．心身医学標準テキスト第2版，久保千春(編)，p8-11，2002
2) 久保千春：I．内科横断領域の100年 2．心療内科．日本内科学会雑誌 91(11)：21-24，2002．

II 心療内科(学)とは何か

1・心療内科とは何か

はじめに●●

　平成8年に「心療内科」が標榜科名として認可された。われわれ心療内科医が待ち望んでいた瞬間であった。認可の第一報が伝わったとき、多くの心療内科医が歓喜したはずである。あれからほぼ6年が経つ。「心療内科」という標榜科名の問題が噴出して、医療側、患者側の両者に混乱や誤解が生じている。また、標榜科名をめぐり、心療内科医と精神科医、特に総合病院精神科医(コンサルテーション・リエゾン精神医学を含む)との対立が起こっている。ストレス関連疾患が急増している現代社会において、患者にとって、このような対立は不幸といわざるを得ない。

　わが国の心身医学が医学と医療に果たしてきた役割は非常に大きかった。医学教育、プライマリ・ケア、緩和ケア、サイコオンコロジー、慢性疼痛、行動医学、心身相関の基礎医学などの発展の出発点に、心療内科医が中心的役割を果たしてきた。

　心療内科は縦割りでなく横断的な科である。アイデンティティーが確立されていれば、このような役割を果たせなかった。しかし、現在では心療内科の役割は霧散した。今こそ、わが国独自の医学・医療である心療内科のアイデンティティーを確立しなければならない時期にきている。

I 心身医学の歴史

　心身医学と総合病院精神医学は、その起源をほぼ同じくし、bio・psycho・social modelに基づい

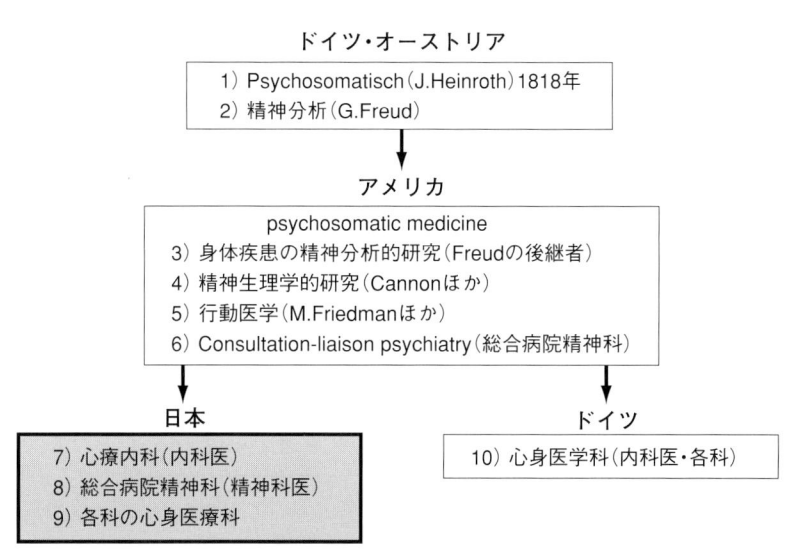

図1／心身医学の歴史

た包括的医療を行う医学・医療であって兄弟のような関係である(**図1**)。米国では精神分析を専門にする精神科医を中心に心身医学が発展してきたのに対し、わが国の心身医学は内科医をはじめとして、婦人科医、小児科医、麻酔科医、外科医などの身体科医を中心に発展してきた。やがて、わが国独自の心療内科(学)という医学・医療として現在に至る。

米国の従来の心身医学は衰退し、総合病院精神医学へと発展した。総合病院精神医学がわが国に入ってきたのは、心身医学から遅れること28年である。現在、兄弟喧嘩ともいえるような両者の対立が生じている。今こそ、両者の棲み分けとともに、医学・医療の健全な発展に協力し合える接点について明確にしておく必要がある。

II 心身医学の医学・医療モデル

従来の医学・医療モデルはbio・medical modelである(**図2**)。このモデルでは客観性、再現性、普遍性が要求される。したがって、曖昧な情報を切り捨てることによりこのmodelは成立する。曖昧な情報とは病気の発症や経過にかかわる要因の関係性や個別性であり、個々人の心理・社会性や人間性である。bio・medical modelでは疾患に焦点をあてざるを得ない。疾病構造の大きな変化と多様化、複雑化にbio・medical modelでは対応できなくなったのが現状である[1]。

Engel(1977)[2]は糖尿病と統合失調症(精神分裂症)を例に挙げ、bio・psycho・social modelに代表される要素還元主義的モデルでは2つの疾患の理解も対処も困難であり、多要因が関係して病態を形成している場合には個々の因子への分解が不可能で意味をもたないと主張し、biomedical modelに対抗してbio・psycho・social modelを提唱した。彼はシステム論的な考えのもとに、心理的、社会的要因を含めた多要因が関係する病態では、個々の因子の実態よりも全体としてのシステムや各因子間の関係性が重要な意味をもつと述べた。Engelの考えは心身医学の医学・医療モデルであるとともに、以後の医学と医療の在り方にインパクトを与えた(**表1**)。しかし、彼はbio・

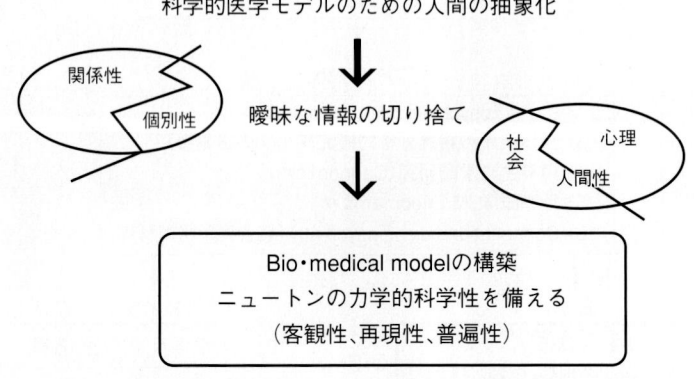

図2／Bio・medical modelの落とし穴

(福永幹彦:複雑系医学からみた生体のダイナミズム.環境と研究12, 1999より引用)

psycho・social modelの具体的な方法論について言及していない。「全人的医療」の具体的な方法と実践について、わが国の心身医学が果たしてきた役割は大きい。現在の課題は心身医学の領域における研究の方法論の開発である。

表1／Bio・psycho・social model

システム論的構造をもつ多因子モデル
・多因子が関与する病態では個々の因子への分解が不可能で意味をもたない ・全体としてのシステムや各因子間の相互作用、関係性が重要 ・全人的医療の具体的な医療の有用

(文献2)より引用)

III 各科と心身医学との関係

「心身医学とは何か」という問いに対して、ドイツの心身医学医のLuban-Plozza[3]は次のように述べている(表2)。①心身は不分離であり多因子的な考察法が必要である。②心身医学は医学の内部における1つの専門分野というより、疾患の多様性を考慮に入れるアプローチである。③身体疾患の中に心因性の病態を因果論的に証明しょうとしがちで、疾患の心身二元論的な理解を促すことは危険である。

表2／心身医療とは

・心身は不分離であり多因子的な考察法の必要性 ・心身医学は「医学の内部における1つの専門分野というより疾患の多様性を考慮に入れるアプローチ」 ・従来の診療科と診る疾患が異なるのではなく、同じ疾患を診るにしても「その方法が違う」

(文献3)より引用)

図3のように、bio・psycho・social modelに基づく疾患の多様性を考慮に入れたアプローチが心身医療である[4]。心身医学の学際的学会が日本心身医学会である。心身医療を各科で行うのが理想である。内科領域で心身医療を実践するのが心療内科(日本心療内科学会)である。精神科領域で実践するのが総合病院精神科(日本総合病院精神医学会)である。同じように、小児科領域(小児心身医学会)、産婦人科領域(女性心身医学会)、麻酔科や脳外科領域(日本慢性疼痛学会)で心身医療が

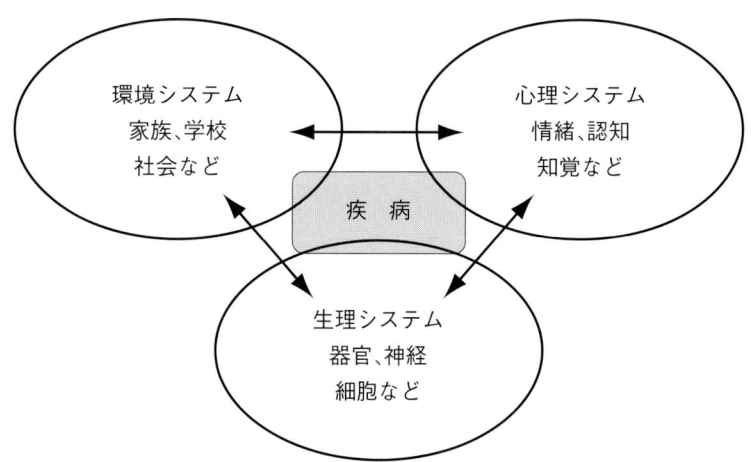

図3／システム論的な心身症(疾病)の理解

症状を単に生理的問題として捉えるのではなく、それを取り巻く状況との関係において、全体的、統合的に理解していくことが大切である。

(中井吉英ほか:心身医学よりみた痛みのメカニズム.神経研究の進歩42, 1998より引用)

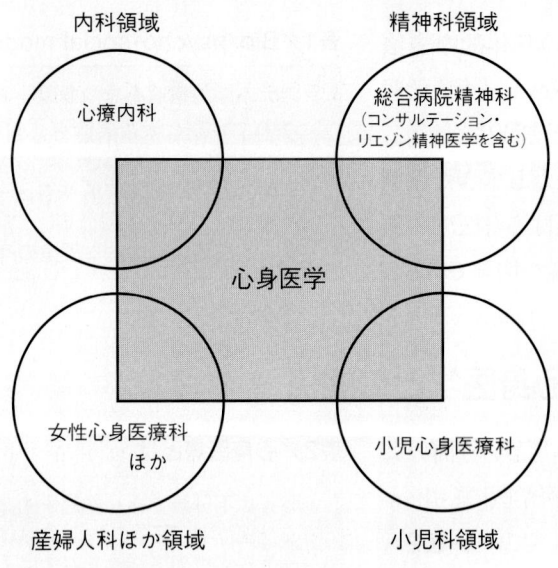

図4／心身医学と各科との関連

実践されている(**図4**)。心身医療を各科で実践するのが理想的である。

Ⅳ 心療内科の位置づけ

❶標榜科「心療内科」の抱える問題点

平成8年に「心療内科」が標榜科として認可された。標榜科名「心療内科」の問題点をまとめてみる。

①精神科医の標榜科名の書き換え

平成13年の時点で心療内科を標榜している開業医の件数は1,043である。また、平成12年度の医療施設に従事する医師数の厚生科学省の統計によると、心療内科医は2,663名である。心療内科医は全国で急速に増加し、心療内科を標榜している80数％は精神科医であるといわれる。多くの精神科医が標榜科名を書き換えたり、併記したりしているのが現状である。

堀川ら[5]は総合病院において精神科医が心療内科を標榜し医療を行うことにより、「受診閾値」や他科からの「紹介閾値」が低下すると述べている。俗な言葉に置き換えると精神科受診の「敷居が低くなる」ということになる。精神科医として長年心身医学の発展に貢献してきた中島[6]も「心療内科」を標榜するクリニックや病院が続々と出現し、「精神科」の標榜だけでは世間の偏見のために患者や家族が受診しにくく「隠れ精神科」として「心療内科」を標榜している施設がほとんどであろうと述べている。また、彼は、「現状では真面目に心身医療に取り組んでいる者が報われないで、『えせ心療内科医』に『心療内科』の看板を揚げさせているだけである。一般市民は『えせ心療内科医』を見分けられるだけの知識があるだろうか」とも述べている。後述するが、心療内科医

にも大いに責任がある。このような実情が、わが国の医療にとってプラスかマイナスか、あるいはプラスとマイナスの両面があるのかといった点を正しく評価していかねばならない。

②社会（患者側）の混乱

最近、一目で大うつ病とわかる患者が家族とともに心療内科を受診した。心療内科について説明し、精神科を紹介したのはいうまでもない。その際に、家族が「うつ病は心療内科が専門ではなかったのですか。ここを受診する前の心療内科には、うつ病や躁うつ病の患者さんがたくさん受診していました。うつ病は100％心療内科が専門だと思っていました」と話したのを聞いて愕然とした。精神科医が標榜している心療内科にこの患者が受診したという事実もあるが、心療内科が一般の人にここまで誤解されているのは、心療内科医にとっても精神科医にとっても、何よりも患者にとって不幸である。いまだに、医師の多くが、精神科、心療内科、神経内科の違いを区別できないのだから、一般の人たちに区別できるはずがない。

③心療内科医と総合病院精神科医の対立

「日本精神身体医学会（現在の日本心身医学会）」が設立され第1回の大会が東京で開催されたのは1960年である。一方、「日本総合病院精神医学会」が発足したのは1988年である。わが国ではこの間30年近く、心療内科が総合病院精神科の一翼を担い、包括的医療の展開を試みてきた歴史[7]を総合病院精神科医に知っておいてもらいたい。この間に、心療内科が、わが国における全人的医療の概念・実践、心身相関の医学、プライマリ・ケア、医学教育、緩和ケア、行動医学といった分野の発展に寄与してきた功績は大きい。しかし、総合病院精神医学がわが国に浸透するにつれて、心療内科医と総合病院精神科医との対立が目立ち始めてきた。先程述べたように、両者の対立は、社会にとっても、アイデンティティーの確立されていない両者にとっても不幸といわざるを得ない。

④心療内科医の困惑と混乱

真面目に医療に取り組んでいる心療内科医は、心療内科が標榜科名になったことで困惑し、「心療内科」を公然と標榜する精神科医に対して、怒りを覚えているのが実情であろう。心ある心療内科医は、「心療内科が標榜されなかった方がよかった」、「心療内科という科名を精神科医に渡してしまおう」とさえ考えている者もいる。

⑤精神科医の心療内科医への批判

野村[8]は精神科医の立場より、心療内科を「心身症治療の専門家か、精神科医の代理か」との問いの中で、示唆に富む意見を述べている。野村の批判は心療内科の中での対立の構図でもある。「本来は心身症を専門とするはずの心療内科がうつ病や神経症などの精神科疾患に大きく踏み込んで診療している」、心療内科は「重症になったら診ない」、「手に負えないと精神科に回してくる」といった精神科医の批判を紹介し、本来は精神疾患である神経症やうつ病の患者に心療内科医が選ばれ続けるという宿命にあるとすれば、心療内科医は精神科医としての訓練を受けることしかないのではないかと述べている。

このような指摘は、心療内科医が「精神科医の代理（ミニサイキアトリー）」と考えれば的を射ている。このような方向性に傾いている心療内科医が相当数存在するのは残念ながら事実である。しかし、本来の心療内科の専門性を考えれば的外れである。精神科医が心療内科を標榜するならば

心療内科の訓練が必要であるという逆の指摘ができる。例えば、消化性潰瘍や糖尿病、狭心症、気管支喘息といった内科領域の心身症患者を、精神科医が主治医として心身両面より心身相関の病態を診断し治療できるだろうか。対象とする患者はうつ病や神経症など精神医学的問題を抱えた症例ではない。うつ病や神経症を合併しておれば心身症ではないわけである。単に精神科医が内科を修練すれば心療内科ができるという問題ではない。しかし、野村は精神科の実情を述べ批判を加えながら、心療内科医がプライマリ・ケアの主要な担い手となり、「全人的医療の専門家」としての役割を期待している。筆者も、この考えは、心療内科の1つのあるべき姿（心療内科の一般性）を示唆した重大な指摘であると思う。

⑥ 心療内科の専門性と一般性の区別

心療内科医の中にも「専門性」を強調する者と「一般性」を強調する者との対立がある。一般性を強調する心療内科医と総合病院精神科医との対立にもつながっている。心療内科の専門性と一般性とを区別して考えておかねばならない。そのうえで、一般性については精神科と互いのノウハウを出し合い協調していくべきである。

ただ、この問題は、心療内科医が所属する病院に精神科があるかないかによって異なる。精神科がない病院では心療内科医が精神科医の領域に踏み込まざるを得ない場合が生じる。精神科と心療内科の両者がある施設の方が棲み分けが明らかとなり、協調しやすいように考えられる。

⑦ その他

身体科医の意識、言い換えれば、精神科、心療内科、神経内科の区別がついていない医師が多いのに驚かされる。三科は重複した領域を有しており、その棲み分けを明らかにしていく必要があるが、施設により三科が揃っているところやそうでない施設もあり、混乱に拍車をかけている。

❷ 心療内科とは何か

① 心療内科のアイデンティティー

医学は最先端医療を中心に、ますます高度化され専門化に向かっている。その対極に存在するのがプライマリ・ケア、家庭医学、心療内科、総合病院精神科、老人医療、緩和ケア医療などである。心療内科（学）、総合病院精神医学ともにアイデンティティーがいまだに希薄である[9]。従来の医療は縦割である。心療内科、総合病院精神科ともに横断的な特質を備えた科であり、その性質上、学際的、横断的な方向に進むのは必然であろう。その際、確固とした自己像が必要となる。また、内科（学）、精神科（精神医学）の中では両者とも傍流である。特に、心療内科（学）は日本独自の科であり、アイデンティティー確立が急務である。アイデンティティーがないとグローバル化の中で霧散してしまう危険をはらむ。

さて、心療内科（学）とは何か。総合病院精神医学は米国におけるアイデンティティーをそのまま持ち込めるので容易であろう。心療内科（学）は今やわが国独自の医学と医療であり、アイデンティティーを確立するための先人たちの苦難と努力には想像を絶するものがあった。現在もそれが続いているのが現状である。われわれ心療内科医が米国に行った際に、米国の医師に「あなたは何を専門にしている医師か」と質問されたとき、「psychosomatic medicine」と答えると、「あなたは精

神病理学を専門にする精神科医か」と思われてしまうのである[10]。精神医学は西洋医学という心身二元論を基盤に成立していが、心療内科はもともとわが国固有の心身一如(身心一如)の考えを基盤にして成り立っている。拠って立つ基盤が最初から異なっているわけである。

表3／心療内科(医)とは―その専門性―

1. 「心身相関の病態」(心因性ではない)を診断、治療し研究する内科医。
2. 内科領域で、病気にかかわる身体的、心理的、社会的、行動学的要因の関係性、全体性をみて全人的医療を行う医師。
3. patient with illnessに焦点を当てて医療を行う。
4. 精神医学的な正常な人のなかの深い心理をみる。
5. そのためには身体を診る専門医でもなければならない。

(文献11)より引用)

われわれは表3のように心療内科(学)について考えている[11]。内科を10年勉強し精神科を10年勉強すれば心療内科ができるかといえば、そうではない。心療内科は身体と心をつなぐ軸(心身相関)の病態を研究し診療する医学であり医療であるからである。二輪車を想像してもらいたい。軸がないと2つの車輪は勝手に回転し、二輪車としての役割を果たさなくなる。

❸ 心療内科の研修

心療内科の研修は各施設によって異なるが、心療内科医になるため、われわれは原則として、内科を2～3年研修後に心療内科を研修し、次いで消化器や循環器、呼吸器、内分泌などの専門医としての研修を行う。general physicianとしての内科医のトレーニング→心療内科医としてのトレーニング→内科のある領域の専門医としてのトレーニングを行うのである[12]。トレーニングの内容より、心療内科がどのような疾患を対象にしているかがわかる。

V 総合病院精神科(コンサルテーション・リエゾン精神医学)との違い

❶ 診断分布について

精神科医が心療内科を標榜し診療した場合と心療内科医が診療した場合の診断分布は同じであり、したがって、精神科医が心療内科を標榜することに問題がないという意見もある。このような誤解が生じる理由について、次のような点が考えられる。①心療内科医がDSM-ⅣやICD-10を用いて診断する場合が多く、しかも、これらによる診断名を第一病名として記載する。②DSM-ⅣやICD-10には心身症の診断名がない。③精神科のない総合病院で心療内科医が心療内科を標榜すると、うつ病や神経症領域の患者が多数集まってしまう。④大学病院の心療内科においても、身体症状を呈するうつ病や神経症を心療内科の領域とするか精神科の領域とするかの考え方の違いがあり、各施設の考え方により患者層すなわち診断分布は異なる。

このような混乱は他科では起こらない。例えば、整形外科を例に挙げると、総合病院、大学病院において診断分布は各施設で異なるであろうが、いずれの病名も整形外科領域の統一された診断名であるので混乱は起こらない。しかし、ある大学病院の整形外科医より、彼らの病院の腰痛外来を受診している患者のうち1/3は整形外科的には異常がないという話や、同様に耳鼻科のめまい外来

を受診している患者の90％は耳鼻科的に異常がないという話も聞いた。従来のbiomedical modelによる器質的要因の除外診断によると、異常がない患者が各科で多数存在するわけである。彼らの一部は「心因性」という診断名をつけられて心療内科に紹介される。彼らが精神科を自分の意思で受診することはあり得ないし、身体科の医師が精神科を紹介することも稀であろう。確かにDSM-ⅣやICD-10による精神医学的診断名に分類できる患者も存在する。しかし、分類できたからといって、治療に役立つとは思えない。DSM-Ⅳは多軸的診断を行うようになっているが、関係性や心身相関の病態の診断には役立たない。

❷ functional disorderについて

　「心因性」、「精神医学的診断名」をつけられた患者は不幸である。われわれが詳しく問診し診察していくと、そのような患者に「functional disorder（機能異常）」の病態や疾患が存在することが判明する。消化器の領域では、functional disorderの概念や診断法、治療法が世界的に確立されてきた。欧米では、胃腸の症状を訴え医療施設を受診する患者の60～70％はfunctional disorderであるといわれている。彼らは胃腸の愁訴があるにもかかわらず、内視鏡検査やレントゲン検査、超音波検査などによる除外診断では異常がないのである。functional disorderは機能的要因を明らかにする新たな診断方法によらないと診断できない。例えば、虚血性心疾患を疑われ循環器科で血管造影を受けた患者のうち1/3は異常がないといわれる。このような患者は、これまで心臓神経症と診断されてきた。循環器内科から、このような胸痛の患者が心療内科を紹介されることは多いが、多くは食道の機能異常であるdiffuse esophageal spasmやnutcracker esophagusであったり、食道の器質的疾患であるesophageal achalasiaである場合が多い。また、functional disorderは情動との関係が強いのも事実である（brain-gut interaction）。
　このようにfunctional disorderの概念を持ち込むと診断分布は大幅に異なってくる。身体科の医師にもfunctional disorderの診断能力や診断技術をマスターしている者は非常に少ない。まして精神科医にそのような能力があるとは考えられない。心療内科医の中でも医師によりずいぶんその能力に差がある。診断分布を考える場合の将来の課題である。

❸ コンサルテーション・リエゾン医学について

　サイコオンコロジーを例にとると、精神科、心療内科ともにサイコオンコロジーを実践している施設では、心療内科は主治医となって心身両面からアプローチを行うし、精神科ではせん妄、抑うつ、自殺企図などに対して身体科と協力して精神医学的アプローチを行うことになる[13]。したがって、施設により、両者の守備範囲や棲み分けが異なる。

おわりに●●

　心療内科とは何かについて述べた。心療内科の専門性（speciality）と一般性（generality）の2つの役割があることを明確にしつつ心療内科のアイデンティティーを今後確立していかねばならない。

内科(学)も時代の変遷に応じてその領域が多様化していった。各科との学際的アプローチが必要な領域も増えている。今後は心療内科のアイデンティティーを確立しつつ各科との協調が必要な領域が増えてくるだろう。

(中井吉英)

● 文献

1) 福永幹彦：複雑系医学からみた生体のダイナミズム．環境と研究　12：93-102，1999．
2) Engel GL : The need for newmedical model ; A challenge for biomedicine. Science 196 : 129-137, 1977.
3) Luban-plozza B, et al : Derpsychosomatish Kranke in der Praxis. Spling-Verlag Tokyo, 1989 [中川哲也(監・訳)：心身医療の実際．シュプリンガー・フェアラーク，東京，1989]．
4) 中井吉英，町田英世，竹林直紀：心身医学よりみた痛みのメカニズム．神経研究の進歩　42：499-507，1998．
5) 堀川直史：心療内科の関係について．Jpn J Gen Hosp Psychiatry 9 : 33-39, 1997.
6) 中島節夫：「心療内科」の標榜をめぐって；精神科の立場から．心療内科　3：7-9，1999．
7) 菊地孝則：コンサルテーション・リエゾン精神医学．新版心身医学，末松弘之(編)，713-721，朝倉書店，東京，1994．
8) 野村総一郎：心療内科の専門性を考える；精神科医の立場から．心療内科　3：18-23，1999．
9) Lipsitt DR : Generalhospital psychiatry ; Looking toward the21st century (松下正明(監修)，福西勇夫(編)：先端医療とリエゾン精神医学．p121-126，金原出版、東京，1999．)．
10) 竹林直紀ほか：代替医療；心身医学の立場より．心療内科　5：236-240、2001．
11) 中井吉英，ほか：心療内科の予防医学や衛生・公衆衛生学における役割；生活習慣病へのアプローチを中心に．日本衛生学会誌　56：472-483，2001．
12) 西田愼二，ほか：心身医療に求められる卒後教育．日本心療内科学会誌　5：213-217，2001．
13) 所　昭宏，安水悦子，黒丸尊治，ほか：心療内科医によるサイコオンコロジーの実践．心身医学　41：105，2001．

● 参考文献

1) 中井吉英，福永幹彦，竹林直紀：心療内科と精神科の接点と棲み分け．臨床精神医学　31：367-373，2002．
2) 松下正明(監修)，福西勇夫(編)：先端医療とリエゾン精神医学．p121-126，金原出版，東京，1999．

II 心療内科(学)とは何か

2・心療内科の現状と将来の展望

はじめに●●

「心療内科とは何か」の項で心療内科の現状についても大まかに述べた。本稿ではさらに現状について追加し、将来の展望を中心に述べることにする。

I 現状と問題点

❶ 標榜科名について

平成8年9月1日に「心療内科」が正式に標榜科名として認められた。「心療内科」を標榜する医師がクリニック、病院に増加している。その多くは精神科医である。精神科を標榜していた医師が科名を書き換えている場合も多い。外科医が内科に標榜科名を書き換えて医療をするようなものである。心身医学という医学に基づいて医療を行うのが心身医療であり、そのような医療を内科領域で行うのが心療内科である。各科の医師が心身医療を実践できるように、日本心身医学会では当時の厚生省に「心身医療科(○○科)」を要望したが、国民が認知している科名にしてほしいということになり、「心療内科」になったと聞く。「内科」とついているために誤解を生じているのである。本来、各科が心身医療を行うのが理想である。日本心身医学会は厚生労働省に標榜科名の変更か「心療内科(○○科)」を義務づけるように働きかけねば混迷を深めていくばかりである。

❷ 診療報酬について

心療内科での診療報酬は「心身医学的療法」の80点(初診110点)だけである。おそらく、これほど時間をかけて全人的な医療を実践している科はほかにない。関西医科大学での心療内科を例に挙げると、初診には1時間、再診には20分かけ、すべて予約制である。初診や再来で時間をかける場合には「標準型精神分析療法(390点)を請求している。しかし、心療内科には、多くの治療法があるが、すべて「心身医学的療法」1つだけである。例えば、バイオフィードバック法は約1時間を要するが「心身医学的療法」しか請求できない。

精神科医が心療内科を標榜した場合には、精神科で登録するため、通院精神療法の340点、(診療所の場合390点)がある。心療内科医が心療内科を標榜するとまったく採算が合わない。このような理由で、心療内科医が精神科で登録し心療内科を標榜するといったケースが存在する。おそらく、今後、精神保健指定医の資格がないと通院精神療法は請求できなくなる。この点については意見を挟む余地はない。しかし、精神科医が自由に心療内科を標榜する現実はたいへん矛盾しているといわざるを得ない。

❸ 講座の数

わが国の医学部・医科大学に心療内科学講座は4つしかない。診療科のある大学も4つほどに過ぎない。現在、講座制そのものが廃止の方向にある。今後、心療内科の講座が新たに誕生する可能性は少ない。患者側の需要はますます高くなり、彼らの期待に応えるため診療に忙殺されている。そのため、教育、研究、学会活動すべてにおいてパワー不足である。

「心療内科」という標榜科名は存続するが、本来の心療内科医はいなくなるかも知れないと危惧する。

❹ 医学教育

わが国の卒前・卒後医学教育が変革期を迎えている。専門医が多く一般医の少ない逆三角形の構造を正三角形の構造に変えようという国の医療政策とおそらく連動しているのであろう。人間的で質の高い医療、すなわち全人的医療を実践できるプライマリ・ケア医や家庭医を養成し増やすことにより、患者側の医療に対する満足度を高めるとともに、高騰した医療費を削減することが可能だからである。

このような変革の時期に心療内科がまったく関与していない。医師国家試験要項をみれば、一目瞭然である。心身医学の項目は、わずか精神医学の中に「心身症」として掲載されているだけである。全人的医療の専門家である心療内科医こそ医学教育に参画すべきであった。それができなかった最大の理由は何か。第一に講座が4つしかないこと、心療内科医の絶対数が少ないこと、そのため日常診療に追われていることが挙げられる。日本医学教育学会に加入し活動している心療内科医が非常に少ない理由である。

関西医科大学では2000年4月より単独講座になり、5学年と6学年がクリニカルクラークシップとして心療内科を単独で実習するようになった(5学年は必須、6学年は選択)。4学年に行う心療内科学の系統講義では伝えられなかった点をクリニカルクラークシップで伝えられるようになった。彼らの実習後の感想文を読むと、「実習を回って内科や精神科とまったく違うことがわかった」、「全人的医療とは何かが初めてわかった、体験できた」といった内容が多い。ドイツのように、ほとんどの医学部、医科大学に心身医学科があれば、卒前卒後教育において、どれだけ全人的医療のできる各科の医師が養成できるだろう。

Ⅱ 将来の展望

❶ 心療内科の専門性と一般性

内科の中にも循環器、消化器といった専門性とプライマリ・ケア、家庭医などの一般性があるように、心療内科にも専門性と一般性の領域がある。現状は一般性に傾き過ぎていると思う。専門性を発展させ、専門性と一般性のバランスをとることが望まれる。「心療内科とは何か」の項で述べ

たように、一般性の領域が総合病院精神科との接点となる。例えば、身体症状を呈するうつ病や神経症は専門医である精神科を受診する頻度は非常に少なく、彼らの多くは身体科を受診している。これらの患者がプライマリ・ケアの医療に占める頻度は非常に高いといわれる。今後は、①精神科と心療内科が協力して身体医に啓蒙していく、②身体症状の強い症例には心身相関の立場より、心療内科の一般医としての立場より医療を行う、③精神症状が主体の場合には精神医学の立場より精神科医が医療を行う、といったアプローチが必要となろう。

いずれにしろ、精神科と心療内科が協力して取り組まなければならない領域であろう。

❷ 精神科との接点についての展望

精神科との接点になる領域が心療内科の一般性とかかわる領域である。身体症状を呈するうつ病や神経症、コンサルテーション・リエゾン医学が接点となる。DSM-Ⅳでいえば、うつ病性障害、不安障害、身体表現性障害、摂食障害、睡眠障害、適応障害が接点の領域となる。コンサルテーション・リエゾンの領域においても、例えば、サイコオンコロジーの場合、精神科、心療内科ともにサイコオンコロジーを実践している施設では、心療内科は主治医となって心身両面からアプローチを行うし、精神科では身体科医と協力してアプローチするか、せん妄、抑うつ、自殺企図などに対して精神医学的アプローチを行うことになる。したがって、施設により、両者の守備範囲や棲み分けが異なる。

心療内科と総合病院精神医学は対立から協調の時代に入らなければならない。患者にとってどうあるべきかが、視座の中心になければならないからである。両者に対する社会のニーズは高い。今後、どのような点で協力し、そのために何をなすべきかを述べておきたい。

①軽症うつ病

軽症うつ病をわれわれは、脳と末梢の機能異常を伴う全身の機能異常の病態を呈する疾患として考えている。機能異常は器質的疾患に移行する場合がしばしばみられる。また、消化管運動機能異常、高血圧症、虚血性心疾患、甲状腺疾患、がん、糖尿病、パーキンソン病、脳梗塞など、うつ病との親和性の高い身体疾患が多数存在する。身体医学あるいは精神医学の一方向からの見方ではなく、心身相関の病態を呈する疾患として、両科が協力して診療、研究、教育にあたる必要がある。特に、各科の身体医やプライマリ・ケア医への啓蒙は両科の協力が不可欠だと思う。うつ病はcommon diseaseとして世界的に認識されており、その多くは身体科、特にプライマリ・ケア医を受診しているからである。

現在、JapanCommittee for Prevention and Treatment of Depression（JCPTD：一般診療科におけるうつ病の予防と治療のための委員会）が精神科医、心療内科医、総合診療部、産婦人科、小児科、外科などの身体科医の協力のもとに研究会が開催され、啓蒙と普及に努力している。WCPTDもあるが、委員が多科に及んでいるのはわが国だけではないだろうか。

②不安障害、身体表現性障害、摂食障害など

うつ病と同じような理由で両科の協調が必要な領域である。学際的な学会、研究会として、日本慢性疼痛学会（麻酔科、脳外科、整形外科、歯科、心療内科、精神科など）、摂食障害研究会（心療

内科、精神科、内科、小児科)、日本サイコオンコロジー学会(がん専門医、精神科、心療内科、麻酔科、外科医、緩和ケア医、看護婦、心理士ケースワーカーなど)などがある。

「心療内科は、うつ病などを治療していて持て余した患者を紹介してくる」といった精神科医の声をよく耳にする。逆に、心療内科を受診する患者のかなりの頻度に精神科受診の経過があり、その多くは「薬を出すだけでほとんど会話がない」といった理由が多い。また、軽症うつ病やパニック障害の診断さえ見逃されている場合もある。このような内容の批判や議論は水掛け論になるだけで実りがない。あまりにもお互いを知らなさ過ぎるのが現状ではなかろうか。相互理解があって初めて棲み分けと協調が可能となる。そのために、①両科から1年ほど相互に研修できる機会をもつ、②施設内でテーマを決めて研究会を開催する、③学際的な学会や研究会で切磋琢磨し合う、④同一テーマで違った立場から共同研究を行う、といった工夫が必要であろう。

❸ 全人的医療の専門医として～診療、教育、研究

社会における心療内科のイメージは「内科と精神科の狭間の医学」、「精神科を受診する手前の科」、「不定愁訴や心因性の病気を扱う科」であろうか。われわれの心療内科の外来初診で、インテークインタビューの際に「心療内科がどのような科か」といった患者の抱いているイメージを聞く欄がある。その多くは、「カウンセリングをしてくれるところ」、「話を聞いてくれるところ」、「心の病を治してくれるところ」といった内容である。確かに、どれもが心療内科の本来の姿を言い当ててはいないが、現在の医療がいかに疾患を診て患者を診ていないかがわかる。医療に対する患者側の不満であり、人間的な医療をいかに社会が求めているか理解できる。心身を二分しないでbio・psycho・social (-ethical, -ecological, -behavioral) な視点より、疾患から病気をもった人に焦点をおき、それぞれの要因の関係性、心身相関、人と人との関係性(治療関係、家族関係、医療スタッフの関係)を含めた心身医学のモデルは、今後ますます重要となろう。「心療内科(学)」から「全人的医療科(学)」にしたいものである。心療内科は、プライマリ・ケア、家庭医、general physicianの教育、診療の具体的なノウハウを提供することができる。心療内科は将来の1つの方向として「全人的医療」の実践を視座におき、アイデンテイティーをつくりあげていくべきであろう。

日本心身医学会の会員から全人的医療やその教育の必要な領域に多くの優れた各科の心身医学医を輩出してきた。日本心身医学会の果たす役割は、今後ますます重要になると思われる。

❹ 標榜科名の見直し

標榜科名の見直しを考え、厚生科学省に再考を促す運動が必要である。心療内科という標榜科名は残す場合は、「心療内科(内科)、心療内科(精神科)、心療内科(小児科)……」か、心療内科の次に専門科名の標記を義務づける必要があろう。標榜科名を書き換えるのであれば、心身医療科(○○科)、心身医学科(○○科)とするのはいかがであろう。患者への混乱を避けるためと医師側の棲み分けを明確にし、心身医学が各科で実践できるようにするためである。

❺ 代替補完医療と心療内科

　代替医療は西洋近代医学以外の医療を示す言葉として、わが国でもよく使われるようになってきた。類似の言葉として、補完医療、統合医療、伝統医療、ホリスティック医療などが用いられている。米国国立衛生研究所 National Institutes of Health (NIH) が Complementary and alternative medicine (CAM) という名称を公式名称として用いるようになって以来、わが国でも代替補完医療という用語が定着しつつある。

　代替補完医療(CAM)は欧米、特に米国において急激な発展を遂げつつある。米国では国民が西洋医学に使う医療費よりCAMに支払われる医療費が上回っている。NIHにCAMの研究センター（国立代替補完医療センターNCCAM）が設立され、2000年の研究予算は約7000ドル（約80億円）に及ぶ。全米で9カ所の医科大学や研究所がNIHの代替補完医療センターの指定研究所として各種代替療法を研究しているのが米国での現状である。

　わが国で大いに発展し、明治以降見捨ててしまったCAMの多くが黒船のように日本に押し寄せ始めている。わが国の心療内科は、もともと、西洋医学を足場にしてCAMを実践している医学である。精神疾患の患者に心理療法を行うのは西洋医学であるが、身体疾患に心理療法を行うとCAMになる。心療内科の治療法である自律訓練法やバイオフィードバック法、絶食療法、音楽療法、芸術療法、サポートグループなど行動医学に分類されているアプローチなどはもちろんCAMである。

　21世紀は、あらゆる領域で西洋と東洋の統合が行われるだろう。医学・医療もまた然りである。心療内科の役割の1つは西洋医学と東洋医学を含めた非西洋医学との統合である。日本統合医療学会が発足したように（2001年に東京で第1回大会が開催された）、21世紀の医療は最先端医療をも統合したオーダーメードの医療へと展開するものと思われる。われわれには、心療内科領域のCAMのエビデンスを研究によって明らかにする使命がある。

❻ 生活習慣病へのアプローチ

　生活習慣病は不健康な行動や習慣を含めた多要因の関係性に視点をおく必要のある病気である。また、この領域はコ・メディカルとのチーム医療が必要となり、医療スタッフ間の関係性が重要となる。喫煙、飲酒、食事などの嗜好品や生活習慣は、個人の基本的な行動パターンやパーソナリティと深くかかわっている。生活習慣病の医療はセルフケアの方向に進むべきである。患者自身が自分のかかりつけの主治医となり、医療スタッフは彼らのサポーターの役割を果たすことになる。心療内科の治療法の1つである行動医学的アプローチは、将来、生活習慣病の主要な治療法となるだろう。生活習慣病の医学・医療は心療内科の専門性の領域として、今後ますます発展させていかねばならない。そのためには、心療内科の研修とともに内科全般と循環器、内分泌などの専門医としてのトレーニングが必要となるわけである。

　生活習慣病は治療のみならず、今後は予防も含めた健康医学が重要になる。わが国の医療費は現在30兆円だが、平成22年度には88兆円になるといわれる。治療よりも健康医学や、たとえ病気に

なっても生活や人生の質(QOL)が重視される。心療内科の領域で不十分なのは行動科学である。神経症領域の疾患や行動障害に対する認知行動療法は盛んであるが、生活習慣病などの身体疾患に対する行動医学的アプローチの治療に関する研究が遅れている。行動科学の専門家を学会に参加してもらい活性化させるか、心療内科医がこの方面の専門家のいる施設で教育を受ける必要がある。心療内科の専門性をより発展させることが本来の心療内科発展のためのキーワードである。

❼ 研究および研究方法の開発

①研究領域の開発

近代西洋医学における診療行為の多くが科学的根拠に乏しく、有効性の証明されているものは10～20％に過ぎないといわれている。見方を変えれば、CAMを科学的根拠がないという理由だけで、医療の場から遠ざけるのはダブルスタンダードではないかともいえる。

EBM (evidence-based medicine)根拠に基づいた医療の定義は、「入手可能な範囲で最も信頼できる根拠を把握したうえで、個々の患者に特有の臨床状況と患者の価値観を考慮した医療を行うための一連の行動指針」とされている。心身医学の医療モデルはbio・psycho・social modelという「関係性」を重視したシステム論的医療モデルである。CAMも同じモデルである。従来の医療モデルは線形モデルであり、人間を「閉鎖系closed system」として考える研究法は感染症、急性疾患、外傷などの外科的疾患には非常に有効であった。しかし、21世紀に入り、生活習慣病、慢性疾患、ストレス関連疾患、老人病など疾病構造が大きく変化した現在において、このモデルでは対応できなくなった。

biomedical modelでは、臨床において最も大切な情報である個別性、心理、社会、人間性といった曖昧な要因を切り捨てることにより、原因―結果といった因果論的な結論を導き出している(閉鎖系)。Engelが提唱したbio・psycho・social modelでは、人間を心理的、社会的要因も含めた多因子が関与する存在としてとらえ、切り離された個々の実態よりも全体としてのシステムや各因子間の相互作用と関係性に重点がおかれている。いわば、人間を環境も含めた他との関係性の中で存在している「開放系open system」として捉えたわけである。心身医学に欠けている研究は心身医学的治療による治療効果とQOLへの影響である。しかし、多要因の関係性の病態をもつ個々の患者に、従来のコントロール群をおいた因果論的研究手法では不可能である。

Engelは概念を提唱しただけで具体的な方法論を明らかにしていない。今後の心身医学、特に西洋医学に足場をおいてCAMを実践しているわが国の心療内科(学)には、非要素還元主義に基づく研究の方法論の開発が最も大きなテーマである。われわれは現在、複雑系科学による手法(カオス解析)を用いた臨床研究を行っているが、さらに新たな研究方法の開発とそれらの方法に基づいた研究が急務となる。

おわりに●●

日本心身医学会の会員数は2002年5月9日年現在で3,553名である。1992年3月30日で3,277名で

あるからさほど増加していない。会員の専門家別の内訳は心療内科を含めた内科が1,312名、精神科964名、小児科157名、産婦人科85名、歯科49名、外科29名、皮膚科29名、臨床心理362名、看護48名、他科を含むその他518名である。

　心身医学が各科、各領域において発展していくための日本心身医学会を母体とし、新たに各科、各領域における学会の設立が必要となろう。現在、内科領域は日本心療内科学会、精神科領域は日本病院精神医学会、小児科領域は日本小児心身医学会、産婦人科領域は日本女性心身医学会、麻酔科領域は日本慢性疼痛学会、歯科領域は日本歯科心身医学会が既に設立されている。このような学会が増えることによって心身医学会の会員が増加し、結果として各科、各領域において心身医学的アプローチが実践されれば素晴らしいと考える。

　「心療内科(学)は時代の先を行き過ぎている」。筆者はそう考える。そのため医師や社会が心療内科を理解するのにまだまだ時間がかかりそうである。決して悲観し諦めることなく、心療内科(学)の将来に希望と期待を抱いている。

（中井吉英）

● 参考文献

1） 中井吉英，福永幹彦，竹林直紀：心療内科と精神科との接点と棲み分け．臨床精神医学　31：367-373，2002．
2） 竹林直紀，福永幹彦，中井吉英：代替医療における臨床研究の考え方．治療　102-106，02．
3） 中井吉英：心療内科の予防医学や衛生・公衆衛生学における役割；生活習慣病へのアプローチを中心に．日本衛生学雑誌　56：472-483，2001．
4） 日野原重明：21世紀における医療システム変革における心身医療．日本心療内科学会雑誌　3：115-125．

II 心療内科(学)とは何か

3・心身医学・医療と社会のかかわり

I 心身医学と社会学

❶ 身体・心理・社会的存在としての人間を診る

　心身医療を実践していく際、日頃から疑問を感じたり悩まされたりするが、それらは社会システム上の不備や心身相関の相互理解の欠如などに起因していることが多い。治療上身体的には解決可能な状況にありながら、社会的要因のために治療を諦めたり、中断せざるを得ない症例に遭遇することがある。例えば、二次性糖尿病をもちながら最近狭心症発作を繰り返す会社員(53歳)がいた。彼の糖尿病コントロールは不良だったので背景を調べたところ、食事管理に対する妻の協力が得られないばかりか、ストレス解消のためアルコールを飲み過ぎるなど、心理・行動上の問題があった。さらに対話を進めていくと、彼が勤めている会社は中小企業では、勤務時間が長く、中間管理職のために上司や部下との対人関係にも悩まされていた。そのため、家へ帰ってからストレス解消を目的に飲み過ぎて家族との人間関係も悪くなり、さらにストレスが強められていた。次の陳旧性心筋梗塞の男性(55歳)は、以前会社を経営していたが、不適切なライフスタイルが誘因で、肥満症、高血圧の診断を受けたにもかかわらず、服薬コンプライアンスは悪く、毎晩酒飲みに出かけていた。50歳のとき、心筋梗塞を発症して入院、以後PTCAなどを繰り返すうちにパニック障害を併発し、頻回に救急外来を受診したので、経済的にも困窮し、医療扶助を受給することになった。心筋梗塞後の5年間、彼はもっぱら身体医学的治療を受けていたが、再発への不安から次第に再度自立して働く意欲などは失せ、また病気と闘うという気力もなくしていた。発症前からの肥満はまったく改善されないままで、自分は心臓だけが悪く、またパニック発作もそれに伴うものと解釈しており、まさに病気そのものが生活となっていた。この2症例から、病気を真正面から認識できなかったり、なんらかの理由で家族や会社からのソーシャルサポートが得られないとか、初期治療で心の健康やライフスタイルについて指導がなされないと、病状は進行して二次的に社会的役割が損なわれたり価値観も低下し、たとえ医療扶助を受けても医療効率はよくはならない。もちろんこの場合、パーソナリティの問題も考慮されねばならない。パーソナリティそのものは、遺伝によって与えられたものを契機として、社会生活によって形成されるものであり、社会生活の経験をまったく与えられないと、人間の心は発達しない[1]。パーソナリティは、社会文化形態の違いによってさまざまな形をとるのであるが、家族の中における人間関係、医療者との関係がどう形成されるかによる。例えば人間が社会から疎外されたり、社会的孤立の状態におかれた場合、パーソナリティの形成や発達は、短期間でも強い影響を受けることは臨床でよく経験する。したがって、治療に関係する人々との交互作用という社会的背景を考えることなしに的確な治療はできない。いずれにせよ病にある人が適切なサポートを受け、自らの問題にむかって能動的行動がよりとれるような教育や指導の受けられ

る社会システム(社会復帰施設など)が整備されていれば、先の2人の患者はまもなく回復し社会の有用な構成員となり得たであろう。

　本来、医療の対象は、身体的—心理的—社会的存在(Somato-Psycho-Social existence)としての人間である。しかし、今までの医療の方法は自然科学(物理、化学、生物学)に基づいたもので疾患のみが対象とされてきた。これに対して心身医学(人間科学)は医学の中に心理学、さらに社会学を取り入れて病む人間を対象としたものである。21世紀はストレス関連疾患、生活習慣病など病態の多様化した疾病が主流となるので、人間科学としての心身医学の重要性はさらに増していくことが予想される。

❷ 臨床の現状からみた心身医療の問題

　わが国へ心身医学が導入されて約40年を経過し、最近心療内科の標榜科名も認可されたが、心身医療の一般化という点では遅々としている。わが国では、以前より病気といえば身体疾患が中心で、心理因子の関与したものはむしろ努力や頑張りが足りないといったとらえ方がなされ、心の問題はむしろ隠蔽されていた。近年社会システムや疾病構造は急変したにもかかわらず、医学教育は依然として身体(生物)医学中心で、心理学、社会学を加えた人間科学、行動医学などが正式に取り入られる状況にはない。しかし臨床では、心身失調の原因として心因と同時に生活環境からくるストレッサーもより重視されるようになっている。一方医療におけるテクノロジーの進歩は素晴らしく、時間のかかる問診やカウンセリングなどは医療関係者だけでなく、患者の中にも必要性には気づいても不安を回避したい気持ちから敬遠する人も多い。これには、心理・社会的要因の疾病に及ぼす影響は理解できても、診療報酬システムの整備がなされていないため心身医療の普遍化が妨げられてきたことも考えられる。最近の複雑化した社会では一層、葛藤させられることは増加し、高齢化社会を迎えて医療費も高騰しており、メンタルヘルスや疾病予防の重要性は無視できなくなっている。テクノロジーの進歩が患者の求める要求をすべて満たしてくれることはないので、心身問題をもつ患者は、いくつかの施設を巡ることになる。また、少子化や家族システムの変化、地域社会の崩壊による人間関係の希薄化など社会的サポートシステムの脆弱化も患者の不安をさらに強めており、今後学校・職場などで新たな医学教育の在り方や社会的サポートシステムを構築していくことが求められている。このような医療と社会学との連結の必然性について、Sigeristは次のように述べている。「医療とは、通例自然科学とみなされているが、その目標が社会的である限りにおいて、実際には社会科学なのである。医学の主要な目標は、個々の人間を社会の有用な構成員として継続的に環境に適応させ、病気のゆえに自分の占める場から離脱した場合には、再び環境に適応させることにあるというべきである。医師が疾病との闘いにおいて、日々自然科学的方法を用いるとしても、それは社会的な目的を達成するためなのである」[2]。

❸ 社会文化的立場からみた心身症

　わが国で本格的に心身医療が始まったのは1960年代で、戦後の新しい欧米文化が入ってわずか10年あまりを経過していたが、それまで稀であった疾患(潰瘍性大腸炎や神経性食欲不振症など)

が大都会を中心に、また新しい疾患の報告されるようになった。1970年代になると抗生物質の普及や食生活の西欧化、生活様式の変化によって伝染性疾患は急激に減少し、いわゆる生活習慣病やストレス関連疾患が増加してきた。それらは急速な工業化社会への移行やサービス業など三次産業従事者の増加、核家族化、情報化、車社会の到来による社会・文化変容の影響が大きい。これによって二次性糖尿病や高血圧症、胃・十二指腸潰瘍などいずれも心身医療の必要な疾患が増加してきた。以下、代表的な疾患について述べる。

①糖尿病

二次性糖尿病は遺伝因子の関与はあるが、ほかに社会文化的要因の影響を受けやすい疾患であることは以前から知られている。例えば広島からロサンゼルスへ移住した日本人を対象とした調査では、当時の広島の3倍ほどの糖尿病有病率であったと報告されている。わが国では1970年頃の高度経済成長期の頃から生活スタイルが一変し、ストレスの増大につれて増加した。1997年に行われた厚生省の国民栄養調査では、糖尿病が強く疑われる人が690万人、糖尿病の可能性が否定できない人は680万人、合計1,370万人であった。また40歳以上の男女の2型糖尿病の有病率は約10％に達していたとの報告[3]がある。既に「飽食の時代」と呼ばれて久しいが、最近では小児の肥満も増えているので、今後さらなる二次性糖尿病の増加が危惧されている。

②本態性高血圧症

糖尿病の場合と同じく遺伝素因と環境要因によって発症する、わが国で最も多い疾患である。これまで低血圧域の人が都市や先進国へ移住すると血圧は上昇すること、生活環境の変化によってナトリウムの摂取量が関与することなどが確認されており、環境因子の重要性が示唆されている。そのほか、摂取カロリーの増加や脂肪、特に動物性脂肪の増加と複合脂質の減少も伴っている。このような社会・文化の変容に伴う食事の変化は、多くの人種で肥満を招き、それが血圧上昇の要因となる。またストレスなどの社会的要因も血圧上昇をきたす要因となる可能性があるとされている。

③神経性食欲不振症、潰瘍性大腸炎

2つの疾患に共通する点として、いずれも心理・社会因子のかかわりが指摘され、前者が消化器系の機能性障害、後者が器質的障害を有すること、1960年前後までは2つの疾患とも欧米先進国に特徴的な疾患で、アジア、アフリカ諸国においてはないか稀な疾患であるとされていた。わが国では1970年前後に全国的に知られるようになったが、現在は難病として取り扱われている。図1、2にあるように2つの疾患は、1970年代の高度経済成長期に全国的にみられるようになり、全国調査も行われた。その後、1990年代のバブル期に有病率は急増しており、社会文化的因子との関連が示唆される[4]。2つの疾患は現在特定疾患に認定されているが、糖尿病、高血圧症を含めて食事パターンや心理・社会的ストレスとのかかわりがあることが共通している。M.ケーレンヒナーは、1977年の著書"健康は幻想か"の中に"既に長い間質的、量的な誤栄養といくつかの現代の主要な文明病との間の関係が知られている。それは特に心・循環器疾患、心筋梗塞、高血圧および人体の3つの代謝系、つまり脂肪代謝（動脈硬化）、血糖代謝（糖尿病）、尿酸代謝（痛風）の異常から起こる疾患として危険な様相を呈している"[5]と述べている。さらに"栄養が原因となって発生する疾患がいくつもあるうちで、まず肥満を取りあげるのは、それによって惹起される全体質の変化が高

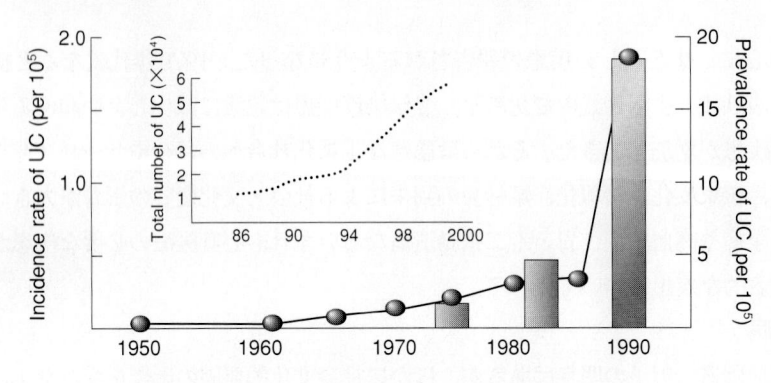

図1／The change of the prevalence of UC

わが国の潰瘍性大腸炎患者の有病率、発症率は過去10年間で4倍に増加している。

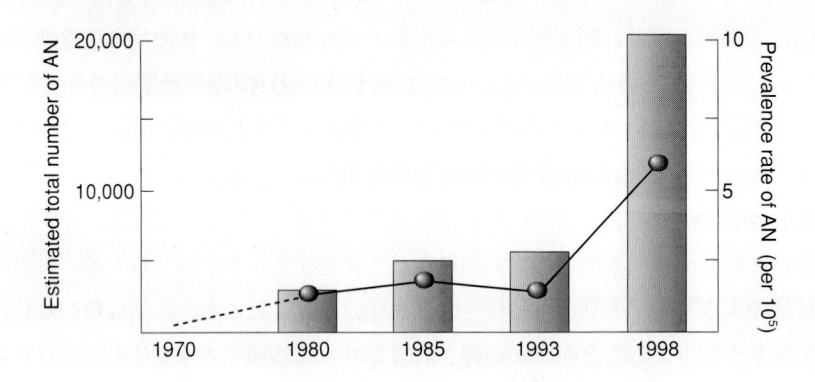

図2／The change of the prevalence of AN

わが国における神経性食欲不振症患者の有病率と推定患者数は過去10年間で約4倍にも増加している。

度の危険因子であるからである。高血圧、糖尿病、痛風が肥満の直接の結果として出現する慢性疾患であること、つまり誤った食事習慣、おそらく心理的原因をもった食事の誤りと明らかな関連をもつことは、疑いもない事実である"[5]と述べている。現在食生活の1つをみても心理・社会因子の関与した摂食障害や心身相関病である生活習慣病などのとの関連は明らかであり、従来からの生物医学モデルによる方法では対応できないであろう。

II ストレス社会における「第二の病」[6]について

近年の社会システムの変化は、急激かつ予想できない事態として生じ、それらに的確に適応することは至難なことであり、精神身体的歪みも生じやすくなる。そのような状況では、「人間の感情の中で緊張、興奮が入り乱れて不安を生じ、そうなると、もはやなんらかの症状を引き起こすような加工を許さずにはいないのである」[7]。それらはさまざまな身体症状、不安性障害・気分障害・行動障害として現れるが、のちにどういう経過をとるかは患者と患者を直接・間接に取巻く環境条

件によって変わってくる。患者を初めてみる医療者が症状を身体因的なものととらえるか、心身相関的ととらえるかで経過は異なるであろう。器質的原因のはっきりしない身体症状を、心理、感情とは関係がないというとらえ方をすると、検査が繰り返されることになり、心身交互作用によって病態は一層複雑化する。中でも思春期・青年期にある患者にあっては、病気がそれまでの生活習慣や考え方・生き方と関連し合っていることに気づけるかどうかで以後の人生は強い影響を受けることになる。

　思春期・青年期にある人では、現在は核家族化、少子化、都市化、過疎化などによる伝統的なサポートシステムが崩壊し、不登校、ひきこもり、適応障害、摂食障害、心身症など医療の新たな管轄領域が拡大している。全国にいくつかある大学病院心療内科の最近の外来患者の割合は、10代、20代が約40％を占めている状況にあり、彼らの初期対応の誤りや放置は経過とともに問題を拡大させてしまうことになる。治療の基本は心身両面から問題を分析して早期に対処、克服させ、本来の成長が達成できるよう支援することである。最新の医療技術や治療機器、薬物を使うだけでは限界があり、むしろ同年代の人々との交わりや体験、周囲からのサポートなどの多面的アプローチが求められている。現在包括医療や在院日数の短縮化などが導入されつつあるが、思春期・青年期ではその特性を考慮した外来や病棟の在り方などが検討されるべきである。思春期に多い摂食障害では早期に適切な治療を受けられなかったために遷延化し、社会恐怖やひきこもりなどを合併する例が多く、社会的にみても将来に大きな損失となりうる。

　中年期、特に働き盛りの人にあって生活習慣病や自殺が増大し、医学的のみならず社会的問題にもなっているが、その背後には経過中に出現する精神的問題への配慮不足がある。以前から不景気で失業率が高くなり、ストレス性の高い生活出来事(失業、転職、借金など)を多く抱えると傷病率が高まったと報告されており、メンタルヘルスなどへの対応が求められている[8)9)]。

　うつ病やパニック障害などを含めたストレス関連疾患、あるいは器質的疾患でも、ひとたび病気になるとそれに続いて「第二の非常に現実的な病」[6)]が生み出される。おそらく、日常の生活事に注意が集中して初期症状に気づけなかったり、気づいても適切な対処行動がとれなかったり、医療者からの的確なアドバイスが与えられないまま、身体面か心理面のどちらかへ偏重した対応がなされることが原因となろう。B.Bブラウンは、この第二の病を「問題を抱えていることに対する精神的、情動的反応である。それは誠に現実的かつ重要な影響を心身に及ぼす疾患である。医療、心理学の治療者たちが疾患を情動の問題か身体の問題かのどちらかとして扱うことはまったく不可解である。心とからだは不可分であり、1つのものであるのに、彼らが心身を全体として論じることはめったにない」[6)]と述べている。心理・社会面からのサポートシステムが整備されていない現在、不安性障害やうつ病に対してSSRI、糖尿病に血糖降下剤、インスリン、高血圧症に降圧剤を処方するだけでなく、不安、緊張時に身体をどうリラックスさせるか、気力が低下したとき身体をどう休ませサポートするか、糖尿病や高血圧症患者の生活習慣の誤りに気づかせてセルフケア行動をどう習得させていくかといった指導を加えないと、病態の慢性・重症化は避けられないであろう。

　第二の病、つまり「病気であることのストレス」が治療されない場合は、第一の病が必要以上に人を衰弱させ、回復に存外の時間を要するようになる[6)]。わが国では以前から、心理・社会的スト

レッサーが原因で発症した心身問題を自律神経失調症や更年期障害など身体化したかたちでとらえられ、心身相関の立場からアプローチされない傾向があった。高齢化・慢性病の時代にあっては、初期の段階で心身相関への気づきを高め、各自セルフケア、セルフコントロール法を習得して治療に参加させていくことが大切である。

Ⅲ 21世紀における心身医療－行動医学－

　感染症など急性疾患が多かった時代に比して慢性疾患が主流になりつつある現在、健康問題や心身相関病については生理・心理・社会システムの中で考える視点がますます重要になっている。近年疾病構造の変化、特に機能性障害や人口構造の高齢化からくる慢性疾患の増加に伴って予防医学や医療技術への期待も強くなっている。しかし、先端の技術のみが新しい医療のニーズにすべて対応できるものではない。むしろ人間関係が希薄化していく中で、人々の日頃の精神・身体症状への対処力や克服力は脆弱化し、医療への依存性は強まっていると思われる。心療内科における多くの患者は、機能性障害による症状を有しているが、それらが日常の生活上の出来事や環境要因と関連していることや、ストレスマネージメントの未熟性や学習不足もかかわっていることに気づいている人は少ない。患者は手っ取り早い医療的手段で解決をはかろうとし、医療者も心理・社会因子のかかわりを配慮しないまま技術的な手法で対応するので、セルフケア力はむしろ低下しつつある。

　これからは心身失調による症状をどうとらえ、それにどう対処して統合をはかっていけばよいかというプライマリ・ケアにおける指導が重要となる。病気の多くはストレスの関与したものであるから、それを和らげる方法だけでなく、いかに克服したり未然に防ぐ方法を習得させる必要がある。つまり内外の刺激をどのように認知し、どのような対処行動をとるかについて理解するための理論、すなわち理論に基づく行動医学が導入されるべきである。われわれは既に内科領域における心身症の治療法として行動論の立場から、バイオフィードバック療法、オペラント技法などの行動医学的手法を取り入れ、その効果を認めている。その利点は治療上の問題について医療者や患者、さらには関係する人々が同じ理論に則って治療に参加できることである。注目されるのはこのような方法によってセルフケア法を学習できた症例では、10年、15年後の経過は予想をはるかに上回るものであった[10]。これらは人間が本来もつ自然治癒力を上手に活かしながら心身状態を患者自ら心身のコントロールができるようになっていることを示している。

　ところで、最近米国精神医学会(APA)は診療科と精神科の境界で働く精神科医が増加しているため、精神科・神経科医資格認定機関(ABPN)は、米国専門医資格認定機関(ABMS)に精神身体医学(PsychosomaticMedicine)という細専門分化(Subspeciality)を申請、その検討が開始されると報告された[11]。これらの動きはどのような疾患であれ、サポートシステムの必要性などから二次的に精神的問題を抱える患者が多くなっていることを示唆している。サポートシステムの不全だけでなく、医療費が高騰すると同時に負担率も上昇しつつあることから、より健康増進、疾病予防、セルフケアの考えを普及させようとの提言であろう。

　情報化が進んだことにより患者の治療への参加はより拡大しており、それらが病気の経過にいか

に好ましい影響を及ぼすかについてはこれまで実証されてきたことである。医療の制度化に伴う医療の社会への普及による「医療の社会化」[12]、さらには以前ノーマルな過程とされてきた個人のライフコース上の出来事、例えば出産、育児、職場不適応、喫煙、過食などの行動障害に至るまで医療的とみなす「社会の医療化」[12]は進行しており、一層心身医学・医療は普遍化されてよいと考える。

(野添新一)

● 文献

1) 金久卓也：社会文化学的立場から；精神身体医学の理論と実際．池見酉次郎(編)，p60，医学書院，東京，1962．
2) 進藤雄三著：医療の社会学．世界思想社，東京，1990．
3) 井村裕夫：3 糖尿病，高血圧．15 現代医学と社会．井村裕夫，高久史麿(編)，p31，岩波書店，東京，2000．
4) Nozoe S, Nagai.N, Naruo. T, et al : Acculturative in Japan and Gastroenteropathy, APS 60th Annual Scientific Meeting, Barcelona, Spain, 2001にて報告
5) M.ケーンレヒナー(中村耕三訳)：健康は幻想か．p86，紀伊國屋書店，東京，1982．
6) バーバラ・B・ブラウン(橋口英俊，松浪克文，山河宏，三宅篤子共訳)：スーパーマインド，心は脳を超える．p157，紀伊國屋書店，東京，1983
7) A.シッチャーリヒ(中野良平・白滝貞昭訳)：葛藤としての病；心身医学的考察．p4，法政大学出版局，東京，1973．
8) Catalano R A, Dooley D : Economic Predictors of Depressed Mood and Stressful LifeEvents in Metropolitan community. Journal of Health and Social Behavior 18 : 292-307, 1977.
9) Catalano R A, Dooley D : Health Effects of Economic Instability ; A test of Economic StressHypothesis. Journal of Health and Social Behavior 24, 16-60, 1983.
10) 野添新一：臨床経済学・医療経済的にみた心身医学的医療．最新心身医学．河野友信，他(編)，p50，三輪書店，東京，2002．
11) Lynne Lamberg：心身医学；APAで議論された主要疾患患者の心の問題．JAMA(7月24/31日，日本語版)，p29，2002.9．
12) 進藤雄三：現代家族の社会学；脱制度化時代のファミリー・スタディーズ．家族と医療，石川 実(編)，p176，有斐閣ブックス，東京，1999．

III　各科の心身医療の現状と将来

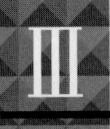

1・精神科

はじめに

　精神科医としての心身医療を行う活躍の場は、総合病院における入院および外来部門のコンサルテーション・リエゾン（C-L）サービスにある。C-L精神医学という概念は1977年に輸入され、それ以来C-L精神医学への関心は現在に至るまで留まることを知らず、1988年には「日本総合病院精神医学会(Japanese Society of General Hospital Psychiatry)が設立され、既に14年の歳月が経過している。精神科における心身医療の現状と将来を考えるに際し、日本総合病院精神医学会のこれまでの活動を無視して考えるわけにはいかない。

　日本総合病院精神医学会の設立母体となったのはGeneral Hospital Psychiatry研究会である。この研究会は関東地区を中心に1984年から年2回ずつ現在でも開催されている。毎回20〜30名の参加があり、会の主旨は通常の学会にみられるような整ったデータではなく辻褄が合わなくても本音で話し合おうという点が多くの出席者の共感を呼んでいた。

　1987年頃から、会員の中からこのような主旨の会が全国組織でできないものだろうかという声があがり、この会の中心メンバーが関西、九州の精神科医に呼びかけ、1987年夏には関西で、秋には東京で設立準備会を開き、金子仁郎関西労災病院院長(当時)が理事長となり、第1回総会会長を三浦貞則教授(北里大学精神科)が担当し、1988年に第1回総会が開催された。約160名の参加者があり、現在に至るまでC-L精神医学の臨床・研究・教育の発展に貢献し、その中で心身医療の問題も検討が続けられている。参加者は総合病院に勤務するか、あるいは総合病院の精神医学に関心をもつ医師および医療従事者によって構成され、登録会員数(2002年2月)は黒澤尚理事長(日本医科大学)以下1274名である。現在、本学会は総合病院における医療経済(在り方・渉外・診療報酬合同委員会)、医療システム(一人医長の会・有床総合病院精神医療問題委員会)、教育の問題(教育委員会)、情報伝達(広報委員会)、専門医の資格(専門医委員会)、コメディカル・スタッフとの提携(リエゾン・コメディカル委員会)などの幅広い活動を行い、C-L精神科医として心身医療における問題へ積極的に取り組んでいる。同時に、本学会は本邦の活動に留まらず、米国ではAcademy of Psychosomatic Medicine (APM)、ヨーロッパではEuropean Association for Consultation-Liaison Psychiatry and Psychosomatics (EAC-LPP)との交流も活発に行われ、わが国のC-L精神医学における心身医療の紹介や情報交換が続けられている。

　本学会および欧米のC-L活動の中で、心身医療に最も関係する領域として、身体疾患の精神医学Psychiatry of the Medically Ill (PMI)がC-L精神医学のsubspecialtyとして最も注目を集めている。

I 身体疾患の精神医学(PMI)

　PMIとは複雑な、慢性的、外科的または神経疾患を有する患者で、精神的な治療を必要とする領域に焦点を当てた用語である[1]。複雑な身体疾患を有する患者では、30～50％に精神的問題を有し、気分障害、不安障害、せん妄、痴呆などが多くみられる。PIMが強調される目的として、①PMIは複雑な内科的、外科的、産婦人科的、神経学的問題を有する患者の精神的ケアを改善すること、②PMI領域における訓練の質を高めること、③PMIがsubspecialtyの認識を高めることで、PMIにおける研究や教育を推し進め、支持することが可能となること、などが挙げられている。この背景には、総合病院または総合外来における精神障害の診断や治療が既に報告されているが、その結果では入院および外来患者の30～40％に精神障害の診断が可能であるが、その中で精神科の依頼率は1～2％の範囲にある。しかし、PMIサービス部門を設立し、内科や外科医とともに協力し合い、積極的に活動すると、依頼率が8～14％に上昇したといわれている。ここに、精神科医が心身医学の実践を推進することで、他科医とのコミュニケーションは高まり、患者のQOLが向上することは明白である。さらには、先端医学の領域として、透析患者、臓器移植、がん患者、HIV/AIDS患者に対する心身医学的な援助が必要とされている。

　PMIに関連する研究がさまざまな観点から既に数多く報告されているが、その中で現在も身体疾患患者のうつ病合併率の問題に関心が集められている。

II 身体疾患患者のうつ病合併率

　身体疾患患者にみられるうつ病の合併率を検討する場合、どの時点でどんな方法を用いて評価されたかが問題となる。例えば、疼痛を有する患者の場合、急性期においては不安が中心となるが、慢性期(慢性疼痛)になれば、抑うつ症状が中心となる。冠動脈バイパス手術の場合、手術を受ける以前は不安症状がメインであるが、術後抑うつ(post operative depression)が最も一般的にみられる症状である。身体的な外傷を受け、機能障害を有する患者の場合、ショックから否認、否認から抑うつ反応、抑うつ反応から自立に対する反応、自立に対する反応から適応というプロセスをとるといわれている。このようなプロセスは癌告知から受容のプロセスも同様であり、どの時点を評価するかによって、当然うつ病の合併率は異なるだろう。方法論上の限界は否めないが、これまでの報告をまとめてみる。

　心筋梗塞後にうつ病が合併することはよく知られている。Hanceら[2]は、200名の心筋梗塞患者を面接したところ、その17％に大うつ病、別の17％に軽度のうつ病がみられた。その後1年間経過観察したところ、大うつ病患者の約半分は軽快しないままか再発し、軽度のうつ病患者の約半分が大うつ病に発展したことを報告している。

　また米国糖尿病学会編の「糖尿病診療のための臨床心理ガイド」[3]によれば、糖尿病における大うつ病障害の頻度は15～20％で、一般人口の約3倍であることが指摘されている。

　神経疾患患者でもうつ病はしばしば合併し、Coleら[4]は外来通院中のパーキンソン病患者の13％

にうつ病、10％に気分変調性障害がみられたことを報告している。

さらに、吉邨ら[5]の総説によれば、ほとんどの内分泌疾患患者で精神疾患合併は高く、例えばクッシング症候群では62％がうつ病と診断でき、甲状腺機能障害では未治療のバセドウ病で69％、機能低下症で40％がうつ病であったという。

また、更年期障害のための産婦人科を受診した患者のうち構造化面接によれば、56％になんらかの精神科診断がついたことが報告されている。最も多い精神疾患はうつ病で、全体の26％であったという[6]。

脳血管障害後にうつ病がしばしば合併することはよく知られている。Atromら[7]は急性期には25％が大うつ病を合併するといい、Robinsonら[8]は27％が合併すると報告した。また、継時的にみるとAtromら[7]は3年目でも、まだ大うつ病の合併率は29％であったことを報告している。青木ら[9]は脳血管障害や脊髄損傷後のリハビリテーション患者の43％になんらかの精神疾患がみられたと報告し、全体の35％が大うつ病であったと述べている。

がん患者の場合、50名の癌患者と50名の良性疾患患者に対してDSM-IVに基づく構造化面接を行った結果、がん患者の28％、良性疾患患者の30％にうつ病がみられたとの報告がある[10]。また、耳鼻科病棟に入院中の患者100名（50名は良性、50名は悪性疾患に対して、同様の調査を行った結果、うつ病は良性疾患の1名、悪性疾患の9名にみられたと報告されている[11]。さらに、血液・造血器系悪性疾患患者の約29％に精神疾患が合併し、その種類はうつ病や適応障害であると報告されている[12]。

ほかの研究でもほとんど同様の結果で、福江ら[13]は乳癌患者の42％に精神疾患が合併していると報告し、Okamuraら[14]は再発乳癌患者の43.2％に精神疾患が合併し、6.8％がうつ病、36.4％が適応障害であることを報告し、小細胞肺癌を除く進行性肺癌患者でも同様の面接を行い、その14.4％に精神疾患が合併し、1.0％がうつ病、13.4％が適応障害であることを報告した。

つまり諸外国の報告を含め、うつ病の有病率はがんの全病期を通じて10～20％という報告が多く、適応障害を含めるとがん患者の30～40％に抑うつがみられると報告されている。さらに、皆川ら[15]は緩和ケア病棟での終末期患者に対して同様の研究を行い、約66％に精神疾患が合併し、最も多い診断はせん妄や痴呆などの器質性精神疾患であることを報告している。

総じて、がん患者の30～40％にはうつ病・適応障害などがみられ、終末期になると、せん妄などの器質性精神疾患が加わるため、その有病率は70％にまで増加することになる。重症の身体疾患に精神的ケアが必要とされるのは、このような高いうつ病の合併率が示されているからである。ここに、C-L精神医学において、心身医療の知識や技術が問われる理由は明らかである。

III 精神科における心身医療の将来－教育とシステム改革－

❶ 教育

患者の精神的な問題の評価と診療に対する阻害因子には、①患者側の問題、②医療システム上の

問題、③医師側の問題、がある。患者側の問題として、精神科依頼への抵抗もまだ少なくない。医療システム上の問題として、精神科治療に必要な保険システム上の援助が少ないこと、一般医は多くの患者を診察する必要があり、心理・社会的問題を評価するための時間が十分とはいえない。医師側の問題として、一般医の約40％は精神障害の診療に関するトレーニングが必要といわれている[16]。また一般医が精神的な問題の診療するのに精神保健専門家の支援が不十分である[17][18]。

わが国でも卒後研修必修化に向けて、臨床研修病院に精神科の設置も進められているが、精神科研修の具体的な内容についてはいまだ十分に議論されていない。米国では約20年前から米国総合病院精神医学会(American Association of General Hospital Psychiatrists; AAGHP)を中心に、これらの問題について取り組んでおり、その成果や問題点などは学会誌General Hospital Psychiatryで発表されてきた。一般医(家庭医および病院の総合診療部医師)および精神科医の卒後教育に関する報告を中心に紹介し、さらにわが国の一般医の意見を参考に、多くの診療施設で実施可能な精神科研修案の将来像について考えたい。

❷ 欧米における精神科教育の変遷

米国では精神科コンサルテーションを医学教育の中に積極的に取り込む試みが行われてきたが、精神科教育は時代によって変遷している。

Hackettら[19]によれば、かつてマサチューセッツ総合病院では研修医に対象に精神科医による講義が行われていた。しかし最初から約5分の1しか出席せず、出席率は回を重ねるごとに低下した。結局、回診など実際の症例を用いた教育が最も効率的で、インタビュー・スキルや実際に困っている問題に対し精神科医が支援を行うことがさらに重要とされた。一方でColeの総説[20]によれば、1970年以降、一般医のための教育プログラムに関する報告は67あり、その中で22の報告はトレーニングの評価が行われ、半数は大きなインパクトを与えなかったと報告されている。精神保健専門家と一般医の連携に関する系統的レビュー[21]でも、プライマリ・ケアにおける患者の受診頻度や向精神薬の処方率、高次精神科医療機関への紹介率のいずれも、研究結果が一致しなかった。

現在、英語圏の諸国の医科大学および関連病院においてコミュニケーション・スキルや行動科学、精神保健、医療倫理などの領域は家庭医療学部門ないし一般内科部門で教育が行われている。特に米国家庭医療学会(American Academy of Family Physicians)の研修制度では、レジデント教育のために必ず行動科学の専門家をおくことになっている。そして、獲得すべき研修目標として「行動科学および精神保健」の内容を明示している。具体的に認知障害、物質関連障害、精神病性障害、気分障害、不安障害、身体表現性障害、慢性身体疾患に随伴する心理的問題などに対する知識はもちろん、精神症状の評価や診断、適切な薬物療法、個人および家族を対象とした精神療法や環境調整の実際まで多彩な内容が盛り込まれている。これらは身体医学と同様に家庭医専門医試験・再認定試験で必須の知識とされている。

❸ わが国おける一般医を対象とした精神科・心身医学教育の在り方

わが国において一般医のための精神科研修の実践ついての報告はまだ少ない。特に精神科以外を

志望する医学生や研修医に対象とした精神科教育において、①何を教えるのか、②誰が教えるのか、③どこで行うのかなど、検討すべき課題が残されている。卒後研修必修化を間近に控え、具体的な教育内容について真剣に考える必要がある。

筆者は第15回家庭医療学研究会総会ワークショップ「家庭医療・総合診療と総合病院精神医学の接点」(2000年11月11日、東京)を行い、家庭医を対象に精神科への印象や期待や、プライマリ・ケアにおける精神科コンサルテーションの現状について討論を行った。そこでは現場の医師の意見として、①家庭医療・総合診療では患者の心理的要素が重要だが、誰に相談したらよいか、②どういう場合に精神科へコンサルテーションをすべきか、③患者が精神科受診に抵抗する場合、どのようにしてアプローチしたらよいのかわからない、④精神科医に気軽にコンサルテーションしにくい、⑤診療上の客観的なアドバイスがほしい、⑥コンサルテーション後のフィードバックが足りない、⑦診療カンファランスにおいて常勤精神科医も定期的に参加してほしい、など日常診療において精神科との接点が乏しいことが問題となっていた。

欧米と比較して現時点でのわが国のプライマリ・ケアはまだ発展途上の段階にあり、特に診療・教育において精神科医の協力も必要だろう。このような需要に応えられる専門医の養成が総合病院精神医学会に期待され、現在専門医委員会で認定作業が行われている。

筆者らは一般医を対象とした研修プログラム試案(3カ月)を提案した[22]。そのプログラムには、①初回面接の仕方やラポール形成への研修、②精神症状の評価、③薬物療法の指導、が重要な学習目標として提示した。教育病院でも精神科の病棟研修が可能な施設は限られている。また、家庭医を対象とした身体表現性障害の患者に対する家庭医の意識調査において、外来における医学教育の不足が指摘されていた[23]。このため、例えば外来やコンサルテーション業務に精神科医が研修医と一緒に行動し、実際の症例を中心に簡単な解説ないし短時間の講義などを行う方法なら、病棟でなくても実行できるだろう。また研修期間も2週間(10日間)程度、ないし内科などの病棟研修と平行して週1日を2～3カ月間など、診療施設全体の研修方針と指導医・研修医個人の事情に合わせて研修内容を柔軟に調整してもよい[24]。一般医を対象とした精神科診療の解説や、悪性疾患や糖尿病をもつ患者に対するインタビュー・スキルを扱った教科書も多く出版されており、副読本として研修に利用することも可能である。

特に臨床研修病院に精神科の設置が進んでいる状況を「追い風」と捉え、これを精神科研修に応用するための第一歩として、上記の方法を提案した。もちろん研修としては完全ではないが、これによって1人でも多くの医学生・研修医に対し、精神科や心身医療の接点を形成する契機となる。

❹ C-L精神医学の発展のためのモデル－COMPRI-INTERMEDの活用[25]

総合病院の医療費は高額になり、入院日数を減らすことで総合病院をより効率的に運用できるような熱心な努力がなされてきた。この現象と老人の増加、慢性身体疾患の増加という過去20年間の疫学上の変化に伴い、総合病院の役割は急性で重症な患者の治療を受ける場としての転換が求められている。このような患者の中には、疾病が複雑で医療上の要求に応じられない患者や社会的支援が不十分なため、自宅での生活が困難な患者も含まれる。このような病院は、精神科医と他科医

のコミュニケーションがどの程度活発であるかに左右され、今後、総合病院におけるC-L精神医学の機能をさらに充実させるには、どのような試みが有効かを考える時期にきている。

①ヨーロッパC-Lワーキンググループによる共同研究

ヨーロッパC-Lワーキンググループでは、依頼率は最高5％であるが、平均1％であったという。紹介が行われるまでに要する日数は平均4日であり、入院から紹介に至る平均日数と紹介を要しない患者の平均在院日数は等しかった。緊急の紹介(その日のうちに処置を要するもの)の比率は高く、平均33％であり、65％という高率を示した施設もあった。以上の結果から、現状は以下の2点に集約される。

　①リエゾン精神医学は、理論であって実践にまでは至っていない。
　②コンサルテーション精神医学は医師と看護師のニーズに対応するための一種の救急精神医学である。

なぜ、C-L精神医学に従事する医師は患者のニーズではなく、医師や看護婦のニーズに対応しているのか。これは患者の選択基準と関連するが、精神障害者における合併症の程度とその重要性に焦点を当てれば明白である。第一に、精神障害を有する患者は一般人口に比べて身体疾患を有する割合が高いという疫学調査がある。第二に、入院期間の観点から、身体障害者における精神疾患合併症の費用を試算した結果、26の研究(そのうち9つは米国以外)の中で89％は精神疾患の合併症と入院期間の長期化には相関がみられたと報告された。その精神疾患の多くは、認知障害と感情障害であったという事実である。

他科医の依頼に応じて行動し、一貫した役割が果たしえない精神科医は、組織化されていないチームによる外科医と同様であるといわれている。病棟でせん妄患者のコンサルテーションが緊急に必要とされ、精神科医が呼ばれたにもかかわらず、病棟スタッフはせん妄がどんなものか、それにどう対処すればよいかを知らない。C-Lサービスが継続的に行われている場合、依頼が増えると同時に、状況は改善されるだろう。手術チームの場合と同様に、精神科医側も協力関係が成立し、チームとして協力し合うことが望ましい。

ヨーロッパ・グループの討議の中で、第一に入院中では患者の心理的な脆弱性のために精神的および行動上の問題が生じやすく、予期せぬ事故や医療スタッフの燃え尽きが生じる可能性がある。第二に精神障害者は社会的な脆弱性を伴うため、退院後に問題を起こしやすい。第三に病院では医療費が高騰となり、長期に入院できなくなっている、などの問題が取りあげられている。また、メンタルヘルスのサービスを提供するのは精神症状自体だけではなく、精神症状によるケアの複雑さの問題であり、合併症によってリスクが高い患者が病棟スタッフへ注目を集めるのは当然である。したがって、より一層精神科医と他科医のコミュニケーションが必要とされる所以である。このような経過の中で、COMPLIやINTERMEDというシステムが開発されてきた。

②COMPLIとは

複雑な問題を抱える患者を評価する手段として、General Health Questionnaire (GHQ)とPresent Status Examination (PSE)を組み合わせたモデルが作成された。このようなケアの複雑さを評価する方法がCOMPLIであり、これは複雑性の予期尺度の頭文字であり、フランス語の

「わかりますか」を意味するcompriを連想させる単語で、ケアの予想される複雑さに注意を喚起する意味がある。質問項目には、患者の生物学的精神医学的社会的なリスク、入院状況、医師や看護師が想定した患者に予想される医学上、看護上および組織上の複雑さに対する評価に関する質問が含まれる。最も予後を評価するものとして選ばれた13の質問には、医師と看護師による入院期間の予想、予想される組織的な複雑さ、メンタルヘルス上の問題と退院後の日常生活レベルの低下が含まれる。さらに、入院が予定されたものではなかったかどうか、患者は退職しているのかどうか、患者に悪性腫瘍があるかどうか、過去3カ月間に歩行障害はなかったかどうか、過去1年間で患者が自分の健康状態を否定的にとられているかどうか、過去1カ月間に6回以上医師を受診したかどうか、入院当日に3種類以上の薬を服薬したかどうかが問われる。各診療部門におけるケアにおける平均的な複雑さを設定することによって、この尺度を適用することによって、患者を評価することができる。

③INTERMEDとは

次に、INTERMEDとはヘルスケアに伴うリスク、それに伴うニーズを組織的に評価する尺度として作成された。INTERMEDはGeorge Engelによる疾患の生物学的精神医学的社会的(Bio-Psycho-Social)モデルをもとに構成された医療を評価する尺度である。その尺度にはLeighによって作成されたマトリックスを導入した。さらに、この尺度は臨床における問題の重症度をカラーボタンによって表示できる。また、INTERMEDはヘルスケアのリスクとニーズを4つの主要な指標で統合されている。4つの指標とは、経過、現状、予後という時間的展望のもとに、生理学的／生物学的、心理学的／精神医学的、患者の社会的ケアに対するニーズ、およびヘルスケアシステムの程度である。結果は12の領域で構成されるマトリックスとなる。経過と現状に関する評価は、ヘルスケアにおけるリスクを示す。ヘルスケアにおけるリスクは、QOL（SF-36）や生命予後やヘルスケアの設備を使用する経費および就労できないことや適切なヘルスサービスの提供に関する因子などの間接的な経費によって評価される患者の多次元的な機能状態を反映する。

④COMPLIとINTERMEDの使用

以上のように、COMPLIによる症例の調査とINTERMEDによる症例の分類の後に、医療スタッフは入院の最初の数日間にケアの複雑さが慢性の身体疾患によるものか、コンプライアンスの問題であるか、精神的あるいは社会的脆弱性によるのか、提供されたケアが不適切であったのかを決定することが可能となる。さらに、ケアの複雑さが予測可能であったかどうかを評価できる。また、これらの問題が、入院中に起こった精神医学的な脆弱性に由来する行動上の問題であるのか、社会的な脆弱性に由来する退院の問題であるのか、退院後に必要とされる複雑なケアのニーズに由来するものかを分析できる。予測された重症度によって、スタッフはプロトコールを使用するのか、精神医学的、ソーシャルワーク的、医学心理学的あるいはリエゾン看護師によるコンサルテーションを求めるのか、より複雑な病院としてのマネージメントを行うために症例検討会の開催を呼びかけるか、長期間にわたるケースマネージメントを開始するかを決定することができる。C-L精神科サービスは、その発展を促す戦略として、通常のコンサルテーション業務以外に、病院の評議会やスタッフと複雑な患者に対するケアの質の向上が求められているかどうかの交渉も必要となる。スタ

ッフ側では、INTERMEDが活用できるように訓練を行う機会を設ける。精神科医はコンサルテーションを行うだけでなく、ケースマネージメントやスタッフの訓練と指導にあたる仕事も必要となる。

　以上の方法を用いれば、他科医、ナース、サイコロジスト、ソーシャルワーカーが変化しつつある病院環境の中で、医療の要求に答えるための構造を提供できるだろう。医療のニーズに対する評価方法とリスクの予測によって、病棟全体が安心して仕事ができる環境となり、医療者のコミュニケーションがさらに活発となるだろう。C-L精神医学の将来への望ましい変革が、心身医療の発展につながると考えられている。

（佐藤　武、保坂　隆）

● 文献

1) The American Board of Psychiatry and Neurology : Proposal for Recognition of "Psychiatry of the Medically Ill" as a Psychiatric Subspecialty. (booklet)
2) Hance M, Carney RM, Freedland KE, et al : Depression in patients with coronary heart disease. A 12-month follow up, Gen Hosp Psychiatry 18 : 61-65, 1996.
3) 米国糖尿病学会（編）：糖尿病診療のための臨床心理ガイド．中尾一和，石井　均（監訳）p157-167，メジカルビュー社，東京，1997．
4) Cole SA, Woodard JL, Juncos JL, et al : Depression and disability in Parkinson's disease. J Neuropsychiatry Clin Neurosci 8 : 20-25, 1966.
5) 吉邨善孝，宮岡　等：内分泌・代謝疾患とうつ病．臨床精神医学 28：157-162，1999．
6) 室岡　守，早川達郎，富山三雄，ほか：婦人科と精神科の連携による更年期障害の臨床的研究．精神科治療学 14：877-881，1999．
7) Atrom M, Adolfson R, Asplund K : Major depression in stroke patients-A3-year longitudinal study. Stroke 24 : 976-982, 1993.
8) Robinson RG, Starr LB, Lipsey JR, et al : A two-year longitudinal study of post-stroke mood disorders; dynamic changes in associated variables over the first six months of follow-up. Stroke 15 : 510-517, 1984.
9) 青木孝之，渡辺俊之，保坂　隆，ほか：リハビリテーション科患者の精神科的評価．総合リハ 22：763-765，1994．
10) Hosaka T, Aoki T : Depression among cancer patients. Psychiatry Clin Neurosci 50 : 309-312, 1996.
11) Hosaka T, Awazu H, Aoki T, et al : Screening for adjustment disorders and major depression in otolaryngology patients using the hospital anxiety and depression scale. Intern J Psychiatry Clin Practice 3 : 43-48, 1999.
12) Hosaka T, et al : Emotional states of patients with hematological malignancies ; Preliminary study. Jpn J Clin Oncol 24 : 186-190, 1994.
13) 福江真由美，ほか：患者心理のがんの臨床効果に及ぼす効果．癌治療と宿主 6：153-158，1994．
14) Okamura H, Akechi T, Kugaya A, et al : Depression in patients with advanced cancer. In Current perspectives and future directions in palliative medicine, Eguchi K, Klastersky J, Feld R (eds), p67-76, Springer-Verlag, Tokyo, 1998.
15) 皆川英明，ほか：終末期がん患者の精神疾患罹患率に関する報告．第7回日本総合病院精神医学会，1994．
16) Ratcliffe J, Gask L, Lewis B, et al : Psychiatric training for family doctors ; what do GP registrars want and can a brief course provide this? Med Educ 33 : 434-438, 1999.
17) 渡辺洋一郎：うつ病診療における一般科医と精神科医との連携；その現状と課題・一般科医へのアンケート調査を通じて．日本医事新報 3917：44-49，1999．

18) 菅崎弘之, 中根允文, 宇都宮浩, ほか:「プライマリ・ケアにおける精神疾患の診療パッケージ(WHO版)」の有用性の検討に関するプロジェクト. 総合病院精神医学 12:21-29, 2000.
19) Hackett TP, ほか:総合病院におけるコンサルテーション精神医学の起源. MGH総合病院精神医学マニュアル, Cassem NH (編), 黒澤 尚, 保坂 隆(監訳), p1-8, メディカル・サイエンス・インターナショナル, 東京, 1999.
20) Cohen-Cole S : Training outcome in liaison psychiatry ; literature review and methodological proposals. Gen Hosp Psychiatry 2 : 282-288, 1980.
21) Bower P, Sibbald B : Systemic review of the effect of on-site mental health professionals on the C-Linical behaviour of general practitioners. BMJ 320 : 614-617, 2000.
22) 保坂 隆, 青木孝之, 渡辺俊之, ほか:リエゾン精神医学からみた卒後研修での精神科必修化について. 精神経誌 102:939-943, 2000.
23) 山田健志, 藤沼康樹, 大滝純司, ほか:身体疾患として説明しにくい症状を持つ患者に対する診療;家庭医を対象とした研究. 家庭医療 8:29-35, 2001.
24) 佐藤 武, 山田健志, 保坂 隆:非精神科医を対象とした精神科研修のあり方について;卒後研修必修化に向けて. 総合病院精神医学 13:80-84, 2001.
25) Huyse FJ:コンサルテーション・リエゾン精神医学の現状;将来の発展のためのモデル. 総合病院精神医学 13:1-7, 2001.

III 各科の心身医療の現状と将来

2・小児科

I 小児の心身症

　心身症について日本心身医学会では「身体疾患のうち、その発症と経過に心理社会的因子が密接に関与し、器質的ないし機能的障害の認められる病態を呈するもの。但し神経症、うつ病などの精神疾患に伴う身体症状は除外される」と定義[1]しており、心身症とは、診断名ではなく、疾患を診療する視点を示す用語と考えることができる。

　これをもとに考えると、心身医療とはなんらかの身体症状や疾患の診療において、身体要因のみならず心理社会的要因を考慮し、必要に応じてそうした心理社会的要因への介入を行う診療姿勢[2]のことと言い換えることができる。

　小児における心理社会的要因への介入は、必ずしも患児への心理的面接だけでなく、患児や家族、特に母親への指導や、幼稚園や学校などの集団場面での留意事項の指導なども含まれている。この部分が成人の心身医療と異なる部分である。

　実際の診療場面では表1[3]に示すように多くの疾患や症状に対して、必要があれば心身医療がなされている。本稿では、小児科での心身医療において、小児に特有の部分を中心に述べる。

表1／心身医療が必要となる可能性の高い主要な小児の疾患・症状・発達障害

1. 疾患 　起立性調節障害 　過敏性腸症候群 　過換気症候群 　気管支喘息 　神経性食欲不振症
2. 症状 　不登校 　食欲不振 　過食 　夜尿 　昼間遺尿 　遺糞 　神経性頻尿 　夜泣き 　夜驚症 　チック 　肥満 　吃音
3. 発達障害 　注意欠陥／多動性障害 　高機能自閉症 　アスペルガー障害 　軽度知的障害

（文献3）より改変）

II 小児心身症の疫学

　厚生科学研究「心身症、神経症等の実態把握及び対策に関する研究」（主任研究者：奥野晃正）で、平成11年10月に、全国の医療機関の小児科外来と学校保健室を訪れた小児についての調査[4]が行われた。全国規模で行われた小児心身症に関する調査は、これが初めてである。

　医療機関での調査は、小児科学会認定医制度研修施設565カ所に10月18日月曜日に小児科外来を受診した小児3万6,378人のうち、記載が完全であった3歳以上の1万2,719人を分析した。その中では740人（5.8％）に心の健康問題による身体症状がみられた。小中学生に相当する6〜15歳に限

定すると7,187人中586人(8.2%)に認められていた。学校調査は、全国の小中高等学校から無作為に5％を抽出して行い、10月18日月曜日から22日金曜日の1週間に保健室を訪れた全児童生徒3万8,617人中13.5％に心身症を疑わせる身体症状がみられた。

　これらの調査において、医療機関でみられた心の健康問題による身体症状も、学校保健室に来室する小児の身体症状でも、疲労感、頭痛、腹痛、嘔気の頻度が高く、極めて類似した結果であった。この結果より、これらの身体症状を訴える小児は小児人口の中でもかなりの頻度でみられると考えられた。今後彼らが医療機関を受診するようになった理由、症状が強いためか、症状を気にするようになったのか、母親が心配して受診したのか、などを解明していく必要があり、さらに受診前の段階での学校などでの介入が可能か、介入にかかわる人的資源はどのくらい必要か、それで予防が可能になるのか、などについて検討していく必要があると思われる。

III 小児心身症の発症機序

　小児心身症の発症にはどの疾患であっても、表2に示したようにいくつかの共通の要因[2]がみられる。

　個人の生物学的要因の特徴としては、年齢、性別、併存する行動上の問題を伴う疾患、心理社会的要因に対する本人の感受性などがある。併存する疾患として、注意欠陥／多動性障害や高機能自閉症、アスペルガー障害、境界知能の知的障害などがあれば、素因に基づく中枢神経系の機能的偏りのためか、その行動上の問題から発生するストレスのための二次性の変化か、心身医療が必要になることが多い。また人間関係で緊張しやすく、神経質で、無理によい子になって過適応の傾向があり、失敗を気にしやすい心的外傷体験を回避しようとするような行動特性は、心理社会的誘因に対する感受性の高さと関連しているようにみえる。

　心理社会的要因の特徴としては、その程度が強く期間が長いほど、心身症を発症しやすい。例えば学校でのいじめであれば、それが強くて長いほど、発症と結びつきやすい。また心理社会的要因[5]をみると、幼児期では母子関係が、学童期以降では家庭の中では兄

表2／小児心身症発症の要因

1. 生物学的要因
   遺伝性要素、性別、年齢、
   併存する疾患
   　　注意欠陥／多動性障害
   　　学習障害
   　　高機能自閉症
   　　アスペルガー障害
   　　境界知能
   心理社会的要因に対する感受性

2. 心理社会的要因
   強さ
   期間
   発生場所
   　a．家庭
   　　　母子、兄弟姉妹、父子の人間関係
   　　　学習への過剰な期待
   　b．学校
   　　　いじめ、友人関係、教師との関係
   　　　クラブ活動など

3. 援助システムの有無
   家庭
   学校

(文献2)より改変)

弟姉妹、学校では友人や教師との人間関係の問題が大きなストレスとなりうる。つまり年齢依存性の要因がみられる。これらの要因の変化は、小児では中枢神経系も各臓器も発達途上にあり、それから起因する社会性の成熟水準に対応するものと解釈することもできる。また視点を変えると精神力動という立場で解釈することも可能であろう。

　援助システムの有無も、心身症発症に大きく関与する。学校でいじめがあっても、早い時期に担任教師が早く気づいて適切に処理されれば発症には結びつかないが、暴力を伴うような身体的いじめが長期に続けば、発症する率が高くなる。特に学校と家庭の両方で援助がない場合は、高率に発症に結びつく。

　小児では心身症の発症要因のうち個人の生物学的特性と援助システムにおいて、小児固有の問題増強因子がある。例えば成人では精神的ストレスであると本人が気づくような場合でも、小児では本人はストレスに気づかないままに過ごしていることがある。またストレス耐性は、年齢が小さいほど低い。これは年齢が低いほどストレスに対処する能力が低くて問題を自分で解決できないということがあり、またストレスとなった出来事、例えば母親が1週間入院したような場合、年齢によって本人にとっての意味が異なってくることにもよる。

　また援助システムの問題として、低年齢ほど生活を周囲に依存しており、環境（周囲の人）の影響を受けやすい。また社会へ援助を求める手段に乏しく、援助システムを自ら築きにくい。これらの点から一般に成人より小児の方が心身医学的対応が必要になることが多いと考えられている。

IV　小児科における心身医療

　小児科外来に心身症が疑われる症状を訴えて小児が受診した場合、まず身体疾患による症状でないか、鑑別を十分に行うことが必要である。東京医科大学病院での経験[6]では、初期に不定愁訴や不登校などが疑われた場合は脳腫瘍や内分泌疾患、鉄欠乏性貧血などを、チックが疑われた場合はてんかん（運動性単純部分発作）や大脳基底核疾患を、夜驚ではてんかん（睡眠中の複雑部分発作や前頭葉性自動症）を、鑑別しておかなくてはならない。

　また併存症として、注意欠陥／多動性障害、高機能自閉症、アスペルガー障害などの存在はないか確認する必要がある。

　注意欠陥／多動性障害は、学童期の小児人口の中で3～5％みられるとされており、本来頻度が高く、夜尿、夜驚、チック、頭痛腹痛などの自律神経症状を伴いやすい。トゥレット障害の小児では30～40％、不定愁訴や不登校の小児では10～20％に注意欠陥／多動性障害が併存している。併存があればそれに対する生活上の指導も含めて包括的な心身医療が必要になる。

　また心理社会的要因の検討や、サポート体制の状態を評価する。心理社会的要因が改善可能なものであればその対応を行い、同時にサポート体制の構築を検討する。身体症状が強ければ、それを軽減させるための通常の身体的治療を併行して行っていく。

　宮本[2]は、表3のように、小児診療における心身医学的アプローチとして、身体面、心理社会面への対応について詳細に記載している。

表3／小児診療における心身医学的アプローチの実際

1. 説明可能な身体疾患の検索と除外

2. 身体面への対応
 1）身体症状の軽減
  （1）薬物の対症的使用
  （2）症状に関する生活指導
 2）患児の「立場」の尊重
  （1）身体症状の受容：綿密な診療と適切な範囲の検査は必要
  （2）心理面を強調しない
  （3）必要に応じて診断書
     遅刻・早退・欠席・体育見学などで後ろめたさを感じさせないように

3. 心理・社会面への対応の実際
 1）原因と思われる要因（心因）の同定
   同定可→2）3）4）の対応
   同定不可→3）4）の対応
 2）心因の調整
   その要因の除去、影響力の減弱・無力化→直接介入、家庭・学校における環境調整
 3）援助システムの整備
  （1）既存のシステムの改善：親・教師の援助技能の向上
  （2）新たなシステムの導入：各種専門スタッフによる介入
 4）患児の心理の安定化
  （1）不安・緊張状態の軽減
    (a)向精神薬の対症的利用
    (b)受容的場の設定
      患児の発言が受け入れられる場を→治療機関、家庭、学校
    (c)時間の共有の勧め：同じことを一緒にする時間の設定
    (d)学業技能の向上：治療教育・一般教育での配慮
    (e)発達上の問題の改善：遅滞・偏りの改善―療育、教育、リハビリテーション
    (f)身体的問題の改善：身体症状の軽減―薬物療法・生活療法（食事療法など）

4. その他
 1）医師の立場の説明を十分に
  （1）医師の役割の説明
     身体を診るが心理面へも配慮することの説明
  （2）患児の味方であることを説明
     身体的危険がない限り、患児に嫌なことをするつもりはないことを説明
  （3）対応できる範囲を率直に説明
     安易な楽観的見通しはいわない
     症状を軽くできる方法を検討することを説明

(文献2）より引用）

V 個々の疾患における心身医療の必要性の有無

　ここでは思春期、青年期に発症し、通常心療内科に受診する神経性食欲不振症や過呼吸症候群、転換性障害などを除き、小児科特有のいくつかの疾患について述べる。

　小児科で過去に心身症として扱ってきた疾患の一部では、生物学的発生機序がほぼ解明され、その遺伝性や病態整理、脳内の障害部位、年齢依存性の自然経過などが明らかになってきた。また夜

尿症や夜驚症、チック症などのように、有効な薬剤の使用が可能になった疾患もある。このような医学上の変化に伴って、今まで心身症と考えられ、心理的治療が主体であった疾患についても、その対応が変化してきた。

❶夜尿症

　夜尿症は中枢神経系の覚醒障害が基盤となり、それに付加的に機能的膀胱容積の減少と睡眠中の抗利尿ホルモンの分泌不全、習慣性多飲などが関係[7)8)]することが知られている。心理社会的要因が発症や増強に直接関係する夜尿はあまり経験がないが、存在するとすればストレスが大脳に影響して抗利尿ホルモンの分泌が減少したり、機能的膀胱容積が減少するなどの可能性が示唆される。また一次性夜尿の自然経過[9)]をみると、学童期初期に連日の夜尿があっても多くは10～14歳で自然に消失する。このような自然経過をもとに考えると、夜尿を主訴として受診しても、年齢が10歳で1週間に1～2回の夜尿であれば、自然経過を説明して母親と本人の不安を除き、修学旅行や林間学校などの学校行事のときだけ服薬し参加できるようにして、あとは自然に消失するのを待てばよい。

　ごく稀ではあるが、2歳半で夜尿がなくなって3歳で下の子が生まれたような場合、退行とともに夜尿が再現して相談を受けることがある。このような場合は、心身医療の対象となる夜尿である可能性がある。このような場合、実際の対応としては退行を受容するよう説明して経過をみていると、短期間で夜尿は消失することが多い。また二次性夜尿の場合も、抗うつ薬などの薬剤も著効を示すが、自然経過をみても短期間で消失する場合が多い。

　これらは夜尿がようやく消失した状態であった時期に、ストレスが影響して発現の閾値を超えて、短期間のみ夜尿が出現した可能性がある。

　また思春期以降まで継続する夜尿の場合、夜尿それ自体がストレスになることもあると推測される。つまり夜尿があるために、宿泊を伴う学校行事を心配したり、友人や親戚の家での外泊に参加できなかったりして、本人が自信をなくしていることがある。このような場合には、心身医療の対象となるであろう。

❷夜驚症

　夜驚症は、遺伝的な素因を基礎に、大脳の橋にある睡眠覚醒リズムを調節する同調機構の年齢依存性の機能的障害[10)]が推定されている。発症年齢は3～6歳が多く、臨床像は恐怖を伴う夢をみて部分的覚醒になるため、夢をみながら泣き叫んだり、走り回ったりしてしまう。発症の誘因は恐怖を伴う体験、ピアノの発表会などの緊張、遊園地にいったことなどの楽しい興奮など、大脳辺縁系を刺激するような体験がほぼ30％の症例で認められる。ただこの年齢で発症するものは、6カ月以内に自然に軽減消失する場合が多く、生物学的要因が発症に大きく関与している可能性が高い。夜驚の回数が多く、連日2～3回みられるような場合では、家族の不安を取り除き、必要ならニトラゼパムなどを服薬すれば著明に軽減あるいは消失して、日常生活での問題は解消される。

　8歳以上で発症するものでは、高率に誘因を認め、激しい身体的いじめや、交通事故の体験など、

外傷後ストレス障害に類似の機序で発生[11]している可能性があり、心身医学的対応が必要となることが多い。

③ トウレット障害

　トウレット障害におけるチックの発症や増強には、遺伝的要因[12]を基礎とした大脳基底核の障害[13]があり、それに前頭葉や大脳辺縁系が関与すると考えられるようになってきている。またチックは緊張などの不快なストレスだけでなく、とても楽しいことでも増強される。遺伝については、トウレット障害と慢性運動性あるいは音声チック障害、注意欠陥／多動性障害、一部の強迫性障害を含めると、常染色体優性遺伝とする説、あるいは多因子遺伝、単因子遺伝とする説もある。

　トウレット障害におけるチックの経過は、全体からみると4〜6歳で発症し、10歳頃に最強となり、15歳頃に軽減、消失することが多い。小児科を受診する症例では、チック症状が最強となるのはやや低年齢で7〜9歳頃が多い。

　トウレット障害でも、四肢の粗大なチックがなく、運動性チックが顔面や頸部のみに限局して音声チックが軽い咳払いであれば、本人が気にせず家族の不安も軽ければ、敢えて心身医療を行う必要はないであろう。

　ただ患児の日常生活に支障をきたすようなことがあったり、あるいは患児のチックは軽くても母親の不安が強い場合はなど、服薬を含む心身医療の対象[14][15]となる。服薬は、上肢のチックで食事をこぼす、鉛筆が飛んでしまう、下肢のチックで歩行が困難になる、汚言が出ることを心配して登校できないなど、日常生活に支障がある場合に行うが、学童期に使用する場合はハロペリドールが有効率も高く、この年齢では副作用も稀であるため、使用しやすい。ただ小児科を受診する例では、服薬が必要でない軽症例でも、同じ基盤をもつ遺伝的要素のためか母親も不安が強く強迫的な傾向があることが多く、母親に対する精神的支援が大切になる。

　われわれは、厚生科学研究の中で、チックの子どもをもつ母親への支援を目的として、チックやトウレット障害についての説明や家庭での対応を記載した対応マニュアルを作成した。これはチック小児の母親が心配だったこと聞きたかったことを整理して21項目からなる初版を作成し、その後に母親、医師、心理士などの評価を受けて4回の改訂を行い、第5版[16]となり、項目も30となった。これで小児科を受診するトウレット障害小児の母親の不安の大部分に対応できると思われる。

④ 不定愁訴、自律神経症状、不登校

　頭痛、腹痛、嘔気、倦怠感、微熱などの不定愁訴を訴えて受診し、小児科的には起立性調節障害、精神医学的には適応障害、不安障害、転換性障害などと診断される小児は、9〜10歳からみられ、思春期、青年期に多く受診するようになり、その一部は不登校を伴ってくる。これらの小児は同一症例であっても診断の視点により診断名が異なる。

　またこれらの小児のうち10〜20％は注意欠陥／多動性障害を合併し、対人関係の認知障害を有していることがある。またいじめが心理社会的要因となっている場合、アスペルガー障害などの軽度発達障害が生物学的要因として背景に存在する可能性[17]がある。

臨床的にみると、軽度の頭痛や腹痛を訴えるが元気で登校できているものから、長期の不登校を伴うものまで、連続性があるようにみえる。不登校発症後の経過は、小学生で発症したものでは、70〜80％は6カ月以内に再登校が可能になるが、中学生で発症したものでは6カ月以内に登校可能になるのは20％程度である。思春期以降では概日リズム障害が併存し、昼夜逆転がみられることが多くなる。このような年齢依存性の経過については、思春期の内分泌的変化が関与する可能性もある。また精神力動の解釈も可能である。

これらの発生機序としては、生物学的には大脳辺縁系の抑制に伴う間脳下垂体-副腎系の機能低下、大脳皮質連合野の機能低下などが疑われている[18]。また別の視点として不登校が慢性疲労症候群であるという意見[19]もある。しかしいずれも不登校に著効を示す薬剤はなく、結果的に心身医療が必要[20]になる場合が多い。

これらの小児では、発症の誘因になった心理社会的要因が60〜70％に見い出されるので、これを改善させるように試みる必要がある。また同時に患児側の対人的認知能力に問題があるなら、日常生活の中での指導や、通級での指導も考慮する必要がある。

しかし心理社会的要因については除去できない場合もあり、また除去できても症状が改善しないことも多い。その場合は現状を本人や家族が受容できるように、支えていくことになる。

VI 小児科の心身医療の将来

❶ 小児心身医学の卒後教育

小児科外来に受診する小児で、広義の心身症は5〜6％、狭義の心身症で1〜2％と考えられ、決して少ない数ではない。しかしそれらの小児を診療するための卒後教育のシステムは確立されておらず、この分野に興味をもつ小児科医が独自に経験を積んでいるのが現状であろう。将来の研修システムの中では、診断や鑑別診断についての知識や、精神医学的併存症の知識の習得も考慮されなくてはならない。

日本小児心身医学会では、このような卒後教育の不備を補うため、従来より、金曜日、土曜日に行う学術集会やそれに含まれる教育講演、特別講演などのほかに、学会期間中の日曜日に半日から1日を講演を主体とした研修会を行い、通常は学術集会の会長が初心者ないし中級者向けの研修を主体とした講演を企画してきた。また同学会の研修委員会では、参加型の小児心身医学イブニングセミナーを学術集会時、土曜日の夜間に開催し、診断困難例の症例検討、小児心身医学研修ガイドラインの検討、小児心身医学の研究を行う際の統計処理の問題点などについて研修の機会を設定してきた。研修ガイドラインについての最終案を表4に示した。

現在小児科医不足のため、どの施設でも6カ月以上、小児科医を専門医療施設で研修させることは難しいかもしれない。それを補うため専門医療施設での1日、2日の外来見学などの研修や、1〜2週間程度の短期研修などを含めて研修システムを整備していく必要があると思われる。

表4／日本小児心身医学会研修ガイドライン（最終案）

1. 基本的な考え方
    1) 心身相関のメカニズム
    2) 心身症の概念・定義
    3) 心身医学の基礎理論
        情動の身体反応
        精神力動論
        学習理論
        行動科学
    4) 小児の心身の特徴と小児心身医学が取り扱う範囲
    5) 小児の発達

2. 診療の実際
    1) 小児心身医学における診療の流れ
    2) 医師―患者関係（患者・家族）
    3) 面接技法・医療コミュニケーション
    4) 診断
        ・小児心身医学における病歴・初回面接
        ・発達・行動アセスメント
        ・家族・ペアレンティングのアセスメント
        ・心理検査
        ・心身相関の理解
    5) 治療
        ・治療計画・治療構造（身体疾患の治療計画を含む）
        ・心理療法・カウンセリング（患者・家族）
        ・遊戯療法
        ・箱庭療法
        ・芸術療法
        ・行動療法
        ・自律訓練法
        ・家族療法
        ・精神分析的療法
        ・バイオフィードバック
        ・集団療法
        ・薬物療法
        ・環境調整・多職種連携・関連機関との連携
        ・保険診療
    6) 予防

3. 心身症および関連領域
    1) 消化器系
        ・反復性腹痛
        ・過敏性腸症候群
        ・消化性潰瘍
        ・心因性嘔吐
    2) 呼吸器系
        ・気管支喘息
        ・過換気症候群
        ・心因性咳嗽
    3) 循環器系
        ・起立性調節障害
    4) 泌尿生殖器系
        ・夜尿・昼間遺尿・遺糞
        ・心因性頻尿
    5) 皮膚系
        ・アトピー性皮膚炎
        ・蕁麻疹
        ・脱毛
    6) 内分泌代謝系
        ・単純性肥満
        ・愛情遮断性小人症
        ・アセトン血性嘔吐症
        ・甲状腺機能亢進症
    7) 摂食障害
        ・神経性食欲不振症
        ・神経性過食症
        ・その他の摂食障害
    8) 神経・筋肉系
        ・慢性頭痛
        ・心因性運動障害
        ・心因性けいれん
        ・チック
        ・睡眠障害
    9) 感覚器系
        ・心因性視覚障害
        ・心因性聴覚障害
    10) 行動・習癖の問題
        ・不登校
        ・習癖
    11) 小児生活習慣病
    12) 一般小児科学における心身医学的問題
        ・慢性疾患における心理社会的問題
        ・悪性疾患児の包括的ケア
        ・周産期の母子精神保健
    13) その他
        ・不定愁訴

4. 発達行動小児科学
    1) 発達障害および関連障害
        ・精神遅滞
        ・学習障害
        ・運動能力障害
        ・コミュニケーション障害
        ・広汎性発達障害
    2) 崩壊性行動障害
        ・注意欠陥／多動性障害
        ・反抗挑戦性障害
        ・行為障害
    3) 小児精神医学領域
        ・身体表現性障害
        ・分離不安障害
        ・反応性愛着障害
        ・不安障害
        ・気分障害
        ・統合失調症
    4) 社会小児科学
        ・児童虐待
        ・学校精神保健
        ・嗜癖の問題

❷ 多施設共同研究

　現在、小児心身医療を担当する外来は、一般病院や大学病院の外来の一部として存在し、担当する小児科医も1名か多くて2名が多い。そのために多数例についての臨床研究が進んでいないという現状がある。今後はEvidence-Based Medicineの視点で臨床研究、特にそれぞれの心身医学的治療の評価を行う必要がある。またそれと同時に、母親への支援という側面からの評価も必要であ

ると考える。

(星加明徳)

● 文献

1) 日本心身医学会研修委員会：心身医学の新しい診療指針．心身医学 31：537-576，1991．
2) 宮本信也：小児医療における心身医学的アプローチの必要性．小児内科 31：629-633，1999．
3) こども心身医療研究所(編)：2心身症のメカニズム，小児の心身医学；臨床の実際．朝倉書店，東京，10-19，1995．
4) 沖 潤一：子どもの心身症と神経症の実態調査から．小児科臨床 54(増刊号)：1077-1082，2001．
5) 星加明徳，宮本信也，生野照子，ほか：本邦における小児心身症の実態調査成績．小児科 37：853-858，1996．
6) 星加明徳，荻原正明，荻原 大，ほか：小児科研修プログラムにおける心身症．小児科診療 61：205-210，1998．
7) 赤司俊二：夜尿症．小児内科 23：183-186，1991．
8) 帆足英一：排泄の異常．小児内科 20：53-56，1988．
9) 赤司俊二，村松康男：夜尿症児の自然経過．夜尿症研究 4：31-35，1999．
10) 塩澤全司，長崎紘明(訳)：睡眠相コントロールのための橋時計，図説睡眠のモデル；正常睡眠と睡眠障害．p13-16，エーザイ，東京，1992．
11) 高木 朗，星加明徳，宮島 祐，ほか：睡眠驚愕障害の臨床的・脳波学的研究．小児の精神と神経 42(2)：2002．
12) 金生由紀子：トゥレット症候群と遺伝．発達障害医学の進歩 10，有馬正高，太田昌孝(編)，p26-33，診断と治療社，東京，1998．
13) 野村芳子：不随意運動の臨床；小児例．脳と発達 29：199-205，1997．
14) 星加明徳，宮島 祐：チック症．白木和夫，前川喜平(編)，小児科学，p1494-1497，医学書院，東京，1997．
15) 星加明徳，三輪あつみ，中島周子，ほか：チック障害．小児内科 32：1314-1316，2000．
16) 星加明徳，三輪あつみ：チックについての母親への説明と家庭での対応．トゥレット症候群(チック)，金生由紀子，高木道人(編)，p113-140，星和書店，東京，2002．
17) 塩川宏郷：小児心身症の専門外来を受診したアスペルガー障害症例の検討．子どもの心とからだ 10：128-133，2002．
18) 三池輝久：不登校の考え方；生理学的立場から．小児内科 5：627-631，1996．
19) 三池輝久，友田明美：登校拒否とCSF．臨床科学 29：709-716，1993．
20) 奥村茉莉子：不登校の考え方；カウンセリングの立場から．小児内科 5：632-635，1996．

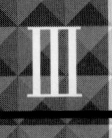

3・産婦人科

はじめに

　心理・社会・倫理的なストレスが自律神経・内分泌・免疫系を介して1つの疾患に対して影響を与えることは、産婦人科の疾患や分娩に関しても、他科と同様である。ここでは産婦人科医として心身医療に対する見解を述べ、私たちの心身医療の実際を紹介し、将来性について述べることとする。

I　産婦人科に特異な要素

　産婦人科はほかの科と違って、心身両面を同時に考慮しなければならない要素が多いと思われる[1]。著者はその要素を次のように考察してみた（表1）。

1. 対象が性器である（性行為、性行動という臓器解剖以外の要素が大きい）：どんな簡単な処置をするにあたっても、医学的な臓器解剖だけを頭においてするわけにはいかない。医学的にはそれでよくても、本人にとっては性生活面へのさまざまな問題が生じるものである[2]。
2. 対象が女性である（女性は心理面で繊細である）：羞恥心への配慮は常に心がけているつもりでも、十分ではなく、また、欠けてしまうことがある。臓器としてではなく人間として診なくてはならず、人間関係（治療者―患者関係）が重要である。医学的なことを理路整然と話すよりも感情面への配慮が重要な場合がある。
3. 性器はホルモンや自律神経に直結する（環境や心理に影響されやすい）：ほかの臓器も同様ではあるが、性器が特に直結しているということは、例えば月経に関する予診を注意深く取ってみるだけでも気づくことである[3]。

表1／産婦人科診療の心身医学的要素

1) 対象が性器である（性行為、性行動という臓器解剖以外の要素が大きい）。
2) 対象が女性である（女性は心理面で繊細である）。
3) 性器はホルモンや自律神経に直結する（環境や心理に影響されやすい）。
4) 産婦人科疾患には症状名や症候群が非常に多い。
5) 夫婦関係や母子関係を避けた診療はできない。
6) 人生の価値観や倫理面でも男性と異なることが多い。
7) 受胎調節、人工妊娠中絶、体外授精などは倫理、社会的要素が大きい。
8) 救急医療（救急搬送、時間外緊急手術、集中治療）の頻度が非常に高い。
9) 終末期医療のほかに、流産や死産、胎児の奇形などへの医療がある。
10) 生命の誕生（神秘性と尊厳）に対する医療は、普通の疾患治療とは異なる。

4. 産婦人科疾患には症状名(月経痛、悪阻、不正出血、不妊症、不感症など)や症候群(更年期障害、骨盤うっ血症候群、月経前症候群、妊娠中毒症、卵巣機能不全など)が非常に多い：ほかの科にも症状名や症候群の診断名はある。しかし産婦人科の日常診療を行っていると、これらの患者の中には自律神経失調症状や不定愁訴を伴うものがよく経験される。
5. 夫婦関係や母子関係を避けた診療はできない(社会的な立場がある)：家族への病状説明は本人の夫にすることが多い。普段の診療中も常にそれぞれの夫婦のかかわりを念頭に入れて、接する必要がある。それは育児を含めた母子関係についても同様である[4]。
6. 人生の価値観や倫理面でも男性と異なることが多い：ターミナルケアでのquality of lifeを考える際、男性は仕事や趣味、女性は子どものことばかりのことが多い。
7. 受胎調節、人工妊娠中絶、体外授精などは倫理、社会的要素が大きい：避妊や中絶は宗教や法律にも関連し、体外授精も発展してきており、それぞれ問題が多く、単に医学的処置のみでは済まされないことはいうまでもない。
8. 救急医療(救急搬送、時間外緊急手術、集中治療)の頻度が非常に高い：最近、救急医療は心身医学的に行うとその死亡率が減少すると欧米でいわれてきている。産婦人科、特に周産期には急激な病変にて搬送される妊婦が、大学などのセンター病院には多い。
9. 終末期医療のほかに、流産や死産、胎児の奇形などへの医療がある：大学の婦人科病棟では半数が悪性腫瘍患者で占められ、末期患者も多い。にもかかわらず婦人科からのターミナルケアの研究報告[5]は少ない。周産期部門でも欧米では、死産や奇形児をいかにして母と対面させるかなどが学会のたびにシンポジウムに取りあげられている。
10. 生命の誕生(神秘性と尊厳)に対する医療は、普通の疾患治療とは異なる：正常産と異常産を鑑別し、異常に素早く対処する従来の診療では、まったく満足されない時代になりつつある。夫婦(家族)それぞれの価値観や人生観に合わせた個々性が、一つひとつの正常産に対して求められている。

これらのことから産婦人科全般の診療に心身医学的な配慮が必要である。

II 器質的除外診断が適当でない理由

次に成書に書かれている器質的除外診断は、一般の医療としては重要であるが、心身医療のアプローチとしては、次の理由から適当でないと考えている[1]。

①心身症そのものを除外して器質的にのみ扱う弊害

a. 潜在意識の自傷的脚本(ポリサージャリーケースなど)や転移感情としての敵意や復讐(一部の過敏性腸症候群や月経痛など)、その他の代表的な心身症そのものを除外してしまうことになる。

b. 身体的症状移動(一部の続発性無月経や機能性子宮出血など)や症状固定や疾病利得(腟痛や腟炎で長期に身体的治療を行うなど)などを生じる可能性がある。

c. 本来、身体的疾患でも心身医学的管理が必要なもの(がん末期ケア、不妊症、婦人科手術、流

心身二分論　　　　　　　心身一如

器質的除外診断　　　　　　全人的医療

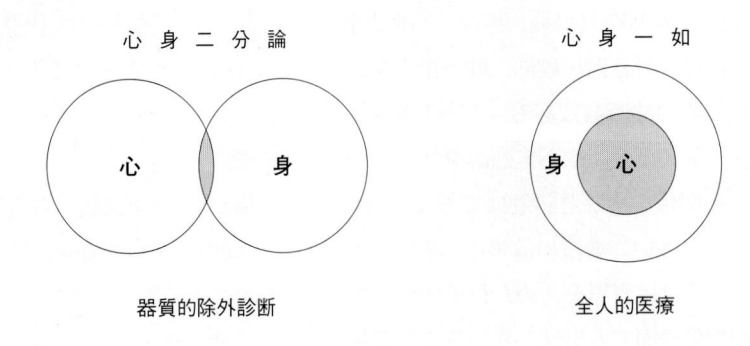

図1／心身一如

産、死産、分娩[6]など)がある。

②除外されたものの中に心身症以外のものが含まれている

a．身体症状を訴える神経症(心気症、器官神経症、不安神経症など)。
b．身体症状にマスクされたうつ病(仮面うつ病)。

　また、器質的除外診断の考え方は心身二分論的な考え方であり、この方法によると産婦人科のわずか1％の患者(しかも大部分は神経症やうつ病)を診るにしか過ぎなくなる。したがって著者は心身一如の考え方、すなわち、医師が患者を診るとき、身体の一部として内分泌や組織の検査をするのと同次元、同レベルで心身医学的検査も行うべきであると考えている (**図1**)。

III 日本女性心身医学会と国際産婦人科心身医学会

　前述のように産婦人科全般の診療に対して、もともと心身医学的な配慮が不可欠であり、そのため産婦人科医師は手術や分娩でひどく多忙にもかかわらず、細かく何回も説明し、相手の気持ちになってやさしく接する態度が自然にできてしまうものである。また、医師以外のコメディカル(助産師、保健師、看護師)も昔から協力体制にある。例えばコメディカルの多い日本母性衛生学会の発表演題の3分の1は、心身医学会の演題として通用する[1]。

　産婦人科領域の心身医学は、1975年から日本産婦人科心身医学研究会があって、1年に1～2回、既に20回以上の会を重ねてきていた。しかし、この会は産婦人科医師が中心で、コメディカルはほとんど参加していなかった。もともと心身医学に関心のある産婦人科医は少なく、会はいつも小グループの研究会であった。しかし、ここ10年で少しずつ全国の大学で関心を示すようになり、1996年に、ついに日本女性心身医学会と名前を改めて再出発することになった。この会は、産婦人科医のみではなく、コメディカル、臨床心理士、心療内科医、小児科医、精神科医、その他一般の人の参加も含めて、真に女性のための心身医学を広範囲、総合的に研究発展させることを目的としている。

　同年に、女性心身医学会雑誌の第1巻[7]が発行され、2002年には7巻と巻を重ね、号数も年3刊になるほど掲載論文数も多くなってきている。今までに発表された演題名と数を挙げてみる (**表2**)

表2／日本の女性心身医学会（産婦人科心身医学会）における発表演題

演題名	回数	演題名	回数
妊娠・出産・産褥の心身医学	66	心理テスト、面接技術	8
更年期障害	56	免疫、内分泌	8
各種心理療法	27	不妊症	8
心身医学的アプローチ	25	摂食障害	8
マタニティブルー・産褥うつ	25	女性の特殊性	8
月経前症候群、月経痛	21	思春期の問題	7
婦人科手術関連	16	流産・人工中絶	6
性カウンセリング	15	夫婦関係・家族関係	6
セクシャリティ	13	骨盤うっ血症候群	6
軽症うつ病	13	スポーツ関係	5
月経の心理・社会面	9	外陰瘙痒・外陰痛	5
漢方・東洋医学	9	その他	28

と、女性の心身医学は不妊症、夫婦生活、更年期の如く、分娩から死ぬまで女性の全生涯にわたっていることがわかる。また、治療そのものも含まれるが、それにかかわる心理・社会的背景や倫理まで含めて広範囲に問題にする。さらには治療者自身の分析（自己分析、治療的自我）まで考慮しなくてはならない。

一方、世界的にも国際産婦人科心身医学会International Society of Psychosomatic Obstetrics and Gynecologyがあり、3年ごとに国際会議がもたれている。国内学会の会員は増えたといっても、約150名であり国際学会の1,500名以上と比較して、あまりにも小規模である。著者は、最近7回、西ベルリン、ダブリン、メルボルン、アムステルダム、ストックホルム、バーセル、ワシントンと出席、発表し、日本には心身両面から一度に治療してしまう伝統的なよい方法があることを行くたびに宣伝しているわけである[8]。2001年はリオデジャネイロ、2004年はエジンバラで、その次の2007年を日本で行うように準備が進められている。

ここには産婦人科医、精神科医はもちろん、看護師、助産師、心理療法士、人類学者など、世界中から千人以上も参加する大規模な学会である。その内容も、不妊の心理・社会面、医師―患者関係、月経前症候群、産褥うつ病、慢性骨盤痛、ホルモン治療、乳癌の心理面、更年期障害、エイズ、人種差別、妊産褥の未来像、女性の健康への男性の役割、女性健康センター、摂食障害、流産の心理面、思春期の性と避妊、がん患者のQOL、離婚、セクシュアリティ、家庭内暴力などがトピックスになっている。

本学会の機関誌Journal of psychosomatic obstetrics and gynecologyにも同様の研究発表があり、更年期障害[9]、月経前症候群[10]、子宮全摘術[11]、産褥うつ病[12]などに対する論文が多い。例えば、複数ある更年期障害治療の選択権は、患者にあることは外国では当然とされ、その選択の仕方について分析している。さらには、病気治療のみではなく、「女性健康センター」という教育や討論の場をつくり、社会的啓蒙や意識を高める試みを行っていることも、日本では民間では行われているものの、高度な医療レベルでの取り組みとしては遅れている点である[13-15]。また、「母子ユニット」という診療部門ができており、育児不安で子育てができない夫婦が赤ちゃんと一緒に入院して、産科医、小児科医、精神科医、助産師、看護師、臨床心理士など、みんなでチームをつくり子

育てに向けての治療を行っている。日本にも周産期センターが完成した後は、将来、必ず必要になってくる診療部門であるが、現在その準備もなされていない[16]-[18]。

IV 心身医療の実際

すべての患者に対して心身医学的に、その主訴の背景を面接して親切に生活指導するのが理想ではあるが、数時間で何十人、何百人もの患者を診なければならない今の産婦人科外来では無理である。そこで、私たちは直感的にこの患者はよく話をきく必要があると思われた患者や、代表的な心身症関連疾患の患者に対して、あらかじめ簡単な心理テストを行い、臨床心理士に面接してもらっておくことにしている。

心身医療の実際を当院の臨床統計を例にしてみてみることとする。当院開院の1995年9月から2001年12月までの新患総数1万4,500人中、心身症関連疾患患者数は3,184人（22.0％）であった（**表3**）。その率は年々増加の傾向にあり、2001年には30％を超えた（**図2**）。小児科の患者を除いた

表3／心身症関連疾患患者

	'95	'96	'97	'98	'99	'00	'01	合計
新患総数	837	2,619	2,438	2,397	2,147	1,957	2,105	14,500
心身症関連疾患患者	158	455	367	587*	407**	546***	664****	3,184
率(％)	18.9	17.4	15.1	24.5	19.0	27.9	31.5	22.0

＊小児心身症患者93例を含む　　＊＊小児心身症患者71例を含む
＊＊＊小児心身症患者62例を含む　　＊＊＊＊小児心身症患者50例を含む

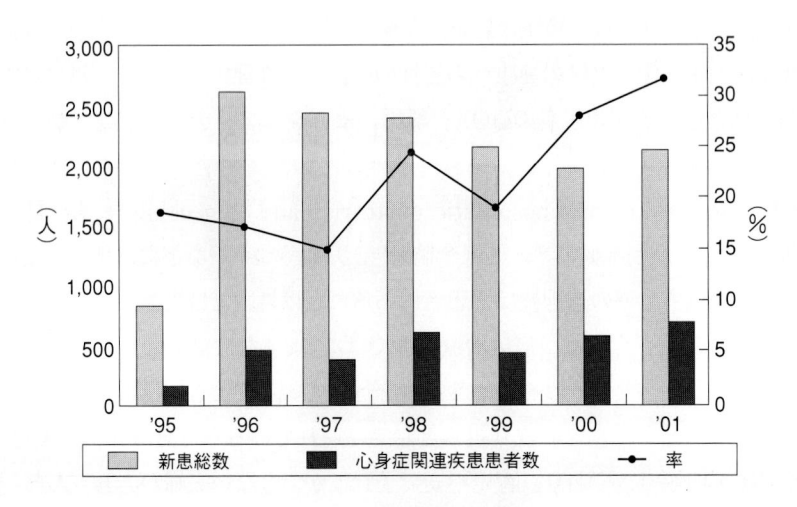

図2／心身症関連疾患患者

表4／心身症関連疾患患者の婦人科診断名

診断名	例数(％)	診断名	例数(％)
更年期障害	1,054 (36.2)	月経不順	20 (0.7)
骨盤内うっ血症候群	540 (18.6)	摂食障害	19 (0.7)
自律神経失調症	419 (14.4)	骨粗鬆症	15 (0.5)
月経前症候群	261 (9.0)	産褥神経症	12 (0.4)
萎縮性膣炎	139 (4.8)	卵巣機能不全	8 (0.3)
月経痛	92 (3.2)	術後不定愁訴	7 (0.2)
機能性子宮出血	73 (2.5)	不登校	3 (0.1)
性障害	52 (1.8)	妊娠悪阻	3 (0.1)
子宮筋腫、内膜症	48 (1.7)	子宮脱	3 (0.1)
続発性無月経	46 (1.6)	腰痛症	3 (0.1)
パニック障害	33 (1.1)	その他	29 (1.0)
産褥うつ病	29 (1.0)	計	2,908

表5／心身症関連疾患の診断分類（DSM-Ⅳ）

病型	例数(％)	病型	例数(％)
身体表現性障害	1,998 (68.8)	適応障害	17 (0.59)
気分障害	561 (19.3)	睡眠障害	14 (0.5)
パニック障害	112 (3.9)	人格障害	7 (0.24)
不安障害	57 (2.0)	転換性障害	6 (0.21)
摂食障害	41 (1.41)	外傷後ストレス障害	1 (0.03)
性障害	40 (1.38)	性同一性障害	1 (0.03)
統合失調症	30 (1.0)		
疼痛性障害	18 (0.62)	計	2,903

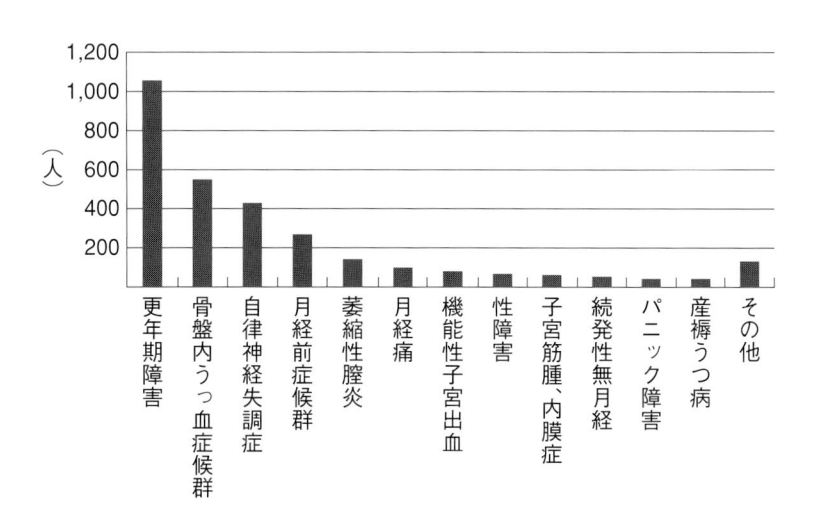

図3／心身症関連疾患患者の婦人科診断名

2,908例の婦人科心身症関連疾患を分析した。

婦人科診断名としては、更年期障害が最も多く1,054例、36.2％、骨盤うっ血症候群540例、

摂食障害(1.41%)性障害(1.38%)統合失調症(1.0%)
疼痛性障害(0.62%)適応障害(0.59%)睡眠障害(0.5%)
人格障害(0.24%)転換性障害(0.21%)外傷後ストレス障害(0.03%)
性同一性障害(0.03%)

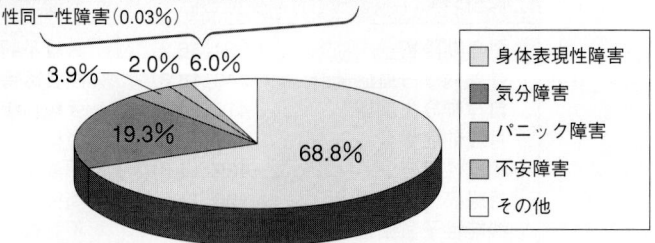

凡例：
- 身体表現性障害 68.8%
- 気分障害 19.3%
- パニック障害 3.9%
- 不安障害 2.0%
- その他 6.0%

図4／心身症関連疾患患者の診断分類(DSM-Ⅳ)

表6／病型分類

病型分類	症例数(%)
心身症型(ストレス関与群)	357(12.3)
神経症型(神経症状態群)	556(19.1)
うつ病型(うつ状態群)	626(21.5)
身体病型(心理的正常群)	1,369(47.1)

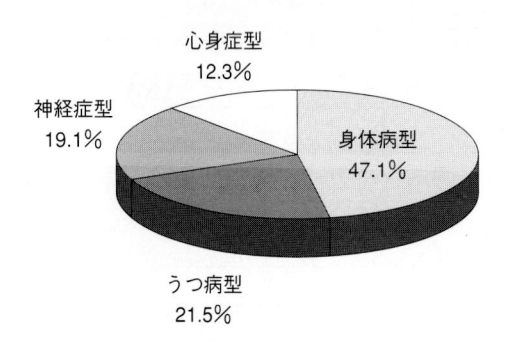

図5／心身症関連疾患患者の病型分類
- 心身症型 12.3%
- 神経症型 19.1%
- うつ病型 21.5%
- 身体病型 47.1%

18.6％、自律神経失調症419例、14.4％、月経前症候群261例、9.0％、萎縮性膣炎139例、4.8％、月経痛92例、3.2％、機能性子宮出血73例、2.5％、性障害52例、1.8％などであった（**表4、図3**）。

同じ症例を精神科診断名としてDSM分類を行うと、身体表現性障害1,998例、68.8％と気分障害561例、19.3％がほとんどを占め、残りの10％あまりにパニック障害、不安障害、摂食障害[19]、性障害、統合失調症、疼痛性障害、その他多数が含まれていた（**表5、図4**）。

さらに同じ症例を心身医学的にみる（**表6**）と、ストレス関与群（P：Psychosomatic Type、心身症型）357例、12.3％、神経症状態群（N：Neurotic Type、神経症型）556例、19.1％、うつ状態群（D：Depressive Type、うつ病型）626例、21.5％、心理的正常群（S：Somatic Type、身体病型）1369例、47.1％であった（**図5**）。

次に婦人科診断名とこの病型分類の関係を比較してみる（**表7、図6**）と、それぞれの婦人科疾患の特徴がみられる。例えば、図表はうつ状態の多い順に並べてみたものであるが、パニック障害、自律神経失調症を挟んで、産褥にかかわった症例、更年期障害、月経前症候群ように、内分泌の変動（**図7**）[1)20)]の大きい順に並んでいた。さまざまな精神障害合併の妊婦や身体表現性障害、不安障害の多い自律神経失調症は、神経症型が多く、環境や性格上のストレスから生じやすい続発性無月経、機能性子宮出血、性障害は心身症型が多かった。骨盤うっ血症候群、月経痛、子宮内膜症では身体型が多かった。

なお、頻度が2番目に多い骨盤うっ血症候群を心身医学的に解説する[21)]と、炎症や腫瘍などの器

表7／心身症関連疾患患者の主な婦人科診断名と病型分類
(朋佑会札幌産科婦人科1995—2001、2,908例)　　　　　　　　　　　　　　＊他の診断名と重複あり

診断名	例数(%)	うつ病型(%)	心身症型(%)	神経症型(%)	身体病型(%)
産褥にかかわった症例＊	52 (1.8)	30 (57.7)	3 (5.8)	18 (34.6)	1 (1.9)
パニック障害＊	122 (4.2)	51 (41.8)	7 (5.7)	62 (50.8)	2 (1.6)
更年期障害	1,054 (36.2)	310 (29.4)	115 (10.9)	153 (14.5)	476 (45.2)
自律神経失調症	419 (14.4)	118 (28.2)	66 (15.8)	183 (43.7)	52 (12.4)
月経前症候群	261 (9.0)	61 (23.4)	37 (14.2)	64 (24.5)	99 (37.9)
萎縮性腟炎	139 (4.8)	32 (23.0)	9 (6.5)	23 (16.5)	75 (54.0)
続発性無月経	46 (1.6)	7 (15.2)	24 (52.2)	8 (17.4)	7 (15.2)
妊娠中に関わった症例＊	54 (1.9)	8 (14.8)	6 (11.1)	29 (53.7)	11 (20.4)
性障害	52 (1.8)	5 (9.6)	22 (42.3)	12 (23.1)	13 (25.0)
骨盤内うっ血症候群	540 (18.6)	30 (5.6)	11 (2.0)	29 (5.4)	470 (8.7)
子宮筋腫、内膜症＊	99 (3.4)	5 (5.1)	6 (6.1)	17 (17.2)	71 (71.7)
月経痛、月経困難症	92 (3.2)	3 (3.3)	7 (7.6)	16 (17.4)	66 (71.7)
機能性子宮出血	73 (2.5)	1 (1.4)	21 (28.8)	9 (12.3)	42 (57.5)

注：うつ病頻度の多い順に記載

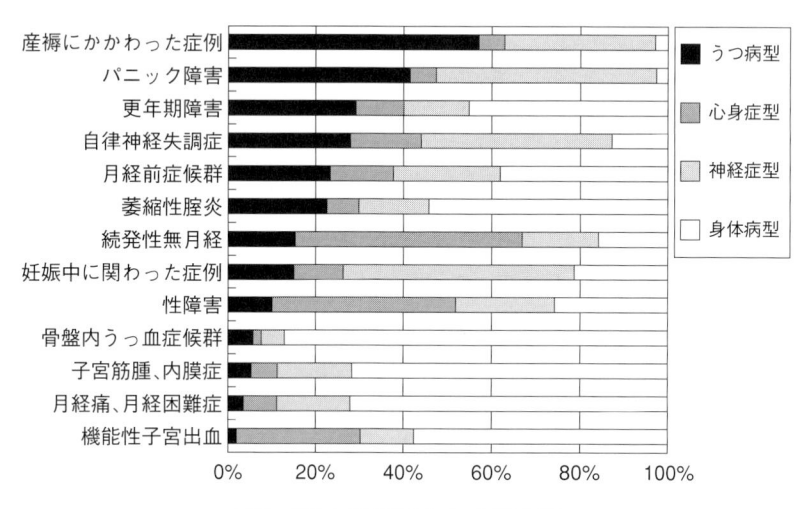

図6／婦人科診断名と病型分類

質的所見がないのに下腹痛、腰痛を訴えるもので、女性特有の骨盤内解剖、性器への循環機能のため、うっ血状態になりやすく、そのため症状が出現すると考えられている。

次に心身症関連疾患全症例の治療法を検討してみる(表8、図8)。ホルモン補充療法(HRT：hormone replacement therapy)を含むホルモン療法の使用率は、Nにやや低いがP、N、D、Sに平均して28％に使用されていた。漢方薬は一番多く63％の頻度で使用されており、Sには71.7％に、P、N、Dにも半数以上に使用されていた。ハリ治療の頻度は1.7％と低いがP、N、D、Sのすべてに使用されていた。カウンセリングなど面接主体の治療頻度はPが54.6％と一番多く、N(35.9％)、D(25.4％)、S(13.1％)の順になっていた。抗不安薬はN(42.4％)、D(36.3％)に多く、抗うつ薬はD(62.1％)に圧倒的に多かったが、D以外にもP(7.8％)、N(8.6％)、S(0.2％)にも使用されていた。新しい薬のSSRI(selective serotonin reuptake inhibitor)[22]はD(11.5％)、P(7.3％)、N(2.9％)、S(0.2％)、SNRI(serotonin noradrenaline reuptake inhibitor)はD(2.1％)、N(0.7％)、

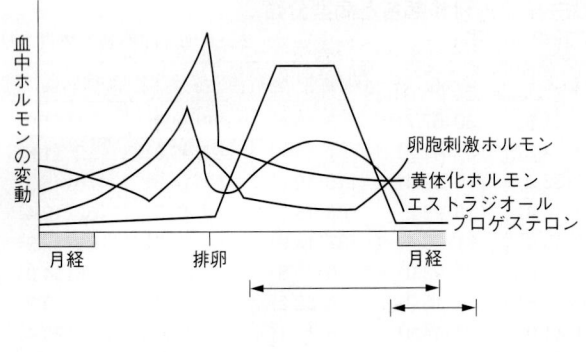

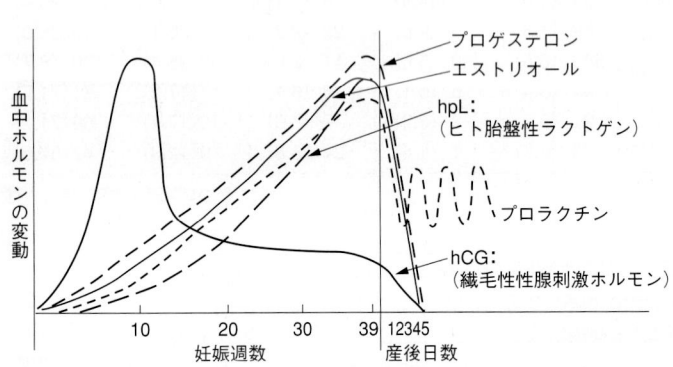

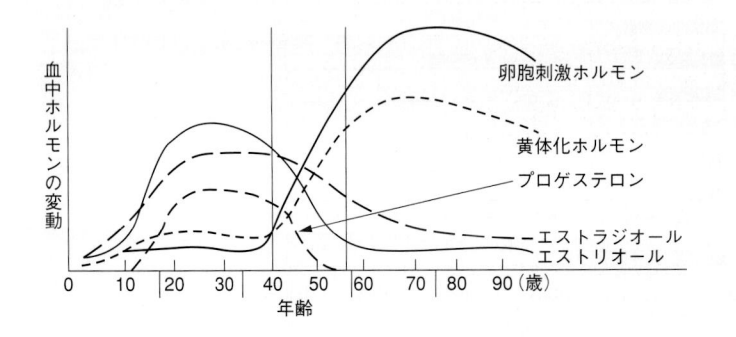

a. 月経周期のホルモン変動
排卵後は黄体ホルモン（プロゲステロン）が増加する。その時期と月経前の気分の変動（月経前症候群）が一致している。月経時は（月経痛）がみられる。

b. 妊娠・分娩のホルモン変動
妊娠初期には繊毛性性腺刺激ホルモン（hCG）が増加する。妊娠後期には、胎盤から産生される各種の性ホルモンが増加していき、分娩とともに胎盤が消失するため、それらのホルモンが急激に血中から消失する。産後期に起きるマタニティブルーやうつ状態は、これがきっかけになっていると考えられる。

c. 更年期のホルモン変動
更年期には卵巣の衰退により卵胞ホルモン（エストロゲン）と黄体ホルモン（プロゲステロン）の減少が起こり、それに代わって、下垂体前葉からの性腺刺激ホルモンFSH（卵胞刺激ホルモン）、LH（黄体化ホルモン）の増加が起こってくる。

図7／月経、妊娠・分娩、更年期における血中ホルモンの変動
（郷久鉞二（編）：女性の心身医学．南山堂，東京，1994より引用）

P(0.3%)に使用されていた。自律訓練法、交流分析、絶食療法[23]、ヨーガ療法の心身治療はPに多く、それぞれ24.4%、3.4%、1.7%、1.4%に使用されていた。

　治療予後は全体で77.7%、が予後良好、悪化・不変が2.8%、不明が19.5%であった（**図9**）。病型分類別ではSで79.7%、Pで75.4%、Nで74.3%、Dで77.6%が予後良好であった（**図10**）。Dの626例中、不変・悪化で精神科へ転科した症例は24例、3.8%、不明例で精神科に通院中の例が26例、4.2%で、来院せず不明な例は78例(12.5%)であった。

　以上からいえることは、①心身症関連疾患の受診率が年々増加している、②婦人科の心身症関連疾患の代表は、更年期障害、骨盤うっ血症候群、自律神経失調症、月経前症候群などである、③

表8／心身症関連疾患における病型分類と治療別頻度(重複あり)

治療＼病型	うつ病型 (N=626)	心身症型 (N=357)	神経症型 (N=556)	身体病型 (N=1369)	合　計 (N=2908)
ホルモン療法	199 (31.8)	104 (29.1)	132 (23.7)	387 (28.3)	822 (28.3)
漢方薬	323 (51.6)	194 (54.3)	321 (57.7)	982 (71.7)	1,820 (62.6)
ハリ治療	9 (1.4)	6 (1.7)	16 (2.9)	18 (1.3)	49 (1.7)
面接主体	159 (25.4)	195 (54.6)	205 (36.9)	180 (13.1)	739 (25.4)
抗不安薬	227 (36.3)	81 (22.7)	236 (42.4)	49 (3.6)	593 (20.4)
抗うつ薬	389 (62.1)	28 (7.8)	48 (8.6)	3 (0.2)	468 (16.1)
SSRI	72 (11.5)	26 (7.3)	16 (2.9)	3 (0.2)	117 (4.0)
SNRI	13 (2.1)	1 (0.3)	4 (0.7)	0 (0.0)	18 (0.6)
自律訓練法	31 (5.0)	87 (24.4)	49 (8.8)	5 (0.4)	172 (5.9)
交流分析	2 (0.3)	12 (3.4)	6 (1.1)	0 (0.0)	20 (0.7)
絶食療法	1 (0.2)	6 (1.7)	0 (0.0)	0 (0.0)	7 (0.2)
読書療法	0 (0.0)	3 (0.8)	1 (0.2)	0 (0.0)	4 (0.1)
ヨーガ療法	2 (0.3)	5 (1.4)	2 (0.4)	1 (0.1)	10 (0.3)

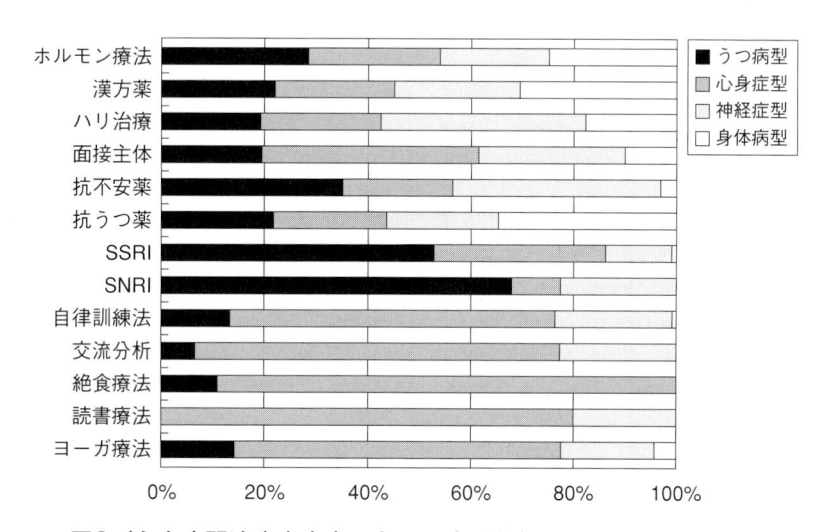

図8／心身症関連疾患患者における病型分類と治療別頻度(重複あり)

DSM分類より私たちの心身医学的な分類の方が婦人科では簡単で便利である、④各種治療法は、それぞれ病型に特徴的に使用されていた。すなわち、ホルモン療法や漢方薬は各病型全体に、向精神薬はうつ病型に、面接(カウンセリング)、自律訓練法、交流分析、絶食療法、ヨーガ療法などの心身治療は心身症型でより多く利用されていた、⑤婦人科のうつは内分泌の変動に大きく影響を受けていた。精神科へ紹介または通院中のうつ病は50例、7.9％で、不明例を加味してもDの約90％(563例)は軽症うつ病(MD：mild depression)といえる。そのほかにも、D以外に抗うつ薬やSSRI、SNRI投与例が129例いるのでMDは、婦人科における心身症関連疾患全体2,908例の24％(692例)に相当するといえる。なお、産婦人科新来総数1万4,500例に対するうつの割合は5％であった、⑥治療予後は、身体型、うつ病型、心身症型、神経症型の順に良かった、などである。

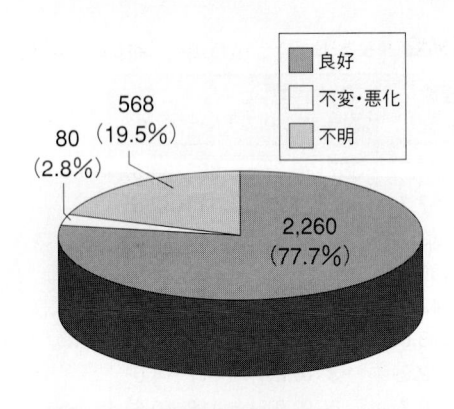

図9／心身症関連疾患患者の治療予後

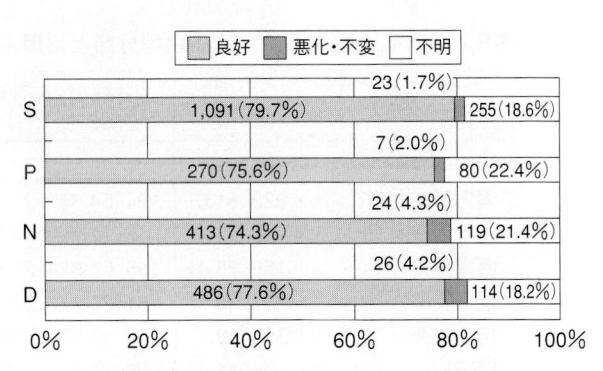

- 良好: 2,260 (77.7%)
- 不変・悪化: 80 (2.8%)
- 不明: 568 (19.5%)

図10／心身症関連疾患患者の治療予後（分類別）(1995〜2001)

分類	良好	悪化・不変	不明
S	1,091 (79.7%)	23 (1.7%)	255 (18.6%)
P	270 (75.6%)	7 (2.0%)	80 (22.4%)
N	413 (74.3%)	24 (4.3%)	119 (21.4%)
D	486 (77.6%)	26 (4.2%)	114 (18.2%)

V 症例紹介

　50歳の主婦でパートで給食婦をしている。心療内科より、不感症の治療依頼で夫とともに受診する。子宮、卵巣に異常なく、子宮頸部細胞診：Ⅰ型、血中LH：15.9mIU/ml、FSH：59.0mIU/ml、E2：10pg/ml以下、骨密度（腰椎DXA法）：68.0％、CMI; cij 11、MR 23、Kupperman Index（クッパーマン更年期指数）[24]：32、YG：左下がり型（夫は右下がり）、エゴグラム：自者否定、他者肯定型（夫は自他肯定型）であった。

　面接では半年前に夫の浮気がわかってしまった。話し合って別れてもらったが、自分の感情が戻らない、sexualに感じない。どうしてよいかわからない、夫とは歯車がずれてしまっている、娘たち2人が食事をつくってくれている。心療内科ではうつ状態ということで抗うつ薬、抗不安薬が処方されている。本症例は基盤にはうつ状態（D-type）があるが、不感症のきっかけおよび夫婦関係の問題ではP-typeとしてセックスカウンセリングを行う必要があり紹介された。また、婦人科から診ればホルモン状態からS-type、整形外科的にも骨粗鬆症（S-type）がある。心理テストや面接では神経質（N-type）である。基本的にはうつ病の治療が主となるべきだが、HRTや骨粗鬆症の治療に加えて、life styleの変更、セックスカウンセリング、夫婦関係、会社の人間関係などのカウンセリングが重要な症例である[25)26)]。産婦人科における心療内科のプライマリ・ケアとしては、本症例のように病型分類を念頭にあらゆる可能な心身医療を動員して行っていく技術が必要であるといえる。

（郷久鉞二）

●文献

1) 郷久鉞二(編)、橋本正淑(監)：女性の心身医学. p1-550, 南山堂, 東京, 1994.
2) 郷久鉞二：婦人科手術と性生活. 特集—女性のQOLと産婦人科治療, 産婦人科治療 69(5)：527-530, 1994.
3) 郷久鉞二：ストレスによる排卵障害. 図説産婦人科VIEW—19, 排卵機構とその障害—分子内分泌的研究からその臨床応用まで、玉田太朗, 水口弘司(編), P182—187, メディカルビュー社, 東京, 1995.
4) 郷久鉞二、佐野敬夫、和田生穂：パネル　家族の機能と心身医学：内分泌の変化, マタニティブルー, 育児不安, 更年期障害. 日本心療内科学会誌 4(1)：27-31, 2000.
5) 郷久鉞二：ターミナルケアにおける心身医学的アプローチ. より良い生と死を求めて；

現代のターミナルケアのあり方，形浦昭克，郷久鉞二編，p181-199，南山堂，東京，1999.
6) 郷久鉞二，佐野敬夫，和田生穂：分娩とリラキゼーション．特集：産婦人科医のための心身症，産婦人科の実際 46(2)：181-187，1997.
7) 玉田太朗：本邦産婦人科における心身症研究の歴史と日本産婦人科心身医学研究会が果たした役割．女性心身誌 1(1)：2-12，1996.
8) Etsuji, Takao, Ikuo : Symposium / Psychosomatic Medicine Bound for the 21st Century ; The Current Situation of and Proposals to Each Field ; Obstetrics and Gynecology. Jpn J Psychosom Med 39 : 221-229, 2001
9) Hunter MS, Liao LM : Determinants of treatment choice for menopausal hot flushes ; Hormonal versus psychological versus no treatment. J Psychosom Obstet Gynaecol 16 : 101-108, 1995.
10) Henshaw C, Foreman D, Belcher J, et al : Canone induce premenstrual symptomatology in women with prior hysterectomy and bilateral oophorectomy? J Psychosom Obstet Gynaecol 17 : 21-28, 1996.
11) Lalos A, Lalos O : The Partner's view about hysterectomy. J Psychosom Obstet Gynaecol 17 : 119-124, 1996.
12) Chaudron LH, Klein MH, Remington P, et al : Predictors, prodromes and incidence of postpartum depression. J Psychosom Obstet Gynaecol 22 : 103-112, 2001.
13) Satohisa E., Sano T., Wada I : A study of psychosomatic medicine in sexuality of menopausal women. The 9th International Menopause Society World Congress on the Menopause, Monduzzi Editore, p51-54, Italy, 1999.
14) 郷久鉞二，和田生穂，佐野敬夫：シンポジウム；更年期と精神症状とのかかわり．更年期の精神症状に対する心身医学的かかわり，日本更年期学会雑誌 9(1)：45-52，2001.
15) 郷久鉞二，和田生穂，佐野敬夫：特集；男子更年期の医学的問題点，産婦人科心身医学の立場から（女性更年期の問題点）．ホルモンと臨床 49(9)：851-858，2001.
16) 郷久鉞二，佐野敬夫，和田生穂，ほか：特集；周産期とこころのケア，心身医学的にみた周産期のハイリスク症例．周産期医学 32(1)：97-100，2002.
17) 郷久鉞二，佐野敬夫，和田生穂：産褥の生理，心理的変化．新女性医学大系 32，産褥，p39-46，中山書店，東京，2001.
18) 郷久鉞二，佐野敬夫，和田生穂，ほか：マタニティブルーとその対策，特集；産褥．産婦人科治療 82(1)：51-55，2001.
19) 郷久鉞二：産婦人科に来院する摂食障害患者．知っておきたい拒食症・過食症の新たな診療，久保木富房（編），p155-167，真興交易医書出版部，東京，2000.
20) 郷久鉞二：睡眠障害，心理，精神の障害に伴う症状，女性の症候学．新女性医学大系 4，p357-367，中山書店，東京，1998.
21) 佐野敬夫，郷久鉞二：骨盤うっ血症候群に対する治療；漢方を中心として．産科と婦人科 69(4)：529-535，2002.
22) 郷久鉞二：Q15更年期障害にSSRIは有効なのか？　内科で診るうつ診療の手びき，久保木富房（編），p102-103，ヴァンメディカル，東京，2000.
23) 郷久鉞二，佐野敬夫，和田生穂：産婦人科領域，心身症の絶食療法，日本絶食療法学会（編），p156-166，ヴァンメディカル，東京，1995.
24) Kupperman HS, et al : Comparativeclinical evaluation of estrogenic preparations by the menopausal and a menorrheal indices. J Clin Endocrinol Metab 13 : 688, 1953.
25) 郷久鉞二：ワークショップ「外来診療における心身医学的アプローチ」．心身医学的なカウンセリングとその有用性，女性心身誌 3(1)：20-26，1999.
26) 郷久鉞二：精神・心理療法，カウンセリング，治療法．産婦人科外来シリーズ，更年期外来，麻生武志，矢内原巧（編），p76-83，メディカルビュー社，東京，1996.

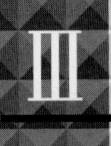

III 各科の心身医療の現状と将来

4・ペインクリニック科

はじめに●●

　ペインクリニック科は、わが国では疼痛患者に対して主として神経ブロック療法を用いて診断治療を行う麻酔科の診療部門である。薬物療法および外科的療法において治療困難な疼痛疾患に対して効果があり、第三の治療法として注目されている。神経ブロック法は末梢から中枢への神経伝達系を遮断して治療効果を発揮する。これには知覚神経と交感神経(節)ブロックが主として行われる。稀には顔面神経など運動神経ブロックも行われる。神経ブロックには局所麻酔薬やオピオイドなどを用いて可逆的にブロックする場合と、神経破壊薬(アルコール、フェノール)や電気凝固など用いて不可逆的にブロックする場合がある。わが国のペインクリニックの変遷は、1960年代に開設された当初は他科で疼痛コントロールに難渋していた疼痛患者の治療を主として外来で行っていた。その後疼痛患者の依頼、受診が多くなった。そこで病室をもつようになり、患者を入院させ、集中的に、またレントゲン透視下で積極的に疼痛患者の治療を行うようになった。1990年代になり、急性疼痛だけでなく慢性、がん性疼痛など多くの患者を扱うようになった。それに伴い神経ブロック療法などの疼痛治療だけでは患者に納得、満足のいく治療効果を上げることができず、適切な疼痛患者の対応が重要になった。最近では1つの診療科、部門では疼痛患者の対応が困難になり、これからは集学的、学際的な疼痛医療が必要になってくる。

I 疼痛の治療

❶疼痛の概要

1．疼痛は、視覚や聴覚と同様に、複雑な知覚体験であり、感じ方に個人差がある。
2．疼痛の強さは、疼痛に対する注意や感情の程度など、状況に応じて、感じ方が変化する。
3．疼痛は持続や繰り返しにより、痛みの悪循環が形成され疼痛が増強し、疼痛に伴う症状を複雑多彩にし、疼痛が中枢にしっかりと記憶される。これが慢性疼痛の形成である。

❷疼痛の治療法

　疼痛の治療法は、疼痛伝達経路での作用部位によって3つに分けられる(**図1**)[1]。

　　①疼痛部位の除去、改善
　これには外科的療法、非ステロイド性消炎鎮痛薬の投与、化学療法、放射線療法、リハビリテーション療法などがある。

②疼痛の伝導路の遮断、抑制

これには伝導路を遮断する神経ブロック療法と、刺激により伝導路に抑制あるいは調整する刺激療法がある。

③疼痛を感受する中枢を抑制、調節

これには疼痛閾値を上昇させる麻薬、および類似の鎮痛薬の投与、そして疼痛に対する感じ方を変化させる抗うつ薬、鎮静薬の投与、そして心身医学的アプローチなどがある。

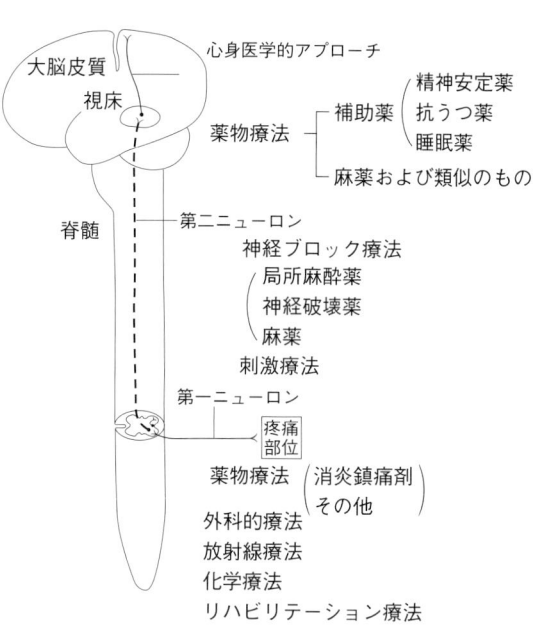

図1／疼痛の伝達と各種治療法の部位

II 疼痛患者の治療

疼痛の治療法には大きく薬物療法、外科的療法、神経ブロック療法、そして心身医学的アプローチがある。これらを急性疼痛、慢性疼痛、がん性疼痛の患者に対して、どのように適用させていくかが臨床的に極めて大切である。基本的には、急性疼痛患者には痛みの治療を主眼におき、単一の治療法でよいが、慢性とがん性疼痛患者には、痛みをもった患者の治療をすることになり、いくつかの治療法の併用が必要になる。

❶疼痛患者診療の実際

①患者背景の把握

日常臨床において、疼痛患者の背景を察知することが大切である。

a）痛みを訴える患者のニュアンスを察知：これは患者が痛みのため、じっと耐えている、不安、緊張状態にある、盛んに訴える、不満を訴える、苦しんでいる、悩んでいるかどうかを知ることである。

b）痛みの意味するところを察知：これは身体的、精神・心理的、社会的、そして霊的（spiritual）な要因のうち、どれが大きく関与しているかを知ることである。

c）患者の状況を察知：これは①外来の新患か、再来患者か、どこからの紹介であるか、②これまでの治療法に対する満足度はどうか、③何を期待して治療を受けに来ているのか、④患者を取り巻く家族、および社会環境はどうか、などを知ることである。

②診断の手段

痛みの診断の手段には、予測診断、確定診断、補助診断、治療的診断などがある。

a）予測診断：詳細な問診と、身体的および神経学的諸検査を行うことである。①問診では、自発痛か体動時痛か、訴えや希望していることの順位を聞く。また患者の痛みの訴えの表現を、そのまま記載する。②諸検査では、体表の観察、知覚、運動障害の程度、刺激部位の有無などを調べる。疼痛部位の写真および体温変化をみるサーモグラフィーを撮影する。

b）確定診断：理学的および血液生化学的諸検査によって行われる。①理学的検査には、レントゲン検査、硬膜外造影、ミエログラフィー、骨シンチグラム、エピドラスコピー、CT、MRIなどがある。特にCT、MRIが診断に有用である。②血液生化学的検査では、血液一般、血沈、ASLO、CPR、ウイルス抗体価、血糖、尿酸などを測定する。

c）補助診断：精神心理学的検査では、精神身体的背景や不安に伴う精神身体状態などを種々の検査用紙を用いて調べる。当科では初診時に神経症の傾向をみるために、CMI（Cornell Medical Index）検査をルーチンに行っている。また必要に応じて、うつ傾向を調べるSRQ-D検査、性格を調べるMMPI（Minnesota Multiphasic Personality Inventory Test）検査などを行う。

d）治療的診断：疼痛が強い場合には、治療をかねながら診断を行う。①診断的神経ブロック：侵害神経の確認や、知覚神経と交感神経の、どちらが関与しているかを調べるために行う。②特効薬の投与を試みる。三叉神経痛には、カルバマゼピン（テグレトール®）を、片頭痛や群発頭痛にはエルゴタミン、トリプタン製剤を、精神心理的側面の高いものには鎮静薬、静脈麻酔薬の少量静脈内の投与などのドラックチャレンジテストを行う。

③治療の実施

疼痛患者の治療の実施にあたっては、鎮痛法の選択と他科、他施設への相談、紹介のタイミングを見極めることが大切である。

a）治療方針の決め方：①鎮痛法は患者の痛みの種類、性質、程度、さらに医師の技量、施設の充実度、そして患者の希望によって決定する。②原因疾患の治療が可能であれば、それを最優先する。③疼痛治療では誰でも、どこでも、いつでも投与できる薬物療法を優先する。④薬物療法で効果のない場合は、積極的に神経ブロック療法を実施する。⑤1つの治療法にて1〜2週間行っても、疼痛が消失、あるいは緩和されない場合には、ほかの治療法を併用するか、さらにはほかの専門医に、診察および治療を依頼する。

❷神経ブロック療法の実際

①神経ブロック法の特徴

利点は、①侵襲が少ない、②意識レベルには影響を与えない、③繰り返し行うことができる。欠点は慎重に実施しなければ、重篤な副作用（呼吸、循環抑制、痙攣、アレルギーなど）や、合併症（知覚異常、四肢の麻痺、膀胱・直腸障害など）が生じる。

②神経ブロック療法の適応

その疼痛が神経ブロック療法の適応であるかを判断するには、神経ブロックに対する患者の反応をみることが大切である。患者の反応は4つの型に分けられ、治療方針も異なる。

a）I型：局所麻酔薬によるブロックが、局所麻酔薬の作用時間よりも長時間にわたり、ブロッ

クの効果が持続する。この場合にはブロック法の適応であり、外来で治療できる。

　b）Ⅱ型：神経ブロック効果が短い。この場合は入院させ、神経ブロック法を集中的に行うか、薬物療法などほかの療法を併用する。

　c）Ⅲ型：神経ブロックによって、疼痛の緩解が十分に得られない。この場合は疼痛の原因が器質的なことによるので、外科的治療の適応となり、脳外科、整形外科など外科系診療科に紹介する。

　d）Ⅳ型：局所麻酔薬のブロック効果が切れたときにかえって痛みやほかの症状を訴える。この場合も神経ブロック療法の適応とならず、心療内科や神経精神科に紹介する。

③入院治療の必要な患者

　この場合、①疼痛のため日常生活に支障をきたしている。特に睡眠、食事がとれない。②神経ブロック法が外来では困難である。③神経ブロック法を集中的に行う必要がある。④重症な合併症を有している。⑤神経ブロック法以外の治療法を併用、あるいは変更の必要になるもの。などである。

④神経ブロック療法で効果の得られない患者

　この場合、①疼痛の原因が、本当に神経ブロック適応外のものなのか、②神経ブロック療法が正確に行われているのか、③患者が医療者の指示を受け入れているのか、④患者が疼痛以外に、心身両面で不安定になっているものがないか、以上を見極めてほかの治療法の併用、変更を含め、治療方針を決める。

Ⅲ 疼痛患者の対応

❶疼痛に関する適切な見解

　痛みは客観的に測定できないため、患者だけが痛みがあるかどうか、またその程度を知っていることを、まず認識することである。医師、看護師は、痛みおよび痛みを訴える患者に対して、これまでの考え方を変える必要がある。痛みおよび疼痛患者に対する誤りと正しい考え方を、それぞれ**表1**にまとめた[1,2]。これらのことをしっかり認識しておかなければ、疼痛患者の把握と、診断や治療および対応を適切に行うことができない。

❷疼痛患者の精神、心理状態の把握

①患者が痛みのため病院を訪れる理由

　それは疼痛の原因となる侵害刺激が、視床での疼痛閾値を超えたからではなく、その患者の大脳皮質での耐痛閾が限界に達してしまったからである。この疼痛閾値は、大抵の人たちで比較的一致している。しかし耐痛閾には個人差があり、例えば年齢、性、文化的背景などに影響され、また時間的経過によっても変化する。

②患者が痛みを訴える3つの側面

　a）生理的側面：有害刺激として、痛みの源泉を知らせる一種の警告、防御反応をする。

　b）心理学的側面：精神的・肉体的苦痛を、他人に知ってもらいたいとする。

表1／痛みおよび疼痛疾患に対する誤りと正しい考え方

誤　り	正しい
・痛みは生体の警報および防御反応を示すものである。	・警告や防御反応を的確に示すものでない。（症状の程度、進行度と相関しない）
・痛みは原因疾患の一症状に過ぎない	・原因疾患が軽微またはなくとも痛みは生じる。
・痛みの持続や強さは前もって知ることができる。	・刺激の強さと痛みは常に関係するとは限らない。
・痛みは患者の行動や表情から知ることができる。	・行動や表情は変化しなくなる。痛そうでないことは痛みがないことを意味しない。
・痛みに耐えるようにすべきである。	・個人差があり、同じ患者でも状況によって痛みの感受性は変化する。
・痛みは診断に必要なので簡単には鎮痛しない。	・直ちに鎮痛すべきである。診断には痛み以外からもできるし、患者の協力が必要である。
・鎮痛は対症療法であり、根治にならない。 ・鎮痛薬は身体に毒である。 ・医療者は患者のもつ痛みをよく理解している。	・鎮痛により完治するものもある。 ・痛みを我慢させることも身体に有害である。 ・痛みを過小評価する傾向にある。患者が一番知っているので、患者の言うことを信じる。
・原因疾患の見あたらないときには「あなたの痛みは気のせいでしょう」「痛くないのに痛いと言っている」と説明する。	・痛みは気分の一種であるので、原因を突き止められなくとも患者痛いと感じたら痛いのである。

　c）社会的側面：自分への世話や看護のために、人間関係の維持をはかることや、補償金などの社会的利益を得る手段とする。

　患者によって3つの側面の主体性、あるいは側面の占める比率が異なる。

③疼痛患者の精神・心理状態の特徴

　a）急性疼痛患者：人間はどんな些細なことでも、初めての経験の場合恐ろしく、不安である。まして疼痛が強い場合には、精神・心理的な動揺が極めて大きい。とにかく痛みを速く取り除いてくれることを強く希望する。急性疼痛の場合、患者の訴える疼痛の強さは、その原因の重症度、治療の緊急度と比較的一致する。

　b）慢性疼痛患者：創傷の治癒など、他覚的所見と自覚的所見に大きな差がある場合に、他人から仮病を使っているのではないかと疑いの目でみられたり、また自分の痛みを的確に表現できないために、他人に痛みを正確に理解してもらえず、苦悩している。そのときにみられる特異的な態度、行動は、自己の内部における葛藤を表現している。

　c）がん性疼痛患者：痛みに苦しめられているだけでなく、死の迫っていることを自覚、あるいは無意識に知りながらも、決して希望を失うことなく、毎日を必死になって過ごしている。その精神・心理状態は極めて複雑多彩である。

④患者を取り巻く人間関係の把握

　患者を取り巻く人間関係の問題や対策を、日頃から考えておく必要がある。疼痛の原因、患者の年齢、おかれている立場、家族構成によって問題点や対応の仕方が異なる。

　a）悪性疾患の場合：最近は病名の告知をするようになってきているが、まだ患者、家族には受け入れ方に個人差のあることを医療者は留意すべきである。

　b）高齢者や慢性疼痛患者の場合：人間関係が複雑になる。高齢者の場合、身体、知的精神面や社会的役割の変化、また慢性疼痛患者では、患者の家族や職場との間に誤解や溝ができているこ

とが多い。

　c）家族や職場の人たちへの対応：痛みをもつ人を受け入れられるように、十分説明、指導し支援することである。

❸ 疼痛患者に接する医療者の基本姿勢

　医師、看護師と疼痛患者との信頼関係、よきコミュニケーション形成は極めて大切である。その基本姿勢は、①患者には思いやる、明るい、ユーモアのある態度で接する、②患者の自尊心を傷つけない、③患者の要求に応じながら指導、治療する、④治療は説明、納得、同意のもとに行う、⑤患者に安心感と満足感を与えるように心がける、ことである。

❹ 疼痛患者対応実施上の留意点

　a）急性疼痛患者：疼痛の除去に主眼をおく。診断と治療を平行させる。
　b）慢性疼痛患者：まず痛みを認めることである。患者は痛みより、痛みを認めてくれないことに苦悩する。痛みを決して治すとはいわずに、少しでも和らげるように努める旨をいう。そして患者には治療に対する自覚と責任、そして協力を求めることである。
　c）がん性疼痛患者：医師、看護師の医学的力量や人間性を厳しい目でみつめている。しかし、本音をなかなか言えずに、切ない気持ちでいる。従って最後まで一個人として尊厳を保てるように、また不満、不安感を抱かせないよう言動には細心の注意を払うことである。

Ⅳ　集学的、学際的な疼痛医療

　最近わが国のペインクリニックでは扱う疼痛患者が多種多彩になっており、単に神経ブロック療法を用いての痛みの治療や入院させて単科で疼痛患者の治療や対応を行っても、患者に満足感を与える医療が行えない。そこでどうしても多くの専門分野にわたる集学的、学際的な医療、すなわちMultidisciplinary Pain Clinicの実践の必要性が増してきている。そして疼痛患者を円滑に治療し、管理して行くうえで、各専門分野のメンバーが加わるチーム医療が極めて重要になる。最近疼痛管理で注目されているチーム医療には慢性疼痛に対するリハビリテーション医療、心理学的療法を用いた集団療法、そしてがん性疼痛患者に対する緩和医療がある。

❶ チーム医療の実際

　チーム医療を実施していくうえでの留意点は以下のとおりである。
1．主治医、担当科で対応できなくなったら、速やかに各専門家に相談、紹介する。
2．疼痛管理の基本は治療と看護であり、看護師の果たす役割は極めて重要である。看護師は看護を通して患者の心身の状態を一番よく知っていること、患者、家族と医師の重要な橋渡し役をしている。
3．慢性疼痛患者、高齢者では身体を動かさないために廃用性筋萎縮そして疼痛が生じ、著しく生

活の質が障害、制限される。それを予防、治療するためにリハビリテーション医療が極めて重要になる。理学療法士、作業療法士の果たす役割が大きい。
4．疼痛患者は少なからず精神的に異常反応を示すようになる。これは病状、疼痛の進行に伴う場合もあるし、治療に用いる薬物、例えば麻薬による副作用による場合がある。それを適切に見分けるためには精神科医の役割が重要となる。
5．医師、看護師への適切な薬物情報、および患者が安心して服用できるよう指導する薬剤師、そして患者の栄養指導する栄養士の協力も必要となる。
6．疼痛患者の患者背景が複雑になると、医師、看護師では手に負えなくなる。特に社会的、経済的な問題になるとソーシャルワーカーの協力が必要となる。
7．その他疼痛患者の状態、状況によってはほかのコメディカル、パラメディカルの人たちとのかかわりも必要になる。

❷リハビリテーション医療

①疼痛患者とリハビリテーション療法

疼痛はリハビリテーション療法（リハビリ）を行う際の大きな障害となる。疼痛のため思うようなリハビリ訓練ができない患者には神経ブロック療法を積極的に併用することで、より合理的にリハビリを実施できる[3]。

②ペインクリニック的療法の応用

疼痛患者のリハビリに対してどのようなペインクリニック的療法を用いるのが適しているかの検討が必要である。すなわち神経ブロック療法の選択、実施時期と方法、そして鍼、各種の通電法、レーザー光線などとの併用法などを検討することである。当科では腰下肢痛患者に対しては、硬膜外腔にカテーテルを挿入して持続硬膜外ブロック法を行う。リハビリの前に除痛を得る目的で1回量を注入するとふらつき、血圧低下をきたす危険性がある。そこで携帯用持続注入器を用いて安全量を持続で注入することで、ふらつきもなく円滑なリハビリを行える。また上肢の場合には、リハビリ前に腕神経叢ブロック、あるいは経静脈的局所麻酔法を用いて除痛し効果的なリハビリが行える[4]。リハビリに神経ブロック療法は極めて有用であり、その普及が望まれる。

❸心理学的療法を用いた集団療法

①疼痛患者と心理学的療法

慢性疼痛の患者対して心理学的なアプローチが必要な場合は、①客観的な所見に比べ、疼痛行動が顕著でそれが持続する。②通常の治療を十分行っても症状の寛解がみられないか、みられてもごくわずかである。③器質的疾患の有無にかかわらず、心理・社会的適応不全や心理的な問題が推察される、などである[5]。慢性疼痛患者は「痛みのために何々ができない」といった悲観的な認知を抱きやすく、その結果活動性の低下を引き起こしている。このネガティブな感情をよりポジティブな感情にさせるためには、患者に対して痛みの仕組みを指導し、なぜ認知の修正が必要なのかを理解させることが大切である。これができれば心理学的治療法はスムーズに実施できる[6]。

②森田療法的集団療法の有用性

　当施設では慢性疼痛患者に対して精神科医、麻酔科医、リハビリテーション科医、看護師、作業療法士らが連携し、集団療法を基本に森田療法的アプローチに取り組んでいる。この組織はChronic painから名を取って「クロパンの会」と命名している。平成9年1月から始まって毎週1回開かれてきたこの会は、平成15年1月までの6年間で400回を迎え現在も継続している。参加者の主な疾患は腰痛、帯状疱疹後神経痛、カウザルギー、頸椎椎間板ヘルニアなど慢性の痛みを抱えた入院、通院の患者や付き添いの家族が参加している。クロパンの会では集団療法の具体的な方法として、まず自己紹介や近況報告をし、毎回提示される身近な話題のテーマについて参加者全員が自由に意見を述べる形式を取っている。この会にはルールを設けてあり、その場で話された個人情報は外に漏らさないこと、また他の人の話に批判や意見を挟まないことである。この2つのルールを守れることが参加条件となる。この会では「疼痛のある場所にその原因を求め、その原因を取り除こうとする努力(とらわれ)が逆に慢性化を強化している可能性がある」とし、「痛みにかかわらず生活を楽しむことのできる目的本位の生活をすること」を治療目標にしている。具体的には森田療法の導入を容易にするため、食事会、ハイキング、新年会、小旅行などの行事を企画し、種々のゲームを取り入れる。ゲームを行うときは痛みを不問とし、今ここで楽しむことを体験する意味を強調する。この体験を積ませることで、日常においても痛みに捕らわれず、目的本位に行動し、生活を楽しむ習慣を身につけさせることができるようになる[7,8]。この森田療法的集団療法が患者に及ぼす影響について開始前と開始6カ月以上経った時点の状態についてアンケート調査を行った。その結果、痛みの変化(痛みの強さ)、痛みの受け止め方の変化(趣味、仕事などに熱中する時間)、痛みによる日常生活制限の変化(睡眠障害、食欲および食事量)はいずれも全般的に改善した。特に4段階評価で最もつらかった者たちに明かな改善がみられた。集団療法に対する感想では、8割の者が気分転換ができる、前向きに考えられるようになったとよい印象を述べていた。これらの結果は慢性疼痛に対する森田療法的集団療法の有用性を示唆している。

❹ 緩和医療

①麻酔科医のかかわり

　麻酔科医は各科の手術患者の全身管理、集中治療で重症患者の全身管理とチーム医療、そしてペインクリニックで疼痛患者の治療と管理に携わっている。その知識、技術、経験は緩和医療で大いに役立つものである。現在緩和医療に興味を抱く麻酔科医も増えている。

②がん性疼痛患者と緩和医療

　がん患者の痛みの70％ががん自体が原因となるがん性疼痛であり、がんの軟部組織、内臓、骨への侵潤転移、神経の圧迫や損傷、頭蓋内圧亢進などによって生ずる。残りの30％はリンパ浮腫などがんに関連した痛み、手術など治療に関連した痛み、帯状疱疹などがん以外の疾患による痛みである。痛みの出現頻度は、進行・末期がんで約70％である。痛みの部位の総数は平均3カ所で、進行がん、末期がんになるほど痛み部位が多くなる。また50％の患者の痛みは中等度から高度、30％の患者の痛みは高度から耐え難い痛みである。痛みが持続すると、患者は身体的苦痛のみな

らず、不安や恐怖、抑うつ、絶望感、自殺企図など精神的苦痛、社会的苦痛、そして生きる意味や価値を見い出せない、霊的苦痛(spiritual pain)に悩まされる。この「全人的な痛み」に対しては各専門分野から学際的なアプローチによるチーム医療によって対応することが重要である。1996年に緩和医療の確立と発展を目的に日本緩和医療学会が設立された。その時点ではWHO癌疼痛治療法が発表され、約10年が経過していたが、わが国ではがん疼痛治療に難渋していた。そのため日本緩和医療学会ではEvidence-Based Medicineに則ったがん疼痛治療の実践的なガイドラインの作成委員会を組織した。著者も委員として参加し、約2年間をかけて検討して、2000年に発刊するに至った[9]。このガイドラインが広く受け入れられ、がん患者の痛みからの解放に役立つことを願っている。

③ペインクリニックと緩和医療

a）ペインクリニック受診患者とその対応

ⅰ）痛みが強く薬物療法ではコントロールできない患者：この場合は薬物投与量、投与法が不適切な場合には主治医に指導を行う。経口モルヒネは1日量120mgまでは投与量の増加、非ステロイド性消炎鎮痛薬、抗うつ薬などの鎮痛補助薬の併用を指導する。効果がない場合はまず持続硬膜外鎮痛法、そして脊椎への骨転移にはくも膜下鎮痛法を実施する。

ⅱ）オピオイドの副作用が強く、投与継続が困難な患者：この場合はオピオイドの投与法および副作用対策が適切かを調べ、必要に応じて指導する。体性痛、内臓痛には持続硬膜外鎮痛法を実施する。内臓痛には腹腔神経叢ブロックなどが適用となる。

ⅲ）痛みが限局しており、その除痛で退院や日常生活ができる患者：この場合は長期的除痛を図るため神経破壊薬を用いて神経ブロックを行う。特に直腸癌患者の肛門部の痛みにより有効である[10]。

b）緩和医療における神経ブロック療法の目的

がん患者の痛みは治療できる症状であり、かつ早期に治療すべき症状である。長期間痛みを放置することは患者自身にとって不利益なばかりでなく、痛みの悪循環が形成され、難治性の疼痛となる。意識レベルに影響を与えずにこの痛みの悪循環を強力に遮断するのが神経ブロック療法である。これをできるだけ早期から実施することがオピオイドの経口投与量を減らすことができ、がん患者に質の高い鎮痛状態を提供できる。

c）緩和医療におけるチーム医療

全人的痛みを有する末期がん患者は、身体的痛みを止めても、時間の経過とともにほかの痛みが増してきて、患者は再び痛みを訴え満足しなくなる。その対応が重要である。緩和医療においては、がん患者の心身両面にわたる治療、看護、支援を最後まで行うことになる。そのためには医療関係者だけでなく家族や宗教家、音楽療法士、ボランティアなど多様な教育を受けた個人がともに集い、一人ひとりのチームメンバーが自分の活動範囲をわきまえて患者のQOLの改善と患者と家族によき療養環境を提供するための綿密なチームの形成と運営が必要となる[11]。

おわりに

　ペインクリニックの将来の目標についてまとめる。①診断技術をさらに向上させる、②疼痛疾患そのものをよく検討する、③疼痛の原因および病態を把握する。これが疼痛機序の究明につながることになる、④疼痛患者の精神、心理面の検討を加える。これらが疼痛を客観的に評価することになる、⑤神経ブロック手技を向上させる、⑥神経ブロック効果について検討する、⑦神経ブロック以外の鎮痛法を検討する。これらが疼痛患者に対する適切な鎮痛法を確立させることになる。ペインクリニックに携わる麻酔科医は将来益々疼痛医療現場にかかわっていくことになり、やがて欧米のようなペインセンターで中心的役割を担うことになる。

（並木昭義）

●文献

1) 並木昭義：疼痛管理の基本．疼痛管理エキスパートナーシング，並木昭義、松本真希(編)，p2-20，真興交易，東京，1995．
2) 並木昭義、松本真希：ターミナルケアにおける麻酔科医の役割．臨床麻酔　12：1621-1628、1988．
3) 森　義明：疼痛に対するリハビリテーションの役割．ペインクリニック　17：194-201，1996．
4) 松本真希，並木昭義：神経ブロックを中心としたMPCの可能性．ペインクリニック　22：629-634，2001．
5) 丸田俊彦：心理学的治療法の理論と手技；ムンテラから精神療法まで．ペインクリニック療法の実際；痛みをもつ患者への集学的アプローチ，十時忠秀，並木昭義，花岡一雄(編)，p103-114，南江堂，東京，1996．
6) 松永美佳子：心理学的療法　a．認知行動療法．痛みの診療，柴田政彦，吉矢生人，真下節(編)，p311-314，克誠堂，東京，2000．
7) 吉村周子，池田　望，芦沢　健，ほか：慢性疼痛に対する森田療法的集団療法(クロパンの会)の有用性．慢性疼痛　19：79-82，2000．
8) 岡田千佐子，坂林博子，本間真理：慢性疼痛患者のセルフケアを促進する患者教育の実際；「くろぱんの会」の活動を通して．ヘルスカウンセリング　4：31-36，2001．
9) 日本緩和医療がん疼痛治療ガイドライン作成委員会(編)：Evidence-Based Medicineに則ったがん疼痛治療ガイドライン．真興交易，東京，2000．
10) 並木昭義：ターミナルケアにおける疼痛とその治療対策．ターミナルケアと今後の医療；いま医療が求められているものは何か，形浦昭克，並木昭義，郷久鍼二(編)，p218-236，南山堂，東京，1988．
11) 月山　淑，畑埜義雄：緩和医療におけるMultidisciplinary pain clinicとInterdisciplinary teamの可能性．ペインクリニック　22：635-640，2001．

III 各科の心身医療の現状と将来

5・皮膚科

はじめに

　ストレスが皮膚疾患に影響することは昔から日常的に観察されている。例えば「蕁麻疹が出るほどいやである」とか「見ているだけで身体が痒くなる」などの表現がそれにあたる。発生学的にも皮膚は神経と同じ外胚葉であるから、なんらかの関係があってもおかしくないといわれてきた。Medanskyらの報告によると、皮膚科患者で精神的な関与がみられるのは80%に及ぶという[1]。近年アトピー性皮膚炎のステロイド剤に関する社会的な問題をきっかけとして皮膚とストレスとの関係がわが国でも特に注目されるようになってきた。

　ここでは現在の皮膚科における心身医学を概説したいと思う。なお皮膚科分野での心身医学を表現する言葉としては、psychodermatology、psychosomatic dermatology、psychocutaneous medicineなど海外ではいろいろとあるが本邦では「皮膚科心身医学」と呼ぶのが一般的である。

I 皮膚科での心身医学的疾患の分類

　皮膚科における心身医学的な診断や治療が必要とされる疾患は、厳密にいえばどんな皮膚疾患でも当てはまる。しかし特にその頻度が高いものや、関与の強いものを心身医学的な皮膚科疾患として紹介する。

　Kooらはこれらを4つのカテゴリーに分類している[2]。1つは「狭義の心身症」であり、皮膚疾患が心理的変化の影響を受けているものをいい、2つ目は「一次性精神疾患」で、原疾患としての皮膚疾患はなく、皮膚症状がすべて精神的な原因により生じている場合をいい、3つ目は「二次性精神疾患」で、皮膚疾患により精神的問題が生じている状態をいう。4つ目は「皮膚感覚障害」であり、皮膚の感覚異常のみを訴えとするものを指してい

表1／皮膚科心身医学疾患の分類

1. 狭義の心身症
　　義アトピー性皮膚炎
　　慢性蕁麻疹
　　円形脱毛症
　　乾癬
　　ざ瘡
　　その他の慢性皮膚疾患
2. 一次性精神疾患
　　抜毛癖
　　寄生虫妄想
　　他の精神疾患
3. 二次性精神疾患
　　適応障害　さまざまな皮膚疾患で生じるが、1.の疾患が多い。
4. 皮膚感覚障害
　　心因性瘙痒
　　舌痛症
　　その他の皮膚感覚の異常

（Kooらの分類を一部改変）

る(表1)。「狭義の心身症」としてアトピー性皮膚炎、円形脱毛症、乾癬、ざ瘡が挙げられているが、そのほかに慢性蕁麻疹も含まれるといえる。「一次性精神疾患」としては、抜毛癖や寄生虫妄想のほか自傷性皮膚炎も含まれる。「二次性精神疾患」は「皮膚疾患による適応障害」をいう。皮膚疾患は他人からみられる病変が多いため、また難治性の疾患が多いために皮膚疾患をもつことが大きなストレスとなり、行動もそれにより制限されることがある。「皮膚感覚障害」には心因性瘙痒や舌痛症などが含まれる。以上のように皮膚科における心身医学的な疾患は多彩であり、さまざまな面からの対応が必要とされる。

II 皮膚科心身医学の病態

　皮膚と精神の関連は十分に解明されていないが、現在までにわかっていることについてここで述べたいと思う。

　皮膚と神経にかかわる物質として神経ペプチド、副腎皮質刺激ホルモン、カテコラミン、グルココルチコイド、オピオイドやサイトカインが挙げられている。その中で神経ペプチドが近年注目されている。神経ペプチドの多くは行動や情動に変化をもたらすといわれており[3]、サブスタンスP(SP)や、カルシトニン遺伝子関連物質(CGRP)、血管作働性腸管ポリペプチド(VIP)や神経ペプチドYなどがある。皮膚には求心性感覚神経や副交感神経節後線維、交感神経節後線維、コリン作働性交感神経が分布している。求心性感覚神経が刺激を受けると、その刺激は脊髄後根の神経節から後角を通って視床に伝えられる。一方求心神経はそれに併走する遠心神経に刺激を与えて皮膚においてSPや、CGRP、VIPを遊離させる。これは神経原性の皮膚炎に関与していると考えられている。また視床に伝えられた刺激は、副腎を介して自律神経へと伝えられる。自律神経も末梢での神経ペプチド遊離を刺激していると考えられている。

　SPは痒みや痛みの伝達物質といわれ、末梢で血管拡張を起こし、血管透過性を高める作用があるといわれ、SPを皮内注射するとセロトニンやヒスタミンの活性を強めて発赤や膨疹が生じる。肥満細胞からケミカルメディエーターの遊離を促進し、組織球や好中球の貪食作用を高める。Tリンパ球の細胞分裂を促進し、IgAの産生も高めるといわれている。CGRPは血管拡張作用があり、Tリンパ球や好中球を遊走させて、注射部位に発赤を生じるが、コンカナバリンAなどの刺激によるリンパ球の細胞分裂を抑え、皮膚のランゲルハンス細胞での抗原提示も抑制するといわれている。VIPは血管拡張作用をもち、コンカナバリンAなどの刺激によるリンパ球の細胞分裂抑制のほかナチュラルキラー(NK)細胞の活性

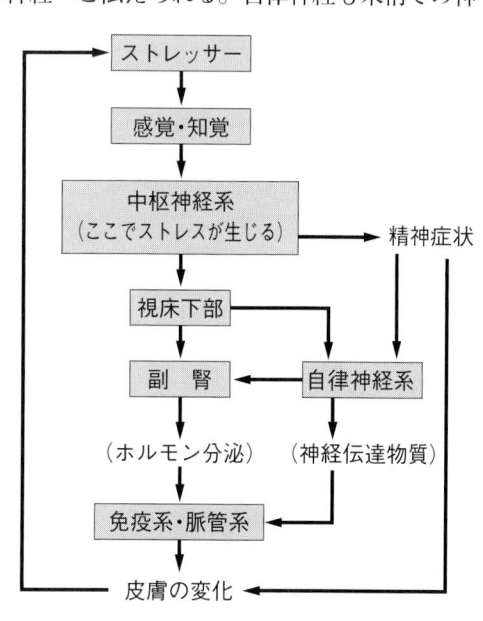

図1／皮膚とストレスの関連

も抑制するといわれている。また表皮細胞の分裂を促進する。皮内注射をすると発赤や膨疹反応をわずかに減弱させるという。神経ペプチドYは血管収縮を起こし、CGRPの遊離を調節しているといわれており、哺乳類の中枢神経系にたくさんみられると報告されている[4]（**図1**）。

　こういった神経ペプチドなどが中枢神経系を介したり末梢に働きかけて、結果として情動や行動の変化にいたるものと考えられている。これまでの報告では種々の実験系での神経ペプチドやサイトカインの変化をみているものが多く、臨床的な報告はまだ少ない。Hashiroらはアトピー性皮膚炎患者の心理テスト得点とサイトカインなどとの関連をみているが、それによるとアトピー性皮膚炎患者の方が健常者に比べて心理検査得点がよりサイトカインの値に影響を受けやすいという[5]。しかしまだまだ皮膚科心身医学の病態ははっきり解明されていないのが現状である。今後の精神神経免疫学の臨床研究に期待を寄せている。

III 皮膚科心身医学的疾患の診断

　皮膚科疾患においての心身医学的診断を行うには皮膚科学的診断と精神医学的診断が必要になってくる。皮膚科学的診断の詳細はここでは省略し、精神医学的な診断について述べることにする。

❶ 診断基準

　心身医学的な診断をするには客観的に評価ができる精神医学の診断基準を用いるのが皮膚科においても現状では望ましいと考えられる。診断基準にはアメリカ精神医学会のDSM-IV（Diagnostic and Statistical Manual of Mental Disorders IV版）や世界保健機構のICD-10（International Classification of diseases 10版）などがあり、これらはマニュアルがつくられており、皮膚科医でも診断をすることが可能である。例えばDSM-IVは5軸診断を用いており、第1軸に臨床（精神）疾患および臨床的関与の対象となることのある他の状態、2軸に人格障害や精神遅滞、3軸に一般身体疾患、4軸に心理社会的および環境的問題、5軸に精神科的全般評定を記載する。皮膚科においては3軸を皮膚科疾患とすればよい。ただこういった診断が必ずしも臨床的に役立つとは限らないので、あまりとらわれないでほしいと思う。それはこれらの診断基準は病態分類ではなく症状による分類が主体となっており、そのため「失感情症」などの心身症で必要な概念が含まれていないからである。

❷ 心理検査

　皮膚科においても心身医学的診断に心理検査を用いることができる。心理検査には大きく分けて、投影法と質問紙法がある。投影法はロールシャッハテストに代表されるように検査を行うにあたって特別な知識を必要とし、検査や判定に時間がかかり、判定方法による差がみられることがあるため、あまり皮膚科では用いられない。質問紙法は患者自身が書く自記式によるものが多く方法も簡便であり、評価も簡単であることから皮膚科医でも使いやすいものと思われる。但し得られる情報は投影法より少ないという欠点は避けられない。市販されている質問紙の中で一般には精神症状や

身体症状の訴えをみるのにCMI(Cornell Medical Index)やGHQ(General Health Questionnaire)などがある。不安の度合いを測るにはSTAI(State-Trait Anxiety Inventory)がよく用いられる。これはそのとき不安の状態(状態不安)と不安をもちやすい傾向(特性不安)をみることができる。抑うつの程度を測るにはSDS(Self-rating Depression Scale)が簡便である。また反応や行動のパターンをみるのに交流分析をもとにしたTEG(東大式エゴグラム)やSGE(自己成長エゴグラム)も用いられる。エゴグラムの結果は患者へフィードバックして気づかせるのに役に立つ。そのほかにもいろいろあるが、どんな情報が診断に必要かを考えて選べばよいと思われる。

❸ 診断方法

　皮膚科疾患において心身医学的診断を実際に行うには、上述の診断基準や心理検査結果を参考にして、心身相関の病態を診断する。診断基準や心理検査結果をうのみにするのではなく、面接を行って十分な病歴や治療歴、心理社会的背景を把握する。そして身体症状と精神症状の時間的関係や増悪寛解の関係を皮膚科学的な見地を含めて診断を行う。皮疹の悪化が心理社会的背景よりも先なのか後なのか、心理社会的背景の程度は大きいか小さいかなどをみる必要がある。なおこれらが患者の既往の精神疾患によるものかどうかも検討を行い、もし既往の精神疾患があれば心身症とはせず合併とする。また皮膚疾患によりどの程度の行動が制限されているか、どんな気持ちが生じているかも検討する。そして皮膚疾患の治療に対してどのような考えをもっているかを把握する。過去の治療歴やその治療に対する患者側の評価なども重要である(表2)。

　こういった形で皮膚科疾患の心身医学的診断を行うのが妥当であると考えられる。

表2／皮膚科心身医学疾患診断のポイント

1. 皮疹の悪化と心理社会的背景の時間的関係。
2. 皮疹の悪化の程度と心理社会的背景の大きさ。
3. 既往の精神疾患がないかをチェック。
4. 皮膚疾患による行動の制限や情緒の不安定さ、社会適応の度合い。
5. 過去の治療歴やその治療に対する患者の考え。

Ⅳ 皮膚科心身学的疾患の治療

　皮膚科における心身医学的疾患の治療はまず皮膚科治療を基盤として常に行い、必要に応じて精神科的薬物療法や精神療法を加えて、環境調整も行う(図2)。この方法は欧州でもほぼ同じように行われている。

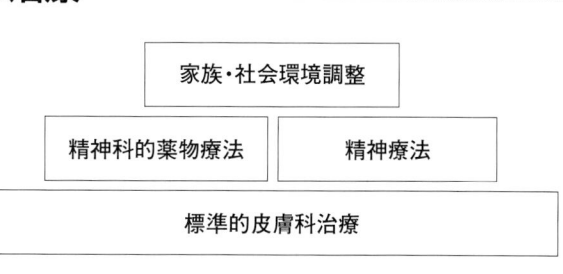

```
        ┌─────────────────┐
        │  家族・社会環境調整  │
    ┌───┴──────┬──────────┤
    │ 精神科的薬物療法 │  精神療法  │
    ├──────────┴──────────┤
    │      標準的皮膚科治療       │
    └─────────────────────┘
```

図2／皮膚科における心身医学的治療

❶ 皮膚科における精神科的薬物療法

　皮膚科医が向精神薬を使う機会は今のところ少ないであろう。使用経験のある医師が少なく、向精神薬は精神科のものとしていたところがあるからと思われる。しかし皮膚科疾患にも向精神薬を併用することで結果的に患者の症状やQOLが軽快し、満足が得られることも多い。

　皮膚科で使用する向精神薬の多くは抗不安薬、抗うつ薬、睡眠薬である。抗精神病薬も用いるが、機会は少なく心身医学を専門とする皮膚科医に限られる。しかしいずれの投薬も精神科で用いる量よりは少なく、半分以下のことが多い。ここでは皮膚科においての向精神薬の使い方を説明する。

①抗不安薬

　皮膚科患者は皮疹が他人に見られる機会が多いために皮疹の増悪に関して敏感である。そのため皮疹が悪くならないかとか、他人はこの皮疹を見て嫌がっていないかなどと不安を多くもっている。しかもこの疾患が慢性に続くとなると患者の不安と苦痛は大きなものとなる。また皮膚のこと以外でもストレスのかかったときは皮疹が悪化することが多く、ストレスのかかる状況にある患者は皮疹のコントロールも難しくなる。こんなときには不安を軽減するために抗不安薬を用いるとよい。また抗ヒスタミン剤や抗アレルギー剤で改善しない痒みにも効果があると考えられるので、難治性の痒みを伴う皮膚疾患に抗不安薬を用いるのも1つの方法である。抗不安薬は主にベンゾジアゼピン系であるが、強さにより使い分けをするのがよいと思われる。皮膚科領域で一番親しみのあるのは、ジフェニルメタン系のヒドロキシジン（アタラックス®）で、25mg／日〜75mg／日を分1〜3で投与するものである。これは抗不安作用だけでなく、抗ヒスタミン作用もあるので既に使用されている医師も多いと思われる。ほかに使いやすいものとして比較的弱いものでは、クロチアゼパム（リーゼ®）5mg／日〜15mg／日を分1〜3、フルジアゼパム（エリスパン®）0.25mg／日〜0.75mg／日を分1〜3で、クエン酸タンドスピロン（セディール®）10mg／日〜30mg／日を分1〜3で処方する。これらは眠気が比較的少なくコンプライアンスもよいと思われる。特にフルジアゼパムは慢性蕁麻疹で使いやすい。中等度の強さではアルプラゾラム（コンスタン®、ソラナックス®）0.4mg／日〜1.2mg／日を分1〜3で投与する。この薬剤は抗不安作用に加えて抗うつ作用もあるといわれているほか、パニック障害にも有効とされており、症状が突然現れる蕁麻疹で用いると特によいと思われる。これらの薬剤の眠気は患者により差がある。慢性蕁麻疹やそのほかの多くの皮膚科心身医学的疾患に使いやすいと考えられる。重度の強さではエチゾラム（デパス®）を0.5mg／日〜3.0mg／日を分1〜3で処方する。エチゾラムは眠気が強いので、投与量に注意するとともに高齢者などへの投与の際は、ふらつきや転倒などにより注意を払わなければならない。エチゾラムはアトピー性皮膚炎や、蕁麻疹の難治性の痒みに対して併用するのも1つの方法かと思われる。

　抗不安薬は一般的に依存性があるといわれているが、減量などに注意を払えば実際はほとんど問題はないと考えられる。減量・休薬の際は徐々に行うことが望ましい。減量の方法は例えば2週間おきに半量とするなどである。使用禁忌は重症筋無力症や狭隅角性の緑内障、前立腺肥大である。主な副作用は眠気のほかに、筋脱力、口渇などがある。

②抗うつ薬

皮膚科患者は上述のように苦痛を伴うことが多いので、不安だけでなく抑うつ症状を呈することも珍しくはない。皮膚科疾患の中ではアトピー性皮膚炎や円形脱毛症など慢性で症状の持続する疾患が多い。また帯状疱疹後神経痛などで慢性疼痛を呈する場合がある。多くは軽度の抑うつ状態であるが、稀には自殺企図を起こすこともある。自殺企図があったり自殺念慮がみられる場合は、精神科医との連携が必要である。軽度ないし中等度の場合は抗うつ薬の投与で治療が可能な場合が多い。しかし軽症だからといって自殺の可能性がないわけではなく、皮膚科患者であっても抑うつ症状を示す場合は常に自殺に関しては念頭においておく必要がある。

抗うつ薬の種類としては従来からある三環系抗うつ薬のほか、四環系やセロトニン選択的再取り込み阻害剤（SSRI）やセロトニンノルアドレナリン再取り込み阻害剤（SNRI）がある。皮膚科において用いやすいのは、比較的副作用の少ないSSRIやSNRIである。

SSRIではフルボキサミン（ルボックス®、デプロメール®）やパロキセチン（パキシル®）があり、SNRIではミルナシプラン（トレドミン®）がある。SSRIは抗うつ作用のほかに、強迫症状にも有効とされ、激しい掻破や抜毛癖に対してもその効果が期待されている。ただ三環系抗うつ薬との併用が原則としてはできないことや、副作用として吐き気がでることがある。フルボキサミンは25mg／日〜100mg／日を分1〜2で処方する。現在、日本で販売されているSNRIはほかの神経薬剤との相互作用が少ないため用いやすいが、効果は三環系抗うつ薬よりやや弱いという意見が多い。ミルナシプラン10mg／日〜75mg／日を分1〜3で処方する。

三環系抗うつ薬は古くからある抗うつ薬であるが、使用にあたって注意しなければならない点が前述の抗うつ薬に比べて多く、特に循環器疾患の患者では注意を要する。血圧低下、不整脈や心不全を増悪させる可能性がある。しかし前述の新しい抗うつ剤に比べて現時点では効果はより強いといわれており、用いられるケースが多い。イライラを伴う抑うつ症状の場合や激しい掻破、抜毛癖などの衝動行為としてみられるものにはクロミプラミン（アナフラニール®）を10mg／日〜75mg／日分1〜3で投与する。疼痛性障害ではアミトリプチリン（トリプタノール®）を10mg／日〜75mg／日で投与する。そのほかの三環系抗うつ薬としてノルトリプチリン（ノリトレン®）10mg／日〜30mg／日を分1〜3で、アモキサピン（アモキサン®）10mg／日〜75mg／日を分1〜3で処方するなどがある。

四環系は三環系に比べて循環器系への副作用は少ないが、眠気が強いため睡眠障害にも用いることが多い。特にアトピー性皮膚炎などに昼夜逆転した場合や強い痒みにおける睡眠障害に使いやすい。ミアンセリン（テトラミド®）とマプロチリン（ルジオミール®）があるが、ミアンセリンの方が作用がやや強いといわれている。ミアンセリンは10mg／日〜30mg／日を分1〜3で、マプロチリンも10mg／日〜30mg／日を分1〜3で処方する。睡眠障害に用いるときはミアンセリンは10mg〜20mgを、マプロチリンは10mg〜20mgを眠前に投与する。

抗うつ薬は抗不安薬のような依存性はいわれていないが、急激な中止により筋硬直を生じる可能性があるので、できれば漸減するのが望ましい。眠気、口渇、血圧低下などは多くの抗うつ薬で生じる副作用であるので、特に他剤併用の場合注意が必要である。

③睡眠薬

睡眠薬は皮膚科においてはベンゾジアセピン系を中心とした非バルビツール酸系を用いる。バルビツール酸系は依存性があり、またヒスタミン遊離作用があるため皮膚科疾患にはあまり望ましくない。

入眠障害で軽い場合、チエノジアゼピン系のブロチゾラム(レンドルミン®)0.25mgを用いる。これは短時間作用型で反跳性不眠が少なく高齢者にも使いやすい。中等度の入眠障害ではベンゾジアセピン系のロルメタゼパム(エバミール®、ロラメット®)1mgやシクロピロロン系のゾピクロン(アモバン®)10mgを用いる。

睡眠持続の障害には、軽度の場合リルマザホン(リスミー®)1mg～2mgを処方し、中等度の場合はベンゾジアセピン系のニトラゼパム(ベンザリン®)5mgや、クアゼパム(ドラール®)20mgを投与する。

難治性の睡眠障害にはフルニトラゼパム(サイレース®、ロヒプノール®)を1mg～2mg、またはエチゾラム(デパス®)0.5mg～1mgを投与する。

なおトリアゾラム(ハルシオン®)は依存性が高く、もうろう状態や前向性の健忘を生じたりするので、特に睡眠が不規則になりがちなアトピー性皮膚炎などではできるだけ使用しない方がよいと思われる。

④皮膚科における向精神薬使用のポイント

皮膚科において向精神薬を用いるのは医師だけでなく患者にも抵抗が生じることがある。そのため患者に用いるときは、例えば抗不安薬や抗うつ薬は、「気分の調整をする薬」や「自律神経を調整する薬」などと説明すると受け入れやすいと思われる。しかし患者に向精神薬であることを伝えなければならないときは、「自律神経の調整にも使う」とか「皮膚の痒みのコントロールにも使う」とか「神経症やうつ病に使う場合よりも使用量が少ない」などと説明するのが適切ではないかと思う。

皮膚科では抗ヒスタミン剤、抗アレルギー剤がよく用いられるので、これらとの併用において、眠気や血圧低下に注意する。実際は眠気の少ない抗アレルギー剤を用いて、不安、抑うつ、睡眠のコントロールは向精神薬を用いるのが望ましい。抗アレルギー剤や抗ヒスタミン剤の眠気は翌日まで持ち越すことが多く、向精神薬によって増強されるからである。眠気の調節には向精神薬、特に睡眠薬の方が作用時間などの違いから多くの種類があり、調節しやすい。向精神薬の使用ができないときや、適切でないときには不眠に対して抗アレルギー剤や抗ヒスタミン剤の眠気を利用する。

向精神薬の使用経験のない皮膚科医の場合は、はじめは少ない種類の抗不安薬、抗うつ薬を使い、それに

表3／皮膚科で向精神薬を使うポイント

1. 抗ヒスタミン剤、抗アレルギー剤との併用において、眠気・血圧低下に注意する。
2. はじめは少ない種類の抗不安薬・抗うつ薬を使い、それに慣れる。
3. 抗不安薬の減量・休止はゆっくりと。
4. 心身医学を専門とする者以外は原則として抗精神病薬(メジャートランキライザー)は使わない方がよい。
5. 使い慣れた向精神薬で効果がない場合は心身医学を専門とする医師に相談するか、紹介する。

慣れるようにするのがよい。それから徐々に種類を増やしていくのがよいと思われる。

また心身医学を専門とする者以外は原則として抗精神病薬は使わない方がよいと思われる。それは錐体外路症状などの副作用の管理が必要なためである。

使い慣れた向精神薬で効果がない場合は心身医学を専門とする医師に相談するか紹介する方がのぞましい。(表3)

❷ 皮膚科における精神療法

皮膚科心身医学において、精神療法の併用も行われる。精神療法にはさまざまなものがあるが、皮膚科で比較的容易に行えるものを紹介する。

①皮膚科的認知療法

皮膚科においても認知療法が適応できる。今日では種々の情報が錯綜するため、皮膚科患者は皮膚科疾患やその治療に関する偏った考えをしばしばもっている。そのような場合に、つまり歪んだ認知に対して認知療法を施行する。

偏った考えに対して別の側面からの考え方を提案して、受け入れるかを試みる。このときに皮膚科では、皮膚科学的な説明でもって歪んだ考えの修正を行うと患者にとっても受け入れられやすい。筆者はこういった方法を皮膚科的認知療法とよんでいる。例えばステロイドを忌避している患者にステロイド剤に対する考えを変えてもらおうとするときに、皮膚科学的な立場から、使わないとどうなっていくかなどのイメージを膨らませて患者に話し、それによって患者の考えを徐々に変化させるなどである。こういったことは皮膚科医にとっては日常の診療で行っているといわれるかも知れない。確かに日常診療でもみられると思うが、その理論を知ったうえで行えばもっと効率よくできるものと思う。

②皮膚科的行動療法

行動療法もまた皮膚科においてよい適応である。特に痒みに対して掻破している場合に用いられる。掻くことが「快」の刺激にはなっているが、その度を超すと皮膚の状態は悪化し、掻破痕ができて痛みを感じ「不快」となる。その「不快」な状態が再びイライラを生じて「快」を求めるようになる。この一連の行動パターンを取り除くには、どこかの時点で介入が必要である。例えば思いきり掻かせてみて、皮膚の悪化を患者に自分でみてもらい、かえって不利益になることを理解してもらうように促すなどを行う(これは一例であってほかにもいろいろと考えられる)。皮膚科的な管理のもとに行動パターンを変化させて、その結果を皮膚科的に評価して患者へフィードバックさせるのである。こういった方法を筆者は皮膚科的行動療法と呼んでいる[6]。

③短期療法

認知療法や行動療法から発展したものと考えられ、問題解決療法、解決志向療法、可能性療法、物語療法(ナラティブセラピー)などがある。短期間で患者の認知や行動パターンを変化させるのが特徴である。

この中で比較的皮膚科医や一般医にも容易なのは、解決志向療法と思われる。ほかの方法は治療者が次々と提案をしていかなければならないが、解決志向療法は「どんなときに痒みが軽くなりま

すか？」などの比較的数少ない簡単な質問によって患者から答えを引き出す方法である。それによって患者の物事に対するとらえ方を変化させるのである。技術的にも他の短期療法よりは簡単である。しかし患者にやる気がみられなかったり、抑うつ状態で考える力が低下しているときは使えない。また強迫的な患者ではこの繰り返す単純な質問が、強迫観念となることもあるので注意を要する。

④催眠療法

皮膚科においての催眠療法は古くから蕁麻疹などに行われている[7]が、ほとんど普及をしていないのが現状である。適応としては蕁麻疹や限局性多汗症、抜毛癖をはじめとして多くのものがある。搔破行動に対しても催眠療法のよい適応と考えられるが、まだ十分には行われていない。今後の臨床催眠への応用を期待している。

以上皮膚科における精神療法について述べたが、これらを行うには患者に十分な「やる気」つまり動機づけを行う必要がある。また皮膚科患者の多くは痒みを伴い、その痒みが精神療法を行ううえで患者の注意をそらすこともあり、難しいところである。しかしそこが皮膚科における精神療法の重要な点である。

V 皮膚科心身医学の将来

現在皮膚科で心身医学を専門とする医師は極めて少ない。米国で心身医学が発達していないことも多少は影響があると思えるが、皮膚科医にとって心身医学を学ぶ機会がまだ少ないといえよう。また関心はあるが専門的にはしないという医師が多いのも当然で、これからは皮膚科心身医学の専門医を養成するのみでなく、一般皮膚科医にできる心身医学を教育・啓蒙する必要があると思われる。

学問的には精神神経免疫学の発達がこの皮膚科分野に特に貢献するものと思われる。それとともに現在病態が不明な皮膚疾患も解明されていくと期待している。特にアトピー性皮膚炎、円形脱毛症、膠原病などの分野で精神神経免疫学が解明の鍵となることを期待している。

(羽白　誠)

●文献

1) Medansky RS, Handler RM : Dermatopsychosomatics ; Classification, physiology and therapeutic approaches. J Am Acad Dermatol 5 : 125-136, 1981.
2) Koo JYM, Do JH, Lee CS : Psychodermatology. J Am Acad Dermatol 43 : 848-853, 2000.
3) Lotti T, Hautmann G, Panconesi E : Neuropeptides and skin. J Am Acad Dermatol 33 : 482-496, 1995.
4) Panconesi E, Hautmann G : Psychophysiology of stress in dermatology. Dermatol Clin 14 : 399-421, 1996.
5) Hashiro M, Okumura M : The relationship between the psychological and immunological state in patients with atopic dermatitis. J Dermatol Sci 16 : 231-235, 1998.
6) 羽白　誠：行動療法の適応と留意点，皮膚科における行動療法．心療内科学会誌 3： 159-161，1999.
7) Shertzer CL, Lookingbill DP : Effects of relaxation therapy and hypnotizability in chronic urticaria. Arch Dermatol 123 : 913-916, 1987.

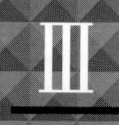

6・整形外科

はじめに●●

　整形外科学は以前には一般的に形成外科の一部(いわゆる美容整形外科)と混同され、またその違いを知っている人でも、手足の骨折を代表とされる外傷を扱う科と思っている人が多かった。また、整骨師、柔道整復師による施療行為と一部重複することがあるので、腰痛やリウマチ疾患は整形外科で骨折は民間医療でという誤解もいまだにみられることがある。一方、近年、多様な価値観、それに伴う多様な人格がみられるようになり、さらに情報社会が拍車をかけるようにして慢性疼痛としての腰痛、関節痛、末梢神経障害、外傷後の機能不全への不安を抱える患者さんが増えつつあり、整形外科領域でも一般的な治療から高度な治療を行うに際し、その過程と結果について十分な説明と理解を得る必要が出てきた。さらに、機能的な改善を求める整形外科では手術的な療法だけでなく、物理療法、理学療法、作業療法のいわゆる、リハビリテーションについてもその過程とゴールへの理解が求められる。今回、これらの治療体系の中で、整形外科医として心療内科的な必要性について代表的な疾患も挙げつつ述べてみたい。

I 整形外科の歴史と現状

　歴史的に観ると整形外科学は機械を使って変形を矯正する技術を主とし、それらを1741年Nicolas Andry[1]がまとめて初版、以後運動、義肢などが加わり、次第に科学的な考え方が広がり整形外科学として認められるようになった。以後、各分野での科学的な発展とともに、生命の保障がある程度確保できる状況になって、個人の価値観の多様性が重んじられる時代を迎えることになり、整形外科学領域は一段と注目を浴びるようになった。

　私が整形外科医となった1973年頃は、まさにすべてが右方上がりの時代の幕開けであり、整形外科領域でも欧米医学の影響を受け保存的療法から観血的治療へと変わっていった。

　当然のことながら、保存的療法では患者と当然長い間人間関係を続けなければならない。一方、観血的療法では比較的短期間に濃厚な人間関係をもたなければならない。歴史的にみればわが国には観血的療法を用いて治療に導くという手段はなく、特に中年以降の患者には本質的に手術療法を受け入れる素地は少ないと考えられる。また、若者であってもさまざまな情報を十分処理できず、短絡的で安易な治療に走り、結果的に高齢者より十分な理解が得られない場合に遭遇する。施療側でさえも西洋医学を施しているとはいえ、個人的には東洋人が多いため、手段としての西洋医学は日進月歩してきたものの、十分に文化または哲学として西洋医学が根づいているとは思えない節がある。手術療法がある意味で隆盛期を迎えている今日にあって、個人の治療の質の高さへの要望が高まるにつれ整形外科分野でも単なる技術論だけでなく、患者の心理面も含めた治療の確立を考え

るようになってきた。しかし、残念ながら多くの整形外科医にとっては気にはなっているものの、どちらかというと末梢的なことになっていると考えられる。

すなわち、医療内容がより専門的になり、高度な医療技術を修得する日々に追われている現状では、患者やその家族との関係はともすれば一方的になる傾向は否めない。また、人間関係がうまくいかなくなるとその対応を専門家に委ねる傾向は年々進んできている。このことは、ある意味で、医師の人間としての経験の浅さとの関連は否定できない。

さて、整形外科領域での心療内科的な対応でかかわり合っている症状は四肢の疼痛障害であるといって過言ではない。痛みが長引けば当然その対応に施療側も患者も苦慮し、特に、日常的に痛みと向き合っていれば患者は当然心理的に追い詰められていくことは想像に難くない。そのことは、同時に施療側にも当てはまる。したがって、短期間にことを治めてしまいたい傾向にある外科系の医師にとっても、心療内科的な対応の必要性を理解しておくことは重要であると考える。以後、この疼痛障害と心理的なかかわりを中心に進めていこうと思う。

❶ 疼痛障害の定義について

疼痛の診断基準についてはDSM-Ⅲが1980年に米国精神医学会によって発刊された。そこでは、心理的要因が病因とされるものだけに限定されており、身体的要因の関与は否定されている。その後、1994年DMS-Ⅳが器質的要因、社会的・職業的、さらに機能的要因を含めて診断基準を改定し、急性期と慢性期の時間的境界を6カ月とした[2]。

Sternbachら[3]は1973年、慢性腰痛患者を心理的に分析した結果、神経症の3要素、ヒステリー、心気症、および抑うつについては急性期患者群では正常範囲であるが、慢性疼痛群では有意にその傾向がみられたと述べている。その傾向が心理的要素が先行されていたのか(一次的)、潜在的心理障害が器質的障害が加わったことにより顕在化したのか(二次的)を知ることは、その後の対応の重要な要因になると考える。Barnesら[4]は慢性疼痛患者をMMPI (Minesota Multiphasic Personality Inventory)を用いて心理的評価を行い、治療施行群は6カ月後には有意に心理的回復をみたことより、ほとんどの慢性疼痛患者の心理的要因は二次的なものであると結論づけている。

しかし、中井ら[5]は慢性疼痛には必ず急性期があったのだから、急性期に慢性疼痛に至らせないための分析の重要性を述べ、慢性疼痛を「急性期慢性疼痛」と「慢性期慢性疼痛」の二種類に分類することを提唱した。

すなわち、急性期慢性疼痛を診断することにより慢性期慢性疼痛に至らせないことができる可能性を述べている。この考え方は1つの示唆であり、施療側として心すべきことであろう。

❷ 慢性疼痛に至りやすい整形外科的疾患

心理的要因が関連しやすい整形外科的疾患は腰痛疾患、関節リウマチ、外傷性頸部症候群、肩関節周囲炎、反射性交感神経ジストロフィー(RSD)、幻肢痛、末梢神経障害など枚挙にいとまはない。単なる打撲傷であっても、潜在的に心理的な疾患があればここから慢性疼痛へ移行する可能性は否定できない。

さらに、経済的な代償としての詐病だけでなく、代償のない虚偽性障害としての詐病に至る可能性もある。ここでは、以上挙げた疾患のいくつかについて総論的に述べたいと思う。

①腰痛疾患

腰痛は人間が二足走行を開始した時点で運命づけられた。腰痛といってもその部位や原因はさまざまであり、症状としては急性期と慢性期に分けられる。また、腰痛は必ずしも整形外科疾患だけで生ずるものではなく、内科的疾患（胃潰瘍の関連痛としての腰痛や解離性大動脈瘤により生ずる腰痛は昔からいわれている）や婦人科的疾患、泌尿器科的疾患などがある。

腰痛の疫学的な面をみると、腰痛の訴えが一番多いことは、「国民衛生の動向」[6]からも知られている。しかも、3人に1人が民間医療に委ねており、大学病院に至っては5％前後の患者しか診ていないという現状である。腰下肢痛をきたす主な整形外科的疾患を表1に記載するが、大学病院またはそれに準ずる病因では腰痛疾患（下肢痛も含め）の対応のほとんどは下記の治療法に集約される。

①手術療法
②ペイン・クリニック
③薬物療法
④装具療法
⑤理学療法

これらを単純X線所見、MRI、ミエログラム、CTミエログラムなどの画像所見や電気生理学的検査所見による病理学的な背景をもとに症状、発症からの経過などを考慮に入れて治療法が選択されていると考える。さらに、この中に日常生活活動、職業の内容（職場でどのような動きをしているのか）も含め検討し、さらに心理的背景、患者の希望を含め治療法を決定するべきであろう。しかし、多忙な外来ではたとえ1つの心理テストも難しい。そこで、問診にポイントをおき、慢性腰痛症に至る可能性をできるだけ排除するよう心がける必要がある。以下に問診のポイントを表2に記載する。

診察法は画像診断が発達するにつれて、次第にその方法の定説が薄れてきている。近年、診察法についてあまり記載している文献はなく、その大切さ

表1／腰痛、下肢痛をきたす主な整形外科的疾患

1）脊椎疾患 筋筋膜性腰痛症 腰仙部変形性脊椎症 骨粗鬆症 脊椎分離症・分離すべり症 脊椎無分離すべり症 腰部椎間板ヘルニア 腰部脊柱管狭窄症 脊椎変性側彎症 腰椎椎間関節症 脊椎炎（脊椎カリエス、化膿性脊椎炎） 脊椎腫瘍 強直性脊椎炎 2）脊髄疾患 馬尾神経腫瘍 A-V Malformation 癒着性くも膜炎 二分脊椎	3）その他 神経根嚢腫 神経根形成異常 神経根腫瘍 梨状筋症候群 仙腸関節疾患 いわゆる腰痛症

表2／慢性腰痛疾患の留意すべき問診のポイント

1. 必ず患者から目線を離さず問診を進める。
2. 経過が長い場合、心理的な問題が含まれていないかを留意する。
3. 過去の交通事故や労働災害で腰痛が生じ、経過が長い場合虚偽性腰痛も念頭に入れる。
4. 最初から前医を非難する場合、最後まで聞いて患者が落ち着いてから対応を開始する。
5. 腰痛をきたした環境因子に関し家庭や職場での立場についても探る。

は述べられているものの、それぞれの教育機関で先輩から教えられたものが個々に伝わっているようである。

私個人は座骨神経痛を中心とした診察法を約30年前に教えられ、その後少しずつ自分なりに変えて今日も用いているが、基本的には最初に教えられた手技と大きな変化はない。

実際、画像診断の発達が比較論として診察法の精度を落としていると感じているが、もう1つ診察をする意義を新たに実感していることがある。それは、診察をすることにより必ず、患者にスキンシップをしていることである。われわれは西洋医学を行っている以上問診から入るのであるが、東洋医学は触診から入るといわれている。

終始合理的な診断と治療を追求してきているわれわれと違い、民間療法は触診による診断と治療で「癒し」を施しているといえる。その意味での診察の意義を考えて、再診でも触診をできるだけ行うよう心がけるべきである。

②関節リウマチ

関節リウマチ(RA)は四肢を中心に多発性関節炎を主体とする進行性の炎症性疾患であり慢性化し、かつ持続性ゆえに次第に関節破壊をきたすようになって運動障害をきたし日常生活動作が低下する。

病変の主体は関節滑膜の慢性炎症であるが、関節外症状として血管炎による心血管障害や皮膚梗塞、皮膚潰瘍をきたす悪性関節リウマチの形をきたすこともある。

疫学的には女性に多く、しかも35～60歳ぐらいが最も発症するといわれる。近年、高齢化社会に伴い高齢の男性にも発症する傾向がみられている。回帰性リウマチのように比較的早期に改善をみる場合もあるが、多くはその症状が慢性化するので、かつて患者の70％がうつ病傾向にあるとまでいわれた。

いまだRAの原因は不明であるが、遺伝子レベルの研究が進む一方、免疫調節療法の普及によりかなり症状をコントロールできるようになってきている。治療体系は薬物療法、手術療法、リハビリテーションを柱に、その病期、症状、X線上の検討などを指標に日常生活活動の向上や低下の防止を目標として治療してゆく。

RA患者の心療内科的な問題は、Once a Rheumatoid, always Rheumatoidといわれたように、RAと診断され一生関節炎とつき合わなければならない不安と、既にRAと診断され痛みと障害を伴う関節を抱えてその将来に大きな不安をもっていることであろう。

特に、個々が健康であり続けることが安定した日常生活を送る大きな条件となっている近年のわが国で、働き盛りの女性1人が長期にわたる障害をもつことはかなり家族生活への影響があると考えられる。したがって、精神的不安は強く、特にRAの急性期になれば一層不安感は増す。その場合はまずは急性期の炎症を治めるためステロイドのパルス療法を行い、炎症が落ち着いた時点で病気の受容のための説明を行う。しかし、1回の説明では理解してもらえないことが多い。初期であれば、最近の治療法の進歩と病勢のコントロールが可能であることを十分説明すべきで、根気よく回数を重ねて理解を得るように心がけるべきである。整形外科では手術療法をはじめRAに対する治療手段を多くもっているので、これらを駆使して患者が積極的に治療に参加している意識を高め

る必要がある。不幸にして、理解が得られず錯乱状況に陥ったり、うつ状態になれば抗うつ剤を使用することも稀ではあるがみられるので心がけておく必要がある。

③外傷性頸部症候群（頸椎捻挫）

1960年代から70年代にわたり交通事故の補償絡みで社会問題までになり、一世を風靡した疾患である。現在、交通事故絡みはあまり問題にはならず、コンピューター導入による頸部症候群が問題になってきている。病態の主体は器質的なものよりいわゆる症候的なものであるが、頸部交感神経過敏が加わると頸部痛だけでなく、だるさ、しびれ、脱力感に加え、不安、うつ傾向が生じることがある。

この種の治療には、物理療法が行われることが多く、ほとんど治療の主役は医師より理学療法士や民間療法の施療者になってしまい、長期になると再び頻繁に医師の前に現れるということが多い。しかし、器質的なものが乏しいと医師といえど説明に困窮してしまい、さらに不安感が増すことになる。ここに、整形外科医にもこれらに対応する能力が要求される。整形外科的診察法の励行に加え、一般精神療法（受容、保証、サポートなど）や抗不安剤（漢方薬も含め）、抗うつ剤を使用する必要も出てくる。

④肩関節周囲炎（癒着性肩関節包炎）

古くから五十肩とも凍結肩ともいわれ、関節包滑膜に慢性炎症が生じ、痛みがさらに関節可動域制限をきたし癒着が進行、関節の有痛性可動域制限ができあがる。関節の可動域制限はあらゆる方向ではあるが、主に前挙と結帯動作、すなわち外旋制限がみられる。

発症年齢は40〜60歳であり、痛みが比較的長期にわたるので患者は心理的にも負担を感じざるを得ない。整形外科的治療は物理療法を加味した運動療法を処方することが多いので、理学療法士が対応する機会も多くなる。

しかし、この疾患は自ら積極的に運動に参加する姿勢が早期治癒を促すので、その点でも心理的に追い込まれる患者も出てくる。

その場合、まず病状の経過と痛みの程度を把握し、日常生活上何が一番問題になっているか、今受けている治療を十分受容しているかなどを知るべきである。そのうえ、理学療法士と連係を密に取り運動療法のプランを再検討すべきであろう。現状が十分把握できていなければ決して無理に治療を推し進めず、痛みが耐えうる範囲に治めて継続的な治療が維持できるように心がけるべきである。したがって、一般精神療法を毎回診療のたびに繰り返して行う。

⑤反射性交感神経ジストロフィー（Refelx Sympathetic Dystrophy）

整形外科および麻酔科ペイン・クリニックで難治性疼痛の1つで、1994年の世界疼痛学会でCRPS（complex regional pain syndrome）のType-1とType-2に分類された[7]。

CRPSの症状は
①受傷後数週から数カ月して生ずるアロデイニアなどを含む、激しい異常な痛み
②交感神経亢進症状（浮腫、皮膚の冷感や熱感、発汗の異常など）
③関節の拘縮による機能障害
④光沢を伴った薄くなった皮膚と廃用性に由来すると思われる骨萎縮

表3／CRPS（Complex Regional Pain Syndrome）の主な症状

- 受傷後数週から数カ月して生ずる激しい痛み。時としてアロデイニアなどの痛覚過敏と思われる症状もみられる
- 交感神経亢進症状（浮腫、皮膚の冷感または熱感、発汗の異常）
- 進行性関節拘縮による機能障害
- 光沢を伴い菲薄化した皮膚とX線上でみられる廃用性骨萎縮

に集約されると考える（**表3**)[8]。

受傷から約3カ月をCRPSの急性期とするが、その発症機序については受傷後の痛みに交感神経系がどれほど関与しているかがポイントである。しかし、もっと大切なポイントは、外傷後いかに局所の疼痛と浮腫を減少させておくかであることはいうまでもない。すなわち、受傷の程度を把握し、必要な個所の安静と運動を指示、かつ浮腫の発生を抑えるべく投薬（抗炎症剤、桂枝茯苓丸などの漢方薬）も考慮すべきである。さらに、患者の性格分析、特に、事故絡みであれば被害者意識の程度を察知する必要もある。精神分析の必要もあろうが、多くの場合加療の中で把握できると考える。

一旦、CRPSに至れば、交感神経ブロックとして上肢では星状神経ブロック、下肢では硬膜外ブロックなどが試験的にも、治療的にも適応とされるが詳細は麻酔科の文献に委ねることとする。整形外科的にはどの症例に大しても前述の理学療法は物理療法とともに続けられるものだが、決して漫然と続けるのではなく理学療法士との連係と良好な医師・患者関係を築くために努力すべきである。初期よりみていた患者が次第にCRPSに陥ると、医師の方が逃げに転じる場合がある。その際、不安、怒り、抑うつなどが生じ、身体的な痛みに感情的な痛みが加わり痛みの内容がより複雑になる。すなわち、施療者側に共感と同情の姿勢がないと症状は悪化の傾向をたどると考える。

⑥幻肢痛など

脊髄損傷や四肢の切断、神経引き抜き損傷後などにみられる耐え難くつらい慢性疼痛症候群は脊髄視床路の障害があり、求心性遮断疼痛といわれている。症状の特徴はCRPSのそれとよく似ているが、灼熱痛が多くみられる傾向がある。末梢からの侵害刺激が繰り返し、脊髄を含めた中枢を刺激することから麻酔科学的対応（交感神経ブロックや脊髄硬膜外刺激法など）だけではペイン・コントロールはでき難い。したがって、いかにこの痛みを受容して日常生活を送れるかが患者の一生の問題にかかわってくると考える。特に、四肢の切断、脊髄損傷による四肢の機能障害は外見上の問題もあり、たとえ痛みがコントロールされても自立した生活が制限される。

そのことが、痛みの受容にも関与すると考えられるので、長期にわたりカウンセリングも加味したリハビリテーション学的な対応は大切であろう。

⑦末梢神経障害

近年、この分野の整形外科的診断、治療は急速に発展をみ、特に電気生理学的検査により障害部位、程度が判別できるようになったので手術療法の適応もより的確になって症状の改善が得られるようになっている。しかし、一旦交感神経の関与や心理的葛藤などが加わると、軽微な痛み、しびれが慢性的になり治療に困難をきたす。

末梢神経障害は有名なSeddonが以下の3型に分類しており、現在でも大まかな分類として有用である[9]。

①neurapraxia（一過性神経不動化）

②axonotmesis（軸索断裂）

③neurotmesis（神経断裂）

手術的な治療は③の神経断裂には絶対的な適応があり、断裂した神経の連続性を回復させ神経再生をはかる必要がある。①②は神経組織の連続性が保たれ、②の軸索断裂でも神経内膜管が残存し断裂した軸索が再生する。

したがって、保存的治療で十分対応できうる。

末梢神経障害をきたす原因は、急性に生ずるものと慢性の経過をとるものに分けられる。

急性発症としては多くの外傷によるものと出産の際、不適当な牽引によって生ずる分娩麻痺がある。もちろん、外傷の中には前述したオートバイ事故などによる腕神経叢引き抜き損傷も含まれる。慢性の経過で発症する代表的な神経障害は絞扼性神経障害である。絞扼性神経障害の代表的疾患を以下に列挙する。

①胸郭出口症候群

②肘部管症候群

③手根管症候群

④知覚異常性大腿痛

⑤梨状筋症候群

⑥足根管症候群

この中で、日常臨床上診断に苦慮し、治療が遅れ慢性疼痛に移行する傾向がある疾患は、①胸郭出口症候群、④知覚異常性大腿痛、⑤梨状筋症候群であろう。胸郭出口症候群では両肩から手指にわたるしびれ、痛みを片側または両側に主訴とし来院することが多く、頸肩腕症候群や頸椎神経根症と診断され理学療法でお茶を濁している場合も少なくない。

診断は症状と経過からほぼ推察できるが、Wright testやRoos 3分間上肢挙上負荷試験などで症状の誘発がみられたら容易に診断をつけることができる。知覚異常性大腿痛は大腿外側皮神経が鼡径靭帯で圧迫を受けるために生ずる大腿全面のしびれ感と痛みで、中年の女性で比較的体型が気になってタイツを強めにはく人にみられる。さらに、梨状筋症候群では臀部への外傷歴や臀部の圧痛に加え股関節運動痛(屈曲、内転、内旋)がみられれば疑ってみる疾患である。臀部痛に伴う歩行障害をみると、まず坐骨神経痛による痛みと考え、腰部椎間板ヘルニアを主とした腰痛疾患を考える。したがって、患者の年齢が高いと画像的に腰椎に異常所見を認めれば、腰椎への手術療法が繰り返される、いわゆるmultiple operated backに陥る可能性がある。

いずれも、的確な診断と治療がなされれば、ほぼ症状は改善される。しかし、しびれ感はある程度は残存することも多い。不幸にして末梢神経障害の痛みとしびれが続き、慢性化した患者に遭遇した場合にはペイン・クリニックなどによるペイン・コントロールはもちろん、しびれの受容ができるよう納得ができる説明、さらに同情と支援を中心とした心療内科的な対応も心がけるべきであろう。

II　まとめ

　整形外科領域における心療内科的対応について代表的疾患を挙げて総論的に述べてきた。

　整形外科学は従来より機能を大切にしてQOL（Quality of Life）を高めてゆく学問であるが、同時に四肢の痛みやしびれに対してもこれらを消失、軽減させるよう努力してきた。

　しかし、四肢切断後また四肢麻痺や関節リウマチによる機能障害や遺残変形など外見上の障害はもとより、四肢の慢性的な痛み、しびれに対する対応も長年の問題として今なお続いている。四肢切断後や運動麻痺などは外見からわかるので同情や支援を受けやすいこともあるが、一旦心理的葛藤に陥ると長期にわたって心の問題を引きづることになる。

　まして、痛みやしびれなど本人しかわからないものになると問題がより深く、複雑になってゆく。さらに、手術との関連が加われば手術を進めた医師、執刀医、大学病院であれば担当医との人間的な問題にまで発展しかねない。個人的な考えではあるが、私は手術にかかわった医師は一生ある程度の責任をもち続けるべきであると考えている。したがって、患者から求められれば術後何年経っても対応する責務をもっと考えるべきである。しかし、今の行政側の考えはより専門性を進め、1つの科での治療期間の短縮化をはかっている感が否めない。したがって、何事も病院では短期間に問題解決を迫られており、チームを組んで問題点の情報を早期に集め、一気に解決をはかろうとする傾向にある。

　問題を抱えているのは患者個人であるが施療側はチームとして対応する流れがあるので、本来の対人の関係がつくりにくくなっている。そこには、各分野の専門化の弊害も否定できない。専門化はその分野だけがわかっていればよいのではなく、ある程度の医学的常識を備えていなければいけないのは当然である。それは、一般常識とも通じていなければいけない。すなわち、全体からみて自分の専門分野がどの位置にいるのかを常に意識している必要がある。抽象的ではあるが世間離れしたマニアックな感覚では、決して全体の流れが把握できるとは思えない。今の各科のカンファレンスはその点が欠けてはいないだろうかと危惧している。現状の部分的な解決だけに焦点を当てるのではなく、患者および、家族も含めた今後の生活を視野に入れた問題解決の検討がなされないと本当の意味での治療はできないと考えている。外科系は繊細な神経と手術的な技術を持ち合わせないといけないといわれてきたが、整形外科領域でも同様なセンスは必要と考える。例えば、手術適応があって手術の必要性を説明しても本人がどうしても踏み切れない場合、それを受け入れて保存的治療を続けて受容する努力はその患者にとって大きな支援になるであろう。しかし、施療側もそれぞれ治療哲学をもっており、さまざまな理由でその治療方針が変えられない場合もあろう。その際、施療側の治療哲学（方針ではない）をよく説明し納得のうえ、施療者を変更するようにするべきであろう。施療者と患者の人間関係をなるべく良好に保つためにコミュニケーションをうまく取ってゆかないと潜在的な慢性疼痛患者を掘り起こしかねないと考える。

　小生が時に患者に「あなたにとっての名医を探しましょう」ということがある。

　その意味は、コミュニケーションが十分とれる施療者と出会うことの大切さを伝えているつもりである。すべてはここから始まるといっても過言ではないと考えている。われわれ整形外科医は手

術を重要な治療手段と考えており、どうしても手術で解決をはかりたい傾向があるのは否めない。したがって、先述した如く術後の遺残障害をまた手術で治療をすれば多数回手術に陥る危険性をはらんでいることを常に頭の隅にもつことが必要であると考える。

おわりに●●

　整形外科領域からみた心療内科的な問題、対応の在り方を経験と私的な医療哲学を混えて述べた。人の心の動きは心理テストを行ってもきれいに割り切れるものではない。特に人対人となると相対的に動くものである。

　痛みやしびれなどその程度がはかれるものは、見松[10]、稲森[11]らが推奨しているようにVAS（Visual Analogue Scale）を用いれば比較的患者の現状の把握と施療者であるわれわれ自身の施療評価ができると考え日常的にその有用性は感じられる。

　最後に、施療者側は単に医療分野の技術的修得に努力するだけでなく、幅広い社会的経験を積み重ねて患者に対してより深い信頼を得られるよう努力し、医療を通じて同情と支援を惜しみなく提供してゆけば、心理的葛藤を分かち合える十分な対象として位置づけられると確信する。

（森　良樹）

●文献

1) 辻　陽雄：標準整形外科，寺山和男，ほか(編)，第6版，p1-2，医学書院，東京，1996.
2) アメリカ精神医学会：DSM-Ⅳ．精神障害の分類と診断の手引，高橋三郎，ほか(訳)，p179，医学書院，東京，1995.
3) Sternbach R A, et al : Aspect of Chronic low back pain. ibid 14 : 52-56, 1973.
4) Barns D, et al : Changes in MMPI profile levels of chronic low back pain patients following successful treatment. J Spinal Dis 3 : 353-355, 1990.
5) 中井吉英，ほか：心と痛み．整形外科第51巻，p893-896，南江堂，東京，2000.
6) 厚生省統計協会：国民衛生の動向．厚生の指標46（臨増），1999.
7) 生田義和，ほか：反射性交感神経性ジストロフィーの基礎と臨床．整形外科　51：347-351，2000.
8) 平田道彦，ほか：慢性疼痛の治療．運動療法と物理療法　10（1）：21-27，1999.
9) Seddon H : Surgical Disorders of the Peripheral Nerves. Churchill Livingstone Edinburgh 2nd Ed, 1975.
10) 見松健太郎，ほか：痛みの評価・診断法 1) Visual analogue scale（VAS）．整形外科51（8）：897-901，南江堂，東京，2000.
11) 稲森耕平，ほか：痛みの評価と工夫．ペインクリニック　19：514-519，1998.

III 各科の心身医療の現状と将来

7・救命救急センター

はじめに●●

　救命救急センター（以下＝救急センター）では2種類の心身医学的な症例を扱う。1つは本書の各論にある心の病から起こりうる各種の疾患、例えば自殺企図や、気管支喘息、消化管出血、心筋梗塞などの症例（但し、これらの疾患のすべてが心身症によるものではない）で、ほかは救急センターあるいは集中治療室（ICU）やCCUといった特殊環境がゆえに心身医学的諸問題をきたした症例である。前者はそれぞれの項に任せるとして、本稿では後者すなわち、かつてはICU症候群などと呼ばれた[1]ものを中心に述べる。

I 救急センターの特殊性

　救急センターでは生命の危機に直面する患者が多く、生命の維持と身体的状況の改善を第一目標とするため、多くの医師やコメディカルの人々がたくさんの重装備の医療機器を用いて、とにかく救命しようと集中治療を行うことが多い。これがある面では、患者や家族の感情や人格を軽視あるいは無視した集中治療ととられ、精神心理的問題を引き起こしたり医事紛争のもとになったりする。
　以下にこれら救急センターのもつさまざまな特殊性につき述べる。

❶患者の特殊性と日本人の国民性

　突然の受傷や発症で予期せぬ入院のことが多いため、入院に対する心の準備がなんらできていない。しかも重症例が多く死の恐怖をもちがちである。また高齢社会を反映して、高齢者が増加しているが、高齢者は精神面では一般的に精神機能・記憶・記銘力の低下などにより、不安、孤独感、心気的態度、猜疑心、頑固、意欲低下、関心の減弱などがみられ、医療従事者や家族などのちょっとした言動で怒ったり、ふさぎ込んだりなどの反応を示しがちである。
　また、国民性としてliving willをもっている人は少ないし、家族内で死について話し合ったことがない人がほとんどである。よって、いざ家族の一員が死に瀕する事態になったときにパニックに陥ることが多い。

❷施設の特殊性

　面会が制限されるため、心のよりどころとなる家族との接触時間が少ない。また多くの医療機器はそれ自体が発する作動音に加えて、けたたましいアラーム音が鳴るなど、患者にとっては大きな騒音となる。また、部屋の構造上、すべてが個室ではないため、ほかの患者の死の現場がみえたり、家族の大きな泣き声が聞こえたりもして、重症者は次は自分かと思い不安にかられることもあろう。

多くのチューブ類につながれ、自由に頭を動かしたり、起き上がることができないため、窓から外が見えにくく、昼間なのか夜なのかもわからず、気分の転換もはかれない。そして、昼夜の区別なく照明がついていたり、次々と新たな患者の入院があって、その都度騒音があるので気分が休まらず、不眠にもなる。以上のような外界からの隔絶と日常生活とまったく異なる環境は患者をさまざまの心身症に容易にさせうる。

❸ 医療行為の特殊性

持続点滴のための複数の輸液ライン、観血的動脈圧測定用ライン、尿道カテーテル、経鼻胃チューブ、酸素マスク、人工呼吸器、血液浄化法のライン、PCPSやIABP、心電図やSpO$_2$モニタのコード、頭蓋内圧モニタ、SjvO$_2$モニタ、胸腔や腹腔ドレンなどでつながれて自由に動けないことが多く、おまけに気管挿管されたりで意志の疎通がはかれず、さらに熱傷を含めた創傷など疼痛を伴う処置が多いことなども、心身症を起こす大きな要因となる。

❹ 救急センターの医療者にありがちなこと

重症者に慣れっこになってぞんざいな扱いをしたり、騒音に無神経だったり、十分なインフォームド・コンセントをとっていないことなどが目につく。例えば、診察や、定時の瞳孔などのcheck、体位交換、痛みを伴う処置などを声もかけずにいきなりやるなどである。また、苦しんでいる患者のそばで笑ったり、大きな靴音を立てて歩いたり、ドアをバタンと開け閉めしたり、回診車を運ぶときの摂子や瓶などのぶつかる音、椅子のキシミ音など、騒音に無神経でいることが多い。アラーム音に慣れてしまって鳴っていても放置したりは危険であるし、もってのほかである。また連日のように採血したりレントゲンをとっても、患者本人や家族にその結果はもとより病状などを十分に説明していないこともしばしばある。

患者側の問題のところで、死について家族内で話していないと述べたが、同様のことは、医療者側にもいえる。多くの医療者は医学は学んでいても、いわゆる「死学」は学んでいない。例えば、とことん全力を尽くすべき病態か、もう手を引くべき病態かの判断は極めて難しいが、もし後者と判断されれば、意味のない過大治療を排し、家族に十分に説明をし、納得のうえでの縮小医療にすることなどは死学の大きなテーマといえる。

II 救急センターの特殊性と心身症の関係

重症であるが故の疼痛や苦痛、死への不安は大きいと思う。多くの機械に囲まれ、それから生じる無機質な音は不安や不快感をつのらせるであろう。多くのチューブ類がついていることによる拘禁状態、多くの医療者や機器類が発する騒音などにより、患者は精神的・心理的に強く反応して興奮したり、不安や不眠を訴えたり、うつ状態になるなど、心身症をきたすであろうことは容易に想像できる。救急センターでみられる心身症には不安・不穏・興奮、不眠、せん妄、抑うつ気分などがある。

III 心身症が起こることの影響

❶ 患者に関して

　不安、疼痛が興奮の引き金になり、不眠、せん妄を引き起こし、これらの心身症が身体疾患の回復を遅らせたり合併症率を上げ、病悩期間を長くしたり、予後を悪化させる。例えば、不穏で生命維持のうえで重要なライン類を抜去する恐れがあるからと抑制帯を用いると、社会的に非難されかねない。それではと、鎮静剤を用いると、患者の意識レベルやactivityが低下し、誤嚥などによる肺炎を合併したりする。かといって気管挿管すると、これまた呼吸器系の合併症を増加させる。つまり、心身症を的確に予防し、起こってしまったら早期に治療することが、ひいては身体疾患の予後をよくすることにつながる。

❷ 医療者側に関して

　不穏、興奮、せん妄、抑うつ気分の患者がいると、看護スタッフの多くの手や目がその患者に向けられるため、通常の看護業務が手薄となり、医療事故のもとになったり、全体の医療レベルの低下につながることすらある。

IV 救急センターにおける心身症の予防と治療

　予防するためには、救急センターの特殊性で述べた一つひとつの因子を取り除くことが必要である。

　また、精神科医の関与が望ましいことはいうまでもない。近年、精神科医が救急センターにスタッフとして常駐していたり、常駐はしていないが定期的な回診で、精神科的介入が必要な症例をみつけたり、身体科の医師や看護師などから診察の依頼を受けた症例を診るというコンサルテーション・リエゾン精神医学を実施している施設など、精神科医がなんらかの形で関与している救急センターが増えてきている。精神科医の実施する対応にならって身体科の医師もある程度の対処はできるようになるべきだと思う。

　以下に心身医学的問題とその対策について述べる。

❶ 心身症の予防

　日々のちょっとした気遣いで予防できることがあるので、それらを列挙する。患者の訴えによく耳を傾け、話せない患者には筆談などの工夫をし、検査の内容や結果をその都度説明してあげ、家族の面会を促し、昼と夜の区別がつくよう環境を整え、日時や場所のオリエンテーションがつくように話をしたりテレビや新聞などを見せてあげ、騒音を抑える努力をし、適宜鎮痛処置を講じ、心安らぐように音楽を流すなどである。

❷ 疼痛対策

先に述べたように、疼痛は患者の不安を増したり、不満や興奮、不眠の原因にもなるので、適宜鎮痛をはかる必要がある。鎮痛薬の使い方は他書[2]に譲る。

❸ 不安・不穏・興奮に対して

不眠の原因には5つのPがあるとされるが、それはそのまま不穏の原因といえる[3]。すなわち、①physical身体的原因(疼痛、発熱、呼吸困難、尿意や便通の異常など)、②physiological生理的原因(入院による環境の変化、ことに騒音や夜間の照明、生活習慣との時間のズレなど)、③psychological心理的原因(傷病に対する不安、気管挿管などによるストレスなど)、④psychiatric精神医学的原因(うつ病、統合失調症、不安神経症など)、⑤pharmacological薬理学的原因(降圧薬、自律神経作用薬、カフェイン、中枢神経刺激薬、ステロイド、甲状腺薬など)である。つまり、不穏のため眠れない、また眠れないから不穏になるというように、両者は密接に関係している。よって、どのPが関与しているかを考えて原因対策を行うとともに、必要に応じて鎮静薬や睡眠薬を用いる。

不安・不穏・興奮や不眠の患者を診た場合、身体的原因によるものでないかどうかを常に考えなければならない。それは身体的原因によるものは、見逃すと悪い結果をもたらすことがあるからである。また、精神医学的原因であることが明らかあるいは疑われる場合は、専門的治療を受けさせるのは当然である。

救急の現場でことに鎮静が必要な病態には、①不穏のために背景にある重篤な病態が悪化し生命に影響を及ぼす危険性が高い場合、②精神疾患の有無にかかわらず激しい精神運動興奮を呈する場合、③人工呼吸器とfightingする場合、その他、④中毒や代謝性疾患で不穏・興奮状態となっている場合、などがあり[3]、以下に詳しく述べる。

①鎮静しないと基礎にある重篤な疾患が悪化して生命にかかわるもの

くも膜下出血、高血圧性脳出血、心筋梗塞、急性大動脈解離などは、しばしば不穏状態を呈するが、著明な血圧上昇がこれらの基礎疾患を悪化させ、生命に危険を及ぼすので、高血圧クリーゼの中でも高血圧緊急症といわれる[4]。よって、手術などの確定的治療をする前に血圧の管理と鎮静、鎮痛をはかることが大切である。但し、鎮静すると意識レベルがマスクされ病態の把握を困難にすることがあるので注意する。以下に鎮静の具体的方法を示す[3]。

a) チアミラール(イソゾール®、チトゾール®):頭蓋内圧を下げる効果があるので、くも膜下出血や高血圧性脳出血などにおける手術までの間の鎮静に適している。100～250mgを間欠的に静注したり、250mg/hr前後を持続静注する。但し、いずれの場合も呼吸停止をきたすので、気管挿管下の人工呼吸管理が必須である。まず3～5mg/kgを静注し、眠ったら筋弛緩薬を併用して気管挿管を行う。この量の静注により多くは呼吸が停止するので、筋弛緩薬を用いずにそのまま挿管してもよい。また、血圧低下をきたすので循環の管理も必須である。一方、気管支痙攣を起こす可能性があるので、気管支喘息がある例には原則として禁忌である。

b）ミダゾラム（ドルミカム®）：どんな鎮静にも適しており、くも膜下出血や高血圧性脳出血などにおける手術までの間の鎮静にも用いられる[3,5]。しかし、鎮痛作用がないので、急性心筋梗塞や急性大動脈解離には鎮痛薬であるレペタン0.2mgや塩酸モルヒネ5〜10mgの静注と併用したりする。ミダゾラム0.15〜0.3mg/kgを1分以上かけて静注し、必要に応じて初回の半量ないし同量を追加投与する。鎮静を維持するために、持続静注を0.03〜0.06mg/kg/hrから開始し、鎮静深度をみながら適宜増減する。細い静脈に急速静注すると、静脈炎を起こすことがある。また、呼吸停止をきたすことがあるので、呼吸管理ができる施設でのみ使用する。保険では麻酔前投薬と全身麻酔の導入と維持、集中治療における人工呼吸中の鎮静が適応である。

c）プロポフォール（ディプリバン®）：どんな鎮静にも適しており、くも膜下出血や高血圧性脳出血などにおける手術までの間の鎮静にも用いられる[3,5]。持続静注で用いる。はじめ0.03m*l*（0.3mg）/kg/hrで注入開始し、5分以降は0.03〜0.3m*l*（0.3〜3.0mg）/kg/hr程度とし、適切な鎮静深度が得られるように調節する。通常7日間を超えないようにする。半減期が2.6分と短く、覚醒が速いのが特徴である。

②精神疾患などで激しい精神運動興奮がみられるときは抗精神病薬を用いる

a）レボメプロマジン（ヒルナミン®）：1回25mgを筋注する。α遮断作用による血圧低下を認めた際は、エピネフリンは禁忌でノルエピネフリンを用いる。

b）ハロペリドール（セレネース®）：激しい精神運動興奮時には、1回5mgを静注する。また、5〜15mgを20％ブドウ糖20m*l*などに混ぜて持続注入してもよい。ヒルナミンと同様に、血圧低下時はノルエピネフリンを用いる。

③人工呼吸管理中の鎮静[6]

a）プロポフォール（ディプリバン®）：人工呼吸管理中の鎮静に持続静注で用いる。投与法は前記を参照。

b）ミダゾラム（ドルミカム®）：投与法は前記を参照。

以上の方法でも人工呼吸器とfightingする場合には、筋弛緩薬を併用する。

④その他、ある種の中毒や代謝性疾患などで不穏となっている例

a）急性アルコール中毒

①ジアゼパム（セルシン®）：アルコール依存症の禁断症状に対しては、10mgを2分以上かけて静注し、必要に応じて3〜4時間ごとに繰り返す。静注で呼吸停止をきたす可能性があるので、呼吸管理の準備をしたうえで用いる。

②ミダゾラム（ドルミカム®）：前記を参照。

b）覚醒剤中毒

①クロルプロマジン（コントミン®、ウインタミン®）25〜50mgを筋注する。ウインタミン®は5〜10mgを静注してもよいが、血圧低下に注意する。α遮断作用による血圧低下に対しては、エピネフリンは禁忌で、ノルエピネフリンを用いる。

②ハロペリドール（セレネース®）：前記を参照。

❹ 不眠に対して

不眠には、一過性不眠（入院時や手術の前夜などにみられるもの）や入眠障害（入眠に30分以上かかるもの）、熟眠障害（夜間に2回以上目が醒めるもの）、早朝覚醒（5時以前に覚醒しその後眠れないもの）、不安による睡眠障害などがある。

主にベンゾジアゼピン系薬剤が用いられるが、最高血中濃度に達するまでの時間（Tmax）と血中半減期（$T_{1/2}$）を参考にして薬を選択するとよい。

①一過性不眠や入眠障害には排泄の速い短時間作用型を用いる

入院当日や手術前夜などの一過性不眠や、入眠障害に対し、短時間作用型のものを投与して入眠させ、自然睡眠に移行させる。

①ゾピクロン（アモバン®7.5または10mg）（Tmax/$T_{1/2}$：1.1/3.7時間、以下同じ）　1錠内服
②トリアゾラム（ハルシオン®0.125mg）（1.3/3.9）　1～2錠内服
③ブロチゾラム（レンドルミン®0.25mg）（0.5-2/7）　1～2錠内服

②熟眠障害や早朝覚醒には中間作用型を用いる

①フルニトラゼパム（サイレース®、ロヒプノール®）（1.3/15）　0.01～0.03mg/kg、高齢者には1mgまで内服。
②ニトラゼパム（ベンザリン®、ネルボン®）（2/18～38）　5～10mg内服
③エスタゾラム（ユーロジン®）（4.9/18～30）　1～4mg内服

③不安による睡眠障害には長時間作用型を用いる

日中から不安症状がある不眠には中間型や長時間作用型のベンゾジアゼピンを低用量用いたり、ヒルナミンを用いる。

①アルプラゾラム（ソラナックス®0.4mg）（2/14）　1～2錠内服
②ブロマゼパム（レキソタン®5mg）（1/8～9）　1～2錠内服
③レボメプロマジン（ヒルナミン®5mg）　1～2錠内服

④うつ病や分裂病に伴う不眠

①うつ状態には、抗うつ作用をもつエチゾラム（デパス®）（3/6）　0.5～3mg（高齢者には1.5mgまで）と抗うつ薬を就眠前に服用させる。
②分裂病で病的不安体験による不眠の場合は、クロルプロマジン（コントミン®）とプロメタジン、フェノバルビタールの配合剤であるベゲタミンAかBを就寝前に1～2錠服用させる。
③高度の興奮を伴う不眠
　ⅰ）レボメプロマジン（ヒルナミン®）：1回25mgを筋注する。α遮断作用による血圧低下を認めた際は、エピネフリンは禁忌で、ノルエピネフリンを用いる。
　ⅱ）ハロペリドール（セレネース®）：激しい精神運動興奮時には、1回5mgを静注する。また、5～15mgを20％ブドウ糖20mlなどに混ぜて持続注入してもよい。ヒルナミンと同様に、血圧低下時はノルエピネフリンを用いる。

❺ せん妄に対して

急激に発症し、症状は夜間に悪化する。認知障害、意識レベルの低下、精神運動活動の増加または減少、注意力の低下、昼夜逆転などを認める。通常は、一過性で回復するが、せん妄が重篤な合併症の症状だったり、合併症を次々と起こす場合は多臓器不全となり生命予後を悪くする。

① ハロペリドール（セレネース®）：前記を参照。
② チアプリド（グラマリール®）：75～150mg/日を3回に分けて服用させる。効果は1～2週で現れる。

❻ 抑うつ気分に対して

抑うつ気分とは、自分の疾患への理解が深まる時期に、自分の現状や将来を悲観して抑うつ状態を呈するもので、うつ病とは似ているが異なる。

V　治療をするうえでのpitfall

❶ 不用意な鎮静が危険な場合がある

① 出血性ショック

疼痛などにより交感神経系賦活状態となって血圧を維持している場合に、不用意に鎮痛・鎮静を行うと血圧が急に下がって心停止となることがある。よって、輸液・輸血を行ってバイタルサインが安定するか、根本的な止血がなされてからでないと鎮痛・鎮静してはいけない[2]。

② 慢性閉塞性肺疾患（COPD）における低酸素血症と高炭酸ガス血症

この状態で鎮静すると、ますます呼吸が抑制され呼吸停止に陥るので、低酸素血症と低換気状態を是正すべく呼吸管理を行ったうえで鎮静すべきである。また、人工呼吸器を装着するだけでも、血圧が低下するので、安易な鎮静は血圧をさらに低下させ危険である。

③ 頭部外傷や脳血管障害

意識レベルをマスクしてしまうので、神経症状を見逃す危険性があり、いたずらに鎮静を図るべきでないし、もし鎮静を図るなら頭蓋内圧モニタをするなどきちんとした対応をしておかねばならない。また、単なる鎮静は呼吸抑制からPCO_2が上昇し、頭蓋内圧上昇から脳ヘルニアを起こすことがあるので、人工呼吸管理をしていない場合は特に注意しなければならない。呼吸抑制から呼吸停止に陥ることもあるので注意しなければならない。

❷ 精神疾患と決めつけて身体的原因によるものを見逃す

精神疾患の患者でも当然のことながら身体的疾患を起こしうる。その際、症状や経過などを必ずしも正確に訴えられないかもしれないが、的確な鎮静のもとに理学的所見をとり検査を施行し、身体的疾病を正しく診断・治療しなければならない。

（黒川　顕）

●文献

1) 黒沢　尚，岩崎康孝，渡辺信夫，ほか：ICU syndrome再考．救急医学　16：583-587，1992.
2) 新井正康，相馬一亥：疼痛．救急治療ハンドブック　薬の選び方，使い方，黒川　顕（編著），p67-76，中外医学社，東京，2000.
3) 黒川　顕：不穏・不眠時の薬の使い方．救急治療ハンドブック　薬の選び方，使い方，黒川　顕（編著），p309-315，中外医学社，東京，2000.
4) 坂本哲也：高血圧クリーゼ．救急治療ハンドブック　薬の選び方，使い方，黒川　顕（編著），p120-129，中外医学社，東京，2000.
5) 高里良男：脳出血．救急治療ハンドブック　薬の選び方，使い方，黒川　顕（編著），p90-96，中外医学社，東京，2000.
6) 中村敏弘：人工呼吸器管理中の鎮静．救急治療ハンドブック　薬の選び方，使い方，黒川　顕（編著），p305-308，中外医学社，東京，2000.

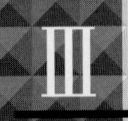

III 各科の心身医療の現状と将来

8・総合診療部

はじめに●●

　わが国においては1980年に川崎医科大学附属病院に総合診療部(教室の呼称は総合臨床医学)が設置されて以来、総合診療部が80医科大学・医学部中、約半数に設置された(2002年4月現在)。また、臨床研修指定病院も次々と総合診療部を設置している。急速に設置数は増加しており、教育分野での役割には大きな期待が寄せられているが、まだ診療形態もさまざまで、未成熟な分野である。全人的医療をめざしている点は心療内科と共通であるが、総合診療特有の課題もある。

I 諸外国における総合診療の理念

　かつては医療のすべてが総合診療である時代もあった。医学の進歩につれて医療が専門細分化され、人間全体をみる視点や人間が生活する家庭や地域に対するアプローチが希薄になった。その反省として総合診療的ケアの重要性が見直されている。

❶WHOのプライマリ・ヘルスケア

　保健医療活動の方法論を提示したのがWHOのプライマリ・ヘルスケアである(表1)。プライマリ・ヘルスケアは保健専門家から地域への働きかけと地域住民の自立自助を2本の柱としている。専門職から地域への働きかけとしては、①保健ニーズの把握：対象とする地域住民にはどのような病気が多いか、原因は何か、生活習慣上の問題は何か、どのような働きかけが必要か、働きかけの優先順位はどうすべきかについて考える。②地域資源の最大限の活用：ないものねだりではなく、また外部からの不適切な提供を避け、地域にある資源を有効に使う。これは資源の無駄使いや資源の無視をなくすためでもある。資源には物的なものと金銭的なもの、人的なものがあるが、当然人的なものが重視される。③地域づくりへの参加：医療従事者は医療だけをしていればよい、保健従事者は保健活動のみしていればよいといった縄張り意識や縦割りシステムにとらわれがちである。しかし、地域を変えていくためには、地域のさまざまな活動に参加をして地域に住む人々とのコミュニケーションを形成していく必要がある。

　一方、住民の自立自助をめざすには、単に専門家から住民に対する一方的な働きかけに終始することなく、その働きかけを通して住民がどう変わっていくかに注目すべきである。したがって、住民が自分たちの問題に気づくこと、また自分たちの代表者を

表1／WHOのプライマリ・ヘルスケア

1．保健専門家からの働きかけ 　①保健ニーズの把握 　②地域資源の最大限の活用 　③地域づくりへの参加 2．地域住民の自立自助 　①自分たちの問題への気づき 　②自分たちの中から活動家を育成

(WHO, 1978より引用)

活動家として選び育てることが重要である。①自分たちの問題への気づき：専門家は知識や技術があって住民の健康問題を発見しやすい。しかし、住民自身が変わるためには、住民自身が自分たちの問題に気づいたり、疑問をもつことができなげればならない。専門家はあくまでも刺激を与えるだけであって、住民が自らの問題に気づかなければ健康づくりの動機づけができない。したがって専門職から疑問を投げかけたり、あるいは保健や医療の統計を提示したりして住民が自分たちの問題への気づきや疑問をもつようにすすめていくことが必要である。②活動家を自分たちの中から育成：問題の発見といっても専門家はとかく住民を裁きがちである。住民の視点から物事をみる必要があり、そしてみえてきた問題の原因を明らかにするために実態を把握し、自分たちの手で解決していける活動の展開が図られるべきである。そうなると保健の活動家を自分たちの中から選び、その人たちが素人の立場で勉強して健康問題の解決ができるようになることが必要である。専門家からの一方的な押しつけでは健康問題の解決は図れない。

❷ 米国国立科学アカデミー医学部門の定義

　WHOの定義は先進国向けではなく、発展途上国向けであるとの意見もある。先進国では保健よりも医療が重視される実態にある。米国国立科学アカデミー医学部門(IOM)は1978年と1996年の二度にわたって定義を出した。1978年の定義を**表2**に、1996年の定義を**表3**に示す。これらの内容はほぼ同様である。いずれもプライマリ・ケア医の役割についてまとめたものである。2つの定義が意味するものはほかの専門医が人間の部分を診るのに比べ、プライマリ・ケア医は人間全体を診る。病気別に考えれば、一般の人たちがかかる病気の約90％に対応する。専門医が患者を診察時横断的に診るのに対し、プライマリ・ケア医は縦断的にフォローする。どのような健康問題でも、いつでもどこでも気軽に相談にのる医師と表現できよう。

　米国では家庭医のほか、内科医、小児科医、産婦人科医もプライマリ・ケアを担う。

表2／プライマリ・ヘルスケアの5要素

近接性(Accessibility)
包括性(Comprehensiveness)
協調性(Coordination)
継続性(Continuity)
責任性(Accountability)

(IOM, 1978より引用)

表3／プライマリ・ケアの新しい定義

"Primary care is the provision of integrated, accessible health care services by clinicians who are accountable for addressing a large majority of personal health care needs, developing a sustained partnership with patients and practicing in the context of family and community."

プライマリ・ケアとは、患者の抱える問題の大部分に対処でき、かつ継続的なパートナーシップを築き、家族および地域という枠組みの中で責任をもって診療する臨床医によって提供される、総合性と受診のしやすさを特徴とするヘルスケア・サービスである。

(IOM's Committee on the Future of Primary Care. 1996より引用)

II わが国における取り組み

❶ プライマリ・ケアをめぐる議論

　わが国で初めてプライマリ・ケアという言葉が使われたのは、1974年12月医師研修審議会（会長：日野原重明氏）から提出された建議書といわれている。1975年に同審議会が出した意見書では、「プライマリ・ケアとは、一般に個人や家族と最初に接する保健医療のことをいうのであるが、ここでは、医師は初診患者の問題を的確に把握して適切な指示、緊急に必要な処置の実施および他の適切な医師への委託などを行い、また個人や家族の継続的健康の保持および慢性疾患の継続的な治療とリハビリテーションについて、いわゆる主治医としての役割を果たすことをいう」と定義されている。

　一方、当時日本医師会会長の故武見太郎は、「プライマリ・ケアというのは、まず第一に人間を個体全体として把握することであり、その健康と疾病との社会的関係、環境医学的関係を基盤にして疾病を診断するものである。」（1979年）と述べている。

　プライマリ・ケアの意味するところが、診療中心か、あるいは保健中心かで議論のあったところではある。1978年には日本プライマリ・ケア学会が設立され、わが国では診療中心と理解され今日に至っている。公衆衛生領域ではあまりプライマリ・ヘルス・ケアの言葉も使われなかったが、プライマリ・ヘルス・ケアを基本に据えた政策には1978年度からスタートした「国民健康づくり計画」がある。人間の生涯にわたっての健康管理、市町村保健サービスの基盤整備（市町村保健センター整備とマンパワー整備）、そして健康教育の重視という三本柱から成り立っている。なおWHOはオタワ憲章でヘルスプロモーションの考えを打ち出し（1986年）、わが国の地域保健活動に影響を与えている。最近ではGreenのPRECEDE-PROCEEDモデルや岩永の地域づくり型保健活動が注目され実践に移されている。

　わが国のプライマリ・ケアは曖昧な問題を引きずっている。米国ではプライマリ・ケアを担うのは家庭医、内科医、小児科医、産婦人科医としている。英国などのヨーロッパやオーストラリアではgeneral practitioner（GP）である。わが国のプライマリ・ケア学会では内科医でも消化器、呼吸器、循環器などsubspecialtyをもっている医師から、脳外科医や耳鼻科医眼科医までこの学会に属している。

　旧厚生省は1984年に「家庭医に関する懇談会」を設置し、わが国におけるプライマリ・ケアの整備を試みた。論じられた家庭医機能は**表4**のとおりである。

　これらはごく当然の国民の要望のはずであるが、この制度化には日本医師会の強硬な反対があった。また、国民自体も大病院志向が根強く残っている。そのため、曖昧なプライマリ・ケアであるが、GDPに対する医療費の占める割合はバランスが取れており、平均寿命の延伸という一定の効果を生み出している。

表4／家庭医機能

① 初診患者に十分対応できること
　・診疾病の初期段階に的確な対応ができること
　・日常的にみられる疾患や外傷の治療を行う能力を身につけていること
　・必要に応じ適切な医療機関を紹介すること
② 健康相談および指導を十分に行うこと
③ 医療の継続性を重視すること
④ 総合的、包括的医療を重視するとともに、医療福祉関係者チームの総合調整にあたること
⑤ これらの機能を果たすうえでの適切な技術の水準を維持していること
⑥ 患者を含めた地域住民との信頼関係を重視すること
⑦ 家庭などの生活背景を把握し、患者に全人的に対応すること
⑧ 診療についての説明を十分にすること
⑨ 必要な時いつでも連絡がとれること
⑩ 医療の地域性を重視すること

(旧厚生省：家庭医に関する懇談会．1984年より引用)

❷ 試みるべきプライマリ・ケア

プライマリ・ケア医の取り組み方を図1に示した。

まず診療を誠実に行うことである。次に診療の中で出会った困難な問題を抱えた事例を取りあげ、複数の職種で検討する。困難な問題がどのような背景から出てきているのか、生き方によるのか、生活習慣に問題があるのか、家族内人間関係によるのか、地域(学校、職場、近隣など)の問題なのかなど多角的な視点から検討する。そうした事例を継続的にケアするには、どのような医療・福祉資源を活用すべきかについても意見交換をする。これは個別アプローチである。

一方、全体へのアプローチとしては、地域全体を知るために調査を実施し、統計を積み重ねていく必要がある。これは必ずしも医師が行わなくともよい。

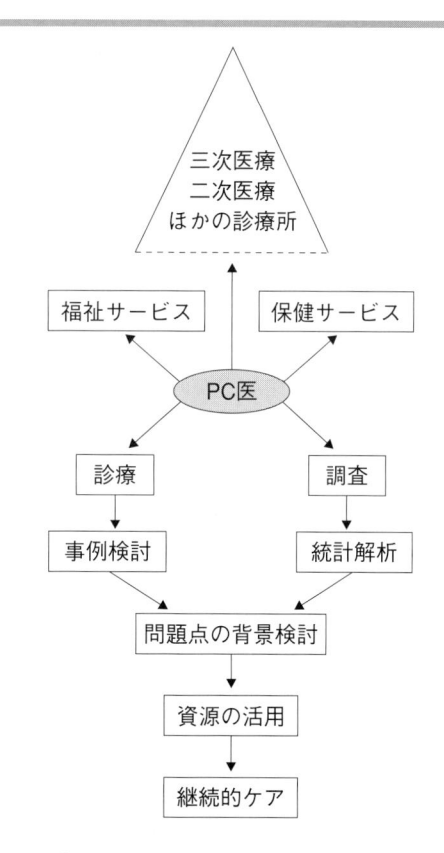

図1／プライマリ・ケア医による地域アプローチ

自治体では毎年保健師により保健統計が作られている。年ごとの断面的集計を取ると同時に、経年的変化もみていくことが大切である。また可能な限りのほかの自治体との比較をすることも有用である。自治体の保健統計は死因統計が主たるものであるが、今後は小児のう歯の保有率、学童の肥

満者の増減、職場健診の結果、一次医療機関の外来診療統計、在宅ケアの集計、デイサービスの評価など考慮していく必要がある。

　さらに、地域アプローチで重要と思われるものは、地域における医療のシステム化に関する検討である。どのような狭い範囲の地域を担当するにせよ、医師1人でできることは少ない。医療のみがなしうる範囲も狭い。高齢社会においては保健・医療・福祉の連携が叫ばれている。われわれが取り組まなければならないシステム化には医療内のシステム化と医療以外の分野との連携によるシステム化がある。わが国においては医療内のシステム化も十分とは言い難い状況にある。すなわち一次、二次、三次医療の役割分担が明確になされていない。例えば、一次医療機関を利用すべき「風邪」の患者が三次医療機関である大学病院を受診することなどである。今後は一次、二次、三次医療それぞれへの医師の適正配分がなされることがシステム化の第一歩であろう。急性期、慢性期患者の分担はようやくできつつある状況にある。また、糖尿病や脳血管疾患など特定の疾患でネットワークを構築することも医療のシステム化、効率化につながる。

　医療と医療以外の領域とのシステム化も十分とは言い難い現状にある。各市町村で1993年度には、老人保健福祉計画を策定し、2000年4月から介護保険がスタートした。その中に保健医療福祉の連携が課題として盛り込まれているが、必ずしも実現に至っていない。福祉活動や保健予防活動との連携、統合、また地域住民のセルフケア能力を高めることがプライマリ・ケアの内容として期待されている。

III 大学病院総合診療部の多様性

　各大学に設置された総合診療部は、めざしているものも異なり、活動状況も多様である。国立大学での総合診療部は、附属病院の中央診療施設に位置づけられている。独立した診療科でもないし、医学部の講座でもない。文部科学省は大学の自治を重視し、総合診療部の活動内容を各大学の自主性に任せてきたが、最近になりこのままではいけないという発言も聞かれる。

　総合診療部設置に関する本来の目的はプライマリ・ケアの教育にあったものと思われるが、大学教育者にはプライマリ・ケア自体が理解されておらず救急医療とイコールであると考えるものもある。

　プライマリ・ケアを専門にし、かつ研究教育面で評価に耐え得る人材は少なく、多くの教授はプライマリ・ケア以外の専門分野をもつ人が担当している。

　これらの総合診療部を類型化してみると、臨床疫学を中心にした研究をメーンとする大学、家庭医の育成を主眼にする大学、臨床に重点をおく大学に分けられる。また、臨床の範囲も身体全体を診る、心身の両面を診る、心身プラス社会的な面としての家族や職場環境等まで配慮する部門に分かれる。

　外来診療面では、まず形式上いくつかのパターンがある。大学病院外来の振り分け業務のみを行い、同じ患者を3回以上みてはいけないというルールにしばられている大学から、紹介状のない初診患者はすべて総合診療部を受診する大学まである。また、1回から数回の診療を経て、他の専門

科へ紹介する例と、総合診療部でフォローをしてよいところがある。入院診療に関しては、ベッドがゼロというところから、20ベッドくらいまで幅がある。

IV 臨床研修指定病院などの総合診療部

　大学以外の病院においても総合診療部設置が増加している。その発端は天理よろづ相談所病院の総合診療教育部である。プライマリ・ケア研修のために旧厚生省はローテイト研修を推奨してきた。中でもスーパーローテイト研修を強調した。そのモデルは沖縄県立中部病院であった。米国の教育に倣った救急が主体の病院である。救急医療の特徴は救命であり、即断即決で患者に対応することである。逆に継続性が欠ける欠点を有する。患者を横断面でしか診ない疾病診療中心の専門的な医療である。天理よろづ相談所病院総合診療教育部は、研修医が修得すべき研修は患者を全人的に診ることであり、患者を総合診療教育部に入院させ、研修医が担当し、専門各科の医長が回診するシステムとした。そのため研修医は診療各科をローテイトするのでなく、総合診療教育部病棟でさまざまな疾患をトータルに勉強することができ、大きな教育効果をあげてきた。

　しかし、わが国の多くの病院では教育のための総合診療ではなく、病院経営のための総合診療になっている。受診相談にのる振り分け外来、不明熱や原発巣不明癌などを診療する病棟である。もちろん、それも教育の一環にはなるが、必ずしも研修医のニーズに合致しているかどうかはわからない。

V 総合診療部における診療の実際

　総合診療部の外来患者は一般に5種類に分類される（表5）。初診患者の症状は、発熱、頭痛、胸痛、めまい・立ちくらみ、風邪が上位を占める（表6）。これらの症状をもつ患者を繰り返し診療していくと表7のような疾患に分類される。表7は初診、再診の全部の機会を記録したものである。上位4位までは、うつ状態、心気症、自律神経失調症、不安障害で、頻度の高い疾病はほとんどが精神神経疾患ということになる。総合診療科は心療内科や精神科的な役割も果たしている。

　年代別の患者数では男女とも20代が最多である。他の診療科と比較すると、若年化の傾向にある。心療内科の統計と類似している。臓器別器質的疾患が少なく、急性上気道炎や機能的疾患が多

表5／総合診療部外来患者の分類

1. 本人・家族が総合診療部受診を希望する患者
2. 振り分けの時点で専門診療科を決定することが困難な患者、および専門診療科受診が必要ないと判断される患者
3. 複数の症状あるいは疾患を有していても総合診療部で継続的に診療した方がよいと判断される患者
4. 専門医学的治療よりも予防医学的アプローチ、セルフケア（生活習慣の改善）を重視すべき患者
5. 心理社会的アプローチを必要とする患者

表6／総合診療部外来患者の症状頻度

症状	頻度%	累積%
1. 発熱	9.7	9.7
2. 頭痛・頭重感	7.1	16.8
3. 胸痛・胸が苦しい	6.2	23.0
4. めまい・立ちくらみ	6.2	29.2
5. かぜ症状	5.3	34.5
6. 倦怠感・疲労感	3.9	38.4
7. 腹痛	3.4	41.8
8. 知覚異常	3.1	44.9
9. 咳嗽	3.0	47.9
10. 背部痛・腰痛	2.6	50.5

表7／総合診療部外来患者の疾患頻度(再診患者を含む)

疾患	頻度%	累積%
1. うつ状態	8.3	8.3
2. 心気症	5.3	13.6
3. 自律神経失調症	4.9	18.5
4. 不安障害	4.6	23.1
5. めまい・立ちくらみ	3.8	26.9
6. 緊張性頭痛	3.6	30.5
7. 発熱	3.6	34.1
8. 高血圧症	2.9	37.0
9. 高脂血症	2.9	39.9
10. 不眠	2.8	42.7

いためであろう。身体疾患は医療面接、診察所見、簡易検査でおおむね見当がつき、必要があれば他の診療科に紹介する。診療上対応が困難なのは、コミュニケーションが取りにくい患者、著しい妄想をもつ患者、自殺企図の患者などで、十分な説明をしたうえで精神科に紹介する。身体疾患患者と心身医学的アプローチを必要とする患者の両方をみているのが、総合診療部の特徴といえる。

VI 総合診療における心身医学の役割

　米国の家庭医療学においては家庭医と行動科学者がよきパートナーシップを発揮している。行動科学者は学生やレジデントに対するコミュニケーション技法の指導に携わっているし、研修病院でもレジデントとともに回診している姿がみられる。

　英国では一般診療医(general practitioner；GP)と病院の専門医との役割分担が明確になされており、専門医は生物医学的アプローチを主に行い、一般診療医は心理社会的アプローチを得意としている。

　これらの事実は総合診療の中でいかに心身医学の果たす役割が大きいかを示している。わが国においても今後は心療内科医あるいは精神科医と総合診療の担当医が密接な連携をしていくことが求められる。その背景にはうつ病をはじめとする精神疾患の軽症化身体化があると考えてよいであろう。また、インフォームド・コンセントをはじめとした患者医師間の信頼関係に対する社会の要請もある。さらに医療経済学的な理由としては、不安やうつをもつ患者がいわゆるドクターショッピングで医療機関を転々として、同じ検査を数回繰り返したり、同一作用の薬剤を複数の医療機関から処方されていることがあげられる。「おくすり手帳」などの工夫もされてはいるが、受診行動はまだまだ改善されていない。したがって、総合診療、あるいはかかりつけ医が、心身医学的素養を身につけることは急がねばならない医療経済の課題でもある。総合診療担当医は行動科学や医療社会学の進歩などについて生涯学習していかなければならないし、またプライマリ・ケアにおけるうつ病の疫学など独自の研究もなされる必要がある。

おわりに●●

　わが国においては未成熟な分野である総合診療を含むプライマリ・ケアと心身医学の関連について述べた。疾病構造の変化によってプライマリ・ケア、総合診療を担当する医師が心身医学的素養を身につけて身体症状をもつが器質的疾患を有しない患者に対応すべき時代となっている。また、医療経済の視点からもプライマリ・ケアにおける心身医学を含めた診療内容の充実が望まれる。

（前沢政次）

●参考文献

1) 大谷藤郎：21世紀健康への展望．メヂカルフレンド社，東京，1979．
2) 伴信太郎：21世紀プライマリ・ケア序説．プリメド社，大阪，2001．
3) 大谷　純：癒しの原点，日本評論社，東京，2001．
4) 前沢政次：総合診療部における心身医療の実践．日本心療内科学会誌　4：95-98，2000．
5) 前沢政次：時代の病「関係性の障害」を診る．日本心療内科学会誌，6：69-72，2002．

III 各科の心身医療の現状と将来

9・歯科口腔外科

はじめに●●●

　歯や口腔、顎顔面領域に訴えをもって受診する歯科患者の主要なニーズは、痛みがなく、よく噛めること、口腔の健康感、楽しい食生活を得ることである。

　生まれたばかりの何もわからない赤ちゃんの口の中に指を差し入れてみると、反射的に吸い付いてくる。口腔は生命を維持するために必要な食物を摂取する栄養システムの入り口であると同時に、母親の乳房を通して最初に体験する外界とのコミュニケーションの場でもある。この感覚や感情体験と心理的発達とは大きな関連性があると考えられえる。

　ヒトは下等動物に比べて、特に運動や体性感覚を司る中枢が発達しており、中でも口の運動や感覚を担当している皮質の領域が大きいといわれる[1]。

　このようなことから、脳に近く、皮質領野が大きく、神経細胞が多い口や顔面には、運動や感覚性の不定愁訴が発生しやすいのではないかと考えられる。

　歯科臨床に際して、心身医学的対応を要する症例には、①通常は気にならない歯や口腔粘膜、咬合（かみ合わせの状態）に対して不快感や異常感や痛みを訴えたり、執拗に口腔組織の病変の存在を確信したり、自己診断をしたりするが、それに見合う器質的病変が認められない場合、②自己臭を訴える口臭症、③歯科治療に際して起こる脳貧血発作、④歯科治療を契機に発症した医原性の不定愁訴とそれに伴う社会的不適応（ここで、不定愁訴を訴える患者については歯科や医科の各医療機関へのワンダリングや良好な医師―患者関係の消失、患者のニーズへの適切な対応がなされていない場合が多い）、⑤小児の歯科治療が医原性の心理的外傷を与える問題、⑥咀嚼習慣、特にあら噛みの粗咀嚼習慣に関連する生活習慣病としての全身的不定愁訴や顎関節症、⑦境界症例としての口腔のセネストパチー、など[2]が挙げられる。

　本稿では、①心理社会的因子および歯科領域の医原性に関する心身症、②咀嚼習慣に関連する生活習慣病、の2つに大別して述べることにする。

I　いわゆる歯科心身症症例について―薬物的治療と心理療法による対応―

❶非定型顔面痛（atypical facial pain）

①症例

患者：42歳、女性、主婦（元歯科助手）
主訴：左下顎臼歯部の持続性疼痛
家族歴：夫、長女と3人暮らし

既往歴：特記すべきことなし
現病歴：平成X-1年11月近医歯科にて左下顎智歯を抜歯した後より同部の持続性疼痛が生じた。約2カ月間、消炎鎮痛剤の処方、レーザー照射、同側の第二大臼歯の抜髄などの処置を受けたが効果なく、左側上下顎の大臼歯を計3本抜歯。その後より針で突き刺すような痛みに変化し、同年6月某大学口腔外科を紹介され受診した。三叉神経痛と診断され、テグレトール®の処方や神経ブロックなどを受けた。しかし、痛みがほとんど改善しないため、ほかの開業歯科医院に転院した。鍼治療なども受けたがまったく効果なく、痛みが朝から夜まで続くため何もできない、段々ひどくなるような気がする、といった状態が続くため、同院より紹介にて平成X年12月13日当科を受診した。

[治療および経過]

処方：amitriptyline（トリプタノール®）30mg
　　　lorazepam（ワイパックス®）　1.5mg　　3×毎食後

12月20日には、「だいぶよい。薬を飲んでいると痛みはよくなるけど、薬が切れる頃になると時々同じ痛みが出てくることがある」と述べたが、12月28日には「最初の頃は痛みが止まっていたけど、1週間前から効かないようになった。左下顎の歯茎がブヨブヨしているのでそこを切って縫ったらどうかなぁと思う」と不必要な外科処置を要求した。歯肉切開の必要はないことを説明し、下記のように処方を増量した。

Amitriptyline（トリプタノール®）40mg
lorazepam（ワイパックス®）　2mg　　4×毎食後・眠前

平成X+1年1月24日には、「正月明けから痛みがひどくなって、左の下顎を押さえておかないといけない。切ってもらうわけにはいかないか？　もう治らないんじゃないか、一生の持病になるんじゃないか、何を飲んでもだめなんじゃないかと心配だ。でも、何かを一生懸命しているときは忘れている。痛いのはずっとあるのだけど」と述べ、haloperidol（セレネース®）0.75mg（1×眠前）を追加して経過をみることとした。

2月28日には「最初のときよりは痛みがだいぶ軽くなった。精神的にもだいぶよい。寝ているときや食事中はそうでもない。熱中しているときとか忙しいときには、痛みを忘れてしまうくらい調子がよいときもある。1年くらいしたらよくなるのかなぁと思えるようになってきた」と述べたが、3月28日には「最近また痛くなってきた。しびれて刺すような痛みがある。また、様子が変わったんじゃないかと不安だ。あまり痛いから膿でも溜まっているんじゃないか、抜いた傷痕が収縮しているんじゃないか、1つ手前のよい歯も抜いたらよくなるんじゃないかとか。でも、以前もそういうことで上顎の奥歯を抜いて駄目だったから。あんまり突き詰めると、手遅れになるんじゃないかと変なことを考える。不思議なことに食べるときには全然痛くない。食べていると調子がよい」と述べた。症状が軽快しつつあることを確認し、必ずよくなることを保証した。5月2日には「3日ほど前はまったく痛くなかった。何か膿が溜まっているような気がしてならない。しかし、遊んでいると痛くない」、6月14日には「最初よりは少し楽になったみたい。時々治らないんじゃないかと思ってあきらめることがある。でも薬を飲み忘れたら、ものすごく痛くなったので、薬は効いてい

るなと感じた。以前はセデスも効かなかったし、週3回も通ったのに、三叉神経痛の薬も効かなかった。そのときに比べると今はずいぶんよいって感じ」と述べるようになり、7月18日には「昨日は学校のバザーがあった。薬を飲んでいなかった。薬をちゃんと飲んでおけばそんなに痛くないけど、時に忘れることがある。でも昔だったら、病気だからということでバザーなんて出られなかった」などと述べた。9月26日には「この前、少し痛んだ以外はわりと順調。頭の中には、まだ何か悪いところがあるんじゃないかという思いが残っているけど、痛くないときは余計な考えを忘れている」と述べるようになった。

以後は月1回程度の受診とした。数カ月後、haloperidolは不要となり、ほかの処方も漸減した。

②疾患概念

一般的に非定型顔面痛は歯や口腔、顎顔面における神経繊維の走行や存在とは一致しない、不規則で慢性持続性の本態不明の疼痛症として定義されている[3]。器質的な原因も見当たらず、治療抵抗性でなかなか症状の改善をみないとされている。訴えは痛みに関する内容に終始し、患者が不必要な処置を要求し、ポリサージャリーの様相を呈する場合もしばしばみられる。がんなどの特定の疾患を心配しているわけではなく、明確な心因や心理社会的因子があるとは思えない場合がある。

本症患者は、自分の痛みが医療者側に十分理解してもらえない、信用してもらえないといった経験を長年繰り返してきたことや、どこに行っても原因不明といわれ、一向に症状の緩和が得られないことなどから、医療に対する不信感や不満を訴えることが多い。

③治療

近年の知見の集積から本症における抗うつ薬の鎮痛効果が明らかにされている。当科では三環系抗うつ薬(amitriptylineトリプタノール®25～100mg/日など)と抗不安薬の併用療法を用いている。最近では、Selective Serotonin Reuptake Inhibitor(SSRI)やSelective Serotonin and Noradrenaline Reuptake Inhibitor(SNRI)が本邦でも使用可能となった。これらの新薬は副作用は少ないものの、鎮痛効果という点では三環系坑うつ薬に比べると若干劣るという印象がある。

しかし、このような薬物療法のみで完全な除痛効果が必ずしも得られるわけではない。本島[4]が述べているように、「患者は痛みに苦しんでいる人間であって、望んでいるのは痛みからの解放であることを理解しなければならない。患者の語ることに耳を傾け、不信感や怒りをも含めて受容することが必要であり、さらに併存する不安や抑うつに対する支持的対応を行いながら、治療への導入を図ることが肝要である」という対応性が現実的である。

❷ 舌痛症(glossodynia)

①症例

患者：50歳、女性、高校教師
主訴：舌がビリビリ痛い
家族歴：両親と3人暮らし
既往歴：胃炎
現病歴：平成X-1年1月頃より、舌尖部のビリビリ感が出現。朝はさほど感じないが、昼から

夕方にかけて症状が悪化し、病院にくると軽減していた。刺激物摂取時には痛むが、普通の食事のときにはあまり痛まない。何かに熱中している間は痛みを忘れているなど、時間帯や日によって痛みが軽いときと悪化するときがある。近医歯科にて補綴物の再作製を行ったが、右上顎臼歯部にいつも舌が接触しているような感じや、舌全体がビリビリと荒れたような感じ、いつも舌を噛んでいる感じなどが残った。同年3月勤務先の近くの開業歯科を受診した。当科を紹介され、平成X年4月9日当科を受診した。

[治療および経過]

処方：amitriptyline（トリプタノール®）30mg
　　　lorazepam（ワイパックス®）1.5mg　　3×毎食後

4月16日には「だいぶ楽になった。ヒリヒリはなくなった。話し難いのも少しよくなった。食事もしやすくなった」、4月22日には「だいたいよい。ほとんど普通になった。初診時は文字を見るのもいやだったが、国語の予習をしなければという気持ちになってきた。姉からも表情が普通になってきたといわれるようになった」、5月6日には「最近はそんなに口の中のことが気にならなくなった。食物の味も少しよくなってきた。少しずつ仕事の意欲も出てきた。新聞も少しずつ読めるようになってきた」。そして6月15日には「薬を飲んでいるとよい。だいぶ、頑張りがきくようになってきた」と述べるようになり、7月27日には「舌背部に少しザラつく感じはあるが、頭がスッキリしてきた。以前は思考力がなくなったようだった。今は前とは考えられないくらい快適に仕事できるようになった」と述べるようになった。

以後は処方を漸減しながら定期的面接を行った。

②疾患概念

他覚的に訴えに相応する器質的異常が認められないにもかかわらず、舌のヒリヒリ、ピリピリ感を訴える患者は舌痛症と診断される[5]。多くは舌尖部や舌縁部に持続性、表在性、自発性の痛みを訴え、受診までに6カ月以上の罹病期間を有する場合が多い。しかし、この痛みによって食事や会話など日常生活に支障をきたすことはほとんどない。40～50歳代の女性に多い。内科、耳鼻咽喉科や歯科などを転々とし、各科で"口内炎"といわれたと述べることが多いが、アフタや潰瘍は認められない。舌乳頭の萎縮や舌の発赤も認められず、鉄欠乏性貧血などでは説明できないことが多い。歯科治療を契機に発症することもある。

本邦では大正時代から本症患者に関する記述が残されており、「検査ヲシテモ何物ヲモ発見シ得ズ、患者一人デ痛イ痛イトハ釜シク言フノデ実ニ閉口スル」と述べられている。

本症患者では、身近にがんで入院した人がいるなど、根底に舌癌罹患に対する不安が強い場合が多い。このような場合、患者が申告しなくても、こちらから「がんではないかとご心配ですか？」と問うと「まさにそうです」といった答えをすることが多いので、丁寧な診察によりがんではないことを保証すると安堵する。

③治療

治療としては、消炎鎮痛剤やステロイド軟膏、ビタミン剤などはほとんど無効である。歯や義歯などの補綴物が「舌にこすれて痛い」と患者が訴え、歯冠削合・研磨を繰り返しても症状は改善し

ないか、一時的な軽快の後、痛みが再燃する場合がほとんどである。

　まずはがんなどの器質的疾患ではないことを診断、保証したうえで、抗不安薬や抗うつ薬を処方すると改善することが多い。その際、うつの症状はさほど目立たない場合でも、amitriptylineのような比較的強力な薬剤が舌痛緩和のためにしばしば効果を発揮する。本剤での重篤な副作用はあまり経験されることはなく、効果発現時期は比較的早いことが多い（約3～5日）。抗コリン作用などの副作用が強い場合は、SSRIやSNRIに変更する。

　患者の苦痛は紛れもない事実であるので、「気のせいだ」、「神経的なものだ」、「そんなはずはない」などという説得は慎み、表出されていないがん恐怖などに配慮することで、以後の治療が進めやすくなる。患者には病態について「敏感な口腔の神経が"電話回線の混線"を起こしてこのような痛みが生じることがある」などと説明すると抗うつ薬の服薬が受け入れられやすい。有効な薬物の種類と用量がみつかれば、維持療法に入り、服薬忘れなどを捉えて減量をはかる。多くの場合、数カ月から数年の薬物療法が必要であり、あせって薬を切ろうとすると再発・再燃することがある。

❸ 口臭症（自己臭恐怖）(halitosis、halitophobia)

① 症例

患者：33歳、男性、会社員
主訴：口臭が気になる
家族歴：妻、長男と3人暮らし
既往歴：特記事項なし
現病歴：平成X－4年、海外に出張した際、さまざまなストレスを感じることがあって、胃腸の調子が悪くなった。それ以後、継続的に口臭がするのではないかと気になり出した。以前はまったく感じなかったので精神的なものではないかとも思っていた。数年前に胃腸の検査を受けたが特に異常はなかった。営業でお客と話すとき、相手が鼻を鳴らしたり、鼻を手で覆ったりなどの仕草をするので、自分が臭っていると思った。疲れているとき、睡眠不足のときなど特に臭うように感じる。長時間の打ち合わせなどでは、自分で臭っているのがわかるので、嫌で早く切りあげたくなる。ちょっとしたストレス（軽い緊張感など）があると臭いが出る、と感じる。生理的なものなら仕方がないが「自臭症」ではない、と思う。原因精査と治療を希望し、平成X年5月17日当科を受診した。

［治療および経過］

　　　処方　lorazepam（ワイパックス®）1.5mg　3×毎食後

5月24日には「だいぶよい。薬を飲んでからすぐよくなってきた。臭う頻度がだいぶ減った。口臭はあるのはあるけど、前のように臭い自体がきつくない。緊張の度合いはすごく楽だ」、6月6日には「よかったり悪かったり。悪くても前ほどではない。もう少しよくなるのだったら別の薬がほしい」と希望した。そこで、amitriptyline（トリプタノール®）30mg（3×毎食後）をさらに追加した。すると、6月27日には「あまりかわらないけど、以前に比べるとずいぶんよくなっていると思う。周囲の仕草も前ほどひどくはないように思う」、7月13日には「だいぶよいです。ほとんど臭いは

ないような感じだ。よっぽど疲れたりしなければ大丈夫。人と話すときも最近は全然気にしないですむ」と述べた。7月26日には「全然大丈夫。仕事中も全然気を使わなくてすむようになったから、薬が増えてよかったと思う」と述べるようになった。

以後、症状の再燃はみられず、処方が切れるたびに来院している。

②疾患概念

自分の身体から嫌な臭いがして他人に迷惑をかけていると、絶えず恐れる症状は自己臭恐怖と呼ばれている。歯科口腔外科領域では「口臭」という症状でこの病態がみられる[6]。患者の口腔内は一般的に清潔で、齲歯や歯周病はほぼ完全に治療されていることが多い。他覚的に口臭は認められず、患者自身にも自覚されることは少ないが、「会話時に相手が"臭う"という仕草をする」ので「自分の口臭がひどい」と確信している。患者は会話時やバス・電車など人混みに入る際に「臭うのではないか」と強い不安を感じ、場合によっては対人場面を避けたり、ひきこもったりする。

③治療

本症は従来から対人恐怖との関連が指摘されている。治療者への警戒心が非常に強いことが多いため、本症患者への対応には繊細な配慮が必要である。ニオイの有無についての説得は、ほとんど治療的には作用しない。

薬物療法としては、三環系抗うつ薬と抗不安薬の併用によって自己臭恐怖が緩和することが多い。またSSRIが有効な場合もある。症状の軽減に合わせて、今まで避けていた対人場面への参加を促し、行動範囲を広げるように支持的に対応する。

❹咬合の異常感（いわゆる咬合病）(occlusal disease)

①症例

患者：51歳、男性、無職
主訴：両側咬筋部の疼痛および突っ張り感。奥歯が咬み合わず、下顎がフラフラする
家族歴：妻、長女、長男の4人暮らし
既往歴：結核、肺気腫（右上葉切除）
現病歴：平成X年7月10日、左上顎臼歯部および右下顎臼歯部のブリッジが脱落した。近医歯科を受診し4日後に新しいブリッジを装着された。その直後より両側咬筋部から両下顎枝後縁部にかけての疼痛、常に横に引っ張られているような感じや下方から突き上げられるような痛みが出現した。同院より筋弛緩薬を処方されたが無効だった。臼歯部の咬合不全感、下顎の不安定感、咽頭閉息感なども生じてきた。しばらく通院したが、慣れるしかないといわれたため、平成X年8月2日当科を受診した。初診時の診察では、ブリッジを含め全体的な咬合状態に異常は認められなかった。

[治療および経過]

まずは咀嚼指導[7]を行い、1カ月間経過を観察した。9月2日には「最初の2週間ぐらいで痛みや突っ張るという感じはいくらかとれてきたが、同時に歯・顎がぐらぐら揺れる。よいところを探して噛まないといけなくなった。口が開けづらい、しゃべりづらい、歩くときにはどこかの歯に力を

入れないと痛い。顎・背中・肩がつっぱる。手が痺れたり、いつも下顎を自分の手で支えないといけないようになった。寝るときも自然に顎が閉じるということがなく、ゆっくり安心して横になれない。じっとしているのがつらい」と述べたので、下記処方を併用した。

  処方 1）amitriptyline（トリプタノール®）30mg
      lorazepam（ワイパックス®） 1.5mg 3×毎食後
    2）amitriptyline（トリプタノール®）10mg
      brotizolam（レンドルミン®） 0.25mg 1×眠前

9月7日には「下顎がぶれたりすることはあるけど、少なくなった。精神的に落ち着いてきた。イライラしなくなった。楽に寝られる。前のように夜中に目が覚めたり、苦しくて寝られないことはなくなった」、9月22日には「最初の頃は、歯が右ばかり当たっていたが左も当たり出した。しかし、ちょっと力を入れるとズルズル揺れるような感じで、前歯ばっかり当たって奥で噛めない。いつも上下の歯を当てておかないと落ち着かない。ただ心配しないでぐっすり眠れるようになった。歩くのもだいぶ楽になってきた。以前は傾いて歩いていたのがわりとスムースに歩ける」と述べた。まだ咬合の異常感は持続しているが、不眠、イライラ感、歩行障害などは改善されてきた。そこで、loflazepate ethyl（メイラックス®）2mg（2×朝・夕食後）を追加した。10月5日には「だいぶよくなった。左の顎のぶれがだいぶ取れた。身体の調子もよくなって、ご飯もおいしく食べられるようになった。起きても顎がブラブラする感じがなくなった。最初は奥の歯ばっかりで噛んでいたのが歯列のまん中よりでも噛めるようになった」、11月2日には「前みたいに下顎がぐらぐらしたり、自分でよいところを探さないといけないということがなくなった」と述べるようになった。

以後は、2週間に1回の通院となった。

②疾患概念

顎関節症のタイプの中には、歯科治療を契機に咬合の異常感や頭痛、めまい、吐き気、身体各部の疼痛や全身倦怠感などの多彩な症状を訴え、多数の医療機関を転々とする患者群がある。近年「歯は万病のもと。咬合不全や虫歯は、頭痛、肩こり、腰痛、めまいなどの原因となる。咬合調整やスプリントで治る」などと啓蒙する歯科医師がいたり、同様の趣旨のマスコミ情報が氾濫しており、医原性の色彩を帯びた"いわゆる咬合病"と呼ばれる患者も見受けられる[8]。もともと、なんらかの身体的不調や不定愁訴を抱えていた患者が、このような情報を得て「歯が原因だったのか」と考え、歯科治療を繰り返し受け、事態を悪化させる契機になる場合がある。歯科でうまくいかないと内科や整形外科を転々と受診した挙げ句、「ほかに原因がないのなら、やっぱり歯のせいだ」と再び歯科に戻ってきては歯の治療を要求するようになる。再び咬合調整など歯の咬み合わせを変えるような歯科治療を受けることによって、かえって症状の悪化を訴えて、また咬合治療を執拗に要求するという悪循環を繰り返す。その反面、「また悪くなるのではないか」という強い不安を対立させている場合がある。

患者は症状を「精神的なもの」として対応されることを極度に嫌い、精神科的治療に抵抗することがある。"歯と全身症状との誤った関連づけ"が強固に形成され、「この歯を治さないと全部が治らない」と執拗に訴え、向精神薬の服用を拒否したり、効果を素直に認めない場合がある。

③治療

従来の歯科治療のみの症状改善は困難であり、薬物療法と心理療法との併用が必要である。随伴する全身的不定愁訴は抗うつ薬と抗不安薬の併用療法によく反応し、1カ月前後で改善する場合が多い。それとともに"歯と全身症状との関連づけ"も消退していく場合がある。しかし、全身的愁訴が改善した後も咬合の違和感だけは執拗に訴え続ける患者もみられる。このような場合、少量のperphenazine（ピーゼットシー®）やhaloperidol（セレネース®）あるいはrisperidone（リスパダール®）が奏功することがある。強固な"歯と全身症状との関連づけ"が問題である場合は、誤った関連づけを遮断するような心理療法が必要となる。

本症患者は咬合調整や歯の削合、抜歯などさまざまな歯科的処置が繰り返されて、もともとの咬み合わせが崩壊している場合がしばしば経験される。このような場合、最終的には本来の歯科治療が必要であるが、その時期や方法には十分な配慮を必要とする。

⑤ 歯科治療恐怖症（odontophobia）

①症例

患者：53歳、女性、主婦
主訴：左下顎智歯の自発痛および歯科治療恐怖。
家族歴：夫、長男、次男との4人暮らし
既往歴：50歳時、パニック障害
現病歴：元来、歯科治療は問題なく受けていたが、平成X−1年かかりつけの歯科医院で局所麻酔下の処置を受けた。その際に極度の不安からパニック状態となった。以後、歯科治療が怖くなり受けられなくなった。さらに歯科治療以外でも些細なきっかけで動悸や震えなどが生じるようになり、某病院精神科に2カ月間入院した。退院後、同科に外来通院中であったが、平成X年10月初旬より左下顎智歯の自発痛が出現した。我慢していたが、夜も眠れないほどの痛みとなり、同年10月23日当科を受診。左下顎第3大臼歯歯髄炎および歯科治療恐怖症の診断のもと治療を行うことになった。

[歯科治療および経過]

局所麻酔や歯の切削などの処置に対して不安が強く、局所麻酔が必要な初回治療のみ術前にdiazepam（セルシン®）10mg/1A筋注したうえで歯科処置を行った。特に問題を生じることなく初回の処置を終えた。患者は「このくらいのことなら我慢できます」と述べるなど、安心した様子であった。以後の治療は抗不安薬の前投与なども不要で、比較的スムースに進行した。歯冠形成の際、タービンの切削音にやや過敏な反応を示したが、それ以上の問題はなく、最終の補綴処置まで終了した。なお、治療期間を通じて精神科からの処方（fluvoxamine 75mg、alprazolam 1.2mg/日）は、そのまま継続した。

②疾患概念

歯科治療に対する不安、恐怖の程度が強度なために歯科受診を拒否、回避している病態は、歯科治療恐怖症と呼ばれている[9]。本症患者は、齲歯を放置し、我慢できないような歯痛が生じたとき

だけ応急処置を求めて受診し、すぐに来院しなくなるといったことを繰り返すことが多い。本症は、パニック障害の部分症状と考えられる病態から、単に幼児が歯科治療を怖がり忌避しているような状態まで、幅広く包含されている。

③治療

治療法としては、従来から行動療法的アプローチが有効であるとされている。患者がその恐怖心を押して来院してきたことに十分な理解と配慮をする必要がある。予期不安の軽減を図るため、注意深く事前に説明を行い、侵襲の少ない処置から着手する。患者に少しずつ"大丈夫だった"という体験を積み重ねさせ、治療への恐怖を軽減していくことが肝要である。不安が強く、リラックスできない場合には、抗不安薬の術前投与や自律訓練法、系統的脱感作法などが用いられる。

時に失神発作などショック様症状を起こす場合もあるので注意を要する。

II 咀嚼習慣に関連する生活習慣病 —咀嚼指導による心理療法的対応—

ヒト本来の食性は歯や顎関節の形態と機能、そして霊長類からの進化の面からみて植物食が主体であり、咀嚼は本来よく噛む精咀嚼であるといえる。よい歯と正常咬合を有する人たちの8割前後はあら噛みの粗咀嚼習慣を行っている。その原因には、わが国では野菜の摂取が30年前に比べると20～30％減少したこと、精咀嚼を要する食物繊維を省いたり、粉末化した食物、より最終の栄養素に近いところまで加工した現代の食品が増えたことが考えられる。このような食物に対して、歯の歯根膜や咀嚼器官はよく噛まなくてもすむように認知する。逆に食物繊維を多く含む食べ物は咀嚼回数を増加させる要因である。

よい歯を保ち、野菜を多く摂取する習慣とよく噛んで味わって食べる精咀嚼習慣をもつ人は健康な食生活、衛生的生活習慣、心身面の健康状態などがよい。そして自己統制や衛生的気づきを伴っている。一方、歯が悪い、野菜を食べない、あら噛みの粗咀嚼習慣は心身面の不定愁訴をもたらしている。粗咀嚼習慣は心身面の不定愁訴と顎関節症をもたらす生活習慣病[7)10)]として考えられる。

❶ 全身的不定愁訴 unidentified complaints

①臨床症状

歯が悪い、野菜を食べることが少ない、あら噛みの咀嚼習慣の3者に共通して認められる特徴項目は次のとおりである。食事習慣では柔らかい食物・油っこいもの・濃い味が好き、食物の好き嫌いが多い、食事は空腹を満たすためだけの手段、間食をする。生活状況では、忙しかったり急いだりすると歯磨きをしないことが多い、現在の生活環境は多忙で不規則、慌ただしいので気になりながら悪い歯を放置している、健康や身体のことまでかまっている暇がない、睡眠不足のため寝起きが悪い。全身的状態では口唇や口の中が乾きやすい、胃の具合が悪くなりやすい、治りにくい風邪をひきやすい、しばしば息切れを感じる、1日の仕事が終わると疲れきってぐったりしてしまう、体調がよくない、身体の活気や勢いが乏しい、確実な決心がつきかねる、心が乱される、精神的に不安定、イライラする、憂うつ、などである。

②診断のポイント

咀嚼様式検査表による精咀嚼者、粗咀嚼者分類法[11]を参考にする。

③治療のポイント

現代人が見失ったヒト本来の植物食と歯と咀嚼機能と栄養システムに適応させることを目的にした咀嚼指導[12]を行う。

❷ 顎関節症 myofascial pain dysfunction syndrome

①疾患の概念

本症は顎運動時の顎関節部の痛みや咀嚼筋痛、関節雑音、開口制限などの機能障害を現わす症候群であり、Laskin DM[12]が提唱した筋・筋膜疼痛性機能障害症候群と同義語である。咀嚼筋群のコリとコリの圧痛、そして、それに随伴して起こる筋の協調的機能障害による顎運動障害が主要な病態である。咀嚼筋のコリやコリの圧痛は慢性の粗咀嚼習慣による咀嚼筋群の廃用性・退化性病態[7]としてとらえられる。

②診断のポイント

①X線検査によって顎関節の器質的異常所見が認められないこと、②外耳道からの触診によって疼痛や顎関節運動障害が認められないこと、③咀嚼筋、特に咬筋のコリやコリの圧痛が認められること、などである。

③治療のポイント

咀嚼指導を行う。すなわち、リラックスした食事状況のもとで御飯一口を嚥下まで歯列のいろいろなところで満遍なく20回以上咀嚼すること。咀嚼する食事時間は朝食・昼食は15〜20分、夕食は40分以上かけること、などが主な要項である[13]。一般的に咀嚼筋のコリに伴う圧痛や開口制限などの改善は咀嚼指導後2〜3週間頃から起こる。

おわりに●●

わが国における近代の歯科医学と医療の起源は19世紀後半から20世紀初期頃、欧米からもたらされ、身体医学を基盤に発達してきた。21世紀における歯科医療は複雑な社会情勢や高齢化社会においてさまざまな心身面の問題や障害をもった患者への心身医学的対応が要求される。また境界症例や精神科疾患との鑑別も重要である。

健康保健の立場からは、粗咀嚼習慣に関連する全身的不定愁訴や顎関節症などの生活習慣病の予防や精咀嚼習慣への生活指導による健康医学としての役割も担っている。

(都　温彦、豊福　明)

●文献

1) Penfield W, Jasper H : Epilepsy and the Functional Anatomy of the Human Brain. p71, J & A Churchill, London, 1954.

2) 都　温彦：シンポジウム/21世紀に向けての心身医学；各科における心身医学の現況と提言(歯科)．心身医　39：244-249，1999．

3) William R. Tyldesley, Field EA : Psychogenic ora-facial probrems. Oral Medicine (4th edi.),

p151-154, Oxford medical publications, New York, 1995.
 4) 本島昭洋：痛みと関連した症例の経験．臨床精神医学　25：1489-1495，1996.
 5) 成田令博，西田紘一(編)：舌痛症へのアプローチ，書林，東京，1991.
 6) 豊福　明；口臭，口腔異常感症．今日の治療指針　p906-907，医学書院，東京，2000.
 7) 古賀　勉，都　温彦：顎関節症患者における咀嚼指導の治療的意義および生活習慣性病態に関する臨床的研究．日歯心身　15：149-166，2000.
 8) 豊福　明：いわゆる口腔心身症の入院治療についての臨床的研究；治療技法の検討と病態仮説の構築について．日歯心身　15：41-72，2000.
 9) 豊福　明，都　温彦：うつと不安・日常診療の対応のポイント．歯科口腔外科疾患，臨床と研究　77（5）61-65，2000.
10) 都　温彦：口腔保健と全身的な健康状態の関係についての研究―咬合状態に起因する他臓器の異常―伝承から科学へ．平成8年度厚生科学研究，p27-34，財団法人口腔保健協会　1997.
11) 都　温彦：噛むことと健康ならびに性格・行動様式．別冊The Quintessence咬合の生涯維持，p170-189，1992.
12) Laskin DM : Etiology of the pain dysfunction syndrome. JADA 79 : 147-153, 1969.
13) 都　温彦：咀嚼と健康状態の良好と不良．教育と医学　2：57-65，2000.

IV 心身相関の最新の知見

1・心身相関の最近の考え方

はじめに●●

　古来「病は気から」といわれているように、身体的疾患に精神的な要素が関与することは多くの人が実感している。このことを心身医学において理論的に位置づけたキーワードが「心身相関」である。現代医学は科学としてめざましい進歩を続けているが、その高度化に伴い各臓器別の領域へと細分化されてきたため病気をモノとしてとらえ、病むヒトとしてとらえる視点が欠如していることが昨今強調されている。こうしたことへの反省の意味からも心身相関という概念は心身医学の分野のみならず、広く臨床医学においてその再認識が重要である。
　本稿では、まず心身相関に対する基本的な心身医学的考え方に触れた後、心身相関の病態を知るうえで重要な心理的メカニズムと生理的メカニズムについて述べる。

I 心身相関に対する心身医学的考え方

❶ 心身相関の分類

　身体疾患と心理的因子との関連性、すなわち心身相関に対しては、これまで積み重ねてきた臨床経験から次のように3つのカテゴリーに分類される。但し、これら3つのカテゴリーは相互に無関係でなく、しばしば依存し、相互に関連し合っている。

　　①ストレスにより身体疾患が発症、再燃、悪化、持続する群（狭義の心身症）
　心理社会的ストレスが身体疾患の悪化因子あるいは発症因子の1つとなっている場合である。この場合、生活上のライフイベントの変化（出産、結婚、離婚、転居、就職、転職、進学、近親者の病気や死など）や日常生活のストレス（家庭、職場、学校での対人関係の問題、慢性の勉学、仕事の負担など）が疾患の発症や再燃に先行してみられる。また心理状態（不安、緊張、怒り、抑うつなど）と症状の増減との間に密接な相関が認められる。

　　②身体疾患に起因する不適応を引き起こしている群
　身体疾患の中でも特に、気管支喘息、アトピー性皮膚炎、関節性リウマチ、クローン病、エイズ、悪性腫瘍などの慢性疾患では、慢性再発性に経過し改善の見通しが立ちにくいことが少なくなく、しばしば治療にかかる肉体的、精神的、時間的、経済的負担が大きい。それらによって、患者に著しい心理的苦痛や社会的、職業的機能の障害が生じ、心身医学的な治療の対象となる場合がある。症状として、睡眠障害、対人関係障害、社会的状況の回避やひきこもり、学業や仕事の業績の低下、抑うつ気分、不安などがみられる。

③身体疾患の治療・管理への不適応を引き起こしている群

心理社会的要因によって医師の処方や指導の遵守不良などが引き起こされ、身体疾患に対する適切な治療や管理を行うことが妨げられ、治療や経過に著しい影響を与えている。症状として、ステロイド治療をはじめとした薬物や処置に対する不合理な不安・恐怖、症状のコントロールに対しての無力感、医療あるいは医療従事者に対する強い不信感などを認める。

❷ 閾値論的仮説

さらに、心身相関を考えるうえで参考になる理論として、閾値論的仮説[1]がある。すなわち、身体疾患は一般に、遺伝的・先天的な素因を基盤として、それに準備因子としての後天的な諸因子が加わって、"身体疾患発症への準備状態"ができ、その状態ができあがったときにさらに誘発因子としての後天的な諸因子が加わって発症してくるものと考える（**図1**）。そして、その後天的な諸因子の1つとして、心理的因子が中枢性に極めて重要な役割を演じていることが想定される。以下に、身体疾患の発症と経過に関与する心理的因子を準備因子、誘発因子、持続因子・増悪因子に分けて述べる。

①準備因子

準備因子とは、それが加わればすぐに身体疾患が起こってくるわけではないが、その上に諸種の誘発因子が加われば容易に身体疾患が起こってくるような身体的条件（あげ底状態）をつくり出す要因である。そのような心理的準備因子としては、欲求や情動を意識的・無意識的に抑えた状態（禁圧、抑圧）、適切な言葉で表現できない状態（アレキサイミア）、人の期待に応えようと必要以上に適応努力を払い続けたりする状態（過剰適応）などがある。

②誘発因子

誘発因子とは、発症準備状態ができあがっているうえに、さらに加わることによって身体疾患を顕在化させるような後天的因子である。このような心理的誘発因子としては、強い不安、怒り、悲しみなどの情動刺激が挙げられ、主に自律神経系を介して身体に急性反応を惹起すると考えられる。なお、発症準備状態が解消されれば、誘発因子があっても臨床症状が顕在化しなくなるという点に留意すると、必要以上に誘発因子にこだわらず、準備因子の解消に努めることが治療上大切と思われる。

③持続因子または増悪因子

持続因子または増悪因子とは、いったん引き起こされた身体疾患を持続または増悪させるように働く後天的因子である。このような心理的因子としては、病気になることで周囲の関心をひこうとしたり、病気になることで嫌な環境から無意識に逃避しようとしたりする疾病利得が挙げられる。

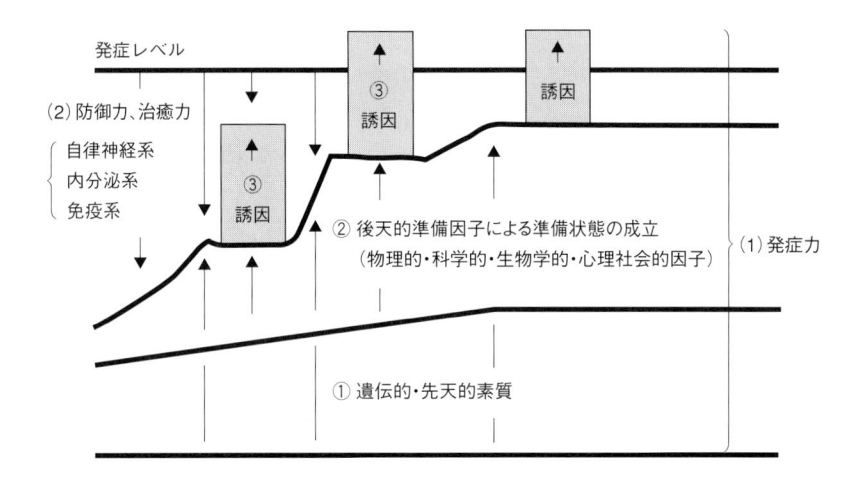

図1／心身相関の閾値論的な考え方

(吾郷晋浩：心身医学的考え方．気管支喘息の心身医療，医療ジャーナル社，大阪，1997より引用)

II 心身相関の心理的メカニズム

❶ アレキシサイミア（alexithymia）

　従来は、神経症理論で心身症の病状を説明しようとする傾向が強かった。つまり、どれだけ神経症的かによって、心身症の程度を把握しようとしてきた。しかし、このような方法論では、実際の臨床にそぐわない点が多く、心身症患者の心理構造や病態理解には独自の理論的な展開が必要と考えられていた。近年、心身症の人の人格特徴としてアレキシサイミア（alexithymia）という概念がよく取りあげられている。これは米国のSifneos PE（1973）らによって提唱された概念で、a=lack, lexis=word, thymos=mood or emotionというギリシア語に由来し、「感情を読みとり言語化しにくい」という意味で、日本語では「失感情症」ないし「失感情言語化症」などと訳されている。アレキシサイミアでは自分の情動の認知が制限されていて、言葉で表現するのも抑えられているので身体化に感情の吐け口を求める結果、心身症になると想定されている。**表1**[2]に示したように、環境への適応は、神経症では不適応であるのに対し失感情症ではむしろ過剰に適応し外見上は問題なさそうにみえるという特徴もある。失感情症の大脳生理学的な発生機転としては、脳の知性の座としての新皮質と情動や本能の座としての辺縁系との間に機能的な乖離があるためという説もある。また、池見[3]によると失感情症を伴った心身症患者では、情動の座からの信号のみならず内臓をコントロールしている脳の中枢からの信号への気づきも鈍麻していることが多いとして、これを「失体感症」と名づけている。

表1／心身症と神経症の比較

	心身症	神経症
失感情症	(＋＋)～(±)	(±)～(－)
失体感症	(＋＋)～(±)	(±)～(－)
社会適応	過剰適応が多い	不適応が多い

(文献2) より引用

❷行動パターン

　FriedmanおよびRoseman(1959)は、その臨床的経験から虚血性心疾患に特有と思われる行動パターンをタイプAと名づけ、これと対照的になるおとなしいパターンをタイプBとした[4]。タイプAの特徴として、競争心が極めて強く、多くのいろいろなことに関係し、常に時間に追い立てられる、漠然とした敵意などが挙げられる。また、Themoshokが提唱したがんになりやすいパーソナリティ、いわゆるタイプCは、感情を抑圧しやすく、自己犠牲的に過剰適応的に振る舞うというのが特徴である。さらに、詳細で厳密な研究手法を用いたGrossarth-MaticekやEysenckらの調査研究[5]によると、がんになりやすい人は、人でも物でも情緒的に価値の高い対象に依存し続けるという自立性に欠けるところがあり、対象を失ったりすると大きなストレスを受け抑うつ状態になりやすいとしている。

❸不安、緊張、抑うつ、欲求不満による身体反応

　ストレスによって引き起こされる不安、恐怖、強迫、緊張、抑うつ、悲哀などでは動悸、ふるえ、冷や汗などの症状がよくみられ、抑うつ状態の身体症状としては不眠、頭重、倦怠感、食欲不振、性欲減退、便秘などがある。このような機序による心身症では薬物療法のみで十分な治療効果がみられることも多い。

　また、欲求不満から怒り、焦燥、強迫などの情緒障害や、葛藤状態(2つ以上の対立する欲求があって、一方に選択決定しかねる状態)などの情緒の問題で、身体に影響を及ぼす。

❹条件づけによる身体反応

　不安、恐怖、強迫、緊張、抑うつ、悲哀などを伴う状態で、たまたまある身体症状が同時に何回か起こると一種の心理・生理学的な条件づけが形成されて、そのような状態になるといつでもその身体症状が起こることがある。例えば過敏性大腸症候群の患者がたまたまバスに乗っていて便意と腹痛を覚え、このような体験が2、3回続くとそれからはバスに乗るだけでいつも腹痛が起こるようになる。このようなメカニズムで動悸、頭痛、過呼吸発作、喘息発作、頻尿、乗り物酔いなどの身体症状が起こる。

❺暗示による身体反応

　暗示とは他人から与えられた言葉や刺激を理性的に考えないまま、受け入れることによって、さ

まざまな信念・感情・行動などが生じる現象である。人は誰でも暗示には多かれ少なかれ反応するものであるが、暗示を受けやすい人があり、また不安や疲労の状態では暗示に反応しやすくなる。この暗示が症状の発現や経過に重大な影響をもっていることがある。

❻心身交互作用

　身体のちょっとした症状に意識を集中したりとらわれたりすると、その症状がますます気になり気にしていると身体症状も強くなり、そのためにさらに注意をひかれるという悪循環に陥る。これを心身交互作用という。これが心身相関の症状の発症や経過に重要な役割を果たすことがある。例えば慢性胃炎で胃のことばかり気にしていると、胃のちょっとした症状でも強く感じるようになり、また症状を恐れて食べないでいると逆に胃の具合が悪くなるので、さらにその症状に注意が向いて心身ともに悪化していくといったふうになる。

❼行動習慣の異常による身体反応

　情緒不安定な人や神経質な人は神経症的な習慣をもつことがある。例えば慢性のアルコール中毒の結果慢性膵炎になることがある。そのほか過度の喫煙や過食などの習慣が長期にわたり健康に悪影響を及ぼす。このような習慣をもつ人は生活全体のセルフ・コントロールがよくなくて、糖尿病などの病気をもっているとその治療がはかばかしくないことも多い。

Ⅲ　生理的メカニズム

　心身相関に関する初期の基礎的研究については、セリエ(Selye)のストレス学説やキャノン(Cannon)の闘争-逃走反応(Fight or flight reaction)が有名である。Selyeは、生体が外界から刺激(ストレッサー)を受けると、そのストレッサーがどのようなものであれ、生体には胃・十二指腸潰瘍、胸腺の萎縮、副腎皮質の肥大を特徴とする身体変化(ストレス反応)が非特異的に起こることを報告し、一般適応症候群と名づけた。これらの反応は時間経過としては、警告反応期(ショック相、反ショック相)、抵抗期、疲弊期と移っていくと説明している。現在ではSelyeの反応系は視床下部(CRH)-下垂体(ACTH)-副腎皮質(Steroids)系の反応として理解されている。また、Cannonは犬におびえる猫の心身の反応を闘争-逃走反応として、副腎髄質から分泌されるアドレナリンの作用として説明した。これも現在では、視床下部-脳幹-交感神経系を介するカテコールアミン(アドレナリン、ノルアドレナリン)の作用として説明されている。

　近年、脳生理学、精神神経免疫学、分子生物学などによる心身相関現象の科学的解明がなされてきており、図2に示すように、中枢神経系、自律神経系、内分泌系、免疫系が、密接に相互作用し、ネットワークを形成していることがわかっている。以下、それぞれの生理機構について説明する。

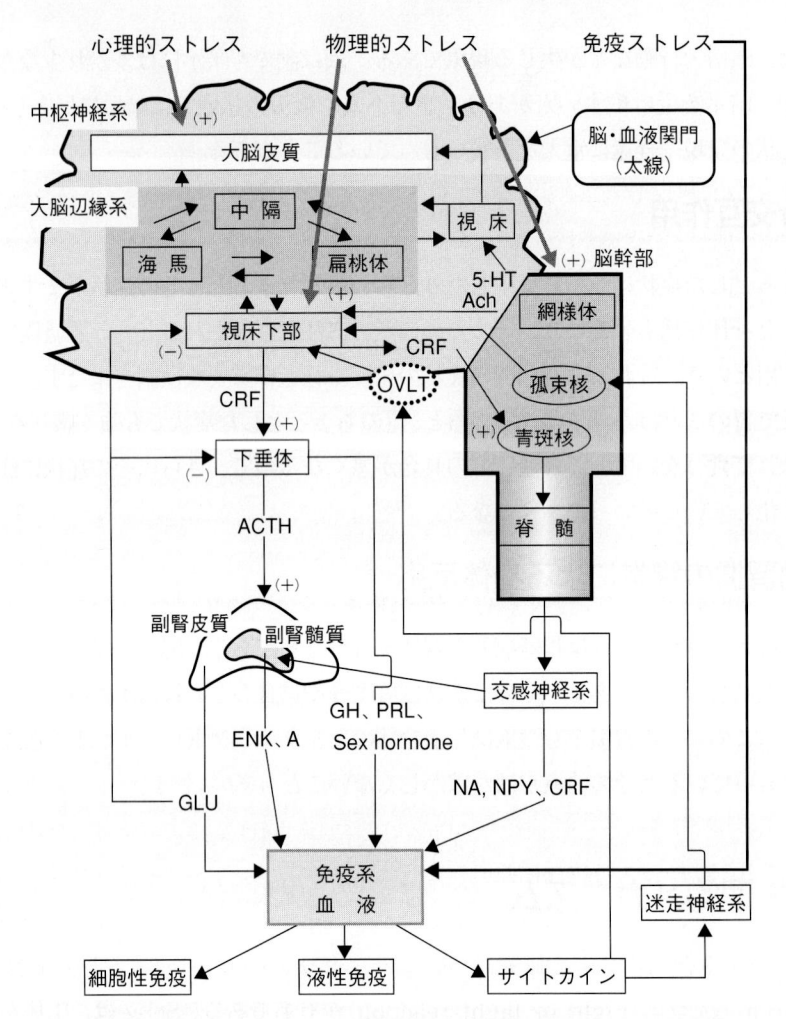

(＋):刺激、(－):抑制、CRF:コルチコトロピン放出刺激因子、A:アドレナリン、NA:ノルアドレナリン、5-HT:セロトニン、ACh:アセチルコリン、ACTH:副腎皮質ホルモン放出刺激ホルモン、GH:成長ホルモン、PRL:プロラクチン、NPY:ニューロペプタイドY、ENK:エンケファリン、GLU:副腎皮質ホルモン、OVLT:終板器官

図2／神経－内分泌－免疫系の相互関係

❶ 中枢神経系

　知情意など人間としての高度な働きをする大脳皮質(新皮質)に対し、主に本能の働きを司っているのが大脳辺縁系(古皮質)である。大脳辺縁系には食欲・性欲の本能をコントロールしているが、同時に情動(怒り・快楽など)や自律神経の高位の中枢でもある。このように心臓や胃腸など内臓の働きを調節するところが情動を体験する場と同じであるということは、心と身体の結びつきの生理学的な根拠となる。さらに大脳辺縁系の一部である海馬は記憶内容の保持に関与している。強烈な忘れがたい記憶が心身症を起こすことがある。例えば、ある年の2月に交通事故に遭った人がそれ以後毎年2月になると頭痛が起こるようになったというケースがある。これは記念日反応ともいわ

れるものである。大脳辺縁系以外で心身相関に関係のある中枢神経が視床下部と脳幹である。視床下部には食欲の中枢（摂食中枢・満腹中枢）、自律神経の直接の中枢があり同時に内分泌系においても下垂体を支配する重要な役割を果たしている。一方、脳幹の網様体には意識の中枢があり、全身の感覚器官から送られてくる刺激によってその活動が駆動されるが、反対に意志や心構えによって意識をはっきりさせたり眠気を払うことができるので、脳幹網様体と大脳皮質の間には相方向性の経路があることがわかる。

❷ 内分泌系（視床下部－下垂体－副腎系）と免疫系

　心理的なストレスが中枢神経系を介して内分泌系を動かし、副腎皮質ホルモンの分泌を促進し、それが免疫系の機能を抑制することはよく知られている。副腎皮質ホルモンのうちでも免疫抑制作用、抗炎症作用、抗腫瘍作用などの免疫能に影響するものとしてグルココルチコイドがある。一般に心理的ストレスによる副腎からのグルココルチコイドの分泌には、HPA軸が重要である。ストレスにより視床下部の室傍核にある副腎皮質刺激ホルモン放出ホルモン（CRH：corticotropin-releasing hormone）ニューロンが活性化され、分泌されたCRHにより下垂体から副腎皮質刺激ホルモン（ACTH）の放出が促され、血中のACTHより副腎皮質からグルココルチコイドが分泌される。一方、大脳辺縁系に位置する記憶の主座である海馬はCRHニューロンに対し抑制性の作用を及ぼす。このCRHニューロンは弓状核のproopiomelanocortin（POMC）ニューロンに線維を送っており、それからβ-Endorphinやα-Melanocyte Stimulating Hormone（α-MSH）、およびACTHを分泌させ、種々の免疫修飾作用を及ぼす。β-Endorphinは室傍核からのCRH分泌に負のフィードバックをかけ、またACTHも同様にCRH分泌、ACTH分泌に負のフィードバックをかける。一般に急性のストレスの場合、増加したグルココルチコイドは、海馬の受容体に結合し、ニューロンを活性化させ、室傍核を介してCRHの分泌を抑制するという負のフィードバック機構の調節を行っている。しかし、慢性的ストレス状態では、高グルココルチコイド血症により海馬の受容体はダウンレギュレートされ、負のフィードバック機能は低下し、高グルココルチコイド血症は維持される。その結果、免疫能の持続的抑制による種々の生体内の変化がもたらされる。また、さきに述べたCRHは、次に述べる交感神経系の反応を引き起こし免疫系に影響を与えている。

❸ 自律神経系と免疫能

　免疫系の各組織（胸腺、骨髄、脾臓、リンパ節）は交感神経および副交感神経の支配を受けている。その組織形態像から自律神経は血管を介し、リンパ組織の微小循環を調節するばかりでなく、リンパ球にも直接作用している可能性の指摘がある。実際、リンパ球の膜表面にはコリン作動性レセプター、α、β-アドレナリンレセプターが存在する。自律神経末端からはアセチルコリンやノルアドレナリン以外にもソマトスタチンや神経作動性腸管ポリペプチド（VIP）、Calcitonin gene-related peptide（CGRP）、ニューロペプチドY（NPY）、さらにはオピオイドなどの神経ペプチドが分泌され、リンパ組織の免疫担当細胞に作用している。また、リンパ球のみでなく、種々の免疫担当細胞には各種のホルモンや神経伝達物質に対するレセプターがあり、免疫能が修飾されること

や、免疫系主役の1つであるリンパ球が種々の神経ペプチドを産生することが明らかになっている。このようにホルモンやペプチドが内分泌系のホルモンとして作用するだけでなく免疫系内の調節物質、伝達物質としての役割を担っている。

❹免疫系による神経・内分泌調節

　サイトカインは、抗原結合時やマイトジェンによる刺激時にリンパ球やマクロファージなどの免疫細胞から分泌され、免疫調節や炎症反応にかかわっている。しかし、サイトカインは単に免疫細胞のみでなく生体の種々の細胞で産生され、他のサイトカインの産生や作用に影響し、サイトカイン同士の複雑なネットワークを形づくっている。さらには、神経内分泌系の調節因子としてそれぞれ種々の作用を有している。例えば、感染などによってInterleukin-1 (IL-1), Interferon-β (IFN-β), Tumor Necrosis Factor-α (TNF-α) などのサイトカインが末梢組織より血中に放出されると、①終板器官などの脳室周囲器官→中枢のプロスタグランディンE_2産生、あるいは、②迷走神経→延髄の孤束核→視床下部室傍核などの経路を介して、発熱、食欲抑制、睡眠誘発などを引き起こす。また、多くのサイトカインが脳内からも産生されることが近年報告されており、サイトカイン自体も脳内伝達物質として関与していると考えられている。

おわりに●●

　心身相関の生理学的メカニズムはある程度は明らかになってきているものの、各ステップを明確に説明できるほどには至っておらず、この方面での研究の深まりが今後の課題といえる。最後に、心身医学的アプローチが臨床の広い領域で必要とされてきている中で、その理論的中核とも言える心身相関を理解し治療に応用していくことが重要である。

（久保千春、千田要一）

● 文献

1) 吾郷晋浩：心身医学的考え方．気管支喘息の心身医療，桂　戴作，吾郷晋浩（編），p20-30，医薬ジャーナル社，大阪，1997．
2) 中川哲也：心身医学の最近の動向．心身医学標準テキスト，久保千春（編），p3-5，医学書院，東京，2002．
3) 池見酉次郎：全人的医療の核としての心身医学；心身医学の現状と将来．心身医学 30：251-260，1990．
4) Friedman M, Roseman RH : Association of specific overt behavior pattern with blood and cardiovascular findings. JAMA 21 : 96-106, 1959.
5) Eysenck EJ : Smoking, health & personality. Transaction Publishers, New Brunswick, 2000.

IV 心身相関の最新の知見　2・心身相関の基礎知識
① 基 礎 知 識 《自律神経系》

はじめに●●

　自律神経系は、生体の恒常性維持、情動反応、心身症の病態生理に重要な役割を演じている。自律神経系は交感神経系、副交感神経系、腸神経系の3つに大別され、それぞれに、遠心性線維と、求心性線維が存在する。交感神経、副交感神経の遠心路は、脳幹および脊髄に細胞体をもち自律神経節に至る節前ニューロンと、自律神経節で節前ニューロンとシナプスをつくった後に効果器にいたる節後ニューロンの2つから成る。副腎髄質にゆく交感神経は例外で、節前ニューロンが直接、クロム親和性細胞に終わっている。

　交感神経と副交感神経は平滑筋、心筋、腺に分布し、拮抗的な二重支配を行っている。交感神経系は活動に適した状態、副交感神経系は休息し、エネルギーを保存するのに適した状態を引き起こす。腸神経系、つまり消化管内の壁内神経叢は、交感および副交感神経の支配を受ける一方、これらの支配がなくても、独立して腸管運動と分泌機能を調節している。

I 自律神経遠心路

　自律神経遠心路によって支配される効果器の多くは、交感神経と副交感神経の拮抗的な二重支配を受けている（図1、表1）。例外としては、唾液腺のように、交感神経、副交感神経ともに促進的に作用したり、副腎髄質、腎臓、脾臓、立毛筋、汗腺、大部分の血管、瞳孔散大筋、リンパ球のように交感神経のみによって支配されている場合もある。また瞳孔括約筋は副交感神経のみによって支配されている。

　また、自律神経遠心性線維は常時、毎秒2〜3回の低頻度で自発性に発火し、一定の緊張状態

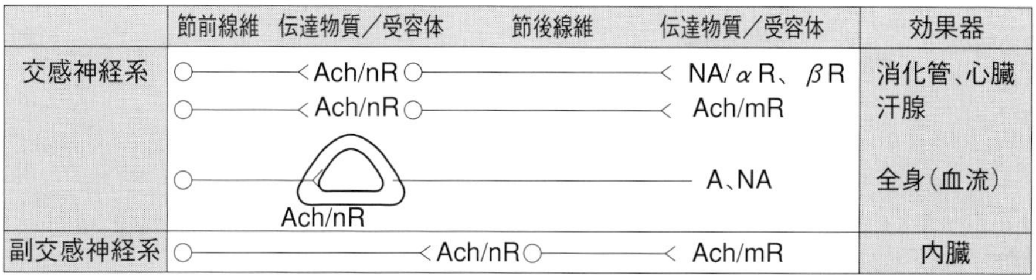

図1／自律神経遠心路における伝達物質、受容体と効果器
Ach：アセチルコリン、NA：ノルアドレナリン、A：アドレナリン、
mR：ムスカリン様受容体、nR：ニコチン様受容体

表1／自律神経遠心性ニューロンの効果器に対する作用

	交感神経系 受容体	交感神経系 作用	副交感神経系 受容体（m）	副交感神経系 作用
眼				
瞳孔散大筋	α_1	収縮（散瞳）		（—）
瞳孔括約筋		（—）		収縮（縮瞳）
毛様体筋	β_2	弛緩（遠くに焦点）		収縮（近くに焦点）
涙腺		（—）		分泌
唾液腺	α_1	カリウムと水分泌		カリウムと水分泌
	β_2	アミラーゼ分泌		（—）
胸腺	β_2	分裂能阻害、		
気管支				
気管支平滑筋	β_2	弛緩		収縮
気管支分泌腺	$\alpha_1／\beta_2$	抑制（α_1）／促進（β_2）		分泌促進
心臓	β_1	心拍数、心収縮力、伝導速度の増加		心拍数、心収縮力、伝導速度の減少
胃腸	$\alpha／\beta_2$	運動、緊張の減少		運動、緊張の増加
	α	括約筋収縮		括約筋弛緩
		腺分泌抑制（？）		腺分泌促進
肝臓	$\alpha／\beta_2$	グリコーゲン分解 グリコーゲン新生		グリコーゲン合成
胆嚢、胆管	β_2	弛緩		収縮
膵臓	α	膵液分泌抑制		促進
	$\alpha／\beta_2$	インシュリン分泌 抑制（α）／促進（β_2）		促進
脾臓	$\alpha／\beta_2$	収縮（α）／弛緩（β_2）		（—）
副腎髄質	n	カテコラミン分泌促進		（—）
腎臓	$\alpha／\beta_2$	レニン分泌 抑制（α）／促進（β_2） 糸球体ろ過量低下（α）、腎血流量低下（α） 尿細管Na、水再吸収促進（α）		（—）
膀胱	β	膀胱排尿筋弛緩		収縮
	α	内膀胱括約筋収縮		弛緩
男性生殖器	α	射精		勃起
子宮	$\alpha／\beta_2$	妊娠時収縮（α）／非妊娠時弛緩（β_2）		性周期によって異なる
脂肪細胞	$\alpha／\beta_1$	脂肪分解促進		（—）
皮膚				
皮膚血管	α	収縮		（—）
立毛筋	α	収縮		（—）
汗腺	$\alpha／m$	局所的分泌（α） 全身的分泌（m）		（—）
血管系				
動脈系	$\alpha／\beta_2$	収縮（α）／拡張（β_2）		頭部、生殖器で拡張
静脈系	$\alpha／\beta_2$	収縮（α）／拡張（β_2）		（—）
リンパ球	$\alpha／\beta_2$	免疫反応促進（α）／抑制（β_2、誘導期では促進）		（—）
血小板	α	血小板凝集能亢進		

m：ムスカリン様受容体、n：ニコチン様受容体

(tone)を保っている。そのため、交感、副交感の二重支配を受けている器官の働きは、片方のトーヌスの変化のみでも、亢進、抑制の両方向性に変化する。

II 自律神経求心路

　自律神経の中には遠心性線維だけでなく、求心性線維も存在する。ほとんどの臓器には、交感神経、副交感神経両方の求心性線維が分布しており、例えば、ネコの迷走神経の80％以上は求心性線維である。自律神経求心性線維の90％以上はC線維である。求心性線維には、大きく3つの働きがある。

　①交感神経求心路は、内臓痛を中枢神経系に伝える。また、関連痛の成り立ちに関与する。内臓由来の交感神経求心性線維は脊髄第I層、第V層に投射する。ここへは体性神経線維も投射するため、その脊髄分節の体性神経支配領域に関連痛が生じる。

　②迷走神経求心路は、感覚として意識にのぼらないが、内臓器官の反射性自律神経反応を引き起こし、内部環境を一定に保つ働きを担っている。例えば、心臓や動脈に分布する圧受容器は、血圧の上昇による壁の伸展によって発火し、迷走神経求心性線維を通じて孤束核、さらに血管運動中枢に神経信号を送る。その結果、交感神経活動を抑制し、血圧低下、心拍数減少をもたらす。

　③迷走神経求心路は感染症や炎症性疾患に罹患したときの炎症性情報を中枢神経系に伝え、発熱などの急性期反応、徐波睡眠の誘発など、疾病時にみられる行動の変化に関与する。

III 情動刺激と情動性自律反応

　個体が危険にさらされたとき、交感神経系全般の活動亢進と副腎髄質からアドレナリンが分泌され、闘争か逃避かという行動に適した反応が引き起こされる(緊急時反応、WB Cannon)。この反応は、①交感神経の1つの節前ニューロンが多くの節後ニューロンとシナプスをつくる、②副腎髄質から血中に放出されたアドレナリンが、全身のβ受容体を刺激することで、全身性に協調されたものとなっている。

　しかしすべての情動刺激が闘争か逃避か反応(fight or flight response)と同じ反応を引き起こすわけではない。つまり、情動刺激による交感神経系の亢進は、必ずしも全身性に均一なわけではなく、また、情動刺激が常に交感神経系の亢進のみをもたらすわけでもない。例えば、個体が危険にさらされたとき、危険が去るまでじっとしておくというストレス反応パターン(受動的ストレス反応)もあり、このときには徐脈が生じている。

IV 炎症時の自律神経・内分泌・免疫系の相互作用

　私たちは感染症、炎症性疾患にかかったとき、疾患のいかんを問わず、発熱、嗜眠、食欲低下など、まさにこの人は病気だといわしめるいくつかの共通の症状を呈するようになる。また、このと

き、視床下部―下垂体―副腎皮質系(HPA axis)および交感神経活動の亢進が生じている。ラットを用いた研究から、横隔膜下で迷走神経を切断すると、発熱、HPA axisの亢進、睡眠、行動抑制が減弱することが知られている。つまり、感染症、炎症性疾患によって産生されたIL-1、IL-6、TNFなどの炎症性サイトカインが迷走神経求心路の神経活動を亢進させ、延髄孤束核から視床下部、扁桃体に炎症性情報を伝えることによって、発熱、sickness-associated behaviorが生じると考えられている。迷走神経遠心路の亢進は肝臓でのTNF産生を抑制し、抗炎症作用を発揮する。

V ストレス性標的臓器反応と自律神経の関与

①呼吸器

気管支喘息の成因には迷走神経が関与している。気管支喘息発作は心理的ストレスや暗示でも生じる。暗示による気道過敏性の亢進、および気道収縮は抗コリン薬の前投与によって抑制されることから、情動刺激による喘息発作にもコリン作動性ニューロン(迷走神経)が関与していると考えられる。

②循環器

精神的ストレスによる交感神経系の亢進は、ノルアドレナリンが血管平滑筋上のα_1受容体に働くことで血圧上昇を、血小板膜上のα_2受容体に働くことで血小板凝集能の亢進をもたらし、高血圧、冠動脈疾患の発症に関与する。さらに交感神経活動の亢進は、QT延長症候群、心室細動などの不整脈の発症の引き金にもなる。交感神経はβ_1受容体を介して心臓の受攻性を増す。2匹のネコを並べておき、1匹のネコに攻撃させると、他方のネコは防御もしくは闘争行動をとる。当然、攻撃されるネコの心拍数は増加するが、右星状神経節を切除しておいて、左優位の交感神経アンバランス状態を作り出したネコでは、補正したQT間隔が延長し、また心室頻拍を起こす頻度が増える。この不整脈はβ blockerの投与や左星状神経節切除術で予防できることから、β受容体を介した交感神経のアンバランスによって引き起こされると考えられる。また、迷走神経は、この交感神経の催不整脈効果に対して拮抗的に作用する。

高血圧の治療によく用いられる従来のCa^{2+}チャンネルブロッカーは、血管平滑筋上のL型Ca^{2+}チャンネルに働き平滑筋を弛緩させ血圧を下げるが、代償性に交感神経活動を亢進させる場合がある。交感神経終末にはN型Ca^{2+}チャンネルが存在し、神経終末からのノルアドレナリンの放出を調節している。N&L型Ca^{2+}チャンネルブロッカーは、ノルアドレナリンの放出を抑制することで、白衣現象、職場ストレス(job strain)によって生じるwork day hypertensionを改善する。

③消化管

Fight or flight responseが生じているとき、血液は骨格筋に再配分され、消化管などの内臓への血流は少なくなる。ストレスによって生じる胃潰瘍には、交感神経を介した粘膜を栄養する血管収縮と、迷走神経を介した胃酸分泌亢進の両方が関与している。

④肝臓

ラットにフットショックストレスを加えると、それ単独では肝障害をきたさなくとも、四塩化炭

素による肝障害を増悪し、肝繊維化を促進する。この反応は肝交感神経を切除すると抑制されるので、ストレスによる肝障害の増悪に交感神経が重要な役割を演じていると考えられる。

⑤膵臓

膵ランゲルハンス島のA（グルカゴン分泌）細胞、B（インスリン分泌）細胞、D（ソマトスタチン分泌）細胞は交感神経、副交感神経の二重支配を受けている。インスリン分泌反応は古典的条件づけが可能であるが、条件づけによるインスリン分泌亢進反応は迷走神経切断、もしくはアトロピンの投与により抑制されるため、迷走神経を介した反応であると考えられる。

⑥腎臓

腎臓は交感神経のみによって支配されており、腎交感神経終末は輸入・輸出細動脈、近位尿細管、ヘンレループ、遠位尿細管や傍糸球体装置に分布する。腎交感神経の亢進は糸球体濾過量と腎血流量の低下、レニン分泌の促進と、尿細管でのナトリウムと水の再吸収の促進を生じる。強い情動ストレス下では尿量が減少するが、ラットの顔面に空気を吹きつけるというストレスモデルを用いた研究から、ストレス性抗ナトリウム、抗利尿反応には視床下部、腎交感神経系が関与すると考えられる。

⑦免疫系

リンパ系臓器には交感神経節後線維が分布している。ノルアドレナリンは、胸腺では分裂能の阻害、細胞表面の分化抗原の発現の助長、二次性リンパ臓器では免疫グロブリン（IgM）産生を促す。心理社会的ストレスによりNK細胞活性をはじめとする免疫能が低下し、がんの再発との関連性が注目されている。ラットに拘束ストレスを加えると、脾臓NK細胞活性が低下するが、この反応は、脾臓交感神経を除神経したり、βアンタゴニストの前投与によって抑制される。したがって、ストレスによるNK細胞活性の低下に、脳-交感神経系-NK細胞上のβ受容体が関与していると考えられる。

VI リラクセーションと自律神経系

このように多くの心身症、ストレス性疾患の病態に、視床下部—交感神経・副腎髄質系が関与している。リラクセーション法およびマッサージなどの体性刺激は視床下部-交感神経・副腎髄質系、および視床下部-下垂体—副腎皮質系に対して抑制的に作用するため、臨床場面ではさまざまな技法が用いられている（図2）。

❶リラクセーション

自律訓練法などのリラクセーション法は、血圧、心拍数、呼吸数の低下、末梢皮膚温の上昇、中枢温の低下をもたらす。これらの一連の反応は遠心性交感神経活動の抑制によって生じると考えられる。先に述べたように、自律神経遠心性線維は、一般的に毎秒数回の低頻度で常時、自発的に活動しており、通常、末梢皮膚血管（細動脈、動静脈吻合、細静脈）はα受容体を介した交感神経のトーヌスにより常に軽度収縮状態にある。リラクセーションにより交感神経遠心性活動が抑制されると末梢血管は拡張し、その結果、皮膚温は上昇する。このとき、末梢血管拡張による放熱反応と基

その他の変化

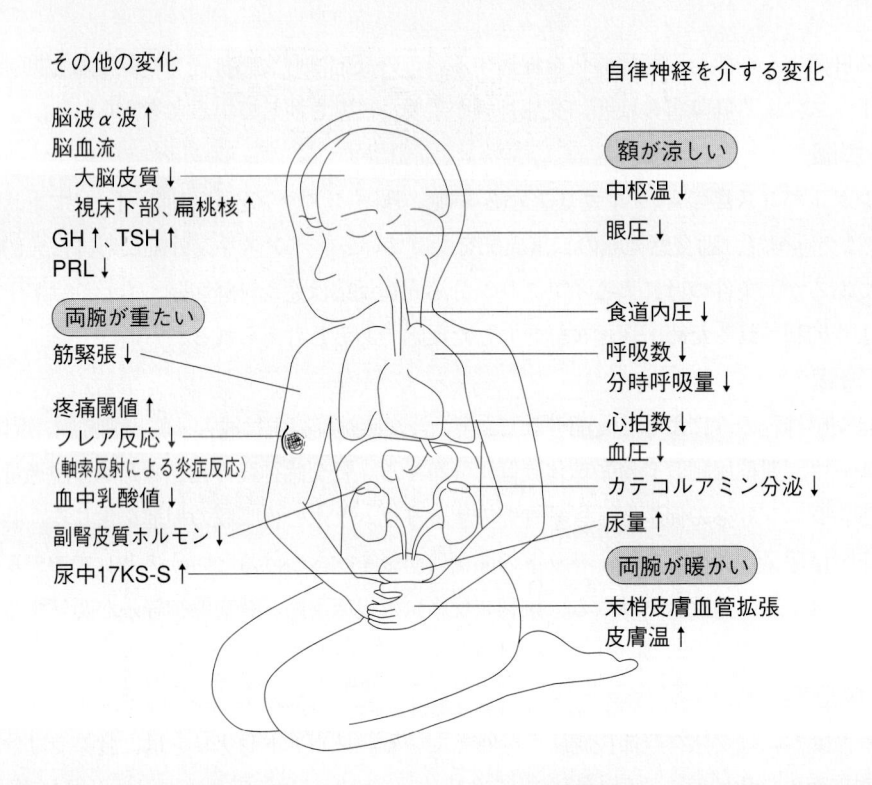

脳波α波↑
脳血流
　　大脳皮質↓
　　視床下部、扁桃核↑
GH↑、TSH↑
PRL↓

（両腕が重たい）
筋緊張↓

疼痛閾値↑
フレア反応↓
（軸索反射による炎症反応）
血中乳酸値↓
副腎皮質ホルモン↓
尿中17KS-S↑

自律神経を介する変化

（額が涼しい）
中枢温↓
眼圧↓

食道内圧↓
呼吸数↓
分時呼吸量↓
心拍数↓
血圧↓
カテコールアミン分泌↓
尿量↑
（両腕が暖かい）
末梢皮膚血管拡張
皮膚温↑

図2／自律訓練法およびリラクセーションによって生じる自律神経系の変化と、その他の変化

礎代謝の低下によって、中枢温はやや低下する。

　リラクセーションは迷走神経遠心性活動にも影響を与える。一般にリラクセーションは、交感神経活動の抑制により相対的迷走神経活動優位状態をもたらすとされている。実際、自律訓練法の練習中、もしくは練習後、心拍変動係数は上昇するという報告が多い。しかし、交感神経活動の抑制だけでは、自律訓練法による気管支喘息患者の喘鳴、過敏性腸症候群患者の腹痛の改善効果は説明できない。図2にびまん性食道痙攣症患者が自律訓練法を行ったときの食道内圧の変化を示す。びまん性食道痙攣症患者の食道の異常収縮は迷走神経を介して生じる。自律訓練法により異常収縮波が改善したことは、自律訓練法が食道を支配する迷走神経活動に対して抑制性に作用することを示唆している。このようにリラクセーションの自律神経活動に及ぼす効果は交感神経活動の抑制のみという単純なものではない。また現在、リラクセーションが自律神経求心性活動に及ぼす影響については、ほとんど検討されていない。したがって今後、リラクセーション法が心身症の治療技法として確実に位置づけられるためには、非特異的なリラクセーション効果だけではなく、それぞれの病態に関与する自律神経活動の異常に対する特異的効果について、詳しく検討することが必要である。

　ストレスによる自律神経系の変化と同様、リラクセーションによる自律神経の反応も中枢神経系によって制御された反応である。瞑想中の脳の活動をfunctional MRIを用いて調べてみると、瞑想中、大脳皮質の活動は全般的に抑制され、自律神経活動に関連する扁桃体、視床下部、前帯状回、中脳の活動は増加している。

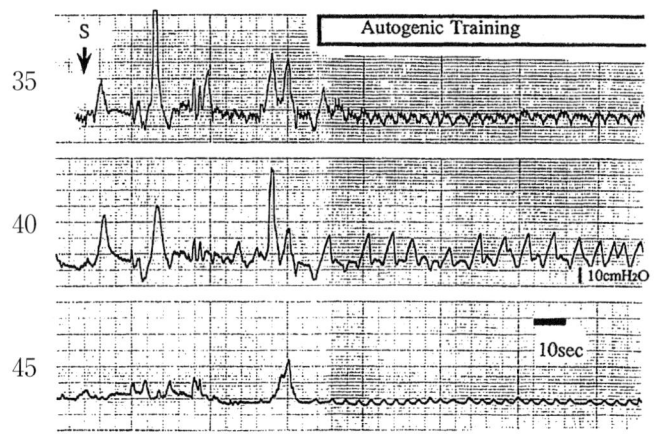

図3／びまん性食道痙攣症患者における、自律訓練法の迷走神経活動抑制効果

情動刺激によって誘発される食道のスパスム(図では、食道内圧曲線の多峰性異常収縮波として表わされている)は、自律訓練法を行うことにより抑制された。このスパスムは、コリンエステラーゼ阻害薬であるedrophonium chlorideの投与によっても誘発され、抗コリン薬であるscopolamine butylbromideによって抑制されることから、自律訓練法は食道を支配する副交感神経活動を抑制することによって、この病態を改善したことがわかる。
(岡:自律神経29,469,1992より一部改変)
S:嚥下、Autogenic Training:自律訓練法。

　自律訓練法は定期的に練習することが大切である。自律訓練法を定期的に練習すると、より速く、より確実に末梢血管拡張などのリラクセーション反応が生じるようになる。しかしながら、定期的な練習が自律神経の基礎活動、ストレス反応性に対してどのような効果をもつのかという点に関しては、あまりわかっていない。1日40分リラックスの練習を1カ月間行った群では、ストレス負荷後の血中ノルアドレナリン濃度の上昇の程度が、コントロール群よりむしろ顕著であったという報告がある。血圧、心拍数の上昇の程度は両群で同程度であることから、定期的なリラクセーション法の練習はストレッサーに対する効果器官の応答性を減弱させると考えられる。

　リラクセーションは炎症反応の進展にも影響を及ぼす。自律神経の関与する炎症反応の1つに神経原性炎症がある。神経原性炎症は気管支喘息、リウマチ様関節炎、乾癬の病態に関与している。神経原性炎症のモデルである、カプサイシンの皮内注射によって生じるフレア反応(皮膚の発赤、浮腫)が、リラクセーションによりどう修飾されるかを検討した報告がある。カプサイシンによるフレアの大きさは、注射に先だって20分間リラックスした群の方が、コントロール群より小さかった。リラクセーションによるフレア反応の抑制の機序の一部は、交感神経遠心性活動の抑制によってもたらされると考えられる。

❷ 体性―交感神経反射

　麻酔下のラットの皮膚に痛みを惹起するような侵害性機械刺激を加えると、副腎髄質を支配する交感神経遠心性活動は亢進し、血中カテコルアミン（アドレナリン、ノルアドレナリン）分泌量も増大する。しかし、皮膚をブラシでこするといった非侵害性機械刺激では、逆に交感神経活動も、カテコルアミン分泌も抑制される。つまり、皮膚への非侵害性機械刺激は、体性-交感神経、副腎髄質反射によって、fight or flight responseに拮抗する反応を生じる。またヒトでも、マッサージは不安感を減少させ、血中カテコルアミン、コルチゾル値の低下、NK細胞活性の上昇をもたらすことが知られている。つまり、スキンシップ、抱き締めるといった皮膚への接触、針治療、指圧といった非侵害性の皮膚刺激による治療行為がストレス性疾患、心身症患者に対して有用であることを示唆している。

〈岡　孝和〉

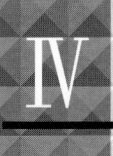

IV 心身相関の最新の知見　2・心身相関の基礎知識

① 基礎知識《内分泌系》

はじめに

　生体はストレスが加わると生体内の恒常性を一定に保つように反応するとともに、一方では環境に適応するように変化する。こうしたストレス反応の鍵を握るものには神経系、免疫系とともに内分泌系の変化がある。これらの系は相互に密接に連関しながら、生体内の環境を調節している。本稿ではストレスに対する内分泌系の反応、特に生命維持に重要である視床下部―下垂体―副腎皮質(HPA)系の変動を中心に解説し、心身相関の基礎の最新知見を示したい。

I　ストレス学説の流れ

　ストレス学説としてはW. B. CannonやH. Selyeが歴史的に有名である。Cannonは初めて「ストレス」なる言葉を医学研究の中に持ち込んだ研究者として知られ、急性のストレス反応を"闘争か逃避かfight or flight"で表される交感神経系の亢進によるメカニズムで明らかにした。
　一方、Selyeは、ストレスが慢性的に生体に加わったときに各臓器にいかなる変化が生じるのかを"汎適応症候群(General Adaptation Syndrome)"なる概念を用いて説明したことは有名である。寒冷刺激や疼痛刺激、感染などといった多種多様の刺激下においても、共通して「副腎の腫大」、「胸腺の萎縮」、「出血性胃潰瘍」という三徴候がみられ、経時的に"警告反応期―抵抗期―疲弊期"というストレス後の生体の反応の推移を明らかにした。このSelyeのストレス学説は、"異なった"刺激が"共通の"生体内変化を生じさせることを明らかにした点で画期的であった。
　一方このSelyeの"共通のストレス反応General Stress Response"とは対照的に、最近では各個人の個別のストレス反応"Individual Stress Response"概念が注目されるようになってきた。"アロスターシスallostasis"(内部環境を平衡に保つように能動的に変化する過程)がその背景にある鍵概念である(Sterling & Eyer, 1981)[1]。

II　アロスターシス概念

　このアロスターシスとは、ストレス下での副腎皮質ホルモン、カテコラミン、サイトカイン、tissue mediators、さらにはimmediate early genes(cFOS)などといったメディエーターの産生を通して、生体における環境に対する"能動的"な適応過程＝能力をさす(McEwen BS、1998)[2]。Selyeのホメオスターシスを保つための"受動的"過程とは対照的に、これらのメディエーターは生体に対するもろ刃の剣としてとらえられる。つまり、このアロスターシスが適切に働いているときは疾患は発症しないが、それが遷延したり、不適切であったり、種々のストレッサーの繰り返す

"hit"で過剰刺激状態になったりすると、"Allostatic load"は不適応状態や種々の臓器障害をもたらすという。これはMcEwenが最初に唱えた説であるが、このallostatic loadには、ヒトにおけるライフスタイル(例：高脂肪食摂取、運動不足)や日内リズムの障害(例：睡眠不足)といったより広い意味のストレッサーへの生体の曝露が関連しているという。

"ストレス"の本質とは何か。Goldstein DS(1995)[3]によれば、それまでの学習により条件づけられた、あるいは環境により演繹された予想が、現在の、あるいは予期された内的、外的環境の認知・知覚と食い違っている状態(condition)であり、体験(experience)を指すのではない、と定義している。この矛盾した状態が、パターン化された代償的な反応を惹起し、それが持続すると疾患発症につながると説明される。

これは、学習による"条件づけ"(幼児期からの体験、訓練)とストレス反応における個人差(遺伝子多型、幼児期からの発達史的影響、直近の心理身体的状況など)が、結果として複合的にストレス反応の違いをつくると考えられ、心身医学領域で問題となる生活習慣病や性格行動、固有の情動反応が関連した心身症発症に通じるものである。さまざまな不適切な条件づけにより心身症が発症する過程を図示した(**図1**)。

このように、種々のストレッサーに対する生体反応の共通性、普遍性の研究から、同一のストレッサーに対して個々人によって異なった反応をするメカニズムの研究への発展と時代は変化しつつある。

そこで、こうしたストレス反応の中心を担う種々のストレッサーに対する内分泌系の反応について解説する。

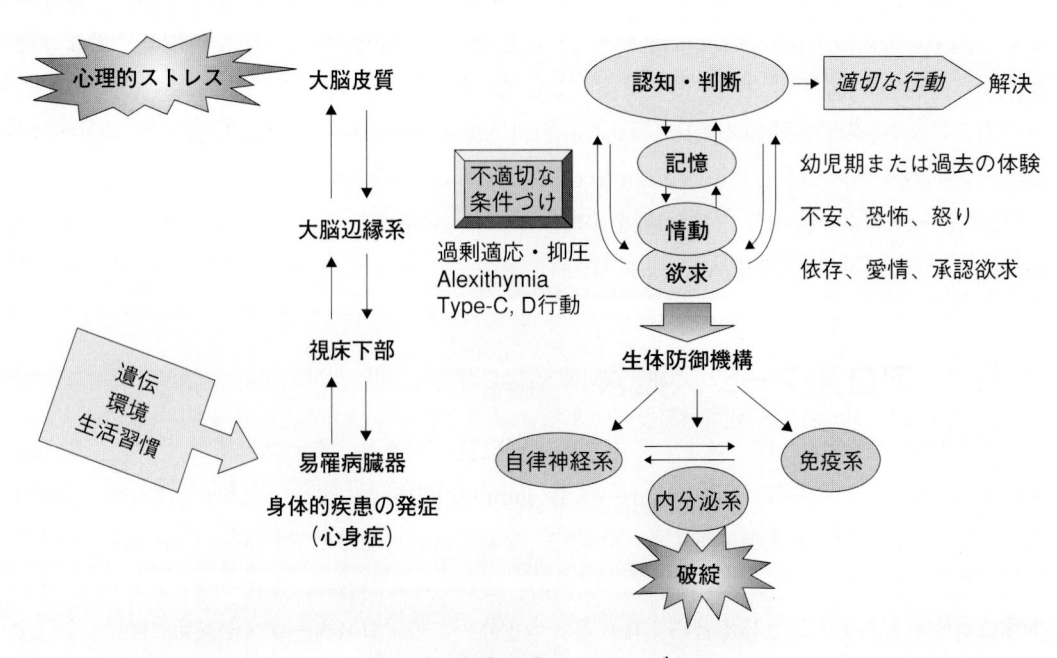

図1／心身症発症のメカニズム

III ストレスと視床下部－下垂体－副腎皮質（HPA）系

❶ CRHとグルココルチコイド

　ストレス下における副腎皮質ホルモン＝グルココルチコイドの変動はストレス反応の鍵であり、ストレス研究での欠かせないメディエーターの1つである。人における主なグルココルチコイドはコルチゾール(cortisol)であり、ラットなどでは合成経路が若干異なるためコルチコステロン(corticosterone)がその主なものである。

　ある種のストレスが加わると大脳視床下部の第三脳室の両側にある室傍核(PVN)内の小細胞＝Corticotropin-Releasing Hormone(CRH)神経細胞が活性化される(ラットでは大細胞の一部からも)。産生・分泌されたCRHは軸索を経て、下垂体の正中隆起外層の下垂体門脈系の毛細血管壁に分布する終末から、分泌顆粒によって下垂体門脈中に分泌される。その刺激により下垂体前葉の副腎皮質刺激ホルモン(ACTH)分泌細胞(corticotroph)からACTHの産生・放出が促され、全身の血液循環に分泌される。ACTHは副腎皮質においてコレステロールからプレグネノロンへの生成を促進し、最終的にグルココルチコイドを産生・分泌する。

　このようにストレスが加わると5～15分をピークとして急激に血中にACTHが上昇し、引き続いてグルココルチコイド濃度が上昇する。ストレスが持続的に加わると、血中のグルココルチコイドは基礎値よりも高い濃度が維持される。これによって惹起された変化が、先に述べたSelyeによる汎適応症候群にみられる共通した臓器変化を引き起こすと考えてよい。また産生されたACTHあるいはグルココルチコイドにより、PVNあるいは下垂体ACTH産生細胞にネガティブフィードバックがかかり、CRHおよびACTHの生産・分泌は抑制される。このようにしてHPA系は調節されている。

　一方、PVNのCRH神経細胞の一部は同時にバゾプレッシン(VP)も産生する。VPは別名抗利尿ホルモン(ADH)と呼ばれているように、水電解質代謝に関係しているが、VPは下垂体門脈血中にCRHとともに分泌されてACTH分泌刺激にも協調して働く。

　CRH神経細胞の約半数はストレス負荷時にのみVP発現陽性となるといわれる。但し、VPのACTH分泌作用はCRHに比較して非常に弱い。また、視床下部弓状核(Arcuate Nucleus)のPOMC(proopiomelanocortin)含有神経や脳幹部の疼痛制御に関連した神経にもCRH神経は連絡し、ストレス下で鎮痛作用のあるPOMCやほかのopioidを産生分泌させる。

❷ CRH神経系とNA神経系

　一方、CRH神経細胞は自律神経系のノルアドレナリン(NA)神経細胞と密接な関係を有している。NA神経細胞は脳幹の青班核(locus coeruleus；A6)および孤束核(nucleus of the solitary tract；NTS)といったNA神経細胞群(A1～3、A5、A7)に分けられる。双方とも視床下部に神経繊維を送っている。NA神経細胞は、脊髄や三叉神経から体性感覚刺激を、また弧束核(NTS)を通して内臓知覚刺激を受け、賦活化される。こうして、NA神経はPVNの内側のCRH細胞に富んだ

部位にノルアドレナリン系の神経線維を送り、α1-noradrenergic受容体を通してCRH分泌を刺激する。逆にまたCRHは同神経からNAも分泌させる。お互いに自己調節的、局所的ネガティヴ・フィードバックのループも形成している。このように視床下部-下垂体-副腎系と交感神経系は密接に連絡し合っている。

これらCRH、VP、それにNA神経は、中枢のセロトニン（5-HT）系、アセチルコリン（Ach）系、γ-アミノ酪酸（GABA）-ベンゾアゼピン系、さらにはオピオイドペプチド系により調節されている。また、中枢神経内のサブスタンスPはCRH神経を抑制し（VPに対しては抑制しない）、NA神経は刺激する。

❸ CRH神経系とサイトカイン

当初、リンパ球やマクロファージなどの免疫担当細胞が抗原結合時やマイトジェンによる刺激時にある種の蛋白質を分泌し、それが免疫調節や炎症反応を起こすことから、この蛋白質はリフォカインやモノカインの名称で呼ばれていた。しかし、これが単に免疫系の細胞のみでなく生体の種々の細胞で産生されることが明らかとなり、サイトカイン（Cytokine）と総称されるようになった。この細胞間信号伝達物質として登場したサイトカインは、別のサイトカインの産生や作用に影響し、サイトカイン同志の複雑なネットワークを形づくり、さらには、ここで述べる神経内分泌系の調節因子としてそれぞれ種々の作用を有している。

具体的には、感染時などに末梢のマクロファージなど免疫担当細胞から産生されたサイトカイン（IL-1、IL-6、およびTNF-αなど）も、HPA系に各々独立して、また協調して働き、CRHおよびVPの産生・分泌を賦活化する。IL-1βによる同系の賦活化に、血液・脳関門の欠如部位である脳室周囲器官の1つであるOVLTや正中隆起が介在している可能性がある。但し、賦活化の経路に関しては現在のところ結論までには至っていない。さらに、運動ストレスや拘束ストレスなどストレスの種類によって血中サイトカイン値は種類によって上昇するかしないか異なるが、その理由としてグルココルチコイドによる抑制作用に対する各サイトカイン発現の差が報告されている。

以上、ストレスと視床下部-下垂体-腎皮質系の関係を図2にまとめた。

Ⅳ ストレッサー特異的なHPA系の反応

種々のストレス実験のストレッサーとして、拘束ストレス、低血糖刺激、出血、疼痛刺激、寒冷刺激が用いられる。ストレス反応パラメーターとして血漿ACTH、グルココルチコイド、ノルアドレナリン、アドレナリン値、また最近ではc-fosやCRH mRNA発現など分子生物学的マーカーが用いられている。

❶ 拘束ストレス

ストレス実験として拘束ストレスを最初に用いたのはSelyeといわれている。拘束は身体的、心

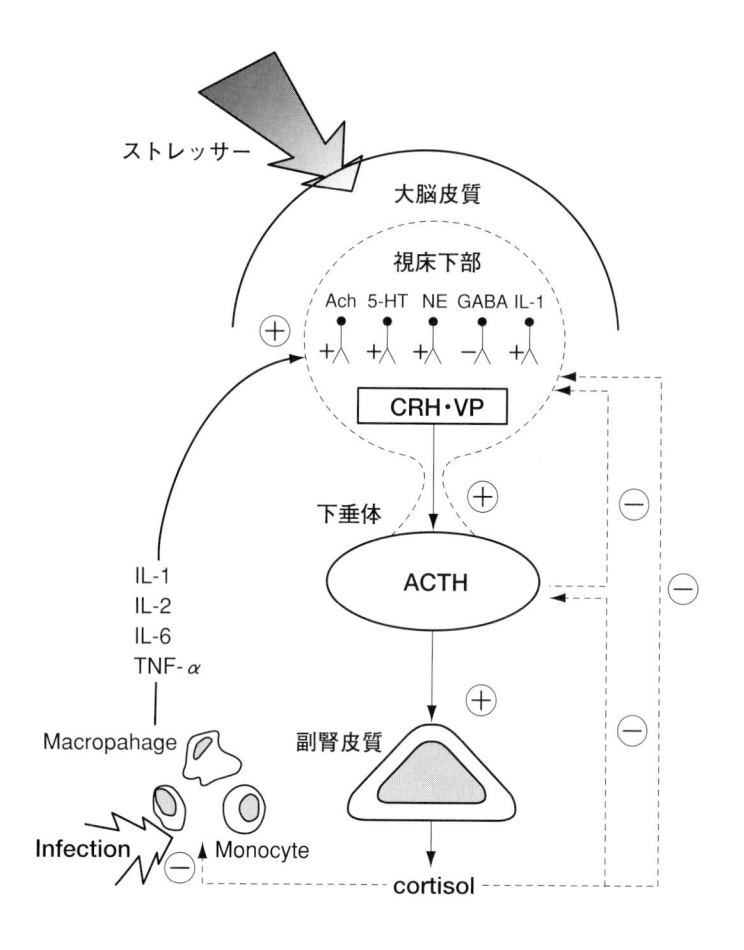

図2／ストレスと視床下部—下垂体—副腎皮質系

Ach：アセチルコリン、5HT：セロトニン、NE：ノルアドレナリン、GABA：γアセト酢酸、IL-1：インターロイキン1、TNF-α：腫瘍壊死因子α

理的ストレッサーの混在したものと考えられる。拘束開始から30〜120分の間にPVNを含めて脳内の各部位でfos/junファミリー蛋白質(immediate ealy genes；IEGs)の1つc-fosの発現が強く認められる。それに引き続きCRH mRNA、CRH recptor mRNAが発現する。拘束ストレスはHPA系の賦活化のモデルとして使用される。

また、マイクロダイアリシスによる in vivo 実験では視床下部を中心とした部位でのノルアドレナリン濃度は著明に上昇している。しかし、拘束ストレスによるCRH mRNAの変化は脳幹部からのNE神経刺激を遮断しても持続していることから、PVNにおけるCRH神経細胞の賦活化には、NEの関与以外にもその経路が考えられる。おそらく体性知覚刺激が迷走神経や舌咽神経を介してNTSに伝わり、扁桃核(amygdala)などlimbic systemとともにPVNにその刺激が伝わっている可能性がある。

いずれにしても、拘束ストレスによりHPA系は賦活化され、血中ACTH、グルココルチコイド

値は上昇する。

❷ 寒冷ストレス

　寒冷ストレスにおいては、血中ACTHはある程度上昇するものの、PVNのCRH神経系関与は少ないとされる。PVNにおけるノルアドレナリン値の変化も大きくない。逆に血中のノルアドレナリン値は、ACTH、グルココルチコイド、アドレナリンなどに比して上昇が大きいことから、むしろ末梢での交感神経系の賦活化が報告されている。寒冷刺激により、末梢の筋肉や皮膚の交感神経系の活動は亢進し、末梢血管収縮が起こることにより、末梢や体表面の循環血液量は低下し、逆に、体内深部の温度を維持するのに役立つ。

　一方、寒冷ストレス下の生体ホメオスターシスの維持には後述する視床下部-下垂体-甲状腺系の関与が主であると考えられている。実際、TRH mRNAの発現が増加し、同系の賦活化が認められている。甲状腺ホルモンが不足している橋本病などでは、耐寒性が低下し、過剰になっているバセドウ病では基礎体温の上昇がみられる。

❸ インスリン性低血糖刺激

　中枢神経活動はそのエネルギー源を大部分血中グルコースに依存している。そのため低血糖刺激により即座に空腹感、発汗、振戦、不穏状態、悪寒など多彩な症状を呈し、HPA系の賦活化、交感神経系の亢進、血中グルカゴンなどインスリンカウンターホルモンの上昇などが認められ、血中グルコースの上昇の方向に変化する。

　特に、グルコース感受性ニューロンは視床下部外側野に分布し、低血糖刺激で、同部位を介して交感神経系—副腎髄質系が賦活化され、血中のアドレナリン濃度は上昇する。実際アドレナリンには血糖上昇作用があるので理にかなっている。低血糖刺激でPVNにおいてもC-fosのCRH産生細胞での発現がCRH mRNAとともに報告されているが、これが直接CRH遺伝子発現を促進させているか否かの直接的証拠はいまだない。一般にハンドリングやケージからの移し変えなど、環境刺激でもIEGsの発現が認められている。

　低血糖刺激前のCRH抗体投与でACTH増加は抑制される。しかしVPのV$_1$受容体アンタゴニストの前投与でもACTH増加が抑制されており、CRHは同反応に必須ではない。神経系のみでなく末梢からの液性の刺激も関与している可能性が示唆される。

　後述するが低血糖刺激によるCRH分泌は二次的に視床下部の性腺刺激ホルモン放出ホルモン（GnRH）を抑制する。オレキシン、レプチン、NPYといったニューロペプチドも低血糖刺激で変化する。絶食中の末梢血中の前記ペプチドの変化は低血糖刺激の反映と考えられる[4]。また、最近は胃壁からも空腹時に食欲刺激ホルモンのグレリンが分泌されることが明らかとなった。

❹ 出血性ストレス

　出血により血圧低下や循環血液量の低下のために、交感神経系、HPA系、レニン-アンギオテンシン系、さらには視床下部における心房利尿ホルモン-VP系の変動が起きる。循環血液量の20％

以上の急激な出血により生体は極めて危険な状態になるといわれる。

実際、HPA系は出血性ストレスで賦活化され、血中ACTHやグルココルチコイドの著明な増加が認められる。PVNにおけるCRH mRNAは増加し、下垂体門脈血中のCRHも増加している。同様に、脳内のアドレナリン値の上昇、末梢血におけるVPやオキシトシンの増加を認める。脳室周囲器官（OVLTやsubfornical organ、area posterma）からの下垂体後葉への神経系を介する刺激が関与している。また、出血性ストレスにより、HPA系の変化とともに末梢インターロイキン6値の上昇も認められ、内分泌系と免疫系の関連の一端が見い出された[5]。

⑤ 疼痛ストレス

疼痛ストレスによる生理的反応は大きく2つの経路による。1つはHPA系の賦活化であり、残りは自律神経系の賦活化である。PVN神経細胞は両者に関与している。

疼痛ストレスによる中枢神経系のc-fos発現の分布は、拘束ストレス下の分布のそれとよく似ていると報告されている。また、PVN細胞外液中のノルアドレナリン値の上昇も認められるが、この値と末梢におけるACTH値の上昇は正の相関が認められており、PVNにおけるノルアドレナリンによるCRH刺激が予想される。また、疼痛刺激により末梢からの種々の神経性シグナルが中枢に送られてきてストレス反応を惹起する。こうした疼痛ストレスによる神経系の変化については他章で詳細に述べられているので本項では省略する。

以上、拘束ストレス、低血糖刺激、出血、疼痛刺激、寒冷刺激など種々のストレス状態下でのHPA系変化、特にACTH分泌刺激に対するPVNおよびノルアドレナリン、また他の系の関与の特徴を**図3**[6]に示した。

V 海馬とHPA系

一方、大脳辺縁系に位置する記憶の主座である海馬はCRH神経細胞に対し抑制性の作用を及ぼす。このCRHニューロンは弓状核のPOMCニューロンに繊維を送っており、それからβ-Endorphinやα-Melanocyte Stimulating Hormone（α-MSH）、およびACTHを分泌させ、種々の免疫修飾作用を及ぼす。β-endorphinは内因性オピオイドであるが、PVNからのCRH分泌に負のフィードバックをかけ、また先に述べたようにACTHも同様にCRH分泌、ACTH分泌に負のフィードバックをかける（**図2**）。

一般に急性のストレスの場合、増加したグルココルチコイドは、海馬の受容体に結合し、ニューロンを活性化させ上記のPVNを介してCRHの分泌を抑制するという負のフィードバック機構による調節を行っている。

一方、海馬におけるミネラルコルチコイド受容体（MR）を通してもグルココルチコイドのHPA系に対する抑制作用が働いている。MR機能が抑制されたラットや発現の低下した老齢ラットでは、HPA系基礎値は亢進し、ストレスによるACTH分泌の延長が認められる。逆に、海馬のMR発現

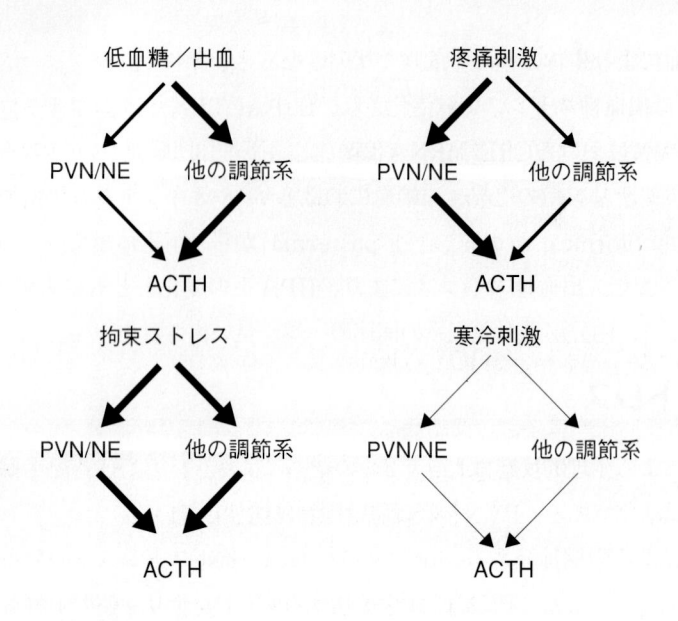

図3／各種ストレス負荷に対するHPA系の反応における室房核(PVN)、ノルアドレナリン系(NE)および他の調節系の作用の比較
(文献6)より引用)

が高値を示すLewisラットでは、HPA系の基礎値およびストレス負荷後の値が低く押さえられており、海馬におけるMRはストレス反応に重要である。このように、グルココルチコイド受容体(GR)とMRの双方の機能の微妙なバランスの上に立って、ストレスに対するHPA系の反応は規定されていると考えられている[7]。

さらに興味あることに、新生時期のストレスが海馬の障害をきたし、その後の長期の記憶障害をもたらすメカニズムとして、グルココルチコイドよりもむしろ、海馬のCRH発現の慢性的up-regulationが起こっていることが重要だという報告[8]や、母親ラットの仔ラットに対する誕生後の10日間のケア・スタイルが、ストレスに対するACTH反応を低下させ、一方、海馬のグルココルチコイド受容体mRNA発現を亢進させるといった報告もなされている[9]。

VI 慢性ストレスとHPA系

また、ストレスが慢性に持続的に働くと、前記の急性反応とは異なり、上昇したグルココルチコイドに対してCRH/VP神経細胞のグルココルチコイド受容体(GR)はダウンレギュレートされ、HPA系に対するグルココルチコイドのフィードバックによる抑制作用は障害される。そのため血中グルココルチコイド値の高値は維持される。その結果、免疫能は持続的に抑制される。これはまたうつ病のモデルとされる。持続したストレスによるグルココルチコイドの増加は海馬におけるセロトニン系の抑制に働くので、うつ病と慢性ストレスの神経内分泌系の反応は類似している。

一方、興味深いことに、グループ飼育下で慢性のストレスにさらされている下位のラットでは、拘束ストレスにより、逆の現象、つまり、グルココルチコイドの減弱した反応が認められる。PVNのGRにおける細胞内情報伝達機構の問題、もしくは海馬MR亢進によるHPA系に対する抑制的制御の可能性などが考えられるが、メカニズムは不明である。これは個別の心理的状況の差によりHPA系の反応が異なることを予想させる。

VII ストレスとGenotype

　ストレスに対する生体の反応は、前述したように個体差がある。ヒトにおいて気質の違いによって同じ刺激が加わっても、新奇性追求型か損害回避かなどに分かれるように、マウスやラットにおいてもその系によって、ストレスに対する内分泌系の反応や行動パターンが異なっていることが明らかになった。

　ヒトにおいて気質に違いが表れるように、動物では基本的には「fight/flight反応」あるいは「passive conservation/withdrawal反応」に分類される(Henry & Stephen)[10]。Coolsらは、Wistar系ラットを用いてドパミン系アゴニストであるアポモルフィンapomorphineに対する感受性の差をみることによりこれを鑑別可能とした[11]。感受性のあるラット("Apo-sus"ラット)では脳内のドパミン神経系でのtyrosin hydroxylase mRNAやD$_2$受容体の発現が亢進する。この系のラットでは、ストレスに対するプロラクチンの反応が鈍いと報告されているが、こうしたドーパミン神経系の変化で説明可能である(ドパミンはプロラクチン分泌抑制に働く)。このラットでは視床下部CRH mRNAは増加し、交感神経のトーンは亢進した状態となり、いわゆる「fight/flight反応」モデルとなる。こうした"Apo-sus"ラットではHPA系亢進、高グルココルチコイド値により自己免疫炎症性疾患に対して抵抗性を示すが、一方感染に対しては易感染性を示す。

　次に、アポモルフィンapomorphineに対する感受性のない、いわゆる"Apo-non-sus"ラットはストレスに対するHPA系は低反応であり、「passive conservation/withdrawal反応」のモデルとなる。実験的自己免疫性炎症性疾患には易罹患性を示し、逆に感染や腫瘍の増殖には抵抗を示すモデルといわれる。これと同様に、ストレス刺激に対して十分にHPA系が反応しない、いわゆる'hyporeactive stress response system syndrome'が種々の免疫障害関連疾患モデルとして考えられている。例えば、CRHはグルココルチコイドの分泌を通して抗炎症作用をもたらすが、このCRH遺伝子を欠いたLewisラットは、CRH神経細胞の機能が傷害されていることから、CRH分泌不全となり、関節リウマチや他の自己免疫性疾患発症のモデルになると考えられる。これは現象的には生体内のグルココルチコイド欠乏と類似の状態を表しており、炎症や自己免疫疾患に対する罹患性が高まっている可能性があるが、そのメカニズムはいまだよくわかっていない。以上、各疾患とHPA系反応の相違を表にまとめた(**表1**)[12]。

　なお、最近CRHの受容体には2種類ある(R_1とR_2)ことが判明し、R_1が欠乏したマウスは"Mellowマウス"に、R_2が欠乏したマウスは"Neuroticマウス"になるといわれ、CRHが不安・情動にも大いに関与していることが報告されている。

表1／HPA系機能またはそのターゲットとなる組織の障害により惹起される免疫性炎症反応の抑制または賦活化に関連した状態

免疫性炎症反応の抑制	免疫性炎症反応の賦活
視床下部―下垂体―副腎皮質（HPA）系亢進	視床下部―下垂体―副腎皮質（HPA）系抑制
クッシング症候群 メランコリー性うつ病 慢性アルコール中毒 慢性ストレス 長期にわたる過剰運動 妊娠（最終の3ヶ月間） Fischer-ratモデル	副腎不全 リウマチ性関節炎 非定型あるいは季節性うつ病 慢性疲労あるいは繊維性筋肉痛（fibromyalgia） 甲状腺機能低下症 外傷後ストレス障害 ニコチン離脱 クッシング症候群治療成功後 グルココルチコイド治療後 産後 慢性ストレス後 Lewis-ratモデル 自己免疫性甲状腺炎のObese-chikenモデル
	グルココルチコイド抵抗性
	リウマチ性関節炎 ステロイド抵抗性気管支喘息 AIDS 変形性骨関節症 全身性エリトマトーデス（SLE）*

＊標的組織におけるコルチゾール異化作用の亢進による　　　　　　　　　　　　　　　　（文献12）より引用）

Ⅷ ストレス反応と母子分離体験

　近年、GenotyeによるHPA系反応の違いが明らかになる一方、ストレスに対する生体側の個体による反応の違いが、出生早期の経験によってある程度規定されることがラットなどの実験より示唆された。誕生後間もなくのハンドリングの経験[13]や母子分離（身体的接触）の有無、その程度、頻度によって、成人期や老年期のストレスに対するHPA系の反応が異なってプログラム化されるという[14]。こうした現象は心身症発症メカニズムの解明に寄与する第二の知見といえよう。

　実際、ヒトで幼児期に虐待を受けると、成人期のHPA-axisや自律神経機能に影響するといった報告が最近なされた[15]。具体的には、幼児期に虐待歴があり、現在大うつ病の症状のある成人女性では、公衆の面前でのスピーチや暗算といった心理社会的ストレスにより健常者に比べ6倍ものACTHの上昇が認められている。そのメカニズムとして、CRHの分泌亢進が長期間持続している可能性がある。実際、母子分離された霊長動物のその後の脊髄液中のCRH濃度の持続的上昇が報告されている。

　以上、ストレスとHPA系に焦点を絞って記述した。

IX ストレスとHPA系以外のホルモンの変動

ストレスは種々の視床下部分泌調節ホルモンを通して他の下垂体ホルモン系の分泌にも変化を与える。簡単に解説する。

❶ 視床下部－成長ホルモン系

成長ホルモン(GH)は視床下部で合成された成長ホルモン放出ホルモン(GHRH)とソマトスタチン(somatostatin)というGH抑制ホルモンによって調節されている。GHRHは視床下部の弓状核および腹内側核を中心に視床下部底部で主に生産される。ソマトスタチンはペプチドであるが、主に視床下部脳室周囲核にある細胞で合成され、CRHと同じく、下垂体正中隆起外層部の神経終末より下垂体門脈血液中に放出される。

GHRHニューロン活動はサーカディアンリズムと密接な関係があり、睡眠によりGH分泌は増加する。また、炭水化物摂取後の生理的な血糖値低下、低血糖自身、運動、ストレス、それに蛋白質(アミノ酸)の大量摂取でもGH分泌は誘導される。特にストレスによるGH分泌のメカニズムとしては、扁桃核が関与しているといわれるが、ドパミン、ノルアドレナリン、アドレナリン、セロトニン、アセチルコリンなど種々のニューロトランスミッターがGHの分泌には複雑に関与している。最近では胃より分泌されるグレリンがその産生分泌に大きく関与していることが明らかになった。また、GHの末梢組織での作用については、例えば骨の成長を例にとるならば、GHによって肝臓で産生されるソマトメディンC(インスリン様成長因子Ⅰ；IGF-I)が軟骨細胞の分化を促進するのでGHは間接的に骨を成長させる。

保護者が幼少時期の子どもに対して放任や虐待といった情緒的に問題となる不適切な養育を行い、それが、長期にわたると、子どもは正常な発育が止まり、種々の心理身体的症状を呈してくる。愛情遮断性症候群あるいは情緒抑圧症候群(emotional deprivation syndrome)と呼ばれるが、身体的障害として成長障害が著明に認められる場合に、愛情遮断性小人症(emotional deprivation dwarfism)あるいは、年長者では精神社会的小人症(psychosocial dwarfism)と呼んでいる。本症ではGH分泌の日内リズムが障害され、低下しているものが多い。低血糖刺激でもGH反応が障害されている。中にはコルチゾール基礎値の上昇を認めるものもある。実際ソマトメディンCは低下しているものが多い。また、情動ストレスにより睡眠リズムが崩れ、間接的に睡眠中のGH分泌障害が惹起され、それが成長障害に関与している可能性が指摘されている。患児にhGH投与しても成長増加がみられないが、環境が変化した後には改善する。

こうした所見から、情動ストレスによるGH分泌の抑制、末梢でのGH作用に対する抵抗が示唆される。しかし、本障害に限らず小児期のうつ病などでもこうしたGH系の変化がみられる場合があることから、成長障害の原因が単に同系の変化のみでは説明できない面がある。また、しばしば認められる栄養障害では、むしろGHは高値を示すので発症メカニズムの詳細は今後の課題である。

❷ 視床下部−下垂体−甲状腺系

　甲状腺ホルモンは生体の代謝にとり重要なホルモンである。甲状腺ホルモンはサイロキシン(T_4)やトリヨードサイロニン(T_3)の二種類に分けられる。T_4の一部は末梢組織において5'-deiodinase酵素による脱ヨード化され、活性型のT_3に転換される。代謝活性を有するのはT_3であるが、そのほとんどはT_4から脱ヨード化によってもたらされる。これらのホルモンは下垂体前葉から分泌される甲状腺刺激ホルモン(TSH)に依存している。このTSHは下垂体前葉細胞から産生されるが、視床下部PVNにある甲状腺刺激ホルモン放出ホルモン(thyrotropin releasing hormone；TRH)産生細胞からCRH、GHRHと同様に下垂体門脈系を通して分泌刺激を受け、全身の循環血液によって組織に運ばれる。

　TRHもTSHもT_3、T_4からのネガティブフィードバックを受ける。また、TRHはカテコラミンの、TSHはソマトスタチンおよびドパミンから抑制性の作用を受ける。TRHは甲状腺ホルモン産生に関係するだけでなく、交感神経系のカテコラミン分泌を通して熱産生に関与する経路を有している。

　寒冷ストレスの項で述べたが、寒冷刺激は視床下部−下垂体−甲状腺系機能を活性化する。しかし、一般にはストレスが加わると、視床下部のCRH神経細胞の興奮を通じてソマトスタチンが分泌され、GHの場合と同様にTSHの産生分泌は抑制される。また、正常の場合と異なり、感染や低栄養などのストレス下では、T_4からT_3への転換酵素である5'-deiodinase活性が抑制され、そのためにT_3産生は低下し、代謝活性のないr-T_3(リバースT_3)産生に傾き、消耗は防がれるよう合目的に変化する。一方T_4値の低下はないので、T_3低下のみのこうした種々の心理、身体的ストレス下の状態を"Low T_3 syndrome"あるいは"Euthyroid sick syndrome"と呼ぶ。下垂体前葉のTSH分泌細胞においてもT_4からのT_3転換が抑制されており、TSHの分泌はT_3低下にもかかわらず上昇しない。多くの感染性、慢性消耗性疾患においては種々のサイトカイン(IL-1β、IL-6、TNF-α)によるTSH分泌抑制が報告されている。慢性飢餓状態である神経性食欲不振症では、この"low T_3 syndrome"が認められる。消耗度がより重篤化すると、T_3だけでなく、T_4も低下し"low T_4 syndrome"と呼ばれる。

❸ 視床下部−下垂体−性腺系

　ストレスが加わると、性腺機能は抑制される。動物の二大本能である自己保存と種族維持の観点からすると、ストレスは自己保存の方へ生体内エネルギーをシフトさせると考えられる。

　ところで脳内に黄体形成ホルモン(LH)など性腺刺激ホルモンを放出、促進する因子が含まれていることは昔から報告されていたが、1970年代に単離精製、構造決定され、LHRHあるいはGnRH(Gonadotropin-Releasing Hormone)と名づけられた。GnRHは視床下部のPVHの前方にある内側視束前核、脳室周囲核から中隔野に広がる領域を中心に存在するが、ほかの扁桃体など視床も含めて広く認められる。GnRHは前述のCRH、GHRH、TRHなどと同様に視床下部からの神経端末から下垂体門脈系に分泌され、下垂体前葉のLHおよび卵胞刺激ホルモン(FSH)などの性腺

刺激ホルモンを分泌刺激する。LHおよびFSHは全身の循環血液によって、卵巣や精巣に直接働く。GnRH分泌調節に関しては、アドレナリン、ノルアドレナリンは刺激作用、ドパミン、セロトニン、内因性オピオイドなどは抑制作用を及ぼす。

　GnRHの半減期は2～4分と短く、視床下部からパルス状に(70～90分間隔)分泌されている。このパルスジェネレーターは視床下部の弓状核に存在し、LHおよびFSHのパルス状分泌産生に大きく関与し、ヒトの性周期維持に不可欠である。性腺刺激ホルモンにより卵巣から分泌されるプロゲステロンやエストロゲンは、その濃度の高低によって、LH、FSHの分泌を左右する。

　ストレスが加わると、PVNのCRHは増加することは先に述べたが、そのCRHにより、GnRHは抑制される。実際、CRH受容体拮抗剤の前投与によりLH分泌抑制が解除されることから、CRHは視床下部－下垂体－性腺系に抑制的に関与している。また、このCRHによる抑制には内因性オピオイドやノルアドレナリン系が含まれる。

　ストレスが視床下部－下垂体－性腺系に抑制的に働いている例として、神経性食欲不振症がある。同症は無月経が特徴的で、LH値の低下とFSH値の正常～低下、男性ではテストステロン値の低下を認める。その原因として、前述したノルアドレナリン系、ドパミン系、オピオイド系の異常が検索されたがいずれも特定できるものではなかった。体重回復により月経は再開し、性腺刺激ホルモン、性ステロイド共に正常化するが、心理的なファクターも関与している。

　以上のように、ストレスにより視床下部－下垂体－性腺系は抑制されるが、その主要なファクターとしてHPA系の活性が中心的役割を果たしていることはいうまでもない。なお、免疫にも関係するプロラクチン系やほかのペプチド系など紙面の都合上割愛した。

おわりに●●

　ストレスに対する不適切な生体反応が慢性的に持続すると、種々のストレス関連疾患が発症し、また増悪することは実験レベルで解明されてきている。さらには生体のHPA系の反応の違いにより、自己免疫疾患など炎症性疾患の罹患性が増すのか、感染性疾患に罹患性が増すのか、ある程度方向性が決定される。これは遺伝的因子が関与したものであり、種々のknock-out動物を使用したストレス研究が始まっている。

　また、環境因子の側面からストレスをみると、母子分離ストレス実験で判明したようにearly lifeのストレス暴露が成人してからのストレス反応の異常に関係していることが、HPA系の変動を通して明らかにされた。ストレス暴露による生体の反応は記憶され、反復強化されながら、成人後のストレス関連疾患発症へと結びついていっている。

　このように、ストレス反応の鍵を握るHPA系の反応は、遺伝因子と環境(後天的、社会的)因子が複合的に関与しながら生体のストレス反応を規定していく。分子生物学的研究成果が出つつあるが[16]、ストレス反応と臓器選択性の問題の解明は緒についたばかりである。心身症・ストレス関連疾患発症のメカニズムを解明するうえで、個別性の問題は21世紀の課題であろう。

（小牧　元）

●文献

1) Sterling P, Eyer J : Allostasis : a new paradighm to explain arousal pathology. Fischer S, Reason HS, ed. Handbook of life stress, cognition, and health, p629-649 John Wiley and Sons, New York,1988.
2) McEwen BS : Protective and damaging effects of stress mediators. N Engl J Med 338 : 171-179, 1998.
3) Goldstein DS : Stress, catecholamines, and cardiovascular disease. p20, Oxford University Press, New york, 1995.
4) Komaki G, et al : Orexin-A and leptin change inversely in fasting non-obese subjects. European Journal of Endocrinology 144 : 645-651, 2001.
5) Komaki G, et al : Rapid increase in plasma IL-6 after hemorrhage, and post-hemorrhage reduction of the IL-6 resposne to LPS, in conscious rats : interrelation with plasma corticosterone levels. Neuroimmunomodulation 1 : 127-134, 1994.
6) Pacák K, Palkovits M : Stressor specificity of central neuroendocrine responses : Implications for stress-related disorders. Endocrine Reviews 22 : 502-548, 2001.
7) DE Kloet ER, et al : Brain corticosteroid receptor balance in health and disease. Endocrine Rev 19 : 269-301, 1998.
8) Brunson KL, et al : Long-term, progressive hippocampal cell loss and dysfunction induced by early-life administration of corticotropin-releasing hormone reproduce the effects of early -life stress. Proc Natl Acad Sci USA 98, (15) : 8856-8861, 2001.
9) Liu D, et al : Maternal care, hippocampal glucocorticoid receptors, and hypothalamic-pituitary-adrenal responses to stress. Science 277 (5332) : 1659-1662, 1997.
10) Henry JP, Stephen PN : Health and the social environment. A sociobiologic approach to medicine, Springer, New York, 1977.
11) Cools AR, et al : Search after neurobiological profile of individual-specific features of Wistar rats. Brain Res Bull 24 : 49-69, 1990.
12) Chrousos GP : The hypothalamic-pituitary-adrenal axis and immune-mediated inflammation. New Engl J Med ; 332 : 1351-1362, 1995.
13) Meaney MJ, et al : Effect of neonatal handling on age-related impairments associated with the hippocampus. Science 239 : 766-768, 1998.
14) Rots NY, et al : Neonatal maternally deprived rats have as adults elevated basal pituitary-adrenal activity and enhanced susceptibility to apomorphine. J Neuroendocrinol 8 : 501-506, 1996.
15) Heim C, et al : Pitutary-adrenal and autonomic responses to stress in women after sexual and physical abuse in childhood. JAMA 284 : 592-597, 2000.
16) Macario AJL, de Macario EC Stress genes : an introductory overview. Stress 1 : 123-134, 1997.

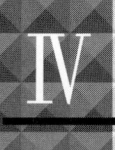

IV 心身相関の最新の知見　2・心身相関の基礎知識

① 基礎知識《免疫系》

はじめに●●

　生体は、通常の環境下において、多数の外界微生物（ウイルス、細菌、真菌、原虫、寄生虫）に曝されている。仮にこれらの病原微生物が生体内で無制限に増殖するようなことになれば、宿主は致命的な影響をこうむることになるであろう。しかしながら、正常な個体では、たとえ感染が起こったとしても、大抵は短期間で終息し、永続的な障害を残すことは少ない。これは、個体のもっている免疫系の働きによるものである。

　本稿では、前半部において心身医学を理解するうえで必要とされる免疫学について簡単に説明し、後半部においてはストレスと免疫機能の関連について最近の知見も含め紹介する。

I 原始的生体防御系と獲得免疫系[1,2]

　免疫系の生体における役割は、このような生体にとって危害となる異物を排除して生体の正常な営みを守ることである。実際、免疫反応は微生物の感染防御、他の個体の細胞の拒絶、変異細胞・老廃組織の除去などに深くかかわっている。この機能を営むためには、排除すべき異物と自分の生体を構成している保全すべき組織とを正確に区別するという過程と、区別した相手を処理し排除するという過程とが必要となる。免疫学では、排除すべき相手を"非自己not self"、保全すべき自己成分を"自己self"と呼ぶ。

　一般に、免疫応答は原始的生体防御系（innate immunity）と獲得免疫（acquired immunity）の2つの範疇に分けられる。原始的生体防御系は系統発生学的に古く、すべての多細胞生物に存在しているのに対し、獲得免疫は約4億年前に進化獲得され、主に脊椎動物に存在する。また、原始的生体防御系は、マクロファージや樹状細胞などの抗原提示細胞とNK細胞などによるもので、感染源の増殖抑制および獲得免疫を誘導するという重要な役割を担っている。一方、獲得免疫はT細胞やB細胞などのリンパ球によるもので、感染源の最終的な排除に重要な働きをしている。この2つの免疫応答の特徴について表1に示した。

❶ 原始的生体防御系

　多くの細菌感染はマクロファージや樹状細胞などの抗原提示細胞を活性化し、interleukin (IL) -1, TNF, IL-12などのサイトカインの産生を誘導する。IL-12は、NK細胞に作用してIFN-γの産生を促す。IFN-γはマクロファージに還元されてIL-12産生を増幅するほか、誘導型の酸化窒素合成酵素（iNOS）遺伝子に作用し、NO産生を誘導する。NOは速やかに酸素やスーパーオキシドと反応し、その過程で生じる種々の化学物質が細菌を破壊する。このような一連の生体反応は、抗原提示

表1／原始的生体防御系と獲得免疫の特徴

	原始的生体防御系	獲得免疫系
特徴	悲特異的 反復刺激で不変 機械的障壁 殺菌物質	特異的 反復刺激で増強（記憶）
体液性免疫	急性期蛋白質 リゾチーム 補体	抗体（Bリンパ球）
細胞性免疫	NK細胞 マクロファージ	Tリンパ球

細胞とNK細胞の間にサイトカインを介した正のフィードバック機構が存在することを示しており、体内に侵入した細菌の増殖を抑制するために極めて都合がよいと考えられる。

❷ 獲得免疫系

獲得免疫の成立に重要な役割を担うCD4＋ T細胞は、産生するサイトカインの種類によってTH1細胞とTH2細胞に分けることができる。TH1細胞は、IL-2、IFN-γなどを分泌することにより細胞性免疫を誘導するのに対し、TH2細胞は、IL-4、IL-5、IL-10などを産生し、B細胞による液性免疫を誘導していく。既に述べたように、原始的生体防御系の活性化により上昇したIL-12は、TH1細胞の分化、成熟をもたらしていく。

II 免疫応答に関与する細胞、可溶性因子[2)3)]

❶ 免疫担当細胞

免疫応答は、さまざまな細胞とそれがつくり出す可溶性因子によって成立する。免疫応答で中心的な役割を果たすのは白血球であるが、ほかの組織細胞もリンパ球に信号を送ったり、リンパ球やマクロファージが遊離するサイトカインに反応したりするなど、全体としての免疫応答に関与している。

① 食細胞

すべての食細胞は、骨髄の造血幹細胞に由来し、感染性微生物を含むさまざまな粒子を取り込み破壊する。この目的を達成するために、食細胞は、そのような粒子と出会いやすい部位に分布している。例えば、肝臓のクッパー細胞は、血流に接している類洞壁に分布している。好中球は、末梢血中の白血球の大多数を占め、単球と同じように刺激があった場合には組織内に移行する。しかし、好中球は寿命が短く、異物を取り込んでそれを破壊すると、細胞自身も死滅する。

② リンパ球

リンパ球は、特異的に病原微生物を認識する能力をもち、獲得免疫を誘導する第一の細胞である。

すべてのリンパ球は、骨髄の幹細胞に起源をもつが、Tリンパ球は胸腺内で分化し、Bリンパ球は、骨髄内で分化する。B細胞は、それぞれの細胞表面にあるレセプター分子を介して特定の抗原を認識する。抗原を認識したB細胞は分裂をはじめ、やがて大量のレセプターと同じ特異性をもっている抗体分子を合成し分泌するようになる。こうして合成され遊離されたレセプターが抗体分子である。T細胞は、機能の異なる2つのタイプに大別される。第一のグループはヘルパーT(TH)細胞と呼ばれ、B細胞と相互作用し、B細胞の分裂、抗体産生を助けるタイプ(TH2)と単核性食細胞に働きかけ、病原体を破壊するのを助ける(TH2)。もう一方のT細胞は細胞傷害性T(Tc)細胞と呼ばれ、自己の体細胞がウイルスや細胞内寄生病原体に感染した場合、それを破壊する働きをもつ。いずれの場合でも、T細胞は、必ず自己の細胞表面の特定標識分子と結合した抗原のみを認識する。この認識に使われるのが、T細胞抗原レセプター(TCR)と呼ばれる特異的分子であり、機能のうえでも構造上もB細胞の抗原レセプターである抗体と類似している。

③その他の細胞

細胞傷害性T細胞の他にも大型顆粒リンパ球と呼ばれるリンパ球の一群があり、さまざまながん細胞や感染細胞の表面抗原を認識して、それらを傷害する機能をもつNK細胞がある。また、抗原の取り込みやT細胞による免疫反応の誘導に不可欠な樹状細胞も免疫、炎症反応において重要な役割を担っている。

❷可溶性因子（補体、サイトカイン、抗体）

免疫反応には、さまざまな液性分子が関与している。ここではその代表的な分子である補体、サイトカイン、抗体について簡単に説明する。

①補体

補体系は、約20種類の血清蛋白からなり、その基本的な機能は、炎症のコントロールである。一部の補体成分は、急性期蛋白としても同定される。補体の各成分は互いにほかの成分と反応し相互作用する。例えば、多くの微生物は、代替経路(alternative pathway)と呼ばれる非特異的な反応で補体系を活性化する。その結果として、微生物は補体分子群によって被包され、他の食細胞によって取り込まれるようになる。また、補体系は、特異的な獲得免疫が起こった場合には、古典的経路(classical pathway)を通じ、病原微生物に結合した抗体によって活性化される。

補体の活性化は、血液凝固系の反応と同じように、1つの成分が次々にほかの成分に働くカスケード反応である。いずれの経路であろうとも、補体の活性化によって次のような作用をもつペプチドがつくり出される。

①微生物を貪食させるように働くオプソニン活性
②炎症部位に食細胞を遊走させるケモタキシス活性
③反応の起こった部位での血流の増加と毛細血管の透過性の亢進を起こさせる活性
④補体を活性化した部位の細胞膜、グラム陰性菌、ウイルスの被膜、その他の微生物の膜の破壊と細胞の融解

②サイトカイン

サイトカインとは、生体諸組織の細胞が産生し、細胞間相互作用に関与する生物活性因子の総称であり、これにより免疫反応の強さと期間が調節されている。現在までに多数のサイトカインが同定されており、その機能もさまざまである。

インターロイキンと総称されているものは、主としてT細胞がつくり出す一群のサイトカインであるが、一部は他の単核細胞や組織細胞によってもつくり出される。リンパ球、特にT細胞が産生するインターロイキンは、しばしばリンホカインとも呼ばれる。これらの蛋白は、さまざまな機能をもっているが、多くはほかの細胞に働きかけて分裂や分化を引き起こす。それぞれのインターロイキンは、それに対応するレセプターを表現した細胞にだけ特異的に作用する。

③抗体

抗体は、免疫グロブリンとも呼ばれ、Bリンパ球の産生する一群の血清蛋白質である。抗体分子は、B細胞の抗原レセプターが可溶性のかたちで分泌されるようになったものである。すべての抗体分子は基本的には同じ基本構造をもっているが、抗原に結合できる部位は多様性を有している。

抗体分子は、アミノ酸220個ほどからなるポリペプチド鎖2本(L鎖)と440-550個ほどのアミノ酸からなるポリペプチド鎖2本(H鎖)とから構成されており、その一方の部位で抗原に結合し(Fab portion)、別の一端は(Fc portion)食細胞や補体分子などに結合する(**図1**)。免疫グロブリン分子も蛋白であるから、それを動物に免疫すると抗体をつくらせることができる。すなわち、抗原としても働きもする。そのようにして検出されるFc portionの抗原性の違いから、免疫グロブリンは、IgA, IgD, IgE, IgG, IgMの5つのクラスに大別される。さらにIgGは、IgG1〜IgG4のサブクラスに細分される。また、L鎖の抗原の違いからκ型とλ型とに分けられる。

抗体の重要な働きは、なんとでも反応できるアダプターとして、免疫を構成する細胞や液性因子が特定の病原微生物やその産物と特異的に結合するのを助けることである。白血球やマクロファージ、その他の単核性食細胞は、細胞表面にFc部分と結合できるFcレセプターを有している。抗体が病原微生物と結合すると、Fc部分を介して食細胞に結合する。その結果、病原微生物は食細胞内に取り込まれ破壊されるのである。すなわち抗体はオプソニンの1つとして働くわけである。食細胞は、抗体が結合した粒子や、抗体によって活性化された補体成分(C3b)がオプソニンとしてはたらいたものを認識して破壊するが、実際には抗体と補体の両者があったときに最も効果的に貪食する。

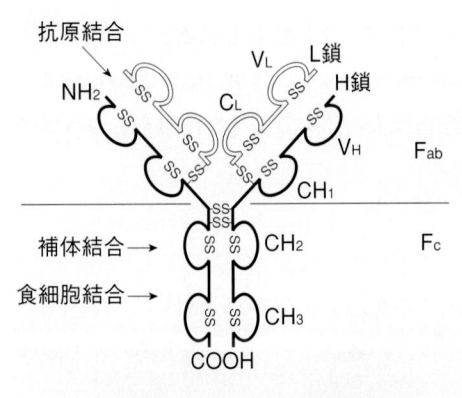

図1／免疫グロブリンの基本構造

III 免疫応答の実際[2]

免疫応答には抗原の認識とそれを排除する反応の2つの段階がある。

❶ 抗原の認識とクローン選択

適応免疫系における抗原の特異的認識はリンパ球によって行われるが、そのようなリンパ球は、クローンの選択(clonal selection)によって得られたものである。

それぞれのリンパ球は、T細胞であれB細胞であれ、1つの抗原を認識する能力をもつ。したがって、個々の抗原を認識しうるリンパ球は、全体の中ではごくわずかにすぎない。それでは微生物が侵入した場合、どのようにして有効な免疫応答を誘導することができるのであろうか。実際には、その微生物と反応できる少数の細胞が急速に増殖することによって、短時日で有効な免疫応答が起こってくるのである。すなわち、侵入した抗原は、それと結合しうる一部のクローンを選択するわけである。このプロセスは「クローン選択」と呼ばれ、T細胞とB細胞の両者で共通に起こる現象である。

抗原に結合し、刺激を受けたリンパ球は、速やかに分裂を始める。次に、細胞はサイトカインなどに対するレセプターを表現するようになり、ほかの細胞がつくったサイトカインに反応し、増殖や分化のシグナルを受ける。一方、B細胞の場合には、増殖をしたのちに、抗体を産生する形質細胞に分化する。仮に感染症が終息しても、増殖した細胞の一部は長期間にわたって残存し、再感染の際に即座に反応しうるように備える。これらのT細胞は記憶細胞と呼ばれ、特定の抗原に対する免疫学的記憶を保持する役割をもつ。

IV 不適切な免疫反応[2,3]

免疫系は、極めて高度に統合、制御された生体防御システムであるが、欠点がないわけではない。以下のように、ある状況下では、免疫系自身がある病態の原因となっている場合もある。

❶ 自己抗原の誤った認識－自己免疫

元来、免疫系は、すべての外来抗原のみを認識し、それに対処する機構である。自分の組織抗原は「自己」と認識し、それに対しては反応を起こさない。しかし、もし免疫系が自己成分に対して反応したとすると、自己免疫疾患が起こってくる。

❷ 不完全な免疫応答－免疫不全

もし免疫を構成するいずれかの要素が不完全であれば、その個体は感染に対して有効に戦うことができなくなる。そのような状態を免疫不全と呼ぶ。一部は先天性のもので、生後まもなく現れるが、エイズにようにウイルスにより後天的に引き起こされる場合もある。

❸ 過剰な免疫応答－アレルギー

非自己を排除するために起こした免疫反応の方が生体に重大な危害を及ぼすことがある。免疫反応が結果として生体に病気をもたらしてしまった場合、それをアレルギーという。生体を守る免疫とアレルギーとは表裏の関係にあるといえる。

Ⅴ ストレスと免疫反応（精神-神経-免疫学）[4]

心と身体の相互作用、いわゆる心身相関は、決して新しい概念ではなく、「病は気から」という言葉に表されているように一般大衆の日常感覚に密着したものであり、古くから卓越した臨床家により繰り返し指摘されてきた。例えば、古代ギリシャのガレノスは、陽気な婦人に比べ憂うつな婦人は、乳癌にかかりやすいことを見い出しているし、W・オスラーや石神亨は、今世紀はじめに心理的因子が結核の発症、進展に影響を与えうることを豊富な臨床事例から推察している。

従来、脳内での情報交換は神経伝達物質とホルモンであり、免疫系のそれはサイトカインであり、それぞれ隔絶した自律システムとして機能していると考えられていた。しかしながら、近年の神経科学、分子生物学の進歩により、神経系細胞は、それまで免疫系の情報伝達物質と考えられていたサイトカインを合成、分泌するのみならず、その受容体も備えていることがわかった。同様に、免疫系細胞は、神経伝達物質やホルモンを放出するとともにそれらに対する受容体をもっていることが証明されるに至り、精神、神経、免疫系が共通の情報伝達物質、受容体を介し、相互に綿密なネットワークを形成していることが明らかとなった。精神、神経、免疫の相互作用を研究する新しい学問領域―精神神経免疫学の誕生である。

一般に、ストレスは免疫機能に抑制的に作用するとされているが、実際にはこのようなストレス＝免疫抑制といった単純な構図では説明できない場合が少なくない。多数の臨床研究、動物実験から明らかにされているように、免疫機能への影響は、ストレスの種類、持続期間によっても異なり、同じストレッサーに対しても曝露時間の違いにより、相反する結果となることも珍しくない。したがって、精神免疫学の臨床研究をデザインする際に、どのような免疫系パラメーターを用いたらよいか戸惑う場合が少なくない。

ここでは、健常人を対象に行われた従来のストレス研究を概観し、ストレッサーの違いにより免疫指標がどのように変化するかを整理し、その意義について考察してみる。

❶ ストレスモデルの分類

一般に、ストレス反応は、ストレッサーの強さとそのストレッサーに対する認知、対処行動との積により決定されると考えられている（**図2**）。過去20年間に報告された健常人を対象にしたストレス研究は、ストレッサーの違いにより実験型か実生活型かに分類された（**表2**）。実験型においては、運動負荷、電気刺激、知的課題などが用いられており、いずれも持続時間の短い急性ストレスに分類されるものであった。一方、実生活モデルにおいては、一部重複があるものの持続期間の違いに

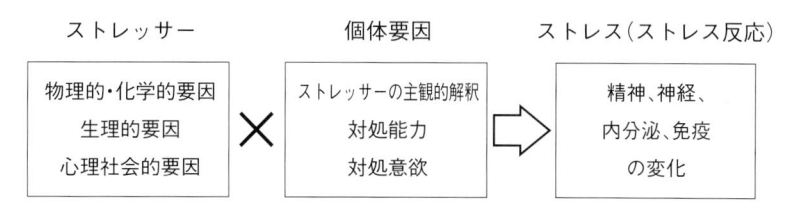

```
ストレッサー            個体要因              ストレス(ストレス反応)
┌─────────┐      ┌─────────┐           ┌─────────┐
│物理的・化学的要因│      │ストレッサーの主観的解釈│           │精神、神経、│
│  生理的要因   │  ×   │   対処能力    │    ⇒    │内分泌、免疫│
│ 心理社会的要因 │      │   対処意欲    │           │  の変化  │
└─────────┘      └─────────┘           └─────────┘
```

図2／ストレス反応の成り立ち

表2／ストレスの免疫系への影響を研究する際に用いられるストレスモデル

種類	ストレッサー	急性	慢性
実験型	運動負荷	○	
	電気刺激	○	
	パラシュート降下	○	
	模擬スピーチ	○	
	知的課題(パズル、暗算など)	○	
実生活型	医療関係(手術、生検など)	○	
	運動競技	○	
	公衆スピーチ	○	
	試験(学校、運転免許など)	○	○
	生活ストレス(仕事、孤独など)		○
	介護		○
	死別		○
	天災(地震など)		○

より急性(手術、試験)と慢性(仕事、介護、死別)の2つに大別された。実験型はストレッサーを均質に保つことができる利点はあるものの、あくまでも模擬設定であるため対象者のストレス反応が実際よりも弱くなる傾向があるとされている。逆に後者の場合、ストレッサーの均一性をコントロールするのは難しいが、日常生活の中での実際の個体反応を経時的に観察できるという利点がある。今回われわれが調べた62例の研究の中で、各ストレスモデルの使用頻度をみると、学問的試験が12例(19.4％)と最も多く、次いで生活ストレス9例(14.5％)、医療関係ストレス7例(11.3％)といった順に多く、全体を通してみると49例(79％)と実生活型ストレスモデルの方が圧倒的に多かった。

❷ストレスモデルに用いられている免疫学的指標の特徴

①実験型急性ストレスモデル

実験型急性ストレスモデルでは、13例中8例で末梢血中のNK細胞活性の亢進を認めていた。一部の研究では、血液CD4/CD8細胞比が低下(CD8細胞の上昇)が顕著であったとしている。このようなNK細胞、T細胞の変化は、主としてストレス曝露による交感神経系の活性化によると考えられる。一方、唾液中IgA上昇も急性ストレスモデルに特徴的であった。最近では、IL-1、IL-6などの炎症性サイトカインの変化を解析している報告もあるが、いまだ報告例は少なく、今後の検討が必要である。

②実生活型急性ストレスモデル

　実生活型急性ストレスでは、NK細胞活性を測定している7例の研究のうちNK細胞活性低下またはNK細胞数が減少している研究が3例あった。しかしながら、公衆スピーチや心臓手術の4例では、NK細胞活性は上昇しており、相反する結果がみられた。この原因として、試験ストレスと一括して分類しているものの、その試験期間、内容は当然ながら報告例ごとに異なり、NK細胞活性が低下している例では、慢性に近いストレス状況であったことが想定される。一方、CD4/CD8細胞比の低下については実験型急性ストレスモデルと同様であった。他にもEBウイルス特異抗体上昇やHBs抗体価の低下など特異的液性免疫を検討した報告、サイトカインの変化を測定した報告などあり、今後の研究の進展が期待される。

③実生活型慢性ストレスモデル

　慢性ストレスモデルでは、急性ストレスモデルと異なり、NK細胞活性の低下またはNK細胞数の減少がほぼ一致した所見として認められている。一方、CD4/CD8細胞比の低下の所見は急性ストレス反応と同様であった。また、Con AやPHAなどのmitogenによるT細胞増殖能の低下や唾液中IgAの減少は、慢性ストレス反応に特徴的であった。

❸ ストレス反応の免疫学的指標のまとめと問題点

　以上の結果をまとめると図3のようになる。全体を通してみると、一部の例外を除き急性ストレスモデルでは、免疫機能が一過性に賦活化され、逆に慢性型のストレス反応では免疫系の抑制がみられた。一般に、脳からの信号は、交感神経系と視床下部―下垂体―副腎軸という2つの主要な経路を介して免疫系に伝達されるが、急性ストレスでは前者が、慢性ストレスでは後者が優勢となると考えられている。急性ストレスと慢性ストレスで一見相反した変化を示すNK細胞活性も、それぞれ優位となっている応答経路の違いを反映しているものと考えられる。

　これまでの多数の報告が指摘しているようにNK細胞活性は有用なストレス指標であるが、いくつかの問題点が挙げられる。一般に、NK細胞活性が亢進したという場合、通常のNK細胞活性の測定法では、細胞個々のレベルで活性が上昇しているのか、NK細胞数が上昇しているのか区別できない。したがって、最近のいくつかの報告で測定されているように、NK細胞活性と同時にNK

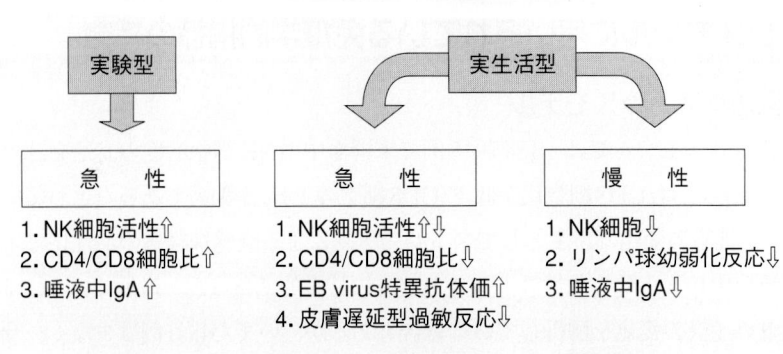

```
        実験型                    実生活型
          ↓                    ↙        ↘
        急  性              急  性        慢  性
1.NK細胞活性↑      1.NK細胞活性↑↓    1.NK細胞↓
2.CD4/CD8細胞比↑   2.CD4/CD8細胞比↓   2.リンパ球幼弱化反応↓
3.唾液中IgA↑      3.EB virus特異抗体価↑ 3.唾液中IgA↓
                  4.皮膚遅延型過敏反応↓
```

図3／ストレスモデルと免疫パラメーターの変動

細胞の表面マーカーの推移についても解析することが肝要である。また、NK細胞活性は*in vitro*の測定となるため、さまざまな測定上の誤差を生じやすく、*in vivo*での変化をどの程度反映しているか疑問が残る場合も少なくない。今後、より簡便で安定した測定法の開発が望まれる。

おわりに●●

本稿では、免疫学の基礎とその心身医学的な重要性について解説した。なお、免疫学の進歩は著しく、その詳細については紙面の都合上、割愛した。興味のある読者は引用文献1のテキストを一読することを勧める。

（須藤信行、千田要一）

●文献

1）Janeway CA, Travers P, Walport M, eral：Immunobiology. 5th Edition, p1-91, Garland Publishing, NY, 2001.
2）Roitt I, Brostoff J, Male D：免疫学イラストレイテッド．原書第3版，多田富雄(監訳)，南江堂，東京，1995．
3）矢田純一：医系免疫学．第2版，中外医学社，東京，1991．
4）千田要一，須藤信行，久保千春：精神免疫学の現状と展望．精神医学，2002印刷中．

IV 心身相関の最新の知見　2・心身相関の基礎知識

① 基礎知識《分子遺伝系》

はじめに●●

　19世紀後半にエンドウ豆の交雑実験からMendelの法則が導き出されたことをはじめとして遺伝学が確立し、20世紀初頭には遺伝情報の発現の単位が遺伝子(gene)と呼ばれるようになった。1953年のWatsonとCrickによるDNA(デオキシリボ核酸)の構造解明により、DNAを操作する技術革新が起こり、分子遺伝学という大きなうねりが生まれた。そして、ある生物がもつ遺伝情報の全体をゲノム(genome)として、ヒトのゲノムを解明しようとする国際ヒトゲノム配列決定コンソーシアムによるヒトゲノムプロジェクトが、発案後20年を費やして2001年2月15日に、ヒトゲノムのワーキングドラフト配列の完成と初期解析についての論文を科学雑誌Natureに報告した[1]。つまり、現代はポストゲノムプロジェクトの時代に突入しているのである。

　したがって、ゲノム解析は、特定の生物種のゲノム塩基配列を決定しそこに書かれた遺伝子をすべて同定してアミノ酸配列を決定するという構造解析という段階から、ゲノムの変異情報、遺伝子や蛋白質の発現情報といった機能解析の段階に進んでいる。

　こういったゲノム科学の進歩が心身医学に与える情報量は多大であるが、ここでは心身相関の概念に分子遺伝学の発展がどのように寄与するか、どのような研究手法があるのか、および分子遺伝学的手法から得られた心身症などのcommon diseasesに関する知見などについて紹介したい。

I 単一遺伝子疾患と多因子疾患

　単一の遺伝子の変異が疾患の発症に決定的な影響を与える単一遺伝子疾患の家系内の伝達は、Mendelの法則に合致することから、Mendel遺伝病とも呼ばれる。この多くは、生化学的異常の存在より異常蛋白質のもととなる遺伝子の変異が同定されてきたが、集団における頻度は低い。

　これに対して、高血圧、糖尿病、肥満、気管支喘息、偏頭痛など、集団において頻度の多い疾患は、家族集積性があり遺伝要因の関与が示唆されているが、明らかなMendel遺伝様式をとらない。これらの疾患は、環境と遺伝の両方の要因が複雑に絡み合っており、複雑疾患とも呼ばれている。

　その発症のモデルはいくつか提唱されている。第一に、遺伝要因は主要な単一遺伝子によるが、環境要因により発症が修飾されているという考えがある。第二に、いくつかの遺伝子の変異が発症に有意な貢献をするというOligogenesという考えがある。第三には、多くの遺伝子の変異がそれぞれ小さな寄与をするというPolygenesという考え方がある。これらのモデルの遺伝も環境によりさらに修飾を受けるとされ、多因子遺伝(Multifactorial Inheritance)と呼ばれている。複雑疾患の多くは多因子遺伝モデルに合うことから、これらの疾患は、多因子疾患あるいは多遺伝子性疾患と呼ばれている。

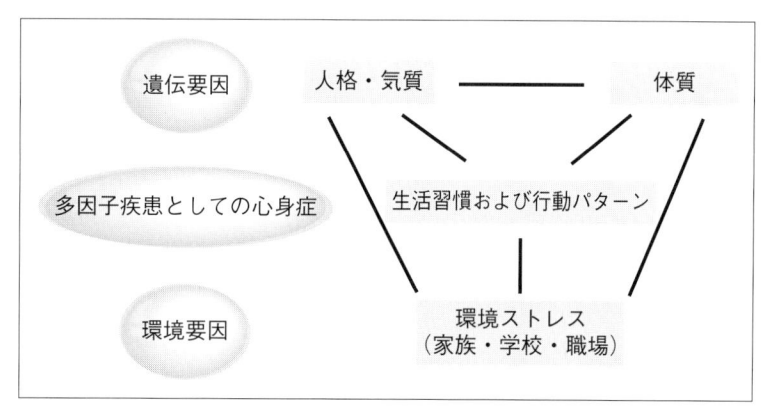

図1／心身症の要因の相互関係

II 分子遺伝学からみた心身相関

　身体的障害で発症や経過に心理社会的因子の関与が認められる病態と定義される心身症も、多因子疾患あるいは多遺伝子性疾患の1つと考えられる。心身症の発症要因としては、図1に示すように、人格・気質といった中枢神経系に関する遺伝子、あるいは体質といった身体各器官に関する遺伝子が寄与する遺伝要因に、家族・学校・職場における環境ストレスという環境要因が挙げられる。人格・気質、体質および環境ストレスが、個人の生活習慣や行動パターンに影響を与え、恒常性(Homeostasis)の維持が困難となり、常習的な体内環境の歪みが起こることから、疾病(Disease)に至ると考えられる。しかし、ストレス社会と呼ばれる現代社会における患者の生活習慣および行動パターンの歪みの正常化を目標に掲げても、患者の情動が安定していなければ、合理的な行動変容を促すことは困難である。病院診療において患者の情動の安定化を視野に入れたアプローチが心身医学的診療の基礎であり、これは多因子疾患である多くの生活習慣病にも適用されるべきであろう。分子遺伝学の進歩により得られる人格・気質あるいは体質といった遺伝要因に関する知識やその対策を医療スタッフが十分に理解することが、治療の選択肢を増やしていくことにつながるといえる。

III 遺伝学の研究手法

　近年の遺伝学の研究手法は多様で流動的であり、詳細は遺伝学の専門書に譲るが、現在よく用いられているものを概説したい[2]。20世紀前半より集団遺伝学的研究、家系研究、双生児研究、養子研究などが精神疾患の臨床遺伝学的研究として行われてきたが、最近目覚ましく進歩を遂げているのは疾患遺伝子の同定を目指した遺伝子解析法を用いた分子遺伝学的研究である。先天性代謝異常症であるフェニルケトン尿症は、酵素蛋白質の異常から遺伝子塩基配列の点突然変異が発見された。しかし、基礎にある生化学的異常が不明な多くの疾患では、その手法は適用できない。分子遺伝学の主流となっているポジショナルクローニング(Positional Cloning)と呼ばれる方法は、疾患遺伝

子の近くに位置する既知のDNAマーカーを相関解析(Linkage Analysis：2つの遺伝子の位置を分析)や連鎖解析(Association Analysis：患者群と対照群との遺伝標識の頻度を比較)などによって同定することから始まる。そして、そのマーカーの近傍を検索して目的の疾患遺伝子を単離し、健常者と患者との比較を行い、その発現で生成される蛋白質から発症過程を解明するというものである。このような手法が、Huntington病、Alzheimer病、Duchenne型筋ジストロフィー、嚢胞性線維症などの疾患遺伝子の単離に導いている。

近年注目を集めている手法の1つが、遺伝子DNA配列上の1つの塩基が置換された変異(一塩基置換型多型)であるSNPs(Single Nucleotide Polymorphisms)のタイピングである。ヒトの遺伝子塩基配列約30億塩基対の中で、500〜1,000塩基に1個はSNPsが存在するといわれており、その総数は300万個以上で超高密度のマーカーとして利用可能である。つまり、全ゲノムのSNPsマッピングを利用し、感受性候補座位を特定し、着目する表現型と病態生理との関連を明らかにすることによって、疾患関連遺伝子の同定を目指す方法が考えられる。この方法は、全ゲノム領域を検索するに必要なハイスループットといわれる大量データ解析技術の進歩とそのコストの低減が実現すれば、今後の躍進が期待されている。近年SNPデータを公的データベースとして蓄積して公開するというシステムが展開しており、米国ではNCBI、dbSNP(http://www.ncbi.nlm.nih.gov/SNP/index.html)、ヨーロッパではHGVbase(http://hgvbase.cgb.ki.se/)、日本ではJSNP(http://snp.ims.u-tokyo.ac.jp/)があり、最新の情報が参照可能である。

ポストシークエンス時代の機能ゲノム研究としては、同一のシークエンスから、解剖学的、状況的、時間的に変化する転写産物であるmRNAの解析であるトランスクリプトーム(Transcriptome)研究が注目されている。トランスクリプトーム解析には、①cDNAのランダムシークエンシング②mRNAディファレンシャルディスプレイ③ディファレンシャルハイブリダイゼーション、と呼ばれる技術がある。中でも、③に属する方法であるcDNAマイクロアレイやオリゴマイクロチップ(ジーンチップ)は急速に普及してきており、Affymetrix社の開発したAffymetrix方式とStanford大学で開発されたStanford大学方式がある。このトランスクリプトーム解析に加えて、蛋白質発現プロフィールを研究するプロテオーム(Proteome)研究といった機能研究とゲノム情報との、遺伝子(DNA)、mRNA、蛋白質といったレベルの包括的研究により、ゲノム医学が有用な情報を臨床医学に発信することになろう。

さらに、疾患関連遺伝子以外にも、治療薬が作用する治療関連遺伝子の同定を行い、患者の個体特異的な治療効率の改善や副作用の回避を視野に入れた薬理ゲノム学(Pharamacogenetics)も今後重要な研究領域となっている。すなわち、現代はゲノム科学の発展が、患者個人のゲノム情報に基づいた医療というきめ細やかなオーダーメードの医療へと導いている時代といえる。

IV 心療内科で扱う疾患に関する分子遺伝学的研究

日本で2001年に開始された国家的プロジェクトである厚生労働省のミレニウムゲノムプロジェクトは、全ゲノムに分布するSNPを利用した相関解析により、日本人で有病率の高い5疾患(痴呆、

がん、糖尿病、高血圧、アレルギー性疾患)の疾患感受性遺伝子を明らかにしようとしている。ここでは、その5疾患に含まれている糖尿病、高血圧を含む典型的な心身症などに関する分子遺伝学的研究による知見について、概説したい[3]。

❶ 気管支喘息

　気管支喘息は多因子疾患の代表である。抗原曝露などの環境因子による修飾が話題になっているが、喘息関連遺伝子として約100の遺伝子の報告がある。2002年にも興味深い遺伝子解析の研究が相次いで報告された。第一に、第6染色体にあるtumor necrosis factor-α(TNF-α)は喘息の気道炎症に関与する炎症性サイトカインであるが、その多型との関連が以前より報告されていた欧米人対象の研究に加えて、日本人においても報告された[4]。第二に、第17番染色体長腕にあるRANTES(regulated upon activation、normal T-cell expressed and secreted)というCCケモカインのプロモーター領域の多型と遅発性喘息との関連が報告された[5]。第三に、遺伝子が第5番染色体にあるロイコトリエンC4合成酵素(LTC4S)のプロモーターの多型と、慢性のロイコトリエンの産生増加が指摘されているアスピリン喘息との関連が報告された[6]。第四に、米国および英国の喘息罹患家族内460対の同胞を対象にした、喘息と気道過敏性に関連した第20番目の染色体短腕部位(20p13)の連鎖解析により、23遺伝子から135の多型を評価して、ADAM-33という遺伝子が同定され、Natureに報告された[7]。ADAM蛋白質はサイトカインやサイトカイン受容体といった膜表面に存在する蛋白質を放出するなどの多様な機能をもち、亜鉛を含有するMetalloproteaseという酵素のひとつである。ADAM-33は肺の線維芽細胞や気道平滑筋細胞に発現しており、ADAM-33の多型が線維芽細胞や平滑筋細胞の増殖を介して、気道過敏性を上げるといった推測がなされているが、今後の研究が待たれている[8]。ADAM-33 geneの発見は多型をマーカーとしてPositional Cloningが成功した例であり、その他のCommon Diseaseの遺伝因子解明への示唆を与えるものである。

❷ 本態性高血圧症

　本態性高血圧症の遺伝研究では、本態性高血圧症の治療薬の作用部位の1つである第17染色体上のACE(Angiotensin Converting Enzyme)geneの部位が興味をもたれたが、連鎖解析では否定的であった[9]。強力な血管拡張作用を有する内皮細胞由来のNitric Oxide(NO)は血圧調節あるいは局所血流調節に関与していることが知られているが、NOを産生する酵素であるNitric Oxide Synthase(NOS)の1つである内皮細胞産生NOS(eNOS)geneのKnock-Out Mouse(ある特定の遺伝子が発現しないマウス)は高血圧を示し、eNOSが血管拡張の基礎的状態をコントロールすることが示唆されている[10]。

　1998年には、細胞内情報伝達に重要な役割をしているG蛋白質のβ₃サブユニット(GNB3)をコードするgeneのエクソン10に多型(C825T)が発見された。これによりsplicingと呼ばれるエクソン断片の異なる再結合が起こり、splice variantである異種のG蛋白質(GNB3-s)が生成され、427人の正常人と426人の本態性高血圧症患者を対象にした相関研究では、この多型の有無と本態性高

血圧症の発症に有意な相関が示されている[11]。

　高血圧症もわが国における疾患ゲノムプロジェクトの1つの疾患であり、2000年4月より国立循環器病センターを中心とした全12施設が高血圧疾患遺伝子チームを形成して、大規模研究を行っている[3]。また、アンギオテンシン変換酵素(ACE)の遺伝子多型が老年病の特徴である多病の病態に関連し、医療費に影響していることが報告されており、医療経済学的観点からも興味深い。

❸ 糖尿病

　遺伝性であることが明瞭な1型糖尿病(IDDM：Insulin Dependent Diabetes Mellitus)だけでなく、世界の全人口の4～5％が罹患しているといわれる2型糖尿病(NIDDM：Non-Insulin Dependent Diabetes Mellitus)も複数の遺伝子に加えて高脂肪食や運動不足などの環境因子が組み合わさって発症する多因子病であり、20世紀最後の10年間に分子遺伝学の進歩と共に多くの遺伝研究が行われている。その研究としては以下のようなものがある[3]。

①罹患同胞対法による全ゲノム解析

　疾患感受性遺伝子と近傍に存在し連鎖するマーカーが罹患同胞対でアレルを共有する確率が上昇することを利用して、calpain10遺伝子(米国テキサス州のメキシコ系アメリカ人を対象)、1q領域(米国ユタ州居住の白人、フランス白人、イギリス白人を対象)、20q領域(フィンランド、米国および日本での研究)、3q領域(日本人を対象)といった研究成果が報告されている。日本人の2型糖尿病については、全ゲノム解析で計9カ所(1p36-p32、2q34、3q26-q28、6p23、7p22-p21、9p、11p13-p12、15q13-q21、20q12-q13)の染色体領域に2型糖尿病との連鎖が示唆されている。特に、インスリン感受性物質と考えられているアディポネクチンの遺伝子(3q領域に存在)多型と2型糖尿病リスク、インスリン抵抗性などに有意な相関が報告されており、アディポネクチン遺伝子が日本人2型糖尿病の原因遺伝子であると示唆されている。また、アディポネクチンの2型糖尿病モデル動物への投与によりインスリン依存性と糖尿病が改善するという報告もあり、今後はヒトにおける根本的な2型糖尿病の治療薬として、アディポネクチンの補充療法の成果が注目される。

②候補遺伝子的アプローチによる2型糖尿病疾患感受性遺伝子同定

　糖尿病モデル動物などの解析による遺伝子発現・機能情報の両者を考慮に入れて感受性遺伝子を絞り込んでいくアプローチにより、PPARγ(転写因子で核内受容体。脂肪細胞の分化に必須であり、インスリン依存性改善薬であるチアゾリジン誘導体の細胞内標的)遺伝子の関与、$β_3$アドレナリン受容体(カテコラミンと結合する受容体の1つで、内臓脂肪や褐色脂肪細胞に発現しており、交感神経刺激による熱産生亢進に関与)遺伝子の機能低下、アミリン(膵β細胞から分泌される蛋白質で膵島に沈着しているアミロイド線維のもととなる)遺伝子の多型(Ser20Gly)の関与などが報告されている。

③全ゲノム相関解析による2型糖尿病疾患感受性遺伝子同定

　ミレニウムプロジェクトの1つである糖尿病疾患遺伝子プロジェクトチームが10万個のSNPについて約200人の糖尿病患者でタイピングを行っている。標準SNPデータベースの健常者のアレル頻度との比較が可能となるわけであり、今後の成果が期待されている。

❹ 消化器心身症

① 消化性潰瘍

　消化性潰瘍は家族内集積が知られており、男性に多いこと、一卵性双生児の方が二卵性双生児よりも消化性潰瘍発症の一致率が高いこともあり、遺伝的因子が潰瘍の発生に関与していることが以前より推定されている。潰瘍性格（非常に凝り性あるいは几帳面であり、何事もきっちりしていないと気が済まないという性格で、過剰適応になりやすい。競争心も強く、それにより挫折感を抱く場面にも遭遇しやすく、自己卑下的に抑うつ感情を持ちやすいという側面ももつ）という言葉も一般的に受け入れられている。Pepsinogen C遺伝子領域と胃体部の潰瘍患者に有意な相関が報告されており[12]、潰瘍の発生部位で遺伝的背景が異なる可能性もある。当初らせん菌と呼ばれていたHelicobacter Pylori菌の感染が潰瘍発生の一因子であることが知られてきている。この菌の病原因子の1つと考えられている空胞化サイトトキシン（vacA：vacuolating cytotoxin A）の遺伝子やサイトトキシン関連遺伝子A（cagA：cytotoxin-associated gene A）のgenotypeの研究に関心がもたれているが、その結果から地域性も示唆されている。消化性潰瘍の患者には、酸分泌亢進や高ペプシノーゲン血症などの身体的因子やストレスに対する反応性などの遺伝的変異が存在することが想定されるが、今後の解明がいまだ待たれている。

② そのほかの消化器疾患

　過敏性腸症候群とセロトニン（5-HT）トランスポーターの遺伝子多型との研究では有意な相関は得られなかったという報告がある[13]。5-HT受容体と消化器心身症との関連も推測されるが、今後さらに研究が進んでいくことになろう。

❺ 摂食障害

　摂食障害（Anorexia Nervosa神経性無食欲症：AN、Bulimia Nervosa神経性大食症：BN、あるいは特定不能の摂食障害）は、高い家族内集積性が報告されており、その成因に遺伝要因が関与している可能性が高いことから、多くの遺伝疫学的あるいは分子遺伝学的研究が行われてきた[2]。ANおよびBNの家系研究では、患者の第一度近親者（親、子供、同胞）の罹患危険率は対照群のものと比べて統計学的に有意に高いことが示されている。また、一卵性双生児と二卵性双生児での摂食障害の一致率を計算する研究では、ANおよびBNの両方で一卵性双生児の一致率が有意に高いことが知られている。Kayeらの多施設共同研究グループが罹患同胞対法で全染色体領域にわたるゲノムスキャンを展開しており、その連鎖研究に関する報告が注目されている。同時に、Kayeらは、摂食障害と性格傾向との関連についても調査し、ANと完璧主義[14]、BNと強迫性障害[15]との強い相関を報告しており、摂食障害と性格傾向との関連がゲノム情報で解明されるかどうかについての展開も期待される。

　さらに、多くの神経伝達物質の受容体やオピエイド関連の遺伝子や、神経ペプチド遺伝子などが摂食障害の候補遺伝子として、関連研究が行われてきた。例えば、5-HTは摂食行動に重要な役割を果たしていることから、摂食障害患者の中枢神経系に5-HT神経系の機能異常が推定されてきた。

5-HT受容体では、5-HT$_{1D}$、5-HT$_{2A}$、5-HT$_{2C}$、5-HT$_7$に関する報告がある。中でも、5-HT$_{2A}$に関しては、1438A/G多型とANとの関連を支持する報告、否定する報告ともに複数認められ、注目を集めている。5-HTトランスポーター遺伝子やトリプトファン水酸化酵素遺伝子に関しては否定的な報告がある。ノルエピネフリン系も摂食行動に関与しているが、β$_3$アドレナリン受容体遺伝子の関連は否定的であった。ドパミン(DA)系も受容体拮抗薬が食欲を亢進させることやANの脳脊髄液中にDA代謝産物のHomovanillic Acidレベルが低下していることなどより、ANの病態にDA系機能異常が推定されていた。脳内の報酬系と関連するD$_3$受容体とD$_4$受容体に期待がもたれたが、どちらも否定的な報告がある。オピエイトが強い食欲亢進作用を有することから、オピエイトの1つであるβ-エンドルフィンやACTHの前駆体であるpro-opiomelanocortin(POMC)の遺伝子多型にも関心が寄せられている。神経ペプチドでは、摂食時に放出されて摂食を促進するneuropeptide Y(NPY)、遺伝性肥満動物モデルよりクローニングされたob geneの産物であるleptin、摂食行動に関与する外側視床下野に特異的に存在するペプチドであるhypocretins/orexinsやAN患者の空腹時に血漿中で上昇しているghrelinといったものが摂食障害との関連から関心を集めている。また、これらのペプチドのいくつかは受容体蛋白質の遺伝子多型の研究報告がみられるようになっており、今後の展開が注目される。

❻ パニック障害

　パニック障害(Panic Disorder；PD)は、以前は不安神経症あるいは心臓神経症と呼ばれていた病態を含むが、不安性障害の家系研究では、両親とも罹病の場合、一方のみ罹病の場合、両親とも健常の場合の順で、同胞における罹病危険率が低くなることが知られており、遺伝要因の寄与が推定されていた。1980年にDSM-IIIでPDの名称が使用されるようになり、ほかの不安性障害から独立してPDが研究されるようになった。Croweらの研究では、PD患者の第一度近親者の罹病危険率が17.3％であったのに対し、対照群では1.8％であった。また、アメリカ、ベルギー、ドイツ、オーストリアでの大規模調査でも、PD発端者の第一度近親者での罹病危険率は正常対照群の親族の8倍にもなると報告されている。双生児研究でも、PDでは一卵性双生児が二卵性双生児よりも一致率で上回っているという報告が複数あり、全般性障害ではその一致率に差がみられないとする報告と比較され、全般性不安障害とPDの疾患独立性が示唆されている。PDの病態では、薬理学的知見に基づき、ノルアドレナリン仮説、5-HT仮説、GABA(γ-アミノ酪酸)仮説などのほか、CCK(コレシストキニン)受容体やアデノシン受容体の関与が示唆されており、これらに関連した遺伝子を候補遺伝子とする連鎖・相関研究が行われてきた。5-HT$_{2A}$、アデノシン受容体、CCK$_B$受容体などに相関を認めたという報告もあるが、一致した見解は得られていない。5-HTの前駆体のトリプトファンの細胞取り込み機能に関与するというヒトwhite遺伝子がPDと相関するという報告もあり、また21番染色体上にあるこの遺伝子は気分障害とも有意な連鎖があるという報告もあり、PDと気分障害との合併(comorbidity)が多いという知見も合わせて、注目されている。2つのゲノムスキャンからの報告で第7染色体(7p)を有望視する向きもあり、今後の展開が興味深い[16]。

⑦ 気分障害

　気分障害の発症には、心理社会的背景という環境要因だけでなく、古くより家系研究、双生児研究、養子研究が行われ、遺伝要因が関与することが示唆されてきた[2]。第一度近親者の危険率は対照群の相対危険率と比べると、大うつ病で約3倍、双極性障害では10倍以上であることが報告されている。双生児研究では、双極性障害や重症型のうつ病では一卵性が二卵性よりも一致率で有意に高いことが知られている。養子研究では、双極性障害やうつ病で実父母の精神病理の方が養父母のものよりも有意に影響力があることが示されている。また、気分障害の遺伝様式はMendel型ではなく、多因子遺伝などの複雑な様式が推定されている。

　ゲノムスキャンにより、気分障害に関して多くの連鎖研究、相関研究が行われてきた。双極性障害では母系遺伝が示唆されており、連鎖研究で比較的再現性があるとされているのは、X染色体（特にXq）や、第4、18、21番染色体である。転座や欠失といった染色体異常がある気分障害患者も報告されており、遺伝研究への手がかりを与えている。相関研究では、気分障害のモノアミン仮説や抗うつ薬の作用機序から、5-HT系、ドパミン系、GABA系、セカンドメッセンジャー系などを候補遺伝子とした膨大な数の研究が報告されている。しかし、否定的なものが多く、一部有意な報告もあるが、その遺伝子多型の発症脆弱性への影響力も比較的弱いとされる。これらの膨大な研究の総括から、単一遺伝子の存在は否定されてきており、複数の弱い遺伝子の関与（Polygenes型）が想定され、多施設共同研究が必要とされている。

⑧ 慢性疼痛

　近年痛みに関する基礎研究が進歩し、痛みを感じる機序としての受容体の研究が盛んになり、唐辛子の成分であるCapsaicinに反応するVanilloid受容体が興奮性のイオンチャンネルを形成し、化学的あるいは温度による痛みを感知し統合するということが解明されてきた[17]。炎症などによる侵害受容性疼痛や神経因性疼痛を端緒に、遷延化の中で心理社会的因子が修飾して病態を形成する慢性疼痛（DSM-Ⅳでは疼痛性障害）についての遺伝の関与は未解明である。多くの慢性疼痛患者では痛みの感受性が過敏になっているという臨床知見から、痛覚系の可塑性の機序に興味が寄せられてきており、グルタミン酸受容体の1つであるNMDA受容体をはじめとして、多くの研究がある。内因性オピオイド系を利用した遺伝子治療も考案され、動物実験でその改良が研究されている時代となっている。ポストゲノムプロジェクト時代となる2001年からの10年間を米国がDecade of Pain Control and Researchと定めて大規模な国家的プロジェクトを進めていることより、国際的にも痛覚の分子生物遺伝学研究については今後の大躍進が期待される。

おわりに

　分子遺伝研究はその莫大なゲノムの構造解析情報をもとに、機能解析の段階に移行してきている。心身症に関しては、体質と遺伝との関連については徐々に情報が増えてきているが、臨床的に示唆されている気質と疾患との関連については今後の分子遺伝研究からの情報が待たれている。

今後飛躍的な情報量の増加が期待される分子遺伝研究であるが、その目的が患者のQOLの向上にあるという原則を忘れずに、その研究の過程でも倫理的問題には十分な注意が払われねばならない。1964年(最新版2000年)に「ヘルシンキ宣言(世界医師会)」、1973年に「患者の権利章典(アメリカ病院協会)」、1997年に「ヒトゲノム及び人権に関する世界宣言(ユネスコ)」が採択され、世界的指針となっている。わが国では2000年に「遺伝子解析研究に付随する倫理的問題に対応するための指針(厚生科学審議会先端医療技術評価部会)」「ヒトゲノム研究に関する基本原則について(科学技術会議生命倫理委員会)」が出されており[2]、分子遺伝学の研究者あるいは研究を志す学生は十分に理解するべきであろう。

　心身症への遺伝要因の関与が明らかになっても、その発症や経過における心理社会的因子という環境要因の重要性は揺るがないものである。患者のQOLの向上の立場から、遺伝要因、環境要因両面からの有効な対処法の開発とその統合が心身医学研究者の責務であると考えられる。

(細井昌子)

● 文献

1) Lander ES, et al : Initial sequencing and analysis of the human genome. Nature 409 : 860-921, 2001.
2) 岡崎祐士, 米田　博(監修)：臨床精神医学講座S11. 精神疾患と遺伝, 中山書店, 東京, 2000.
3) 菅野純夫(監修)：ゲノム的アプローチによる多因子疾患の解明；Common Disease研究の最前線にせまる. 実験医学　21(1)：1-48, 2003.
4) Noguchi E, et al : Association between TNFA polymorphism and the development of asthma in the Japanese population. Am J Respir Crit Care Med 166 : 43-46, 2002.
5) Hizawa N, et al : A functional polymorphism in the RANTES gene promoter is associated with the development of late-onset asthma. Am J Respir Crit Care Med 166 : 686-690, 2002.
6) Kawagishi Y, et al : Leukotriene C4 synthase promoter polymorphism in Japanese patients with aspirin-induced asthma. J Allergy Clin Immunol : 109, 936-942, 2002.
7) Van Eerdewegh P, et al : Association of the ADAM33 gene with asthma and bronchial hyperresponsiveness. Nature 418 : 426-430, 2002.
8) Shapiro SD, Owen CA : ADAM-33 surfaces as an asthma gene. N Engl J Med 347 : 936-938, 2002.
9) Jeunemaitre X, et al : Absence of linkage between the angiotensin converting enzyme locus and human essential hypertension. Nat Genet 1 : 72-75, 1992.
10) Huang PL, et al : Hypertension in mice lacking the gene for endothelial nitric oxide synthase. Nature 377 : 239-242, 1995.
11) Siffert W, et al : Association of a human G-protein beta3 subunit variant with hypertension. Nat Genet 18 : 45-48, 1998.
12) Azuma T, et al : Pepsinogen C gene polymorphisms associated with gastric body ulcer. Gut 34 : 450-455, 1993.
13) Pata C, et al : Serotonin transporter gene polymorphism in irritable bowel syndrome. Am J Gastroenterol 97 : 1780-1784, 2002.
14) Halmi KA, et al : Perfectionism in anorexia nervosa ; variation by clinical subtype, obsessionality, and pathological eating behavior. Am J Psychiatry 157 : 1799-1805, 2000.
15) von Ranson KM, et al : Obsessive-compulsive disorder symptoms before and after recovery from bulimia nervosa. Am J Psychiatry 156 : 1703-1708, 1999.
16) Crowe RR, et al : Genomewide survey of panic disorder. Am J Med Genet 105 : 105-109, 2001.
17) Caterina MJ, Julius D : The vanilloid receptor ; a molecular gateway to the pain pathway. Annu Rev Neurosci 24 : 487-517, 2001.

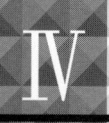

IV 心身相関の最新の知見　2・心身相関の基礎知識

② 臨床医学《冠動脈性心疾患とがんの危険因子としてのパーソナリティ —これまでの疫学研究の結果から—》

はじめに

　冠動脈性心疾患(以下：冠疾患)や悪性腫瘍(以下：がん)に罹患しやすいパーソナリティについては、古くから関心がもたれてきた。1950年代ごろから、疫学という手法を用いることによってこれらのことをより客観的に捉えようとする試みが、欧米において盛んになってきた[1）〜3)]。疫学とは、「人間集団の健康と疾病とにかかわる諸々の要因、諸々の条件の相互関係を、頻度と分布によって明らかにする医学の一方法論」と定義されている[4)5)]。疫学は元来急性感染症の流行と予防に関する理論を明らかにすることを目的として発達した学問であった。しかし、先進諸国でこれらの急性感染症が著しく減少したのに伴って、疫学研究の対象も急性感染症から成人病、難病などの慢性疾患へと変化してきた。慢性疾患の発症と進展、予防にかかわるさまざまな要因について疫学研究が行われる中で、それらの要因の1つとしてパーソナリティを含む心理社会的要因が考慮されるようになった。冠疾患の危険因子としてのタイプAパーソナリティや、がんの危険因子としてのタイプCパーソナリティは、このような試みの中から生まれ、定着してきた概念である*。

　疫学研究は大きく2つ、後ろ向き研究(症例対照研究)と前向き研究(コホート研究)とに分けられる。前向き研究では観察開始時点において関心の要因への曝露の有無を調査し、その後目的とする疾患の罹患率を曝露のある群とない群とで比較する。観察開始の時点では、観察集団(コホート)には目的とする疾患に罹った人は含まれていない。これに対して、後ろ向き研究では既に疾病に罹患している症例群とそうでない対照群との間で関心の要因への曝露について比較する。ここで、関心の要因がストレスやパーソナリティの場合、症例と対照との間でそれらの要因への曝露に差がみられたとしても、その差が疾病罹患の原因であるのか、逆に疾病に罹患した結果として生じたのかを論じることが、前向き研究と比べて困難となる。そこで本稿では、前向き研究の結果を検討することとした。

　その際、①がんや冠疾患の既往のない人(ここでは「健常者」と呼ぶことにする)における疾病発症(罹患または死亡)にかかわる要因と、②がんや冠疾患患者における疾病の進展・予後(再発や生存期間など)にかかわる要因、の2つの観点に分けて検討した。本稿では、まず冠疾患とがんのそれぞれについて議論し、次いでこの両者を統一的に理解しようとするGrossarth-Maticekらの研究を紹介する。

＊タイプAやタイプCは、もともとは行動パターン(Type A behavior pattern)や対処様式(Type C coping style)と記載されているが、本稿では一括してパーソナリティと表記することにする。

I 冠動脈性心疾患

❶ タイプAパーソナリティ

① 健常者からの発症

　1950年代の後半に、米国のRosenmanとFriedmanは、冠疾患患者の中に、「常により多くのことを短時間で成し遂げようとして、必要とあらば逆境や他人の対立的努力に逆らってまで慢性的な絶え間ない奮闘に自らのめり込もうとする人」が特徴的に含まれていることを指摘し、これをタイプA行動パターン(以下タイプA)と呼んだ[6]。1975年、30歳代から50歳代までの健康な男性3,154人を8.5年間追跡した米国での前向き研究(Western Collaborative Group Study；WCGS)によって、タイプAの人ではそうでない人に比べて冠疾患罹患リスクが2倍に増加していたことが報告されると[7]、タイプAへの関心が高まった。この研究でのパーソナリティの評価は構造化面接によってなされていた。同様の方法を用いてオランダで行われた追試では、タイプAは心筋梗塞と心臓病死を併せたリスクと関連していなかった[8]。また、冠疾患のないハイリスク男性を対象としたMultiple Risk Factor Intervention Trial(MRFIT)研究の結果でも、タイプAは冠疾患の罹患と死亡のいずれとも関連していなかった[9]。さらには、WCGSの22年間[10]および27年間[11]の追跡結果では、いずれもタイプAと冠疾患死亡との関連を確認することはできなかった。

　一方、WCGSではJenkins Activity Survey(JAS)という質問紙によるタイプA評価も観察期間の途中から導入されたが、この方法によるタイプAは冠疾患リスクと関連していなかった[12]。JASを用いた他の研究では、一部で冠疾患との関連を示唆する報告もあったが[13]、より規模の大きな研究の結果はいずれも否定的なものであった[9,14,15]。別の質問票であるBortner Rating Scaleを用いて欧州で行われた研究では、タイプAと冠疾患との関連を支持したものもあったが[16]、ほかの3つの研究では否定的な結果であった[17]-[19]。このうち、スコットランドでの最近の研究では、Bortner尺度の高得点(タイプA傾向)は、女性の冠疾患に対してむしろ予防的であり、全死亡に対しては男女とも予防的という矛盾した結果であった[19]。Framingham Heart Study(FHS)では、タイプA評価はFramingham Type A Scaleを用いて行われた。この研究では、男性と女性、ホワイトカラーとブルーカラー、あるいは主婦など種々の属性が含まれていた。8年間および10年間の追跡の時点で、タイプAは一部の人々、例えばホワイトカラーの男性において冠疾患リスク増加と関連していた[20]-[22]。しかしながら、その後20年間の追跡では、タイプAと関連していた冠疾患イベントは狭心症罹患のみであり、心筋梗塞罹患や致死的冠動脈イベントとの関連はみられなかった[23]。これら以外の方法では、MMPIに基づくタイプA尺度が冠疾患リスクを予測したとする研究が報告されている[24]。

② 患者の予後

　WCGSでは、心筋梗塞患者の予後に対するタイプAの関与についても調査された。その結果、JASによるタイプAは、その後1年間の心筋梗塞再発リスクと関連することが報告された[25]。しかしながら、その後のいくつかの研究では、JASによるタイプAはいずれも冠疾患者の予後と関

連していないか[26)27)-29)]、むしろ予防的な関連すら認められた[30)]。構造化面接によるタイプAについても、冠疾患患者の予後との関連については否定的であったり[31)32)]、むしろ予防的であったりした[32)-34)]。但し、構造化面接タイプAが、突然死以外の心臓病死亡や非致死性の心臓病イベントと関連していない一方で、心臓由来の突然死のみに絞ればリスク増加と関連することを示唆する報告や[35)]、社会的に孤立した人に限って死亡と関連する可能性を示唆する研究もある[36)]。

❷ 敵意と怒り

① 健常者からの発症

タイプAと冠疾患リスクについての否定的な報告が相次ぐ中、タイプAの構成成分としてのパーソナリティ特性、とりわけ「敵意」と「怒り」に関心が向けられるようになった[37)-40)]。WCGSのコホート内症例対照研究**においてタイプA構造化面接が再分析された結果、敵意や怒りと関連した成分が冠疾患リスクと関連することが示唆され[41)42)]、その後の27年間の追跡では、敵意は49歳以上の男性において冠疾患死亡を予測した[11)]。同様に、FHSやMRFITの再分析において、タイプAの成分のうち怒り[20)]や敵意[43)]と関連したものが冠疾患リスク上昇と関連していた。また、ほかの研究では、MMPI(性格検査法の一種)に基づいて構成された敵意尺度が冠疾患リスク増加と関連していた[44)45)]。その後の報告では、MMPI敵意尺度と冠疾患リスクとの関連を支持するものがある一方で[32)46)]、関連を見い出せなかったものも少なくない[47)-50)]。また、ほかの敵意尺度を用いたフィンランドでの研究でも冠疾患リスクとの関連はみられなかった[51)]。フィンランドの別の研究では、敵意の一種である「皮肉な不信感cynical distrust」と冠疾患死亡リスク上昇とが関連していた[52)]。但し、この関連は主に喫煙、飲酒、運動、BMIなどの行動的要因によって説明された。怒りについては、MMPI-2に基づく怒り尺度と冠疾患リスク上昇との関連を示す研究や[53)]、正常血圧者においてのみではあるがSpielberger怒り特性尺度との関連を示す研究が報告されている[54)]。後者の研究では、怒り特性を怒り傾向anger-temperamentと怒り反応anger-reactionの2つの下位尺度とに分けて検討したところ、怒り傾向尺度のみ、しかも極端な高得点者においてのみリスク上昇と関連していた[55)]。

② 患者の予後

884人の心筋梗塞患者を対象としたRecurrence Coronary Prevention Projectの1年間の追跡結果では、構造化面接によって評価された敵意が心筋梗塞再発リスクと関連していた[56)]。しかしながら、他の研究ではCook Medley敵意尺度[57)]や敵意の一種とされる「冷笑cynicism」[28)]は心筋梗塞患者の予後と関連していなかった。先述のフィンランドでの研究では、敵意は冠疾患と高血圧の両方の既往がある男性においてのみ冠疾患再発リスクと関連していた[51)]。怒りについては、心筋梗塞患者の予後との関連を認めた研究があるが[28)58)]、認めなかった研究もある[29)59)]。

**コホートの中で観察された患者(またはその一部)を症例とし、同じ観察期間にその疾患を発症しなかった者の中から性や年齢などを一致させた対照者を無作為に選んで比較検討するもの。前述の症例対照研究とは異なり、前向き研究の一種とみなされる。

③ まとめ

多くの疫学研究結果を総合すると、パーソナリティ類型としてのタイプAと冠疾患リスクとの関連は否定的と考えざるを得ない。そして、このことは健常者についても心筋梗塞患者についてもいえ、またタイプAの評価方法の如何を問わない。一方、タイプAの成分として抽出された敵意と怒りに注目すれば、少なくとも健常者からの冠疾患発症に関しては、否定的な研究よりもリスク上昇との関連を支持する結果の方が勝っている。また、最近の研究からは、敵意と怒りが一部の人においてのみ意義がある可能性、他の既知の要因で説明される可能性、あるいは極端にこの傾向の強い人のみ危険である可能性が示唆されている。但し、患者の予後と敵意・怒りとの関連についての研究結果は必ずしも一致しておらず、現時点で結論を出すのは困難かも知れない。

Mytrekによる最近のメタアナリシスによれば[60]、タイプAは健常者、心筋梗塞患者ともに冠疾患リスクとの関連は否定的であった。敵意と怒りについては、患者においてはやはりリスクとの関連はみられず、健常者において有意な、しかし極く小さな関連が認められるにとどまっている。

II がん

自己主張が弱い、過度に協調的で忍耐強い、調和を重んじる、従順で自己犠牲的、感情を抑圧しがち、といったパーソナリティ特性（以下、まとめて「感情抑圧傾向」と呼ぶ）が、がんに親和的とされてきた[61]。このような特性は、TemoshokらによってタイプCと呼ばれるようになった[62]。もう1つがんとの関連を指摘されてきた特性は、ストレス状況にあるときに失望感や無力感を抱く傾向である。但し、これらのことは主に横断的あるいは後ろ向きの研究、すなわちがん患者の観察から導き出されたものであった。実際に、現時点で前向き研究の結果を探してみると、冠疾患に比べるとかなり研究が少ないことがわかる。

❶ 感情抑圧傾向

①健常者からの発症

Dattoreらは、コホート内症例対照研究の手法により、75例のがん患者と125対照者とを比較した[63]。感情抑圧傾向は、MMPIをもとに構成された抑圧repression尺度によって測定された。その結果、抑圧が強いことが、がんリスクの増加と関連していることを見い出した。しかしながら、後年になって、同じ尺度を用いて行われた2つのより大規模な前向き研究では、このことは再現されなかった[64,65]。これ以外の方法で感情抑圧を測定した研究では、医学生を対象とした30年の追跡研究において「感情抑圧」群が「行動化・感情表現」群と比べてがん死とリスクが高かったとする報告がある[66]。オランダからの最近の2つの報告では、感情抑圧と乳癌罹患リスクとの関連を認めなかったものがある一方[67]、抑うつ感情の抑圧ががんリスクを高めたとするものもある[68]。

②患者の予後

比較的早期に発表されたGreerらの研究では、怒り感情の抑圧はがん再発の予測因子ではなかっ

た[69]。また、最近の研究でも、感情抑圧はがん再発や生存と関連していなかった[70]。しかしながら、これら以外の4つの前向き研究では、感情抑圧傾向ががんの予後悪化因子であるか[71)-73)]、逆に活発な感情表現が良好な予後と関連していた[74]。但し、これらの研究の多くは乳癌患者に限定されたものであり[69)-71)73)74)]、ほかのがんについては今後の研究を待たねばならない。

❷ 無力感、失望感

① 健常者からの発症

Eversonらは、2,428人のフィンランド人男性を6年間追跡した研究において、失望感ががん罹患および死亡リスク増加と関連していることを見い出した[75]。一方、Bleikerらの研究では、楽観的であることは乳癌発症を予測しなかった[67]。

② 患者の予後

Greerらは、69例の乳癌患者において、病気に対する態度を闘争、否認、受容、および無力感の4つに分類した。5年間の追跡の結果、無力感や受容反応を示した患者は、ほかの患者よりも再発予後が不良であることを報告した[69]。この結果は、その後10年あるいは15年間の追跡でも同様であることが確認された[76)77)]。がん発症後に無力感や失望感を抱くことが予後不良と関連することは、これを支持しない研究も一部にはあるが[78)-80)]、より多くの研究において支持する結果が確認されている[71)81)-84)]。一方、楽観的であることは、がん患者の予後についても関連していない[82]。

❸ まとめ

陰性感情を抑圧する傾向とがんの発症・進展との関連は、がん患者の予後についての研究では比較的支持する結果が得られている。しかし、健常者からの罹患についてはより不明瞭なようである。これは、この仮説がもともとがん患者の観察から導き出されたという事実と関係するのかもしれない。また、がんに親和的な人の特徴の1つが陰性感情を抑圧する、あるいは表現しないということであるならば、そのような特徴を質問票などで調査することが容易でないことを示しているのかも知れない[3]。

がん患者において、無力感や失望感を抱き続けることは、再発や生命予後を悪化させる可能性が高い。また、無力感や失望感は、健常者からのがん発症リスクを高める可能性も示唆されている。

Ⅲ Grossarth-Maticekらの研究

Grossarth-Maticekらは、1965年に旧ユーゴスラビアで開始したコホート研究や1972年に旧西ドイツで開始したコホート研究などから、独自のパーソナリティ理論と疾病との関連について報告してきた[61)85)-89)]。彼らは対人関係を主とするストレスおよびストレスへの応答様式(パーソナリティ)といった観点から6つのパーソナリティ類型を提唱している[86]。そのうちの「タイプ1」ががんに親和的、「タイプ2」が冠疾患に親和的であるとしている。いずれのタイプにおいても、個人の精神的満足感・幸福感が特定の外的対象(人物や条件など)によって強く左右される特徴がみられ、こ

の特徴を彼は対象依存的行動パターンと呼んでいる[85]。但し、タイプ1の人が個人の満足感を決定づける特定の対象を求め、理想化し、その対象との関係において失望や抑うつを主とする経験を繰り返すのに対して、タイプ2の人は特定の対象を個人の不幸の原因とみなし、その対象との関係において怒りや興奮を主とする経験を繰り返すという。また、対人関係における強い感情抑圧や利他的傾向もタイプ1の特徴として挙げている。彼らのコホート研究のいずれにおいても、タイプ1とタイプ2が、それぞれがんと心筋梗塞の強い危険因子であることが示されている。また、これらのパーソナリティと喫煙や飲酒などの生活習慣との間に、がんや冠疾患リスクを高める方向で交互作用が認められること[85]、さらには、タイプ1やタイプ2の集団に対する行動療法介入(autonomy trainingと呼ばれている[90])によってその後の疾病のリスクを減らせることが示されている[87,88]。

前述のように、タイプ1はタイプCや失望感・無力感、タイプ2はタイプAや怒り・敵意と、かなり類似した概念である。それにもかかわらず、Grossarth-Maticekらによる知見が上述の多くの研究と比べてより明快なものであったことから、議論を呼ぶこととなった。その後、批判的な研究者が彼のデータを保管し、さらなる追跡調査を行った結果、その明快な結論は支持されるに至った[91]。最近、日本において、Grossarth-Maticekらの研究の追試に関する報告がなされつつある[92-96]。朝枝らは、企業コホートにおいて、がん罹患とパーソナリティとの関連がGrossarth-Maticekらの研究結果と一致することを見い出している[92,93]。これは、社会的、文化的背景の異なるわが国においてもGrossarth-Maticek理論が適用可能であることを示唆する重要な知見と考えられる。

おわりに●●

冠疾患やがんの発症と進展における心理社会的因子の役割については、ここで述べたパーソナリティ以外にも、さまざまな面から研究されている。例えば、比較的古くからがんの発症や進展の危険因子であることが疑われていた抑うつが、最近までにほぼ否定されつつある一方で[97,98]、意外にも冠疾患の危険因子として確立されるに至っている[99,100]。これらの仕事もまた、疫学研究によるものである。Evidence-based medicine(EBM)という言葉が定着してきたが、人の集団における健康増進や疾病予防、患者の治療法の開発や選択を実践するにあたって、その科学的根拠evidenceを得るために用いられるのが疫学手法である。今後わが国において心身医学が社会的により広く受け入れられ、より発展するためにも、疫学の果たすべき役割は少なくないと考えられる。

(永野　純)

●文献

1) Eysenck HJ : The respective importance of personality, cigarette smoking and interaction effects for the genesis of cancer and coronary heart disease. Pers Individ Diff 9 : 453-464, 1988.
2) Eysenck HJ : Prediction of cancer and coronary heart disease mortality by means of a personality inventory ; results of a 15-year follow-up study. Psychol Rep 72 : 499-516, 1993.
3) Grossarth-Maticek R, Eysenck HJ, Barrett P : Prediction of cancer and coronary heart disease as a function of method of questionnaire administration. Psychol Rep 73 : 943-959, 1993.

4) 日本疫学会(編)：疫学；基礎から学ぶために．南江堂，東京，1996．
5) 青山英康(編)：今日の疫学．医学書院，東京，1996．
6) Friedman M, Rosenman RH : Association of specific overt beavior pattern with blood and cardiovascular findings. JAMA 169 : 1286-1296, 1959.
7) Rosenman RH, Brand RJ, Jenkins D, et al : Coronary heart disease in Western Collaborative Group Study. Final follow-up experience of 8 1/2 years, JAMA 233 : 872-877, 1975.
8) Appels A, Mulder P : Type A behavior and myocardial infarction. A 9.5-year follow-up of a small cohort. Int J Cardiol 8 : 465-473, 1985.
9) Shekelle RB, Hulley SB, Neaton JD, et al : The MRFIT behavior pattern study. II. Type A behavior and incidence of coronary heart disease, Am J Epidemiol 122 : 559-570, 1985.
10) Ragland DR, Brand RJ : Coronary heart disease mortality in the Western Collaborative Group Study. Follow-up experience of 22 years, Am J Epidemiol 127 : 462-475, 1988.
11) Carmelli D, Halpern J, Swan GE, et al : 27-year mortality in the Western Collaborative Group Study ; construction of risk groups by recursive partitioning. J Clin Epidemiol 44 : 1341-1351, 1991.
12) Jenkins CD, Rosenman RH, Zyzanski SJ : Prediction of clinical coronary heart disease by a test for the coronary-prone behavior pattern. N Engl J Med 290 : 1271-1275, 1974.
13) De Backer G, Kornitzer M, Kittel F, et sl : Behavior, stress, and psychosocial traits as risk factors. Prev Med 12 : 32-36, 1983.
14) Appels A, Mulder P, van't Hof M, et sl : A prospective study of the Jenkins Activity Survey as a risk indicator for coronary heart disease in the Netherlands. J Chronic Dis 40 : 959-965, 1987.
15) Cohen JB, Reed D : The type A behavior pattern and coronary heart disease among Japanese men in Hawaii. J Behav Med 8 : 343-352, 1985.
16) French-Belgian Collaborative Study Group : Ischemic heart disease and psychological patterns. Prevalence and incidence studies in Belgium and France, French-Belgian Collaborative Group, Adv Cardiol 29 : 25-31, 1982.
17) Mann AH, Brennan PJ : Type A behaviour score and the incidence of cardiovascular disease ; a failure to replicate the claimed associations. J Psychosom Res 31 : 685-692, 1987.
18) Johnston DW, Cook DG, Shaper AG : Type A behaviour and ischaemic heart disease in middle aged British men. Br Med J (Clin Res Ed) 295 : 86-89, 1987.
19) Tunstall-Pedoe H, Woodward M, Tavendale R et al : Comparison of the prediction by 27 different factors of coronary heart disease and death in men and women of the Scottish Heart Health Study ; cohort study. BMJ 315 : 722-729, 1997.
20) Haynes SG, Feinleib M, Kannel WB : The relationship of psychosocial factors to coronary heart disease in the Framingham Study. III. Eight-year incidence of coronary heart disease, Am J Epidemiol 111 : 37-58, 1980.
21) Haynes SG, Feinleib M : Type A behavior and the incidence of coronary heart disease in the Framingham Heart Study. Adv Cardiol 29 : 85-94, 1984.
22) Haynes SG, Eaker ED, Feinleib M : Spouse behavior and coronary heart disease in men ; prospective results from the Framingham heart study. I. Concordance of risk factors and the relationship of psychosocial status to coronary incidence, Am J Epidemiol 118 : 1-22, 1983.
23) Eaker ED, Abbott RD, Kannel WB : Frequency of uncomplicated angina pectoris in type A compared with type B persons (the Framingham Study). Am J Cardiol 63 : 1042-1045, 1989.
24) Kawachi I, Sparrow D, Kubzansky LD, et al : Prospective study of a self-report type A scale and risk of coronary heart disease ; test of the MMPI-2 type A scale. Circulation 98 : 405-412, 1998.

25) Jenkins CD, Zyzanski SJ, Rosenman RH : Risk of new myocardial infarction in middle-aged men with manifest coronary heart disease. Circulation 53 : 342-347, 1976, .
26) Case RB, Heller SS, Case NB, et al : Type A behavior and survival after acute myocardial infarction. N Engl J Med 312 : 737-741, 1985.
27) Shekelle RB, Gale M : Norusis M. Type A score (Jenkins Activity Survey) and risk of recurrent coronary heart disease in the aspirin myocardial infarction study. Am J Cardiol 56 : 221-225, 1985.
28) Julkunen J, Idanpaan-Heikkila U, Saarinen T : Components of Type A behavior and the first-year prognosis of a myocardial infarction. J Psychosom Res 37 : 11-18, 1993.
29) Welin C, Lappas G, Wilhelmsen L : Independent importance of psychosocial factors for prognosis after myocardial infarction. J Intern Med 247 : 629-639, 2000.
30) Dimsdale JE, Gilbert J, Hutter AM, Jr., et al : Predicting cardiac morbidity based on risk factors and coronary angiographic findings. Am J Cardiol 47 : 73-76, 1981.
31) Friedman M, Thoresen CE, Gill JJ, et al : Alteration of type A behavior and reduction in cardiac recurrences in postmyocardial infarction patients. Am Heart J 108 : 237-248, 1984.
32) Barefoot JC, Peterson BL, Harrell FE Jr, et al : Type A behavior and survival ; a follow-up study of 1,467 patients with coronary artery disease. Am J Cardiol 64 : 427-432, 1989.
33) De Leo D, Caracciolo S, Berto F, et al : Type A behavior pattern and mortality after recurrent myocardial infarction ; preliminary results from a follow-up study of 5 years. Psychother Psychosom 46 : 132-137, 1986.
34) Ragland DR, Brand RJ : Type A behavior and mortality from coronary heart disease. N Engl J Med 318 : 65-69, 1988.
35) Brackett CD, Powell LH : Psychosocial and physiological predictors of sudden cardiac death after healing of acute myocardial infarction. Am J Cardiol 61 : 979-983, 1988.
36) Orth-Gomer K, Unden AL : Type A behavior, social support, and coronary risk ; interaction and significance for mortality in cardiac patients. Psychosom Med 52 : 59-72, 1990.
37) Scherwitz L, Graham LE, 2nd, Grandits G, et al : Self-involvement and coronary heart disease incidence in the multiple risk factor intervention trial. Psychosom Med 48 : 187-199, 1986.
38) Scherwitz L, Graham LE, 2nd, Grandits G, et al : Speech characteristics and coronary heart disease incidence in the multiple risk factor intervention trial. J Behav Med 13 : 75-91, 1990.
39) Houston BK, Babyak MA, Chesney MA, et al : Social dominance and 22-year all-cause mortality in men. Psychosom Med 59 : 5-12, 1997.
40) Siegman AW, Kubzansky LD, Kawachi I, et al : A prospective study of dominance and coronary heart disease in the Normative Aging Study. Am J Cardiol 86 : 145-149, 2000.
41) Matthews KA, Glass DC, Rosenman RH, et al : Competitive drive, pattern A, and coronary heart disease ; a further analysis of some data from the Western Collaborative Group Study. J Chronic Dis 30 : 489-498, 1977.
42) Hecker MH, Chesney MA, Black GW, et al : Coronary-prone behaviors in the Western Collaborative Group Study. Psychosom Med 50 : 153-164, 1988.
43) Dembroski TM, MacDougall JM, Costa PT Jr, et al : Components of hostility as predictors of sudden death and myocardial infarction in the Multiple Risk Factor Intervention Trial. Psychosom Med 51 : 514-522, 1989.
44) Shekelle RB, Gale M, Ostfeld AM, et al : Hostility, risk of coronary heart disease, and mortality. Psychosom Med 45 : 109-114, 1983.
45) Barefoot JC, Dahlstrom WG, Williams RB, et al : Hostility, CHD licidence, and total mortality; a 25-year follow-up study of 255 physicians. Psychosom Med 45 : 59-63, 1983.
46) Barefoot JC, Larsen S, von der Lieth L, et al : Hostility, incidence of acute myocardial infarction, and mortality in a sample of older Danish men and women. Am J Epidemiol 142 :

477-484, 1995.
47) McCranie EW, Watkins LO, Brandsma JM, et al : Hostility, coronary heart disease (CHD) incidence, and total mortality ; lack of association in a 25-year follow-up study of 478 physicians. J Behav Med 9 : 119-125, 1986.
48) Leon GR, Finn SE, Murray D, et al : Inability to predict cardiovascular disease from hostility scores or MMPI items related to type A behavior. J Consult Clin Psychol 56 : 597-600, 1988.
49) Hearn MD, Murray DM, Luepker RV : Hostility, coronary heart disease, and total mortality ; a 33-year follow-up study of university students. J Behav Med 12 : 105-121, 1989.
50) Maruta T, Hamburgen ME, Jennings CA, et al : Keeping hostility in perspective : coronary heart disease and the Hostility Scale on the Minnesota Multiphasic Personality Inventory. Mayo Clin Proc 68 : 109-114, 1993.
51) Koskenvuo M, Kaprio J, Rose RJ, et al : Hostility as a risk factor for mortality and ischemic heart disease in men. Psychosom Med 50 : 330-340, 1988.
52) Everson SA, Kauhanen J, Kaplan GA : et al. Hostility and increased risk of mortality and acute myocardial infarction ; the mediating role of behavioral risk factors. Am J Epidemiol 146 : 142-152, 1997.
53) Kawachi I, Sparrow D, Spiro A, et al : A prospective study of anger and coronary heart disease. The Normative Aging Study. Circulation 94 : 2090-2095, 1996.
54) Williams JE, Paton CC, Siegler IC, et al : Anger proneness predicts coronary heart disease risk ; prospective analysis from the atherosclerosis risk in communities (ARIC) study. Circulation 101 : 2034-2039, 2000.
55) Williams JE, Nieto FJ, Sanford CP, et al : Effects of an angry temperament on coronary heart disease risk ; The Atherosclerosis Risk in Communities Study. Am J Epidemiol 154 : 230-235, 2001.
56) Thoresen CE, Friedman M, Gill JK, et al : The recurrent coronary prevention project. Some preliminary findings, Acta Med Scand Suppl 660 : 172-192, 1982.
57) Kaufmann MW, Fitzgibbons JP, Sussman EJ, et al : Relation between myocardial infarction, depression, hostility, and death. Am Heart J 138 : 549-554, 1999.
58) Mendes de Leon CF, Kop WJ, de Swart HB, et al : Psychosocial characteristics and recurrent events after percutaneous transluminal coronary angioplasty. Am J Cardiol 77 : 252-255, 1996.
59) Frasure-Smith N, Lesperance F, Juneau M, et al : Gender, depression, and one-year prognosis after myocardial infarction. Psychosom Med 61 : 26-37, 1999.
60) Myrtek M : Meta-analyses of prospective studies on coronary heart disease, type A personality, and hostility. Int J Cardiol 79 : 245-251, 2001.
61) HJ アイゼンク著：清水義治，たばこ・ストレス・性格のどれが健康を害するか．水沼寛，永島克彦(訳)，星和書店，東京，1993.
62) Temoshok L, Dreher H : The Type C connection. Random House, Inc, New York, 1992.
63) Dattore PJ, Shontz FC, Coyne L : Premorbid personality differentiation of cancer and noncancer groups ; a test of the hypothesis of cancer proneness. J Consult Clin Psychol 48 : 388-394, 1980.
64) Persky VW, Kempthorne-Rawson J, Shekelle RB : Personality and risk of cancer ; 20-year follow-up of the Western Electric Study. Psychosom Med 49 : 435-449, 1987.
65) Hahn RC, Petitti DB : Minnesota Multiphasic Personality Inventory-rated depression and the incidence of breast cancer. Cancer 61 : 845-848, 1988.
66) Shaffer JW, Graves PL, Swank RT, et al : Clustering of personality traits in youth and the subsequent development of cancer among physicians. J Behav Med 10 : 441-7, 1987.
67) Bleiker EM, van der Ploeg HM, Hendriks JH, et al : Personality factors and breast cancer development ; a prospective longitudinal study. J Natl Cancer Inst 88 : 1478-1482, 1996.
68) Tijhuis MA, Elshout JR, Feskens EJ, et al : Prospective investigation of emotional control

and cancer risk in men (the Zutphen Elderly Study) (The Netherlands). Cancer Causes Control 11 : 589-595, 2000.
69) Greer S, Morris T, Pettingale KW : Psychological response to breast cancer ; effect on outcome. Lancet 2 : 785-787, 1979.
70) Giraldi T, Rodani MG, Cartei G, et al : Psychosocial factors and breast cancer ; a 6-year Italian follow-up study. Psychother Psychosom 66 : 229-236, 1997.
71) Jensen MR : Psychobiological factors predicting the course of breast cancer. J Pers 55 : 317-342, 1987.
72) Epping-Jordan JE, Compas BE, Howell DC : Predictors of cancer progression in young adult men and women : avoidance, intrusive thoughts, and psychological symptoms. Health Psychol 13 : 539-547, 1994.
73) Weihs KL, Enright TM, Simmens SJ, et al : Negative affectivity, restriction of emotions, and site of metastases predict mortality in recurrent breast cancer. J Psychosom Res 49 : 59-68, 2000.
74) Hislop TG, Waxler NE, Coldman AJ, et al : The prognostic significance of psychosocial factors in women with breast cancer. J Chronic Dis 40 : 729-735, 1987.
75) Everson S, Goldberg D, Kaplan G, et al : Hopelessness and risk of mortality and incidence of myocardial infarction and cancer. Psychosom Med 58 : 113-121, 1996.
76) Pettingale KW : Coping and cancer prognosis. J Psychosom Res 28 : 363-364, 1984.
77) Greer S, Morris T, Pettingale KW, et al : Psychological response to breast cancer and 15-year outcome. Lancet 335 : 49-50, 1990.
78) Cassileth BR, Lusk EJ, Miller DS, et al : Psychosocial correlates of survival in advanced malignant disease? N Engl J Med 312 : 1551-1555, 1985.
79) Cassileth BR, Walsh WP, Lusk EJ : Psychosocial correlates of cancer survival ; a subsequent report 3 to 8 years after cancer diagnosis. J Clin Oncol 6 : 1753-1759, 1988.
80) Andrykowski MA, Brady MJ, Henslee-Downey PJ : Psychosocial factors predictive of survival after allogeneic bone marrow transplantation for leukemia. Psychosom Med 56 : 432-439, 1994.
81) Dean C, Surtees PG : Do psychological factors predict survival in breast cancer? J Psychosom Res 33 : 561-569, 1989.
82) Schulz R, Bookwala J, Knapp JE, et al : Pessimism, age, and cancer mortality. Psychol Aging 11 : 304-309, 1996.
83) Molassiotis A, Van Den Akker OB, Milligan DW, et al : Symptom distress, coping style and biological variables as predictors of survival after bone marrow transplantation. J Psychosom Res 42 : 275-285, 1997.
84) Watson M, Haviland JS, Greer S, et al : Influence of psychological response on survival in breast cancer ; a population-based cohort study. Lancet 354 : 1331-1336, 1999.
85) Grossarth-Maticek R, Eysenck HJ, Vetter H : Personality type, smoking habit and their interaction as predictors of cancer and coronary heart disease. Person Individ Diff 9 : 479-495, 1988.
86) Grossarth-Maticek R, Eysenck HJ : Personality, stress and disease ; description and validation of a new inventory. Psychol Rep 66 : 355-373, 1990.
87) Grossarth-Maticek R, Eysenck HJ : Creative novation behaviour therapy as a prophylactic treatment for cancer and coronary heart disease ; Part I-Description of treatment. Behav Res Ther 29 : 1-16, 1991.
88) Eysenck HJ, Grossarth-Maticek R : Creative novation behaviour therapy as a prophylactic treatment for cancer and coronary heart disease ; Part II-Effects of treatment. Behav Res Ther 29 : 17-31, 1991.
89) Grossarth-Maticek R, Eysenck HJ : Self-regulation and mortality from cancer, coronary heart disease, and other cause : a prospective study. Person Individ Diff 19 : 781-795, 1995.

90）永野　純，田中浩稔，須藤信行，ほか：日本人における自主性開発トレーニングAutonomy Trainingの効果；ジストニア患者に対する応用．心身医　40：159-170，2000．
91）Eysenck HJ : Reply to criticisms of the Grossarth-Maticek studies. Psychological Inquiry 2 : 297-323, 1991.
92）朝枝哲也，江島桐子，久保田かおる，ほか：個人差と健康に関する予見医学的研究（第9報）；がん罹患とパーソナリティ（5年追跡調査）．産衛誌　42：S468，2000．
93）朝枝哲也，江島桐子，久保田かおる，ほか：個人差と健康に関する予見医学的研究（第10報）；疾病親和性パーソナリティ・テストによる癌発症の予測（6年追跡調査）．産衛誌　43：S339，2001．
94）Terada K, Kawakami N, Inaba S, et al : Rationality/antiemotionality personality and selected chronic diseases in a community population in Japan. J Psychosom Res 48 : 31-35, 2000.
95）熊野宏昭，久保木富房，織井優貴子，ほか：Short Interpersonal Reactions Inventory 日本語短縮版（SIRI33）によるタイプC測定に関する弁別的妥当性の検討．心身医　41：593-599，2001．
96）Nagano J, Sudo N, Kubo C, et al : Lung cancer, myocardial infarction, and the Grossarth-Maticek personality types ; a case-control study in Fukuoka, Japan. J Epidemiol 11 : 281-287, 2001.
97）Spiegel D : Cancer and depression. Br J Psychiatry Suppl. 109-116, 1996.
98）Garssen B, Goodkin K : On the role of immunological factors as mediators between psychosocial factors and cancer progression. Psychiatry Res 85 : 51-61, 1999.
99）Rozanski A, Blumenthal JA, Kaplan J : Impact of psychological factors on the pathogenesis of cardiovascular disease and implications for therapy. Circulation 99 : 2192-2217, 1999.
100）Rugulies R : Depression as a predictor for coronary heart disease. a review and meta-analysis, Am J Prev Med 23 : 51-61, 2002.

IV 心身相関の最新の知見　2・心身相関の基礎知識

② 臨床医学《ストレス対策の新しい考え方》

はじめに●●●

　従来のストレス対策は、医学的な発想の延長で考えられてきたと思われる。すなわち、専門家である医師や臨床心理士が患者やクライエント（以下＝CL）の抱える問題を分析し、それぞれの専門家が、自分の得意とする理論に基づいて、その対処法を相手に提案する。そこでは患者やCLは単なる素人であり、専門家の方が問題の対策や解決策について適切な方法を知っているという強い信念がある。その理論が精神分析であれ、行動療法であれ、認知療法であれ、専門家が対策を提案するという意味では、これらはすべて医学的発想に基づいた治療法ということができる。

　ここで信念と書いたのは、このような医学的な考え方以外にストレス対策の方法論はあり得ないと、ほかの方法論をまったく研究することなく、ほとんどの専門家があたかも自明の理のように考えてきたと思われるからである。どうも、一般的に悩みに対して相談にのる場合には、悩みを聞く側はなんらかのアドバイスをしなくてはならないと、専門家も含めてほとんどの人々が自動的に考えるようである。例えば、筆者は職場のメンタルヘルスとして積極的傾聴法を管理監督者、すなわち一般の人々に対して指導した経験を多くもっているが、「部下の悩みを聞いてやる」＝「アドバイスをする」と考える人が研修の初期の段階では非常に多い。このような経験から、従来の医学的な発想が遍く広がっており、知らず知らずのうちに、ほとんどの人間が医学的発想で考えているように思われる。

　ところが、一度、このような医学的発想に基づかない心理療法を学ぶと、決して医学的な発想だけが唯一の方法ではないことを、自ら体験をもって知ることができる。本稿で紹介する解決志向アプローチ（solution-focused approach；SFA）もそのような方法の1つである。そして、このような方法の応用範囲は非常に幅広い。従来の方法では、専門家の視点からアドバイスをする必要があると考えた瞬間から、われわれは自分が自信をもって扱える範囲外のことがら、すなわち医学や心理学にかかわる問題以外の問題に対しては、援助をすることをためらいがちになる。

　産業医の活動を例に挙げれば、医学的発想の延長でストレス対策を考えると、産業医は安全衛生や健康管理に関してはアドバイスするが、それ以外の分野の相談、例えば、労働者が実際に抱えている業務にかかわる問題に対してはアドバイスできないという態度をとらざるを得ない。産業医の中には、専門外の問題について傾聴したり、簡単なアドバイスをしたりする者もいるかもしれないが、そのような産業医は稀であろう。ところが、現在悩みを抱えている労働者がこの2種類の問題、すなわち健康管理上の問題と業務上の問題を区別して相談するだろうと考えるのは、非現実的である。悩みの段階では、問題はボンヤリとしたものである場合が多い。最初からその問題が業務にかかわる問題であるとわかっていれば、その労働者が産業医に相談にいくとは思われないが、漠然とした問題を語っているうちに、業務上の問題に行き当たるといった事態は、十分起こり得るであろ

う。したがって、産業医が得意な分野ではなくてもなんらかの援助ができることが望ましいが、SFAの考え方はこのようなニーズに応えることができる。

本稿ではSFAを中心に説明を加えるが、この方法を明日から使えるように解説するには、与えられたスペースでは不十分である。そこでここでは、SFAの考え方を理解して頂くことを筆者の目標にしたい。技術的な側面については、参考文献を読まれるように期待したい。

I 医学モデルとストレス対策

前述では医学的発想と書いたが、SFAの考え方を説明するときには、「医学モデルに基づかない心理療法」ということが多い。医学モデルという言葉はさまざまな機会に使われていると思われるが、まず、この稿での医学モデルの意味を説明する。

❶ 医学モデルとは何か？

ここでいう医学モデルとは、医学において行われている非常に基本的な考え方のことを指している。それを簡単にまとめると、次のようになる。

一般的には、まず、患者が問題を訴えることから医師と患者の対話が始まる。その場合、患者はまったくの素人であり、専門家としての医師が患者の訴えた問題を分析する。そして、専門家がもっている理論に基づいて分析し、専門家によりその問題に対する対策、すなわち治療が提案されることになる。そこでの目標は"病気の治癒"であるが、これはいわば"暗黙の了解"である。なぜなら、患者は病気の治療を求めて医師のところにきたはずであり、普通は、「病気を治したいですか？」とわざわざ医師から患者に尋ねることはしないからである。

医師からの治療の提案を患者が受け入れた場合には、普通の治療関係が成立することになる。この場合、その患者は「普通の患者」であったり、場合によっては「好ましい患者」であったりする。ここにも、「患者は専門家としての医者の指示に従うはずだ」との暗黙の前提がある。逆に、患者が医師の提案を拒否した場合には、「ものわかりの悪い患者」といわれたり、それが極端になると患者が心理的に「抵抗している」といわれたりすることになる。この場合は、治療関係が成立するか否かは、この段階では決まらない。

実はこのような関係は、決して、医師と患者の間だけで起こっているのではない。心理療法のプロセスにおいても、医学モデルの下に行われている治療法はいろいろとある。例えば、精神分析や行動療法などの心理療法では特有の理論をもっており、その理論に基づいてCLの悩みや訴えを分析する。治療はこのような分析に基づいて行われるのが普通であり、このような意味で、これらの方法も典型的な医学モデルに基づく心理療法であるということができる。

❷ 医学モデルに基づいたストレス対策

これまでに提案されてきほとんどのストレス対策も、具体的に検討すれば医学モデルに基づいたものが多いのではないだろうか。実際にストレス対策を検討し、実施に移すことを議論する場合の

対象となるのは、一般の人々であったり、治療中の患者やCLであったりする。そこでは専門家が専門とする知識に基づいて具体的な対策を与えるのが一般的であろう。中には、対象とする人たちがもともともっている強さに基づいて、具体的な対策を引き出そうとする専門家もいるかもしれないが、おそらくこのやり方をとる者は少数派であろう。

ストレス対策を考える場合に、特定の心理療法の技法を具体的な対策として実施する場合には、医学モデルに基づいた方法になるのはいうまでもない。しかし、技法の直接的な応用ではない場合でも、ストレス対処の方法にはどのような方法があり、ある一定の傾向をもった人たちには特定の対処方法が望ましいといった提案がなされることが多い。この場合に、少なくとも提案されたその場においては、まったくの素人である（と考えられている）一般の人々や患者、CLは、仮に優れた考えをもっていたとしても、まったく立場を異にする方法を専門家に対して提案したり、要求したりすることは、日本においては極めて難しいであろう。

❸ 見落とされてきたストレス対処能力

ここで、見落としてはならない重要な現実がある。それは、実際にストレス対処が必要とされる状況では、その場に専門家が居合わせることはほとんどないということである。特定の状況である人が、本当に専門家から勧められたように行動するとは限らないであろうし、また、確かめようもない。仮にそのように行動したと本人が思い、専門家から勧められた方法に従って対応したとその後に報告したとしても、専門家からみて本当にそのようなやり方をしたことになるのか否かは、その場に専門家がいない限り不明である。ひょっとすると、まったく違ったやり方をしているかもしれない。にもかかわらず、ほとんどの人はなんらかのストレス対処をしているはずである。

仮に、ある個人の生活史において、ストレス対処の方法をその人の時系列にそって検討したとすれば、どのようになるだろうか。おそらく、専門家からのアドバイスを参考にしてストレス対策を考えるようになるのは、ずっと後のことになるだろう。しかし、ストレスはなんらかの形で生まれた瞬間から人は経験してきたはずである。対人関係に伴うストレスにしても、親との関係が意識されるようになったときから、経験しているであろう。そして、ストレスがあるとすれば、なんらかのストレス対処が行われてきたのも間違いないであろう。

確かに、そこでなされてきたストレス対処は専門家からみれば、理想的な方法ではないかも知れない。人によっては、非常に問題の多い方法をとってきたのかも知れない。にもかかわらず、とにかく、そのようなやり方によって、その人は自己の生命を失うことなく、生きてきたという厳然たる事実がある。すなわち、ストレス対策云々をいわれる前から、既にすべての人がなんらかのストレス対処をしてきているのである。"生きている"からには、少なくともなんらかの、生命にとってプラスに評価できる側面を、そのストレス対処方法の中にみつけることができるはずである。

にもかかわらず、これまで行われてきた教育や臨床の中では、あるとき、その人が専門家の前に現れた瞬間、過去のストレス対処方法は無になってしまう。あたかも、その人は何も正当な対処方法をもっていなかったかのように専門家から取り扱われる。「そのようなことはない」と反論される専門家がおられるかもしれない。もしそういわれるのであれば、私は次のような質問をその専門

家にしてみたい。

「あなたは、ご自分がこれまで指導してきた方々、例えば患者やCLに対して、ご自分の考えや理論を説明する前に、次のような質問をしたことがありますか。それは、『あなた（ここでは患者、CL）がこれまでストレスを感じたときに、どんなふうにして、そのストレスをなんとか乗り越えてこられたのですか』『そのようなときにされてきたやり方の中で、どんな方法がご自分にとって役に立ったと思われますか』といった質問です」。

そんな質問をしても何も有益な回答は得られないと思われる方がいるかもしれない。しかし、とにかく、信じて、質問してみて頂きたい。患者やCLの中には驚くほど豊富な内容を語る者がいる、ということに気づくはずである。SFAを実践するようになって発見する驚きの1つがこれである。すなわち、これまで「この人は強さをもっていない」と思っていたのは、単に、「こちらが相手の強さを引き出す質問をしなかったためだ」ということである。

II 解決志向アプローチに基づくストレス対策

このような、専門家が見落としてきたストレス対処方法について、それをみつけ、表に引き出す道具をSFAは与えてくれる。確かに、引き出された具体的な方法は、不十分なものが多いかもしれない。しかし、既に行われていることの中で、少しでも役に立つものを捨てる理由は何もない。仮に何か新たな方法を始めるにしても、既にある方法の不足を補うような方法を選ぶ方が、効率がよいであろう。そこで、SFAの考え方について、もう少し詳しく説明を加えたいと思う。

❶ 解決志向アプローチとは？

SFAは米国ミルウォーキーのBrief Family Therapy Center（BFTC）において、Insoo Kim BergとSteve de Shazerが中心になって開発してきた心理療法の一技法であり、ブリーフセラピーの1つとされている。このアプローチは世界的に注目されており、わが国でも臨床心理や心身医学の領域において、研究が盛んに行われている。その広がりの中から、研究者によってはBFTCのやり方に独自の方法を組み合わせ、それに対してもSFAの呼称を用いている者がいる。しかし、われわれはBFTCのスタイルによるSFAを特に重視しているので、この稿でもこれに限定して説明を加える。

SFAにつながる心理療法の源流としてMilton Ericksonによる治療が指摘されているが、現在ではSFAは独立した治療技法と考えられている。興味深いことに、治療の基本として傾聴が極めて重視される。例えば、Peter DeJongらはその著書の中で、基本的面接技法として傾聴を最初に詳しく説明している。また、SFAの中で重要とされている考え方に極めて類似した考え方を、Carl Rogersの著述の中に認めることができるという報告もある。SFAの中にある、クライエントの枠組みを重視し、クライエントの能力を信頼する考え方には、Rogersの発想と共通するものがあるように思われる。SFAにおける傾聴は、心理療法の基本としての傾聴よりもはるかに重要な意味をもっている。そのため、歴史的には直接的な関連はないものの、SFAを積極的傾聴法の

発展形として理解するができると筆者は考えている。

　SFAを実際に活用できるようになるには、文献を読むだけでなく、実際に体験し、練習することが必要である。「SFAを学ぶのは、右利きを左利きに変えるようなものだ」といわれることからもわかるように、知識を獲得するだけでは、活用することはできない。発想法の違いを体得する必要がある。また、実際のプロセスはCLによって大きく異なり、治療を一般化して説明することはできない。しかし、ここでは読者にその全体像を示すために、敢えてSFAに基づいた治療の流れを簡単に説明する。以下では患者の場合を想定して説明するが、CLの場合も同様である。また、治療ではなく、保健指導やほかの種類の面接でも同様に考えることができる。

　SFAによる治療では患者の枠組みを極めて重視し、問題を抱えて患者が訪れた場合、その問題を解決する専門家は患者自身であるという立場をとる。治療のゴール（目標）を決めるのは患者自身であって、専門家としての治療者ではない。治療者の役割は、患者が自らゴールを明確にできるように質問することにある。SFAは常に相手が望むことから出発するため、患者が自ら問題を意識していない場合でも、取り扱うことができる。

　目標を確認するために、「どうなりたいですか？」と直接尋ねる場合もあれば、「ここにくることになった問題が解決したとしたら、どんな所が違ってくると思いますか？」と解決後の状態を想像するように促すこともある。目標がどのくらい明確に意識されているかは、患者によって異なっており、それに応じたさまざまな質問方法がある。そして目標、または目標につながると思われる変化が語られれば、それが具体的、行動的な変化や、なんかの存在、新たな行動の開始として語られるように質問を深めていく。

　SFAではsmall steps&go slowが重視される。すなわち、目標が明らかとなったにしても、いきなり目標を達成しようとはしない。まずは、明らかになった目標からみて、現在はどの辺りにいると患者が思っているかを確認し、そのうえで、それよりもほんのわずかだけ改善した状態はどんな状態かを尋ねていく。それに対して語られた変化やそれに近い変化（例外）が既に起こっていれば、それをもっと患者自身で活用する方法を考えるように促す。また、そのような変化が確認できなければ、それを開始するにはどのような努力が必要と思うか、尋ねていく。

　このようなプロセスの中で、患者が目標に少しでも近づく努力をしている様子が語られれば、まず、それに対して傾聴して承認し、賞賛する。賞賛は、患者に対して直接的に与えられることもあれば、患者の示した好ましい行動に対して強い関心を示すという形で、間接的に行われることもある。さらに、患者の努力を可能な限りさまざまな側面で引き出すように治療者は工夫する。質問されることによって、いろいろな状況や場面で行われている努力を患者自身が意識化することができ、さらに賞賛されれば、その後もその行動が繰り返し行われる可能性がより高くなるであろう。このようなプロセスで少しずつ、目標に近づいていく。患者がこれ以上の面接が必要ないと判断した時点で、治療は終結する。

❷ 解決志向アプローチに対する誤解

　SFAを理解するうえでも最も重要なことは、発想法の違いである。同じ場面を見聞きしても、SFAの治療者は、それ以外の治療者と異なる部分に焦点を合わせる。よく誤解されているが、SFAでは問題を語ることを避けるわけでは決してない。問題を語りたいという患者の気持ちを無視すれば、それは傾聴とは異なる態度となり、SFAの基本からはずれることになる。したがって、患者が問題を語れば、治療者はそれを傾聴する。ポイントは傾聴する場合の焦点の合わせ方にある。SFAの治療者が焦点を合わせるのは、「『問題の解決』のために問題の原因を追及すること」にではない。そうではなくて、「『解決の構築』のために、問題を少しでも自分なりに乗り越えようとしてきた患者の努力や工夫」である。

　一般的には、患者が問題を語ったときに、「どのような問題が起きているか」を明らかにするだけでなく、「なぜその問題が起きているか」と、原因を探ろうとしながら治療者は傾聴するであろう。普通はこれをさらに進めて、問題の病理性やそのメカニズムを治療者が専門とする理論(例えば、精神分析や行動療法など)に当てはめて理解し、問題解決を試みる。これは、まさに医学モデルによる患者理解と治療である。

　SFAではこのようなプロセスはとらない。SFAでは問題が語られたときに、その問題に患者はこれまでどのように対処してきたか、特に、「どのようにしてなんとかやってきたか」を明らかにしようとして傾聴していく。その細かなプロセスが、解決や例外と表現されている。SFAでは、専門家のもつ理論に当てはめて患者を理解しようとはしない。明らかにするのは、目の前にいる患者がどうやってたいへんな問題をなんとか対処して、治療者の前に現れたかである。

　仮に患者が問題を抱えているとしても、患者の生活のすべて100％が問題に支配されていることはあり得ない。問題があっても、問題に支配されていない瞬間があるはずである。そうでなければ、患者は治療者の前に現れることはなかったであろう。SFAの治療者は、患者のもつそのような解決の可能性を信じ、それを強化していこうとする。これが「解決の構築」である。そこでは必ずしも「問題」と「解決」に関連があるとは限らない。

　もう1つのよくある誤解は、SFAにおける「ブリーフ」の意味である。SFAがブリーフセラピーに含まれるからといって、最初から面接回数を限って面接するわけではない。SFAの立場から治療することにより、結果として、ほかの場合よりも短い回数で面接が終結するという意味でブリーフなのである。決して無理に短くするわけではない。また、「CLがこれで十分であるといえば、それ以上のセッションを治療者から求めることはしない」という場合もある。いずれにしても、主役は患者やCLである。

❸ SFAの応用としてのストレス対策の検討

　以上は、治療法としてのSFAの流れの説明である。臨床における治療面接の中でストレス対策を考えるとすれば、以上のやり方をそのまま用いることになる。

　一方、保健指導のようにストレス対策だけを取りあげて話し合う状況も考えられる。その場合に

SFAを活用して行うとすれば、実際に行うのは、相手に質問をすることによって自分のストレス対策を考えさせることである。そこでなされるSFA特有の質問は、答えることが非常に難しい質問が多い。そのような質問に相手が答えようとするのは、その質問に答えることが、自分が大事にしている目標に近づく道であると信じているからである。したがってどんな場合でも、まずは目標の確認から入ることになる。

　そこで、SFAの立場からストレス対策を話し合う場合に、可能性として考えられる質問を列挙し、簡単にその意図を説明する。実際にこのような質問を使うか否かは、あくまでも対話の流れによって決めるべきである。無理にこの流れで質問しようとすれば本末転倒である。そのことを十分に理解したうえで、以後を読み進んで頂きたい。

　①ストレス対策を考える必要性があるか？
　まずは、相手がストレス対策を考えたいと思っているか否かを確認することが重要である。それには直接、「今、この時点で、ご自分のストレス対策を考える必要があると思いますか？」と尋ねてもよいであろう。これは、ごく一般的な聞き方である。よりSFA的な訊き方では次のような質問が考えられる。

　①あなたのストレス対策について一緒に考えるために時間をとってきて頂きました。この面接でどんなことが話し合えれば、あなたにとって役に立つでしょうか。
　②ご自分のストレス対策は今のままで十分だと思われますか。それはどんなところからわかりますか。
　③今よりももう少しあなたのストレス対策がうまくいっているとしたら、今とはどんなところが違っているでしょうか。また、そのようになりたいと思われますか。

　それぞれの質問は、微妙にニュアンスが異なる。①では、必ずしもこちらが考えるストレス対策が話し合われるとは限らないが、それはそれとして、相手が話したいとところから出発するのが原則である。②と③はストレス対策に限定した訊き方になっている。いずれの場合も、この質問をしたあとは、しばらく傾聴することになる。
　②これまでどんな努力をしてきたか？
　既に説明したように、誰でもこれまで自分なりにストレスを乗り越えてきたという前提から話を聴くことになる。そこで、次のような質問をすることができる。

　①これまで多少なりともストレスを感じたことがあったのではないでしょうか。その場合に、どんなふうにして、自分なりにストレスを乗り越えてこられたのですか。ほんのちょっとしたことでも結構ですから、お教え頂けませんか。
　②ストレスの影響を強く感じるとき、それに対処するためにどのようなことに注意されてきたのですか。
　③これまで、自分なりのストレスに対する対処の仕方で、うまくできたと思われたのはどんなと

きですか。そのとき、どのようにされてきたのですか。

　このような質問に対する答えとして、肯定的な回答が帰ってきた場合には、その内容をしっかりと傾聴し、できる限り具体的な行動として語られるように試みる。そのうえで、既に行っている努力を賞賛することになる。
　一方、「うまくいっていない！」という否定的な答えが返ってきた場合は、「今まではストレス対策としてうまい方法がなかったみたいですね。それにもかかわらず、これまでどんなふうにして、何とかやってきたのですか」と尋ねることになる。これはSFAでいうコーピング・クエスチョンである。また、別のやり方として「うまくいったとしたら、どんなところが違うと思いますか」という聞き方もある。

③現在のストレス対策で十分か否か？－今後の必要性など－
　当然、現在もっている以上のストレス対策を必要とするか否かを決めるのはCL自身である。こちらが最初から、相手にとって新たなストレス対策が必要であると決めてかかることはできない。この場合に、①-2のように直接質問することも1つの方法であるが、よりきめ細かく尋ねる方法として、SFAのスケーリング・クエスチョンの応用を紹介しておく。

　①ここで少し変わった質問をさせて下さい。あなたのストレス対策が現状で十分か否かをお尋ねしたいと思います。1～10の物差しを考えて下さい。1が「ストレス対策が全然うまくいっていない状態」を表し、10が「これ以上ないくらい、ストレス対策がうまくいっている状態」を表すとします。今のあなたは、この物差しでどの辺だと思いますか。
　ここでXという答えが返ってきたとき、その数が2～7くらいまでであれば、
　②あなたのストレス対策のレベルが1ではなくてXだと思うのは、どんなところからですか。1とはどんなところが違うのですか。…そうなるために、これまで、どのような努力をされてきたのですか。
と尋ね、そのうえで、
　③Xが少し上がってX＋1になったとしたら、どんなところが違ってくるでしょうか。どんな努力をすれば、そうなりそうですか。
　この時点で、今後どのようなことを考えていく必要があるかという、当面の目標を考えていくことになる。
　一方、Xが7～9の高い数であれば、③のところで次のように尋ねることになる。
　③今の数が維持できれば、これで十分だと思われますか。

　「これで十分だ」という答えが返ってくれば、この段階で終わることも場合によっては考えられるが、もう少し、最後の詰めをしようと思うのであれば、「今のやり方を続けていく自信」について、同じくスケーリング・クエスチョンで考えていくことができる*。

＊：実際の応用は読者自ら考えて頂きたい。

④相手の考え方に大きな問題があると感じられるときはどうするか？

どのような質問においても、相手が予想外の回答をする場合が考えられる。特に、こちらが感じていることとはまったく逆の答えが返ってくる場合に、対応を誤ると、協働作業の関係から対立する関係に変わりかねない。

例えば、こちらからみて明らかにストレス対策を考える必要があると思っている患者に①のように尋ねたときに、「自分はうまくストレスに対処できているので、今さら何も考える必要はないと思う」といった答えが返ってくる場合がある。このときに、その答えをそのまま受け入れてしまうと、治療者としては納得がいかない気持ちが残ってしまう。かといって、「そんなことはないでしょう。今のうちに考えておいた方がよいですよ」などといってしまえば、患者の言葉を否定することになってしまう。そのため、どう対処すればよいか治療者が迷うことがよくある。

このような場合には、「相手にはそれなりの理由があって、このような発言をしているはずだ」という立場から、質問を続けていくことになる。例えば、次のような質問がある。

①それはよいですね。例えば、どんなときに、そんなふうに上手に対応しておられるのか、お教え頂けませんか。

②どんなところから、ストレス対策がうまくできていると感じておられるのか、具体的にお教え頂けませんか。

いずれの場合も、本当にそう信じて治療者が質問をしなければ、揚げ足取りのような印象を与えることになるので、注意が必要である。この質問をした後は、患者ができるだけ自分が行っていることを具体的に語るように傾聴していく。仮に、具体的に語られる内容が納得のいくものであれば、治療者は新たな情報を得て、安心することができる。逆に、その内容に矛盾があれば、できる限り傾聴して、本人自らその矛盾に気づくように働きかけていくことになる。少しでも患者が自ら、自分が語る内容の矛盾に気づくように質問することが、治療者にとっての目標となる。

❹ 医学モデルとの連携

以上で強調してきたのは、誰でも自分なりのストレス対策をもっているはずだということである。しかし、このことは、誰でも現在もっているストレス対策で十分であるということを意味しない。時には、リラクセーション法の習得といった、新たなストレス対処の方法をこちらから提案する必要性が出てくるであろう。この場合には、当然、医学モデルに基づいた対応が治療者に求められることになる。

最初に医学モデルとSFAの立場の違いを説明したのは、決して、医学モデルが劣っているということをいうためではない。医学モデルに基づかないストレス対策の考え方があることを伝えるためである。したがって、医学モデルに基づく対応が最も適切と考えられる場合には、それを用いることを否定する必要はない。但し、SFAと組み合わせる場合にはそれなりの注意が必要のように思われる。

①ニュートラルな客観的な情報として新たな情報を伝える
　これまで医学的モデルの視点から治療法の提案がなされる場合には、ほとんどの場合、それを患者が受け入れるのがあたりまえであるとの暗黙の前提がある。しかし、SFAと組み合わせる場合には、この前提は用いない。新たな情報が役立つか否かはわからないが、知らなければ判断しようがないので、まずは、その情報を伝えるという立場をとる。
　②その情報が患者に役に立つか否かを、患者に質問する
　情報を伝えたうえで、それが患者にとって役に立つと思うか否かを、まず、患者自身に尋ねる。すなわち、この時点で情報提供の立場から、SFAの立場へと切り替えることになる。この際には、次のような質問が考えられるであろう。

　①今お伝えしたことについて、あなたはどう思われますか。あなたのストレス対策にとって、どんなふうに役立つと思われますか。
　②ほかにどんな情報が得られれば、あなたのストレス対策を考えるうえで、役に立ちそうですか。

　つまり、ここでは「患者は具体的な情報はもっていないが、一度情報が与えられれば、それについて自ら判断する能力をもっている」という前提から質問するものである。さらに、新たな対処法について関心を示せば、次のように尋ねることができる。

　③このやり方をやってみる価値があると思われますか。
　④これをやるには、どんな努力をする必要があると思いますか。
　⑤これを始めたとしたら、どんなところが違ってくると思いますか。

　すなわち、これ以後は通常のSFAの立場から聴き続けることが可能となる。

III　Yvonne Dolanの著作から

　ここまでSFAの考え方を説明し、それにそってストレス対策を議論してきた。その意味ではSFAの活用とはいっても本来のSFAの面接の進め方と大きな違いはない。ここで以上とは違った面から、ストレス対策の考え方を取り扱った文献を紹介したい。
　ここに紹介するDolanは、性的虐待をはじめとして心的外傷体験をもつ犠牲者を援助する仕事をしている専門家である。Insoo Kim Bergと一緒に日本でワークショップを行ったこともある。彼女の著書にOne Small Stepという優れた本があるが、これは外傷体験をもった者が自ら、自分の中に強さを見い出して立ち直っていくことを手助けする、セルフヘルプのための本である。そこに書かれている発想は、"誰でもその人なりのよさや強さをもっており、それを活用することで、外傷体験を乗り越えて少しでもよりよい生活が送れるようになれるのだ"という強い信念に貫かれている。この意味でSFAと一致する視点から書かれている。しかし、典型的なSFAの質問法とは少

表1／将来のストレス状況に備える工夫

将来の雨の日に備えて、自分宛に手紙を書く
皮肉なことに、私達が慰めを最も必要としているときは、何が役に立つだろうかということを思い出したり、考えついたりするのが最も難しいときです。あなたが最もそれを必要とするときに、「雨の日の手紙」は個人的に慰めてくれるでしょう。 小さな一歩 　今あなたが落ち着いているときに、将来のある時、気が動転していたり、圧倒されていたり、または、苦しんでいたりする自分自身に対して、今の心の落ち着きを言って聞かせることができるように、少し時間を割いて、あなたから、あなたへこの手紙を書いて下さい。 1. あなたを慰め元気づけてくれると思う活動のリストを作って下さい。 2. あなたの支えとなる友人や家族の人達の名前や電話番号を書き留めて下さい。 3. あなたのいろいろな強さや美徳をあなた自身に思い出させて下さい。 4. あなたの特別な才能、能力、そして関心事をあなた自身に思い出させて下さい。 5. 将来に向けたあなたの希望や夢のいくつかをあなた自身に思い出させて下さい。 6. あなたにとって重要な特別なアドバイスか、大事なことを思い出させる助言をあなたにして下さい。

（Yvonne DolanのOne Small Step, 167-168頁より引用）（訳は筆者による）

し異なっているので、その代表的な考え方を紹介する。

　「雨の日に備える」**という形で、今後誰にでも訪れるかも知れないストレス状況に備える心構えを議論した章がある。そこに書かれているいろいろな提案の1つを**表1**に抜粋した。ここで示されているのは、既に誰でももっているはずの体験や関係で、将来のストレス対策に役立ちそうな方法を、まだそれほどストレスがないときに、自分で意識して整理し、心の準備をしておこうということである。おそらく、このように自分の強さを普段から意識することができれば、いざというときにそれを活用することが可能になるであろう。

おわりに●●

　SFAの中では日常的な一般的な言葉を用いる。その基本にある「CLが自分の問題の専門家である」という立場からすれば、誰にでも理解できる言葉で治療を進めていくのは当然の考え方であろう。但し、SFAに使われている言葉は難しくはないが、その発想を理解することは簡単ではない。SFAを学んでわかってきたことであるが、われわれは知らず知らずのうちに医学モデルに基づく発想が自然な発想のように感じているようである。そのため、うまく面接が進まないときにSFAの発想を維持するのは非常に難しい。つい原因追及を始めている自分に気づくことがある。その意味では、SFAを学ぶことは非常に難しい。しかも、その発想を自分のものとしない限り、適切なときに適切な質問を思いつくことができない。

　これに対する対処方法はいくつかあると思われるが、まずは自分自身の問題にSFAを用いることを勧めたい。筆者はSFAを学ぶ中で実際にそれを実践してきた。その経験から間違いなく言え

**：rainy dayには"まさかの日"という意味もある。

ることは、この方法はストレス対策として非常に有用な方法であるということである。万能ではないかも知れないが、多くの人の役に立ちうる考え方であると、自信をもって勧めることができる。

（三島徳雄）

● 参考文献

1) Berg IK, Miller SD：Working With the Problem Drinker；A Solution-Focused Approach. WW Norton, New York, 1992〔斎藤　学(監訳)：飲酒問題とその解決；ソリューション・フォーカスト・アプローチ．金剛出版，東京，1997〕．
2) Berg IK：Family Based Services；A Solution-Focused Approach. WW Norton, New York, 1994〔磯貝希久子(監訳)：家族支援ハンドブック．金剛出版，東京，1997〕．
3) de Shazer S：Clues；Investigating Solutions in Brief Therapy. WW Norton, New York, 1988.
4) de Shazer S：Putting Difference to Work. WW Norton, New York, 1991〔小森康永(訳)：ブリーフ・セラピーを読む．金剛出版，東京，1994〕．
5) de Shazer S：Words Were Originally Magic. WW Norton, New York, 1994〔長谷川啓三(翻訳)：解決志向の言語学；言葉はもともと魔法だった．りぶらりあ選書／法政大学出版局，東京，2000〕．
6) DeJong P, Berg IK：Interviewing for Solutions. Brooks/Cole, Pacific Grove, 1997〔玉真慎子，住谷祐子(監訳)：解決のための面接技法．金剛出版，東京，1998〕．
7) Dolan Y：One Small Step - Moving Beyond Trauma and Therapy to a Life of Joy. Papier-Mache Press, Watsonville, CA 1998.
8) 児島達美，小関哲郎，三島徳雄：ブリーフセラピーが心身医学に寄与する可能性．心身医学　40：97-103，2000．
9) 小関哲郎，中野重行：心療内科におけるSolution-Focused Approachの実践；その現状と課題．心身医学　40：105-110，2000．
10) 三島徳雄，久保田進也，永田頌史：職場のメンタルヘルスにおける"解決志向アプローチ"の意義；新しいパラダイムの提案．産業ストレス研究　7(3)：221-230，2000．

V 21世紀の心療内科（学）の役割

1・健康医学

I 健康を取り巻く状況－健康への関心の高まり

　健康でありたいというのは古代より人類共通の願いである。どんな権力者・庶民であっても、健康を維持するにはそれなりの工夫・努力が必要であった。今ほど医学の発達していない時代においては、今以上に健康を維持するための注意が重要であり、健康への関心は相応にあったはずである。わが国ではあの有名な貝原益軒の養生訓において、健康でいるための生活上の注意点などの記載があり、昔より健康への意識の高さが推測される。しかし、今日ではより一層の健康への関心の高さが伺われる。

　今日の健康への関心の高まりの背景には次のようなことが考えられる。まず第一に、インターネットや、テレビ、ラジオ、新聞などのマスメディアなどを通じ、健康に関する、医学や疾病についての最新の情報を日常的に身近に、個人で手に入れることができる時代であり、嫌でも健康についての意識を植えつけられる状況にある。第二に、2002年版のWHOの年次報告によると2001年の日本の平均寿命は、女性が84.6歳、男性が77.7歳であり、今回も世界一（表1）となり世界最高水準を維持している。また、65歳以上の人口は、世界で第4位であり、世界でも有数の高齢化社会である。高齢化に伴い、悪性新生物、心疾患、脳血管障害などの生活習慣病への不安が高まり、健康への関心をもつ人口の割合が高くなっていると思われる。今後、日本はさらに高齢化が進み、30年後には、65歳以上の人口が全体の30％程度になり、世界一になるという。こうなると、健康への関心は一段と高まることが予想される。第三に、わが国では経済至上主義で競争社会にあり、家庭においてはサポートシステムの脆弱化した核家族化へと変化し、ストレスの多い社会であり、職場、学校及び家庭においてもストレス関連疾患が増加している。また、二世代、三世代同居が少なくなったことなども健康志向を一層強めていることが考えられる。

　健康問題は、わが国の重要な課題の1つであり、厚生労働省では21世紀における国民健康づくり運動（健康日本21）を推進している。個々の疾病に対応する臨床医学の重要性はもちろんであるが、医療費増加の問題を考えるとき、いかに健康を維持・増進できるかということへの心理・社会的要因を含む医学的対応が今以上に求められるようになると考えられる。

II 健康と健康医学

　近年、健康への関心が高まっており、今後さらに高まっていく状況にあるわけであるが、WHO（1964年）によれば健康とは、次のように定義されている。"Health is a state of complete physical, mental and social well-being and not merely the absence of disease or infirnity."「健康とは完全な身体的、精神的および社会的幸福の状態であり、単に疾病または病弱の存在しな

いことではない」と訳される。健康の定義からも、健康については、身体的、精神的、社会的すなわち多面的でかつ有機的なアプローチを必要とするのは当然のことである。

　健康医学は、文字どおり健康を対象とする医学である。健康に役立つ情報が必要であるので、分子生物化学、遺伝子工学を必要とする最先端の医学から心理・社会科学までの幅広い分野の成果を集約して、これらの情報を断片的でなく総合的に利用しなければならない。健康医学は疾病予防、健康管理、健康の維持あるいは健康増進のための情報・機会を提供し、個人の健康を達成する実践的な医学といえる。

　健康リスクの低い人は健康リスクの高い人より長く生きる傾向にあるが、成人中期および後期の喫煙、BMI(body mass index)、運動パターンの習慣を指標とすると、健康習慣のよい人はより長生きするばかりでなく、そのような人では障害はより遅く起こり、人生の最後の数年に圧縮されるという研究がある[1]。健康を維持することは、いい習慣を身につけることであり、それにより、長生きし、健康障害も短くてすみ、医療費増加の抑制にも繋がることが予測される。

　健康への関心の高まりから、あるいは医療経済の面からも、健康医学は今後医学の重要な一分野として確立していく必要がある。

III　健康医学と心身医学（心療内科）

　心身医学とは、患者を身体的、心理的および社会的面から、総合的、統合的にみる医学であり、心療内科とは心身医学を実践する診療科である。健康医学の理念としては、身体・精神・社会を総合的に認識する必要があり、まさに心身医学の理念と合致する。健康医学は学際的であるが、これまでは、既存の医学が、それぞれの分野に関係する健康問題の一部として対応してきたといえる。

　例えば、高血圧症については循環器病学の立場から研究されてきた。血圧に影響する要因として遺伝要因、肥満、塩分摂取、飲酒、運動あるいは心理的ストレスなどが挙げられる。いずれも単独ではなくお互いに密接に関連して血圧上昇を招くと考えられている[2]。したがって、高血圧症予防対策としては身体的側面のみならず、環境・心理・行動的側面（肥満を招く行動・塩分摂取過多となる行動・飲酒行動などの心理社会的背景）をも考慮した対応が必要である。現実的には主に、一般内科医、循環器専門医が、多忙な合い間に対応している。内科診療時、健康診断の時あるいは啓蒙のための講演会のときなどに予防のための指導をされるが、かなり身体的側面に偏っており、心理・行動・社会的側面を含む心療内科的アプローチが不足している印象が強い。医学知識としての心療内科学またはマンパワーとしの心療内科医が必要である。

　高血圧症以外の糖尿病などの生活習慣病についても、各専門家を中心にそれぞれに関係のある健康問題への対応が行われている。高血圧症予防について前述した心理・行動・社会的側面を含む心療内科的アプローチと同様のシステムに則ったことが必要といえる。

　一方、心の問題については精神科医、心理士を中心に対応がなされてきている。それぞれの専門分野で、関係する健康問題を扱ってきたわけであるが、健康に対する関心の高まりに応えるためには、健康に関する問題を総合的に扱う1つの専門分野としての健康医学が望まれる。そして、健康

と習慣・行動・ストレスは密接に関連していることから、健康医学においては心療内科が重要な役割分担を担うことを期待される。

IV 具体的な健康問題と心療内科

　最近のわが国における健康問題として、厚生労働省の健康日本21では、以下のような9つの課題を挙げている。①食生活・栄養、②身体活動、運動、③休養・心の問題、④たばこ、⑤アルコール、⑥歯科、⑦糖尿病、⑧循環器病、⑨がん。

　これらの問題は、若年から高齢までのあらゆる年齢層を含み、身体のみならず、心理・行動・社会的側面の問題を併せ持っており、心療内科との接点が多いと思われる。いくつかについて心療内科とのかかわりについて述べてみたい。

　まず、食生活において、例えば、肥満の問題がある。肥満の判定によく用いられるのがBMI：body mass index＝体重(kg)÷[身長(m)×身長(m)]である。BMIが25を越え肥満になると普通体重であるBMI 22の人の約2倍も糖尿病に罹患する確率が高くなることが明らかになっている。肥満は高血圧症、膝関節障害にも影響が大きい。このように肥満は健康にとって重大な問題を含んでいる。幼少期の肥満は成人期での肥満のリスクを増加させ、親の肥満はその子の成人期のリスクを2倍にするとの報告がある[3]。ここには遺伝の問題だけでなく、誤った食行動の存在があり、肥満に至ると考えられる。肥満が代々伝えられていく危険性がある。この背景には、行動・心理・社会的問題の存在している場合が多く、肥満の予防には心療内科的アプローチが必要である。

　次に、喫煙の問題は、がん、循環器病、COPD（慢性閉塞性肺疾患）などに特に影響が大である。喫煙の関連した疾患による年間死亡者は1995年では約9万5,000人（総死亡数の12％）にも及ぶといわれている。欧米の先進国では10～20％程度の喫煙率に下がってきているのに、日本の男性の喫煙率は50％程度、女性は10％弱であり、日本の喫煙者数は3,300万人といわれている。喫煙の危険性のよくわかっているはずの医師においても、禁煙100％とはいかない。喫煙予防、禁煙については行動修正のためのプログラムが必要であり、禁煙支援のための行動科学的アプローチが必要とされ、心療内科の役割は大である。喫煙行動は、ストレス解消行動と結びついている場合が多く、これを消去するには行動科学に精通し、また禁煙から生じる離脱症状にも詳しいことが要求され、心身両面からの対応が必要である。実際に、禁煙行動療法[4]を取り入れて、実施している施設もあるが、その数は少なく不十分である。

　アルコールについては、適量であれば健康にはよい効果をもたらすが、過量になると、アルコール依存症、肝障害、食道癌などさまざまな健康障害を引き起こす。適度な飲酒量を研究するのも健康医学であり、過度な飲酒にならないように指導・啓蒙するのも健康医学であるが、後者は行動習慣および心理・社会的面問題を含む。例えば、職場の健康診断で、いつも、γ-GTPが高く、アルコール性肝臓障害を指摘される40歳代の男性とすれば、いろいろな背景が想像される。ただ単に、節酒するようにという指導だけでは効果はないと考えた方がよい。職場ストレス、家庭内ストレスの解消としての飲酒行動、仕事上のつきあいとしての飲酒行動などさまざまな心理・社会的要因の

ある可能性があり、心身両面からの対応が求められ、心療内科の役割が求められる。

　糖尿病は、遺伝による体質、加齢などの要因のほかに、生活習慣が深くかかわっている、多因子疾患と考えられている。ライフストレス、食生活の乱れ、運動不足が引き起こす肥満が糖尿病発症に大きな影響を与えている。ストレスにより、過食行動、飲酒行動が生じ、食生活は乱れ、高血糖・高インスリン血症の状態が続き、さらにストレス状態が高血糖状態を引き起こすため糖尿病を引き起こすと考えられる。これを予防するには、望ましいストレス対処法・行動変容への指導が必要である。また、糖尿病を発症すると、食事制限、運動療法さらには薬物、インスリン療法を行わなくてはならず、治療を継続することへのストレスも生じる。また、糖尿病は合併症を生じるため、疾病そのものへのストレスも生じる。さらに、ライフストレスも当然生じるため、種々のストレスによる血糖値上昇も問題になる。したがって、糖尿病の予防・治療では、ストレスマネージメントが重要であり、心身両面からの対応が重要である。

　そのほかの生活習慣病である虚血性心臓病、高血圧症についても、糖尿病と同様なアプローチが必要と考えられる。生活習慣病は、ライフストレスと誤った行動・習慣を誘因に発生する疾患であるから、生活習慣病の予防のための健康医学の手法としては行動科学的アプローチが望ましいと考えられる。

　免疫は、純粋に身体的問題と考えられそうであるが、心理社会的問題が強くかかわっている。例えば、風邪はウィルス感染によって発症するが、ストレスが強いほど感染しやすいという研究があり[5]、ストレスによる免疫抑制が考えられる。ストレスにより、感染症だけでなく、自己免疫疾患、アレルギー疾患、がんなどの発症も報告されている。また、笑いはナチュラルキラー(NK)細胞活性を高めるという研究もあり、笑うことで免疫力が高まることが示唆されている。このように、免疫はストレスという心理・社会的問題と密接にかかわっており、心療内科の得意とする分野と考えられる。

V 健康医学の今後の課題

　健康医学という独立した学問あるいは診療体系は確立されていないが、健康についての医学的情報は既存の基礎医学、臨床医学を通じて確実に蓄積されている。そして、健康対策として、職場検診、学校健診、乳幼児健診や、健康、疾患に関する種々の講演会、講習会、予防接種などが開かれている。これらの成果は平均寿命(**表1**)、健康寿命(**表2**)、乳児死亡率・周産期死亡率の低さが世界一であるということに表れている。世界有数の健康国家の1つといえる。現在のシステムでもかなりの成果を挙げているが、いくつかの問題点を挙げてみたい。

　①これまでは個々の分野が独自に健康問題に対処し、各分野間のつながりが乏しい。情報がバラバラでは、有効な情報とはなり得ないのではないか。総合性に問題があると思われる。

　②健康対策の1つである職場健診では主に身体的検査を行い、その異常と対策を説明するのが現在のやり方であるが、ストレス社会に生きる個人にとっては、心理社会的面への配慮が不足しているのではないか。心身相関に基づく対応が必要と思われる。また、働き盛りの自殺者が多いことも

表1／平均寿命ランキング

トップ		ワースト	
①日本	81.4歳	①シェラレオネ	34.2歳
②サンマリノ	80.8歳	②アンゴラ	36.1歳
③モナコ	80.3歳	③マラウイ	36.3歳
④スイス	80.2歳	④ザンビア	36.8歳
⑤オーストラリア	80.0歳	⑤ジンバブエ	36.8歳
⑤スウェーデン	80.0歳		

(WHO2002年年次報告より引用)

表2／健康寿命ランキング

トップ		ワースト	
①日本	73.6歳	①シェラレオネ	26.5歳
②スイス	72.8歳	②アンゴラ	28.7歳
③サンマリノ	72.2歳	③マラウイ	29.8歳
④スウェーデン	71.8歳	④ザンビア	30.9歳
⑤オーストラリア	71.6歳	⑤ジンバブエ	31.3歳

(WHO2002年年次報告より引用)

うつ病などメンタルヘルス対策が必要なことを示している。

③高齢化社会の中で問題となる生活習慣病は、幼少時の生活習慣が大いに関係する。小さいときからの望ましい生活習慣を教育していく必要があるが、健康について行動・習慣の面からの健康教育が不足しているように思われる。学校保健の場での心身相関に基づいた健康教育が望まれる。ここでも、行動科学的アプローチが有効と考えられる。

④世界でもトップクラスの健康国家であるにもかかわらず、健康食品が氾濫するのはなぜか。健康食品が健康に寄与しているわけではない。むしろ、問題を引き起こす場合もある。薬で病気を治すのと同じ感覚であろうと推測される。健康についての情報が断片的で、身体面に偏っているのではないか。健康には心理・行動・社会的な要因も重要であることが必ずしも受け入れられていないように感じられる。

継続的な健康教育が必要と思われる。

VI まとめ

我が国は、近年、経済的発展に伴って食生活が一変し、車社会の到来となった。同時に、社会システムも急変してストレスが増大したことから、年齢に関係なく生活習慣病(ライフスタイル病)の罹患率が急増している。したがって、生活習慣病の予防対策は必須の研究である。

今後、ますます高齢化が進み、医療費もさらに増加することが危惧されており、健康対策は重要な問題である。健康を総合的に研究し、実践する健康医学はますます重要となる。健康は心身両面の問題を含んでおり、健康医学において心療内科的アプローチは必須であると考えられ、心療内科はその重要な位置を占めることが期待される。

(胸元孝夫)

● 文献

1) Anthony J, et al : Aging, Health risks, and cumulative Disability. N Eng J Med 338 : 1035-1041, 1998.
2) Ward R : Familial Aggregation and Genetic Epidemiology of Blood Pressure. Hypertension ; Pathophysiology, Diagnosis, and Management, Edt, Laragh JH, Brenner BM, p81-125, Raven Press Ltd, NY, 1990.
3) Robert C, et al : Predicting Obesity in Young Adulthood from Childhood and Parental Obesity. N Engl J Med 337 : 869-873, 1997.

4）中村正和：禁煙のための行動科学的アプローチ・その理論と実際．日胸疾患会誌 32：257-265，1993．
5）Cohen S, Tyrrell DA, Smith AP : Psychological stress and susceptibility to the common cold. N Engl J Med 325(9) : 606-612, 1991.

V 21世紀の心療内科(学)の役割

2・予防医学

はじめに

予防医学とは治療医学に対応する言葉であるが、公衆衛生と同じような意味合いで使用されることもある。厳密には公衆を対象とする衛生活動を公衆衛生といい、臨床家が患者中心に指導する衛生活動を予防医学と呼ぶべきである。また予防医学は特定の疾病に対する予防活動に関する学問分野と考えられる。

I 予防医学の三段階

予防医学は病気の種々の段階において対応する。一般に三段階に分けて予防活動が行われる(表1)。すなわち第一段階は病気にならないための予防や健康増進、第二段階は病気の早期発見と早期治療、そして第三段階は病気の悪化の防止である。このように予防医学は病気のすべての病相にかかわってくる。その意味で広義の予防医学は治療医学を含む概念であり、包括医療(comprehensive medicine)の1つとも考えられる。

表1／予防医学の三段階

1. 疾病罹患以前の状態に対応するもの
   環境、食品、給水など公共衛生の確保
   個人衛生の推進による健康増進
   予防接種などの疾病の予防

2. 潜在的疾病や早期無自覚疾病の早期発見、早期治療
   特定疾病に対する予防活動が中心となる集団検診など

3. 疾病の適切な治療により悪化や合併症発生を予防
   社会復帰のための各種リハビリテーション活動など

II 公衆衛生的な予防医学

一般に病気の予防ということですぐ頭に浮かぶのは、公衆衛生的な疾患の予防である。公衆衛生は地域社会のすべての人を対象に、疾病予防、健康増進、治療、社会復帰をはかるために、主に疫学、衛生統計学、情報科学、栄養学、食品衛生学、社会福祉学、衛生行政学などの手法を用いる。また保健所活動も公衆衛生や疾患の予防に大きな役割を果たしている。保健所は医療上の届出の受付業務や、衛生監査的ないわば行政的な役割もあるが、健康診断、精神保健相談、予防接種、栄養指導など直接病気の予防活動も行っている。しかし保健婦による家庭訪問など、地域に密着して活動していることが最も重要な点であると考えられる。これらの活動は第一段階と第二段階にあたると考えられる。

III　予防医学としての健康診断の意義

　病気を早期発見して早期治療に結びつけるのには、健康診断が最も有効とされ、わが国でも集団健診として広く行われてきており、がんや生活習慣病の発見に一定の役割を果たしてきている。かつて成人病と呼ばれていたがん、脳血管疾患、高血圧症、心臓病、糖尿病などは、喫煙や食生活などの生活習慣との関係が密接であり、予防対策の焦点を生活習慣の是正を行うという意味を込めて、「生活習慣病」という用語が用いられるようになった。しかし昨今集団検診の有効性についての疑問が投げかけられることもあり、生活習慣の是正の手法として、集団に対する健康教育よりも個人のリスクや受容度に応じた個別指導を行うべきであるという見方もある[1]。保健法の保健事業に組み込まれ国家規模で行われているがん集団検診としては、胃癌、子宮癌、肺癌、乳癌、大腸癌がある。厚生省「がん検診の有効性評価に関する研究」班は以下のように勧告している。胃癌検診は、X線検査を用いた胃癌検診受診を勧奨する証拠がかなりある。但し、検査の限界に関する十分な説明を事前に行うべきであるという。子宮頸癌検診は、30歳以上の女性を対象にした細胞診による子宮頸癌検診の有効性を証明する十分な証拠がある。但し、検診を行う適切な年齢、間隔について検討を続ける必要がある。子宮体癌検診は、現行の子宮体癌検診の有効性は十分に証明されているとはいえず、早急に検討する必要がある。視触診による乳癌検診は、生存率の比較による研究において無症状の場合は死亡リスク低減効果が認められるが、有効性を示す根拠は必ずしも十分ではない。マンモグラフィによる検診は、有効性を示す確かな証拠がかなりある。肺癌検診は、肺癌の生存率は一般に極めて低い。しかし、肺癌検診を受診することの有効性は示唆されている。但し、現行の方法による肺癌検診の効果はあっても小さい。大腸癌検診は、便潜血検査による大腸癌検診を勧奨する十分な証拠がある。精検は全大腸内視鏡検査か、S状結腸内視鏡検査と注腸X線検査の併用で行うのが望ましい。以上のようにがん集団検診の有効性については一定の評価はなされているが、条件つきのものが多く、今後実施方法のさらなる検討が必要と考えられる。

　結核のような感染症に対する社会防衛的な疾患に対する集団検診は別として、生活習慣病、特にがんなどの個人的な色彩の強い疾患は、都市部では人間ドックなどの個別の対応をする方がよい場合もあると思われる。

IV　臨床医学における予防とは

　臨床医学における疾患予防については、ほかの疾患や軽度の症状で受診した患者において病気の早期発見は重要であるが、少なくともそれは既に軽症の患者であり、健康者における無症状の病気の早期発見とはいえないが、しかし受診した患者を早期治療に結びつけることは臨床医にとって重要なことである。さらに早期発見した、あるいは進行した疾患を治療し治癒させることが理想ではあるが、治癒しえない疾患であれば、それ以上に増悪させない、あるいは進行を遅らせるという治療が要求されるが、これが第三段階の予防と考えられる。しかし現実的には臨床の場では、ここまでが治療でここからは予防というように分けることは困難と思われる。例えば、脳卒中に罹患した

患者の初期治療が終わり、回復期に入り、高血圧や高脂血症の改善あるいはコントロールのための投薬や食事指導などは治療ともいえるし、また再発防止のための予防とも考えられる。

V 生活習慣病の予防

　食習慣、運動習慣、休養、嗜好などの生活習慣が、糖尿病、高血圧、高脂血圧、肥満、骨粗鬆症、がん、脳卒中、心臓病など多くの病気の発症や増悪に深くかかわっていることが知られている。日本人の死因の3分の2を占めるがん、脳血管障害、心疾患をはじめ近年増加の一途をたどっている糖尿病や肝疾患などの発症や進展に生活習慣が深く関与している[2]。

　以前は「成人病」と呼ばれていたが、それは成人病と呼ばれる疾患は加齢が大きな要因と考えられ、歳をとったら誰でもかかる病気というイメージが強かった。一方、「生活習慣病」は、生活習慣を改善することにより、病気の発症の予防や病気の進行・増悪を抑えたり、遅らせたりできるという考えに基づいて、厚生省の諮問委員会の勧告で「成人病」を「生活習慣病」と呼ぶようになった。「成人病」といえば「40歳以降の年配の病気」というイメージがあるが、若年者の肥満や高脂血症も増え、「子供成人病」というような不思議な用語が使われていた。若い頃からの予防が大切という予防医学の立場から、また成人病の発症や進行に常日頃のライフスタイル、つまり生活習慣が深く関与していることを人々に知らしめ、その改善を促すために小児期からの生涯を通じた健康教育が必要であるという考えをもとに、厚生省は生活習慣を改善することが目標として明確となる「生活習慣病」という名称に変更したと考えられる。

　生活習慣病と一口でいっても、どのような疾患が生活習慣病にあたるのかは明確ではない。一般的には癌、脳血管疾患、高血圧症、心臓病、糖尿病などが考えられており、以下に主要な疾患と生活習慣の中で特に重要な、喫煙、飲酒、睡眠について述べる。

❶糖尿病

　高カロリー食、高食塩食、高脂肪食は生活習慣病の原因となるため、適度な運動、適量の飲酒、十分な睡眠や休養、禁煙は生活習慣病予防の基本となる。約10人に1人は糖尿病かその予備軍といわれており、遺伝的な要素もあるが多くの場合、糖尿病は長年にわたる過食に起因して発症することが多い。糖尿病は高血糖が慢性に持続し、そのために生じる腎症・網膜症・神経障害などの合併症を特徴とする疾患であり、高血糖の自覚症状が比較的軽度であるのに反し、失明や血液透析に至る悲惨な合併症が起こるという意味で、合併症予防のための患者教育は重要である。環境因子の多くは食習慣、運動習慣、飲酒などの習慣と関連が深い。中でもインスリン非依存型糖尿病（non-insulin dependent diabetes mellitus；NIDDM）は生活習慣病の面が濃厚である[3]。その治療・教育には、インスリンや血糖降下剤の適正な使用、食生活改善が含まれる。

❷高血圧症

　高血圧症は発症頻度が高く、高脂血症と関連して脳血管障害や冠動脈疾患といった生命にかかわ

る疾患の原因になる重要な疾患である。昨今種々の効果的な降圧剤が開発され使用に供されており、薬物治療を適切に行えば、高血圧はかなりコントロール可能である。一般に生活習慣の改善による降圧の度合いは、降圧薬の服用に比べて小さい。しかし肥満や飲酒の習慣があれば、高血圧を助長している可能性が大きいので生活習慣が改善されると降圧薬の効果が安定して発揮され、少量の服用で済ますことができる。高血圧の治療は長期に渡るため、副作用の問題、経済的・時間的負担の軽減、服薬コンプライアンスの改善などの意味で生活習慣の改善が重要である[4]。

❸ 高脂血症

高脂血症の治療薬の売り上げは、すべての医薬品の中でもトップクラスといわれるほど患者数は多い。生活習慣の西欧化に伴ってわが国でも高脂血症の増加が著しい。高脂血症を改善することで、冠動脈疾患、脳血管障害の予防も可能である。高脂血症の治療・予防では食事と運動療法が基本である[5]。正しい食事、運動療法により、高脂血症ばかりでなく、肥満、高血圧、糖尿病など動脈硬化のほかのリスクも改善されるメリットがある。

❹ 脳卒中

Framingham研究をはじめとする疫学調査は、脳卒中の危険因子を数々明らかにしてきた[6]。危険因子の多くは生活習慣と密接に関連したものである。したがって生活習慣の改善によって脳卒中の発症を未然に防ぎうることを意味している。わが国の人口動態統計によると、脳血管疾患の死亡率は1970年以降減少し、特に脳内出血は激減している。その背景には高血圧に対する食生活の改善、降圧薬の開発・普及があると考えられる。逆に脳梗塞による死亡率はむしろ増加しているといわれる。これは食生活の西欧化に伴い、カロリーや脂肪摂取量の増加、運動量の減少、ストレス社会を背景として、糖尿病、高脂血症、肥満が増加しているための結果と考えられる。

❺ 冠動脈疾患

狭心症や心筋梗塞などの冠動脈疾患の危険因子としては、高脂血症、高血圧症、糖尿病、肥満、喫煙などが知られており、これらはほかの生活習慣病そのものであり、生活習慣病相互の関連の強さがうかがわれ、同時に生活習慣の改善の重要性が理解できる。また1959年フリードマン、ローゼンマンらは、冠動脈疾患危険因子としてA型行動パターン(Type A behavior pattern)あるいは冠動脈疾患向性行動パターン(Coronary-prone behavior pattern)という概念を提唱した。これはストレス因子あるいは性格行動パターンが冠動脈疾患の発症増悪に影響を与えるという点で、発症増悪の予防に直接的に心身医学的アプローチの重要性を示すものである。

❻ 飲酒

酒は百薬の長といわれることもあり、アルコールは適量なら血管を拡張させ、血圧を下げる効果がある。また、食欲を増進させ、就眠を容易にし、気分をリラックスさせてストレス解消するうえにも役立つ。しかし適量を超えての大量のアルコール摂取は血圧を上昇させ、動脈硬化を促進させ

る。そのうえ肝機能にも障害を及ぼす[7]。さらに大量習慣的な飲酒の場合、アルコール依存症の危険性もあり、生活習慣病への悪影響という枠を超え、精神科領域の問題となるので注意が必要である。

❼ 喫煙

日本では成人男性の約40％、女性の約10％が喫煙しているといわれている。喫煙は高血圧、狭心症、心筋梗塞、脳出血、脳梗塞、肺気腫、気管支炎喘息、胃潰瘍、がん（肺、喉頭、口腔、食道、胃など）など極めて多くの疾患の発症や進行に関係していることが知られている[2]。喫煙はアルコールのように量を減らせばよいというものではなく、禁煙するしかない。また受動喫煙によって本人ばかりでなく周囲の人にとっても有害である。

❽ 運動

定期的な運動は生活習慣病の予防に重要である。運動することにより、①脂肪の燃焼を促進し、動脈硬化の進展を抑制する、②インシュリン抵抗性を改善することにより耐糖能を高め、糖尿病の発症を予防する、③エネルギー消費により肥満を予防する、④ストレス解消になる、などの効果があり、例えば虚血性心疾患の発症頻度が少なくなることが知られている[2]。

❾ 睡眠

昨今は夜型の生活をする人が増加し、年々睡眠時間が短縮する傾向にある。睡眠は身体の疲労回復と脳の休養に不可欠であり、睡眠不足は心身の疲労を招き、種々の疾患の発症進行に影響を及ぼす。

Ⅵ 心身医学と予防医学

心身症を主な対象疾患とする心身医学においても、生活習慣病は広義の心身症と考え対応してきた。むしろ生活習慣病の治療には一般内科以上に心療内科で行う方がふさわしいと考えられる場合もある。生活習慣病に限らず、多くの疾患の予防や治療に心身医学的アプローチが有効と考えられる。予防の三段階に分けて述べる（表2）。

❶ 疾病罹患以前の状態の予防

まず生活習慣病やストレス疾患の予防のためメンタルヘルス教育やストレス教育を職場、地域、学校などで行い、ストレスの低減やストレス状態を脱するための対処方法の指導や情報発信を行う。またストレスをよい方向に活かすことによる個人の健康増進も進める。

表2／予防医学における心身医学の関与

生活習慣病などの身体疾患の予防、精神疾患の予防
1. 疾病罹患以前の状態に対応するもの 　・メンタルヘルス教育 　・ストレス教育、生活習慣病の予防のためストレスの低減 　・ストレスを良い方向に活かすことによる個人の健康増進
2. 潜在的疾病や無自覚疾病の早期発見、早期治療に対応するもの 　・自分自身の心身の不調を早期に認知できるような、知識や感受性を高めるような教育、情報発信
3. 疾病の適切な治療により悪化や合併症発生を予防 　・心身症の心身両面からの効果的な治療 　・仮面うつ病や器官神経症など、一般身体科での不適切・不十分な治療の回避 　・社会復帰のための各種リハビリテーション活動などのモチベーションを高めるようなサポート 　　生活習慣病などの治療中の服薬や食事療法がうまくいくような心理的サポート

❷ 潜在的疾病や無自覚疾病の早期発見、早期治療

　自分自身の心身の不調を早期に認知できるような、知識や感受性を高めるような教育、情報発信を行う。ほかの軽症疾患で受診した場合でも、ほかのより重篤な疾患の存在について配慮する。

❸ 疾病の適切な治療により悪化や合併症発生を予防

　心身症を心身両面から効果的な治療を行う。生活習慣病において、きちんと服薬せず、食事療法を守らないケースをしばしば認める。服薬指導や食事指導が心身医学的見地から適切に行う必要がある。またA型行動パターンの患者では冠動脈疾患に罹患しやすいことが知られており、失感情症（Alexithymia）の患者も、過剰適応的な行動から無理をしやすく種々の疾患に罹患しやすいことが知られており、このような性格傾向を把握したうえで治療を行えば、治療効果も高められる。ストレス状況では、ストレス発散と称して、酒量や喫煙量が増え、不安や抑うつから運動不足や不眠が出現しやすくなる。これらがまた心身に悪影響を与え悪循環となりがちであり、このような悪循環に陥らないような対応が必要である。仮面うつ病や器官神経症などは患者が精神疾患と気づかず、一般身体科での不適切、不十分な治療を受けていることがある。常日頃から他科との連携を十分取り、精神科や心療内科で適切な治療を受けられるようなルートづくりも必要である。社会復帰のための各種リハビリテーションなどへの意欲を高めるようなサポートも必要である。また不安感の強い患者の中には、新たな病気のみつかる不安や、他科の検査や処置に恐怖感を抱き、なかなか専門の他科を受診しないこともある。このような患者の精神面でのサポートを行い、他科への受診に結びつけることが必要な場合もある。

❹ 医学教育

　現在の医学教育は疾病の身体的な診断や治療しかできない、それも専門細分化された専門医を育てる傾向がある。しかし患者は社会的存在であり、精神的なストレスももち医療機関を訪れる。し

たがって、人々の真の心身の健康を実現するためには、予防も含めた心身医学的なアプローチのできる医師を養成する必要がある。現在心療内科を独立した講座として設置している医学部は少ないため、心身症をきちんと診療し心身医学を教育できる大学病院は少ない。結果として心身医学のトレーニングを受けた医師は少なく、市中病院や開業医レベルでは心身症を診療できる施設は多くない。そのため数少ない心療内科を標榜する施設は大混雑し、本来の十分時間をかける診療はできなくなる。このような状況の改善のために、少なくとも全国の医学部や研修指定病院では、心身症の診療や教育ができる体制を作ることが必要である。

⑤ 職場のメンタルヘルス

メンタルヘルスは、ライフサイクルから「乳幼児期、児童期、思春期、青年期、中年期、老年期」、ライフステージから「職場、学校、地域、家庭」などに大別される[8]。

成人の多くは労働者であり、職場でのメンタルヘルスは重要である。以前メンタルヘルスは精神障害への対応が主であったが、ストレス関連疾患の中の多くを占める身体的疾患の治療や予防という観点から、心身医学的立場も重要となってきている。極端な場合、過労死やうつ病の自殺の予防も必要であり、企業の産業医が心身医学的アプローチ法を熟知しており、職場の労働環境の改善、人間関係の改善などの適切なストレス対策は不可欠である[9]。ストレス状況の改善のため、ストレスに関するさまざまな情報の提供、ストレスコーピング技能修得のための教育などが重要である。勤労者にストレス関連疾患が発生した場合、産業医だけでは対応が困難な場合、地域の心療内科などの専門機関との連携がすぐ取れるようなシステムづくりもしておく必要がある。

⑥ 心身医学の経済性

わが国の死亡原因は、かつての結核を代表とする感染症から、がん、脳卒中などの脳血管障害、心筋梗塞などの心疾患、いわゆる生活習慣病に変わってきた。このような疾患に対して身体医学からのアプローチは盛んであるが、医療技術が進むにつれて医療費の増大をきたしている。昨今の国民総医療費の逼迫した状況ではこのようなやり方では医療が破綻する危険性がある。このような時期こそ、心身両面からの予防、ストレス管理を行う心身医学的アプローチは時間がかかるようではあるが、結局は総治療時間の短縮、ひいては総治療費の軽減につながると考えられる。現在心身医学療法に対する診療報酬は比較的低く抑えられており、これが心身医学的アプローチの広がらない一因でもある。心身医学的アプローチの大きな意味での経済性を理解してもらい、早急に診療報酬の引き上げが望まれる[10]。

おわりに●●

心身医学や心療内科は、単に心身症やストレス関連疾患の診断・治療にとどまらず、いかに疾患を予防し、心身の健康を増進するかということまで考えていくことで、一層現代社会に貢献していくことができるであろう。

〈宮田正和〉

●文献

1) 深尾　彰：集団検診の意義と問題点．日医雑誌 125(3)：301-304，2001．
2) 石川恭三：生活習慣要因と健康．Modern Physician 19(3)：239-240，1999．
3) 横山淳一：糖尿病・耐糖能異常．Modern Physician 19(3)；305-308，1999．
4) 今鷹耕二：高血圧症．Modern Physician 19(3)；297-300，1999．
5) 石川俊次：高脂血症．Modern Physician 19(3)；301-304，1999．
6) 櫻井博文，岩本俊彦：脳卒中．Modern Physician 19(3)；286-290，1999．
7) 長谷川恭子：食習慣と生活習慣病．Modern Physician 19(3)；241-247，1999．
8) 夏目　誠，村田　弘，藤井久和：メンタルヘルス．心身医療 4(1)；31-35，1992．
9) 大西　守：職場でのストレス教育のあり方．産業ストレス研究 7；121-125，2000．
10) 河野友信：心身医療の経済学；理念と現状の問題．心身医療 2(11)；1687-1691，1990．

V 21世紀の心療内科(学)の役割

3・メンタルヘルスケア

はじめに●●

　現代は変革の時代といわれている。近年の日本では社会、産業、経済、医療、教育のすべての分野で変革が進行中である。変革のスピードが速ければそれに適応できない人が増え、社会のさまざまな分野で問題が生じてくる。健康の面からみると、うつ病や心身症などのストレス関連疾患、あるいは行動上の問題、最悪の形として自殺が増えてくる。

　メンタルヘルスの問題はさまざまな切り口でとらえられている。例えば心理的発達の面からみれば母子保健、学童や青少年のメンタルヘルス、成年期や老年期のメンタルヘルスの問題がある。また、活動の場によって職場や学校、家庭のメンタルヘルスとして取りあげられることもある。心療内科医は患者を通していずれの領域とも関係ができてくるし、また、校医や産業医として組織におけるメンタルヘルス対策にかかわる場合も生じてくる可能性がある。

　本稿では心療内科医、一般臨床医、産業医にとって関心の高い職場のメンタルヘルスを中心に述べる。日本医師会認定産業医も平成13年末には5万人を超えたが、職業性ストレスによる心身の健康障害が増え、嘱託産業医としてもメンタルヘルス対策は重要な課題となっている。

I 職場のメンタルヘルスに関心が高くなった背景(表1)

　現在、日本では約6,500万人が働いているが、労働環境も急速に変化しており、不況はその変化に拍車をかけている。産業界ではIT革命に代表される情報化・コンピューター化、技術革新、成果主義賃金制、裁量労働と目標管理制度・自己責任制、経済効率を上げるためのリストラクチャリングや組織改革などが急速に進行中である[1]。多くの勤労者はこれらの変革に伴うさまざまなストレスに直面しており、一部の勤労者は不適応状態に陥り、心身の健康障害を起こしている。

　このような変化の進行は、それに適応しなければならない勤労者のストレスを増している。労働省(現厚生労働省)が5年ごとに行っている労働者の心身の健康調査[2](1万6,000人対象)では「強い不安、悩み、ストレスを感じている労働者」の割合は毎回増え続けて、

表1／メンタルヘルスへの関心が高くなった背景

1. 職(産)業ストレス増加の背景
    1) グローバル化と経済効率の追求
        ダウンサイジング
        リストラクチャリング
        年俸制、裁量労働制の導入
        終身雇用制の崩壊
    2) 情報化、コンピュータ化
    3) 個人志向性と人間関係の問題
    4) 産業構造の変化に伴う適応障害の増加
    5) 不況による失業、自殺の増加
    6) 女子就労に伴う問題
    7) その他
2. 事業者(主)の安全配慮義務の範囲がメンタルヘルスの領域まで拡がったこと

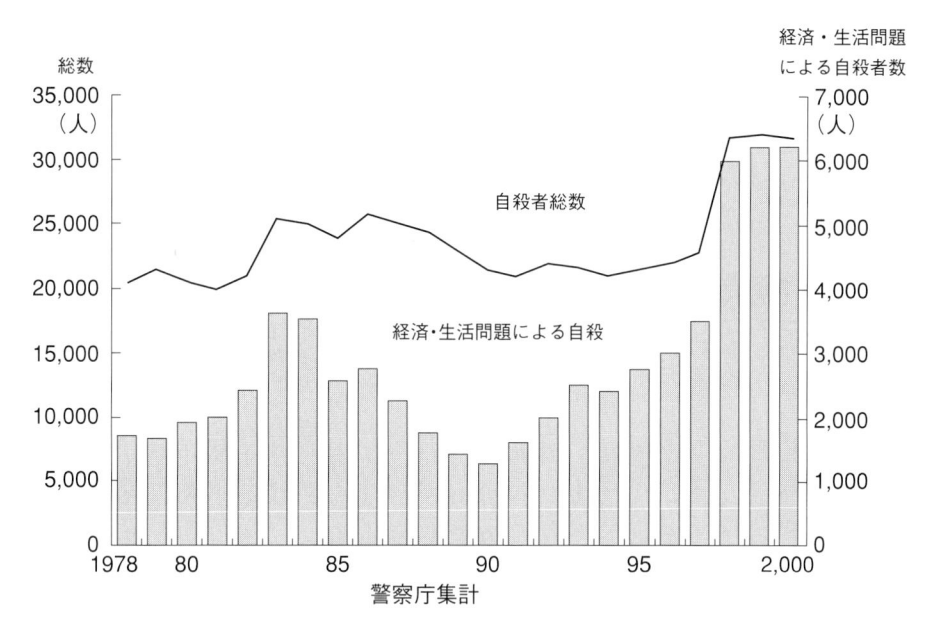

図1／わが国における自殺者の推移

表2／「事業場における労働者の心の健康づくりのための指針について」

1. 事業者は具体的な方法等についての「心の健康づくり計画」を策定すること
2. 同計画に基づき、次の4つのケアを推進すること
   - 労働者自身による「セルフケア」
   - 管理監督者による「ラインによるケア」
   - 健康管理担当者による「事業場内産業保健スタッフ等によるケア」
   - 事業場外の専門家による「事業場外資源によるケア」
3. その円滑な推進のため、次の取り組みを行うこと
   - 管理監督者や労働者に対して教育研修を行うこと
   - 職場環境等の改善を図ること
   - 労働者が自主的な相談を行いやすい体制を整えること

(2000年8月9日労働省発表)

1982年度の50.6％から1997年度には62.8％に達している。その悩みの内容は、1997年度調査では「職場の人間関係」が46.2％、「仕事の質の問題」33.5％、「仕事の量の問題」33.3％、「仕事への適性の問題」22.8％、「昇進、昇格の問題」19.8％、「雇用の安定性の問題」13.1％などとなっている。

このような状況下で変化の進行に対応できず、心身の失調、健康障害を呈する勤労者も増えている。学会発表などでも「リストラによる不安、不適応の増加」、「うつ状態事例増加」、「復職困難例の増加」、「職場の雰囲気の悪化」などが報告されている[1]。

他方、過労による心疾患や脳血管障害などのいわゆる過労死のほか、業務起因性のうつ病などによる、いわゆる過労自殺なども増加している。1997年度の自殺者は2万4,000人台であったが、1998年度からは3万人を超えている。特に生活や経済問題による自殺が増えている[3]（**図1**）。このような背景から労働省（現厚生労働省）は1999年に業務起因性の精神障害の労災認定のための基準

案[4]を、2000年には「事業場における労働者の心の健康づくりのための指針」(**表2**)[5]を公表した。

このような仕事に起因する健康障害は、精神面だけでなく広く身体疾患にも及び、最近では職業病に代わって糖尿病、高血圧、虚血性心疾患などのストレス関連疾患も増えており、これらについては多くの研究報告がある[6]。

II 産業(職業)ストレスモデル

就労に伴うストレス、すなわち職業性ストレスに伴って生じる健康障害に関しては、これまでにいくつかの職業性ストレスモデルが提唱されている。これらの中で最も包括的なNIOSH(National Institute for Occupational Safety and Health)職業性ストレスモデル(**図2**)を紹介する[7]。

職業性ストレッサーとそれによって生じるストレス反応から健康障害へ至る左から右への流れ、およびストレス反応の強さに影響を及ぼす個人的要因、仕事以外の要因、ストレス反応を軽減する上司や同僚、家族・友人からの社会的支援などの関係を示している。このモデルは、Hurrelら[7]がそれまでに報告された膨大な研究報告を分析して作成したもので、このモデルに対応した質問票がある。

わが国でもこの質問票を使って大規模調査が行われており、仕事の多忙や仕事の将来への不安、上司からの支援の低さがうつ状態と関連していることが報告されている。われわれも、この調査票を用いた地方公務員に対する調査で、重回帰分析によって「仕事の要求量の変動」、「グループ内の人間関係における不調和」、「自己評価の低さ」、「職務満足感」の低さ、「社会的支援」の低さなどが職員の精神健康度の低さと強く相関していることを示す結果を得た[8]。最近、わが国ではこの調査票をもとに簡略化した職業性ストレス簡易調査票[9]が開発され、使用されている。

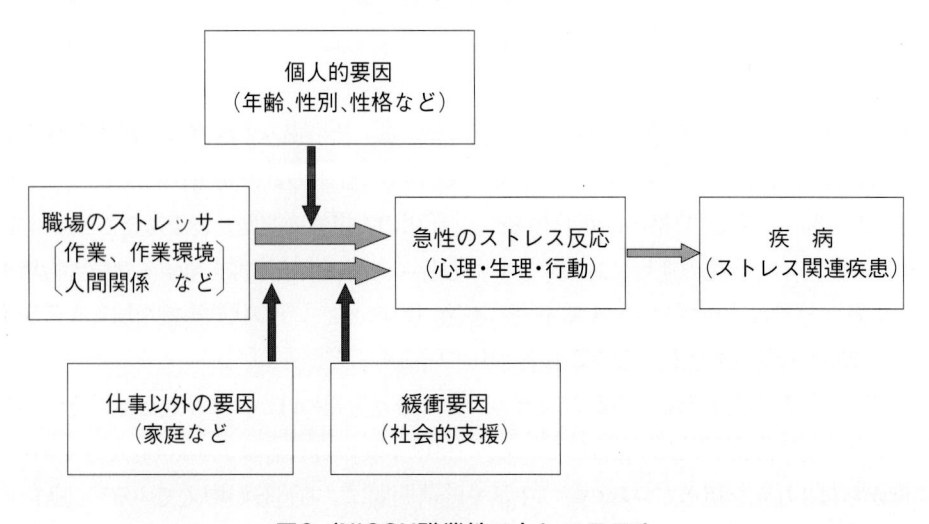

図2／NIOSH職業性ストレスモデル

III 産業（職業）ストレスによる健康障害

近年、塵肺や振動病などの単一の有害な職業上の原因によって引き起こされる職業病が減少する一方、さまざまな領域でのストレスの増加に伴うストレス病や高齢化、生活習慣の変化による生活習慣病も増加している。これらの疾患のうち、発症や増悪に関連する多くの因子のうちの1つに職業性因子が関係している疾患を作業関連疾患と呼んでおり、高血圧、虚血性心疾患、糖尿病、筋骨格系疾患、ストレス関連疾患（うつ病、消化性潰瘍など）などが含まれる。産業ストレスによる心身の健康障害に関する報告は多数あるが、代表的な報告の一部のみを紹介する。

Karasekら[10]は、仕事の負荷（strain）は、仕事の要求度が高くて、かつ仕事の段取りなどに対する自由裁量権が少ないときに高く（高負荷群）なり、このことは虚血性心疾患や抑うつなどの精神的健康障害の発症とよく相関することを報告した。Johnsonら[11]は、虚血性心疾患の症状出現や有病率が、上司や同僚からの社会的支援が少なくて、かつ前述の高負荷群で高いことを報告し、また縦断的研究でも冠動脈疾患の発症率や死亡率が高いことを報告している。

作業負担には、量的負担と作業の複雑さや困難性などの質的負担があるが、長時間労働が心理的不調や心疾患の危険因子になることや、量的・質的負担のいずれも職務不満足、自己評価の低下や血圧、血清コレステロールの上昇、胃潰瘍、糖尿病、問題飲酒行動に関係することが報告されている[6]。交代制勤務と夜勤は消化性潰瘍、心血管障害、死亡率と関連していることも報告されている。役割葛藤も仕事の緊張感、職務不満足、高血圧や冠動脈疾患の発生に関係し、職場の人間関係での葛藤も心疾患の発症や高コレステロール血症の発生と関連することが報告されている[6]。

Grain&Brown[12]は、職業ストレスを含めた強い生活上の困難は過敏性腸症候群やfunctional dyspepsiaと関連し、タイムリミットに間に合わせるための努力や苛立ちを伴うgoal frustrationは、消化性潰瘍などの器質的疾患の発生とよく相関することを報告している。また、goal frustrationが十二指腸潰瘍の発生と関連していることも報告されている。

競争心が強く攻撃的で、時間に対する強い切迫感を特徴とするタイプA行動様式が虚血性心疾患の重要な危険因子であることは、RosenmanらのWestern Collaborative Group Study[13]以来、多くの研究報告がなされているが、タイプAとそれ以外の人ではカテコラミン産生能、プロスタグランジン代謝などの生理的反応のほか、ストレス対処行動、職務満足感などにも差があることを示唆する報告がある[6]。

また、ストレスによる免疫能の低下や感染抵抗性の低下に関する報告は多数あるが、産業医学の分野でもストレス反応の客観的マーカーとして免疫グロブリン、リンパ球反応性、リンパ球サブポピュレーション、NK活性などを調べた報告がある。リンパ球反応性は、職業ストレスでも低下するようであるが、NK活性については必ずしも一定の傾向は出ていない[6]。

職業生活に伴う生活上のストレスの評価法を開発した夏目ら[14]は、ストレス点数が高くなると職場不適応例が高くなることを報告している。

Kayabaらは、case control studyで、心疾患患者は仕事の要求度が高いことを報告し、Kawakamiらは複雑な機械操作が拡張期血圧の上昇に影響することや、職務不満足が受診率や

HbA$_{1c}$の増加と関係することなどを報告している。また、Suzukamoらは、タイプA行動様式や職場ストレスはライフスタイルに悪い影響を及ぼすことなどを報告している[6]。

一方、職業性ストレスが抑うつや神経症傾向などの精神状態や心身症の発症に影響することに関する報告は多い。

村上ら[15]は、職場への介入研究で自律訓練法によって免疫能の一部が改善することを、増田ら[16]は、勤労者の疲労に関する研究でNK細胞活性が精神的疲労と負の相関があることを報告している。

Ⅳ 職場不適応症について

職場のさまざまなストレス、例えば過重な業務負担(仕事の質・量の問題)、仕事の適性、人間関係の問題などに対してうまく対応できず、うつ病や心身症などの健康障害を起こして治療が必要になった事例を職場不適応症と呼んでいる[17]。職場不適応症は、個人の能力や性格、行動様式などの個人的要因と、業務の特性、業務遂行上の問題や人間関係などの職場要因との不適合(ミスマッチ)によって生じる。臨床診断名は大部分がうつ病、神経症、自律神経失調症などであるが、一部に過敏性腸症候群などの心身症を単独で、あるいは合併症としてもっている事例がある。

外来を受診した職場不適応60名についてその原因を調べてみると、年代ごとにいくつかの特徴がみられる[17]（図3）。

20歳代の入社初期の勤労者では、自分の仕事に対する就職前のイメージと現実の仕事とのギャップ、共同作業への不慣れなど、新しい仕事や職場環境への不適応がみられる。過重労働による燃え尽き状態は20、30歳代に多い。40、50歳代では中間管理職としての職務遂行に伴う問題や、上司、部下間の人間関係での葛藤、新しい人事評価制度の導入、リストラに伴う出向・転籍などによ

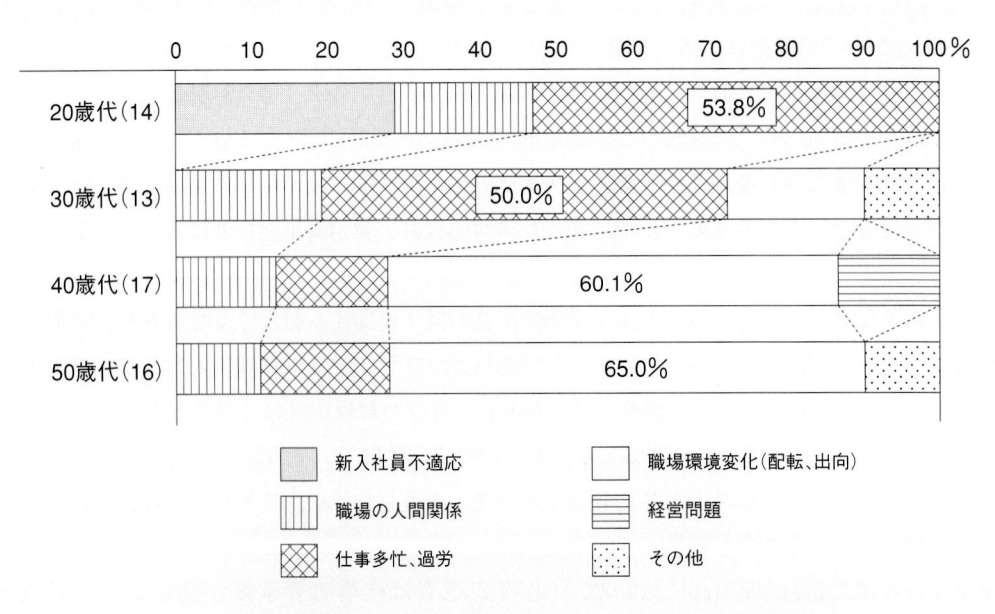

図3／職場不適応症の年代別にみたストレッサーの内容

る仕事内容や職場環境の激変などが、「人─職場間不適合」を引き起こし、うつ状態、うつ病、神経症の原因となっていることが多い[17]。

これらの職場不適応症の初期のサインは、「不眠」、「倦怠感」、「集中力の低下」、「（仕事に伴う）悩み、心配事が頭から離れなくなる」など、軽症うつ病にみられる症状が多い。発症の契機は就職、配置転換、昇進、出向、人間関係の問題などで、これらの変化が生じてから早い人で1カ月後、多くは3～6カ月後、遅い人では約1年経ってからでも発症する[17]。

V メンタルヘルス対策と心療内科医

心療内科医に対する社会のニーズは高くなっている。学校保健の中でもさまざまな心身の症状をもつ不登校児の増加、過敏性腸症候群やアトピー性皮膚炎、食行動異常などを持つ学童の増加がみられ、教師のメンタルヘルス対策などとともに心療内科医への期待が高くなっている。

職場のメンタルヘルス対策を進めるにあたっても心療内科医としての考え方、知識、臨床経験は有用である。

職場のストレス・マネージメントは、職場のストレッサーを軽減し、個人のストレス耐性を高めることによってストレスによる健康障害を予防し、さらに健康障害を起こした人の疾病管理とスムースな復職を促進することを目的とする。

2000年8月に、労働省は「事業場における心の健康づくりのための指針」[5]を公表し、事業者の責任によって、職場のメンタルヘルス対策の計画をたて、「労働者自身によるセルフケア」、「産業保健スタッフによるケア」、医療機関や地域産業保健センター、産業推進センターなどの「事業場外資源によるケア」の4つのケアを推進することを勧めている。具体的な内容は引用文献[5]を参照されたい。

心療内科医が産業保健にかかわる場合、事業場外資源としてかかわる場合と事業場内の産業保健スタッフの一員としてかかわる場合がある。

メンタルヘルス対策は、職場全体に対するシステムとしての対策と個人を対象とした対策に分けられる。個人を対象とした健康相談や疾病管理は、心身医学の領域で行われている方法をそのまま実践すればよい。職場全体としてのストレス・マネージメントの場合も心身医学の領域で用いられている治療技法や心理テスト・調査表を応用したものが多い[18]（**表3**）。

職場全体としての対策は、健診時の所見や自覚症、ストレス調査表などの結果から、事業所全体や各部署の従業員の身体的・精神的健康度の評価から始まる。作業環境から生じる騒音、粉塵、有機溶剤による汚染、危険作業など作業環境から生じるストレッサーに対しては、産業医と衛生管理者が協力して対策を立てる。仕事の質や量、役割や責任、権限、人事考課や昇進に伴うストレスや職務不満足感などに対する対策は、人事・労務担当者の仕事であるが、医学的見地から産業医もかかわる必要が出てくる場合がある。

事業所によって生産性向上とストレス・マネージメントの一貫として、さまざまな教育、研修が行われているが、人事・労務担当者と産業医を含めた産業保健スタッフが企画、実行する。管理職

表3／産業保健の分野で応用されている心理測定、治療技法

目　的	心理テスト、治療技法
・ストレス反応の評価	職業性ストレス簡易調査票、SDS、CES-D、STAI、CMI、GHQ、POMSなど
・ストレス・マネージメント 　管理職を対象 　管理職・一般職	積極的傾聴法（カウンセリングの応用）、メンタリング、リーダーシップ研修 リラクセーション（自律訓練法およびその変法）、交流分析（エゴグラム、交流パターンの分析）
・職場不適応などの健康障害をもつ労働者（疾病管理）	支持的面接、カウンセリグ、環境調整、ブリーフサイコセラピー、認知行動療法など

SDS: Self-rating Depression Scale, CED-D: The Center for Epidemiologic Studies Depression Scale,
STAI: State-Trait Anxiety Inventory, CMI: Cornell Medical Index, POMS: Profile of Mood State, CHQ: General Health Questionnaire

　と部下とのコミュニケーションを改善し、部下への社会的支援を促進するための「積極的傾聴法」は、ロジャースのカウンセリングの技法を応用したものである。われわれも複数の企業で実践し効果を上げている。仕事に対する知識や経験が豊かな上司や先輩が、まだ豊かでない部下や後輩に対して知識や技術の指導に加えて、心理社会的側面からも支援し育成してゆくための技法であるメンタリングやリーダシップ研修は、産業組織心理学を現場に応用したものである。そのほか、リラクセーションの技法として、自律訓練法やそれを応用した技法もモニター作業の多い生産現場や長距離輸送を行う運輸業などで事故やミスの軽減、リフレッシュの手段として用いられている。交流分析は、勤労者の自己理解を深め、好ましい人間関係をつくる方法として用いられている。

　また、ライフスタイルの改善や運動を取り入れた健康増進プログラムなども身体機能の改善だけでなく、ストレス耐性を高めることが期待されている。

　メンタルヘルスサービスの充実も重要な施策の1つであるが、大規模事業所では心理相談員、嘱託の産業カウンセラー、精神科医、心療内科医をおいているところが多い。中小の事業所では独自のメンタルヘルスサービスのための組織をもつことは不可能であるので、これらの事業所を対象とした産業保健推進センター、地域産業保健センターが日本医師会の協力のもとに、各度道府県や郡市に設置されつつある。また、米国のEAP（Employee Assistance Programs）に相当する民間の組織もある。このような組織からの心療内科医へのニーズもある。

　心療内科医がもつ知識と経験をさまざまな領域で高まっているメンタルヘルス対策に生かせれば心療内科医の活動の場はもっと広がるものと思われる。

おわりに

　現代は変革の時代と呼ばれており、さまざまな領域で変革が進行中である。それに伴ってストレスも増え、心身の健康障害を起こす人が増えている。ここでは職場のメンタルヘルスを中心に職場のメンタルヘルスに関心が高くなっている背景、職業性ストレスモデル、職業性ストレスによる健康障害について解説し、メンタルヘルス対策への心療内科医としてのかかわり方について述べた。

(永田頌史)

● 文献

1) 永田頌史：産業・経済変革期の職場のストレス対策．産衛誌　42(6)，215-220，2000．
2) 労働省：平成9年度労働省健康状況調査報告．1998年10月．
3) 警察庁：平成12年度警察庁統計．2001．
4) 労働省労働基準局補償課(編)：精神障害等の労災認定．労働調査会，2000．
5) 中央労働災害防止協会(編)：働く人の心の健康づくり；指針と解説．中央労働災害防止協会，東京，2001．
6) 永田頌史：産業心身医学．心身医誌　38，485-493，1998．
7) Hurrel JJ, Mclaney MA : Exposure to job stress-a new sychometric instrument. Scand J Work Environ Healthm 14 (Suppl 1), 27 : 1998.
8) 三島徳雄，永田頌史，久保田信也，ほか：職場におけるストレスと精神健康．心身医誌　36：146-151，1996．
9) 労働省平成11年度作業関連疾患の予防に関する研究，「労働の場におけるストレス及びその健康影響に関する研究」報告書．2000．
10) Karasek RA, Theorell T : Healthy work. Basic Books, New York, 1990.
11) Johnson JV, Hall EM, Theorell T : Combined effects of job strain and social isolation on cardiovascular disease morbidity and mortality in an random sample of the Swedish male working population. Scand J Work Environmental Health 15 : 271-279, 1989.
12) Craig TKJ, Brown GW : Goal frustration and life events in the aetiology of painful gastrointestinal disorder. J Psychosom Research 28 : 411-421, 1984.
13) Rosenman RH, Jenkins CD, Friedman M, et al : Coronary heart disease in the Western Collaborative Group Study ; final follow-up experience of 8 2/1 years. JAMA 233 : 872-877, 1975.
14) 夏目　誠，村田　弘，杉本寛治，ほか：勤労者におけるストレス評価法(第1報)；点数法によるストレス度の自己評価の試み．産業医学　30：266-279，1988．
15) 村上正人，桂　戴作，佐々木雄二，ほか：産業人におけるメンタルヘルス促進の試みとその評価；集団自律訓練法を導入したストレスコーピングプログラム．心身医学　36：161-167，1996．
16) 増田彰則，野添新一，田中弘允，ほか：勤労者の疲労についての研究；疲労度とストレス，ライフスタイル，心理・行動特定，免疫機能との関連について．心身医学　36：153-160，1996．
17) 永田頌史，石橋慎一郎：メンタルヘルスとストレス．日本医師会誌　126：359-363，2001．
18) 永田頌史，石橋慎一郎：標榜科名「心療内科を考える」；産業場面における心療内科．心療内科：47-52，1997．

V 21世紀の心療内科(学)の役割

4・サイコオンコロジー(精神腫瘍学)・緩和ケア

はじめに●●●

　21世紀は3人に1人が、がんにかかる時代である。がん治療も幹細胞移植、遺伝子治療などの先端医療が発展し、また遺伝子診断、画像診断の飛躍的向上により、早期発見が可能になり「がんイコール死」から「がんとともに、よりよく生きる」が大きなテーマに移りつつある。サイコオンコロジー(精神腫瘍学)、緩和ケアは、がん医療における心身医療であり、ほかの疾患に置き換えても通じる心身医療(全人的医療)の代表的モデルである。

　また同時に、現代医療の光と影が交差する領域ではないであろうか。故池見酉次郎九大名誉教授は現役当時より、心身医学、心療内科が取り組むべき重要なテーマと指摘されてこられた。心身医療家はもっとこの領域に積極的に参画すべきではないであろうか。最近ではこの分野は医師国家試験の出題基準に含まれるようになった。上記の点を包括し、この分野の現在、過去、未来を概説する。

I　サイコオンコロジーの概念[1)2)]

　サイコオンコロジーは1970年代より確立してきた新しい学問分野で(図1)、がんの領域での身体医学、精神医学、心身医学、精神神経免疫学、社会学、心理学、行動医学などの学際領域を包括する学問でありmedical oncologyの一部である。わが国においては、一部の熱心な医療者により活動が行われてきたが、1995年第3回国際サイコオンコロジー学会が神戸で開催され、また同じ年に国立がんセンターに精神腫瘍学研究部が設置され、本格的な臨床、研究がスタートした(表1)。

　その研究領域は第一にがんが、心に与える影響について(がん患者や家族の心理や情緒的反応)、

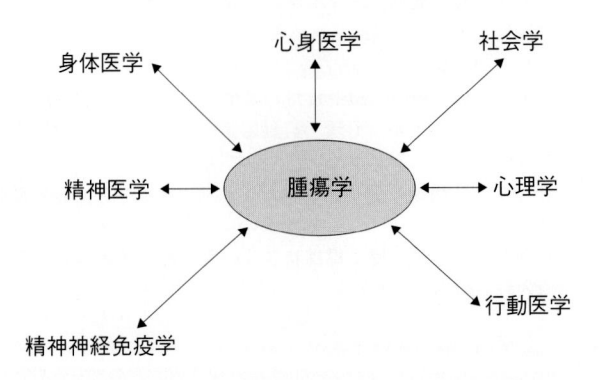

図1／サイコオンコロジーとは

第二に心が、がんに与える影響について(心理社会的、行動科学的因子が、がんの発生や進展に与える影響)解明していくことである。前者はよりサポート的側面、後者はより予防的側面を意味する。

サイコオンコロジーの臨床的役割とその働きは(**図2**)、がんのすべての病期において、心身両面から全人的、統合的に患者、家族、医療スタッフへの援助(QOLの向上)を探究し実践していくことである。

すなわち、がん患者をBio-medical modelで診るのではなく、Bio-Psycho-Socio-Eco-Ethical modelで診る心身医学的アプローチの医療(がんにおける心身医療)にほかならないのである。これまで創造し熟成してきた、心療内科のソフトが大いに役立つ領域である。

表1／サイコオンコロジーの歴史

年	国	内容
1950年	米国	社会学、精神医学、腫瘍学の集約傾向始まる(がん患者の心理面の研究が中心となる)
1972年	米国	米国がん計画に心理学研究が取り入れられる
1977年	米国	メモリアルスローンケッタリングがんセンターに精神科が設置
1980年中頃	米国	PsychooncologyがOncologyと精神医学を母体として小分野ができた
1986年	米国	米国対がん協会(ASC)の研究助成金250万ドルを越える
1986年	スイス	国際サイコオンコロジー学会(IPOS)結成。先進13カ国参加。米国、英国、日本など
1986年	日本	日本サイコオンコロジー学会(JPOS)結成
1989年	米国	Handbook of psychooncology(J.C.Hollandら編)出版
1989年	日本	第1回臨床精神腫瘍学会大会(東京)
1991年	日本	第5回日本サイコオンコロジー学会大会(仙台)
1992年	日本	Handbook of psychooncologyの日本語版の出版
1995年	日本	第3回国際サイコオンコロジー学会(神戸、河野博臣会長)
1995年	日本	国立がんセンター精神腫瘍学研究部開設
1998年	ドイツ	第4回国際サイコオンコロジー学会(ハンブルグ)
1998年	日本	第11回日本サイオンコロジー学会大会(東京)
2000年	日本	第13回日本サイオンコロジー学会大会(大阪、関西医大心療内科、中井吉英会長)
2001年	日本	「緩和医療、精神腫瘍学のあり方に関する研究」班発足

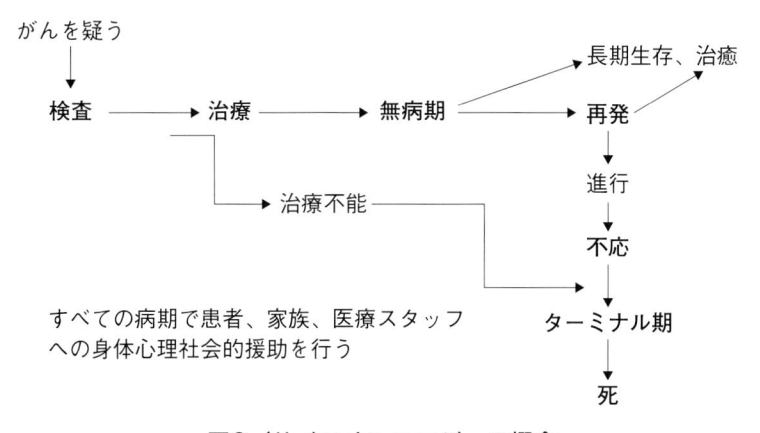

図2／サイコオンコロジーの概念

II　がん患者の心理とストレスに対する反応[2]

　がん患者の心理については、年齢、性別、パーソナリティ、教育水準、経済状態、社会的役割り、ソーシャルサポート、告知の状況、人生観、死生観、がんの種類、重症度、治療経過、医療者とのコミュニケーションなど多因子により影響され個別性があるが、Hollandは、がん患者とストレスについて6つのD〔死(Death)、家族や医師への依存(dependency)、人生目標の中断(disability)、人間関係の途絶(disruption)、容姿の変貌(disfigurement)、倦怠、痛み、臭いなどの不快感(discomfort)〕で説明している。

　エリザベス・キュブラーロスはその著書『死ぬ瞬間』[3]で死に行く過程を五段階(否認、怒り、取り引き、抑うつ、受容)(図3)で説明しているが、実際にはこの過程は時には重なり合ながら、進行したり、逆行したりすることが多い。

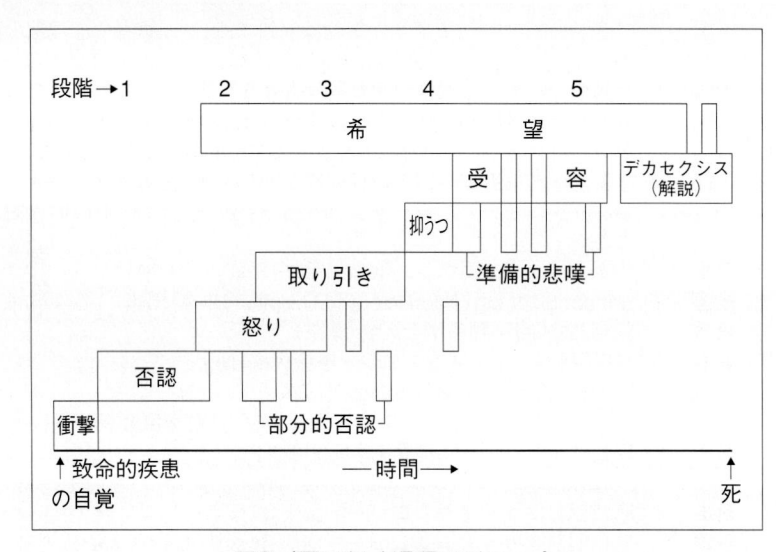

図3／死に行く過程のチャート

表2／がんという診断に対する通常反応

	症　状	期　間
第一相 初期反応	ショック 否認 絶望	2～3日
第二相 不快	不安、抑うつ気分 食欲不振、不眠 集中力の低下、日常生活への支障	1～2週間
第三相 適応	新しい情報への適応 現実問題への直面 楽観的な見方ができるようになる 活動の再開、開始	2週間～

(Massie, 1990より引用)

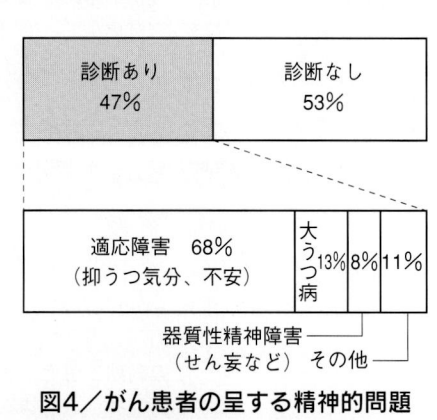

図4／がん患者の呈する精神的問題

診断あり 47%／診断なし 53%

適応障害 68%（抑うつ気分、不安）／大うつ病 13%／器質性精神障害（せん妄など） 8%／その他 11%

対象：3つの米国東部のCancer Center(Johns Hopkins, Rochester, Sloan-Kettering)に通院／入院中で身体状態がよいがん患者215人
(Derogatis, JAMA 249:1983より引用)

Massieはがんという診断に対する通常反応(**表2**)の中で、3つのプロセス、すなわち第一相：初期反応(ショック)、第二相：不快(落ち込む)、第三相：適応、があることを報告している。
　特に、再適応が困難で、治療継続にあたり自己決定を阻害する因子としての抑うつは重要である。
　Derogatisはがん患者の呈する精神医学的問題について(**図4**)、なんらかの精神医学的診断がつくものは47％あり、そのうち、適応障害(抑うつ、不安)が最も多く、次いで大うつ病であったと報告している。
　このことから、臨床においては通常反応を含む抑うつ、不安の早期発見、早期対応が重要になってきている。しかし、これらの情動反応を過小評価しがちな医療者、「伝えてはいけないのでは」という患者側の意識が日本のがんの臨床では一般的ではないであろうか。情動変化への医療者側の評価能力と医療コミュニケーション能力と患者意識の変化が今後鍵となるのではないであろうか。

III　がんとストレス反応、免疫反応[4]

　近年、中枢神経系、内分泌系、免疫系が相互にクロストークしていることが基礎的研究により明らかになりつつあり、精神神経免疫学(Psycho-Neuro-Immunology)という学問分野が発展してきている(**図5**)。
　がんの臨床において、遺伝子、免疫、内分泌、環境、情動、行動などのストレッサーが、中枢神経、内分泌、免疫系に影響を及ぼし、がんの発症、進展、生存期間、QOLにどのように関連する

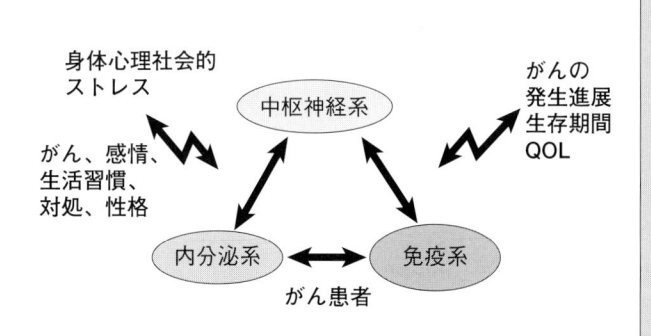

図5／サイコオンコロジーと精神神経免疫学

表3／発がんのメカニズムとストレス

- DNAの損傷
  - 遺伝要因(親から)
  - <u>ライフスタイル</u>
  - <u>食生活</u>(食品添加物、アフラトキシン)
  - <u>睡眠不足</u>(変異原性物質の生成)
  - <u>感染</u>(性交でのEB virusなど)
  - <u>喫煙</u>
  - <u>日光暴露</u>
  - 放射線暴露
- 損傷したDNAの修復の間違い
  - <u>メチルトランスフェレース</u>など
  - 種々の修復酵素
- DNAの損傷の蓄積
- 発がん
  - がん遺伝子・がん抑制遺伝子上の突然変異免疫監視機構からの逸脱
- 増殖・転移・治療
  - 免疫系とのかかわり
- 治癒または死亡

下線部はストレスとのかかわりが大きい要因
(川村則行：サイコオンコロジーの基礎、心身医学37：136-141、1997より引用)

表4／心理社会的要因と免疫系の変化

心理社会的指標	免疫系の変化	心理テスト他	免疫測定
生活上の出来事の頻度 Life events	NK細胞数の減少	杉江　富岡 石川　木内	中田　三木 ウエナー　川村
重みづけした生活上の出来事の総和 Life events	NK細胞数の減少	石川　木内	
現時点での主観的ストレス度	CD4＋T細胞の増加 NK細胞数の減少	吾郷　石川 杉江　木内	
耐えられる主観的ストレス度	CD4＋T細胞とCD8＋T細胞の減少 NK細胞数の減少	吾郷　石川 杉江　木内	
日常の苛立ちごとの頻度 Daily hassles	NK細胞数の減少 仕事や時間、人間関係の苛立ちごとでその傾向が顕著になる	杉江　富岡 石川　木内	
抑制的対処行動 Repressive coping	NK細胞数の減少	辻　吾郷 石川　木内	中田　三木 ウエナー　川村
精神的自覚症状 Psychopathoiogical symptoms	NK細胞数の減少	岡田　石川 木内	
アレキシシミア Alexithymia	NK細胞数の減少　好中球の増加	ラタニン　谷川	谷川　中田　三木 ウエナー　川村
	NK細胞数減少の再現性はない 好中球の増加は再現性あり	川村　木内 福西	
社会的支援 Social support	単独では無相関 家族の援助でIgGが減少する	遠山　木内 三木　原谷	中田　三木 ウエナー　川村

(川村則行：サイコオンコロジーの基礎.心身医学37：139, 1997より引用)

のかが、今少しずつ解明されつつある(**表3、4**)。

このことは、がんの発症、経過に予防的介入やQOLを高めるためのアプローチを模索するための基礎的な背景になりサイコオンコロジーの発展にはかかせない分野である。

現在これらのデータは、心や行動とがんの発症、進展に関係ありというものから、関係なしというものまであり、心理行動因子を強調し過ぎるのは、がんの臨床の全体性を見誤る可能性があり、注意しないといけない(**表5**)。

Ⅳ　がん患者への心理、行動的介入 [1)2)]

Pettingaleらは1985年のLancet誌で乳癌患者の10年の追跡研究で、予後について、病気に対する闘争心をもち積極的に病気に立ち向かう患者ほど、絶望し不安な態度をとる患者ほど予後がよいと報告した[5)] (**図6**)。

M. Watosonらは1999年のLancet誌でその追試を報告し、闘争心について有意差はなく、抑うつ、絶望感は予後に関係しているとした[6)] (**図7**)。

そのほか、一般的なものとして、支持的精神療法、教育的介入、認知療法的介入、自律訓練法、

表5／抑うつとがん発症に関する報告

著者、年	追跡期間(年)	サンプルサイズ(人)	うつの評価方法	因果関係
Shekelle、1981	17	2020(中年男性)	MMPI	あり
Perskyら、1987	20	2018(中年男性)	MMPI	あり
Kaplanら、1988	17	6848	HPL Depression Index	なし
Hahnら、1988	10-14	8932(女性)	MMPI	なし(乳癌発症のみを評価)
Zondermanら、1989	10	6403 2585	GWB-D CES-D	なし
Linkinsら、1990	12	2264	CES-D	喫煙者群であり
Friendmanら、1994	19	923	臨床診断	調査開始後、2年以内のがん発症例を除けばあり

MMPI; Minnesota Multiphasic Personality Inventory,
HPL Depression Index; Human Population laboratory Depression Index,
GWB-D; General Well-being Schedule Cheerful vs Depresseed subscale,
CES-D; Center for Epidemiologic Studies Depression scale
(山脇成人:サイコオンコロジー がん医療における心の医学. p270より引用)

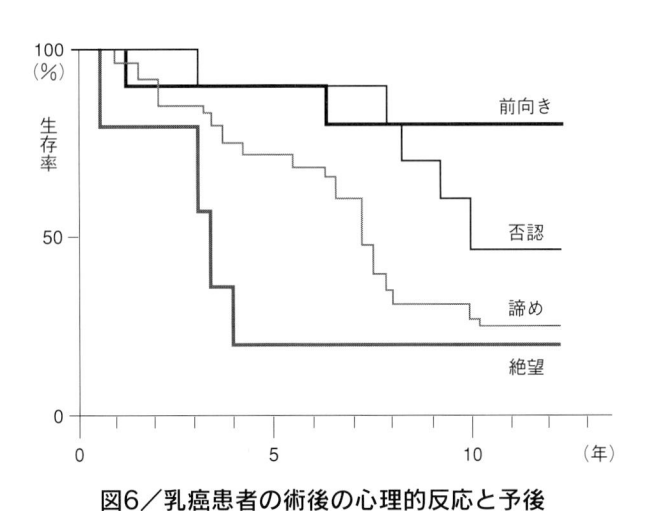

図6／乳癌患者の術後の心理的反応と予後
(Pettingale, et alより引用)

　バイオフィードバック療法、イメージ療法、瞑想、音楽療法、東洋医学的療法(気功、漢方、鍼、灸)、分析的アプローチ、箱庭療法など心身医学が従来から心身症に応用してきたものが、多数みられる。
　また、伊丹の「生きがい療法」やSimontonの「サイモントン療法」が個人療法として有名である。
　近年、がん患者に対するグループ療法が活発である(表6)。

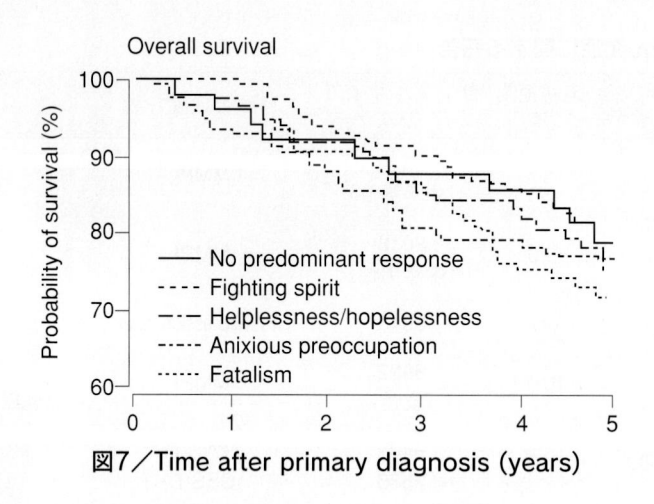

図7／Time after primary diagnosis (years)

Overall survival
- No predominant response
- Fighting spirit
- Helplessness/hopelessness
- Anixious preoccupation
- Fatalism

表6／がん患者に対するグループ療法の試み

	時間	回数	内容
I Can Cope	120分	週1回×8週 または 週2回×4週	がんとその治療に関わる人体の解剖と機能を知る がんや治療により生じる症状を知り、対処する がんに対する心理社会的反応 対処技能―自覚心の向上、ストレスマネジメント　問題解決、有効なコミュニケーション 闘病生活で利用できる個人的・社会的資源 分かち合うことの重要性の認識 がんが治癒する可能性を実感する
Fawzy	90分	週1回×6週	健康に関する教育(がんやその治療・検査、食生活) ストレスマネジメント（行動療法的技法も含む） 対処技能訓練―がんとの闘病で遭遇するストレス状況のシナリオについて語り合う 心理的サポート(周囲の人からおよびメンバー間の)
Spiegel	90分	週1回×1年	がんやその生活への影響について 痛みコントロールの自己催眠の習得 社会的孤立について 医療者へ主張すること がんになったことから意味を見い出す

(山脇成人：サイコオンコロジー　がん医療における心の医学.p183より引用)

　スタンフォード大学のSpiegelらは1989年、遠隔転移乳癌患者で1年間の集団精神療法を行い、介入群(36.6カ月)が非介入群(18.9カ月)より10年後の生存期間が長かったと報告した[7]（**図8**）。
　UCLAのFawzyらは1990年、悪性黒色腫患者への構造化された精神医学的介入(教育的、認知行動療法的介入)で、情緒状態の改善と免疫能の指標の1つであるNK活性が上昇。6カ月後で再発、死亡率が対照群と有意差ありと報告した[8)-10)]。
　わが国では、東海大学の保坂らは乳癌患者への構造化された精神科的介入(心理社会的教育、問題解決技法、支持的精神療法、リラクセーション、イメージ療法)を行い、全般的情緒状態の改善、

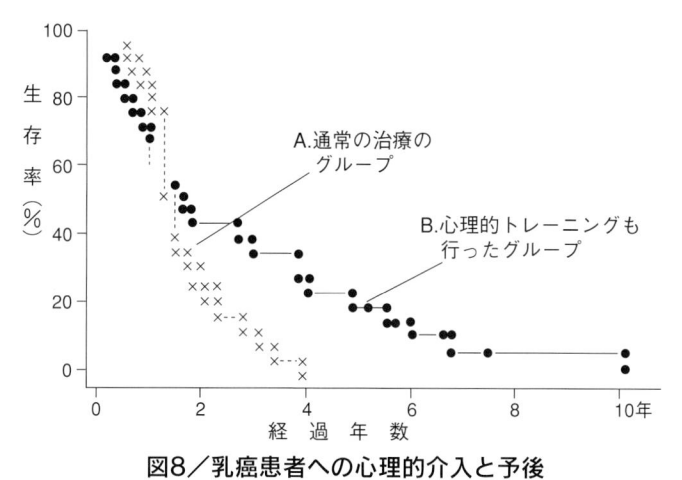

図8／乳癌患者への心理的介入と予後
(Spiegel,D.スタンフォード大学　1989年発表)

① 今までの考え方

| がん病変の治療 | 緩和的医療 |

診断時　　　　　　　　　　　　死亡

② これからの考え方

| がん病変の治療 | 緩和的医療 |

診断時　　　　　　　　　　　　死亡

図9／緩和的医療の在り方(WHO, 1989より引用)

介入の持続効果の有効性、治療や治療関係の満足度の影響、ソーシャルサポートの重要さなどを報告している[11]。

さらに、これらのがん患者へのサポートを包括的に運用する形態として統合医療という分野の活動としてスタンフォード大学統合医療センターでは、the cancer support care programが組織され、各専門家によるレクチャーや体験学習、相談などが行われ患者、家族QOL向上を目指す取り組みが行われている。

V 緩和医療／ホスピスの概念[4)12)13)]

これまでの、がん医療は治癒(キュア)を目的としてきた。あるときより緩和的医療(ケア)が始まるともされてきたが、現在の考え方として、病初期からキュアの中にケアの考え方を包括していく方向にある(図9)。

この考え方を標準化し、普及を目指すために、近年緩和医学、緩和医療という概念やホスピスが

発展してきた。

　緩和医療(palliative Medicine)の定義はWHOによれば、①治癒を目的とした治療に反応しなくなった患者に対する積極的で全人的なケア、②痛みやほかの症状のコントロール、精神的、社会的、霊的な問題のケアを優先する、③緩和医療の目標は患者と家族のQOLを高めること、④疾患の初期段階においても、がん治療の過程においても適用される、となっている。

　一方ホスピス(Hospice)はHospitality、Organized Care、Symtom control、Psychological Support、Individualized Care、Communication、Educationの頭文字をとったものである。中世の聖地巡礼者の宿泊所のhospitiumが語源で、近代ホスピスは1967年英国のc・ソンダースが聖クリストファーズホスピスを創設したことに始まる。わが国では、1973年に柏木らにより淀川キリスト教病院でホスピスケアが始まり、1981年聖隷三方原病院に施設ホスピスが誕生し現在は全国に119の施設(届出承認施設)がある。

　ホスピスケアの基本的要件として以下の5つが挙げられている。①人が生きることを尊重し、誰にでも例外なく訪れる「死への過程を」に敬意をはらう、②死を早めることも死を遅らせることもしない、③痛みやその他の不快な身体症状を緩和する、④精神的、社会的な援助を行い、患者に死が訪れるまでに、生きていることに意味を見い出せるようなケア(霊的ケア)を行う、⑤家族が困難を越えて、それに対処しようとするとき、患者の療養中から死別したあとまで家族をささえる。

　サイコオンコロジーと緩和ケアは共通なもの、相補的な面も多いが、最も大きな差異は発症前、発症後の予防的側面ではないだろうか。

VI　がん患者のQOL[2)4)]

　これまでのがん治療の評価は生物学的側面を中心に考えられてきたが、現在はトータルなQOLを評価の対象としつつある(表7、8)。

　特に、QOLを考えていくうえで、全人的な痛み(身体的、心理的、社会的、霊的な痛み)(図10)の概念は重要である、また、痛みの閾値の緩和因子も大切な考え方である(表9)。

　この考え方を研究面で支える種々のQOL評価尺度が開発され、わが国でも使用できるようになりつつある。

VII　がん医療とコミュニケーション[15)16)]

　がん医療で必ず直面することとして、がんの告知、Braking Bad Newsの問題がある。近年、情報開示、自己決定、患者の権利意識の高まりにより一層複雑にしている。しかし、告知は適切な知識とそのスキルをトレーニングすることにより、厄介なものから、がんのチーム医療の必須の、共通のものに変わりつつある。また、コミュニケーションの良悪はケアギバーのモラル、仕事の満足度、ケアの立案、実行に影響すると考えられている(表10、図11)。

　卒前教育の中で医療面接が重視されはじめ、アドバンスコースであるがん医療におけるコミュニ

表7／がん治療におけるQOLの評価

1.	食　欲	6.	疲労感
2.	気　分	7.	家族の理解度
3.	疼　痛	8.	友人との交際
4.	悪心・嘔吐	9.	病気に対する不安
5.	睡　眠	10.	治療への期待度

表8／末期がん患者のQOL

1. 身体的症状のコントロール
2. 精神的な安定
3. 人々との交流
4. 生きがいの発見
5. 死の受容

表9／疼痛閾値を緩和する因子（Twycross）

　がんターミナル患者のpain controlは全人的医療の立場で、身体的、心理・精神的、社会的、宗教的立場からのアプローチが必要である。
　がんの痛みは単に臓器的な痛みでなく、心理・精神的、社会的、宗教的な痛みと相関するのでtotal painとしてアプローチする必要がある。そのためには、疼痛閾値を緩和する因子を配慮してアプローチする。

| 不快感、不眠、疲労感、心配、恐怖、怒り、抑うつ、精神的孤独感、内向 | 閾値低下 | 閾値上昇 | 症状の緩和、睡眠、休息、共感、理解、転換、気分のたかまり、鎮痛薬、抗不安薬、抗うつ薬 |

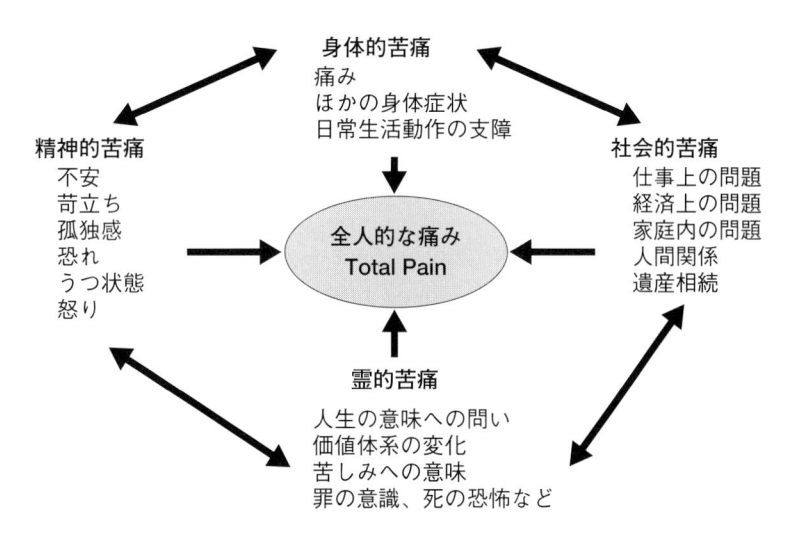

図10／全身的な痛みの概念
（淀川キリスト教病院：ターミナルケアマニュアルより引用）

身体的苦痛
　痛み
　ほかの身体症状
　日常生活動作の支障

精神的苦痛
　不安
　苛立ち
　孤独感
　恐れ
　うつ状態
　怒り

社会的苦痛
　仕事上の問題
　経済上の問題
　家庭内の問題
　人間関係
　遺産相続

霊的苦痛
　人生の意味への問い
　価値体系の変化
　苦しみへの意味
　罪の意識、死の恐怖など

全人的な痛み
Total Pain

ケーションに関する問題も向上する可能性が高い[17]。

VIII　サイコオンコロジー、緩和ケアの教育、研修[18][19]

　今まで述べてきた、サイコオンコロジーや緩和ケアの基本的知識、技術や態度の卒前、卒後の教育、研修の環境はまだ十分確立されていない。その理由として、以下のことが考えられる。

表10／告知で考慮するポイント

1. 患者は告知を希望しているか
2. 告知してよい条件か（目的が明確か、安定した自我状態か）
3. 適切な告知の方法を選択できるか（だれが、いつ、どのように）
4. 告知後のアフターケアが確立しているか

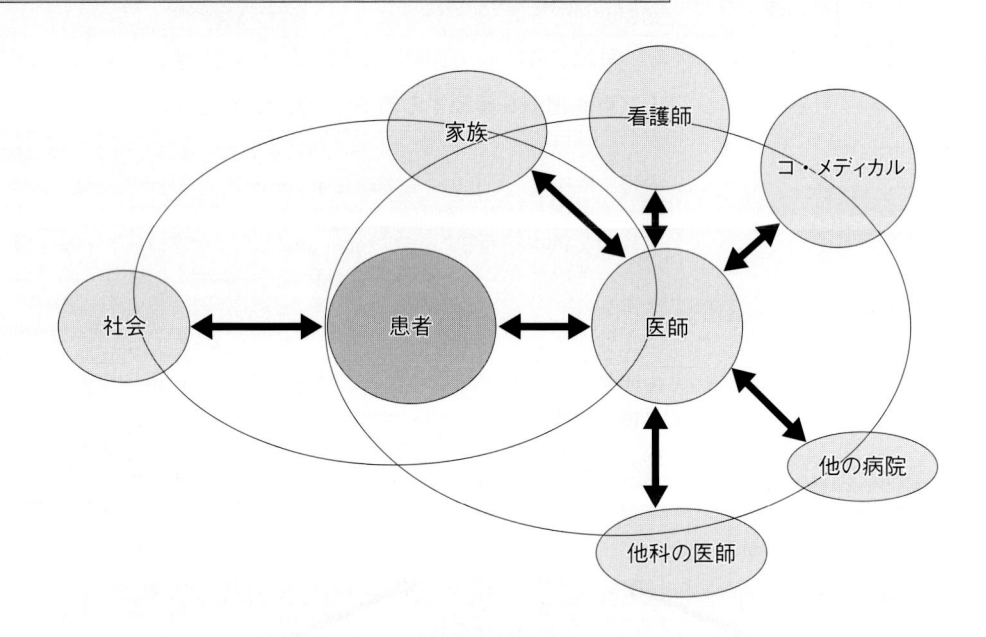

図11／チーム医療とコミュニケーション

①欧米各国ではこの分野を専門的に扱う講座やセンターが存在するが、わが国では国立がんセンター精神腫瘍学研究部や関心のあるスタッフがいる心療内科、精神科、緩和医療科などの一部に過ぎない。

②標準的な教育プログラムの確立と継続が未整備。

③医療モデルのパラダイム転換(biomedical modelからpatient center care model（心身医学モデル））が停滞。

この現状に対して、関西医科大学心療内科では2001年、卒前、卒後の連続性のあるサイコオンコロジーの教育、研修活動をプログラムの中で導入した。以下に概要を示す。

❶卒前教育

1学年；医学概論(医と倫理)、体験実習、3学年；心療内科分属実習(アーリーエクスポージャー4週間)、4学年；医療行動科学(医療とコミュニケーション、医療行動科学、医療人類学、医療社会学他10コマ)、心療内科学(心療内科学総論、各論（サイコオンコロジー、緩和医療ほか17コマ)、リハビリテーション学(心療内科からみたリハビリテーション)、5、6学年；クリニカルクラークシップ(外来や病棟で癌患者や家族の援助、医療コミュニケーションスキルトレーニング)、6学年；

臨床講義(消化器心身症、呼吸器心身症、サイコオンコロジー、緩和医療など)

❷ 卒後教育

　a）心療内科医研修；サイコオンコロジー外来、病棟カンファレンスなどを通じサイコオンコロジー、緩和医療の基礎的知識や態度の教育や研修

　b）コメディカル教育（ナース、病棟薬剤師、心理士など）；チーム医療のための情報、行動の共有の促進（インフォームド・コンセント、薬物相互作用、副作用、服薬説明、患者、家族、医療者の心理評価とサポートなど）。

　c）他科、他施設、社会への情報発信：オープンカンファレンス、北河内緩和医療研究会、関西医大心療内科統合医療研究所を通じて医療関係者のみならず、一般人、がん患者、家族への情報発信。

以上のような教育、研修活動はまだ始まったばかりであるが、これから医師になる医学生やベテランの医師やナースなどより以下のような声が届く。

「身内が患者になった体験や担当患者さんのことで、もやもやしたものがあったが、サイコオンコロジー、緩和ケアの概念や重要性、具体的な臨床のイメージがわかるようになった」、「今後も引き続いて注目したい」、「より具体的な評価法や介入方法を知りたい」、「自分たちもできる簡便なものであってほしい」。

これらの声は、潜在的にサイコオンコロジーや緩和ケアへの関心や期待があること、またより日常臨床に即したものへの普遍化への要望であると考えられる。

Ⅸ　サイコオンコロジー、緩和ケアの今後の課題

サイコオンコロジー、緩和ケアはまだ若い学問である。その概念はがん医療における心身医療とほぼ同義である。

まずはこの概念を広く、患者、家族、医療者に教育、啓蒙し普及していくことが第一の課題である。教育、研修プログラムの構築は是非必要である。

第二に基礎理論(研究)としての精神神経免疫学との関係の構築である。年々、知見は蓄積されてきているが、それが臨床へどうフィードバックされていくかが重要である。

第三には臨床技能としての緩和医療の発展である。ペインコントロールを中心とした、身体症状の緩和から霊的

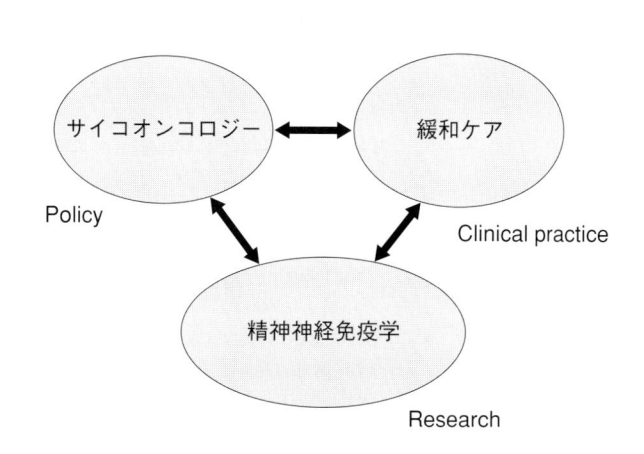

図12／サイコオンコロジー・緩和ケアの今後

ケアまで緩和医療はQOLに直結しているからである。

　特別なことというより誰でも取り組める知識や技術の開発や医療システムの構築、教育(普遍化)である。

　サイコオンコロジーの概念、精神神経免疫学の研究、緩和医療の臨床展開、これら3つが相互に関連し合って、統合されていくことが今後の課題でありゴールである(**図12**)。これらを遂行するためには良質な多施設共同の臨床や研究である。

おわりに●●

　2001年より国のメディカルフロンティア計画の中で、「緩和医療、精神腫瘍学のあり方に関する研究」班が発足し、この分野の全国均てん化を目指し始めた。

　日本サイコオンコロジー学会、日本緩和医療学会、日本死の臨床研究会をはじめとする全国の学術研究会、勉強会が活動している。

　死をみつめ、よりよき生を考え実践する、サイコオンコロジー、緩和ケアが日本の医療のなかにしっかりした根をはり、多くの人がHappyになるような分野に成長することを読者と共に祈念したいと思う。

(所　昭宏)

●文献

1) 大島　彰：がんと心身医学(サイコオンコロジー)．標準心身医学テキスト，久保千春(編)，p185-192，医学書院，東京，1996．
2) 山脇成人：サイコオンコロジー．がん医療における心の医学，診療新社，大阪，1997．
3) Kubler-Ross E : On Death and Dying. Macmillan Company，1969(川口正吉 (訳)：死ぬ瞬間．P290，読売新聞社，東京，1971)．
4) 筒井末春，小池眞規子，波多野美佳：がん患者の心身医療．新興医学出版社，東京，1999．
5) Pettingale KW, Morris T, et al : Mental attitude to cancer ; an additional prognostic factor. Lancet 30 : 50, 1985.
6) MWatoson, JS Haviland, S Greer, et al : Influence of psychological response on survival in breast cancer ; a population-based cohort study. Lancet vol 354, p1331-1336, 1999.
7) Spiegel D, Bloom JR, et al : Effect of psychosocial treatment on survival patients with metastic breast cancer. Lancet 14 : 888-891, 1989.
8) Fawzy FI, Cuusins N, Fawzy NW, et al : A structured psychiatric intervention for cancer patient. I .Change over time in methods of coping and affective disturbance, Arch Gen Psychiatry 47 : 720-725, 1990.
9) Fawzy FI, Kemency ME, Fawzy NW, et al : A structured psychiatric intervention for cancer patient. II .Change over time in immunological measure, Arch Gen Psychiatry 47 : 729-735, 1990.
10) Fawzy FI, Fawzy NW, Hyun CS. et al : malignant melanoma-effect of an early structured psychiatric intervention, coping, and affective state on recurrence and survival 6 years later. Arch Gen Psychiatry 50 : 681-689, 1993.
11) 保坂　隆：ナースのためのサイコオンコロジー．p117-157，南山堂，東京，2001．
12) 内富庸介(監訳)：緩和医療における精神医学ハンドブック．星和書店，東京，2001．
13) 柏木哲夫，石谷邦彦：緩和医療学．三輪書店，東京，1997．
14) 柏木哲夫：ターミナルケアとホスピス．大阪大学出版会，大阪，2001．

15) ロバートバックマン：真実を伝えるコミュニュケーション技術と精神的援助の指針．診断と治療社，東京，2000．
16) 町田いづみ，保坂　隆：医療コミュニケーション入門．星和書店，東京，2001．
17) Lesley F, Valerie J, Vern F, et al；Efficacy of a Cancer Reseach UK communication skills training model for oncologists；a randomised controlled trial. THE LANCET 359：650-659, 2002.
18) 武田文和，卯木次郎，木本良重，ほか：日本の医学教育，看護教育における緩和ケアのカリュキュラムの進展状況；WHO指定研究協力センターによる1998年の調査から．がん患者と対症療法　10：71-77，1999．
19) 所　昭宏：関西医科大学におけるサイコオンコロジーの教育．啓蒙活動：日本サイコオンコロジー学会ニューズレターNo27，P7，2001．

V 21世紀の心療内科(学)の役割

5・生活習慣病

はじめに●●

　社会が豊かになり、衛生環境が整うとともに、疾病構造も急性感染症が主であった頃から、今や慢性疾患が優位となる時代になっている。そして、治療中心であった医療も、国民医療費の高騰もあり、予防やリハビリテーションにも重きをおくようになってきた。このような背景から生活習慣病といった疾患概念が行政により提示され、病気にならないため、また、病気の悪化・再発を防ぐために、自己管理の重要性が唱えられている。本稿では、生活習慣病の概念について述べ、心療内科が果たすべき役割について、症例を通して考察する。

I 生活習慣病とは

❶生活習慣病という疾患概念の導入

　疾病の予防対策には、健康増進・発病予防を目的とする「一次予防」、疾病の早期発見・早期治療を目的とする「二次予防」、さらに、疾病罹患後の対応としての治療・機能回復・機能維持を目的とする「三次予防」がある。三次予防対策としてはリハビリテーションを含む医療供給体制の整備が、二次予防対策としては健康診査の普及・確立が主となる。これに対して、一次予防対策は、個人個人が健康的な生活習慣を確立することが基本となる[1]。

　厚生省は昭和32年以降、「主として、脳卒中、がんなどの悪性腫瘍、心臓病などの40歳前後から急に死亡率が高くなり、しかも全死因の中でも高位を占め、40～60歳ぐらいの働き盛りに多い疾患」を「成人病」と定義して、特に二次予防に重点をおいた対策を講じてきた。成人病という概念は、疾病の早期発見・早期治療が重要であり、それには一定の年齢以上になったら検診を受けるべきであるといった認識を国民に醸成し、予防効果を上げてきた。しかし、一方では、成人病という言葉は、加齢に伴って生じる避けがたい病気であるという印象も与えてきた。さらに、これらの疾患は年齢とともにその頻度が増していくため、高齢化社会が進むにつれて、ますます増加していくことが予想されている。また、近年、これらの疾患の発症や進行と生活習慣の関連が次第に明らかになってきた。このような理由から、国民に生活習慣の重要性を喚起し、健康に対する自発性を促し、生涯を通じた生活習慣改善のための個人の努力を社会全体で支援する体制を整備するために、平成8年12月18日の公衆衛生審議会において生活習慣病(life-style related disease)という疾患概念が導入された(表1)[3,4]。つまり、生活習慣病という概念は、これまでの成人病対策として二次予防に重点をおいた従来の対策に加え、個人の生活習慣の改善により健康を増進し疾病の発症を予防するといった、一次予防対策を推進するために導入されたものである[1]。この概念の普及により、

表1／成人病から生活習慣病へ

```
成人病（1957年，制定）
    加齢とともに罹病率が高くなる疾患群
    "年をとったらかかる病気＝ある程度の年齢になればやむなし"
    早期発見・早期治療を重視
    集団検診―社会の責任

生活習慣病（1996年，制定）
    食習慣・運動・労働・喫煙・飲酒などが疾病のリスクを高める
    "生活習慣次第では予防できる病気"
    生活習慣の改善―個人の責任
    一次予防により医療費増加に歯止め
```

(文献2)より引用

表2／生活習慣病疾患概念導入による行政としての期待

- 一次予防対策を強力に推進
- 家庭教育や学校保健教育などを通じて、小児期からの生涯を通じた健康教育が推進される
- 疾病の罹患によるQOLの低下を予防
- 国民医療費の効果的な使用にも資する

行政的には**表2**のような効果が期待されている。

❷ 疾病の要因としての生活習慣

　疾病の発症や予後に関与してくる要因は、遺伝子異常・加齢などの遺伝的要因、病原体・有害物質・事故・ストレッサーなどの外部環境要因、そして、食生活・運動・喫煙・飲酒・休養などの生活習慣要因の3つに大別される（**図1**）。前述の審議会では、この生活習慣要因に着目して、「食習慣、運動習慣、休養、喫煙、飲酒等の生活習慣が、その発症・進行に関与する疾患群」を生活習慣病と定義した。そして、生活習慣病の例として、**表3**のような疾患を示した。このような疾患概念の導入により、疾病の一次予防のみならず、膨張する国民医療費の抑制効果も期待されている。なお、厚生労働省では生活習慣病対策を具体的に実施するために、21世紀における国民健康づくり運動（健康日本21）を10カ年計画で展開している[4]。

II　生活習慣病診療における心療内科の役割

❶ 心療内科的アプローチが必要な理由

　日本心身医学会では、心身症を「身体疾患の中で、その発症や経過に心理社会的因子が密接に関与し、器質的ないし機能的障害が認められる病態をいう。但し、神経症やうつ病など、ほかの精神

```
病原体
有害物質          外部要因              遺伝要因      遺伝子異常
事故                                                 加齢など
ストレッサーなど

                           発病

                        生活習慣要因

                     食生活・運動・喫煙・休養など
```

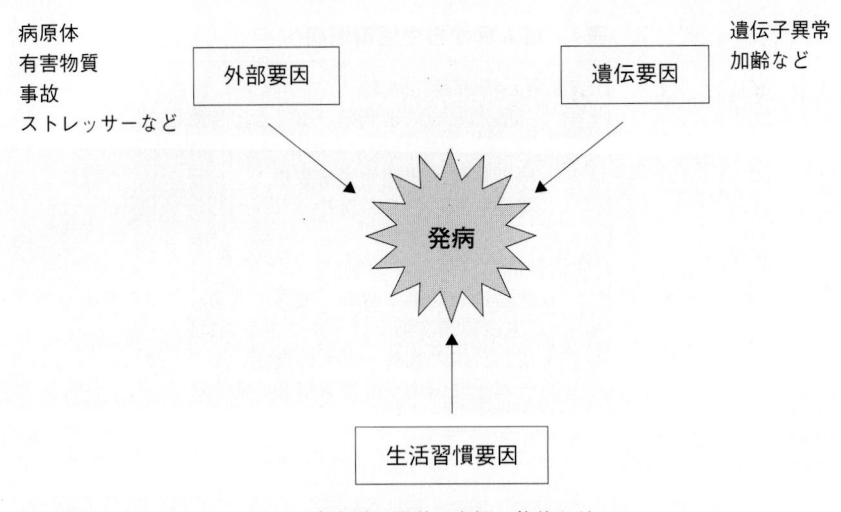

図1／疾病の要因と生活習慣(文献3)より引用)

表3／生活習慣病の範囲

食習慣	インスリン非依存型糖尿病 肥満 高脂血症（家族性のものを除く） 高尿酸血症 循環器病（先天性のものを除く） 大腸癌（家族性のものを除く） 歯周病など
運動習慣	インスリン非依存型糖尿病 肥満 高脂血症（家族性のものを除く） 高血圧症など
喫煙	肺扁平上皮癌 循環器病（先天性のものを除く） 慢性気管支炎 肺気腫 歯周病など
飲酒	アルコール性肝疾患など

障害に伴う身体症状は除外する」と定義している。つまり、心療内科医が対象とする心身症とは、独立した疾患名ではなく、発症や経過に心理社会的因子が関与するため心身両面からのアプローチが必要な身体的疾患群のことである。さて、ストレスが続けば慢性の緊張状態となり、ストレス対処法(自己管理)がうまくなければ食事の偏り、喫煙数・飲酒量の増加、睡眠不足、運動不足などにより生活習慣病の危険因子が蓄積することが予想される。また、生活習慣病は慢性疾患であり、発病すれば障害を残すものが多い。そのため、疾病の発症や再発を心配し過ぎて食事・運動・仕事などを過度に制限したり、障害が残ったことに悲観的になったりすれば不安や抑うつ状態に陥り予後を悪化させてしまう[5)6)]。さらに、こういった自分の生活習慣(広い意味では個人の生き方)と疾病の関係に気づきを与えることは、治療のためには不可欠である。しかし、習慣とは無意識化された行動であるため、気づきが得られてもそれを変えることはなかなか難しい。それに対して、心療内科医が応用する心理療法の1つである行動療法は、学習された不適切な生活習慣(生活習慣病の原因)を修正する際には、極めて有効な手段となる。以上のように、生活習慣病の原因・治療・予後には心理社会的因子、行動因子が深く関与しており、各診療科の治療に加えて、心身医学的アプローチが

必要と考えられる。

❷ 具体的症例を通して役割を考える

　前述のように、生活習慣病という概念は、疾病の一次予防を促進することを目的として行政により導入されたものである。そのため一次予防においては、個人より集団を対象とした教育・啓蒙が主となると考えられる。ここでの心療内科の役目は、保健所などの行政機関や学校保健などに参画し、心身医学モデルをもとにした新たな健康教育法を模索することではないかと思う。二次予防・三次予防に関しては、健診や実際の臨床の場で心身医学的アプローチが重要となる。そこで、代表的生活習慣病の1つである急性心筋梗塞の症例を呈示し、疾病の予防といった観点から心療内科が果たすべき役割ついて考える。

　①症例

　患者：50歳、男性、会社員。

　病名：急性心筋梗塞

　既往歴・家族歴：特記事項なし

　現病歴：ある休日の午後、庭の手入れ中に動悸・息切れを自覚したが、しばらく安静にしていたら落ち着いたため、そのまま作業を続けた。夕食後、日課としているジョギング前の準備体操中に、今度は胸痛を感じた。それでも、やはり数分の安静で軽快したため、そのままジョギングを開始した。翌日は、仕事のため県外に出張した。仕事中に10分ぐらい持続する胸痛発作が繰り返し起こったが、大したことはないと考え誰にも相談しなかった。夕方、仕事を終えホテルに戻ったときフロント係に胸痛のことを話すと、「顔色がとても悪いので救急車を呼びましょうか」と勧められたが断った。しかし、その後、床についても胸の痛みが治まらず徐々に悪化したため、心臓病ではないかと思い午前3時頃タクシーで救急病院を受診した。そこで心電図検査中にショック状態となり、救命救急センターに搬送され緊急入院になった。

　心理社会的背景：外向的で何事も徹底しないと気が済まない性格。また、じっとしていることが嫌いで、休日はいつも庭の手入れや農作業をしていた。体力には自信があり、タバコを1日100本近く吸い、精神的ストレスはほとんど感じたことがなかったそうである。しかし、心筋梗塞発症前の数年間は毎年数回偏頭痛やめまい発作を起こしていた。職場健診では心電図異常は認められなかったが禁煙を勧められた。数年前に高脂血症と肥満を指摘され病院を受診した。そこで、栄養指導を受け高脂血症薬を処方されたが、食事療法は守らず内服も規則的ではなかった。一方、心筋梗塞発症1年前に昇進して大きな事業の責任者となり、最近2カ月間は休日も出勤して、ほとんど毎日午前2時まで残業していた。患者によると、この2カ月間の仕事量は20年分に匹敵するぐらいだったそうである。そして、大事業をやり終えた日に、心筋梗塞が起こったのである。さらに、最近、同じような生活習慣をもつ親しい友人も、急性心筋梗塞で亡くなっていたそうである。

　冠危険因子：喫煙、高脂血症、肥満

　入院後検査所見：身長164cm、体重75kg（BMI　27.9）、総コレステロール　282mg/dl

　　入院時Killip分類：Ⅰ度、Forrester分類：Ⅰ型、peakCK：1400IU/l

心臓カテーテル検査：右冠動脈に99％の有意狭窄があり、経皮的冠動脈形成術により25％に改善。退院時の心機能は良好。

　退院後の経過：定期的に病院を受診し、内服薬も規則的に服用している。退院後、狭心症発作は一度もない。タバコはまったく吸っていないが、時々イライラすることがあり、コーヒーの量が増えてきている。食事に気をつけ、ジョギングを止めて毎日散歩をするようになった。高脂血症薬を服用しながらであるが、コレステロール値は正常範囲内に落ち着き、体重も徐々に減ってきている。退院して3週間後に復職したが、残業はしていない。仕事の量もかなり制限している。退院半年後に予定されている検査入院で冠動脈の再狭窄がなければ、少しずつ仕事量を増やそうかと考えている。入院した頃は、どうして自分が心筋梗塞になったのか理解できなかったが、医師・看護師・栄養士の説明指導を受け、また、ほかの患者などと話をするうちに、身体のことを無視した無理な生活や過度の喫煙などが病気の原因だとわかってきた。それで、禁煙し食生活を改め、仕事も制限して休日はのんびりするよう心がけてきた。しかし、心筋梗塞再発への不安が強く、熟睡できなくなっている。また、以前のような積極性がなくなり、毎日が物足りなく感じ、気が沈むことが多くなってきている。

②心身医学的立場による本症例の分析

1. 何事も徹底しないと気が済まない性格が、職場で責任ある立場になるとともに過労を招き、心身ともに慢性の緊張状態に陥っていったと推測される。そして、ニコチンにはその緊張を一時的に軽減する作用があるため、過度の喫煙が習慣化したと考えられる。また、心筋梗塞発症前の数年間は、偏頭痛やめまい発作などの機能的障害を起こしていたが、それが過労によるものとは気づいていなかった。
2. 職場健診で高脂血症・肥満を指摘されていたが、生活習慣病という認識はなく治療も受けずに放置したこと、さらに、毎日100本という過度の喫煙を続けたことが、重篤な生活習慣病である心筋梗塞を発症する要因となった。
3. 心筋梗塞急性期の治療とその後のリハビリテーションにより、心機能障害はほとんどない状態で退院した。退院後は、禁煙、食生活の改善、仕事量の制限、適度な運動など発症前の不適切な生活習慣を修正したが、心理的に不安定で消極的な日々を過ごしている。

③本症例に望まれる心身医学的アプローチ

　a）心理社会的問題と生活習慣病との関連について気づきを与える：虚血性心臓病を引き起こしやすい性格行動特性として、タイプA行動が知られている[7]。これは、1950年代末にFriedmanとRosenmanが見い出した慢性的な時間の切迫感、過度の競争心、潜在的な敵意性を主徴とする性格であるが、日本人の場合は、つきあい過剰、仕事中毒、過剰な責任感といった行動として現れてくるといわれている。そして、このような性格行動特性に気づいて自己コントロールしなければ、ストレス関連疾患に罹患しやすいとも考えられている。この症例の場合、身体症状や検査所見だけでなく、その背景にある生活習慣・ストレスと冠危険因子の形成の関連性に焦点を当てて詳細に病歴を聞けば、患者自身の気づきを促すことになるだろう。職場健診において生活習慣病のハイリスク者に指導を行う場合には、こういった問診技術や心理テストなどによる性格行動特性

の評価が必要である思われるが、実際の健診では、こういった取り組みはほとんど行われていないのが現状である。

　b）自己管理への動機づけを行い生活習慣改善の具体的方法を指導する：疾病の原因になるとはいっても、学習された生活習慣を修正することは難しい。そのため、医療者が生活習慣改善の意義を具体的に十分に説明して患者の理解を得なければならない（生活習慣変容への動機づけ）。また、患者が健康に対する自己管理意識を持っているかどうかを評価することも大切である。その評価法の1つに、Health Locus of Control Scaleがある[8]。この尺度は、個人の健康状態が、どの程度自分の努力により管理できると考えているかを評価するものである。健康問題は自分の責任だと考える傾向にある人（Internal）と、そうではなく健康問題は医師の治療や職場など自分以外のものに影響されることが多いと考える傾向にある人（External）に分けられる。健康への自己管理態度がInternalと評価されれば、生活習慣変容への動機づけは比較的やさしいと予想されるが、Externalであれば患者本人へのアプローチだけでは不十分で、家族や職場などの理解と協力が必要となる。

　不適切な生活習慣を修正するためには、行動療法が有効である。行動療法とは心理学的治療法の1つで、「不適応行動（ここでは不適切な生活習慣）を変革する目的で、実験上確認された学習諸原理を適用し、不適応行動を減弱・除去するとともに、適応行動（ここでは健康的な生活習慣）を触発・強化する方法」と定義されている。治療の流れは、①変容すべき問題（標的）行動を決定する、②その行動がどのような先行刺激（誘因）、あるいはどのような環境のもとで学習されたかを明確にする、③問題行動の持続にどのような強化（刺激）が関与しているかを（行動）分析する、④その結果を検討して、最適な治療技法を選択して治療方針を決定する、といったものである[9]。本症例の場合、喫煙、肥満などが標的行動となる。喫煙を例に取れば、過労やストレスによる心身の緊張状態で学習され、喫煙することにより一時的に緊張状態が緩和されるため、喫煙行動が持続強化されたと考える。そこで、治療目標は喫煙行動を減らすことになる。どんな場面で喫煙行動を起こすか、その際の喫煙本数などをノートに自己記録させて（セルフモニタリング法）、喫煙と過労・ストレスなどの関係に気づきを与える。さらに、自律訓練法・バイオフィードバック法などのリラックス法を教えたり、喫煙の代わりにガムを噛むなどの代理行動を取ることを指導したりして、自己記録結果をもとにして減煙行動を強化していく。このように、生活習慣を修正する際には、行動療法を応用すれば具体的な指導ができ効果的である。

　c）疾病に対する不安の軽減を図る：生活習慣病のような慢性疾患に罹患した者は、病気が悪化しないかといった不安をもちやすい。特に、心筋梗塞や脳血管障害、肺癌などの器質的障害をきたした者は、再発への不安が強く、食事・運動・仕事などを過度に制限しやすい。中には、生き甲斐まで失ったような気持ちになり、うつ状態に陥る例もある。本例も不眠・意欲低下・抑うつなどがあり、うつ状態が疑われる。こういった場合、心機能の抑制などの副作用に注意しながら、抗不安薬や抗うつ薬を積極的に使用すべきである。また、患者自身が、十分な社会的支援（家族、友人、同僚などより）を受けているかどうかを検討することも大切である。さらに、生活習慣を変えるということは、これまでの考え方や生き方を改めることにつながる。このような視点からのカウンセ

リングが必要となる場合も少なくない。

　以上、症例をもとにして、生活習慣病診療における心身医学的アプローチを具体的に述べてきた。生活習慣病に対して心療内科として決まった治療方法が存在するわけではなく、疾病を引き起こす問題行動を分析して、さまざまな治療技法を応用しているに過ぎない。しかし、このように心身両面から疾患を捉える訓練を行っているのは、心療内科だけである。生活習慣病診療にあたっては、身体医学的知識のみならず、行動医学、健康医学、予防医学、メンタルヘルスなどの幅広い知識が必要となると思われる。これらの詳細については、それぞれの章を参照されたい。

おわりに●●

　行政用語として登場した生活習慣病について、心療内科が果たすべき役割を予防や治療といった観点から述べた。研究に関しては、前述の公衆衛生審議会では、以下のような研究分野を奨励している[3]。①集団を対象とした生活習慣改善にかかわる介入研究、②ハイリスク者に対する生活改善に関する指導の手法に関する研究、③ハイリスク者に対する予防投薬の効果に関する研究、④検診の評価に関する研究、⑤低侵襲性診断・治療など患者のQOLを考慮した医療技術の開発研究。これらは、すべて心身医学の研究対象となり得るものである。生活習慣病が、21世紀の心療内科の取り組むべき重要なテーマの1つとなることを願う。

（添嶋裕嗣）

●文献

1) 国民衛生の動向．厚生の指標，臨時増刊　48(9)，2001．
2) 佐伯知昭：成人病から生活習慣病へ．生活習慣病講座，佐久間長彦，木村玄次郎（監修），p1-12，南江堂，東京，2000．
3) 生活習慣に着目した疾病対策の基本的方向性について（意見具申）．公衆衛生審議会議事録，1996年12月17日．(http://www1.mhlw.go.jp/shingi/1217-1.html)
4) 千村　浩：生活習慣病設定の背景と今後の対策について．診断と治療　87：23-28，1999．
5) Frasure-Smith N, Lesperance F, Talajic M : Depression following myocardial infarction ; impact on 6-month survival. JAMA 270 : 1819-1825, 1993.
6) Frasure-Smith N, Lesperance F, Talajic M : Depression and 18-month prognosis after myocardial infarction. Circulation 91 : 999-1005, 1995.
7) Friedman M, Rosenman RH : Association of specific overt behavior pattern with blood and cardiovascular findings. JAMA 169 : 1286-1296, 1959.
8) Wallston BS, Wallston KA, Kaplan GD, et al. Development and validation of the Health Locus of Control (HLC) Scale. J Consult Clin Psychol 44 : 580-5, 1976.
9) 日本心身医学会用語委員会（編）：心身医学用語事典．医学書院，東京，1999．

V 21世紀の心療内科(学)の役割

6・補完・代替医療

はじめに●●

　近年、補完・代替医療(complementary and alternative medicine;CAM)への関心が高まりつつある。CAMとは、近代西洋医学以外の医療のことを示す言葉である。従来、欧州では補完医療(complementary medicine)が、米国では代替医療(alternative medicine)という表現が用いられてきたが、米国国立衛生研究所National Institutes of Health(NIH)がCAMを公式名称として使うようになって以来[1]、日本語でも(補完・代替)医療という形で表現されることが多くなってきた。一方、世界保健機構World Health Organization(WHO)では伝統医療(traditional medicine;TM)という言葉が今まで用いられてきた[2]。これは発展途上国の多くが、近代西洋医学よりもその国固有の伝統医療に依存しているという現実があり、各国独自のTMが医療の中心となっているためである。このように立場や考え方でさまざまな呼び名が用いられてきたが、欧米先進諸国では近代西洋医学が中心のため、現在CAMという表現が主に使用され、WHOでも近年TM/CAMと表現されるようになっている。WHOの調査結果では、発展途上国の国民の約60～90％が、その国の伝統医療により健康管理や一次医療が行われている[2]。また欧米先進諸国でも国民のCAM利用率は近年上昇しており、1993年に米国の医師David M. Eisenbergは、New England Journal of Medicineの中で、米国人の実に34％がCAMを受けるまたは実践しているという報告をしている[3]。さらに1997年には、その値は42％にまで増えており、米国民の年間の西洋医学に支払う医療費よりもCAMに使う費用の方が多いという調査結果が出ている[4]。このような状況の中で、1992年にはNIHに代替医療事務局(office of alternative medicine;OAM)が年間200万ドル(約2億4千円)の予算で設立された。その後、年々研究予算が増えていき、1999年

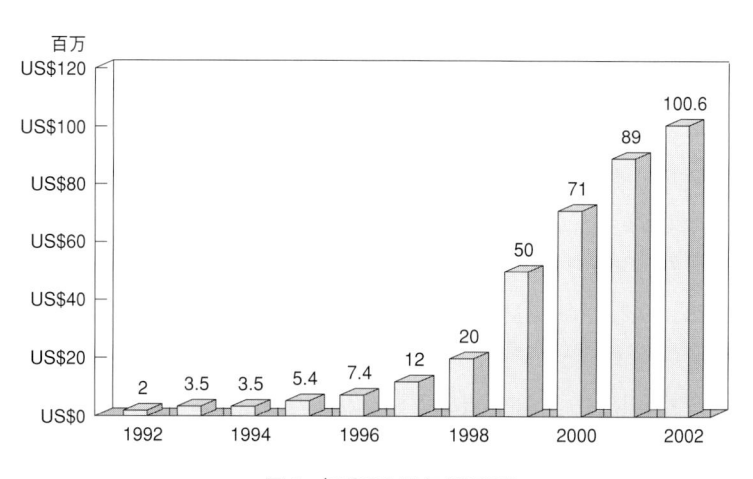

図1／NCCAM年間予算

には事務局から国立補完・代替医療センター(national center for complementary and alternative medicine ; NCCAM)に格上げになり、2002年の年間予算は約1億ドル(約120億円)にも及んでいる(図1)。そして現在、全米で9カ所の医科大学や研究所が、NIHのNCCAMの指定研究所として、各種代替療法を研究しているのである[1]。

I CAMにおける『医療モデル』

　近代の医療技術は、17～18世紀に提唱されたデカルトによる「心身二元論」やラ・メトリの「人間機械論」を基にして生まれた。そして、客観的で再現性があり個別的でなくすべてに共通した普遍的な部分を抽出するという、ニュートン力学的科学性を中心としたbiomedical modelとしての医療モデルに基づき発展してきた。そこでは、臨床において最も大切な情報である個別性、心理、社会性、人間性といった曖昧な要因を切り捨てることにより、原因・結果といった因果論的結論を導き出している[5]。1977年にEngelにより提唱されたbiopsychosocial modelでは、人間を心理的、社会的要因も含めた多因子が関与する存在としてとらえ、切り離された個々の因子の実態よりも、全体としてのシステムや各因子間の相互作用と関係性に重点がおかれている[6]。心身医学やCAMにおいては、この新しい医療モデルに立脚した理解が必要となってくるのである[7]。

II 疾病構造の変化とCAM

　近代西洋医学は、人間を閉鎖系closed systemとして考え、外部からの病原菌を排除したり腫瘍を外科的に除去するといった場合には非常に効果を発揮したが、人間をほかとの関係性の中で存在している開放系open systemとしてとらえる必要がある慢性疾患においては、十分な対応ができない。このような現状は、医療経済上にも大きな影響を及ぼしている。すなわち、従来の西洋医学だけで生活習慣病を中心とした慢性疾患を治療しようとすると、膨大な医療費がかかってしまい、現在、先進各国で大きな問題となっている。その結果、病気になってから治療を行うという従来の治療医学を中心とした「医療」だけでは不十分であるということから、病気の一歩手前の半健康状態や東洋医学でいうところの「未病」の段階で、なんらかの対策を立てることの重要性が近年強調されるようになってきているのである。また、セルフケアが重要な位置を占める慢性疾患においては、患者自らが積極的に自己の健康管理にかかわらなくてはならず、そのための具体的方法論を心身医学やCAMが提供することが可能と考えられる。

　このように、近年注目されるようになってきたCAMは、実は日本の心身医療と多くの共通点をもっている。例えば、欧米ではCAMに含まれている漢方や心身医学は、日本では近代西洋医学の枠組みの中に既に組み込まれた形で存在している。実際、日本心身医学会が1991年の診療指針で示している心身医学療法には、東洋的療法としての鍼灸・禅・ヨーガ・気功などのほか、絶食療法・音楽療法・バイオフィードバックなど欧米ではCAMとされている各種療法が含まれている[8]。

Ⅲ CAMのNIH（NCCAM）分類

　世界中には多種多様なCAMが存在しており、これらの調査研究が米国をはじめとした世界各地で現在進められている。米国NIHのNCCAMでは、現在次のような5つのカテゴリーに大きく分類している[1]。

①代替医学システム
　東洋医学・鍼灸・チベット伝統医学・インド医学（アーユルベーダ）などの各民族固有の伝統的土着医療システムや、ホメオパシー・ナチュロパシーなどの西洋近代医学とは理論体系が異なる非主流西洋医療が含まれる。

②身相関を利用した治療的介入
　身体疾患に対する認知行動療法などの心理療法や患者教育のほか、瞑想・催眠・バイオフィードバック・イメージ療法・サポートグループなど行動医学としても分類されているアプローチが含まれる。音楽療法・芸術療法・ダンス療法・笑い療法・ボディーサイコセラピーについても、行動医学領域と重なり合った心身相関に注目した療法とされる。そのほか、東洋的なものとしては、ヨーガ・内気功・太極拳などがこの分類に含まれる。また、宗教的儀式や個人のスピリチュアリティーに関するもの（祈り・ヒーリングなど）も、その効果が心身相関に基づくと考えられている。

③生物学的療法
　動植物を使った健康食品やハーブ療法のほか、各種食養生法や栄養療法がこの分類に含まれる。ほかの領域のCAMが他者療法的側面が強いのに対して、これらの方法はセルフメディケーションを中心とした自己療法や養生などが中心となる。

④手技療法＆身体へのアプローチ
　手技療法や身体の構造や動きを利用したアプローチで、カイロプラクティック・オステオパシー・各種マッサージ療法のほか、ボディーワークと総称される身体へのさまざまな手法がこの分類に含まれる。

⑤エネルギー療法
　身体内から発生する目に見えないエネルギーや、身体外からの電磁場などのエネルギーを利用する療法が含まれる。身体内から発生するエネルギーを利用したものとして、中国の外気功・米国でのセラピューティックタッチ・英国のスピリチュアルヒーリング・日本のレイキなどがある。また、身体外からのエネルギーを利用したものとしては、磁石を使った健康器具や、水晶や宝石などにヒーリングパワーがあるとするシャーマン的なアプローチなども含まれる。

Ⅳ 医療一元主義と多元主義

　日本においては明治維新以来、近代西洋医学のみを信頼しうる科学的な医療とし、それ以外については『医業類似行為』と法律で定め、効果は認めるもののあくまでも正統医療の世界とは別の次元でとらえてきた。よって医師は西洋医学のみの知識しか持ち合わせず、その他の医療行為につい

ては、認めないまたは無関心で通してきた。ところが現実的には世界中の多くの国では医療多元主義であり、西洋医学に基づく正統医療以外の各種CAMも国民の健康管理を担っているのである。

例えば米国では、西洋医学の医師Medical Doctor(M.D.)とは別に、次のような3種類のCAMについて、それぞれの医師免許資格が存在している。いずれも大学院大学としての各種医学校を卒業し、M.D.と同様に州の医師免許試験に合格する必要がある。

a）カイロプラクティック(Chiropractic)：1898年に米国人のDaniel David Palmerが最初のカイロプラクティック学校を創設。脊椎と神経系を重視したX線などの画像診断も含めた神経学的診断と各種手技療法を行う。全米50州で約5万5,000人がDoctor of Chiropractic(D.C.)の資格をもっている[9]。

b）オステオパシー(Osteopathy)：1874年に米国人医師のAndrew Taylor Stillにより初めて提唱された。筋骨格系などの身体構造が、血液・リンパ・髄液などの体循環に影響を与えているという観点から、投薬や外科手術のほかに筋肉や関節や頭蓋などに対する手技療法も行う。M.D.と同じように内科・小児科・婦人科・外科などの専門があり、西洋医学の医療施設内でM.D.とともに仕事をしている。現在全米50州で約4万4,000人がDoctor of Osteopathy(D.O.)の資格をもっている[10]。

c）ナチュロパシー(Naturopathy)：1892年にドイツ人のBenedict Lustが、Kneippのhydrotherapyの療法家として米国に移住したのち、自然治癒力を促すような各種療法を取り入れながら発展し、1902年からナチュロパシーという言葉を使うようになった。ナチュロパシーでは、自然治癒力の回復増強を目的として食養生・ハーブ・ホメオパシー・東洋医学・手技療法などを組み合わせて用いており、現在全米で約1万人のNaturopathic Doctor(N.D.)がいる。医師免許としては、現時点で11州でのみ認可されている[11]。

このように、米国を例にとってみても、日本が手本とした西洋近代医学以外の医療形態が欧米には存在しているにもかかわらず、明治維新以降の日本の主流医療現場には、それらの情報はほとんど入ってこなかったという現実がある。このことは、ヨーロッパについても同様であり、ホメオパシー*をはじめとした日本には馴染みのない各種代替医療が、西洋近代医学とは別に数多く存在し発展してきているのである。

V Mind-Body Medicineと心身医学

日本の「心身医学」という言葉は、欧米からその概念が輸入されたpsychosomatic medicineの日本語訳であった。しかし、その言葉の意味合いが欧米ではその後次第に変化していき、日本でも独自の発展が認められているにもかかわらず、その差異の修正が行われずに今日に至っている。例えば米国では、psychosomatic medicineといった場合、精神病理が深い、身体症状や身体疾患に

＊：ホメオパシー(Homeopathy)：1796年にドイツ人医師のSamuel Hahnemannが「類似の法則」についての論文を発表したのが始まりで、健康な人に投与した場合ある特定の疾患と同様の症状を引き起こす自然の物質を、その本来の性質を排除してしまうまで徹底的に希釈した後、その病気の治療薬として使用する医療。

おける心身相関を扱う学問分野という意味合いで用いられており、その専門性は当然精神科の一分野となる。近年psychosomatic medicineという言葉が米国ではあまり使われなくなってきた背景として、精神科医が中心となるコンサルテーション・リエゾンと、臨床心理士などが中心となる行動医学の二極化が精神医療の臨床現場で起こってきたためと考えられる。

　それでは、日本における心身医学は、米国では認められなくなってしまったのであろうか。内科をはじめとした、身体各科における全人的アプローチとしての心身医学は、実は米国では、Mind-Body Medicineと呼ばれる代表的なCAMの一分野となっているのである。但し、日本の心身医学とはまったく同じ意味ではなく、両国の国民性や発展してきた歴史的背景の影響で次のような違いが存在する。臨床的には、日本では「心療内科」という医師の専門診療科の1つとして、西洋医学の枠組み内に組み込まれているのに対して、米国では、医師以外の各種代替医療専門家が中心となっている。また日本の心身医学療法が心理療法など心から身体へのアプローチが中心であるのに対して、米国でのMind-Body Medicineでは、ボディワークなどの身体から心へのアプローチも数多く行われている。また全人的医療としての心身医学を考えた場合、日本語の「心」に相当する英語訳は存在せず、生きる意味といった実存的側面をも含めた意味合いで使う場合、spiritという言葉も併せ用いることになる。このspiritという言葉の適切な日本語訳がみつからないのは、文化社会的背景の相違によると思われるが、敢えて日本語訳をするなら、霊性・精神性・魂などの言葉が用いられる。このspiritという言葉も加えたmind-body-spirit medicineであるholistic medicineが、理念的には、全人的医療としての日本の心身医学に近いと思われる。

　このように、日本の心身医学の世界が、「psychosomatic」という英語訳をキーワードにしている限り、入ってくる情報は非常に限られたものになり、また発信される日本の心身医学の情報は正確に伝わらないという状況が起こるのである。実際には、日本の心身医学が目指すところは、全人的医療をも含めた、もっと広範囲のものであることから、これからは「mind-body medicine」「integrative medicine」「holistic medicine」といった言葉をもキーワードにして、情報を収集したり発信したりすることが、日本の心身医学や心療内科のよりよい発展や理解になるであろう。日本の心身医学は、CAMと近代西洋医学の中間に位置しているといえる。今後、日本でCAMを検討していく場合、近代西洋医学の世界との共通言語としての心身医学の重要性がますます高まっていくであろう。

VI　代替から統合へ

　近代西洋医学における実際の診療行為の多くが科学的根拠に乏しく、有効性が証明されているものは10〜20％に過ぎないという報告が1978年に米国でなされて以来[13]、根拠に基づいた医療（evidence based medicine；EBM）の重要性が強調されるようになってきた。このことは見方を変えると、CAMを科学的根拠がないという理由で医療現場から遠ざけるのは、ダブルスタンダードではないかということもいえよう。また1999年11月には、米国内の病院における医療過誤による死亡者数が、年間4万4,000人〜9万8,000人であるという報告がなされ[14]、CAMの危険性のみを

闇雲に強調するのは片手落ちであろう。場合によっては、西洋医学よりも安全性が高い代替療法も多く存在し、今後の研究により医療現場での応用が広がることが望まれる。

　21世紀は、CAMを西洋近代医学といかに統合していくかが重要な課題となる。そのためには、単に病気を治せばいいという考え方ではなく、病の意味・健康の意味・癒しの意味をも含んだ新しい医療観に基づく統合医療が必要とされる。そのための中心となるのが、日本における心身医学なのではないであろうか。日本は西洋からみれば多くの代替医療が存在している国といえる。今後それらを非西洋医学的という理由だけで実際の医療現場から遠ざけるのではなく、いかに統合していくかということが重要となる。そのことが東洋と西洋の間に位置している日本の重要な役割の1つであると考える。

（竹林直紀）

● 文献

1) National Center for Complementary and Alternative Medicine (NCCAM). http://altmed.od.nih.gov/nccam/
2) World Health Organization (WHO). WHO Traditional Medicine Strategy, p2002-2005.
3) Eisenberg DM, Kessler R, et al : Unconventional medicine in the United States ; Prevalence, costs, and patterns of use. N Engl J Med 328 : 246-252, 1993.
4) Eisenberg DM, Davis RB, et al : Trends in alternative medicine use in the United States 1990-1997 ; results of a follow-up national survey. JAMA 280 : 1569-1575, 1998.
5) 中川米造(編)：哲学と医療．講座人間と医療を考える，1巻，弘文堂，東京，1992．
6) Engel GL : The need for a new medical model ; A challenge for biomedicine. Science 196 : 129-136, 1977.
7) 中井吉英，福永幹彦，竹林直紀，ほか：心療内科と精神科の診療分担．連携のありかたと今後の課題；心身医学の医療モデルの視点よ，日本心療内科学会誌　5(3)：25-29, 2001．
8) 日本心身医学会教育研修委員会(編)：心身医学の新しい診療指針．心身医　31：537-576, 1991．
9) Lawrence DJ : Chiropractic Medicine. Essentials of Complementary and Alternative Medicine, Jonas WB, et al (eds), p275-288, Lippincott Williams&Wilkins, Philadelphia, 1999.
10) Goodman H : Osteopathy. Essentials of Complementary and Alternative Medicine, Jonas WB, et al (eds), p289-303, Lippincott Williams&Wilkins, Philadelphia, 1999.
11) Murray MT, Pizzorno JE : Naturopathic Medicine. Essentials of Complementary and Alternative Medicine, Jonas WB, et al (eds), p304-321, Lippincott Williams&Wilkins, Philadelphia, 1999.
13) Office of Technology Assessment : Assessing the Efficacy and Safety of Medical Technologies ; Congressional Office of Technology Assessment. Vol.7, Washington, DC, 1978.
14) Kohn LT, Corrigan JM, et al (eds) : To Err Is Human ; Building a Safer Health System. National Academy Press, Washington, DC, 2000.
15) 竹林直紀，中井吉英：代替医療の背景．特集なぜ代替医療か；患者の気持ちと癒しの可能性，ターミナルケア　I(10)：333-336，2000．
16) 竹林直紀，中井吉英：代替医療；心身医学の立場より．心療内科　5(4)：236-240、2001．

V 21世紀の心療内科(学)の役割
7・医学教育

はじめに

　近年、日本の医学は急速な進歩を遂げ、遺伝子治療、臓器移植など、最先端の治療法が実行されつつある。一方で、「患者や他コメディカルスタッフとコミュニケーションできない」医師、「検査機器や検査値だけに頼り、患者をみない、みれない」医師の存在が多方面から厳しい批判を受けており、わが国では医学教育の改革が急務となっている。これまでの医学教育が知識偏重で、知識をどのように利用するかという基本的な技能や態度の教育が極めて不十分であることが問題視されてきた。心身医学は、臓器別に細分化された近代医学の生物医学モデル(bio-medical model)の限界につきあたったうえで生まれた臨床医学であり、疾病をもつ人間を身体的、心理的、社会的、倫理的(bio-psycho-social-ethical)という統合的な視点で理解し、治療していくことを目指している。医学教育の中に心身医学を取り入れる意義は大きく、わが国の医学教育に欠けていた「全人的医療」という総合的な医療体系の核を提供することになるだろう。現在、医学教育は急速な変革を迫られている。本学心療内科が行っている教育もシステム構築中の段階であるが、その実際を紹介し、今後の医学教育における心療内科の役割について述べてみたい。

I　心療内科における医学教育の実際

　医学教育における心療内科の役割としては、第一には、心身医学の基盤となる「全人的医療」についての基礎的教育、第二には、狭義の心身症の診断や治療という心療内科の専門分野の教育がある。全人的な患者理解や治療態度を身につけていることは、診療科にかかわらず、すべての臨床医に必要な素養であり、卒前の学生教育や卒後の臨床研修において、まず基本的に修得すべき事柄となる。これまでの心身医学教育では、狭義の心身症についての教育が中心的に行われてきた傾向があるが、今後、社会的な要請からも心身医学の基礎的教育がより重要となるだろう。本学における心身医学教育の概要を表1に示したが、基礎的教育を重視し、知識に偏らず、体験実習、参加型の教育をできるだけ取り入れるようにしている。また、医学教育では、卒前の学生教育、その後の卒後臨床研修、生涯教育とを連携したプログラムとして考えていく必要がある。医学教育は教官のみが担えるものではなく、指導医、研修医、学生と重層的な教育システムが実際的であり、有効でもある。本学のクリニカル・クラークシップではチームの一員として研修医も学生教育にかかわることになる。教える側も指導することを通じて、自らの知識、技能、態度を確認することができ、教育的効果をもつものである。また、研修医や学生は、症例検討会に集まる多様な診療科医師や他職種のメンバーからも学ぶ機会があり、本学では、重層的、複合的な医学教育を目指している。

表1／本学における心身医学教育の概要

- 卒前教育
    - 1回生……医学概論
    - 3回生……分属実習、内科診断学実習（医療面接、エスコート実習）
    - 4回生……心療内科学総論と各論、医療行動科学、リハビリテーション学
    - 5、6回生…クリニカルクラークシップ

- 卒後教育：(a) 心療内科ローテート研修、(b) 心療内科入局者
    - (a) 臨床初期研修のローテート……心療内科の基礎（3〜4カ月）
    - (b) 初期研修……一般内科をローテーション（2〜3年）
        - 心療内科前期研修……大学心療内科にて臨床の基礎（2年）
        - 心療内科後期研修……関連病院にて実地臨床（1年）
        - 専門研修……専門分野の研修

- 生涯教育
    - 症例検討会（1回／週）
    - 心療内科セミナー……講演会、症例検討会（1回／月）

❶卒前教育

　これまでわが国の医学生教育は、講義形式が多く、臨床実習も診療見学型が主体であった。医師としての基本的な技能やコミュニケーション能力などを系統的に教育するプログラムをもってこなかったが、ここ数年の間に全国的規模で、卒前の医学教育改革が進行しつつある。文部科学省の「医学・歯学教育のあり方に関する調査研究協力者会議」による報告書[1]（2001年3月）には、医学教育モデル・コア・カリキュラムや診療参加型臨床実習の実施のためのガイドラインなどが示されている。基本事項として、医の原則、医療における安全性への配慮と危機管理、コミュニケーションとチーム医療、課題研究・解決と論理的思考が取りあげられており、単に知識の獲得より、医師としての態度、習慣や考え方にかかわる教育内容となっている。心療内科では、医の倫理、医師患者関係とコミュニケーション、患者心理、全人的医療アプローチなど、本来すべての医師が身につけるべき、基本的な態度、考え方の教育を心身医学的教育の1つの柱としてきた。これは卒前医学教育の中のコア・カリキュラムの重要な部門となるものである。

　本学では、1回生では、医学概論で医の倫理と体験実習、3回生では内科診断学実習の1つとして、基礎的な医療面接とエスコート実習を行っている。心療内科の分属実習は選択性であるが、基礎的な医療面接のトレーニングはすべての学生に必修で、本学では心療内科が担当している。4回生では、医療行動科学、心療内科からみたリハビリテーション学、および心身医学の総論、各論を学ぶ。5回生、6回生では、実際の心療内科の患者を担当するクリニカル・クラークシップを導入している。

①医療面接

　臨床医を目指す医学生にとって、コミュニケーション能力を高め、医療面接の基本的態度と技術を修得することは必須である。医療面接は、講義だけでなく、デモンストレーションや3〜4名の少人数グループでの演習が有用である。本学では3回生で、基礎的な医療面接法を学び、4回生で

は、学生同士のロールプレイや模擬患者による面接実習を通じて、コミュニケーション能力を高めるトレーニングを行っている。模擬患者による面接では、がん患者へ病名を告げる場面、心理社会的背景から多彩な身体症状を訴える患者のケースなどの状況を準備し、模擬面接を行わせる。ロールプレイに比べると、よりリアリティーがあり、模擬患者の講評は日頃の豊富な経験から患者心理について語られるため、厳しいが説得力のあるものとなる。この実習に対する学生の反応はたいへん良好である。このような一定のトレーニングを受けたあと、5～6回生のクリニカル・クラークシップで実際の心療内科患者の面接を体験することになる。

② 医療行動科学教育

医学・医療が対象とする領域は、近年の疾病構造の変化に伴い、急性疾患から生活習慣病などの慢性疾患、予防医学、健康教育などの分野に比重が移行しつつある。その変容に伴い、医療者の役割は、従来の医療者主導のモデルではなく、患者をどのようにサポートし、エンパワーメントできるかという学習援助モデル、エンパワーメントモデルに変化してきている。従来の医学教育ではこの変化に対応できないため、米国では行動科学の要素を盛り込んだ医学教育のプログラムが実施されるようになっている[2]。本学では、医学の基礎教育としての医療行動科学を心療内科が担当している[3]。医療行動科学は心理学、社会学、生理学、人類学その他の人間行動を理解するための学問分野を統合した行動科学の医療への適応である。講義には、医療社会学や医療人類学も含まれている。本学のグループ実習では、行動医学を体験的に学習できるような種々のテーマを選んでいる。例えば、学生自身に自分の生活習慣(喫煙、飲酒、運動不足など)について行動変容の目標をたてさせ、自己観察記録やグループ討論を通じて、行動変容技法を学習させている。また、皮膚温、脈拍、血圧などのバイオフィードバックを学生自らに体験させ、心身相関の理解を深める実習を行っている。

③ エスコート実習

エスコート実習では、外来の初診患者を学生が予診から会計終了までエスコートする。本学では3回生から導入しており、医療従事者として患者と初めて出会う場となっている。この実習の目的は、患者とのコミュニケーションの大切さを学び、患者の視点で病院機構や現代医療を考える機会とすることである。終了後はレポートを提出させているが、学生の感想としては病院の構造や診療のあり方の現実に対する驚きや疑問、改善の提案なども記されている。

④ 心療内科学講義

本学では、表2に示すような心療内科学の講義を行っている。臨床医に必要な素養としての心身医学を修得させることを重視した内容となっている。総論では、まず全人的医療をめざす心身医学の立場を理解させる。従来の医学が疾患中心で、原因─結果といった要素還元主義の生物学的モデルに基づいているのに対し、心身医学のモデルは、統合的であり、生物学的、心理社会的、倫理的といったそれぞれの要因の関係性、個別性に視点をおいた病人中心の医学、医療である。心身症の定義と概念については、心身症が1つの病名ではなく、病態であることを十分認識させる必要がある。各論では、狭義の心身症だけでなく、生活習慣病、サイコオンコロジー(精神腫瘍学)、ホリスティック医学、東洋医学、プライマリ・ケアといった多岐にわたる内容となっており、社会のニー

表2／講義内容

学年	総論／各論	項 目	内 容
1	総論	医学概論	医と倫理
4	講義・実習	医療行動科学	医療とコミュニケーション（ロールプレイを用いて）
〃	〃	〃	〃
〃	〃	〃	医療行動科学と医療社会学
〃	〃	〃	医療行動科学と医療人類学
〃	実習	〃	行動医学グループ実習
〃	〃	〃	〃
〃	〃	〃	模擬患者による面接実習
〃	〃	〃	〃
〃	講義・実習	〃	臨床に必要な傾聴のトレーニング
〃	講義・実習	〃	医療面接の実際
4	総論	心身医学	全人的医療と心療内科
〃	〃	心身症	心身症の定義と概念
〃	〃	診断	心療内科の診断法
〃	〃	治療	心療内科の治療法
〃	〃	心身相関	心身相関の基礎理論①
〃	〃	〃	心身相関の基礎理論②
〃	各論	アレルギー	気管支喘息・アレルギー疾患の心身医学
〃	〃	循環器／内分泌	循環器、内分泌系心身症（摂食障害を含む）
〃	〃	消化器	消化器系心身症
〃	〃	生活習慣病	生活習慣病の行動医学的アプローチ
〃	〃	疼痛	慢性疼痛の概念と治療
〃	〃	悪性腫瘍	サイコオンコロジー（精神腫瘍学）
〃	〃	〃	精神神経免疫学
〃	〃	代替補完医療	ホリスティック医学と心身医学
〃	〃	東洋医学	東洋医学と心療内科
〃	〃	プライマリ・ケア	プライマリ・ケアと心療内科
〃	〃	ライフサイクル	ライフサイクルと心療内科／まとめ

ズの多様化、疾病構造の変化に合わせたものとなっている。

⑤クリニカル・クラークシップ

1990年代以降、わが国の卒前の医学教育でもクリニカル・クラークシップが注目され、導入する大学が増えてきている[4]。クラークシップとは、医学部の各診療科を順に回っていく臨床実習であり、医学生が臨床医としての技能や態度を修得する重要な経験となるシステムである。指導医の指導のもと、病棟や外来業務に従事し、患者ケアの実習にあたる。現在、教育システムの移行期であるため、5、6回生と教育内容が一部重複しているが、本学ではクリニカル・クラークシップを**表3**、**表4**のように実施している。

心療内科での一般的、専門的技法は、各演習(医療面接、心理テスト／箱庭療法、バイオフィードバック、交流分析)で学習し、集団自律訓練法にも参加させている。6回生では、初診外来で交代で

表3／5回生　心療内科クリニカル・クラークシップ　　　　　　　　　　　　（実習期間：3週間）

	午　前	午　後
月	・オリエンテーション ・心理テスト／箱庭療法演習 ・ミニレクチャー：ホリスティック医学	・バイオフィードバック演習
火	・初診外来、エスコート実習 ・課題演習A	・交流分析演習
水	・医療面接実習	・スモールカンファレンス ・教授回診
木	・初診外来、エスコート実習 ・課題演習B	・アレルギー外来 ・集団自律訓練 ・抄読会、症例検討会
金	・初診外来 　　（総括）	・課題演習 ・精神生理学検査／胃電図演習
土	総括	

表4／6回生　心療内科クリニカル・クラークシップ　　　　　　　　　　　　（実習期間：3週間）

	午　前	午　後
月	・オリエンテーション ・心理テスト／箱庭療法演習 ・ミニレクチャー：ホリスティック医学	・バイオフィードバック演習 ・病棟／課題演習
火	・インテーク／初診	・病棟／課題演習 ・交流分析演習
水	・病棟／課題演習	・スモールカンファレンス ・教授回診
木	・インテーク／初診	・アレルギー外来 ・集団自律訓練 ・抄読会、症例検討会 ・総括（3週目）
金	・インテーク／初診	・病棟／課題演習 ・精神生理学検査／胃電図演習
土	・病棟／課題演習	

インテークインタビューをとり、その後、初診陪席し、指導を受ける。また、病棟勤務では、受け持ち患者を決め、担当の患者に対して検査、治療に参加し、指導医―研修医（主治医）―学生（副主治医）の体制で指導を受ける。主治医や患者の了解が得られるならば、治療的な面接に学生も参加している。クリニカル・クラークシップは、実際の患者を通して、患者心理、医師―患者関係、心身相関、心身医学の診断法や治療アプローチなどについて、理解を深め、患者との面接も体験できる有用な機会となりうる。

❷ 卒後教育

　本学の卒後初期研修[5]では、1)他科研修医がローテーターとして心療内科研修を希望する場合(研修期間3～4カ月)、2)専門的な心療内科医をめざす研修医の場合とがある。

　1)の研修目標としては、「心身医学の基本的な考え方、臨床、研究について学び、プライマリ・ケアとして、common diseaseに対して全人的アプローチを実践できる基礎的能力を修得する」としている。

　1)2)いずれも初期の研修内容としては、表5に示したように、①診断および病態の把握のための心理社会的背景に関する面接法、②機能異常の病態理解と診断法、③心理療法の基本的態度と方法、④一般内科領域における向精神薬の使い方、⑤治療目標の立て方、治療契約の立て方、⑥心身医学的なチーム医療の実践、などを基本的な研修項目としている。卒前の医学教育と同様に、一般研修医に対しても卒後教育の一端を心療内科が担うことで、全人的医療を実践できる医師の養成に大きく寄与することになる。

　2)の心療内科医の卒後教育としては、心身医学の講座をもつ各大学でその内容は多少異なるものになっているが、内科学の基本的な知識と技能を身につけることを重視し、心療内科研修に先立って、一般内科研修から始めているという点ではどの施設でも共通している。精神科研修については、心療内科を訪れる患者の精神疾患の鑑別や、患者の不穏時の対応ができるように必修としている施

表5／心療内科臨床研修項目

A) 心身症の基本的診断法
　①診断および病態の把握のための心理社会的背景に関する面接法の修得
　　・病歴が確実にとれる。
　　・簡単な心理テスト（CMI、SDS、STAI、Egogram）の評価
　②機能異常の概念の理解と診断法
　　・機能性疾患の身体診察法の習熟
　　・基本的な精神生理学的検査に関する理解（脳波、心電図、筋電図、胃電図）
　　・非侵襲的な自律神経機能検査法、ストレス負荷試験法の理解
　　　　（起立試験、CVrr、鏡映描写試験、ストレス面接）

B) 心身症の基本的治療法
　①各種心理療法について基本的態度、方法を学習する
　　・リラクセーション法（自律訓練法、漸進的筋弛緩法）
　　・一般心理療法、交流分析、行動療法（認知行動療法を含む）
　　・家族療法、解決指向短期療法
　　・バイオフィードバック、応用精神生理学
　　・非言語的治療（芸術療法）：箱庭療法、絵画療法
　　・東洋医学的療法：絶食療法、森田療法、漢方
　②内科領域における向精神薬（抗不安薬、抗うつ薬、睡眠薬）の使い方の修得
　③治療目標のたて方、治療契約の結び方を修得
　　・鑑別診断（精神病、神経症、人格障害、精神症状を呈する器質疾患）
　　・患者の受容と共感・治療目標の設定
　　・カウンセリングが行える
　④医師、心理士、看護師による心身医学的チーム医療の実践法を修得

設[6)7)]や、本学のように個人の選択としている施設がある。心療内科医として研修すべき標準的な内容については、日本心身医学会による認定医制度便覧[8)]や「心身医学の新しい診療指針」[9)]に具体的に示されている。

本学の卒後教育のシステムとしては、2～3年の内科研修終了後、大学で心療内科前期研修として2年間、心療内科後期研修として関連病院で1年間、その後、専門分野の研修を行うようにしている。心療内科前期研修では、指導医のもとで入院患者を中心に担当する。前期研修中は、担当患者は少数に限り、ケース検討を教室全体のカンファレンスで行うことに加えて、スモールグループの勉強会を行っている。心療内科における面接の進め方や医師患者関係にを学ぶには、面接の逐語録や録音、録画テープを活用して行うクローズドの小人数グループ・スーパービジョンが有用である。また、病棟看護婦や心理士とのカンファレンスをもち、チーム医療の実践を経験できるようにしている。大学病院の心療内科には、重症の摂食障害患者や慢性疼痛、病態の複雑な心身症患者が集まりやすいが、本学では、過敏性腸症候群やNUD (non-ulcer dyspepsia)のような消化管機能異常、糖尿病や高血圧などの生活習慣病、緩和医療を必要とする癌患者などのケースも研修医が経験できる機会を増やすように努めている。後期研修となる市中病院の心療内科では、入院、外来も含めた多彩な疾患、多数の患者の診療にあたり、実践的な臨床経験を積むことになる。

❸ 生涯教育

心身医学における卒後研修のゴールをどことするかは難しいが、心身医学の講座をもつ大学では、研修期間を平均5年としている施設が多い。心身医学会認定医の資格基準としては、医師歴5年以上、学会歴3年以上、学会発表、論文発表各3回以上[8)]となっており、5年の研修期間というのは妥当な1つの区切りであろう。しかし、心療内科医として1人立ちして診療するには、5年間の研修だけではとても不十分である。心療内科では、内科一般の知識、技能の修得は当然のこと、さらに内分泌、消化器、呼吸器など、サブスペシャリティについての知識、技能が必要である。そのうえで、心理領域の理解や技能をもち、心身相関の評価ができることが要求される。そのためには、5年の研修の上に各々の関心のある専門分野での勉強が必要となり、専門病院での研修、大学院進学、海外留学など、個別の進路を選択することになる。心療内科で学ばなければならない分野は膨大であり、知識、技術だけでなく、態度、感情レベルにまで及んでいる。日進月歩の医学の変化の中では、一般的に医師の生涯教育が必要なのはいうまでもないが、心身医学の領域では、研修を一応終了した医師であっても、引き続き学習できる場の保証が重要である。また、本学心療内科には、新卒医師だけでなく、他科で臨床経験を積む中で身体と心の関連に関心をもち、心身医学の研修を希望する医師が多く集まる。心身医学の講座をもつ大学が少ないわが国では、他大学の心療内科でも同様の傾向がみられると推測される。教室に入局して本格的に心療内科研修を受けるまではいかないが、診療を続けながら心身医学を修得したいという医師が増加することは、心身医学の裾野が広がり望ましいことである。本学では、卒後教育や生涯教育の場として症例検討会を中心に位置づけている。われわれが行っている症例検討会を紹介する[10)]。

①検討会の運営
　われわれは、①研修医中心の少人数グループの検討、②クローズドの症例検討会(月1回)、③セミオープンの拡大症例検討会(2か月1回)、という3つのレベルの検討会をもっているが、ここでは主に②について述べる。症例検討会では、患者のプライバシーを尊重し、秘密を厳守することが重要で、まず秘密保持への配慮を症例提示者、参加メンバーに意識化させている。

②検討会の構成メンバー
　参加者は、大学の常勤者は約半数で、近辺の市中病院、クリニックなどの他施設から多数集まってきている。心身医学の経験は、クラークシップの5、6回生の医学生、ローテーターの研修医、心療内科の研修医など、初心者から経験者までさまざまである。診療科は、内科、小児科、麻酔科、産婦人科、耳鼻科、精神科など多様で、職種も臨床心理士、看護婦、針灸師など、多彩なメンバーとなっている。地域に開かれた心身医学を学ぶセンター的役割を担っているといえる。

③ケースの内容
　ケースの内容は大別すると、初心者のトレーニングとして提示するケース、治療に難渋しているケース、経験者が提示する教育的ケースとなっている。入院例だけでなく、外来の長期例、また狭義の心身症からプライマリ・ケアのケース、がん患者のケース、コンサルテーション・リエゾンを行ったケースなど、症例が片寄らないような工夫をしている。

④検討会の教育的意義
　心療内科の症例検討会では、患者の全人的な理解、心身相関、治療アプローチなどの検討をするだけでなく、医師患者関係を重視し、治療者自身の態度や感情レベルにも焦点を当てていくことになる。その意味では、知識、技術のうえに、態度や感情の学習の場になっている。心理療法を修得していくには、個人のスーパービジョンが有用であるが、わが国では、まだ個人のスーパービジョンを保証できる教育システムは整備されてないのが実情である。症例検討会は、グループメンバーが自由に発言できる雰囲気や構造を工夫することで、グループワークとしての機能をもつ。本学では、学生も含めたすべてのグループメンバーが発言し参加できるように、少人数グループの討議を中に入れながら、全体討論に進めるような工夫を行っている。症例検討会は、個別的なケース検討を通じて、またグループワーク機能を通じて、症例提示者のみならず、グループメンバーにとっても、心身医学の治療者にとって必要な治療的自我(therapeutic self)を養う場となりうる。治療的自我とは、Watkins[11]が提唱した概念であるが、患者の診療やケア、心理療法をする際に、知識や技術だけでなく、治療者自身のパーソナリティや治療者患者関係がいかに重要であるかを指摘したものである。

　Balint[12]の「薬としての医師」と同じような意味をもっていると考えられる。Balintは、一般開業医を集めて、ケースカンファレンスをグループワークとして実践していた。そこでは、日常臨床においてよく遭遇するcommon diseaseの中で、治療に難渋するケースをとりあげ、患者を全人的に理解すること、さらに治療者患者関係の中で医師という薬がどのような薬効をもつかということが重視され、討議された。われわれもこのようなプライマリ・ケアの中での心身医学の普及のため、生涯教育の一環として、学外にも開かれた症例検討会を運営している。

おわりに●●

　わが国ではここ数年の間に医学教育全体の見直しがされつつある。既にクリニカル・クラークシップが普及し始め、医師国家試験にOSCE（Objective Structured Clinical Examination客観的臨床能力試験）の導入予定、2004年度には卒後臨床研修の義務化が決まっている。この21世紀には、卒前、卒後の医学教育の発展に、心身医学は最も貢献できる可能性をもっており、責任は重大である。一方、大学病院心療内科の常勤スタッフはいずれの施設でも少数であり、また、研究、臨床、教育の3つの役割を担っており、多忙である。わが国の医学界全体の問題でもあるが、心身医学の分野でも教育が軽視されてきた面があり、効果的な教育法の開発は不十分で教育スタッフの養成も遅れている。わが国で、さらに心身医学の講座をもつ大学が増え、心身医学的教育に対する予算の保証やスタッフの拡充が必要である。また各大学間のネットワークを密にし、心身医学における効果的な教育指導法の開発及び標準的な教育ガイドラインの確立が望まれる。

（藤田光恵）

●文献

1) 医学・歯学教育のあり方に関する調査研究協力者会議：21世紀における医学・歯学教育の改善方策について；学部教育の再構築のために．平成13年3月27日．
2) Stokes J III, Strand PJ, Jaffe C : Distribution of behavioral science faculty in United States medical schools. Soc sci Med 18 : 753-756, 1984.
3) 福永幹彦、中井吉英、藤崎和彦、ほか：本学における医療行動科学教育と心身医学．心身医36：268-272，1996．
4) 全国医学部長病院長会議：平成11年度医学教育カリキュラムの現状．2000，572．
5) 西田愼二、所　昭宏、関原ひとみ、ほか：心身医療に求められる卒後教育．日本心療内科学会誌5：213-217，2001．
6) 波多野美佳、鈴木　智、坪井康次：心療内科研修・教育に必要とされているもの；スーパーローテート方式による当科研修医モデルより．日本心療内科学会誌5：219-224，2001．
7) 熊野宏昭、吉内一浩、佐々木直、ほか：東京大学心療内科における卒後教育システム．日本心療内科学会誌5：225-227，2001．
8) 日本心身医学会認定医制度委員会：日本心身医学会認定医制度便覧について．心身医27：277-286，1987．
9) 日本心身医学会教育研修委員会（編）：心身医学の新しい診療指針．心身医31：537-576，1991．
10) 藤田光恵、中井吉英：心身医学の卒後教育；症例検討会のめざす方向性について．心身医38：535-541，1998．
11) Watkins JG : The therapeutic self developing resonance ; Key to effective relationships. Human Science Press, New York, 1978.
12) Balint M：プライマリ・ケアにおける心身医学；バリント・グループの実際．池見酉次郎、ほか（訳），診断と治療社，東京，1985．

V 21世紀の心療内科(学)の役割

8・行動医学

はじめに●●

　疾病における心理的プロセスの影響が医学的に研究されるようになったのは1930年から1940年代にかけてアメリカで始まった心身医学であった。アメリカ心身医学会は、精神分析医や精神生理学者などの基礎的な研究者が中心となって結成され、1939年には学会誌も刊行された。しかし、まもなく特定の心身症や器質的疾患を対象とした精神分析理論に基づく臨床的研究についてはその限界が明らかとなり、今では研究中心の域にとどまっている。これに代わって1970年代に入って精神力動的アプローチにあきたらない人々が学習心理学、条件づけ理論を基盤に、精神内界よりも外に現れる客観的行動を重視しようという動きが盛んとなり、1978年にはYale会議で行動医学(Behavioral medicine)に関する概念が規定された。行動医学とは「健康と病気について、行動科学と生物医学の知識や技術を発展、統合させ、その知識や技術を予防、診断、治療およびリハビリテーションに応用することに関する学際的分野」[1]と定義されている。それ以後、現在に至るまでアメリカでは行動医学への関心が高まり、1979年行動医学会が発足、その後ヨーロッパ国内においても行動医学会が設立され、1990年には国際行動医学会が発足している。

　わが国においては1950年代に九州大学池見酉次郎らによって心身医学が導入され、1960年に日本心身医学会が設立され今日に至っている。初めはアメリカにおけるのと同じように精神分析理論に基づく方法論が主流であったが、各大学に心療内科が設置されるには至っていない。1996年にようやく心療内科という標榜診療科名が承認されたが、心身医学本来の理念に沿った心身医療の臨床への普及は遅々としている。そのような中にあって鹿児島大学グループ(園田、高山、金久ら)は1970年代に既に精神分析理論に基づく臨床に限界を感じて学習(行動)理論を臨床に取り入れている。そして園田らは1978年には行動理論の紹介とその治療技法による臨床治療例からなる「子どもの臨床行動療法」[2]を著し、その後は日常臨床に行動理論の原理と技法を応用(行動医学)した治療例を数多く報告した。1977年田中らによる異型狭心症に自律訓練法を用いた治療例[3]、1978年には野添らが行動療法による神経性食欲不振症の治療例を報告した[4]。近年臨床において、環境の急激な変化や社会の歪み、さらには高齢化の到来による行動依存性疾患が大勢を占めるに至った。これらは多因子から成り立っており、治療における行動論の立場からの心理因子の配慮は必須となる。既に1992年わが国でも日本行動医学会が設立され、国際行動医学会への加盟が承認されている。現在医学・医療の高度化などによる医療費の高騰などが問題となりつつあるが、今後は予防医学や治療医学におけるセルフケア行動の形成など行動医学の役割は一層重要視されていくものと考える。

I 行動医学とは[5]

　行動医学とは医学と健康と疾病の領域に対して、行動心理学の原理と技法を体系的に応用していくことを意味する。行動心理学はもっぱら観察し得る事象を取り扱うが、一方これらの事実と密接な関連を有し、その働きが明らかではあるが観察できない事象、すなわち潜在過程（思考、認知）をも認めている。つまり行動心理学からなる行動療法が不適応行動ないし不安性障害の治療法として用いられるようになったのに対して、行動医学は従来医学的問題とされていた疾病に行動心理学を応用して治療するか、これまでの医学的治療を補完しようとするものである。

❶行動医学の分野[5]

①まず伝統的に医学の分野と考えられてきたいろいろな問題に対して直接介入を目指している領域

　頭痛、本態性高血圧症などは、伝統的には医学的問題とされてきたし、いずれの場合も病態生理学的問題がある。これらが従来からの医学的手段で期待したほどの効果が得られない場合、行動分析のうえ、直接的な心理的介入や行動変容のための技法を用いるか併用することで、今まで以上の効果が期待できる。例えばAさんは慢性の頭痛の際、いつも鎮痛剤を常用していた。行動分析の結果、痛みは忙しさが集中する月末に頻回に出現することが明らかとなった。そこで、月末の仕事は分担し、1人で無理に背負い込まないようにさせたところ、痛みの回数、服薬量ともに減少した。

②標準的な医療行為を容易にし、その効果を強めさせることをねらう領域

　その領域で最も問題となるのは食事や生活様式の変化、服薬の問題などの、いずれであろうと与えられた治療指針をどのようにして患者に納得させ、守り続けさせるかということである。

　例えば、糖尿病患者Bさんは食事コントロールができないため、血糖降下剤の量が年々増えていた。行動分析の結果、診断された当時、既に肥満傾向にあったが、その後も体重は増えていた。彼の食事スタイルは朝、昼はむしろ少な目、その代わり夜はアルコールとともに高カロリー食を好んでいた。そこで夜の摂取カロリーを運動量の多い朝、昼に分散させるように提案、同時に仕事に追われてイライラしやすいことから、自律訓練法を教示した。その結果血糖コントロールは改善、服薬回数も激減した。

③直接的な心理学的介入（バイオフィードバック法）を目指す領域

　バイオフィードバックとは、身体内の生理過程を記録、あるいは表示するために電気的なモニター装置を使うこと、と定義される。すなわち直接とらえにくい自己の生理的変化を知覚しやすい客観的な情報（刺激）に置き換え、その客観的情報を手がかりにしながら、自分自身で自己のさまざまな生理的反応をある程度随意的にコントロールする事を習得する方法である。臨床では、筋電図、体温バイオフィードバックがよく用いられるが、ABPM（Ambulatory blood pressure monitoring；24時間血圧測定）なども含まれる。

　例えば、慢性の痛みを訴えるがストレスは何もないと主張するCさんとの面接は、職場の人間関係の話になると筋電図では興奮、波形が出現、体温は下降した。それらは、心理的要因によること

を患者だけでなく、医師にも気づかせることができたのである。以後リラクセーションを教示しつつバイオフィードバックを用いて心身緊張を低減させると同時に心身相関の気づきを深めていった。

④疾患の予知・予防であり、健康行動を確立し、維持するための領域

21世紀は生活習慣病を中心とする慢性疾患が臨床における主なる問題となる。それらは遺伝子学の発展につれて発症の可能性が予知・予想されることになるので、疾病予防行動や健康行動を習得できればそれらの発症を阻止、あるいは遅らせることもできる。

糖尿病になりやすい素因を有していても体重を標準体重域に維持できれば発症を予防し、気管支喘息で、急性発作に続く重積状態をくり返す例では軽症のうちにステロイド吸入薬を使用するなど、適切な服薬行動を習得させたり、リラクセーション法を教示することで改善が期待できる。

II 学習心理学とは[6]

ここでは代表的な理論だけを紹介する。

❶ 古典的（レスポンデント）条件づけ

これは1つの本能的な反射作用を前提としている。その反射作用は、生まれつき備わっているもので、事実上それに逆らうことはできない。反射作用は、ある一定の刺激が与えられると自動的に起きる。この刺激－反応関係は、生物全体に求められるものである。本能的な反射作用の例としては、次のようなものがある。

・食物を前にすると唾液が出てくる。
・痛みを伴う刺激を与えると、脈拍が増え、汗が出るなどの生理学的反応を起こす。
・医師や血圧計を見るだけで血圧が上昇する（白衣高血圧症）

この自動的に起こる反応を外の無関係な刺激（以下中立刺激と呼ぶ）と結びつけて起こすこともできる。食物を与えるときに、常に同じ音楽を聞かせると、そのうち音楽を聞かせるだけで唾液がでるようになる。これは学習により、条件刺激（音楽）が条件反応を引き起こすという条件反射を身につけたのである。

❷ オペラント条件づけ（道具的条件づけ）

レスポンデント条件づけにより起こる反応は、環境条件を変えるのではなく、多かれ少なかれ、自動的にこの環境条件に左右されて行動が起こる。それゆえ学習する人は非常に受身的である。それに対しオペラント（道具的）行動は環境そのものを変える。オペラントと呼ばれるのは、ある結果（報酬や罰せられずにすむこと）を得るための道具として行動が行われるからである。もちろんその際、得られた結果により、その後の行動が変化する。希望する結果が得られた場合には、その後同じ行動が今までどおり、あるいはそれ以上の頻度で行われる。反対に、希望する結果が得られないとその後は違った行動を取るようになる。

❸社会的学習理論（モデリング理論）[7]

上記の2つの理論が、動物実験によって構築された学習理論であるのに対し、本理論はもっぱら人間を対象にして発展してきた学習理論である。モデリング理論に基づく学習をモデリング学習、観察学習、模擬学習とも呼ぶ。

人（観察者）は他人（モデル）の行動を観察することで、他人と同じような行動を習得できるものである。情動反応も他人の快的、または苦痛な反応をみることで同様の反応が生じる。また、それとは逆に、恐怖や不安に基づく回避行動をとる者も、他人がなんら障害もなくその恐怖対象へ接近していく行動をただ観察することで、その人の回避行動は消失しうる。そして他人が罰を受けている行動をみることで、やはり観察者のその種の行動は抑制・制止されるのである。このような過程を通じて学習された行動は、そこに強化が与えられ、その人が動機づけられると、その行動は促進される。モデルの行動を現実に直接見聞きする場合と同様に、映画、テレビ、写真などで間接的にみることでも、観察者の行動に影響を与えるものである。なおモデリングを通して人の行動が変容される過程については社会的学習理論（A／バンデュラ著）[7]を参照されたい。

❹認知理論

行動理論がかかえている共通の課題として人間の行動を理解するにあたっては、もっと内部刺激としての環境、つまり「認知」の役割を重視する必要がある。

認知過程または認知とは、個人の行動に対する個人内部のさまざまな影響の過程を意味している。それは知覚、信条、思考、心象、情報処理の体系（符号化、検索など）である[7]。このような認知的変数が行動の変容に及ぼす機能を重視し、行動を変化させるには、この認知的変数の変化が不可欠であるとしている。

III 臨床における行動医学 －行動分析について[2]－

行動医学的アプローチに際してまず重要なことは、行動分析を適格に行うことである。以下4つの項目について解説する。

❶標的行動(Target Behavior)を明確にしたうえで、治療目標(goal of treatment)を設定する

問題（標的）行動の詳細な分析と患者環境間の相互作用の詳細な分析が重要である。この分析に際しては、観察できるもの、測定できる者を重視する。大事なことは、患者にいつ、どういう状況のもとで問題行動をしたかを認識させることである。

例えばパーソナリティが強迫的であるDさん（39歳）男性は、胸痛を訴えて頻回に来院している。はじめは強迫神経症的訴えと判断して抗不安薬などを投与していた。それでも問題行動（胸痛）が続くのでどのような状況で起こるかを記録させた。その結果、胸痛はトイレで力んだとき、冬の寒い朝、寒風にさらされたとき、夜明け前に多く、持続時間は約3分かあるいは15分間であった。通常

の狭心症にしては持続時間が長く思われたが、狭心症が否定できないとして心電図を装着した。その結果、夜明け前トイレに行った直後、胸痛が出現、心電図上ではST変化などの狭心症所見が出現していた。そこで問題（標的）行動として胸痛に対しては薬物療法に加えてリラクセーションなどを習得させた。

❷ その問題行動は、どのような場合でどんな刺激（または強化刺激）で生じたかを見い出すこと

　一般的に問題行動はそれに先行する刺激によって生じたのか（レスポンデント行動）、それともそれに随伴する結果によって生じたのか（オペラント行動）を検討しなければならない。

　例えばトンネル（刺激）を目前に起こる頻脈発作はレスポンド行動、頭痛を訴えることで母親に学校を休ませてもらえる（後続刺激）場合、オペラント行動である。レスポンド行動の場合、この刺激（トンネル）—反応（頻脈発作）分析により、その反応を誘発している刺激が見い出される。それは普通、その人物以外から与えられる一定の状況や他人の行動などである場合が多い。けれども、「その人物の内部」から出てくる思想、考え、感覚などが刺激になっていることもある。オペラント行動の場合は、この分析により、問題行動が強化されている状況（弁別刺激）を見つけ出すことができる（弁別刺激—あるオペラント行動をとると、それに強化が与えられるという刺激を弁別刺激という）。

❸ その問題行動ないし症状は、現在どのような刺激（または強化刺激）によって持続しているかを見い出すこと

　発症時に関与した刺激が、現在もその問題行動を持続させている場合もあるし、また、それとは別の刺激によってそれが持続されていることもある。レスポンデントの原理で発症した行動が、その後オペラントの原理で強化持続されていることもある。治療という立場からみれば、現在の問題行動を持続させている刺激を最も重視すべきである。要するに、その問題行動は先行刺激によって、または後続刺激（オペラント強化）によって持続しているのか、それとも不安のような媒介変数が介在して持続しているのかを慎重に見極めた上で、それらを適切に操作することである。これらに関する情報は、一般に本人およびその保護者や周囲の者との面接や心理テストなどで得ることができる。

　医療的疾患の場合、レスポンデント行動として発症した後、オペラント行動として持続しやすい。例えば、職場での対人関係に悩まされ続けていたある日、激しい頭痛が出現し、早退した患者がいたとしよう。彼の頭痛はレスポンデント行動として起こったのであるが、しばらくすると「今日は頭痛がするから早退させて下さい」と訴えることが多くなった。彼は過緊張・疲労状態になくとも対人関係でイライラしたときの軽い心理的刺激で、頭痛がすると訴えれば早退できる（オペラント行動）ことを学習したのである。

❹ その問題行動を変容させるには、どのような技法を用いたらよいかを決定する

　行動療法では、ある問題行動にはある特定の治療技法を適用するという決まりきった組合わせはない。適切な行動分析を通じて初めて適格な技法の選択ができるのである。臨床的には、ただ単独

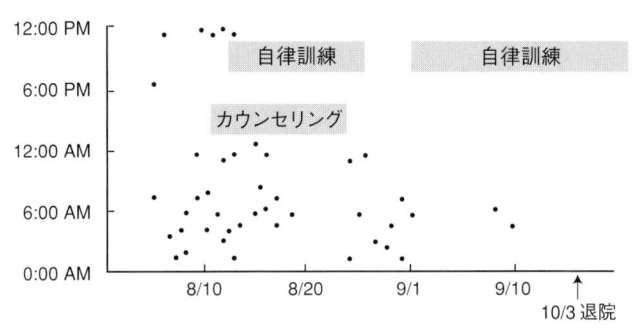

図1／自律訓練法による狭心症発作の消失(56歳、女性)
自律訓練法を一時中断すると発作の再現をみたが、再開することにより
発作の軽減・消失をみた。

の技法を用いるというよりも、いくつかの技法を併用する場合が多い。特に行動医学の場合、医学的問題が明確な場合、それらの治療が優先されることが多い。基本的には、①不適応行動の減弱、消失、②適応行動の形成、増進、を意図するための技法の活用ということになる。同一人物に種々の問題行動(症状)がある場合、そのどれから治療に着手するか、治療期間・間隔・回数・治療場所なども、この段階で決めることになる。

　人間の問題行動はその人を取り巻く環境条件ばかりでなく、その人の生物学的要因やその事態での生理的条件、さらには過去の学習などが相互に関与している。もちろん、問題行動が器質的要因によるものかどうかをチェックしておくことは前提条件である。主なる技法としてはオペラント条件づけ療法、嫌悪療法、バイオフィードバック法、自己コントロール法、行動論的カウンセリング、系統的脱感作法、刺激統制法、モデリング法などがある。臨床において医学的治療にもかかわらず病状が慢性・遷延化している場合、それらの打開を目指した行動変容や、環境的要因を重視するということになる。

　ここで行動医学的アプローチによる症例を呈する。患者は56歳の女性、2年前心不全の診断で入院した際陳旧性心筋梗塞があり、心室瘤を形成していた。患者にはいつ心筋梗塞が発症したかの自覚はなかった。入院後、抗不整脈剤の服用にもかかわらず、毎晩のように心室性頻脈発作が出現、そのたびに抗不整脈薬を静注していた。約3カ月後、行動分析の結果、患者は発作に対する予期不安が強く、心身とも不安、緊張の状態にあることが明らかになった。そこで自律訓練法を教示したところ、約2週間後より次第に発作の回数が減少し消失した(図1)。

　本例など器質的障害の重篤さから、行動医学的アプローチが有効かどうか疑問であったが発作は急速に消退、しばらくすると発作が出てもすぐ自律訓練法を開始することで正常調律へと回復可能になった。

IV　今後の課題

　われわれは1980年前後から、内科領域におけるさまざまな疾患、高血圧症、肥満性、気管支喘息、潰瘍性大腸炎、摂食障害、慢性疼痛などで通常の治療に抵抗し、遷延化した症例への行動療法

を行ってきた。その結果、予想以上の治療効果が得られ、また、長期予後も良好なことを確認し得ている[8]。注目されることは、疾病の改善、悪化に関与する行動変容法を習得できた例では行動医学的にアプローチされる前に比して、長期に経過がよく、それらは医療効率の面で極めて大きいことになる。症例のなかでは以後まったく薬物を必要としなくなった例もあるが、入院回数や薬物使用量の減少は明らかであった。

このように行動医学的アプローチによる多面的方法は有用ではあるが、予防医学においてはともかく、現在の医療システムでは日常診療への普及には限界がある。

患者を含めた多くは、疾患への行動的関与をすぐには認めたがらない。これらは医療の高度化が進んでいるなか、やむを得ないが、疾病構造の変化が著しい現在、セルフケア行動の確立が何よりも基本であることの理解を含めていく必要がある。最近監訳出版された行動医学の臨床―予防からリハビリテーション[9]―をみても、わが国のように臨床心理士の役割が制度化されていない現状で実際的な臨床応用には厳しいものがある。

行動医学は多面的アプローチが基本であり、1つの技法、例えばバイオフィードバック法を用いるだけで病気が改善することは決してない。行動論的カウンセリング法による誤った認知の修正には多くの時間を要し、行動修正を妨げる環境条件とのかかわりの問題も無視できない。行動医学の効果は明らかであるが、その普及にあたっては生物心理社会モデルによる医学の在り方など医学教育における普及もまた重要であると考える。

（兒島真哉、野添新一）

● 文献

1) Chwartz GE, Weirs SM: Behavior medicine revisited; An amented definition. Journal of Behavioral Medicine 1, 249-251, 1978.
2) 園田順一、高山 巌：子どもの臨床行動療法．川島書店、東京、1978.
3) 田中弘允、有馬新一、西 征二、ほか：異型狭心症と自律訓練法．臨床と研究 54(9)、43-49、1977.
4) 野添新一：オペラント条件づけ療法による神経性食欲不振症の治療．異常行動研究会誌 14：38-41、1974.
5) Williams R, Gentry WD：新しい治療法としての行動医学．日野原重明、篠田知璋(監訳)、医学書院、東京、1981.
6) N・ホフマン、M・フレーゼ：行動療法の理論と実際．京都と国際社会福祉センター(訳)、p25-29、ルガール社、1978.
7) A・バンデュラ：社会的学習理論．原野広大郎(監訳)、金子書房、東京、1979.
8) 野添新一：臨床経済学；臨床経済学的に見た心身医学的治療．最新心身医学 50-55、2000.
9) Pearce S, Wardle J：行動医学の臨床；予防からリハビリテーションまで．山上敏子(監訳)、二瓶社、東京、1995.

V 21世紀の心療内科（学）の役割

9・心身症とチーム医療

はじめに●●

　心身症は心と身体の両面から治療することが必要であるが、心と身体は不可分で密接に絡み合っているため、統合的な治療を行う立場からは1人の治療者による治療が望ましいとも考えられる。しかし、現実的には時間やエネルギーの制約や限界があることで複数の治療者がかかわることが少なくない。また1人の治療者がかかわるよりも成果が上がるという意味で、積極的に複数の治療者が役割を分担してかかわる場合も多い。

　心療内科領域では主治医が心身両面からかかわり、さらにパラメディカルスタッフが心理的な側面を補う治療形態をとり、心身両面を統合的に取り扱う治療チームを組むことが多い。

　ここでは主に主治医と心理士の組み合わせで行うチーム医療について述べるが、主治医と看護師や作業療法士やケースワーカーの組み合わせになることも多い。

I　チームを組む治療

　チームで治療に取り組むことが必要な状況とは、まず第一に治療者1人では時間やエネルギーの制約があり治療的進展が遅い場合である。この背景には医療場面での医師の忙しさがある。心身医学的治療の場合は内科的な治療と同時に心理的な治療が行われるが、初診の場合心理療法を行うための情報収集はスムーズに行える場合でも1時間程度は必要である。また患者に必要な心理療法を行う場合も30分〜1時間の治療時間が必要である。

　そのため患者数が多い外来では、チームでの治療を行うことが多い。ここでは医師が管理医として責任をもって患者を心身両面から管理する。心理士は患者の治療に必要な情報収集や技法を提供する。一般的に主治医は治療方針を示し、心理士はそれに沿って必要な心理療法を行う。患者の症状が軽快する見通しが立てば、心理士がかなりのイニシアティブをもって心理療法を進めることが可能であるが、症状の変動があるため主治医と密接な連絡をとることは不可欠である。

　患者の立場からは、治療者の役割が比較的はっきりしているために治療の混乱は起こりにくい。心身両面での治療に必要なことは主治医に、心理的な細かいことや具体あるいは感情的な事柄は心理士に、という構造である。主治医は内科的な治療を行いつつ指示的に、心理士は受容的に、という形態になることが多い。

　診療時の医師の忙しさや、患者からは医師にはたずねるものではないという先入観などのために主治医に遠慮して聞けないことや、治療や投薬に対する当惑や不安や不満、主治医に対する肯定的あるいは否定的感情などについて患者が心理士に話すことはよく認められる。治療や治療関係に伴って生ずる患者自身や家族のさまざまな不安や不満や複雑な感情を、治療の枠に入れ込むことで適

253

切な治療が進展する。治療に伴う感情の処理や患者と主治医との治療関係を円滑にすることもチームを組む心理士の役割といえる。

症例

多彩な自律神経失調症状と失声を訴えた中年の女性患者の場合。

患者の症状の背景に家庭や職場での過剰適応傾向と抑圧された攻撃的感情が認められた。患者は症状のために会話が不可能であり、当初の治療は筆談で長時間を要したこと、自律性中和ないしは催眠による治療が適応と考えられたためチームでの治療が導入された。主治医は必要に応じて内科的な診察と身体疾患の除外と保証、および抑うつや攻撃的感情による症状の増悪とそれに伴うとらわれや不安に対する診察と投薬、また症状を含めた心身両面での全体的なフォローを行い、心理士が心理療法を行った。心理的な問題が身体化しやすかったことに加え、身体症状の増悪がとらわれや不安を惹起しさらに症状が増悪する傾向が認められたため、主治医の診察が心理療法を進めるうえでの安心感とモチベーションの維持を提供し、心理士の自律性中和を主体とした心理療法もスムーズに進展した。その結果失声症状は消失した。

II 複数の治療者がかかわることが必要あるいは効果的な場合

一般的に、患者に対して主治医が責任をもち心身医学的治療を行う場合には、治療関係が患者にとっては上下関係になりやすい。主治医は患者の感情や心理面に焦点を当てて受容する姿勢を示しつつも、治療を進展させ管理する立場からは問題点の明確化や直視を促し、そのために必要な制限などを行う。これは厳しくて頑固な治療者像とそれに対する反発を生み出しやすい。

また治療関係に親子関係が再現され、主治医に対する依存欲求や過剰適応傾向、あるいは攻撃的感情が向けられる場合もある。

患者のこのような感情が主治医に表出され、うまく処理されれば治療関係は安定し、治療目標に向けて患者と治療者の共同作業が行われる。しかし直視への抵抗や制限への反発、主治医への過度の肯定的感情や否定的感情、また感情の言語化や気づきの欠しさなどが認められる症例では治療的な進展がみられない場合も多い。

このようなときにはチームを組み治療関係の確立や修復を図ること、あるいは新たな治療技法を導入することが必要である。ここでは医師と心理士が役割を分担して治療に当たる。身体的な管理はIと同様に主治医が行うが、心理的な側面においての主治医のかかわりの比重が大きくなり、チームを組むことが積極的な意味をもつ。例えば主治医が父性的で管理的な役割を取り、心理士が母性的で受容的な役割を取る場合や、主治医が言語的な治療を受け持ち、心理士が非言語的な治療を受けもつ場合がこれに当たる。

チームでの役割の分担の例としては、治療者の父性的管理的対応と母性的受容的対応との組み合わせが挙げられる。治療の対象となる領域の分担としては、患者の思考や行動などの領域と感情や情動などの領域、あるいは言語的な領域と非言語的領域の分担が挙げられる。また治療技法の組み

合わせとしては言語を主体とした面接療法にプレイや箱庭や描画や作業療法やリラクセーションなどの治療技法を組み合わせる場合がある。

　分担の基本にある考え方は治療者が相補的な組み合わせになることである。一方の治療者が父性的な役割をとれば、他方は自ずから母性的な役割をとる。

　ここで重要なことは世間的な先入観にとらわれないことである。一般的には医師や男性が管理的父性的役割を取り、心理士や女性が受容的母性的役割を取ることが多い。しかしチームとしての機能を考えた場合は、役割は固定的ではなく患者の状態や治療の進展や一方の治療者と患者との関係を考慮して柔軟に変容させることが必要である。

　基本的信頼感に乏しい患者の場合には、スキンシップも含めて再養育的なかかわり方が必要になることがある。母性的な役割を引き受ける治療者の性別や年齢は、患者の性別や年齢や治療関係で生じると予想される転移に伴う問題によって左右される。性別や年齢などで主治医が母性的な役割を取ることに抵抗や治療上の問題が生じる可能性があるときにはほかのスタッフ（指導医や心理士や看護師など）がその役割を受け持つことになる。

　父性的な役割を引き受ける治療者にも同じことがいえる。治療的な信頼関係を確立するために主治医はまず受容的に患者に接することが基本になる。このような場合には父性的な役割を指導医や心理士、時には管理的な側面で看護師が受け持つこともある。

　治療者としては分担する役割が必要以上に重ならないように、また情報を交換して互いに相補的に作用するように留意することが必要である。役割やかかわる領域や治療技法は現実的には重なることが多い。例えば父性的な役割を基本にしていても母性的なかかわり方が必要な場面は多い。治療チーム全体としての父性と母性のバランスをはかること、各自の基本的な役割をベースにもっておくこと、治療状況とチームを組んでいる相手の役割の変動に合わせて流動的かつ相補的になるように配慮しながら、さまざまな役割がこなせるように工夫することが大切である。

　患者の立場からは治療者の役割の重複や曖昧さが認められる場合は混乱しやすい。患者が双方の治療者をどうとらえているかを確認しておくことが必要である。治療者が提供しているつもりのものと患者が受け取っているものが異なることがある。治療者は母性的受容的に接しているつもりでも、患者は受容されていないと感じていることも多い。

❶症例

1型糖尿病と摂食障害の若年の女性。

　糖尿病のコントロールのための過剰な節食後の過食の背景にある問題点として、両親に対する幼少期からの過剰適応傾向、職場での孤立化や不適応感と失感情傾向が認められた。面接場面での言語を媒体にした感情の表出が困難であったため、チームを組み箱庭療法を導入して感情の表出を図った。男性の主治医が父性的管理的な役割を取り現実や症状のコントロールについての直面化を促し、女性の心理士が母性的受容的な役割を取り失感情傾向の緩和を促した。また治療の領域としては主治医が主に意識的言語的な領域を、心理士が箱庭や夢などの非言語的感情的な領域を受け持った。治療の進展に伴い、患者の箱庭での表現や夢に感情が豊かに表現されるようになった。一時期

豊かになった空想の世界への逃避と症候移動による症状の増悪が認められたが、患者に対して主治医が現実の直視を促すことにより徐々に逃避傾向と症状の増悪は解消した。この症例では治療者が相補的に作用したことが有効であったと考えられる。

III 集団としての治療チーム

　IとIIで述べたチームは、ある程度固定したスタッフが個人療法的な治療者として患者にかかわっているが、実際には多くの医師や看護師やほかの職種のスタッフやほかの患者などを含めた集団が患者に影響を及ぼし治療的にかかわっている。

　そこで患者を取り巻く集団を必要に応じて治療チームとして機能させる視点が出てくる。患者がかかわりをもち、自分の感情を投影する対象を治療の枠組みの中に入れ、治療チームとして機能させるという視点である。

　1人の治療者が患者と接する時間は限られている。また患者は治療者やそのほかの相手に合わせて異なる顔をみせる。例えば入院中の患者は主治医や担当の心理士にみせる顔とは異なった顔を看護師やほかのスタッフにみせる。看護師は患者に接する機会が多いことや患者の身体のケアをすることで患者が退行しやすいために幼児的な欲求の表出の対象になることが多い。治療者に対する依存欲求や反抗的な感情や両価的な感情などは看護師にも向けられる。身近で具体的な言動のやり取りを通して、患者は看護師やほかのスタッフにもさまざまな気持ちを投影する。病棟では退行していてもリハビリや事務手続きの場面では現実的な対応がしっかりできているときもある。さまざまな状況の治療チーム内で起こる出来事やトラブルには患者の問題が集約されている。治療者はそれを治療的に取りあげることが大切である。

　この根底には基本的に次のような考え方がある。心理的に影響を受ける患者の病気は家族や学校や職場や友人などのさまざまな人間の集団の中で生じる。したがって治療における集団の要素は非常に重要になってくる。1対1の関係での問題は前述のIとIIの治療関係で取り扱える。しかし1対1の関係では顕在化しない問題が、3人以上の集団になると顕在化することはよく観察される。このことから患者の問題の観察は複数の人間がかかわる集団でも行われることが必要になる。患者を含めた治療チームという集団は患者の症状や問題を観察し、かつ治療するという意味において極めて重要である。治療チームは各自のかかわりの中で患者の観察が行える。また各自のかかわり方で患者に望ましい形で治療的にかかわることができる。

　例えば患者とスタッフとのトラブルには、双方の主観的な認知や不適切な対処の仕方などの問題が集約されている。患者とスタッフとの関係を治療チームの枠に入れて問題の所在を明らかにし、適切に処理することで治療が進展することが多い。トラブルが起こることや患者から否定的な感情をぶつけられることを治療スタッフとして受け入れることは容易ではないことも多い。しかしトラブルが治療の転機になる。問題を明確にし、不適切な認知や行動を自覚し、適切なものに修正していくきっかけにできるからである。

　トラブルを解決する過程で患者理解と治療スタッフの自己理解が進む。その後はむしろ望ましい

対応ができることが多い。トラブルを取りあげることで、患者だけではなくスタッフの行動や思考や認知などの問題が自覚できる。それを修正できれば治療者としての成長につながる。

この集団が家族や友人などの現実場面での集団である場合は、観察された事柄を取りあげることで症状が発現した場での問題を直接修正することができる。ここでは家族を治療チームの構成員にできる。そのために必要があれば治療スタッフが家族をサポートする面接を行うこともある。

ところでこのような複数の治療者がチームとしてかかわる場合は、治療全体の方向性を見定めたうえで各々の役割をうまく統合してチームをまとめるリーダーが必要になる。特に心身医学的治療の場では、症状に対して心身両面の治療が同時に密接に絡み合いながら行われることが不可欠であるため、医師がリーダーシップをとることが多い。しかもチームがうまく機能するためには、各自の役割やかかわりを尊重し独自性が発揮できるようにまとめるリーダーが望まれる。

しかし患者の理解に対する見解の相違や立場や役割の違いによる不満や対立や競争や分裂が起る可能性がある。チームをうまく機能させるための情報の交換や患者やスタッフのプライバシーの尊重、スタッフの感情の表出やチーム内で起きていることの理解をスタッフが心がけることが必要である。

また民主的とはいえチームをまとめるためには父性的管理的な対応が要求される。一方にチーム内の調節を図る受容的潤滑油的な役割も必要である。患者に対する治療チームと同様にチームの維持のためのスタッフの役割分化も考慮することが大切である。

❶症例

咳喘息の中年の女性。

幼少期の同胞葛藤、依存欲求や攻撃的感情の抑圧、過剰適応傾向が認められた。小さいときのことが面接で話題になり、過剰に適応する前の、感情が素直に表現できる小さな女の子がイメージの中に出現した。治療セッションで自分の中の小さな女の子を投影した人形を作り、患者が人形を可愛がり育てることを通して患者の満たされなかった依存欲求を間接的に満たすよう働きかけた。さらに患者に対して、本当は相手に言いたいのにいえないこと(肯定的、否定的感情も含めて)を人形を通して言えるように自己主張の訓練も促した。医師、心理士、看護師、同室者、清掃スタッフなど多くのスタッフが治療チームとして機能し、患者の中の小さな女の子である人形を可愛がり、間接的に患者の依存欲求を満たすとともに、適切な感情表現と自己主張を促す役割を取った。否定的感情がスタッフに向けられたときにはその背景にある患者とスタッフの問題をチームの中で取りあげ、問題の処理を通して患者もスタッフも自他の理解が深まり適切な対応ができるように心がけた。チームの中で指導医と主治医はリーダーとして治療全体をまとめ、症状の背景にある依存欲求やそれが満たされないことによる攻撃的感情の直視や発散についての面接を進めた。心理士はほかのスタッフと共同で患者の依存欲求や感情の表出を受け持った。この症例では治療チームの枠とスタッフの役割を治療の流れに合わせて柔軟に変化させること、また複雑になりがちな患者とチームスタッフ間、チームスタッフ相互の関係をリーダー的な役割を取るスタッフが調節することが重要であった。

Ⅳ　チームを組むときの注意点

　スタッフはチームの一員として自分やほかのスタッフが受け持つ役割や担当領域を確認することが必要である。役割や担当領域は明確に分けられるものではないので、情報交換を密にして自分の立場を柔軟に変化させることが要求される。スタッフにはそれぞれの性格や行動パターンがあるが、治療上では多くの役割をこなせることが役に立つ。リーダーであっても時に従うことや妥協が必要だし、リーダーでなくても現実に対応するスタッフがいなければリーダーシップを発揮せねばならない。治療は流動的で不測の事態も多いからである。

　チーム治療で問題になることはチーム内の対立、競争、混乱、分裂などである。これは境界例などの患者の操作に巻き込まれる場合とチームスタッフ自身の問題が大きい場合とが考えられる。

　患者の内面の投影によるチームの分裂があると、チームスタッフ相互の負担も大きくなる。医師と看護師、医師と心理士の対立や分裂はよく観察される。このようなことがあることを知っておくこと、またスタッフの感情を表出できる場をつくること、患者を巡ってチーム内に起こっていることを客観的に整理する眼をもつことが必要である。チームスタッフが感じる否定的感情は患者の問題点の反映でもある。スタッフがこの感情をチーム内で検討し処理することができれば患者の問題点の解消にもつながる。チーム内での処理が困難なときは精神科へのコンサルトや連携も必要になる。

　また患者の問題だけでなく、治療スタッフ自身の集団内での適応が問題になることもある。スタッフ自身の問題を自覚することも必要である。

まとめ●●●

　患者の心と身体、複雑な病理、患者の家族などを統合的にみていくときに、チームでの治療は1人の治療者では不可能な治療を可能にする。しかしチームをうまく機能させるときには、チームメンバー相互の独自性の尊重と各自の協調性、そしてチーム内のコミュニケーション、情報の共有とプライバシーの尊重、チームメンバーのストレス対処、患者の病理の反映を整理する視点、チーム内の混乱の原因への理解と対処などへの配慮が必要である。

　配慮の基本にあることは、患者がよくなるためには治療チームとして何ができるかという原点にいつも立ち戻ることである。

〔荒木登茂子〕

●参考文献

1）吉松和哉：チームアプローチ．臨床心理学体系，第7巻，p273-289　金子書房，東京，1990．
2）柏木哲夫：死の臨床におけるチームアプローチとホスピスの役割．心身医　22(6)：511-516,1982．
3）柏木哲夫：チーム医療とコミュニケーション．死にゆく患者の心に聴く，p192-214　中山書店，東京，1996．
4）A・フランシス，J・クラ・キン，S・ペリー：治療の形態．精神科鑑別治療学，高石昇（監訳），p53-92，星和書店，東京，1989．

5）長尾　博：病院心理臨床家の院内の人間関係．病院心理臨床入門，p143-158，ナカニシヤ出版，京都，1992．
6）牛島定信：プライマリケアにおける精神分析の役割．日本心療内科学会誌　5(2)：35-39，2001．
7）野田敏之：心身症のチーム医療．心身医学標準テキスト，p26-29，医学書院，東京，1996．
8）成田義弘（監修），矢永由里子（編）：医療のなかの心理臨床．新曜社，東京，2001．
9）Kaleb L : Professional competency in community psychiatry -the role of the psychologist. Med Arh 53 (3) : 151-152, 1999.
10）Eppard J, Anderson J : Emergency psychiatric assessment ; the nurse, psychiatrist, and counselor roles during the process. J psychosoc Nurs Ment Health Serv 33 (10) : 17-23, 1995.

V 21世紀の心療内科(学)の役割

10・包括的疼痛治療(ペインセンター)

はじめに●●

　日常診療においては、痛みの専門家でなくとも、多数の疼痛患者を治療しているものと思われる。胃潰瘍、頭痛、腰痛、心筋梗塞、関節リウマチ、がん性疼痛などの疾患を挙げれば、急性であれ慢性であれ痛みを主訴とする場合が多い。考えてみれば、疼痛とはさまざまな疾患に伴って発生することがわかる。さらに、医療は日々高度化しており、個々の疼痛といった症状をより多方面から専門的にとらえて考察する必要性が増している。疼痛に限らず、より多数の治療者が共同して治療にかかわることが現代医療の実情といえる。こうした医療の専門分化的発展は、人をトータルに診るという理想に対して、臓器医療などと皮肉られることもあるのだが、実際に人は単なる臓器の組み合わせではなく、個性を有する複合体である。したがって、現代医療の専門分化的発展が必然である以上、複数の専門治療者が横の連携を強め、包括的な病態把握を心がけることがますます重要になってくると思われる。

　わが国の医療制度は、各医療科の横の連携が乏しいことがしばしば指摘される。今回述べる疼痛治療においても、米国のペインセンターに代表されるように横の連携を意識した医療形態の必要性が問われている。しかし、社会・文化的背景など、さまざまな要因により、米国型のペインセンターがわが国にそのまま当てはめるのがよいとはいえない。この章では、疼痛における包括的治療の重要性について概要を示し、私見ながら21世紀の心療内科医の役割を述べてみたい。

I 包括的医療の必要性

❶Multidisciplinary approachの方向性

　がん性疼痛において世界保健機関(WHO)による治療指針では、がん患者はどの病期においても痛みに対して十分な治療を受ける必要があることが確認されている。この治療指針が検討される段階で、麻酔科、神経内科、脳神経外科、腫瘍学、薬理学、心理学、外科学、看護学の専門家によっての協議が行われている。このことは、痛みが多面的な治療を要することを意味している。実践において、例えば、Bonicaによって開設されたUniversity of Washingtonのペインクリニックは、慢性疼痛の治療を通して、いくつかの科が連携して治療するmultidisciplinary approachの必要性から創設されたといわれている[1]。もちろん、このアプローチは慢性疼痛に対してだけの特殊な治療法ではなくなり、特に高度医療機関では、複雑な病態を示し治療が困難な生活習慣病のほとんどに対してmultidisciplinary approachを行うようになっているという[2]。医療の高度専門分化が進んで生じた弊害を補完するために、横の連携が必然的に強化されたためなのかもしれない。しかし、

結果的に病因に付随する心理的背景や社会文化的背景などを考慮することもより重要になってきている。さらに、医者だけでなくコメディカルとの連携をしながら治療するmultidisciplinaryの方向性は、今後もますます強化されていくと思われる。

❷ 米国におけるペインセンター

Multidisciplinary approachを慢性疼痛治療において実践しているMultidisciplinary Pain Centerは、治療の主体となる専門科によって施設に特徴が出ている。例えば、University of Washingtonのペインクリニックは、麻酔科的治療の占める割合が相対的に多くなっている。しかし、共通しているのは、基本的にほかの医療機関から紹介される患者のみが受診できる高次医療機関に位置づけられ、一般的な治療が無効であった患者が大部分を占めるという点である。そして、治療としては、痛みそのものを除去するのではなく、患者の日常生活を阻害している疼痛行動の軽減を目標としている。そのために、オペラント条件づけに基づいた認知行動療法を治療の基本方針として、さまざまな職種が共同したチーム医療を行っているのである。ここにおける慢性疼痛とは、現時点の医学的判断では、痛みの原因となる組織の障害や病態が消失しているにもかかわらず、疼痛行動が遷延している病態を指している。この疼痛行動については、後で説明を加える。

❸ わが国の現状

わが国の医療システムの現状は、各科の横の連携がスムーズであるとは言い難く、縦社会的傾向が強いといえる。わが国では社会保険制度が整備されているため、医療者側が横の連携を密に取らなくとも、患者サイドが自らの足で不十分な点を補ってきたのかもしれない。言い換えれば、患者が多数の医療機関を受診するという行為で、医療者側の横の連携不足を補足していると考えられる。セカンドオピニオンという視点では、多数の医療機関を受診しやすい制度と評価できる側面もあろうが、本来ならば医療者側のより進んだ情報交換や開示が前提であるのはいうまでもない。したがって、患者が同じ検査を何度も受ける割に、その結果が医療機関同士で交換されることは少なく、患者自らが曖昧な情報を医療機関に伝えるといった効率性の悪いものになっている。今日までは、他国に比べて充実したわが国の社会保険制度のおかげで、効率性の悪い点を差し引いてもよい医療制度と評価できたのかもしれないが、医療費の高騰が叫ばれる中で縦社会的医療システムの変革が迫られている。

患者サイドが医療機関を過剰にワンダリングすることなく、自己責任による選択の有用性を発揮するには、医療者側のさらなる情報開示が必須であり、そのためにより多数の情報を効率的に提示できる体制としてmultidisciplinary approachの方向性が重要となる。しかしながら、結論的には、現時点においてわが国では、今述べた保険診療体制の違いや人的資源不足などの問題[2]のため、米国と同様なMultidisciplinary Pain Centerの導入は難しい。わが国にあった包括的疼痛治療の在り方が模索されている段階といえる。

II 包括的医療の再検討

① 包括的疼痛医療の意味するもの

　実際には、米国においてペインセンターで治療を受けられるのが社会的に上層クラスの人々に限られる点など、必ずしもわが国より優位な医療制度といえるものではない。したがって、multidisciplinary approachや集学的チーム医療、包括的医療などの言葉は、完全な理想的医療という意味ではなく、より理想をめざす一時的な代替名詞と考えた方がよいのではないかと思われる。医療制度や文化的な背景などの違いに応じ、multidisciplinaryや包括的という言葉が意味するものも少しずつ異なったものになるであろうし、その時代にあった言い方が出てくるかもしれない。また、その言葉を使用する医師やコメディカル、そして施設による解釈の仕方に注意を払うべきである[3]。

　「包括的」の解釈を深めるとともに、「疼痛」の解釈についても見直しておく必要がある。児島[4]は、急性疼痛と慢性疼痛とを同一時間軸上に連続するものとして、図1のようなモデルを示している。疼痛発症時には、生理学的レベル、すなわち病因と疼痛の関連性が明らかであり、治療においても生理学的理論に沿った治療で完結しやすい。一方、時間を経るにつれ、疼痛は患者の内的および外的な生活全般の中に組み込まれていくことになり、さまざまな意味が付与されることになる。この時点で、器質的病因が明確にできない慢性疼痛と呼ばれる病態では、個々の患者の生活と疼痛が相互にどのように影響しあっているかの評価が重要となってくる。すなわち、患者に知覚された疼痛の心理社会的な体験のされ方や意味づけを評価していくことが大切になる。

　Kleinmann Aは、「"疾病"とは、生物学的プロセスと心理学的プロセスの両方あるいは一方の機能不全を指す。それに対し、"病い"とは、知覚された疾病の心理社会的な体験のされ方や意味づけを指す」述べている[5]。疼痛に当てはめれば、"疾病"は急性疼痛に、"病い"とは慢性疼痛の病態に近い概念ともいえる*。すなわち、包括的疼痛医療とは、「病いの医療」といった呼び方もできる幅広い概念かと思われる。また、慢性疼痛において、知覚された疾病の心理社会的な体験のされ方や意味づけを理解することとは、刺激─反応の枠組みで人間の痛み行動を理解しようとした「疼痛行動」と同様な概念でもある。

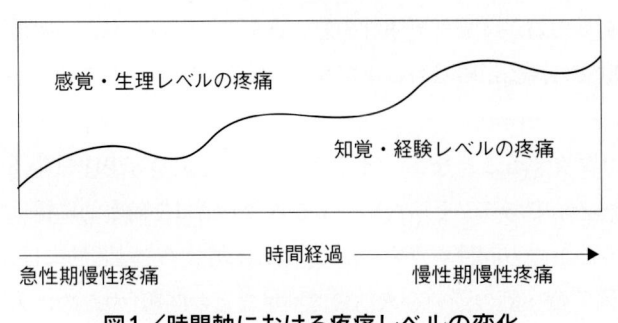

図1／時間軸における疼痛レベルの変化
（児島達美,1994より引用,改編）

＊：実際には急性疼痛でにおいても"病い"としての考慮も必要だが、急性の病態は"疾病"と簡略的に捉えて治療した方が早いことが多い。例えば病変部位を切除するといった思考である。

❷ 多面的な慢性疼痛

① 慢性疼痛の捉え方

　ここで慢性疼痛の診断基準を再確認しておく必要がある[6]。私的には、慢性疼痛とはDSM-Ⅲ-Rの身体表現性疼痛障害の如く、「少なくとも6カ月以上の痛みへのとらわれ」という中立的な基準がふさわしいと考えている。この曖昧な定義がゆえに治療方針上で役立つことは少ないが、痛みと器質的病因の関係がはっきりしない病態を慢性疼痛と呼ぶわけであるから、心理的要因などの曖昧な規定因子も入らない方がよいと思う。一方、新しい定義にあたるDSM-Ⅳの疼痛性障害をみて、より客観的診断基準に進歩したように感じられるかもしれないが、「重篤である」「著しい苦痛」「重要な役割」などの言葉に注意すると、これらはすべて主観的のものの見方であり、患者と治療者の関係性によって大きく変わりうるものである。

　例えば、ある慢性疼痛患者がいたとするが、医師が診ると「難治」症例であった。一方、看護師がみれば「甘え」、心理士が診れば「退行」、家族からみれば「医療被害者」という意見であった。患者本人は「痛みの原因を医者がみつけられないせいで重篤になった」と訴えていた。どの見方が正しいというよりも、どの意見も現実の一面を捉えているのである。それが慢性疼痛という多面的で、病因論だけで規定しにくい病態なのである。したがって患者にとって、痛みがどう知覚され、心理社会的な体験のされ方や意味づけがなされているかを考えていくには、治療者側がいかに包括的に痛みを検討していくかが大切となる。それにあたっては、治療者が1人だけではなく、各方面のさまざまな意見が出てくるような医療体制が効率的となってくる。それらの意見を患者自身が取り入れたうえで、自ら治療をしていくための選択（治療をしない選択もあろう）を行っていく方向性を目指す必要があろう。

② 患者の周辺因子との関係性

　一方、長年にわたって肩こりや腰痛を訴える高齢者はどうであろうか。彼らが慢性疼痛と呼ばれることは少ないし、整形外科や整骨院などで投薬や理学療法を受けることで、痛みはとれなくとも大した問題とはならずに経過している症例が多いと思われる。なぜ、彼らが慢性疼痛と呼ばれないのだろうか。それは、医療者側にとって「困った患者」になっていないからであろう。痛いからといっても、患者が医療者に強い治療欲求を訴えてこなければ、「痛みへのとらわれ」や「重篤」にはならないからである。

　さて、この「重篤」とはどう判断されるのだろうか。あるインディアン部族に、身体に金串を刺し自らの肉を切り裂いて、男性としての勇敢さを誇り、周りの者たちに賛美される風習があるという[7]。また、これに似た風習は世界各地で報告されている。この場合、金串をさした者の痛みは重篤であろうか。たとえ血を大量に流していても、誰も医者に運ばないだろうし、部族の医師がいたとしても治療はしないのであろう。その文化に溶け込んだ医療者ならば、「重篤」とは判断しないのである。この例から、「重篤」といった判断は医者の個人的見解なのではなく、患者やその取り巻く社会や文化的背景も含めた関係性によって左右されるということがわかる。慢性疼痛の定義も、包括的に診ることの内容も、時代や社会文化的背景によって常に変わり続けていくものといえる。

❸ 疼痛行動をとらえる

①行動療法の導入にあたって

　米国のペインセンターでは、患者の心理的内面に触れることなく、Fordyceの説く行動療法理論に基づき疼痛行動を消去しようという随伴性マネージメントプログラムが行われている。すなわち、痛みのtreatmentではなくmanagementで「痛みを人生の一部として受け入れ適応すること」が主目的とされている[8]。もう少し詳しく述べれば、痛み行動に対する周囲の中立的な反応と、積極的な生活態度や運動量の増加に対して支持的、援助的な対応をすることにより、患者の抱く否定的な認知行動パターンを修正し、肯定的で現実的な視点をのばし痛み行動の減少を図るオペラント条件づけに基づいた認知行動療法を基礎に治療が行われている。

　しばしば、この治療が絶対的なもののように誤解されやすいが、実際の治療においては、この治療を選択するに至った導入過程をとらえることが鍵になる。各種論文などでは、認知行動療法の導入以後の方法論が詳しく述べられているので注意しなければならない。例えば、痛みの病因について心気的に治療者に問い正してくる患者に、認知行動療法をマニュアル的に使用し、「痛みとともに生きていくことが大切である」といきなり伝えても、患者は不機嫌になるだけでなく医療不信に陥り、却って疼痛行動を強化させてしまうことになりかねない。

②痛みを生じている過程への配慮

　多くのペインセンターに受診する患者は、痛みがどうにもならないと思われるほどの困難な経過があったために受診している。このような慢性疼痛患者の治療においては、まず、持続する痛みを生じている過程を理解することが重要となる。これは、知覚された疾病の心理社会的な体験のされ方や意味づけを理解していくことであり、患者の病いを理解していく過程である。こうした過程を通して、患者は自らの疼痛への理解を深め、治療者も患者の痛みへの理解を深めることで、患者の疼痛行動が強化されてきた悪循環が減少するといえる。もちろん、治療という枠では、時間制限などもありスムーズにいくとは限らない。ここで注意するべきは、治療者が患者の「病い」をコントロールしうる優位者ではないことである。疼痛の専門家としての役割は、現在の社会的枠組みで保障され最良とされている医療情報を患者に提示し、患者が治療の選択をする手助けをしていく援助者といえよう。

③患者と治療者の同等性

　慢性疼痛の心理的側面は精神力動を主として研究されてきたが、治療効果に必ずしも役に立っていないといわれている。直接的な精神療法的接近は身体的訴えである疼痛患者に受け入れられにくいうえに、過去の洞察や人格の是正を目指すことは、鎮痛に無効のみならず、うつ状態を助長し信頼関係を悪化させることになりかねない。これは患者の主観的感覚で、人との関係性によって影響されるものである「痛み」を、治療者が客観的に解釈できる存在であると誤解し、治療者が治療をしてあげるといった優位な認識が生み出した結果なのではないだろうか。そのために、患者サイドにも「治療をしてもらう」といった受身的な行動強化がなされ、治療が遷延化してきた一因になっているともいえる。こうした患者―治療者関係においては、医療者側が患者の疼痛行動を強化させ

てきたという謙虚な認識が必要なのかと思われる。

III 包括的医療と心療内科

❶ 心身症とは

慢性疼痛などといった代表的な心身症を扱う心療内科においては、以前からmultidisciplinary approachを行ってきている。というよりも、行わざるを得ないポジションにあったといった方が適切なのかもしれない。その意味を述べるにあたって、心療内科が専門とする心身症を再考する必要がある。

心身症とは広義において心身両面から病態をとらえることを意味する総称名であり、すべての疾患が当てはまると、筆者は考えている。しかし、実際の臨床においては、心理的要因とされる強化因子で身体的症状が大きく修飾されている病態を指すことが多いと思われる。大まかに心療内科という科の役割を2つに分けるとすれば、各科の身体的除外診断の後で治療を行うため心理面に重点をおく立場か、各科の横のつながりを図りながら身体診断を問い直し、心身両面にこだわる立場をとるかであろう。

❷ 心療内科の役割

日本における心療内科とは、もともと内科の専門細分化のアンチテーゼとして成長してきた側面があるものと考えられ、その使命として心理社会的要因のみならず積極的な内科診断をする責任を負っている。すなわち、今まで想定されなかった器質的疾患の除外、積極的な身体的・機能的・心理的要因の診断を担うmultidisciplinary approachである。しかしながら、専門化の著しい医療状況では、心療内科医のみでこの理想を担うのは現実的には不可能といわざるをえない。今後もmultidisciplinary approachの実践を目指していくとすれば、横のつながりを援助し促進する役割や医学教育を担う役割を高めていくことなのではないだろうか。

❸ 疼痛治療の方向性

痛みは、現代社会文化においては、まず「身体疾患」という枠組みで理解されることが大部分であり、まずは内科や整形外科などのいわゆる身体医に受診している方が多かろう。そして、より難治な痛みや持続的な痛みを訴える患者は麻酔科に紹介される傾向にある。したがって、わが国における包括的疼痛治療のあり方は、最終的に痛みの専門科として位置づけられる麻酔科(ペインクリニック)の先生方を中心にして議論が発展していくものと思われる。そこに、リハビリテーション医、理学療法や作業療法士、心療内科や精神科、心理療法士、代替医療士などが、効率的にかかわっていく横の連携が強化されていくことであろう。

おわりに●●

　わが国における慢性疼痛とは、現時点の医学的判断では、痛みの原因となる組織の障害や病態が消失しているにもかかわらず、「痛み行動」が遷延している病態といえないことが多い。前にも述べたように、横の連携が十分であるといえない医療状況や社会的状況下で、十分な情報提供が得られたと患者が認識していない状態では、治療者が単純に「痛みを受け入れて適応することが大切」などと説明しても理解されようがない。

　医療者側がより多数の情報を効率的に提示できる体制が進み、さらにmultidisciplinary approachの方向性が発展していくであろう。これは、情報の世紀といわれる21世紀においてIT化が医療の世界へも浸透し始め、多量な情報交換が可能となってきたからである。プライバシーをしっかりと保護する必要性などクリアーするべき課題も多いが、医療費削減が急務な情勢下からみても情報交換の効率化は避けて通れない。「心療内科の役割」が述べられている章において、緩和ケア、チーム医療、代替・補完医療などの項目も取りあげられている。疼痛治療と同様な包括的医療の先駆け的な項目であると思われ、医療が多職種の方々と多面的な見方がいかに重要かを物語っているのではないだろうか。

（町田英世）

●文献

1) Bonica JJ: The management of pain. London. Lea & Febiger, 1990.
2) 北原雅樹：米国におけるMultidisciplinary Pain Clinicの現状と問題点．ペインクリニック　22(5)：p611-616, 2001.
3) 月山　淑, 畑埜義雄：緩和医療におけるMultidisciplinary pain clinicとInterdisciplinary teamの可能性．ペインクリニック　22(5)：p635-640, 2001.
4) 児島達美：疼痛"体験"としての慢性疼痛；臨床心理士の立場から．こころの臨床ア・ラ・カルト　13(1)：26-32, 1994.
5) Kleinmann A: Patients and healers in the context of culture. 1980〔大橋英寿, ほか（訳）：臨床人類学；文化のなかの病者と治療者. p79-81, 弘文堂, 東京, 1992〕．
6) 町田英世：6家族の受けた医療からの仕打ち．システム論からみた思春期・青年期の困難事例, 吉川　悟, 村上雅彦（編）, p103-115, 金剛出版, 東京, 2001.
7) 池田光穂：痛みの文化人類学．メンタルケア2ライブストーン：108-114, 1997.
8) 丸田俊彦：痛みの心理学．中央公論社, 東京, 1989.

V 21世紀の心療内科(学)の役割

11・東洋医学

はじめに

　心身医学と東洋医学は類似点が多く、全人的医療のモデルとされている。そのためか、心身医学の臨床において漢方薬が用いられる機会も多い。しかし、心身症の病態は非常に複雑であるため、マニュアル的な漢方薬の投与では良好な結果を得ることは難しい。

　ある程度の効果を出すためには、当然東洋医学の理論を習得する必要がある。ただ、本稿ではとてもその膨大な領域について述べることは不可能なので、基本事項と、心身医学に特に関連の深い事項を述べる。なお、東洋医学は漢方薬、鍼灸、養生法など幅広いが、ここではエキス剤を中心とした漢方薬について解説する。

I 東洋医学と心身医学の特徴

　東洋医学の特徴は、「心と身体を分離せず、一体として捉える」ということにある。このことは診断・治療のすべての面についてあらわれている。例えば診断においては局所症状だけでなく全身症状や心理状態も聴取する。治療においても、1つの生薬が心理面にも身体面にも作用する。

　これに対して心身医学は、心と身体を分離した西洋医学を基盤とし、心と身体の相互関係を考えることで両者の再統合を目指すという医学である。薬物も、身体か精神の一方のみに作用するものとして開発されている。

　上記のように東洋医学と心身医学は、全人的医療モデルという点では同じであるが、基盤となる人体の認識が異なるため、両者の結合には注意が必要である。

II 東洋医学の生体観[1,2]

❶ 気・血・水(津液)

　東洋医学では体内を流通し栄養するものとして、「気・血・水(津液)」という概念がある。それぞれが滞りなく体内を循環している状態が正常状態で、不足、または停滞すると病的状態となる。

　a) 気：「目に見えない無形のエネルギー」と定義される。両親から授けられた先天の気と、飲食・呼吸によって得られた後天の気の二者が結合して形成される。そして全身をめぐり、人体を活動させるエネルギーとなる。そして不足した状態を「気虚」、停滞した状態を「気滞」、「気鬱」、「気逆」などという。

　b) 血：「目に見える赤色の液体」と定義される。飲食物が消化されることによって生じ、脈管

内を循環し、人体を物質的に栄養する。そして不足した状態を「血虚」、停滞した状態を「瘀血」という。

c）水（津液）：「目に見える透明な液体」と定義され、津液（しんえき）とも呼ばれる。飲食物より生成され、全身に輸府され、人体を潤す。そして不足した状態を「津液虚」、停滞した状態を「水滞」、「痰飲」などという。

❷ 外邪

外的な病因として「外邪」という概念がある。外邪には「風・寒・暑・湿・燥・火」の六種あるとされる。これら外邪が体内に侵入すると病的状態となる。

a）風邪：自然界の風の性質に似ている。すなわち、急な発症・身体の上部や表面を侵しやすい・症状が遊走性、などである。また、ほかの邪とともに侵入することも多い。

b）寒邪：自然界の寒気の性質に似ている。身体を冷やし、寒冷性の症候を出現させる。症状の部位は固定性である。

c）暑邪：夏季の邪気で炎熱の性が強く、高熱、口渇、多汗などの症状を生じる。水の消耗をしやすい。火邪と似ているが、暑邪は湿邪を伴いやすいのが特徴である。

d）湿邪：自然界の多湿の気候や水の停滞に似ている。関節の腫脹・疼痛、身体が重だるい、浮腫などの症状を生じる。症状は固定性で、天候の悪化に伴い増悪することが多い。特に脾は湿邪に侵されやすい。

e）燥邪：自然界の乾燥の性質に似ている。すなわち、口が渇くなどの症状である。特に肺は燥邪に侵されやすい。

f）火邪：自然界の熱に似て、高熱、煩渇を引き起こす。暑邪と似ているが、火邪は燥邪を伴いやすいのが特徴である。

❸ 五臓六腑

内臓については、「五臓六腑」という概念がある。五臓は「肝・心・脾・肺・腎」、六腑は「胆・小腸・胃・大腸・膀胱・三焦」である。東洋医学の臓腑の概念は、西洋医学のそれとは大きく相違することに注意が必要である。特に重要なことは、それぞれの臓は肉体的な作用だけでなく、心理的作用も有することである。なお、脳は「奇恒の腑」として認識されており、精神活動の一部を担っていることはわかっていたが、西洋医学ほど詳細な作用については不明だった。

a）肝：全身の気の流れを調整している。この役割が障害されると気の鬱滞、すなわち気鬱を生じる。よって心身症と最も関連の深い臓である。このほかに血を貯蔵する役割をもち、腱や筋膜とも密接な関係がある。

b）心：血の運行を司る。また、「神明を司る」、といわれ、意識を精明に保つ働きがある。この役割が障害されると焦燥・動悸・睡眠障害などを生じ、重度になればせん妄・痴呆・意識障害なども生じる。

c）脾：飲食物を消化吸収し、気血水を生成する重要な働きをする。また、血が脈管外に漏出し

ないようにする働きもあり、筋肉、皮下組織と密接な関係がある。そして乾燥を好み、湿邪や水滞に弱いという特徴がある。

　d）肺：呼吸を行うと同時に、気・水を移動させる。五臓のうちで最も浅い部位にあり、弱い臓である。特に燥邪に侵されやすい。また、皮膚や体毛と密接な関係がある。

　e）腎：尿を生成することにより水の量を調節するとともに、精(人体の根本的エネルギー)を貯え、成長・発育・生殖の中枢である。また、骨と密接な関係がある。

III　東洋医学の診断[3]

❶問診

　主な聴取項目は、寒熱、発汗、口渇、飲食、睡眠、大小便、月経、頭部症状、胸腹部症状、精神症状である。患者の主訴がたとえ局所症状であっても、これらの症状について必ず聴取する。

❷触診・視診

　脈、舌、腹の診察を特に重要視する。

　脈は両手の橈骨動脈の触診が基本である。脈証については、位置、大きさ、緊張度、脈拍などにより、28種類あるとされている。

　舌は舌苔、舌質、舌下静脈の3つに着目する。舌苔は厚さと色調、舌質は形態と色調、舌下静脈は怒張を診る。

　腹診については日本漢方独特のもので、中国ではあまり一般的でない。全体の腹力、心窩部の抵抗(心下痞)、肋骨弓窩の抵抗(胸脇苦満)、腹直筋の緊張(腹皮拘急)、振水音、腹部大動脈の拍動(臍上悸、臍下悸)、臍から恥骨結合までの腹壁緊張の低下(小腹不仁)、臍傍の圧痛点(小腹急結)などを診る。腹証＋症候を処方と相対させるのが日本漢方の特徴であるが、心身症によく使用する「柴胡剤」の腹証は記憶しておくのがよい[4]。

IV　心身症の病態[5]

　日本心身医学会では心身症を「発症や経過に心理社会的因子の関与がある身体疾患」と定義している。ところが漢方医学では前述のように、心と身体を一体としてとらえるため、「心身症」という認識は存在しない。そこで、敢えて心身症を東洋医学的に解析をしてみると、①気の異常が主体である病態、②血・水の異常が主体である病態、③気血水どの異常もみられない病態、という分類になろう(図1)。

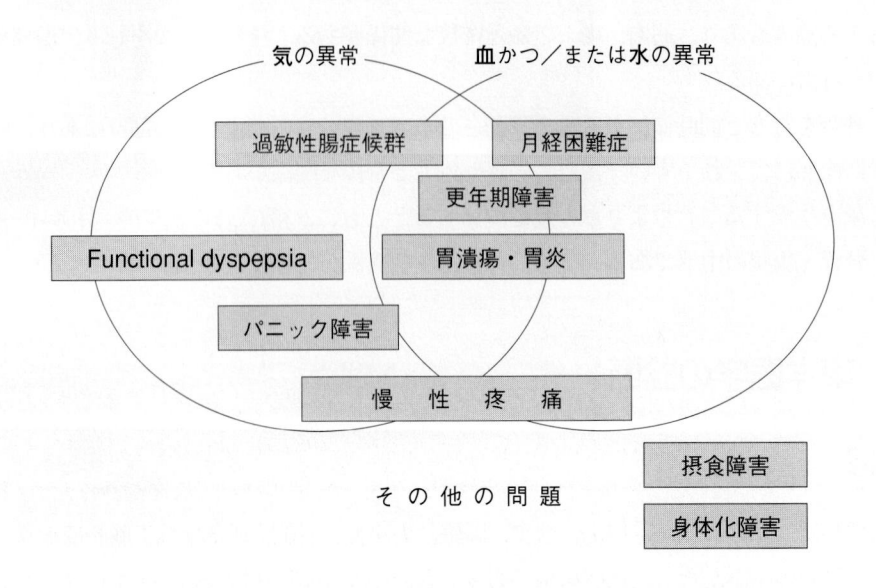

```
            気の異常      血かつ/または水の異常

               過敏性腸症候群    月経困難症
                          更年期障害
           Functional dyspepsia
                          胃潰瘍・胃炎
               パニック障害
                    慢 性 疼 痛
                                         摂食障害
              その他の問題
                                         身体化障害
```

図1／東洋医学からみた病態分類

❶気の異常が主体である病態

　病態としては気の流通の停滞である「気滞」と気の量の減少である「気虚」の2つに大きく分類される。もちろん、気虚と気滞の両方存在する病態もある。

　a）気滞・気逆・気鬱：気滞の原因は、ストレス・飲食の不摂生・外傷・外邪の侵入などである。症状は気滞の存在する部位によって異なる。例えば、気滞の存在部位が脾胃であれば胃もたれ・腹部膨満感・腹痛などの症状（functional dyspepsia、過敏性腸症候群など）を呈し、筋骨格系であれば腫脹感・疼痛などの症状（慢性疼痛の一部）を呈し、頸部であれば喉の閉塞感などの症状（咽喉頭異常感症）を呈する。これらの症状で特徴的なものは、時間的・部位的に変化するということである。治療は理気剤を用いる。主な方剤は半夏厚朴湯、香蘇散などである。気滞の亜型として、気逆、あるいは気の上衝というものがある。これは本来、下へ降りるべき気が逆上するというものである。のぼせ感、めまい・ふらつきなどの症状を生じる。また、特に肺の気が上れば咳嗽（神経性咳嗽の一部）、胃の気が上れば胸部不快感や、嘔吐（食道運動機能異常）を生じる。肝は全身の気の循行を制御しているが、精神的ストレスによって障害を受けると、強い気の停滞を生じる。これを気鬱（肝鬱ともいう）と呼ぶ。症状は、気滞の症状に加えて精神症状（抑うつ・易怒・焦燥など）を伴うことである。さらに二次的にほかの臓腑まで影響を及ぼすことも多い。特に影響を受けやすいものは脾胃であり、消化器症状（うつ状態を伴った過敏性腸症候群など）を呈する。治療は疏肝解鬱剤を用いる。これは日本漢方で「柴胡剤」と呼ばれているものに相当し、大柴胡湯、四逆散、柴胡加竜骨牡蠣湯、小柴胡湯、柴胡桂枝湯、柴胡桂枝乾姜湯、加味逍遙散などである。

　b）気虚：原因は生成の減少（摂食不良、脾胃の機能低下）か、消費の増加（大病による消耗）である。主な症状は全身倦怠感、微熱（慢性疲労症候群や心因性発熱の一部）などである。治療には補気

剤を用いる。人参や黄耆の生薬が含まれる方剤で、補中益気湯、四君子湯、六君子湯などがある。なお、気虚が長引けば血虚も伴うことが多く、そのような場合には気血双補剤として十全大補湯、人参養栄湯、帰脾湯などが用いられる。

❷ 血・水の異常が主体である病態

　病態としては流通の阻滞である瘀血と水滞、不足である血虚と津液虚に分けられる。

　a）瘀血：原因は外的要因（外傷、寒邪、熱邪）や内的要因（気虚や気滞による血の運行力の低下）による。主な症状は疼痛、腫脹などで、気の症状と違い固定性であり、変化に乏しいのが特徴的である。主な疾患は虚血性心疾患、脳血管障害、静脈瘤、月経困難症などであり、悪性腫瘍も一種の瘀血とみなすことができる。西洋医学では局所の瘀血であれば外科的手術にて対処することが可能であるが、根本的な瘀血症を治したわけではないのでまた別の部位に再発する可能性がある。また、非局所的であれば手術は不可能である。心療内科では、気滞を伴った瘀血の症状として、慢性疼痛や月経前症候群、更年期障害などを診ることが多い。漢方薬では駆瘀血剤を用いる。主なものは通導散、桃核承気湯、桂枝茯苓丸、治打撲一方、腸癰湯などである。

　b）水滞：原因は外的要因（多飲、湿邪）や内的要因（脾、腎の機能低下）である。主な症状は腫脹、浮腫、体が重い、めまい、など多種多彩であるが、部位は固定性で、天候の悪化とともに増悪することが多い。心療内科外来では気滞を伴った水滞として、特発性浮腫、慢性疼痛の一部などを診ることが多い。漢方薬では利水薬を用いる。主なものは苓桂朮甘湯、五苓散、二陳湯、防已黄耆湯、平胃散、茯苓飲などである。

　c）血虚：anemiaと同一ではない。原因は生成の減少（摂食不良、脾胃の機能低下）か、消費の増加（出血など）である。主な症状は全身倦怠感、頭がふらつく、過少月経、目がかすむ、多夢などである。心療内科外来では、めまい、立ちくらみ、原因不明の全身倦怠感などで診ることがある。治療には補血剤を用い、主なものは四物湯、芎帰膠艾湯などである。

　d）津液虚：dehydrationと同一ではない。原因は生成の減少（飲水不足）か、消費の増加（燥邪、火邪の侵入、嘔吐・下痢・発汗など）である。主な症状は口渇、尿量減少、便秘などである。心療内科外来には原因不明の慢性咳嗽や、手足のほてりなどで受診することがある。治療には生津剤、補陰剤を用いる。主なものは滋陰降火湯、六味地黄丸などである。

❸ 気血水どの異常もみられない病態

　身体化障害、摂食障害、転換性障害などの一部がこれに相当する。疾病利得の強い病態や、コミュニケーションとしての症状を有する病態である。この場合、漢方薬の投与はコミュニケーション手段としては有効であるが、根本的治療薬とはなり得ないことに注意し、心理療法を中心にすえることが肝要である。

Ⅴ よくみられる症候の鑑別

①全身倦怠感

　一見気虚のようだが、気滞や気鬱においても生じる症候である。鑑別で重要なのは、「少し横になれば楽になるか？」ということである。気滞であれば一時的に気の疏通が再開されるため、「楽になる」と答える。しかし気虚であれば少し横になっただけで気が増えるわけではなく、「横になってもしんどい」と答えることが多い。

②食欲不振

　一次的に脾胃が傷害された場合と、気鬱により二次的に脾胃の機能失調を引き起こした場合の2通りを鑑別する。前者であれば、単に消化器症状のみであるが、後者であれば抑うつなどの気鬱の症状を伴う。

③不眠

　①気鬱、②心の気血両虚、③熱証、などで生じる。①は柴胡剤、②は気血双補剤（帰脾湯など）③は清熱剤を用いる。但し、臨床的には各種混在していることも多い。②＋①＋③であれば加味帰脾湯、②＋③であれば酸棗仁湯、①＋③であれば竹茹温胆湯などを用いる。

④めまい、ふらつき、立ちくらみ

　①気逆、②血虚、③腎精の不足、④水滞、⑤気滞、⑥気虚、などで生じる。①は桂枝の含まれる処方（苓桂朮甘湯）、②は四物湯、③は六味地黄丸、八味地黄丸、④は五苓散、真武湯、⑤は理気剤（香蘇散など）、⑥は補気剤（補中益気湯）などが用いられる。但し臨床的には混在も多い。①＋②の組み合わせは特に女性に多く、苓桂朮甘湯と四物湯がよく組み合わせて用いられる。

⑤動悸

　①心の気虚または気血両虚、②心の気の阻滞、③気鬱、④熱証、などで生じる。①は帰脾湯、炙甘草湯、甘麦大棗湯など、②は桂枝加竜骨牡蠣湯、苓桂朮甘湯など、③であれば柴胡加竜骨牡蠣湯などを用いる。

⑥慢性疼痛

　漢方の古典に、「通じれば痛まず、通じざれば即ち痛む」という言葉がある。つまり、①気滞・気鬱、②瘀血、③水滞によって疼痛は生じる。①は理気剤・疏肝解鬱剤（柴胡剤）、②は駆瘀血剤、③は利水剤を用いる。但し、臨床的には三者が混在し、さらに外邪まで存在する者も多い。すべてに対応する方剤としては五積散があるが、オールマイティー的であり、作用は弱い。なお、冷え（寒邪）を伴う場合は附子を含む方剤（桂枝加朮附湯、真武湯、牛車腎気丸など）を用いると有効なことが多い。

　気滞であれば精神的ストレスや気晴らしによって、瘀血であれば月経周期や温熱・寒冷によって、水滞であれば雨天や温熱・寒冷によって変化しうる。ところがペインスコアをつけると、1日中一定のスコアで、まったく変化のみられない患者が存在する。このような患者は気血水の異常というより、それ以外の原因であり、漢方薬は無効なことが多い。

⑦抑うつ

①気鬱、②気滞、③気虚、で生じる。①であればわかりやすいが、②や③は抑うつ神経症的な症状を呈することが多い。臨床的には老年期のうつ状態を伴う心身症患者に対して、抗うつ薬を投与すると、「却ってしんどい」という患者が存在する。このような場合は③である可能性が高く、漢方薬のよい適応である。

VI 漢方薬処方のコツと注意点

摂食障害で嘔吐・下痢のために低カリウム血症をきたしている患者については、甘草含有製剤による偽アルドステロン症をきたさないよう注意が必要である。特に甘麦大棗湯は甘草の含有量が多く、1日1包でも副作用を生じる可能性がある。

向精神薬との併用については特に禁忌となるようなことはないが、柴胡剤は抗不安薬を併用した場合、眠気が増強することがある。この場合、抗不安薬を減量すればよい。逆にいえば、抗不安薬の減量目的に柴胡剤を利用することが可能である。

三・四環系抗うつ薬の抗コリン作用による副作用として、口渇、便秘がある。口渇に対しては東洋医学的に、津液虚に類似する病態として、麦門冬湯（シェーグレン症候群にも用いられている）、胃熱に類似する病態として白虎加人参湯などが利用可能である。また、便秘については、潤腸湯と麻子仁丸には厚朴と枳実という理気剤を含み、抗うつ効果も期待できる。

漢方薬の投与期間について、一般的に「漢方は長く飲まないと効かない」といわれていることは正しくない。特に気滞・気鬱・気逆の病態であれば、場合によっては1回服用しただけで効果が生じることもある。反対に気虚や血・水の病変は比較的長くかかることが多い。しかしそれでも2カ月内服してもまったく変化がみられないようであれば、処方が合っていないと考えてよい。

おわりに●●●

今日、さまざまな代替医療が注目されているが、日本においては東洋医学が社会的に一番認知されているといえよう。そして今後さらにその重要性は増すに違いない。本項では漢方薬を中心に解説したが、東洋医学の範囲は広く、鍼灸、呼吸法、気功導引、推拿（按摩）、養生法など、さまざまな領域が存在する。できれば漢方薬以外にこれらの手法も習熟する方がよい。

過去に中国は中医学（漢方医学）と西洋医学との融合をはかった。しかし成果として残ったのは、漢方医学の概念や生薬を、西洋医科学の側から分析したものだけであり、融合とはほど遠いものであった。しかし、「こころとからだの相関」について、東洋医学と西洋医学の両者から研究をすることが、本当の意味で両医学の融合につながるのではないだろうか。

（西田慎二）

● 文献

1) 王 米渠, 王 克勤, 朱 文鋒, ほか：中医心理学. 小野正弘, 松永樹浩(訳), p47-90, たにぐち書店, 東京, 1995.
2) 相見三郎：漢方の心身医学. p29-45, 創元社, 大阪, 1976.
3) 神戸中医学研究会：基礎中医学. p174-221, 燎原, 東京, 1995.
4) 寺澤捷年：症例から学ぶ和漢診療学(第2版). p195, 医学書院, 東京, 1998.
5) 松浦達雄：心身症の漢方治療. p10-31, 現代出版プランニング, 東京, 1999.

VI 「仮面症状」としての心身医学的愁訴

はじめに

　心身医学的愁訴および精神症状が主訴となる場合、心理・社会的側面のみから常にその病因が説明されるとは限らない。つまり、症状が一見、心理・社会的要因に起因していると思われる場合でも、十分な精査の結果、諸症状が器質的要因に起因していたことが明らかとなるケースが少なくないと思われる。心身医療においては、心身相関の観点に立った病態の把握が基盤にあるため、このような病因論に関する問題に際してはより慎重な対応が求められる。

　心理社会的要因に起因した精神・身体症状と器質的要因に起因する精神症状はそれぞれが異なる方向性をもつ問題と思われるが、日常診療においては、それぞれに対して適切な治療介入がなされているとは必ずしも言い難い。つまり、ライフイベントに関連した心身症的問題を抱えた患者が身体的治療のみを求めて一般内科医を受診する場合や、器質的疾患を抱えた患者が心理的側面の援助のみを求めてカウンセリングのために来院する場合がしばしば認められる。器質的要因に起因する精神症状はライフイベントが重畳する時期に発現することも稀ではなく、心身医療にかかわる臨床家においては、両者は表裏一体の関係にあり、常に双方向からの視点をもって対処すべき課題であるとの認識が不可欠である。

　近年の精神疾患の疫学動向としては、うつ病や統合失調症の軽症化が認められ、また、こうした患者が心療内科を受診する機会も増加傾向にある。特にうつ病においては約半数が身体症状を初発症状としているとの報告もあり、うつ病症状における身体化への傾向が強くなっている。技術化、競争化の激しい現代社会にあっては心身調節が乱されやすい傾向にあるが、一方では、身体の語りかけに対して自ら聞き入る耳をもつ余裕がなくなってきている。機能性失調による疲労、不眠、食欲不振などをあたかも器質的疾患によると即断するような"身体認知の障害"はますます拡がっている。こうした近年の心身医療を取り巻く情勢を鑑みるに、「いかにして病態の本質を捉えるか」という命題は、臨床家にとってより重要性を帯びる課題となっていくものと思われる。本稿では、心身医学的愁訴に対処する際に留意すべきである「器質的要因に起因する精神症状」に着目し、潜在する器質的疾患をいかに鑑別していけばよいのかに関してそのポイントを述べてみたい。

I 心身医学的愁訴に潜在する器質的要因

　心身医学的愁訴や精神症状の病因、誘因分析として、心理社会的要因および器質的要因への診断的アプローチを試みる際には、両要因の相互関係に着目する必要がある。つまり心身医学的愁訴および精神症状を呈する患者において器質的要因に起因する割合がどの程度であるのか、あるいは逆に、器質的疾患において心身医学的愁訴や精神症状を「仮面症状」として呈する出現頻度がどの程

度であるのか、に留意する必要がある。

　Koranyi Eらは精神科外来受診患者2,090例を対象として、精神症状が器質的要因に起因する割合を調査している。その結果、これらの患者のうち43％が器質的疾患を合併し、さらに18％が器質的疾患に直接起因する精神症状を有していた。また、529例の精神科外来受診患者を対象としたKoran Lらの調査では、対象者の17％において、精神症状の基盤に器質的要因があったことが判明した。「心身医学的愁訴や精神症状を呈する患者において、器質的要因に起因する割合がどの程度あるのか」という命題に対しては20％弱という高い割合が報告されており、器質的疾患に対する十分な配慮と慎重な診断的対応が必要であることが示唆される。

　これらのevidenceとは対照的に、「器質的疾患において心身医学的愁訴や精神症状を「仮面症状」として呈する出現頻度がどの程度あるのか」に対する研究としてTissenbaum Mらの調査がある。395例の神経疾患を有している患者群を対象として、治療初期に心身医学的愁訴や精神症状と誤って考えられた割合を調査した結果、実に、対象群の13％が該当した。診断病名としては、身体化障害、統合失調症、心気症などが挙げられ、精神療法が施されていたケースもあった。

　心身医学的愁訴や精神症状を「仮面症状」とする器質的疾患の割合は、外来患者を対象とした場合は20％弱であるが、入院患者あるいは、より症状の重い患者が対象となるとその割合は高くなることが予想される。Hall Rらは100例の精神科入院患者を対象として、対象群の46％に器質的要因が存在していることを報告しており、診断的評価の際の器質的要因への注意を喚起している。

　以上のように、心身医学的愁訴や精神症状を「仮面症状」とする器質的疾患は必ずしも稀ではなく、受診患者の6人に1人はなんらかの器質的要因を有している可能性があるとの認識が、臨床家には必要であるといえよう。

II　器質的要因に対するアプローチ－臨床経過への着眼－

　器質的要因へのアプローチを図る際に、臨床経過に着眼することは重要なポイントの1つである。臨床経過を大別すると、急性経過（回復期も含む）、慢性経過となり、それぞれに潜在する器質的要因の特徴を把握しておく必要がある。ここでは、器質的要因を縦断的に捉えるため諸症状の臨床経過に着目し、アプローチ上の留意点を整理していきたい。

❶急性の臨床経過を認める場合

　急性の臨床経過を認める場合は意識障害が基盤にあることが多く、注意を要する。そのために生じる精神症状は浮動性・易変性の特徴を認め、Bonhoeffer Kらは急性外因反応型として、①せん妄、②もうろう状態、③amentia、④幻覚症、⑤てんかん様興奮、などの臨床症状の類型を挙げている。現在はこれらの症状をせん妄として総称しているが、①急激な発症および浮動性の経過、②覚醒水準の変動、③注意能力（集中・維持・変化）の低下、④記銘力・見当識の障害、⑤睡眠覚醒リズムの障害、⑥錯視・幻視、などの特徴がある。せん妄の誘因としては、脳障害・心肺機能低下・低栄養状態などの身体因が主体であるが、心理・社会的要因の重要性も指摘されている。臨床上よ

く認められる誘因としては、上記のほかに薬物に関連したもの(服薬の中断・中毒)やアルコールなどが挙げられる。

急性の経過を辿る場合は、せん妄を主とした多彩な臨床症状を認め、かつ、せん妄という現象のみからでは、前述のように身体的要因、心理・社会的要因のいずれに起因しているのかを判別することが困難となる場合がある。こうした症例において留意すべきポイントとしては、緊急の対応を要する身体的要因(脳卒中、脳炎、低酸素症など)を中心に精査を進めながらも、心理・社会的要因の観点からの病態分析も怠らないことが大切である。

急性期症状からの回復期、あるいは正常状態から意識混濁への移行期においては、意識障害はほとんど認められないが一時的に感情・意欲・記憶の障害を認めることがある。これらは通過症候群(Wiech HH)と呼ばれるものであり、一般的には可逆性の経過を認める。臨床症状としては多彩であり、記憶障害が主となる健忘型、気分変調が主となる感情型、幻覚や妄想を認める幻覚妄想型などに分類されている。縦断的に経過を追って病態を捉えなければ、気分障害や妄想性障害との鑑別が困難となる場合があり、また、身体的要因への十分なアプローチが必要なことは論を待たないであろう。

❷ 慢性の臨床経過を認める場合

脳の器質的要因が長期におよぶ場合は、臨床症状として精神症状が主となる場合が多い。軽度では、易疲労性、頭痛などの不定愁訴、および自発性の低下、うつ気分などの感情・意欲の障害が認められる。さらに進展すると、病前の性格傾向が先鋭化し人格変化などが認められるようになる。重度になると痴呆が認められる。急性疾患の後遺症(脳卒中、脳炎、低酸素症など)、あるいは進行麻痺、Alzheimer病などの慢性疾患において典型的であるが、その多くは不可逆的な経過を辿る。

慢性の経過を辿る症例においては、身体的合併症の増加、ストレス耐性・社会適応能力の低下、薬物治療の影響など種々の要因により精神症状の発現が高まる可能性が考えられる。こうした症例において留意すべきポイントとしては、詳細な病歴聴取を行いながら、器質的要因、心理・社会的要因の両観点からの病歴の分析を怠らないことが第一に挙げられよう。

Ⅲ 各器質的疾患における精神症状の特徴と鑑別の手がかり

心身医学的愁訴や精神症状を「仮面症状」とする器質的疾患を考える場合、脳自体の器質的疾患に基づく精神症状と中枢神経系以外の身体疾患に伴う精神症状に大別される。従来より、前者は脳器質性精神病、後者は症状精神病として区別されてきたが、近年では「症状性を含む器質性精神障害」(ICD-10)、「一般身体疾患による精神疾患」(DSM-Ⅳ)として包括されている。ここでは、種々の器質的要因を横断的に捉えるため、特に各要因における精神症状の特徴に着目し、前述の区分に即して主要な疾患・要因を整理していきたい。

❶ 脳自体の器質的疾患に基づく精神症状（脳器質性精神病）

① 脳循環障害

　脳循環障害においては、神経症状に加えて精神症状を認めることがある。主症状としては記銘力低下（血管性痴呆）が中心であり、そのほかにも性格の先鋭化などを認めることがあるが、人格の中核は保たれている場合が多く、社会適応も良好なケースが多い。感情障害の頻度も高く、感情失禁、易怒性などが認められる。

　脳出血や脳梗塞などの脳卒中発作に伴う精神症状としては、梗塞巣の部位・程度によりさまざまな臨床症状が認められる。広範な梗塞巣を認めるBinswanger病では、気力の低下、うつ状態、記銘障害などの皮質下性痴呆を認める。多発小梗塞型では、軽度の痴呆症状を認める場合がある。海馬（記銘力障害、失認など）や視床（無気力、無関心、感情鈍麻などの人格変化および視床性の痴呆症状）などの限局性の梗塞巣を認める場合は、神経症状に加えて種々の精神症状を認める。

② 脳腫瘍

　脳腫瘍患者の約50％においてなんらかの精神症状が認められる。脳腫瘍に伴う臨床症状としては、次の2つの症状に留意する必要がある。第一は初期症状として現れやすい局所の巣症状である。第二は後期に認められやすい、頭蓋内圧亢進による頭痛、嘔吐などの症状である。

　前者に関しては、腫瘍の局在部位により発現する精神症状に差異の認められることから、各部位に特徴的な臨床症状を把握しておくことは、初期症状において器質的要因にアプローチするうえで重要なポイントであると思われる。精神症状を認める脳腫瘍患者において、腫瘍の約80％は前頭葉あるいは大脳辺縁系に局在する。前頭葉の腫瘍において比較的共通して認められる精神症状としては、抑うつ状態、無関心、知的能力の低下などがある。また逆に、躁状態に類した症状（多幸感など）を呈することもある。大脳辺縁系の腫瘍では、情動・行動面での激しい変化、あるいは、自己保存的行動の障害（食行動、性行動など）が認められる。後者の頭蓋内圧亢進症状に関しては、部位の局在に関係なく、せん妄を主とした意識障害が認められる場合が多い。アプローチの詳細に関しては、Ⅱの「器質的要因に対するアプローチ－臨床経過への着眼－」（276頁）を参照して頂きたい。

③ 頭部外傷

　頭部外傷の急性期症状としては、Bonhoeffer Kらの急性外因反応型にあるように、ほかの器質的要因の急性期症状と共通の病像（せん妄、通過症候群など）が認められる。一方、慢性期の症状としてはほかの器質的要因（痴呆症状が主である）とは異なり、次に述べるように認知障害、情動障害、性格変化などが主として認められる。頭部外傷、特に閉鎖性頭部外傷における認知障害としては、情報処理速度（課題遂行速度）の低下を主とする注意障害、記憶障害などが挙げられる。失認、失行、失語などの症状は開放性の頭部外傷においてより頻度が高い。頭部外傷後遺症状として、易疲労性、気分変調、集中力低下などの情動障害を認めやすい。また人格の水準の低下が起こり、刺激性、衝動性、多幸性、自発性の低下などがみられることもある。

④ 中枢性神経変性疾患

　変性疾患としては、Parkinson病、Huntington病、Wilson病などが主要な疾患である。中でも、

Parkinson病は振戦、筋固縮、寡動、姿勢異常といった運動障害に加えて、抑うつ、痴呆を主とした精神症状が高頻度に認められる疾患である。同疾患では約30～60％に抑うつ症状が認められると報告されている。希死念慮、焦燥感、自責感よりも抑うつ気分、種々の身体症状、心気傾向が主体となることが多く、重症例は少ない傾向がある。一方、痴呆に関しては、20～50％の出現頻度が報告されている。痴呆症状の特徴としては、思考、記憶、認知などの各高次脳機能は比較的障害を受けていないが、これらを制御・統合する機能の障害が主体であることである。精神緩慢に加えて、人格および感情障害がみられるケースもあり、皮質下性痴呆、皮質性痴呆の両病像を認め得る。

⑤中枢性神経脱髄疾患

主要な脱髄疾患としては、多発性硬化症、筋萎縮性側索硬化症、副腎白質dystrophyなどがある。中でも、多発性硬化症は、原因は不明であるが、中枢神経の髄質の変性を認める脱髄疾患の1つである。同疾患においては、神経症状(視力障害、振戦、四肢強直麻痺)に加えて、情動障害、性格変化、認知障害、幻覚・妄想症状などの種々の精神症状を認める。情動障害に関しては、多幸気分を約25％に認め、抑うつ状態を約25～50％に認める。性格変化に関しては、演技性、被暗示性などのhysteriaが顕著になる場合がある。約20～30％に記憶障害を主とする認知障害を認める。経過が長期に及べば、痴呆症状(多発硬化性痴呆)を認める場合もある。

❷ 中枢神経系以外の身体疾患に伴う精神症状(症状精神病)

症状精神病をきたしうる疾患に関しては表1に総括しているため、ここでは主要な要因に関して、精神症状の特徴に着目して述べていきたい。

①急性感染症

中枢神経系の急性感染症は頭痛、発熱、髄膜刺激症状、種々の神経症状に加えて精神症状を伴う場合が多い。発症時に精神症状のみ認められるケースもあり、内因性精神病と誤診される可能性もあり得る。早期の身体管理・治療が重要であり、その際にポイントとなるのが意識障害の有無である。精神症状は意識障害の程度に規定されることが多く、軽度では情動障害(うつ状態、不安障害)が主体となるが、意識障害が重度となると錯乱、幻覚、妄想などが認められることが多い。代表的

表1／症状精神病を呈する器質的疾患・要因

1.	急性感染症	virus性脳炎、肺炎、腸炎など
2.	慢性感染症	進行麻痺、SLE、神経Behcet病、prion病など
3.	内分泌疾患	下垂体(Sheehan症候群、尿崩症)、甲状腺(粘液水腫、Basedow病)、副甲状腺、性腺、副腎(Cushing症候群、Addison病、褐色細胞腫)
4.	代謝性疾患	糖尿病、低血糖性昏睡、Vitamin欠乏症、電解質異常など
5.	肝臓疾患	肝炎、肝硬変
6.	腎臓疾患	尿毒症性脳症、透析脳症
7.	膵臓疾患	膵炎(膵性脳症)など
8.	血液疾患	悪性貧血など
9.	悪性腫瘍	肝癌、膵癌など
10.	薬物	服薬中断も含む
11.	その他	ICU症候群など

な疾患としては、単純herpes脳炎などのvirus性脳炎や結核性髄膜炎などの細菌性脳炎がある。いずれの脳炎においても、意識障害を来す前では精神症状が前景にでるため、器質性要因に対する慎重なアプローチが必要である。精神症状は多彩であるが、感染部位による疾患特性も認められており、例えば単純herpes脳炎では前頭葉、側頭葉における感染巣が多いため、幻覚、記憶障害、人格変化、さらには精神病様行動などを認める。

②慢性感染症

慢性感染症に関しては進行麻痺、膠原病(systemic lupus erythematosus；SLE、神経Behcet病)、prion病などに留意する必要がある。

進行麻痺では多彩な神経症状、精神症状とともに末期には痴呆症状を認める。主要な精神症状としては、主軸症状として知的障害(記憶障害、見当識障害、判断力の低下、病識の欠如)、人格障害(易刺激性など)、辺縁症状として情動障害(抑うつ状態、多幸性)、精神分裂病様症状を呈する。経過が長期となる場合は痴呆症状を主体として人格崩壊に至る場合がある。

膠原病においても精神症状は重要な臨床症状の1つである。特にSLEでは、約15～30％において精神症状の発現を認める。急性期には急性外因反応型に加えて内因性精神病様症状(抑うつ状態、多幸性、幻覚、妄想)を認めることが多い。回復期以後は、痴呆症状や人格変化などを認める。

③内分泌疾患

内分泌系はストレス因子による影響を受けやすく、かつ、全身の諸臓器、中枢神経系との関連も深いため、精神症状は内分泌疾患において注意を要する症状といえる。かねては内分泌精神症状群(Bleuler M)の概念にて、内分泌疾患による精神症状は情動・意欲の障害が主体となるとの考え方があったが、ここでは主要疾患の精神症状の特徴について述べてみたい。

視床下部−下垂体−副腎皮質系に着目すると、まず下垂体機能不全症(出産後、腫瘍、外傷などによる)においては、軽度では易疲労性、抑うつ状態、多幸性などが認められ、重度になると幻覚、妄想、錯乱、昏睡などがみられる。初期治療において、うつ病や精神分裂病との鑑別が困難となる場合が多い。副腎皮質においては、Cushing症候群のように機能亢進がみられる病態においては抑うつ状態を主体とした種々の精神症状(不安、抑うつ、幻覚、妄想)を認める。また、Addison病のように機能低下が認められる病態においても同様の精神症状が出現し得るが、この場合は病態の末期において認められることが多い。副腎皮質系の疾患は心理社会的ストレスにより症状が変動しやすいため、器質的要因の可能性を常に念頭においたアプローチが求められる。

甲状腺疾患に関しては、機能亢進症においては易疲労性、倦怠感、不安、イライラ感、集中力低下、不眠、抑うつ状態などを認める。重症になると記憶障害、見当識障害、幻覚、妄想を認める場合もある。機能低下症における種々の精神症状は、精神活動の全般的な低下に基づくものと考えられる。無関心、思考の遅延、注意集中困難に加え、重度になると妄想、幻覚、痴呆症状を呈する。

副甲状腺疾患に関しては、機能亢進症において抑うつ、認知障害(記憶障害)を主体とした種々の精神症状を認める。血中カルシウム濃度に相関して精神症状の重症化がみられ、痙攣、昏睡などもきたしうる。機能低下症においては、血中カルシウム濃度の低下によるてんかん症状、および多彩な精神症状［気分障害、不安障害、統合失調症］を認める。

④代謝性疾患

中枢神経系を含めた全身の諸臓器の恒常性は代謝機構を1つの基盤として成り立つものであり、代謝性疾患における精神症状の発現（代謝性脳症）は恒常性の失調に基づく症状として重要である。臨床経過としては比較的急性の経過を辿るケースが多く、初期症状としては、記憶障害、見当識障害が認められやすい。適切な治療がなされず病状が進行するとせん妄期を経て、致死的な結果を招来する場合もあるため、早期診断、早期治療介入がポイントである。

肝障害に伴う精神症状に関しては、急性肝炎においては、前黄疸期における抑うつ状態、気分変調などの気分障害、急性期以後の慢性疲労症候群（易疲労性、抑うつ状態、認知障害など）に注意を要する。また、慢性肝炎や肝硬変においては、神経衰弱状態（倦怠感、抑うつ状態）が認められる。肝不全が進行すると意識障害、羽ばたき振戦、脳波異常を特徴とする肝性脳症が惹起される。軽度では、易刺激性、情動の不安定などが認められ、さらに進行すると嗜眠状態、せん妄、昏睡が認められる。

腎不全に伴う精神症状に関しては、急性・慢性腎不全のいずれにおいても脳症（尿毒症性脳症）が起こりうる。初期は、易疲労性、焦燥感、注意集中力の低下、不眠、記銘力減退などの神経衰弱状態が認められる。重症になると、記憶障害、見当識障害、幻覚、妄そうに次いでせん妄、意識障害が著明となる。

膵炎などに伴う精神症状（膵性脳症）としては、初期には焦燥感を主体とした多彩な精神症状を呈しうる。病状が進行すると幻覚、せん妄、錯乱、そして重度の意識障害を呈する。ほかの膵疾患に関しては、膵癌に伴う精神症状（不安、抑うつ状態）にも留意する必要がある。これらの症状は「警告うつ病」と呼ばれるものであり、膵癌診断において臨床的な意義が認められている。

糖代謝、特に糖尿病に関した精神症状としては、ketone性昏睡、高浸透圧性非ketone性昏睡、乳酸acidosis性昏睡など種々の意識障害に留意する必要があるが、いずれも急性外因反応型（Bonhoeffer K）の表現型をとる。低血糖に伴う精神症状（低血糖症性脳症）に関しては、初期症状としては、嘔気、発汗、頻脈などの身体症状に伴う不安、焦燥感が挙げられる。病状が進行すると、見当識障害、錯乱、せん妄および昏睡が認められる。慢性的な低血糖状態においては、抑うつ状態、注意集中力の低下、思考障害などが認められる。

ⅡおよびⅢ章では、器質的要因を縦断的、横断的に捉えるために主要疾患・要因の特徴を精神症状に焦点を当てて整理してきた。多種多様な器質的疾患・要因が存在し、初期症状としては易疲労性や自律神経失調症を主とする心身医学的愁訴が認められやすく、病状が進行すると幻覚、妄想などの精神症状を「仮面症状」とする可能性が考えられる。Bonhoeffer Kらの急性外因反応型が示唆するように、これらの諸症状は特異的な臨床症状や臨床経過をとることは稀であり、鑑別診断が困難である場合が多い。次章では、brain syndromeに着目したTaylor RLらの診断手法に焦点を当て、心身医学的愁訴や精神症状を「仮面症状」とする器質的疾患に対する実践的なアプローチ法を探っていきたい。

Ⅳ 器質的要因に対するアプローチ －Taylor RLらの包括的接近法－

　心身医学的愁訴や精神症状を「仮面症状」とする器質的疾患を考える場合、脳器質性精神病と症状精神病に着目する必要があるが、両者に症候学的な差異を見い出すことは容易ではない。また、これらの器質性精神病と心理・社会的要因に関連した精神症状および心身医学的愁訴を弁別することも同様に困難である。むしろ、これらの精神症状に随伴もしくは内包されている、器質的要因の存在を示唆する諸症状に着目すべきである。Taylor RLらはbrain syndromeに着目し、器質的要因の診断に対する示唆に富んだアプローチ法を展開しているため、彼らの手法を参照し有効な診断的評価法を探っていきたい。

　Brain syndromeとは、さまざまな要因（栄養状態など）、病態（感染、腫瘍など）と関連して認められる脳障害の臨床像を指す概念である。また、brain syndromeは器質的疾患との密接な関連が指摘されているため、器質的要因を探るうえでのキーコンセプトと考えられる。Taylor RLらはbrain syndromeに着目し、中でも次の4要因を特徴的な因子としてとらえている（表2参照）。すなわち、失見当識、近時記憶の障害、合理的判断力の低下、感覚的弁別不全の4つの認知障害である。失見当識とは、時間、場所、そして自分に関することなどの関係性を把握する能力の障害であるが、brain syndromeの初期症状として重要である。同様に脳機能障害を強く疑わせる症状として近時記憶を主体とした記憶障害が挙げられる。合理的判断力の低下は、例えば簡単な算術問題を解くことなどで判明する。また、感覚的弁別不全の代表的なものとしては錯覚、幻覚が挙げられる。これらの諸症状が認められれば器質的疾患の潜在している可能性は高く、身体的疾患に対する徹底した診断的評価を要することとなる。

　Taylor RLらは前述のbrain syndromeを基軸として、さらなる診断のステップとして5つの「注意すべき手がかり」（alerting clues）を提示している（表2参照）。第一の手がかりは、以前に同様の精神障害をみた既往歴のない場合である。ストレスイベントに反応して過去に同様の精神症状を認めず、今回が初発の症状である場合には、器質的疾患を念頭において対処すべきである。第二は、精神症状の原因が容易に特定できない場合である。換言すれば、明らかなストレスイベントの先行を認めないか、心身症患者の特性の1つである失感情症に細心の注意を払う必要があるということである。第三に、患者の年齢が55歳以上である場合である。Taylor RLらは、高年齢になるほど身体システムの機能低下が著しくなること、薬物に対する過敏性が亢進し副作用が発現しやすくなること、器質的疾患の発症率が高まること、などをその根拠として挙げている。第四に、慢性疾患が存在する場合である。長期にわたる慢性疾患においては合併症の増加、薬物治療の影響、など器質的要因による精神症状の発現が高まる状況下にある。第五に、薬を服用している場合である。薬物治療、アルコール、ドラッグの使用、などが該当するが、臨床の場では器質性精神症状との関連が深いだけに適切な服薬指導および薬物使用に関する詳細な問診が必要である。これらの手がかりは器質的疾患への注意を喚起するものであり、こうした諸条件を有する患者においては、身体的疾患に対する診断的評価をより深めていく必要がある。

　以上のような、brain syndromeにおける認知障害、および器質的疾患を疑うための「注意すべ

表2／精神症状の背景に器質的原因を留意すべき手がかり

1. 精神障害の既往歴がない場合
2. 症状の原因がはっきりと特定できない場合
3. 患者の年齢が55歳以上である場合
4. 患者が慢性疾患を抱えている場合
5. 薬物を使用している場合
6. 次のような脳障害による症状のある場合
   （中心的な症状が1つ、あるいはそれ以上ある）
   *失見当識／*急激な記憶の障害／*思考の障害／*感覚障害
7. 頭部外傷がある場合
8. 頭痛のパターンに変動がみられる場合
9. 視覚の障害
10. 発話、言語に障害をみる場合
11. 異常な身体運動の障害がある場合
12. バイタルサインの異常が持続する場合
13. 意識レベルの変動がある場合

(Taylor RL, ほか:（吉牟田直,他訳）より引用,一部改変)

き手がかり」に加えて、Taylor RLらは7つの「警告的手がかり」(presumptive clues)を提示している（表2参照）。すなわち、頭部の外傷を認める場合、頭痛のパターンが変動する場合、視覚的な障害が存在する場合、話し方に問題がある場合、異常な身体運動を認める場合、バイタルサインに異常がある場合、意識レベルに変化が認められる場合である。このような要因を有する患者は、器質的疾患の存在がさらに強く疑われる。

　Taylor RLらの手法の利点は、心身医学的愁訴や精神症状の背景に潜在している数ある器質的要因の個々を検索するのではなく、潜在性が強く疑われる際に共通して認められる諸条件に着目している点にある。さらにこれらの諸条件を階層化し、器質的要因に対する包括的な接近法が可能となっている。心身医学的愁訴をもっている患者は必ずしも医療機関のみを受診するとは限らない。臨床心理士、カウンセラーといった専門的な医学知識を有さない環境下においても、先の諸条件に留意することは比較的容易であり、専門機関への早期のconsultationが可能であると思われる。

V 症例

　心身医学的愁訴や精神症状を「仮面症状」とする器質的疾患を考える場合、原因疾患は脳自体の器質的疾患と中枢神経系以外の身体疾患に大別されるが、症候学的に両者を弁別することは困難であり、むしろ器質的要因の存在を示唆する諸症状に着目すべきであることを先に述べた。ここでは、症例を通して前述のポイントに着目していきたい。

❶症例1

患者：59歳、女性。
主訴：失行、失認、失語。
既往歴・家族歴：58歳で高血圧症を指摘、母親が高血圧症。

生活歴：X－8年に夫が糖尿病性腎症にて死亡。X年4月までゴルフ場勤務。
病前性格：真面目、几帳面、神経質、他者配慮型。
現病歴：X－8年より1人暮らしであったが、友人関係や職場適応は良好であった。X年4月より、娘夫婦の勧めもあり同居を始めた。直後より不眠、疲弊状態となり、また同時期に、近医にて高血圧症を指摘された。同年5月、高血圧症のコントロールが不安定であり、また疾患に対する強度の不安、焦燥を認めたため近医入院。入院後も不安、焦燥、および過呼吸発作などを認め、時に医療者に対する退行した態度が見受けられた。患者の夫、兄が同病院にて亡くなっており、「先生たちは私の腎臓が悪いと話していた。透析をしなければ私も夫と同様に助からない」といった妄想を認め、3週間後には失行、失認、失語を主とした無動無言状態となった。頭部MRIを主とした検査では異常が認められず、心因の関与が疑われ精神科を受診。心理社会的要因の関与、転換性障害の疑いにて、同年6月、精査加療目的にて当科関連病院での入院となった。
入院後経過：入院時現症としては、意識レベルはJCS II-20、体温37.5℃、脈拍80/min、血圧176/78mmHgであった。また、不随意運動としてmyoclonusを認めた。検査所見としては、血液検査において肝機能の軽度上昇、低K血症(2.7mg/dl)を認め、髄液所見では蛋白の軽度上昇を認めた。

前医では、心理社会的要因の関与が大きく、転換性障害の疑いがあるとのことであったが、入院後もmyoclonusの増強、除脳硬直姿勢、意識障害の増悪といった進行性の経過を辿り、器質的疾患が強く疑われたことより神経内科へ転院となった。脳波検査にて周期性同期性放電(PSD)を認め、種々の検査の結果、最終診断は孤発性のCreutzfeldt-Jakob病(CJD)(厚生省診断基準の確実例)と考えられた。

考察：ストレスイベントの先行、持続的な暴露(娘夫婦との同居、親族の亡くなった医療機関での加療)を認め、その後症状が増悪進行している点より前医では転換性障害が疑われたが、入院後経過においてbrain syndromeの発現、意識レベルの変化、バイタルサインの異常、異常な身体運動などの器質的疾患を疑うcluesが認められ、精査を進めた結果、CJDの診断を得た。

CJDは初期症状としては易疲労性、易刺激性、不機嫌などがみられ、ストレスイベントの先行する場合もあり、心身医学的愁訴と捉えられかねない。症状が進行すると注意集中困難、記憶障害、痴呆症状が顕在化し、神経症状として視覚障害、失語、失認、失行およびmyoclonusなどの不随意運動が認められ、数カ月で植物状態となり、約14カ月で死亡に至る痴呆性疾患である。本症例のように初期症状としては多彩な精神症状を示すこともあり、心理社会的・器質的の両要因を念頭においたアプローチが求められる。

❷ 症例2

患者：66歳、男性。
主訴：全身倦怠感、意欲低下、食思不振。
既往歴・家族歴：X－3年、両側変形性膝関節症を指摘。
生活歴：大学卒業後、体育教師。長女、妻との3人暮らし。

病前性格：真面目、自己抑圧的、他者配慮型。

　現病歴：X－12年より、土地売買の件で家族全員が嫌がらせを受けていた。X－3年、両側変形性膝関節症に対して人工関節の適応を指摘された。その後より、無気力、易疲労性、活動性の低下を認めていた。X－1年、胸部異常陰影を指摘され、陳旧性肺結核と診断されたが、その直後より、全身倦怠感、意欲低下、食思不振が出現し、体重減少が認められた。同年11月、低Na血症と貧血、X年2月、甲状腺機能低下症を指摘され、甲状腺ホルモン補充療法が開始された。抑うつ気分、意欲低下などの症状が改善せず、うつ病などの精神疾患の合併が疑われたため、X年4月、当科関連病院での入院となった。

　入院後経過：入院時現症としては、意識レベルは清明、身長163cm、体重54kg（BMI 20.3）、脈拍66/min、血圧100/70mmHgであった。眼瞼結膜に貧血を認め、甲状腺は触知せず、下腿に軽度の浮腫を認めた。検査所見としては、血液検査において好酸球増加（WBC 3800/mm3、Eosino12％）、正球性正色素性貧血（Hb 8.5g/dl）を認めた。生化学検査では、低栄養状態（TP5.7g/dl、TCHO 74mg/dl）、低Na血症（124mEq/l）を認めた。頭部MRI、胸腹部CTなどの画像所見においては異常所見を認めなかった。

　低Na血症、貧血、好酸球増加などより副腎不全を疑い、内分泌検査を施行したところ、甲状腺機能低下症（FT$_3$ 2.1pg/ml、FT$_4$ 0.88ng/dl、TSH 12.33μIU/ml、microsome test、thyroid testはともに陰性）、およびACTH 21pg/ml、cortisol 6.0μg/dl、尿中遊離cortisol 22μg/日とHPA系の全般的低下が認められ、中枢性の副腎不全が示唆された。ほかの下垂体前葉ホルモンの基礎値は、GH、PRL、LH、FSHとも正常範囲内にあり、分泌低下はないものと考えられた。CRH負荷試験ではACTHは無反応で、迅速ACTH負荷試験では低反応を認め、ACTH単独欠損症と甲状腺機能低下症の合併との最終診断を得た。ACTH単独欠損症として、hydrocortisone補充療法を開始したところ、抑うつ症状、低Na血症、貧血は劇的に改善した。

　考察：ACTH単独欠損症は、検査技術の向上もあって最近では報告例が増加している疾患である。本疾患における精神症状としては、初期にはストレス時においてのみ、易疲労性、自発性の低下、抑うつ、焦燥などを認めるケースが多く、心理社会的要因の病態への関与に関して慎重な診断的評価を要する。

　本症例は医療機関受診を契機に、抑うつ状態を前景に発症しており、一見、反応性うつ病を疑わせるような臨床経過を示した。慢性的な副腎不全状態において、ストレス加重が契機となって副腎不全症状が顕在化したものと推測される。副腎皮質系の疾患は心理社会的ストレスにより症状が変動しやすいため、器質的要因の可能性を常に念頭においたアプローチが求められる。

　症例1においては、急性の経過を認めるケースでは器質的疾患の各要因に関わらず共通の病像を取り得る（急性外因反応型）という、アプローチにおける縦断的な視点の重要性が再確認された。症例2においては、各器質的要因・疾患に特異的な症状・検査法に習熟しておく必要性、つまり器質的疾患への横断的なアプローチの必要性が示唆された。

おわりに

　本稿では、心身医学的愁訴および精神症状を「仮面症状」とする器質的疾患を如何に鑑別していけばよいのかとの命題に焦点を据え、診断的アプローチに際して重要と思われるポイントに関して述べた。要約すると、①数多ある器質的疾患・要因は共通の病像（急性外因反応型など）をとりやすく、臨床的に各々の要因を弁別していくことは困難である場合が多い、②アプローチに際しては縦断的、横断的な視点に立ち、各器質的疾患の特徴を踏まえつつ、心理社会的要因、器質的要因の両要因に常に配慮する必要があること、また、③brain syndromeなどの器質的疾患・要因の存在を示唆するcluesに細心の注意を払うこと、が肝要である。「精神疾患の治療に携わる臨床家は、常に器質性の精神障害の可能性を考えて多面的な視点をもつ必要があり、臨床的な場面において器質的な障害の可能性を積極的に疑うという心構えこそがアプローチの本質である」とTaylor RLらは述べているが、心身医療の臨床家においても、このような観点は日常診療の柱石となるものと思われる。

（安原大輔）

●参考文献

1) Taylor RL: Distinguishing psychological from organic disorders, screening for psychological masquerade. Springer Publishing Company, New York, 1990（吉牟田直，吉牟田直孝，高山　巖（訳）：精神症状の背景にあるもの．初版，培風館，東京，2001）．
2) 三好功峰，黒田重利：器質・症状性精神障害．臨床精神医学講座（第10巻），中山書店，東京，1997．
3) 中山和彦：特定不能な精神疾患．初版，星和書店，東京，1996．
4) American Psychiatric Association : Diagnostic and Statistical Manual of Mental Disorders. 4th ed, American Psychiatric Association, Washington DC, 1994.
5) World Health Organization : ICD-10. Classification of Mental and Behavioural Disorders. World Health Organization, New York, 1992.
6) Bonhoeffer K : Die Psychosen im Gefolge von akuten Infektionen, Allgemeinerkrankungen und inneren erkrankungen. Hand buch der Psychatre, Aschaffenburg (ed). Franz Deuticke, Leipzig u. Wien, 106, 1912.
7) Wiech HH : Zur Klinischen Stellung des Durchgangs-Syndroms. Schweiz Arch Neurol Psychiatr 88 : 409, 1961.
8) Hall R, Popkin M, DeVaul RA, et al: Physical illness presenting as psychiatric disease. Arch Gen Psychiatry 35 : 1315-1320, 1978.
9) Koran L, Sox H, Marton K, et al : Medical evaluation of psychiatric patients ; I. Results in a state mental health system. Arch Gen Psychiatry 46 : 733-740, 1989.
10) Koranyi E: Morbidity and rate of undiagnosed physical illnesses in a psychiatric clinic population. Arch Gen Psychiatry 36 : 414-419, 1979.
11) Tissenbaum M, Harter H, Friedman A : Organic neurological syndrome diagnosed as functional disorders. JAMA 147 : 1519-1521, 1951.

各 論

I　心療内科の診断法

はじめに●●●

　心身医学の医学・医療モデルはシステム論に基づくbio・psycho・social modelである。診断法とそのプロセスは従来のbiomedical modelとは異なる。原因─結果といった線形思考による診断になると、一つひとつの疾患を除外していく診断法(除外診断Exclusive diagnosis)になる。心身医学の診断法の中心は、それぞれの要因の関係性および心身相関の病態についての診断である。診断法はdiseaseからpatient with diseaseにその焦点が移ることになる。最初に症例を解説し、次に心身医学における診断法とそのプロセスについて述べる。

I　症例を通してみた診断法

❶症例

患者：64歳、男性、個人タクシー運転手。
主訴：頸部痛、腰痛、両下肢のしびれ、歩行困難、めまい(dizziness)、目のかすみ。13カ月続く慢性疼痛。

❷経過

表1／経過について

```
00年
  7月27日
  →頸部外傷、頸椎捻挫、左肘打撲

  8月中旬
  左下肢麻痺出現、A大学病院整形外科（MRI、EMG、SEPなど異常なし）

  9月中旬
  歩行困難、麻痺と筋萎縮が進行、松葉杖歩行

  10月中旬
  左上肢、右上下肢の筋力低下

  11月下旬
  めまい、下痢、視力低下、異常な血圧の上昇
  →B大学病院（眼科、内科；「よくわからない」）

01年
  2月22日
  当院心療内科紹介
```

経過の概略について**表1**に示す。午前2時に仕事中、交差点において赤信号で停車していたところ、時速70kmのスピードで後部より激突される。加害者は50歳代前半の女性で居眠り運転だった。救急車で病院に搬送。意識は清明だった。頸部外傷、頸椎捻挫の診断。しかし、痛みは消失せずA大学病院整形外科を受診。精査の結果「異常なし」といわれる。その後、歩行困難、麻痺、筋萎縮、松葉杖歩行となり、さらに左上下肢、右下肢の筋力低下が始まる。また、めまい、下痢、視力低下と目のかすみが加わり、血圧が収縮期200以上、拡張100以上を近医で指摘され、B大学病院の眼科と内科を受診。「よくわからない」といわれた。近医より当科を紹介された。

❸ 診察所見より

表2のように、自律神経系の機能異常があり、白色の皮膚描記法より交感神経系の過緊張の状態が推測された。シェロング試験が強陽性で体位変換による著明な血圧の変動とともに患者の訴えるめまいと目のかすみが出現した。腹式呼吸により200mmHg（収縮期）あった血圧が130〜140mmHgに下がることもわかった。また、頸部〜両肩部〜腰背部にかけての筋肉の圧痛が著明であった。側腹筋の圧迫でも跳びあがるほどの痛み方で、疼痛閾値が著明に低下していることがわかった。また、左上肢、下肢の筋力低下と脊椎の側湾が認められた。

表2／診察所見より

- 呼吸性不整脈（＋＋）
- 皮膚描記法（＋、白色）
- 鳥肌現象（＋）
- アッシュネル試験（＋）
- シェロング試験（＋＋）
  →自律神経機能異常
- 頸部〜肩部〜腰背部の筋肉の圧痛（＋＋）
- 左上肢・下肢の筋力低下
- 脊椎の側湾（＋）
  →筋痛症（機能性疼痛）
  →疼痛行動、廃用性萎縮
- 肝臓；右季肋下にて1.5横指触知
- 耳下腺、顎下腺腫脹あり

診察でわかった点は次の点である。
①痛みは筋肉の機能性疼痛である。
②疼痛閾値が著明に低下している。
③自律神経系の機能異常が存在する。
④血圧の変動が著明であり、血圧の動揺と並行してめまい感が再現する。
⑤廃用性の筋萎縮が認められる。
⑥脊椎の側湾があり左側の腰背部筋に負担がかかる。

❹ 問診と面接より

診察前のインテーク面接や簡単な心理テスト（KMI：九大健康調査票）を参考にしつつ診察前後と診察中に問診と面接を行った。その結果、次の点が明らかになった。

①flash back、悪夢、事故現場に近づいたり想像するだけで自律神経症状を伴う不安と恐怖感が起こり（DSM—Ⅳ）、交通事故後のPTSD（Posttraumatic stress disorder、外傷後ストレス障害）が存在する。

②早朝覚醒、気分の日内変動、意欲・集中力の低下などの症状が認められ（一見多弁で元気そうであるため、よく見逃されてしまう軽症うつ病）、慢性疼痛やPTSDに伴う軽症うつ病が存在する。SDS（Self-rating Depression Scale）でも56点と高得点であった。

③加害者の夫がリストラに遭い、ローンの返済や家計のため昼夜働きづめで居眠り運転になった

ことに患者は同情しているため、怒りのもって行き場がない。なお、患者の性格は真面目で正義感が強く一本気である。

④疼痛のため、1日中臥床していることが多い。そのため筋肉内の血液循環が低下し、さらに痛みが増強するといった悪循環に陥っている（疼痛行動 Pain behavior）。

⑤医師より「異常がない」、「わからない」と言われているため、医療システムを含めた患者のサポートシステムが働いていない（患者はちなみに1人暮らしであるため、家族システムの存在がない）。

⑥加害者側の保険会社から詐病であると逆に訴えられかけた経過がある。

❺ 診断について

以上より、通常の診断名をつけるとすれば**表3**のようになる。

しかし、このような診断名の列記では治療に結びつかない。Bio・psycho・social model基づく各要因の関係性に焦点を当てた病態の診断が必要になる。

表3／問診、面接、診察より診断を考える

#1：慢性疼痛性障害
#2：動揺性高血圧症（#3による）
#3：自律神経機能異常（#1、4、5による）
#4：PTSD（traffic accidentによる）
#5：うつ病性障害［軽症］（#1による）

❻ bio・psycho・socio・behavioralな視点に基づく病態の理解

慢性疼痛の場合には行動科学的な要因の評価も重要である。患者の訴える症状のbiomedicalな病態の関係性、特に、functional disorderの診断、器質的要因と機能的要因の関係性の評価が大切である。次に、心理システム、社会システム、行動システムの病態の評価とともに生理システムを含めたそれぞれの要因の関係性の病態を**図1**のように診断していく。

❼ 症例の考察

①生理的要因のシステム論的理解

この症例について心身医学的に考えてみよう。まず、個々の症状について焦点を当てても診断がつかず、その結果、「異常はない」、「わからない」、「心因性」ということになってしまう。腰痛を含めた痛みに関しては整形外科で、めまいや高血圧は内科で、目のかすみと視力低下は眼科でといった受診の仕方に終始することになる。その結果、患者をサポートとすべき医療システムが働かなくなり、慢性的で難治な経過を辿ることになる。

疾患から患者に焦点を移すことで視点が広がる。**図2**が心身医学的なシステム論的視点である。また生理システムだけについてシステム論的に病態を考えると、痛み、歩行障害、めまい、高血圧、目のかすみなどの症状は医学的に理解できる。痛み刺激は脊髄を上行し最終的に大脳皮質に伝わるわけであるが、皮質に達すると同時に視床、視床下部、大脳辺縁系に刺激が伝わる。そのため、慢性疼痛患者では自律神経機能異常やうつ状態などの情動障害をしばしば併発する。自律神経機能異常は動揺性高血圧症→めまい、目のかすみ、視力低下を引き起こす。うつ状態はしばしば自律神経

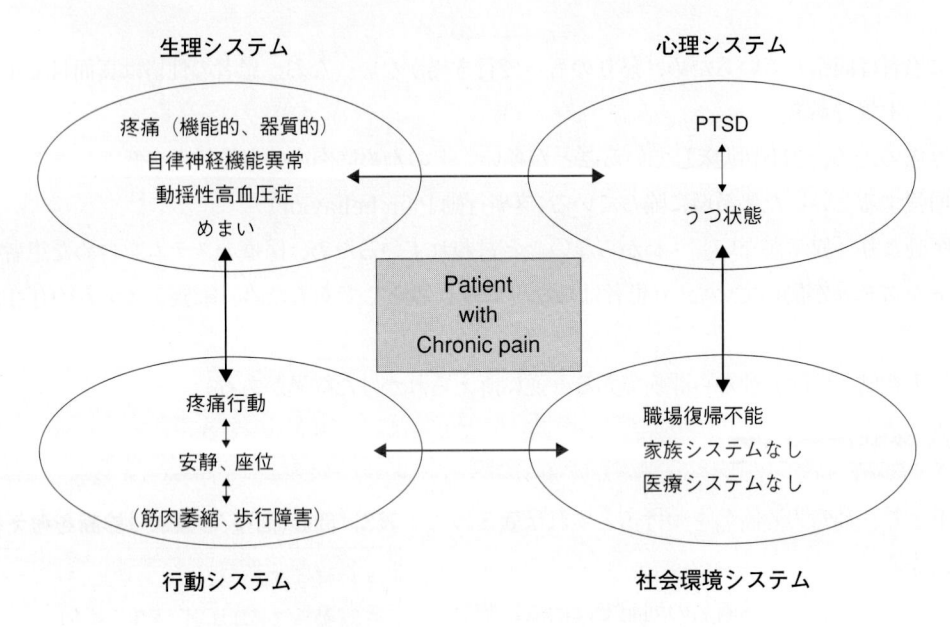

図1／bio・psycho・socio・behavioralな視点より

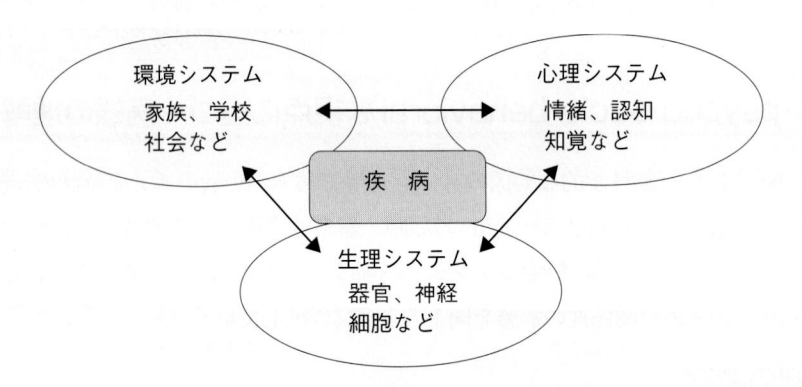

図2／システム論的な心身症（疾病）の理解
症状を単に生理的問題として捉えるのではなく、それを取り巻く状況
との関係において、全体的、統合的に理解していくことが大切である。

機能異常を惹起し、下行性疼痛抑制系神経系の機能を低下させる。その結果、本症例のように疼痛閾値が低下するため疼痛知覚過敏な病態を引き起こし中枢と末梢の間に悪循環の病態を生じる。

②行動科学的要因の理解
疼痛の増強と起立時と歩行時のめまいのため、患者は自宅に閉じこもり、臥床と座位の生活が多くなり慢性疼痛患者に多くみられる疼痛行動である。このような疼痛行動は筋肉性の痛みを強め、さらに疼痛行動を強化しうつ状態を増強させるといった悪循環に陥らせる。

③心理社会的要因の理解
患者を支える家族と医療者を含めた社会システムの活性が治療に際して最も重要である。慢性疼痛患者では、しばしば社会システムがマイナスに作用している。その結果、患者の治療意欲は低下

し将来の希望が失われることになる。

　心理的要因ではPTSDとうつ状態を伴っていることが重要である。米国では中等度以上の交通事故の被害者の30～40％にPTSDが認められるとの報告がある。しかし、心理面、社会面をそれぞれ個別に診断したとしても全体としての病態の理解はできない。

　それぞれの要因の関係性を評価した診断が重要になるわけである。

　　④全人的な見方の理解

　以上述べてきたように、diseaseからpatient with diseaseに焦点を移行することでシステム論的な見方が可能になる。このような心身医学的診断方法は全人的見方の中心になる。このような視点はすべての病気に対して可能であり、医療の視野を広げ、診断即治療となり得る。

　なお、診断に際しては、病態を診察中に分かりやすく患者にフイードバックしていく。その結果、医療者と患者との間に信頼関係が成立し、医療システムが作動する。また、システム論的な病態の理解はリハビリテーション科やペインクリニック、コ・メディカルスタッフとのチーム医療を可能にさせる。

II 心療内科における診断技法

❶3つの診断技法

　心身医学的診断の基本には、図3のように除外診断（Exclusive diagnosis）、積極的診断（Positive diagnosis）、治療的診断（Therapeutic diagnosis）の3つの診断法がある。それぞれの診断法により、生物学的要因（器質的要因、機能的要因）、心理的・社会的要因、行動科学的要因の関係性、言い換えれば心身相関の病態の診断を行っていくわけである。

　　①除外診断

　従来の診断法である。一つひとつの疾患を除外し、最後に残った疾患が診断名となる。原因—結果といった要素還元主義に基づく線形の診断法である。除外診断は器質的疾患に対する診断法であるので、本法だけだと、機能的疾患は「異常なし」「心因性」ということになってしまう。消化器症状を主訴とした患者の50～60％は機能的疾患であるため、除外診断だけでは診断不可能である。また、器質的要因と機能的要因の関係性を診断することはできない。しかし、表4のように心療内科を受診する患者には重大な器質的疾患が見逃されていることが多く、本法が診断法の基本であることには異論がない。

　　②積極的診断

　機能的要因や心理社会的要因を積極的に診断する方法である。例えば、過敏性腸症候群やFunctional dyspepsia（FD）、びまん性食道けいれん（Diffuse esophageal spasm）などの消化管運動機能異常（Functional gastrointestinal disorder；FGID）の診断には、問診、診察などの特殊な技法とともに、機能異常を評価する診断法、例えば食道24pHモニター・内圧検査や胃電図（Electric gastrography；EGG）などの機能異常を評価する特別な診断のための検査が必要である。

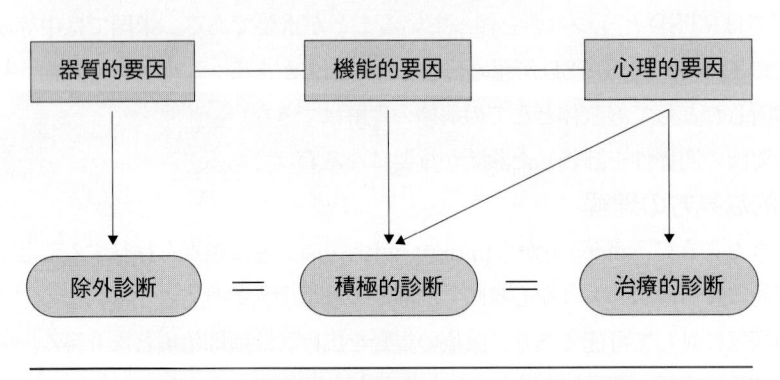

図3／心療内科の診断法（内科や精神科とどこが異なるのか）

表4／重大な器質的疾患の存在が見落されていた場合

受診時診断名	確定診断名
心因性腹痛(13)	膵癌(7)、慢性膵炎(2)、胆石症(1)、尿路結石(1)、胃癌(1)、胃気管支瘻（胃切除後）(1)
神経症、うつ状態(10)	胃癌(3)、肝脳疾患(2)、膵癌(1)、直腸癌(1)、胆石症(1)、食道アカラシア(1)、十二指腸憩室炎(1)
過敏性腸症候群(10)	潰瘍性大腸炎(5)、腸結核(1)、膵癌(1)、尿路結石(1)、子宮癌の直腸転移(1)、甲状腺機能亢進症(1)
神経性嘔吐(9)	食道アカラシア(4)、アミロイドーシス(2)、結腸癌(1)、脳腫瘍(1)、妊娠(1)
神経性食欲不振症(3)	松果体腫瘍(3)
腰痛症(2)	直腸癌(1)、肺癌（癌性腹膜炎）(1)
筋痛症(2)	胃潰瘍(1)、十二指腸潰瘍＋幽門狭窄(1)
更年期障害(2)	胃潰瘍＋子宮癌(1)
その他(4)	クローン病(2)、胆石症(1)、強皮症(1)

（中川哲也：Medical Practice 5:1320, 1988より引用）

また、機能異常は症状出現中に検査をしないと診断できないことが多い。場合によっては、症状を再現する工夫をし検査を行う。

心理社会的要因や行動科学的要因については心理士による面接や、診察中の医師による面接と問診、心理テストなどにより行う。心理テストなどについては別項で述べられると思うので省略する。

③治療的診断

治療により症状が改善するかによって診断する。例えば、心身相関が推測される場合に、心理療法を行い、その効果を明らかにすることで診断が可能である。また、うつ状態などに伴う症状、疾患の疑いがある場合は、抗うつ薬などによる薬物療法により軽快するか否かを評価することで治療的診断が可能になる。

❷症例による三つの診断法の解説

患者：37歳、女性、会社経営。
主訴：右季肋部痛、悪心、微熱。
病歴：8年前より上記の主訴が出現。4年前に症状増悪、近医を受診し腎盂炎を指摘された。その後も仕事上のストレスの増大、家庭内暴力の激化、夫との不仲そして離婚へと進んだ。その後も症状は悪化し、食欲不振、全身倦怠感、体重減少を認めるようになり、胆石症の疑いでA病院に入院。入院後、胆石は否定されたが急性胆のう炎を疑われ化学療法を受けたが軽快せず退院となった。

1年前より仕事が多忙となり、平行して痛みは増悪。この頃より円形脱毛症を併発するようになった。今年にB病院に入院し精査を受けたが腹痛と微熱の原因がわからず、当院心療内科を紹介され入院になった。

①直線的な心身相関の診断

上述の病歴より、心理社会的因子→情動の変化→疾患の発症といった直線的な心身相関として症例を理解すると次のようになる。身体症状の経過と仕事上の過労、家庭内の問題との時間的な相関が認められる。

②パーソナリティよりみた心身相関の診断

生育史、心理テストより次のことが判明した。患者は2歳のときに実母と死別した。その後、転々と親戚の家にあずけられ、苦難な幼少期を送っている。そのうち、父親が再婚し義母にすぐに子どもが生まれたため、義母は患者に対し辛くあたったという。患者は義母に対して打ちとけられず、常に緊張感を強いられ、感情を抑圧し続けてきた。生育史や心理テストより、「感情の抑圧」、「過剰適応」、「とことんがまん」といった行動や性格のパターンが形成されたものと評価できる。ストレッサーとして、①夫との離婚と再婚問題への葛藤、②一卵性双生児の息子の弟の家庭内暴力、③女手ひとつでの電気関係の会社の経営とその行き詰まり、の3つが挙げられる。患者のパーソナリティより、これらのストレッサーに対する対処法（ストレスコーピング）は「がまん」だけである。また、サポートシステムをもっていないこともわかった。

社会的要請（ストレッサー）と心理社会的資源（コーピング資源）のバランスが崩れ不均衡となり、ストレッサーはストレスとなって心理生物学的反応を生じ、やがて心身症の発症に至ることになる。

本症例のように、パーソナリティより生じる心身相関の評価は心身症の病態理解に際して重要である。ストレスコーピングは「がまん」だけであるため、ストレッサーへの柔軟で健康的な対処法を持ち得ない。また、過剰な適応努力をし、自らストレスを生み出しやすい患者のパーソナリティも心身相関を評価するうえで重要である。

③生物学的指標よりみた心身相関の診断

入院により先述した3つの診断法を進めた。まず、微熱と腹痛の除外診断を行った。血液生化学検査、免疫能検査、内分泌学的検査、上部消化管検査、上下部内視鏡検査、腹部超音波検査、腹部CT、ERCP、十二指腸液検査、胆道シンチグラム、全身Gaシンチなどいずれも異常を認めなかった。

診察所見では、胆のう部に一致した圧痛と叩打痛を認めた。また、シェロング試験をはじめとした自律神経機能試験が異常だった。腹痛の診断には腹部超音波を用い、卵黄を負荷して胆のう面積を経時的にプラニメーターで測定することにより胆のう機能検査を行った(積極的診断)。その結果、卵黄負荷直後より胆のうの過収縮が始まり、同時に疼痛や悪心などの症状が再現した。日を変え、症状のない時期に同様の検査を行ったところ正常の収縮パターンだった。しかし、症状のないとき、検査を施行する直前に家庭での次男との家庭内暴力の場面を催眠下でイメージさせたところ激しい疼痛が出現し、その際の胆のう収縮パターンは異常を示した。

症例の右季肋部痛、悪心などの消化器症状は胆道ジスキネジーによることが判明した。微熱であるが自律神経機能異常があり、諸検査において正常である点より、脳幹部体温調節中枢の機能異常が疑われた。また、家系に胆石症が多く、胆嚢の機能異常を惹起しやすい身体的素因の存在が伺えた。ストレス負荷→自律神経機能異常→胆嚢機能異常→症状の再現といった心理生物学的変化よりみた心身相関の診断できた。

図4は本症例の胆嚢機能と消化管ホルモンの推移を示したものである。治療経過とともに胆嚢機能が改善し、痛み再現の程度も軽減しているのがわかる。

④治療経過よりみた心身相関の診断

患者は入院当初より心理社会的因子の関与に対して否定的であった。これだけ強い痛みが長期に及んでいるのだから、何か器質的な原因があるはずだと主張した。

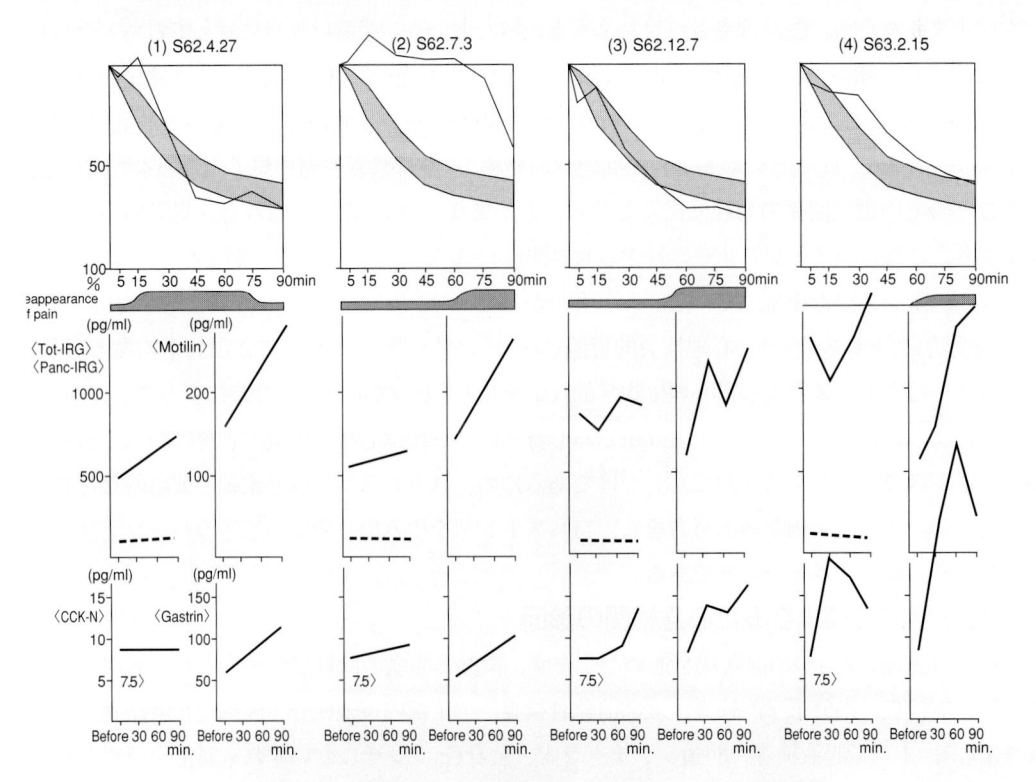

図4／症例の経過と胆嚢機能、消化管ホルモンの推移

そこで、除外診断や積極的診断を行いつつ治療的診断を進めた。治療方針を下記のように計画した。
① ペインスコア表の記入
② スコアの低い時点での服薬
③ 行動制限
④ 行動制限の解除
⑤ ストレス対処法の修正
⑥ 問題解決に具体的に取り組む
⑦ 家族面接

疼痛の自己観察と自己評価を目的にペインスコア表を記入させた。また、痛みの対処法がストレスコーピングとまったく同じで、痛みがピークに達するまでとことんがまんするという疼痛行動が認められた。患者はペインスコア表を記録しながら（セルフモニタリング）、前夫、再婚予定の相手、息子、社員からの面会や電話の後に症状が増悪することに気づいた。患者は解決しなければならない多くの問題を抱え、ひたすら「がまん」するという対処方法では対応しきれず、回避行動としての「疼痛行動」が出現しているものと考えられた。患者の疼痛が強くなってから息子の家庭内暴力がなくなっている点より、疾病利得と考えられる転換性反応の心理機制も推測できた。

そこで患者と話し合って、痛みの先行刺激となる一切の面会と電話の禁止という形で行動制限を実施したところ、図5のように疼痛は軽減し、ペインスコアは8〜10点から2〜3点に低下した。また、5年来にわたって持続していた微熱も消失し、自律神経機能試験と胆嚢機能検査も正常に近づいた。2週間後に制限を解除したところ、再び疼痛が増強したため、患者は初めて心身相関に気づいた（心身相関の洞察）。その結果、心理的アプローチに対するモチベーションが高まった。

心身相関の診断を行うプロセスにおいて、心身相関の洞察が患者の内面に生じ、心理的アプロー

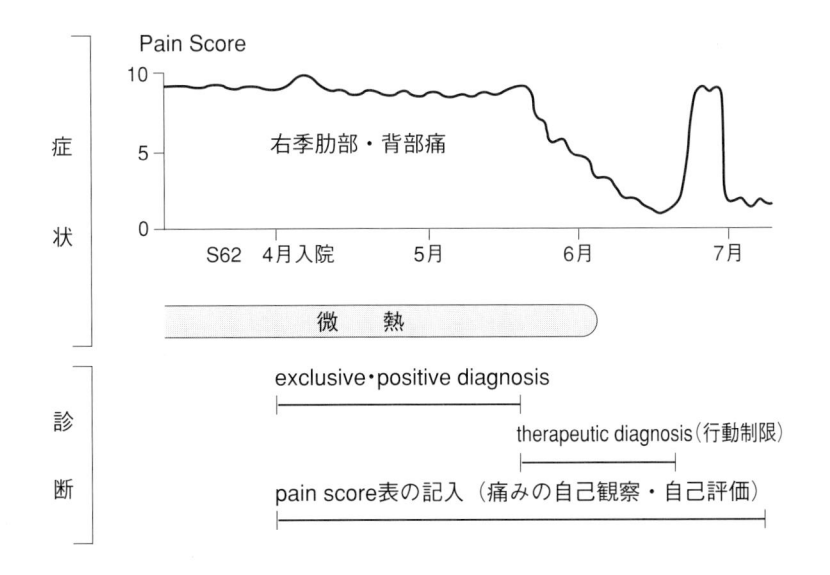

図5／症例の診断過程

チへのモチベーションを高めることが治療的診断のもっとも重要なポイントである。その際、症状を再現させ症状と心理的要因および生物学的指標との相関を明らかにする工夫が必要である。

⑤症状の経過よりみた心身相関の診断

症状の軽減によって、患者は自ら抱えている問題に積極的に取り組む姿勢が現れてきた。慢性疼痛患者では疼痛が長期に及ぶためうつ状態を伴いやすい。このような情動変化はさらに視床下部に影響し、自律神経機能異常→胆嚢機能異常→情動の変化（うつ状態）→疼痛閾値の低下といった悪循環の病態を形成する。

ペインスコアの低い時点で鎮痛薬を服用すれば痛みが増強しないことに患者は気づいた。このようなプロセスは、痛みと対人関係での対処法が同じであることに患者が気づくプロセスでもあった。治療とともにうつ状態も改善し症状の改善にもつながっていったわけである。

心身症の定義にもあるように心理社会的因子は「発症」だけでなく「経過」が関与する病態である。症状の「経過」が及ぼす心身相関を考えておく必要があるわけである。発症要因と持続要因は密接に関連している場合が多い。

❸ 3つの診断法のポイント

症例を通じて、それぞれの要因の関係性と心身相関の診断の具体的方法について述べた。心療内科では3つの診断技法を平行して行う。1つの診断法が済めば次の診断法に進むということはしない。心療内科を受診する患者は身体症状や身体疾患による症状が主訴であるわけであるから、心身相関に気づいていない者が多い。心身医学的治療を進めるには心身相関の洞察が必須である。診断のプロセスは治療のプロセスでもあるわけである。3つの診断法を行うに際してのポイントをまとめておく。

①身体から入る

この症例のように心理面に対する抵抗や気づきに欠ける場合には、身体面からのアプローチから始め、患者の気づきの程度に応じて、患者のペースで心理的アプローチを進めていく。

②自己観察、自己評価

患者のペースを優先し、彼自身が心身相関に気づくための方法として、症状の増悪因子や軽快因子についての自己観察と自己評価を、例えばペインスコア表などを用いて行う。いわば、患者自身が自分のかかりつけの主治医になるわけである（セルフケア）。

③症状の再現

症状を再現し、その病態をフィードバックすることが診断に際して重要である。特に、心理的負荷により症状を再現することで、心身相関の洞察が得やすい。その際、次に述べる生物学的指標がキーポイントになる。

④生物学的指標

症状再現の際に、医師と患者の双方にわかるような生物学的指標を何にするかの工夫が必要である。本症例の場合は腹部超音波検査による胆嚢機能である。

⑤診断の過程は既に治療

　従来の除外診断中心の診断法は診断が済み治療に入るが、心身医学的診断法はこの症例でも理解できるように診断の過程は治療の過程でもあるわけである。

III　診断に際しての留意点

❶除外診断の重要性

　表4のように、膵癌などの重篤な疾患と誤診されていた場合も多い。不定愁訴で心療内科を受診する患者の中に、自己免疫疾患、悪性腫瘍、甲状腺疾患、クローン病などの重篤な疾患が結構多いのに驚かされる。

❷機能的要因の診断

　消化管でいえば、過敏性腸症候群、Functional dyspepsia(FD)、びまん性食道痙攣などの消化管運動機能異常である。また、自律神経機能異常、慢性疼痛における筋肉性疼痛、動揺性高血圧ほか機能異常の診断技法は心療内科医にとって必須の技術である。機能異常は問診、診察、機能検査により診断できる。機能異常は脳─腸相関のように中枢と相互関係にあり、情動の影響を受けやすいのが特徴である。また、機能異常は可逆的であるが、将来、非可逆的な器質的疾患へと移行する可能性がある。器質的要因と機能的要因はしばしば重複する。最近まで、機能的疾患はこれまで注目されてこなかったし、診断法も確立されていなかった。しかし、消化管に限れば、胃腸症状を訴え消化器科、胃腸科を受診する患者の50〜60％が機能的疾患であるといわれる。従来、これらの疾患は胃腸神経症、神経性胃炎、大腸神経症、心臓神経症といった病名で呼ばれていた。現在では、このような病名の呼称は死語になった。今後は循環器や内分泌などほかの領域においても、機能異常の存在と診断法が明らかにされていくだろう。

　機能異常がなぜ重要なのだろう。中枢と密接な相互関係にある点については述べたが、それ以外に次の点で重要である。①身体症状を訴え医療機関を受診する患者のかなりの頻度が機能異常である。②機能異常は未病の状態であり、機能異常の早期診断と治療は病気の予防につながる。③機能異常は器質的疾患へ移行する可能性がある。④器質的要因と機能的要因はしばしば合併し複雑な病態を形成する。

❸行動科学的要因

　服薬コンプライアンス、受診行動、喫煙行動、食行動、飲酒行動、タイプA行動パターン、ストレス対処行動、ライフスタイルなどの行動科学的要因は、生活習慣病を含めた器質的疾患の診断や治療に際して極めて重要である。このような行動科学的要因は患者のパーソナリティ、行動パターンを含めた心理社会的要因を反映している場合が多く、心身相関の診断の手がかりになる。また、問診や面接の際、心理面から導入すると患者の抵抗は強くなるが、行動科学的要因から導入すれば

スムースである。その際、1つの要因は他の要因と深くかかわっていることを銘記しておく。

❹ 生活習慣を介しての心身相関

　筆者は慢性膵炎の研究において、表面的に心理社会的問題は明らかでないが、飲酒、脂肪食摂取、過剰適応などの生活習慣や行動パターンを介しての心身相関を明らかにした。診断の際に注意しておくべき点である。

❺ 心理テスト、面接

　心理テストの評価の際には、心理テストの結果と面接での印象や生育史上の問題との乖離やギャップに注意する。例えば、がん患者や膠原病患者、慢性膵炎患者などでは、しばしば質問紙法や表面的な適応状況は正常であるが、生育史で非常に深く困難な問題を抱えていたり、投影法であるロールシャッハテストが表面的な質問紙法の結果と乖離する症例を経験する。このような乖離やギャップが患者の心理的問題を明らかにする手がかりとなる。

❻ ライフサイクル

　思春期、青年期、中年期、老年期など、ライフサイクルに特有な生理的、心理的、社会的要因が存在する。診断の際に必ず考慮しておく必要がある。

おわりに●●

　心療内科における診断法について症例を挙げながら述べた。内科学を含めた身体医学あるいは精神医学の知識や技術だけでは心身医学的診断は不可能である。両者ともに心身二分論の上に成立しているからである。心療内科の診断法は心身一元論（身心一如）を基盤にしており、各要因の関係性と心身相関に焦点を当てた診断法である。また、診断は既に治療の一部であることも重要である。心療内科における診断法のポイントは、関係性と相関性の軸の診断であることを強調してこの項を終える。

（中井吉英）

● 参考文献

1) 福永幹彦：Chaos理論と心身医学；複雑系とbiopsychosocial model. 心療内科 2：66-70, 1998.
2) 中井吉英：心身相関について. 心身医 39：301-307, 1999.
3) Steptoe A, Appels A：Stress, personal control and health. Chichester, 1989 ［津田　彰（監訳）：ストレス、健康とパーソナル・コントロール. p330-334, 二弊社, 1995］.
4) 中井吉英, 町田英世, 竹林直紀：心身医学よりみた痛みのメカニズム. 神経研究の進歩 42：499-507, 1998.
5) 中井吉英：心療内科初診の心得；症例からのメッセージ. 診療新社, 大阪, 2000.

II 心療内科の治療法

はじめに●●

　心療内科の治療は、「心身医学的治療[1][2]」という言葉で表現される。すなわち、患者を身体面からだけでなく、心理面、社会面、倫理面など多面的にとらえ、全人的に治療するという考え方である。こういった治療理念は、本来すべての疾患患者に適用されるべきであるが、特に心療内科では、心身相関の観点から、心身症の軽快・治癒のために必要な考えである。

　本稿ではまず心身医学的治療を進めるうえで重視されるテーマ、治療的自我、チーム医療について触れた後、実際の心身医学的治療の手順を述べる。さらに、心身症治療における薬物治療について解説するとともに、主な心身医学的治療として、自律訓練法、催眠療法、行動療法、認知行動療法、簡易精神分析療法、交流分析療法、集団療法、家族療法、箱庭療法・芸術療法、バイオフィードバック療法、絶食療法、内観療法、森田療法、ヨーガ・気功を取りあげ、概要を説明する。

I 心身医学的治療の基本事項

❶治療的自我

　治療的自我という言葉は、Watokins（1978年）によって初めて使われた言葉[3]であるが、医師自身の人柄が患者の病を癒すという意味であり、心身医学的治療のベースになるものである。以下、治療的自我を向上させるためのいくつかのポイントを、桂[4]の意見を参考に述べる。

　　①知識・技術・能力の向上

　これなくして患者の信頼、尊敬を得ることはまずない。また、真摯に努力する姿勢が患者の心を打ち、信頼、尊敬を得る契機ともなる。

　　②コミュニケーション技法の向上

　わかりやすく説くこと、また、うなづき、相づちを打つなどの行為を通して、患者への受容・共感能力を高めることである。また、この能力は医療スタッフや家族との密なる連携を通して治療を進めていくためにも必要な能力である。

　　③精神力動を洞察する能力

　転移、つまり治療場面に患者が過去の特定の人々との特徴ある関係を、治療者との関係の中に持ち込む現象を正しく認知して、適切に対処することである。そのためには、治療者自身が、精神分析や交流分析を受けて体験しておく方がよい。また、日々自らの内面を省みる習慣を身につけておくとよい。

④患者に好かれているか

患者への心からの思いやりや、愛情のある対応で、受容的に共鳴、共感し、患者の心をどれくらい理解しているかがポイントである。表面的な関心・対応だけでは、患者もそれとなく気づき、好意はもたれない。人間とは生きており、かつ生かされている二律背反の存在であることを謙虚に受け止め、同悲同苦の気持ちで診療にあたるべきである。

⑤患者のもつ自然治癒力と可能性への深い信頼と支持

病気が必ず今よりもよりよい方向へ向かい、現在の困難な状態から離脱できるという希望・信念をもつことであり、やがて、その気持ちは患者の心に感応していく。

❷チーム医療

医師1人の能力には限界があり、情報収集するにしても、患者は普段医師の前では取らないような言動を、看護師をはじめとするほかのスタッフの前で取ることが多い。また、治療の面でも、患者がよりより対人交流の学習をする機会は、医師に対するよりはるかに医師以外のスタッフとの間に多い。以下、よりよいチーム医療をするためのポイントをいくつか挙げる。

①チーム・ミーティングの必要性

チーム・ミーティングを定期的にもち、医療スタッフがそれぞれの立場から、自由に意見を述べることが原則である。特に病棟看護師は患者に一番長く接するスタッフであり、チーム・ミーティングの際に、患者の話・生活状況を述べ、情報交換する必要がある。

②スタッフ自身の心身の健康

患者にとってスタッフは1つの理想対象であり、スタッフ自身が常に心身とも健康状態を保つように心がけておかねばならない。患者はスタッフを詳細に観察しており、スタッフが不健康であれば、指導する際も説得力が乏しくなる。治療が行き詰まったときには、それが患者自身のせいなのか、スタッフ自身の対応に問題があったのかよく自己反省してみなければならない。

Ⅱ 心身医学的治療の進め方

一般的心身医学的治療に関しては、図1に示すように、吾郷によって体系化され、五段階からなる治療法としてわかりやすくまとめられている[5]。

❶第一段階：治療的な信頼関係の確立、治療への動機づけ

身体疾患として身体面の診療より始め、必要かつ十分な臨床検査を行い、その結果に基づく適切な対症療法を行ってできるだけ早く身体症状が軽快・消失するようにして医師と患者の治療的な信頼関係をつくりやすくする。それと並行して詳細な病歴を聴取し、疾患の発症と経過を心身両面からみていくことにより、心身相関的な見方の重要性にそれとなく気づかせ、心身医学的治療への動機づけを行う。

特に身体疾患の治療・管理への不適応を起こしている症例に対しては、患者の疑問点、治療に不

段階	内容	詳細
第一段階	治療的な人間関係の確立、動機づけ	病歴、生活歴の聴取と必要にして十分な臨床検査 社会的な人間関係と治療的人間関係の違いの理解を促す 寛解のあり得る疾患であることの理解、動機づけ、治療への参加を促す（インフォームド・コンセント）
第二段階	ストレス状態からの解放、安定の体験	ストレス状況の調整緩和、それからの隔離 くつろぎの手段（自律訓練法、ヨーガ療法など）を習得させる 感情の表出（面接による傾聴・受容、箱庭療法、芸術療法など）を促す
第三段階	心身相関の理解の促進	臨床症状出現前の対人関係や行動様式の見直し 心理的刺激の認知のしかたと心理的防衛機制の見直し 臨床症状の出現に至る心身相関の課程の見直し （交流分析療法、簡易精神分析療法、行動療法など）
第四段階	新しい適応様式の習得	認知の偏りや歪みの修正 対人態度や生活態度（ライフ・スタイル）の修正 現実状況と自分にふさわしい適応様式の習得 （交流分析療法、簡易精神分析療法、行動療法など）
第五段階	治療の終結、治療関係の解消	治療的変化の確認 治療間隔の延長、定期投薬中止 セルフコントロールが可能であることの確認

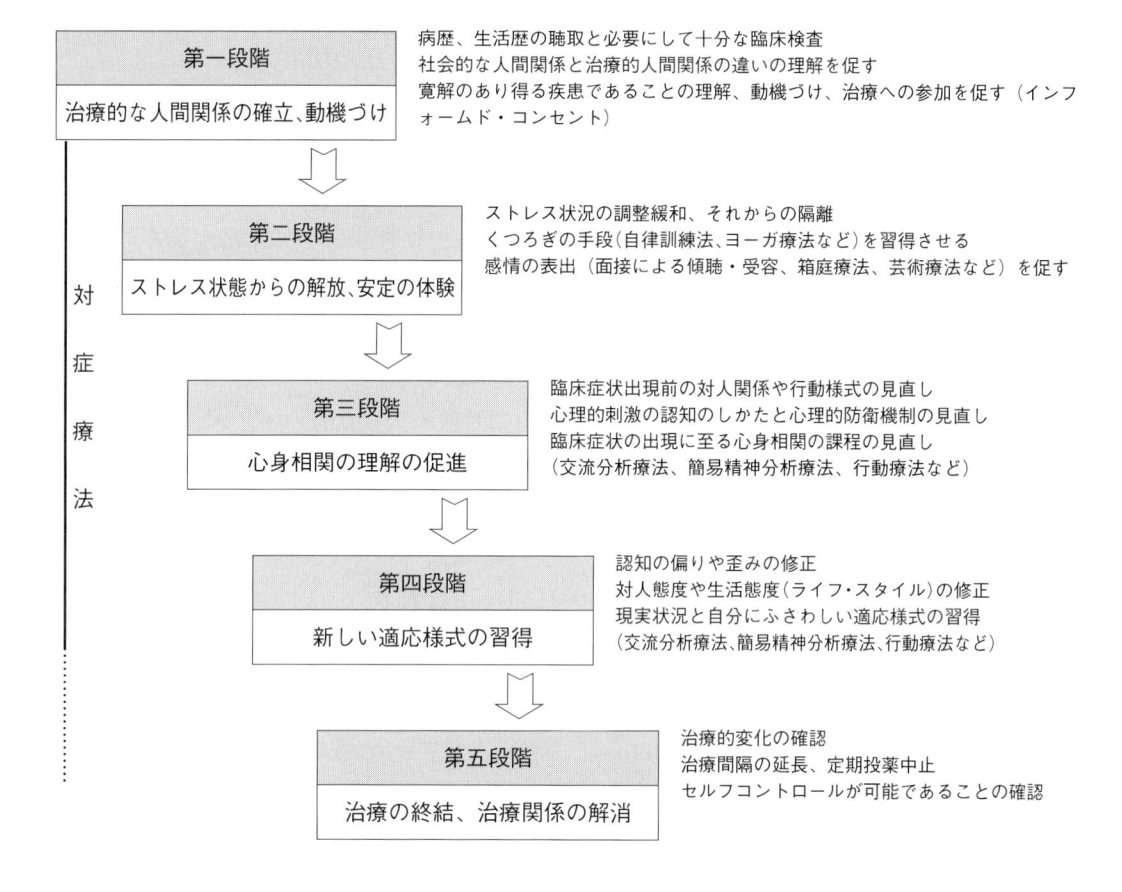

（第一段階～第四段階：対症療法）

図1／心身医学的治療の5段階

従順な理由を無批判的に聴き、理解したうえで再度丁寧な説明や説得を行うことが大切である。

❷第二段階：くつろぎ・症状の軽減消失の体験

　患者がおかれている環境状況がストレスフルなものである場合、事情が許すなら入院させ、心身両面でリラックスしやすい状態におくことも必要である。通院の場合には、できる範囲で環境調整を行う。また、自律訓練法や漸進的筋弛緩法などによるリラックスの手段を習得させる。さらにカウンセリングにより内面に抑えてきた欲求不満や陰性感情を表現させ、それに共感的な理解を示して内的緊張の解放を図る。このとき、疾病に起因する不適応があり、睡眠障害、不安、抑うつ、身体的愁訴が強い場合、睡眠導入剤、抗不安薬や抗うつ薬の薬物療法を行う。

　その結果、身体症状が軽減、消失し、再発しにくくなることを体験させ治療意欲を高める。

❸第三段階：心身相関の理解、適応様式の再検討

　第二段階の経験を基に、身体症状が出現しやすい外的状況と、そこでとっている自分の思考・行動パターンに目を向けさせる。そのパターンが客観的にみて必ずしも適切といえないものであることなどに気づかせる。

そのような見直しと気づきを促すために、カウンセリング、精神分析的精神療法、交流分析療法、行動療法を用いると効果的である。

❹ 第四段階：より適切な適応様式の習得

疾病の出現・増悪を容易にしていた思考・行動パターンをより適切なものに修正させるか、より適切な新しい適応行動を習得させる。このとき、適応様式の習得がうまく進んでいると次のような変化が患者にみられやすい。

- 主観的・一面的・否定的思考 ⇨ 客観的・多面的・肯定的思考
- 過剰適応・過度の献身的行動、依存的・他罰的・自罰的思考 ⇨ 自立的、自他受容的で、適度に個人主義的思考・行動
- 自己欲求、感情の表現の抑圧、消極的・強迫的生活態度 ⇨ 素直な自己表現、積極的・自由な生活態度

そのような外的・内的状況の受け止め方やその受け止め方に基づく行動を修正させ、臨床症状を出現または増悪させないような、より適切な行動を身につけさせるために、行動療法、精神分析的精神療法、交流分析療法、家族療法などが用いられる。

❺ 第五段階：治療関係の解消

より適切な適応様式の思考・行動パターンが習得され、服薬の減少・中止をしても症状の再燃・悪化をみないことを確認できたら治療を終結する。

以上が、全般的な心身医学的治療の流れであるが、治療者側と患者側との条件によって治療全体の進め方が変わってくることはいうまでもない。治療者側の条件としては、治療的自我、治療技法の習熟度、治療経験度、時間的余裕などがある。患者側の条件では、①幼少時期の親子関係にあまり問題がみられず、パーソナリティの片寄りも少なく、治療的な信頼関係ができやすく、現実への対応にも柔軟性がみられる患者(現実心身症型)には、臨床症状の発症メカニズムを心身医学的に説明し、心身相関に気づかせ、その気づきに基づく心身医学的な立場からライフスタイルを修正させ、また上手に社会的支援を受けるように援助する。②幼少時期の親子関係に多少の問題がみられ、パーソナリティの発達段階にも多少の問題はみられるが、心身両面からの治療への意欲もあり、心身相関の理解に基づく行動修正が可能な患者(神経症傾向の強い型)には、カウンセリング、交流分析療法、行動療法、認知行動療法、内観療法、絶食療法などを行う。③表面的には適応しているようにみえるが、幼少時期の親子関係の問題が大きく、パーソナリティの未熟さや片寄りもみられ、自己の欲求の実現や感情の表現がうまくできず(アレキサイミア)、心身両面からの治療への意欲に乏しい患者(性格心身症型)には、治療的退行を利用する精神分析的精神療法、家族療法などを行う。

III 心身症治療における薬物治療

　心身医学的治療において使用される頻度が高い向精神薬は、主として、抗不安薬、睡眠薬および抗うつ薬である。不安、緊張、イライラ、抑うつ、不眠などの症状に対して、抗不安薬（ベンゾジアゼピン系）、抗うつ薬（三環系、四環系、SSRI、SNRI、スルピリド）、睡眠薬（ベンゾジアゼピン系など）が適宜用いられる。一般に、向精神薬は患者の有する心身の症状をそのまま受容して、とりあえず苦痛を和らげるために大いに役立つ。向精神薬を使用したこのようなアプローチにより、医師患者関係の確立が容易になり、その後の治療が進めやすくなる場合が多い。ただ、心身症だからという理由で、向精神薬を漫然と使用することにならないように注意する必要がある。

❶ 抗不安薬

　本態性高血圧症、胃・十二指腸潰瘍、過敏性腸症候群、気管支喘息、過換気症候群、緊張性頭痛、片頭痛などの心身症には不安、緊張、不眠などを伴っていることが多い。これらの症状は病気の経過に大きく関係し、症状緩和のために抗不安薬がよく用いられる。心理反応からみた適応では、現実的な一般的ストレスによって引き起こされた不安、緊張に基づく症状が最もよい適応となる。そのほかに、不安、緊張、身体症状の悪循環を断つため、患者の不安があまりに強い場合の心理療法の前処置または併用、心因や環境の処理が困難なときに対処療法的に用いる場合などが挙げられる。

　近年、不安に対するセロトニン神経の関連が示唆されている。また、セロトニン受容体のサブタイプと組織分布、生理機能や病態との関連が明らかにされてきている。その中で、5-HT1A受容体作動薬がより選択性の高い抗不安薬として注目されている。わが国で開発されたタンドスピロンは抗不安作用とともに抗うつ作用が認められている。これは、セロトニンが過剰な不安状態では、脱感作している神経細胞の5-HT1A受容体の感受性を回復させる。一方、セロトニンが低下しているうつ状態では、増加した5-HT1A受容体を脱感作し、セロトニン遊離を促進し、後シナプス5-HT1A受容体には部分アゴニストとして作用し、適正なセロトニン神経伝達を保つことが作用機序として考えられている。

①抗不安薬の分類と特徴（表1）

　現在使用されているものとして化学構造から次の5群に分けることができる。

　a）バルビツール酸誘導体：フェノバルビタール、アモバルビタールがあり、通常睡眠薬として用いられる（表2参照）。少量投与で不安緊張状態の鎮静に有効だが、薬物依存や耐性、薬物相互作用や中枢神経抑制作用などを生じやすいなどのため、最近では抗不安薬としてはほとんど用いられない。

　b）ベンゾジアゼピン系：1961年わが国に初めて導入されて以来、現在最も多く用いられている。不安除去、静穏馴化作用をもつと同時に筋弛緩作用、抗けいれん作用や催眠作用をもっており、有害反応が少なく、比較的大量服用しても呼吸・循環系の抑制が少なく、安全性の高い抗不安薬である。

　c）ジフェニラミン：ヒドロキシジンがあるが抗不安作用は弱く、むしろ抗ヒスタミン剤として

表1／抗不安薬分類と特性

作用時間	力価	一般名	商品名	服用量(mg／日)	t_{max}(hr)	$t_{1/2}$(hr)
		ベンゾジアゼピン系				
超短期型	高	etizolam	デパス	1〜3	3	6
	低	clotiazepam	リーゼ	15〜30	1〜1.5	4〜5
		flutazolam	コレミナール	12	1	3.5
中期型	高	lorazepam	ワイパックス	1〜3	2	14±5
		alprazolam	コンスタン、ソラナックス	0.4〜2.4	2.1	12±2
	中	bromazepam	レキソタン、セニラン	2〜15	0.5〜4.0	11〜28
		oxazepam	ハイロング	15〜90	1〜4	6.8±1.3
長期型	高	fludiazepam	エリスバン	0.75	1	23
		mexazolam	メレックス	1.5〜3	1〜2	60〜150
	中	diazepam	セルシン、ホリゾン	2〜20	0.5〜2.0	43±13
		chloxazolam	セパゾン	3〜12		
	低	chlordiazepoxide	コントール、バランス	20〜60	1〜6	10±3.4
		clorazepate dipotassium	メンドン	9〜30	0.5〜1	2.0±0.9
		medazepam	レスミット	10〜30	1〜3	2〜5
		oxazolam	セレナール	10〜20	8.2±1.3	55.9±6
超長期型	高	flutoprazepam	レスタス	2〜4	4〜8	190
		ethyl loflazepate	メイラックス	1〜2	1.2	122
	低	prazepam	セダプラン	10〜20	3	1.3±0.7
セロトニン作動性		tandospirone	セディール	30〜60	2.9±0.7	1.4
その他		hydroxyzine	アタラックス	75〜150		
		tofisopam	グランダキシン	150	1	0.5〜1

短期作用型：1）不安発作（パニック発作）に対する頓用に有用。
2）連用後に中断すると反跳性不安・退薬徴候を起こしやすい。
長期作用型：1）服用回数を削減できる。
2）依存者の離脱に有用。
3）連用によって体内蓄積を起こす恐れがある。
高力価短期作用型：健忘やせん妄・錯乱の報告がある。

使用されている。

　d）セロトニン作動薬：タンドスピロンは抗不安作用としての特異性が高く、ベンゾジアゼピン系にみられる筋弛緩作用、薬物依存性、退薬症状の出現（反跳性不安など）、長期投与による耐性の増悪などが少ない。しかし、効果発現までには1〜2週間と時間がかかるのが特徴である。

　e）選択的セロトニン再取り込み阻害薬（selective serotonin reuptake inhibitor；SSRI）：SSRIも、不安障害に使用されるようになってきたが、この点は抗うつ薬の項で触れる。

　②抗不安薬の使い方

　抗不安薬として用いられているものとしてはベンゾジアゼピン系がほとんどであり、ベンゾジアゼピン系の抗不安薬は3つに大別される。不安の程度に応じて、これらの抗不安薬を使い分ける。軽い不安に対してはクロチアゼパム、中程度の不安に対してはジアゼパム、強い不安に対してはエチゾラム、ロラゼパム、アルプラゾラム、ロフラゼプ酸エチルなどが用いられる。

表2／睡眠薬の分類と特性

作用時間	一般名	商品名	服用量（mg／日）	t_{max} (hr)	$t_{1/2}$ (hr)
	ベンゾジアゼピン系				
超短期型	triazolam	ハルシオン	0.125〜0.5	1.3	2.9±1.0
	zolpidem	マイスリー	5〜10	0.7±0.4	2.2±0.3
	zopiclone	アモバン	7.5〜10	0.8	4〜6
短期型	brotizolam	レンドルミン	0.25	0.5〜2	4.4
	rimazafone	リスミー	1〜2	3	8〜13
	lormetazepam	ロラメット、エバミール	1〜2	0.5〜2	10
中期型	flunitrazepam	サイレース、ロヒプノール	0.5〜2	1〜2	15±5
	nimetazepam	エリミン	3〜5	2〜4	21
	estazolam	ユーロジン	1〜4	4	18〜31
	nitrazepam	ネルボン、ベンザリン	5〜10	0.5〜3	26±3
長期型	flurazepam	ダルメート、ベノジール、インスミン	10〜30	1	74±24
	haloxazolam	ソメリン	5〜10		42〜123
	quazepam	ドラール	20	3.7±0.5	32±7
	バルビツール系				
中期型	amobarbital	イソミタール	100〜300		8〜42
	pentobarbital	ラボナ、ネンブタール	50〜100		15〜48
長期型	phentobarbital	フェノバルビタール、フェノバール	30〜200	1〜2.4	99±18
合剤		ベゲタミン　A	1〜2錠		
		B	1〜2錠		

不眠のタイプによって選択：
1）超短期・短期⇒就眠困難型不眠
2）中期・長期型⇒早期覚醒型不眠
長期型〜連用後の反跳性不眠、退薬徴候の軽減

③使用上の注意点

ベンゾジアゼピン系薬剤の使用上の注意点としては次のようなことが挙げられる。
①重篤な不安症状に対して使用する。
②長期服用は依存性の可能性がある。
③アルコールの併用を避ける。
④高齢者に対しては用量を少なくして、短時間作用型の薬剤を用いる。
⑤薬物乱用や誤用のある患者には使用しない。

❷ 睡眠薬

　睡眠障害の原因は多岐にわたるので、睡眠障害の原因や病態を明らかにし、それに応じた治療をする。睡眠障害の原因疾患として、身体疾患やうつ病などがあればそれに対する治療を行うとともに、食事や起床時刻を一定にしたり、昼寝をしないなどの生活リズムを規則正しくする生活指導が必要である。また、現実生活の中で、睡眠障害と関連して不安や悩み、葛藤がある場合は、受容的、共感的、支持的なカウンセリングによって、患者にその問題の解決を促す。心身に過度な緊張のある人には心身のリラックスを促す方法として、自律訓練法、漸進的筋弛緩法、バイオフィードバック法、音楽療法などがある。

①睡眠薬の分類と特徴（表2）

睡眠薬には、バルビツール酸、非バルビツール酸系薬剤、ベンゾジアゼピン系薬剤がある。抗不安薬と同様、安全性、依存性、耐性などの面から、現在では、ベンゾジアゼピン系薬剤が最も使用されている。

②睡眠薬の使い方

一般に睡眠障害の治療は、睡眠障害のタイプからみて行う。入眠障害には、超短時間型から短時間型のベンゾジアゼピン系とこれに類似したチエノジアゼピン系薬剤を用いる。例えば、トリアゾラム（ハルシオン®）、ゾピクロン（アモバン®）、ブロチゾラム（レンドルミン®）、リルマザフォン（リスミー®）、ロルメタゼパム（エバミール®、ロラメット®）などが挙げられる。中途覚醒、早朝覚醒、熟眠障害に対しては、原則として中間作用型および長時間作用型睡眠薬を選択する。例えば、フルニトラゼパム（ロヒプノール®、サイレース®）、ニトラゼパム（ベンザリン®、ネルボン®）、エスタゾラム（ユーロジン®）、ハロキサゾラム（ソメリン®）、ニメタゼパム（エリミン®）などが用いられる。

老人では半減期の短い睡眠薬を選択し、成人の1/3～1/2量から開始するのが望ましい。

薬物治療の原則は、当初、規則正しく服用させ、症状が改善したら漸減を行うことである。睡眠薬を中止すると、反跳性不眠が出現してくることがある。薬の血中半減期の短いものほど出現しやすいので、症状が改善し、薬物を中止、中断する際には、より半減期の長い中間型に切り替えてから減量・中止すると、反跳不眠の予防が可能となる。

睡眠時無呼吸症候群では、ベンゾジアゼピン系睡眠薬は呼吸抑制を促進させる可能性があるので注意が必要である。

③睡眠薬使用上の問題点

a）持ち越し効果：特に、半減期の長い薬剤や力価の強い薬剤では、日中の持ち越し効果のため、睡眠薬の作用が翌日まで持続し、眠気、嘔気、ふらつき、頭痛、倦怠感などの症状が出現することがある。車両の運転など、危険を伴う可能性のある機械操作は避けることが望まれる。これは処方開始初期や高齢者では、特に注意が必要となる。高齢者の場合、夜間トイレに立つことが多く、ふらつきによる転倒、骨折の恐れがあり、内服量の減量、または半減期の短い薬剤へ変更する。

b）健忘（記憶障害）：アルコールとの併用で、服用直後、夜間覚醒時、覚醒後一定時間の出来事について健忘が現れることがある。アルコールと睡眠薬を同時にとらないように、適切な指導が必要である。

c）反跳現象・依存症：特に、血中半減期の短い薬剤や大量投与の長期服用では、服用によって満足すべき睡眠時間が得られるようになった段階で突然服用を中止すると、反跳性不眠や精神的不安定のため服用を中止しづらくなることがある。この場合、長時間作用型の薬剤に変更し、時間をかけてゆっくりと減量する。

④禁忌

急性隅角緑内障と重症筋無力症は、禁忌である。また、肺気腫、気管支喘息、および脳血管障害の急性期で、呼吸機能の低下している場合、睡眠薬は使用しない。

❸抗うつ薬

心身症患者では、比較的軽症で身体症状が全面に出ている軽症の抑うつ状態が多い。抗うつ薬は、このような抑うつ状態に伴う心身症に対して有効である。うつ病やうつ状態の症状として精神症状と身体症状があり、精神症状として、抑うつ気分、興味または喜びの消失、思考障害、意欲や行為障害としての精神運動静止、睡眠障害、身体症状として、疲労・倦怠感、食欲不振、口渇、体重減少、心悸亢進、めまい、耳鳴、頭痛・頭重、背部痛、関節痛などさまざまなものが挙げられる。これらの症状に対して適切な薬物療法はたいへん有効なことが多い。

①抗うつ薬の分類と特徴（表3）

抗うつ薬は、三環系、四環系、SSRI、SNRI、その他に分けられる。

a）三環系抗うつ薬：第一世代の抗うつ薬、三環系抗うつ薬（アミトリプチリン、イミプラミン、ノルトリプチリン、デシプラミンなど）は、ノルアドレナリン再取り込み阻害作用とセロトニン再取り込み阻害作用があり、抗うつ作用は強いが、抗ムスカリン性コリン作用の副作用（口渇、便秘、排尿障害など）が比較的強く、心臓機能への副作用も有することが問題点として挙げられる。

b）四環系抗うつ薬：第二世代の抗うつ薬、四環系抗うつ薬（マプロチリン、ミアンセリンなど）は、抗うつ作用は三環系より少し弱いが、抗コリン性の副作用や心臓機能に対する副作用が少ない

表3／抗うつ薬の分類と特性

一般名	商品名	服用量(mg／日)	t_{max}(hr)	$t_{1/2}$(hr)	再取り込み抑制作用	抗コリン作用	抗ヒスタミン作用
	三環系						
nortriptyline	ノリトレン	30〜75	2〜12	31±13	＋	＋＋＋	＋	＋
desipramine	パートフラン	50〜75	6	22±5	＋	＋＋＋	＋	－
amoxapine	アモキサン	25〜75	1〜1.5	8				
imipramine	トフラニール	25〜200	3〜4	6〜28	＋＋	＋＋	＋	＋
amitriptyline	トリプタノール	10〜150	2〜12	21±5	＋＋	＋＋＋	＋＋＋	＋＋＋
clomipramine	アナフラニール	50〜100	1.5〜4	12〜28	＋＋＋	＋＋	＋＋	±
trimipramine	スルモンチール	50〜200						
	四環系						
maprotiline	ルジオミール	30〜75	4〜12	30〜60	－	＋＋＋	±	＋
mianserin	テトラミド	30〜60	2〜3	18.2±1.3	－	±	－	＋＋
setiptiline	テシプール	3〜6	1〜3					
	SSRI						
fluvoxamine	ルボックス、デプロメール	50〜150	2〜8	15				
paroxetine	パキシル	20〜40	0.5〜11	10〜16				
	SNRI						
milnacipran	トレドミン	50〜100	2	6〜8				
	その他						
Sulpiride	ドグマチール	150〜300	2	6.7				
Methylphyenidate	リタリン	20〜30	2					
trazodone	デジレル	75〜100	3〜4	5.9±1.9				

鎮静・催眠作用は、アミトリプチリン、トラゾドン、ミアンセリンなどが強い。
フルボキサミン：強迫神経症にも適応がある。
パロキセチン：パニック障害にも適応がある。

のが特徴である。

　c）選択的セロトニン再取り込み阻害薬（selective serotonin reuptake inhibitor；SSRI）：SSRIのフルボキサミン、パロキセチンなどは、抗コリン作用による副作用や心臓機能への副作用が少なく、従来の三環系抗うつ薬とほぼ同等の抗うつ作用があり、抗不安作用も有している。

　d）選択的セロトニン、ノルアドレナリン再取り込み阻害薬（serotonin noradrenaline reuptake inhibitor；SNRI）：抗コリン性副作用が少なく、CYP450に阻害活性がない。

　e）その他の抗うつ薬：ドパミン遮断薬のスルピリドは抗うつ作用以外に、抗潰瘍作用も有しており、また抗コリン性の副作用が少ない。また、セロトニン再取り込み阻害作用に加えて、セロトニン受容体(5-HT2)拮抗作用を有するトラゾドンがある。

　②抗うつ薬の使い方

　日本では重症のうつ病では三環系抗うつ薬がよく用いられている。また、SSRI、SNRIが使用できるようになり、今後これらの使用が増えていくと考えられる。高齢者などでは、一般に抗コリン作用の副作用が少ない四環系抗うつ剤、SSRIがよく使われる。また、食欲不振、やせなどの症状がある場合は、スルピリドが効果的であり、副作用として、錘体外路症状や乳汁分泌などがあるので注意したい。トラゾドンは睡眠を促進させるので、老年期うつ病で不安をもっている人や非心臓性胸痛の食道機能異常に有効である。

　③使用上の問題点

　一般に、抗うつ薬によく反応し予後は良好であるが、高齢であると病相が頻発化したり、慢性化したりすることがあるので、うつ病初期にきちんとした治療が必要である。

　④禁忌

　三環系抗うつ薬の禁忌として、緑内障、心筋梗塞の回復初期が挙げられる。禁忌ではないが、高齢者では薬物の抗コリン作用による有害反応(口渇、便秘、排尿障害、頻脈などの末梢性抗コリン作用および中枢性抗コリン作用による副作用)が出やすく、若年者に比較して重篤になりやすいので、抗コリン作用による有害反応の出現しがたい薬物と併用薬の選択、投与量の設計(成人の半分量から開始し、症状の推移をみながら増減)する。前立腺肥大症には三環系抗うつ薬の使用は慎重を要する。

Ⅳ　各種の心身医学的治療

　最も基本になるのはカウンセリングである。受容、共感、支持によるカウンセリングによって感情の発散、心身相関の気づき、問題点の明確かがなされる。それに加えて以下の各種治療法がなされる。

❶ 自律訓練法[6]

①概略

1932年にドイツの精神科医シュルツによってまとめられた心理生理学的治療法であり、背景公式：「気持ちがとても落ち着いている」、第1公式：「両腕両脚が重たい」、第2公式：「両腕両脚が温かい」、第3公式：「心臓が静かに規則正しく打っている」、第4公式：「とても楽に呼吸(いき)をしている」、第5公式「お腹が温かい」、第6公式「額が心地よく涼しい」の決められた計7つの公式を用いて、自己暗示することで心理的緊張の軽減を図る方法である。

②適応・禁忌

自律訓練法は、不安や緊張に由来する身体症状を緩和する治療法であり、不安や緊張もしくはストレスが関与していることが明らかな疾患であれば、適応である。禁忌症としては、自律訓練法によって副作用的反応や症状の悪化などを引き起こす可能性がある症例があり、①心筋梗塞が疑われたり、起こった直後、②調整困難な糖尿病患者で、長期間の観察が不可能なとき、③低血糖を起こす患者、もしくは低血糖様状態の患者、④急性精神病や分裂病的反応の激しいとき、⑤退行期精神病反応、迫害妄想、誇大妄想を示す患者、⑥極度に不安感や焦燥感が亢進している場合、⑦消化性潰瘍の活動期、などが挙げられる。

❷ 催眠療法[7]

①概要

催眠法は18世紀ウイーンの医師メスメルによって始められたといわれているが、フロイトがメスメルのところに催眠の勉強に行って、そこから精神分析療法を作り出したことはあまりに有名である。また、前述した自律訓練法も、催眠状態を経験した人々の内省報告に端を発しており、催眠に由来する治療法は意外に多い。昨今、いろいろな心理療法が開発されて、催眠療法が往時ほど頻用されなくなっているが、この治療法を適用して改善をみた心身症の症例がこれまで報告されており、心身医学的治療の選択肢の1つとして身につけておきたい技法である。

②適応・禁忌

症例を十分分析して、その上で適応されるべきであるが、総じて、ヒステリー(転換型)傾向の強い症例などがまずは対象といえよう。

❸ 行動療法[8]

①概要

1950年代後半から発達してきた心理学的治療法で、パブロフの条件反射の発見に端を発している。心身相関の最近の考え方の項でも触れたが、古典的あるいはオペラント条件づけが心身症の遷延化・難治化の一因になっており、この見地から心身医学的治療の1つとして行動療法が用いられる。具体的治療法としては、系統的脱感作、主張訓練法、リラクセーションなどの逆制止による治療法、エクスポージャー(曝露法、フラッディング)、トークンエコノミー・シェイピングなどをは

じめとした強化法、除外学習法・処罰学習法・拮抗反応法などの消去法、レスポンスコスト法、自己コントロール法、合理情動療法などの認知行動療法、モデリング法などがある。

❹ 認知行動療法[9]

① 概要

1960年代後半、これまでの行動主義心理学に対する反省批判が起こり、認知心理学が発展し、基礎心理学の一分野となった。それまで学習とは、刺激と反応の結合が強まる現象であると信じられていたが、それでは説明がつかない心理現象が数多く観察されるにいたり、認知過程が注目されるようになった。具体的な理論と技法としては、回避反応・曝露反応妨害法、観察学習理論、マッチングの法則、Ainslie-Rachlinの理論、単純提示効果と順応、反応形成法、タイムアウト法などがある。

② 適応・禁忌

不適応的な認知が原因であったり、増悪因子であるような学習性の問題の治療に有用である。実際には、不安障害、うつ病、慢性疼痛、A型行動パターン、過剰適応、燃え尽き症候群、摂食障害、人格障害などに適応されている。意識障害がある場合や、明らかな幻覚妄想などの思考障害をもった患者は禁忌である。また、知的レベルが極端に低い人に用いる場合、工夫が必要である。

❺ 簡易精神分析療法[10]

① 概要

この療法は、古典的な精神分析療法の技法を治療対象の諸条件に合わせて柔軟に修正を加えたものである。治療目的として、患者が抑圧し、身体化している葛藤内容を告白・発散させるか、あるいは昇華させるか、さらには母親またはその代理者からの独立を促すことが挙げられる。

② 適応・禁忌

治療対象となる患者としては、①治療者との約束が守れ、治療が継続できる状態にある者、②治療者との間に感情を伴った言語的交流ができる者、③自分の行動やその背後にある心の動きを見つめ直し、言語的に表現できる者、④心身相関の理解に基づく、日常行動の修正が必要であることを理解できる者であることが望ましい。

❻ 交流分析療法[11]

① 概要

交流分析療法とは、精神分析の理論をもとにアメリカの精神科医エリック・バーンによって1950年代に創始されたパーソナリティ理論である。性格、対人関係のパターンが図式化され、わかりやすく示されており、心理状態や行動を評価し具体的に自分を変えていくやり方を学べる。具体的には、個々のパーソナリティを分析する構造分析、対人関係におけるやりとりを分析する交流パターン分析、交流様式の中で裏と表を含む二重構造のコミュニケーションをしていないかどうか分析するゲーム分析、幼少時に形成された非現実的な認知様式を分析する脚本分析などがある。

②適応・禁忌

適応は、一時的不適応がある患者と神経症レベルの患者である。重い性格障害のある患者では、一般に交流分析療法で効果を期待できない。

❼集団療法[12]

①概要

心身医学的治療は、個人療法が主に行われているが、個々の患者の治療をよりよく進めていくためには、集団療法を併用した方がより効果的である。集団療法には、教育的集団療法、行動療法的集団療法、力動的集団精神療法の3つの流れがわが国にある。当科でも集団療法を取り入れているが、同病患者の体験を聴くことによって、自分との違いや共通点を比較的客観的にみることができるようになったり、自分の生き方に関して見直し、自分について理解が深まり、学ぶべき点についても治療者によって気づかされるよりも素直に気づけるようになったりする現象がみられている。

❽家族療法[13]

①概要

家族療法には、精神力動論に基づく家族療法、行動理論に基づく家族療法、システム論に基づく家族療法がある。前2者はそれぞれ個人に対する精神分析理論や行動理論を家族に応用したものであり、システム論的家族療法は、症状を呈する個人を患者と特定してその症状を直接扱うのではなく、患者を含む家族全体が機能をもった1つのシステムであるとらえ、家族成員間の関係性を治療の対象とする。システム論的家族療法では、家族への受容・共感が何よりもまず優先される（ジョイニング）。そして、家族構成同士の心理的位置関係を距離の概念でとらえる、構造的アプローチを行い、リフレーミングやパラドックスの概念を用いた、戦略的アプローチで治療に当たっていく。

②適応・禁忌

システム的家族療法は、疾患・重症度・年齢・パーソナリティを問わず、症状や問題行動によってシステムの成員が巻き込まれているときに適用する。個人の深層心理や洞察能力が問われないため、従来の心理療法の適応にならなかった身体疾患にも適用される。

❾箱庭療法、芸術療法[14]

①概要

箱庭療法はカルフがユング心理学をもとに発展させ、河合が1960年代にわが国に導入した治療法で、一定の大きさの箱（縦57cm、横72cm、高さ7cm）の中に人、動物、乗り物、建物などのミニチュアを用いて自由に患者につくらせ、内面にある抑圧された感情を表現させる。また、芸術療法では、非言語的媒体やイメージを用いる治療法で、粘土、フィンガーペインティング、工作、写真、陶芸、手芸、指人形、楽器などを用いた即興劇、舞踊、歌唱、詩歌、絵画、書道などが挙げられる。

②適応・禁忌
思春期の患者など対話だけでは治療関係を深め、受容、共感が困難な症例に適応を考慮する。

❿バイオフィードバック療法[15]

①概要
フィードバックという言葉はもともと工学系の言葉であり、出力されたものの一部を外部の回路を用いて入力側に戻し、出力をコントロールしようとすることを指しており、1950年代の後半から始まった自律神経系のオペラント(道具的)条件づけによる随意的なコントロールの研究を基礎としている。本療法は、筋電図、心拍、皮膚温、皮膚電位活動、脳波などのバイオフィードバックにより、リラクセーション、意識変容状態を得、それを治療の場、逆制止の場などとして用いたり、心身相関の気づきを深めることにより、心理療法の導入に用いたりする。

②適応・禁忌
症状が、脳波、皮膚電位反射、筋電図、心電図、胃電図など電気的変化に置き換え可能で、不適切な学習の結果、症状が出現している場合が適応となる。

⓫内観療法[16]

①概要
仏教的修行法に由来する内観法が、心身医学的治療に応用されたのは、石田(1965)に遡る。基本的には、①屏風などによる視覚的遮断、②面会・通信・読書・雑談・テレビ等の禁止という厳格な行動制限と同時に、③寝食・入浴・清潔の保証、④定期的面接による指示と助言、といった「包まれた遮断環境」下で実施する。内観3項目、①世話になったこと、②して返したこと、③迷惑をかけたこと、に沿って、小学校から現在までの生活年代を約3年ごとに区切り、対象(両親、配偶者、祖父母、上司、担任教師、同僚、友人など)を絞って、順次回想("しらべる")していく。通常6泊7日を1クールとし、早朝から夜更けまで1日15時間程度、1回2時間ずつ、連続的に内省させる。

⓬絶食療法[17]

①概要
断食は古今東西行われてきたが、九嶋、長谷川らが絶食療法と名づけてわが国に導入し、その後1970年代に鈴木がこれに改良を加えて「東北大学方式絶食療法」と名づけ、心身症に適応した。本療法は個室などの社会的に隔離した場所で施行し、10日間の完全絶食中毎日各種ビタミン剤を混ぜた500～1,000mlの5炭糖液の点滴補液を行い(飲水自由)、その後5日間の復食期で徐々にもとの食事に戻していく。治療的意味としては、患者の症状をめぐっての悪い条件づけを修正する機会を与えることであり、また、絶食というストレス状況を乗り越えた場合、これが患者にとって1つの克服体験をもたらすことにある。

②適応・禁忌
絶食療法の適応にあたっては、患者への動機づけと自我レベル(絶食に耐えうるかどうか)の把握

が必要である．自我の確立が未熟で，反社会的人格障害や精神病質的要素を有している，情緒不安定な患者では，絶食期に症状がより顕在してくることがあり，適応は禁忌である．

⑬ 森田療法[18]

①概要

森田療法は，森田正馬（1874〜1938）により，神経質（森田神経質）を対象として考案された日本独自の治療法である．気を紛らわすこと（読書，テレビ，会話など）を一切禁止し，食事，用便，入浴のみ許可する，絶対臥褥を5〜7日間実施後，軽い作業から重い作業に入っていかせ，作業をどうすれば効率よく，スムーズにいくかを工夫させつつ作業そのものに成り切る体験をさせる．しかし，実際に一般病棟にてこれを施行するのは困難であり，作業に変わるものとして思い切って「歩くこと」にのみ限定した歩行訓練療法（森田療法変法）が考案されている．

②適応・禁忌

自分の心身の状態や変調などに敏感に反応し，その生理現象を自らなくそうと思えば思うほど，実際に胃の不快感や動悸などが強まる，いわゆる「とらわれ」によって症状が発症している患者が主な適応である．精神病，境界例，ヒステリーは適当でない．

⑭ ヨーガ、気功[19]

①概要

ヨーガや気功法などの身体的手法の特徴は，身体の動きと呼吸の在り方をとおして，①リラクセーションが深められ，ホメオスターシス機能の回復が図られるという生理的効果と，②必然的に自己をみつめる機会が与えられるという心理的効果，に集約される．

②適応・禁忌

葛藤，不必要な心配，緊張状態の持続が疾患の生理的治癒機転を妨げていると考えられる場合で，しかも患者には十分な洞察能力があると判断される場合である．

おわりに

心身医学的治療を施行する目的は，疾患準備状態を形成している心理社会的因子を効率よく処理し，生体の防御機能を十分発揮させ，患者がセルフコントロールしていけるようにすることにある．そのためには，種々の治療技法を適切に取り入れながら，母性原理と父性原理を使い分けていく柔軟な対応が，治療者には求められる．情報化社会，高齢・少子化社会，実績主義などで人々の不安やストレスが強まっている今日，患者の心理社会的因子を的確に把握し，処理することができれば，治療コンプライアンスを高め，QOLの改善も得られ，効率よい医療が実践できるものと考える．

（千田要一、久保千春）

● 文献

1) 池見酉次郎：プライマリ・ケアにおける全人的医療の実践. Jap J Prim Care 5 (2)：87-96，1982.
2) 日本心身医学会教育研修委員会：心身医学の新しい診療方針. 心身医学　31：537-576，

1991.
3) Watkins JG: The therapeutic self developing resonance-Key to effective relationships. Human Sciences Press, New York, 1978.
4) 桂　載作：治療総論（治療的自我について）．よくわかる心療内科，桂　載作，山岡昌之（編），p70-73，金原出版，東京，1997.
5) 吾郷晋浩：心身医学的治療の手順．心身医学標準テキスト，久保千春（編），p238-242，医学書院，東京，2002.
6) 松岡洋一，松岡素子：自律訓練法．日本評論社，東京，1999.
7) 桂　載作：催眠療法．気管支喘息の心身医療，桂　載作，吾郷晋浩（編），p189-193，医薬ジャーナル，大阪，1997.
8) 内山喜久雄：行動療法（講座サイコセラピー2）．日本文化科学社，東京，1988.
9) 青木宏之：認知行動療法．心身医学標準テキスト，久保千春（編），p291-297，医学書院，東京，2002.
10) 前田重治：心理面接の技術．慶応通信，東京，1976.
11) 杉田峰康：新しい交流分析の実際．創元社，東京，2000.
12) 久保千春：集団療法．新版心身医学，末松弘行（編），p428-434，朝倉書店，東京，1995.
13) 吉川　悟：家族療法；システムズアプローチの「ものの見方」．ミネルヴァ書房，東京，1993.
14) 荒木登茂子：心身症と箱庭療法．中川書店，東京，1994.
15) 平井　久，渡辺克己：バイオフィードバックと心身症．心身医学28：104-110，1988.
16) 杉田　敬：内観療法．新版心身医学，末松弘行（編），p394-400，朝倉書店，東京，1995.
17) 金沢文高：絶食療法．心身医学標準テキスト，久保千春（編），p325-328，医学書院，東京，2002.
18) 黒川順夫：歩行訓練療法（森田療法変法）．心身医学 28：507-513，1988.
19) 岡　孝和：ヨガ，気功．心身医学標準テキスト，久保千春（編），p336-342，医学書院，東京，2002.

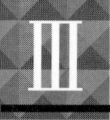

III 心療内科診療の実際　1・内科的疾患

① 気管支喘息

はじめに●●

　従来、気管支喘息(以下＝喘息)は、気道過敏性と可逆性の気道狭窄を特徴とする疾患であると理解され、気管支拡張薬を主体とした治療が主流であった。1990年代に入り、好酸球を中心とした炎症性病変の存在が注目されるようになり、喘息の病態生理への理解が変化するとともに、米国NIHのInternational Consensus Report(1992年)を嚆矢として世界的に喘息治療のガイドラインを作成する動きが盛んとなった。日本においても1993年に日本アレルギー学会が、成人喘息をはじめ各種アレルギー疾患の治療ガイドラインを作成し、1998年には厚生省免疫・アレルギー研究班が「喘息予防・管理ガイドライン」[1]を発行した。そこでは喘息の定義、診断、病態生理、薬物療法など身体医学的側面とともに、患者教育、医師と患者のパートナーシップ、QOL、心身医学的側面など、心理社会的な項目にも紙数がさかれている。喘息治療の場において心身医学的観点の重要性が認知され一般化されつつあるといえよう。本稿では、まずこの「喘息予防・管理ガイドライン」の内容に沿って主に喘息の身体面を概説し、その後、心身医学的な面について述べる。

I 身体医学的にみた気管支喘息

❶気管支喘息の定義、診断

　喘息は臨床診療上よく遭遇する疾患の1つであるが、決定的な定義、診断基準は確立していない。これは喘息の病像を形成する因子が多様で、また症状にも広いばらつきが認められるからである。成人喘息における診断の目安は次のようなものである。

　　①発作性の呼吸困難、喘鳴、咳嗽の反復

　喘息の主な臨床症状は気道のれん縮と炎症に由来する気道狭窄によるものである。

　　②自然に、または治療により寛解する可逆性気流制限

　気流制限は1秒量、ピークフロー(PF)値の低下により、また可逆性はβ刺激薬吸入後の1秒量の増加により評価する。しかし、長期罹患した慢性の患者では気道上皮下の基底膜肥厚など気道のリモデリングによって気流制限の可逆性は低下する。

　　③気道過敏性の存在

　アセチルコリン、ヒスタミンなど気道刺激物質の吸入により、健常者では反応を示さないような低濃度でも気道が収縮する。

　　④アトピー素因の存在

　多くの患者で種々の環境アレルゲンに対するIgE抗体が検出される(アトピー型)。これは即時型

皮膚反応、RAST、吸入誘発試験などで証明される。IgE抗体をもたない症例(非アトピー型)でもTリンパ球の活性化が共通して認められる。

⑤気道炎症の存在

気道粘膜では組織学的に好酸球、リンパ球、肥満細胞など炎症性細胞の浸潤と、好酸球顆粒による気道上皮の損傷がみられる。間接的に気道炎症の存在を示唆するものとして、喀痰中の好酸球比率の増加、ECP(eosinophil cathionic protein)高値、剥離した気道上皮(クレオラ体)、さらに末梢血中好酸球数の増加や血清ECP高値がある。

❷ 気管支喘息の病態生理

喘息の病態の主体をなすのは気道過敏性と気道炎症である。気道過敏性は先天的な遺伝素因と後天的な気道炎症に起因する。気道炎症は上述のとおり、環境要因に対する免疫反応の結果として生じる好酸球を中心とした組織変化である。喘息の臨床症状に直接結びつく病変は、気道平滑筋の収縮、気道粘膜の浮腫、気道内分泌物の貯留の組み合わせによる気道狭窄で、初期には可逆性であるが、気道炎症の繰り返しによってリモデリングが加わると非可逆的となる。気道狭窄を引き起こすトリガー因子には、アレルゲン、感染、運動、過換気、気象、薬物、アルコール、過労など種々の要因があり、心理的ストレスも含まれる。

❸ 気管支喘息の薬物療法

抗喘息薬は長期管理薬と発作治療薬に大別される。前者(コントローラー)は喘息症状の改善とその維持および呼吸機能の正常化を図る薬剤で、ステロイド薬、徐放性テオフィリン薬、β_2刺激薬、抗アレルギー薬がある。喘息長期管理では重症度を4ステップ(軽症間欠型、軽症持続型、中等症持続型、重症持続型)に分け、各段階に応じて薬剤を選択する。重症度は症状の特徴(程度と頻度)およびPF値の予測値に対する割合(%PF)から判定される。例えば週2回以上の発作があり夜間発作が月2回以上で、%PFが70〜80％の病態は軽症持続型と判定され、治療は吸入ステロイド薬(ベクロメサゾン200〜400μg/日)および徐放性テオフィリン薬内服の連用を主体とし、症例によってβ_2刺激薬吸入や抗アレルギー薬を追加投与する。症状の悪化がみられるときには治療をステップアップし、症状の改善と安定が3ヵ月以上認められるときには薬剤の使用をステップダウンする。

発作治療薬(レリーバー)にはステロイド薬、β_2刺激薬、アミノフィリン、エピネフリン皮下注射、吸入抗コリン薬があり、主に吸入、注射で投与される。発作(急性増悪)時についてもその症状の程度を4段階に分け、それぞれに応じて薬剤を選択するが、その詳細は直接ガイドライン[1]を参照されたい。

❹ 身体医学的治療の限界と問題点

ガイドラインに従って患者自身がピークフロー値を自己測定し、吸入ステロイド薬を積極的に使用することで喘息管理は確実に改善している。しかし、それでも現実には症状のコントロールが困

難な症例が少なくない。このような身体医療の限界を示す重症例、難治例の問題点の多くは心身医療の対象となるものである。具体的には、①コンプライアンス（定期的な通院、服薬）の低下、②症状増悪因子の自覚の低下、③発作時の不適切な対処、④疾病逃避傾向の存在、⑤社会適応性の乏しさ、などである。このような点も考慮に入れ、以下喘息の心身医学的な診断、治療について述べる。

II 症例

まず、一般的な心身医学的治療で喘息症状がコントロールされた症例を提示する。

初診時：52歳、女性。
主訴：喘鳴、呼吸困難
家族歴：父親：気管支喘息
既往歴：花粉症
現病歴：46歳時に気管支喘息を発病、季節の変わり目に喘鳴、呼吸困難をきたし、他医で毎年2回ぐらい入退院を繰り返していた。X年4月に筆者の内科外来を受診、薬物療法のみで対応して

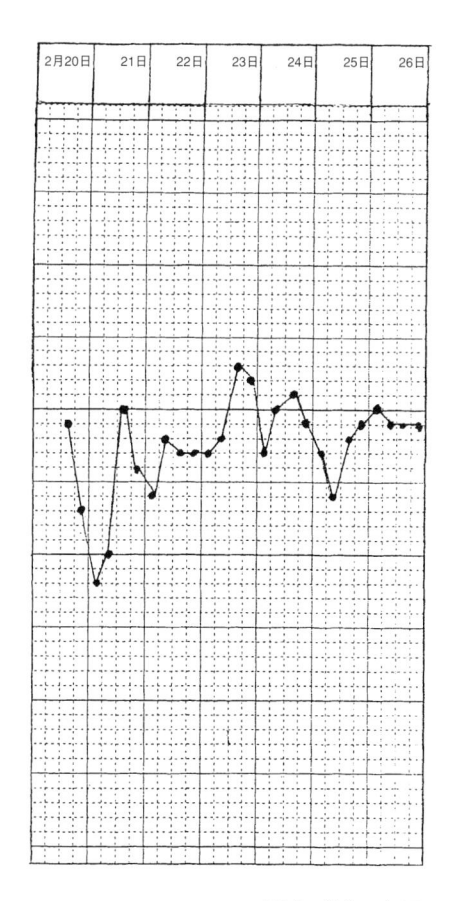

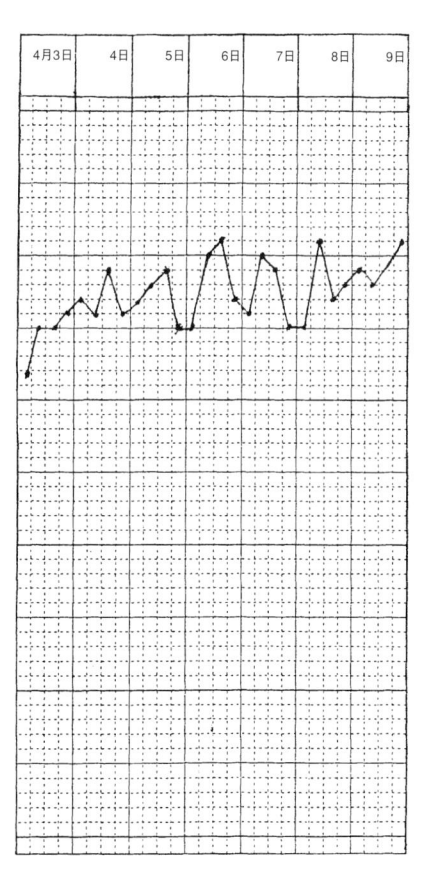

図1／ピークフロー (PF) 値の推移
左側が入院中、右側がそのーカ月半後の記録。明らかな改善を認める。

いたが、X＋1年2月に鼻かぜとともに喘息発作が続き、ステロイド薬を含む点滴にて改善しないために入院した。

入院時所見：脈拍　80/min整、血圧　112/68mmHg、心音　清、呼吸音　連続性雑音（＋）

検査データ：WBC 14,700/μl（感染による増加）、CRP＜0.5mg/dl、IgE 1,10IU/ml、MAST（吸入系抗原）スコア　スギ花粉：3、その他は0。

心理社会的背景：家族関係：夫のギャンブル好きによる家計の圧迫。対処行動：夫のことでも喘息発作でも、何事に対しても我慢して無理をする行動パターン。受療行動：喘息発作が起こったときだけ病院を受診。

治療：①薬物療法：ステロイド剤を含む抗喘息薬のほか、抗生剤、抗不安薬を併用。②自己モニタリング：PF値の自己測定、喘息日記の記録。③心理教育的対応：本人と家族の同席で喘息の一般的な病態を説明し、定期的受診の必要性を指導。④簡易精神療法：喘息発作の原因となっている家庭内のストレス状況に対して本人の話を傾聴、共感。

経過：入院期間は15日間で、退院後は定期的に外来受診し、PF値は上昇、喘息発作を認めない。図1はPF値の推移である。明らかに改善していることがわかる。

III　気管支喘息の心身医学的診断

　喘息患者の心身医学的診断の要点は、喘息の病態にかかわる心理社会的要因と心身相関を明らかにすることである。そのためには主に問診（面接）と心理テストを通して情報を収集する。

❶問診

　心療内科において初診時には問診の聴取が重視されている。身体症状の経過を明らかにすることは一般内科と同様であるが、さらに発病や症状増悪前後の生活習慣、生活状況（ライフイベントを含む）、対人関係、できれば生育歴や性格傾向についても聞き出す。施設によっては医師の診察とは別に臨床心理士などが問診（インテーク面接）を取る場合もあるが、筆者は早期に治療関係を確立し心身相関への気づきを促すために、身体治療に携わる医師が直接心理面の診療にもかかわることが望ましいと考えている。

　治療関係の初期、特に喘息症状が持続している場合には、まず身体的な処置を十分に行い症状の軽減を優先する。また患者自身が自分の内面や社会的なことを語りたがらないときは、無理に話をさせず自然にそのような発言がなされる機会を待つことも必要である。患者の抵抗を和らげる工夫として、喘息一般についての説明の中で心理社会的因子の重要性に触れ、身体症状に即した具体的な質問から入る。例えば、「アレルギーが原因でも、精神的疲労や気持ちのもち方で症状が悪化することがあります」というような説明をし、「喘息になる前に家庭や職場で何か変わったことや無理をするようなことはなかったですか」、「喘息が悪くなる前に睡眠不足や不摂生はなかったですか。あるいは仕事が忙し過ぎたり、疲れたりしていませんでしたか」といった聞き方をする。

　喘息症状が強く十分な問診が聴取できない場合、あるいは患者が心理的な問題を否定したり語る

ことを拒否するような場合でも、患者の訴えや表情、言動をよく観察することで多くの情報が得られる。例えば自律神経症状（易疲労性、食欲不振、手掌発汗、溜息呼吸など）や精神症状（不安、抑うつ、強迫など）、ほかの呼吸器系心身症（過換気症候群、心因性咳嗽など）の合併、また受動行動の特徴（症状の程度に比して頻回に受診を繰り返す、逆に発作が重症化するまで受診せず我慢するなど）に注目する。

❷ 心理テスト

喘息の心身相関を明らかにする補助的手段として心理テストが有効である。まず、一般的な性格傾向を調べる質問紙法には、MMPI（Minnesota Multiphasic Personality Inventory：ミネソタ多面式人格目録）、CMI（Cornell Medical Index）、MPI（Morsley Personality Inventory：モーズレー性格テスト）、SDS（Self-rating Depression Scale：自己評価式抑うつ尺度）、TEG（Todai egogram：東大式エゴグラム）などがある。これらを適当に組み合わせることで不安、抑うつ、内向性、適応性など神経症傾向の程度や対人関係のパターンを評価することができる[2]。但し、質問紙法は被験者の心理的抵抗や治療関係によって結果が影響を受けるため解釈には注意を要する。より客観的で深い情報を得るためにはロールシャッハテストやPF study（絵画欲求不満テスト）などの投影法が有用であるが、その判定や解釈には経験が必要である。

心身症患者によく認められる性格特性とされている失感情症（アレキシサイミア）[3)4)]は自らの情動や葛藤への気づきとその言語化が乏しく、他者との情緒的交流が困難であることを特徴としている。失感情症を評価する心理テストとして、SSPS（Schalling-Sifneos Personality Scale）、MMPI-AS（Alexithymia Scale）[5]、TAS（Toronto Alexithymia Scale）[6]などが挙げられる。その実際については別の論文[7)8)]を参照されたい。

Comprehensive Asthma Inventory（CAI）[9]は喘息の心身相関を直接調べる質問紙法で、患者に抵抗感をもたせることなく簡便に実施することができる。これは表1のように23項目の質問について患者が「はい」「いいえ」「わからない」のいずれかを選んで答える質問紙法で、主な心身相関（条件づけ、暗示、予期不安、依存性、欲求不満、疾病逃避、生活習慣のひずみ、予後に対する悲観的構え、治療意欲の減退、心身相関の理解）の関与の度合いを半定量的に評価する。

❸ 心身相関の評価

喘息の病態に関与する心理社会的要因を評価するうえで重要なポイントを挙げる。

①客観的側面として、その要因が症状の変化と時間的、量的な関連性を有することを明らかにする。特にライフサイクル各期の発達課題に関係した人生の出来事（ライフイベント[10]）に注目する。

②ストレス要因の客観的強度にかかわらず、患者がそれをどのように受け止め、どのように対処（コーピング）しているかが重要である。これは幼小児期の親子関係に根ざす対人関係のパターンや性格傾向に関係した主観的個別的側面である。

③喘息経過のどの段階で影響しているかにより準備因子、誘発因子、持続増悪因子を区別する[10]。一般的には、さまざまな心理的刺激によって惹起される欲求や感情を抑圧し周囲の期待に応えるべ

表1／Comprehensive Asthma Inventory (CAI)

質問項目	答	反応・条件情動	暗示	予期不安・死の恐怖	薬物依存・依存性	欲求不満（葛藤）	疾病逃避・二次的利得	生活習慣のひずみ	予後に対する悲観的な構え	治療意欲減退・適応力低下	病気成り立ちへの理解
① 発作はだいたい決まった時間（それは　時）に起こってくることが多い。	?／Yes／No	○	○	△		△	○	△			
② 発作はある曜日（それは　曜日）になると決まって起こる。	?／Yes／No	○	○	△	△	△	△				
③ 喘息薬が手元にないことに気づいただけでも発作が起こってくることがある。	?／Yes／No	△	△	○	○				△		
④ 発作が起こってくる人をみると、自分も発作が起こってくることが多い。	?／Yes／No		○	△							
⑤ かつて発作のきっかけになったもの（動物、植物など）を見ただけでも発作の起こることがある。	?／Yes／No	○	○	△							
⑥ 催し物（運動会・学芸会など）の前になるとよく発作が起こっていた。	?／Yes／No	○	○			△	○				
⑦ 家族を離れると（入院・旅行など）／発作が起こらないことが多い。	?／Yes／No	○				○		△			
／かえってひどくなることが多い。	?／Yes／No	△	△	△		○	△	○			
⑧ 朝、目を覚まし何かしようとすると発作が起こってくることが多い。	?／Yes／No	△	△	△		○	○				
⑨ から咳（タンがでない咳）が激しく、それに続いて発作が起こってくることが多い。	?／Yes／No	△	△	△		○					
⑩ ある感情（怒り、悲しみ、憎しみなど）を抑えているとき発作が起こりやすい。	?／Yes／No					○	△				△
⑪ 発作は、罰があたって起こるのではないかと思うことがある。	?／Yes／No		△	△		○	△				
⑫ 発作が起こってくるといつも同じような経過をとることが多い。	?／Yes／No	○	○				△				
⑬ 発作の時、誰かそばにいてくれる方が薬になる。	?／Yes／No			○	○	△	△				
⑭ 発作が起こると、いっそ死んでしまいたいと思うことがある。	?／Yes／No					△			○	△	
⑮ 自分の喘息は、治らないのではないかと思うことがある。	?／Yes／No		△	△					○	△	
⑯ 発作が起こらなくなるとほかのからだの症状がでてくることが多い。	?／Yes／No					○	○	○			
⑰ 何か新しいことを始めようとすると発作が起こってくるので、できなくなることが多い。	?／Yes／No		△				○			△	
⑱ 発作が起こらなくなるまでは、私は何もできないと諦めている。	?／Yes／No					○	△	△	△	△	
⑲ どうして自分だけこんな発作に苦しまなければならないのかと腹立たしく思うことが多い。	?／Yes／No					○	△	△	△		
⑳ 発作の起こり方と生活の仕方とは、関係があるように思う。	?／Yes／No	△				△		○			○
㉑ 息をはくときより、吸うときの方が苦しい。	?／Yes／No		△	○	△				△		
㉒ 発作の苦しみをみんなに分かってほしいと思いますか。	?／Yes／No				○	○			△		

○心理的関与あり、△心理的関与ややあり

く必要以上の適応努力を払い続ける慢性のストレス状況(準備因子)があり、そこに強い不安、怒り、悲しみなどの急性情動ストレス(誘発因子)が加わることで喘息症状が現れる。さらに、発作が生じることで周囲から得られる注目や世話を無意識に求め続け、あるいは不適切な治療により不安、恐怖が強められる(持続増悪因子)と、通常の身体治療だけでは改善しない心身症としての喘息が成立することになる。

　④性格傾向の特徴から喘息のタイプを心身症型(狭義)と神経症型に分けることができる[11]。心身症型は失感情症や過剰適応が背景にあり、喘息症状は慢性持続型のことが多く患者は身体的苦痛を我慢する傾向が強い。その結果、治療の遅れや発作の重症難治化が生じやすい。神経症型は不安、不適応が背景にあり、喘息症状は発作型のことが多く患者は実際以上に苦痛を訴え過剰に処置を求める傾向がある。

　ここまで述べたことを**図2**に喘息の心身相関モデルとして模式的に示す。また最近公表された気管支喘息調査表[12]を**表2**に示す。これで23点以上の場合、心身症と判断される。

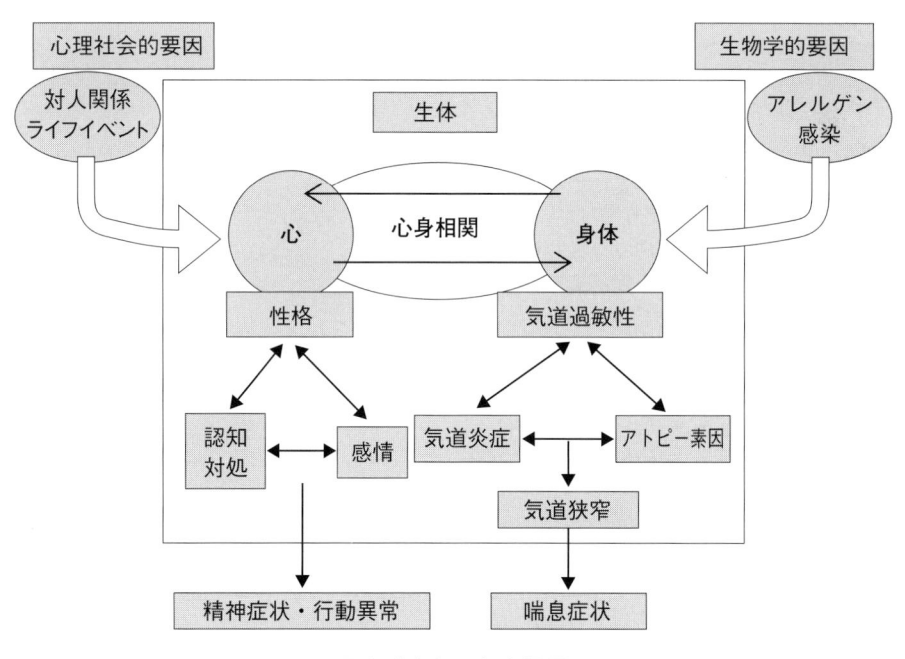

図2／喘息の心身相関

図の右側が喘息の生物学的、身体的要因の作用を示し、左側が心理社会的要因の作用を示す。両者を双方向的に結びつけるメカニズムが心身相関である。

表2／喘息の発症と経過に関する調査表

(記入年月日　　年　　月　　日)

氏名　　　　　　　　　　　(男、女)　生年月日　　年　　月　　日(　　歳)

あなたの喘息の治療を進めていくうえで、参考にしたいと思いますので、次の質問にお答え下さい。

1. 喘息が発症する前(直前から1年前までの間)に過労状態、職場や家庭でストレスや悩みごと、生活するうえでの経済的あるいは精神的に困難なことがありましたか。
(はい、いいえ、わからない)

2. 喘息が発症する前(直前から1年前までの間)に、生活習慣(睡眠、食事、運動、休養などの生活のリズム)が乱れたことがありますか。
(はい、いいえ、わからない)

3. 今から振り返ってみて、ストレスや過労が多くなると喘息の状態が悪化し、それらが減り精神的あるいは身体的に楽になると喘息も改善する傾向にありましたか。
(はい、いいえ、わからない)

4. あなたの喘息症状の起こり方について次の質問に答えて下さい。
1) 喘息薬が手元にないことに気づいただけでも発作が起こってくることがある。　(はい、いいえ)
2) 重要な出来事(試験、行事など)の前後によく発作が起こっていた。　(はい、いいえ)
3) 家を離れると(出張・旅行など)、発作が起こらなくなることが多い。　(はい、いいえ)
4) ある感情(怒り、不満など)を抑えているときに発作が起こりやすい。　(はい、いいえ)
5) 自分の喘息は、何をやっても将来も軽くならないと思うことが多い。　(はい、いいえ)
6) 悪いときにはステロイド薬の内服や注射をしても軽快しにくい。　(はい、いいえ、わからない)
7) 発作の起こり方と、生活の仕方とは関係があるように思う。　(はい、いいえ、わからない)

5. 次はあなたの性格や行動についての質問です。どちらか近い方を選んで○をつけて下さい。
1) きちょう面で、なんでも完ぺきにやろうとする傾向がある。　(はい、いいえ)
2) 周囲の人が自分のことをどう思っているか気になる。　(はい、いいえ)
3) 自分の気持ちを押さえて、周りに合わせる方である　(はい、いいえ)
4) 人から頼まれると、断れずに無理をする傾向がある。　(はい、いいえ)
5) 自分の気持ちをうまく表現できない。　(はい、いいえ)
6) 何に対しても意欲的、積極的になれない。　(はい、いいえ)

6. 日常生活について
1) 息抜きをあまりしていない。　(はい、いいえ、どちらともいえない)
2) 親しい友人や親戚との交流は少ない方である　(はい、いいえ、どちらともいえない)
3) 現在の家庭内の人間関係はよいといえない。　(はい、いいえ、どちらともいえない)
4) 喘息のため、家庭や職場での役割が十分に果たせず、周囲の人に迷惑をかけて申しわけない。
(はい、いいえ、どちらともいえない)

7. あなたが子どもの頃(18歳までに)のことについておたずねします。
1) 体が弱く、病気(喘息も含む)がちだった。　(はい、いいえ)
2) 学校のことで悩み(不登校、いじめなど)があった。　(はい、いいえ)
3) 家族のことで悩み(家庭内の不和など)があった。　(はい、いいえ)
4) 父または母は口うるさく過干渉的だった。　(はい、いいえ、どちらともいえない)
5) 父または母にはあまりかまってもらえなかった。　(はい、いいえ、どちらともいえない)

ご協力ありがとうございました。

計算方法：
点数は「はい」が2点、「いいえ」が0点、「わからない」あるいは「どちらともいえない」が1点と計算する。

IV 気管支喘息の心身医学的治療

心身医学的治療は一般医にも可能な基本的レベルのものと専門医レベルのものに分けることができる。前者は心身医療におけるプライマリ・ケアに相当し、後者は専門的知識と経験を要するものである。

❶ 一般的心身医療

① 薬物療法

心理的社会的ストレスの関与が大きな喘息であっても薬物療法の基本は通常の抗喘息薬である[1]。さらに不安、抑うつ、強迫など精神症状を伴う症例には抗不安薬、抗うつ薬など向精神薬を併用する。抗喘息薬でも向精神薬でも投与するときの医師患者関係や薬剤の作用、副作用に関する説明の仕方によって臨床的な効果に差が出ることに注意を要する。またステロイド薬をはじめ抗喘息薬の服用を中断してしまう患者に対しては、それを責めるのではなく、服薬しない患者の気持ちや考えを聞き出し、その背後にある心理社会的要因を明らかにするきっかけとする。

② 心理教育、生活指導

喘息一般について病態や治療法を説明、指導する[13]。特に症状予防のための生活指導として、喘息発作の原因となるアレルゲン、感染、嗜好品、薬物などに関する一般的な教育とともに、心理社会的因子も話題に取りあげる。この際、心身相関に気づかせる工夫として、CAIなど心理テストの結果を個人的にフィードバックすることや、患者同士のコミュニケーションを介して体験的に洞察させることが有効である。また、生活指導を実施するうえで患者の行動パターンが参考になる。喘息患者によくみられる行動パターンには、「過剰適応(いい子)タイプ」「過労(がんばり屋)タイプ」「予期不安(恐がり屋)タイプ」「自暴自棄(やけくそ)タイプ」「予後悲観(あきらめ屋)タイプ」などがある。例えば過剰適応タイプにはやりたいことや言いたいことを自由に自己表現できるような治療関係をつくり、積極的な行動を促す。過労タイプには寛ぎの手段としてリラクセーションを指導する。予期不安タイプには症状が悪化しても自分でできる対処法を具体的に教え自信回復につなげる。

③ 自己モニタリング

最近ではガイドラインに従いPF値(ピークフロー値)の自己測定が一般的となり、それに基づいて薬剤の種類や量を決めることが多い。同時に毎日の出来事、行動、感情などの記録も含めた喘息日記を併用すると、患者自身が心身相関に気づきやすくなる。

④ 簡易精神療法

受容的、共感的な態度で患者の話に耳を傾けること(傾聴)は良好な医師患者関係(ラポール)を築くための基本である。発病前後の生活状況、症状への対処法、治療意欲や理解度、発病後の家族関係、人間関係に生じた変化などを話題としながら、患者の心理面に焦点を合わせ、特に抑圧された感情が発散されるように導く。治療者の一貫した支持的態度(受容、保証、説得)により、不適応への自己洞察、自立と現実への再適応が促される。

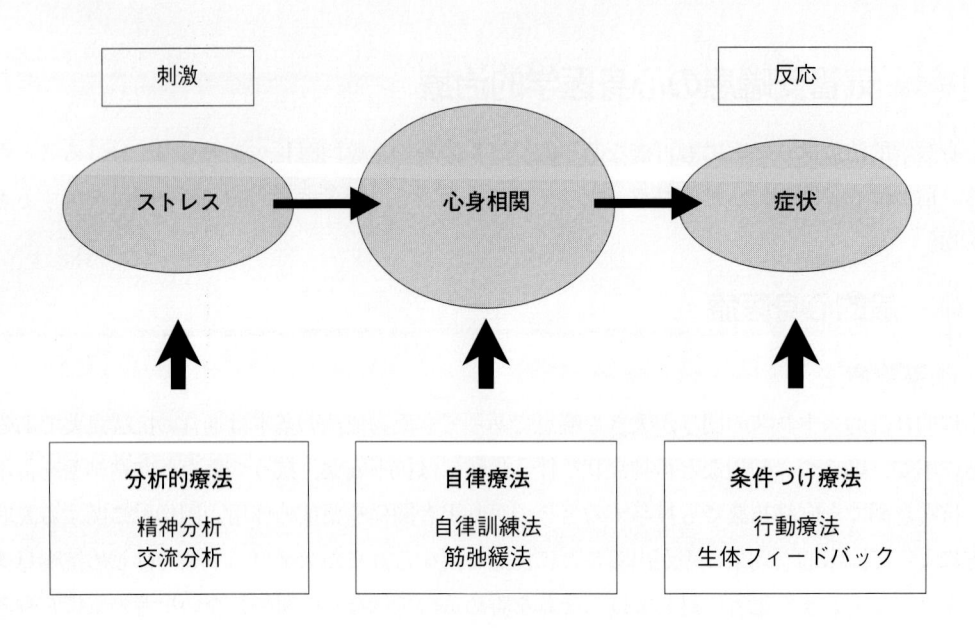

図3／心身相関のモデル

❷ 専門的心身医療

　心身症としての喘息の発症を1つの刺激反応系と考えると、刺激（ストレス）に対する心身相関を介する生体反応（症状）のモデルに単純化することができる（図3）[14]。これら3つの構成要因に対して具体的な治療方法を対応させると、原因となるストレス刺激に対処する方法として精神分析や交流分析などの分析的療法、心身相関に働きかける自律訓練法や筋弛緩法などの自律療法、生体反応を直接変化させる行動療法や生体フィードバックなどの条件づけ療法に大別することができる。

①分析的療法
　精神分析に代表される分析的療法は、生育歴や性格に大きな問題を有する症例において唯一効果的な治療法となる場合がある。しかし多大な手間と時間を要し、治療経過中には転移、退行など専門的技法が必要な現象を伴う。身体面の治療も並行して実施することが可能な専門施設でチーム医療として行うことが望ましい。

②自律療法
　一般には自律訓練法が行われている。落ち着いた環境で楽な姿勢を保ち、「気持ちが落ち着いている」「両腕両足が重たい」などの暗示的な言葉（公式）を唱えて心身のリラクセーションを体得、習慣化していく。不安、緊張を低下させることで喘息発作や随伴症状を軽減する効果がある[15]。重症難治性の喘息患者への指導は経験が必要である。

③条件づけ療法
　喘息に対する呼吸抵抗を用いた生体フィードバック療法の有効性が報告されている[16]が一般的ではない。むしろPFの測定を生体フィードバック療法の一種として応用することができる[14]。すな

わち、PFは客観的な気道狭窄の程度を反映することから、PF実測値と自覚的な呼吸困難の程度を対比させることで、気道狭窄への適切な気づき（身体感覚への認知）が促される。直接PFメーターを用いなくても身体感覚だけで自己コントロールに必要な早期の対処が可能となることも期待される。

④その他

絶食療法、家族療法、認知療法などがあるが、詳細は別の論文にゆずる[10]。

❸ 段階的治療

吾郷[17]は上に述べたさまざまな治療法をどの時期にどのように選択すればよいかについて、喘息の段階的心身医学的治療を提唱している。すなわち、①治療的人間関係の確立と治療への動機づけ、②ストレス状態からの解放と症状消失の体験、③心身相関の理解の促進、④新しい適応様式の習得、⑤治療の終結の5段階で、各段階において図4に示したような治療法を組み合わせる。筆者[18]は初診時の身体的重症度に応じて、一般的心身医療（教育指導、PF自己測定）、さらに専門的心身医療（自律訓練法、交流分析、個人精神療法）を段階的、重層的に組み合わせる治療法の有用性を報告している。

おわりに●●

紙数の制限で気管支喘息の心身医学的側面をすべて網羅することはできなかったが、主に診断、治療の実際的な要点を概説した。臨床の場で少しでも役に立てば幸いである。

（橋爪　誠）

●文献

1) 厚生省免疫・アレルギー研究班：喘息予防・管理ガイドライン．牧野荘平，古庄巻史，宮本昭正（監修），協和企画通信，東京，1998．
2) 橋爪　誠，宮田たみ恵，中井吉英：アレルギー疾患患者の性格傾向．心身医学　42(3)：179-184，2002．
3) Sifneos PE: The prevalence of 'alexithymic' characteristics in psychosomatic patients. Psychother Psychosom 22 : 255-262, 1973
4) 池見酉治郎：心身症の新しい考え方―神経症・不定愁訴との鑑別．日本医事新報　2775：3-8，1977．
5) Kleiger JH, Kinsman RA : The development of an MMPI alexithymia scale. Psychother Psychosom 34 : 17-24, 1980.
6) Taylor GJ, et al : Toward the development of a new self-report alexithymia scale. Psychother Psychosom 44 : 191-199, 1985.
7) 橋爪　誠：気管支喘息の心身医学的診断；Alexithymiaの観点より．心身医学　32(3)：233-236，1992．
8) 橋爪　誠，中井吉英：心身症とアレキシサイミア．病態生理　13(3)：1994，184-190，1993．
9) 桂　戴作：呼吸器領域と心身症．日本医師会誌　102：1270-1274，1989．
10) 桂　戴作，吾郷晋浩（編）：気管支喘息の心身医療．医薬ジャーナル社，大阪，1997．
11) 木原廣美，吾郷晋浩：喘息の心理社会的背景．Medical Practice　3：804-805，1986．
12) 西間三馨（監修）：心身症診断・治療ガイドライン．p154-155，協和企画，東京，2002．
13) 橋爪　誠：心身医学的生活指導．アレルギーの臨床　18(1)：59-62，1998．

14) 橋爪　誠：心療内科の治療論（行動医学の観点からAsthma. Psychosomatic Symposium 講演録）．p67-71，ファルマシア・アップジョン，東京，1997-1999.
15) 橋爪　誠：心身症への自律訓練法の適応と留意点；呼吸器系疾患．日本心療内科学会誌 2(2)：139-143，1998.
16) 桂　戴作：気管支喘息に対するBiofeedback法，臨床応用の試み．バイオフィードバック研究　6：48，1978.
17) 吾郷晋浩：いわゆる難治性喘息に対する心身医学的研究．福岡医誌　70：340-359，1979.
18) 橋爪　誠，中井吉英：当科における喘息患者に対する心身医学的治療；段階的治療プログラムの提唱．心身医学　36(3)：223-228，1996.

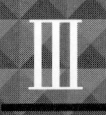

III 心療内科診療の実際　1・内科的疾患

② 過呼吸症候群

I 症例提示

患者：29歳、女性、会社員
主訴：呼吸困難、四肢のしびれ
現病歴：平成X年4月、仕事上のミスで上司に厳しく叱責されているとき、次第に呼吸が速くなり呼吸困難、胸部痛、四肢のしびれ、硬直が出現した。すぐに近くの診療所に運ばれpaper bag rebreathingで軽快した。しかしその後も仕事中や、同僚との対話中、月に2～3回の頻度で同様の発作が出現するため同年9月当科を紹介され受診した。
生活歴：幼児期から両親が不仲で、患者が小学生のとき両親は離婚した。母は仕事が忙しく、一緒に食事をとることはほとんどなかった。高校は進学校に入学し成績も上位であったが、経済的な理由で進学を断念し地元の企業に就職した。25歳のとき結婚し現在は夫婦2人暮らしである。

心理テスト　　CMI：4領域（神経症領域）
　　　　　　　Y-G：B型（不安定不適応消極型）
　　　　　　　SDS：52点（神経症～抑うつ領域）

治療経過：過呼吸発作が頻発し仕事に集中できない状態が続いたため、休職して入院治療を行うこととなった。入院後は内科的な検査を施行し背後に器質的な疾患がないことを確認した。一方で患者の言葉を傾聴し、受容することにより、良好な医師―患者関係の確立に努めた。治療は、まず過呼吸を誘発すると思われる会社の同僚、母、夫、親戚の面会をすべて禁止することから始めた。症状が落ち着くと週2回1時間程度のカウンセリングを行った。そこで「子どもができない」ことで姑に責められたこと、それをサポートしてくれない夫に対して不満があることなどが語られた。また自律訓練法や脱感作療法、paper bag rebreathingなどを指導し、抗不安薬を併用することで過呼吸発作の自己コントロールが可能となった。さらに集団療法に参加することで洞察を深め、自己主張ができるようになった。退院前には母、姑、夫に対し病気への理解と今後の対処を指導した。
　退院後しばらく発作は落ち着いていたが、夫と些細なことで言い争いになり、それを契機に再発した。そこで患者に対しては自分の率直な気持ちを夫に伝えるよう、夫に対しては患者の立場と気持ちを理解して受容するよう指導し、夫婦間に十分な対話をもたせた。患者はその後、会社を辞めたものの発作はコントロールされている。

II 疾患の概念

過呼吸発作は「不随意性の発作的な過呼吸により、呼吸、循環、神経、消化器系症状および精神症状を起こす症候群」と定義されている。過呼吸発作を誘発する疾患は多数認められるが、その中

で器質的疾患が否定され、心理的なストレスによるものを一般的に「過呼吸症候群」または「過換気症候群」と称している。

当疾患は女性が男性の2～3倍の発症率を有しており、発症年齢は10代後半から20代にかけてが最も多い。女子高校での集団発生の報告もある。しかし近年、男性や比較的高齢の患者も増加傾向にある。発作の頻度や持続時間は症例においてそれぞれ異なるが、一般に月に1～2回の頻度で、1回の発作は1時間前後が多い。

III 発生機序

正常人は意図的に過呼吸状態をつくり出しても軽度の症状をみるだけで、不安感を伴った著明な症状は出現しない。患者において、心理的な要因がどのような経路で呼吸に影響を与えるのかいまだ明らかではないが、その病態生理として以下のような報告がなされている。

江花[1]や印東[2]は、患者において、βブロッカーを内服させて過換気テストを行うと症状は抑制されると報告した。また安藤[3]は臨床的に過呼吸症候群と診断されるものの、過換気テストでは陰性であった患者に対し、β刺激剤を服用させてテストを行うと、典型的な症状が誘発されたと報告している。これらの事実より、交感神経（β受容体）の機能亢進の機序が考えられている。

板倉[4]は患者の呼吸調節機能の変調をCO_2換気応答とP0.1を用いて検討している。CO_2換気応答はRead[5]により提唱されたもので、呼吸中枢の感受性を評価するものである。一方P0.1はWhitelaw[6]により提唱されたもので、呼吸中枢の駆動力を評価したものである。それによると患者群においては、両者とも健常対照者群より有意に高値であったと報告している。つまり患者は呼吸中枢の活動性が亢進した状態にあり、これが過呼吸発作の原因なっている可能性が示唆された。

さらに佐野[7]はこの2つの指標に心理テストを加えて考察している。それによると患者において、情緒不安定な心理状態となると、呼吸中枢の活動性が亢進し発作が出現しやすくなると結論づけている。

これらの報告は心理社会的要素が過呼吸発作を誘発するという心身症的捉え方を支持するものと考える。

IV 病因・臨床症状

この症候群では突発的な過呼吸発作に伴い、動脈血中のCO_2が排泄されCO_2分圧が低下する（25mmHg以下のことが多い）。すると動脈血のpHは上昇（7.5以上のことが多い）し、呼吸性アルカローシスの状態となる。このアルカローシスとそれに伴う電解質の変動が、以下のように多彩な症状を引き起こす（図1参照）。

①呼吸器症状

患者の大半は呼吸困難感を主訴に内科や救急外来を受診する。患者は「吸っても吸っても酸素が足りない」と訴えることが多く、「空気飢餓感」と表現されている。他覚的にも深く早い呼吸が認

```
                    ┌─────────────────┐
                    │  心理・社会的要因  │
                    └─────────────────┘
                             ↓
                    ┌─────────────────┐
                    │    不安・葛藤     │
                    └─────────────────┘
         悪循環              ↓
    ┌─────────────→  ╭─────────────╮
    │                │   過呼吸状態   │
    │                ╰─────────────╯
    │                       ↓
    │              ┌─────────────────┐
    │              │  呼吸性アルカローシス │
    │              └─────────────────┘
    │              ↙      ↓      ↓      ↘
    │      ╭─────╮  ╭─────╮  ╭─────╮  ╭─────╮
    │      │循環器系│ │神経・筋肉│ │消化器系│ │精神症状│
    │      ╰─────╯  ╰─────╯  ╰─────╯  ╰─────╯
    │        胸痛     しびれ    悪心     恐怖感
    │        動悸     硬直      腹痛
    │          ↘      ↓       ↙        ↙
    │                ┌──────┐
    └────────────────│  不安  │
                     └──────┘
```

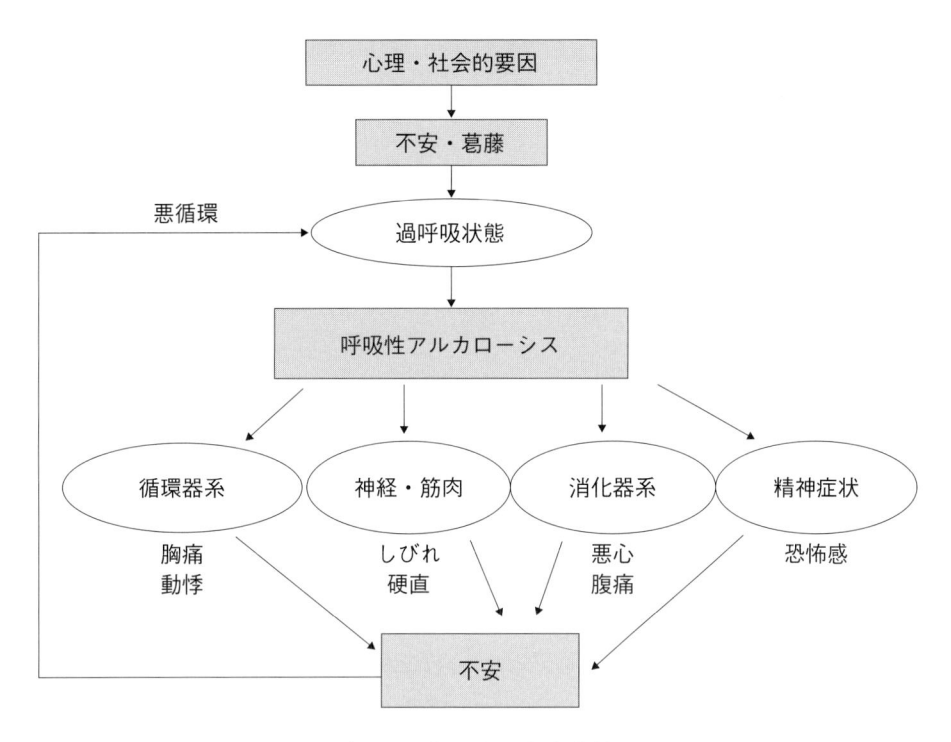

図1／過呼吸症候群の臨床症状

められる。テタニー様の発作のあとは、しばらく無呼吸となることも多い。

②循環器症状

心悸亢進、胸部絞扼感、胸部圧迫感、胸痛等の訴えが多くみられる。心電図ではSTの低下、T波の平低逆転、QT間隔の延長などがみられることもある。

③神経症状

アルカローシスに伴い末梢血管の収縮、イオン化Caの減少、細胞内Kの減少などが引き起こされて、末梢神経、筋肉の被刺激性が亢進する。結果として、四肢末端と顔面のしびれ感、四肢硬直（助産婦手位 accoucheur's hand）、テタニー様痙攣発作が認められる。めまい、後弓反張（opisthotonus）、意識障害等も約半数に出現し、意識喪失する例も10％にみられる。

④消化器症状

約25％の患者において、腹痛、悪心・吐き気、膨満感などの症状がみられる。

⑤精神症状

アルカローシスによって脳血管が収縮して脳血流が減少し、脳波の徐波化、意識水準の低下が起こる。患者の大多数は不安感・恐怖感でパニック状態となっている。

過呼吸症候群の多彩な症状は以上のように整理できる。

Fraser[8]らは本症候群の第一段階は呼吸、循環器症状で、次の第二段階が神経症状であるとし、軽い発作では第一段階にとどまり、重症のものは神経症状が前景に現れるとしている。しかし患者の立場になると、意識のはっきりしている第一段階の方が意識の低下した第二段階より不安や死の予期感が強い。したがって身体症状の種類で重症度を分類することは難しいと考える。

V 診断のポイント

諸家の提唱する一般的な診断基準を表1にまとめたのでこれに沿って解説する。

①本症候群の特徴は、前項で述べた多彩な症状である。よって診断する場合、過呼吸を誘発する器質的疾患を除外する必要がある。表2に過呼吸症候群と鑑別を要する疾患を列挙した。呼吸器系、循環器系、内分泌系、神経系、薬剤の副作用など多岐にわたるため、問診、診察や検査でこれらを除外することから始める。

②次に積極的な診断法として過換気テスト(表3)を行う場合もある。前項でも述べたが、このテストで発作の誘発ができない場合、β刺激薬を内服させて行う場合もある。

③動脈血のガス分析は診断にあたって、必須事項であり、その特徴はCO_2分圧の低下と、pHの上昇である。O_2分圧については上昇している場合もあれば正常値の範囲内、あるいは低下している場合もあり、一定しない。

本症候群におけるO_2分圧の低下については陳[9]により次のように説明されている。体内のCO_2 storeはO_2 storeの80倍存在するため、低換気時にはO_2分圧の低下は直ちに起こるが、CO_2分圧の上昇は緩徐である。過換気によってCO_2分圧が低下すると、体内のCO_2 storeをもとに戻すため、CO_2分圧が上昇するまで無呼吸を含む低換気が持続する。また発作時、意識障害が起こると呼吸は化学調節系の支配が大きくなり、低酸素血症が著明になる。

過呼吸発作後に無呼吸となり、低酸素血症となる症例は決して希ではない。筆者も度々経験しており、いくつか報告もされている。

表1／診断基準

1. 不随意的な過呼吸発作により、呼吸器、循環器、消化器、神経・筋肉系に多彩な症状が出現する。但し器質的疾患によらない。
2. 過呼吸テストにて症状が誘発できる。
3. 発作時に動脈血のCO_2分圧の低下、PHの上昇がみられる。
4. 紙袋内呼吸または3～5%CO_2混合空気の吸入で、症状が軽減できる。
5. 発症と経過に関与している心理的因子が明らかである。

表2／過呼吸症候群の鑑別診断

1. 呼吸器系：呼肺炎　間質性肺炎　肺梗塞　気管支喘息　気胸
2. 循環器系：虚血性心疾患　心不全　低血圧　僧帽弁逸脱症候群
3. 内分泌・代謝系：アシドーシスをきたす病態　甲状腺機能亢進症　ポルフィリア　副甲状腺機能低下症　テタニー　褐色細胞腫　低血糖
4. 神経系：てんかん　脳腫瘍　脳炎　周期性四肢麻痺
5. 薬剤の副作用：サリチル酸　テオフィリン製剤　β刺激剤　プロゲステロン製剤
6. その他：発熱　敗血症　疼痛　光化学スモッグ

④次に治療による診断ということになる。紙袋内呼吸（paper bag rebreathing）により症状が軽減できれば本症候群が考えられる。ほとんどの成書にこの治療法が記載されているが、O_2分圧の急激な低下を招くこともあり、注意が必要である。

⑤さらに問診などで心理社会的問題が背景にないか探る必要がある。1〜2回の発作で寛解する例は別として、何回も発作を繰り返す症例は必ず背後に心理社会的問題を抱えている。不安性障害、転換性障害の合併が多いことが指摘されており、その診断には心理テストも有用である。

表3／過換気テスト

1. 正常呼吸の2倍の早さで、吸気は鼻から呼気は口から出させて、最大限に深い呼吸を続けさせる。
2. 途中で苦しくなりテストを続けないものには、上腹部に検者の手を当てて呼吸運動の強化を図る。
3. 3分以内に患者の発作時と類似の症状が再現できれば陽性と判断する。

IV 治療のポイント

本症候群の患者が過呼吸発作のために外来を受診し、治療により改善が得られても、その後の適切な治療が行われないために発作を繰り返し、頻回に救急外来を受診する例も多く見受けられる。発作の出現とともに強い不安感や死の恐怖を伴い、さらに発作の誘因として、心理的ストレスが多い本症候群では、非発作時に心身医学的治療が必須である。

治療の流れについては表4に示した。これに沿って発作時と間欠時に分けて解説する。

表4／治療法

1. 発作時の治療
   1) 患者を安心させ、呼気を延長するよう指導する。
   2) 5〜10 l の紙袋による呼吸（paper bag rebreathing）。
   3) 抗不安薬の経口または注射による投与。
2. 発作間欠時の治療
   1) 適切な内科的検索を行い、病態を説明する。
   2) 過呼吸状態を誘発し、それをコントロールする訓練を行う（セルフコントロール）。
   3) 薬物療法（抗不安薬、抗うつ薬、β遮断薬）
   4) 心理療法（自律訓練、行動療法、絶食療法、カウンセリングなど）

❶発作時

①患者は最初の発作では、初めて経験する呼吸困難から「自分は何か重篤な疾患に罹患してしまった、このまま死ぬのではないか」といった恐怖感を抱く場合が多い。患者も付き添ってきた人も混乱しているので、治療者は「症状が強く不安であることはわかります。しかし死に至る病気ではありません。ゆっくり落ち着いて呼吸してみなさい」と保証し安心感をもたせるように努める。呼吸法は「息を吸った時点で一回息を止め、可能な限りゆっくり吐き出し、力を抜いて自然に吸う」などとなるべく具体的に指示する。また症状が自然に改善し消失することを自覚させ、過呼吸発作への不安を軽減させることが大切である。

②ほとんどの成書で発作時の治療法として紙袋内呼吸（paper bag rebreathing）が紹介されている。この方法は本症候群において呼吸性アルカローシスを是正し、症状を改善する最も簡便な方法である。通常5〜10 l の紙袋またはビニール袋を用い、袋の中の空気をゆっくり再呼吸させ、低下

表5／薬物療法（使用例）

1. 発作時
   1) 経口（頓用）
      a　アルプラゾラム（コンスタン®、ソラナックス®）0.4〜0.8mg内服
      b　ロラゼパム（ワイパックス®）0.5〜1mg内服
   2) 注射
      a　ジアゼパム（セルシン®、ホリゾン®）5〜10mgを筋注または2分程度で呼吸を観察しながら静注する。

2. 発作間歇時
   1) 抗不安薬
      a　ロフラゼプ酸エチル（メイラックス®）1日2mg、分1〜2
      b　アルプラゾラム（コンスタン®、ソラナックス®）1日1.2〜2.4mg、分3
   2) 抗うつ薬
      a　フルボキサミン（デプロメール®、ルボックス®）1日50〜100mg、分2
      b　パロキセチン（パキシル®）1日10〜20mg、分1
   3) β遮断薬
      a　塩酸プロプラノロール（インデラル®）1日30mg、分3

した動脈血のCO_2分圧を高め正常化することにより症状の改善が得られる。しかしこの治療には2つの問題点がある。

まず、必要以上に長く再呼吸させるとCO_2分圧がかえって上昇し、本疾患の患者の多くがCO_2に対する呼吸中枢の反応性の亢進した状態にあるため、再び過呼吸発作を引き起こす可能性があるということ。

次に、前述したように過呼吸発作後には無呼吸を含む低換気が生じる。その際O_2分圧が急激に低下することがあり、紙袋内呼吸を行った場合さらにO_2分圧が低下する可能性がある。死亡例も報告[9]されており注意が必要である。

以上の理由で近年では紙袋内呼吸は以前ほど推奨されていない。しかし症状の改善、発作の自己コントロールには有効な方法であり、患者に対してはリスクを含めてしっかり指導すべきであると考える。

③上記の対応で症状が改善しない場合、抗不安薬を使用する。使用例を**表5**に示す。発作時に使用する抗不安薬は高力価で短期作用型が望ましい。

患者が著しい不安、恐怖状態にある場合ジアゼパム（セルシン®、ホリゾン®）5〜10mgの筋注、あるいは静注を行う。静注の場合、呼吸停止をきたすことがあるので、2分以上かけて慎重に投与する。

❷非発作時

①本症候群の症状は、患者のみならず周囲の人たちにも重篤な疾患を思わせることが多い。適切な診察を行った後に、重篤な疾患でないことを患者および家族に説明し十分に理解させ、不安を取り除くことが必要である。

この初期対応を通じて医師─患者関係の深まりや治療への動機づけが形成される。その結果、心

理療法へスムースに移行できるのである。

②以上のような説明を行っても、発作を繰り返し、救急外来を頻回に受診する例も少なくない。そのような症例には、過呼吸発作を治療者の前で故意に起こさせ、呼気を意識して長くさせたり、paper bag rebreathingで自己コントロールする練習をさせる。それにより発作への過剰な不安は軽減され、次第に発作の回数も減少する。

③非発作時の薬物療法についても表5に示した。それに沿って解説する。

a）抗不安薬：発作時には高力価で短期作用型を用いるのに対し、非発作時は中—長期作用型が望ましい。筆者はロフラゼプ酸エチル（メイラックス®）1～2mg/日を定期に内服させ、発作時にアルプラゾラム（コンスタン®、ソラナックス®）0.4～0.8mgを屯服として用いることが多い。これらの薬は眠気の副作用が出現しやすく、運転などの際は十分注意するよう説明する必要がある。

b）抗うつ薬：本症候群では、まず抗不安薬を用いることが多い。それでも効果が不十分な場合、従来は三環系抗うつ薬やスルピリド（ドグマチール®、アビリット®）を併用していた。しかし三環系は口渇、排尿困難、血圧低下、眠気などの副作用がある。一方スルピリドは乳汁分泌や錐体外路系の副作用があり、どちらも使いにくい面があった。それに対し近年上市されたSSRI（Serotonin selective reuptake inhibitor）は抗不安作用があり副作用が少なく、うつ病に対して使用するより少ない量で効果があると報告されている。筆者はうつ症状のみられる症例で中—長期作用型の抗不安薬の代わりに使用している。

c）β遮断薬：循環器系の症状が強く出現する症例には有効であるが、単独投与では効果が不十分である。低血圧、徐脈、胸部不快感などの副作用に注意しながら、抗不安薬の補助的役割で使用する場合が多い。また気管支喘息を合併した症例には使用してはならない。

以上が薬物療法の概要である。必要に応じて睡眠薬、漢方薬を使用することもある。薬物の減量、中止は症状の安定を待って漸減していくのが原則である。また減量中は、発作時に頓用するための抗不安薬を常備させ、その使用法について指導しておくことが必要である。

④心理療法

筆者らは入院を要する症例に対しては行動療法を基本にして、カウンセリング、自律訓練、家族療法等を併用した多元的治療を行っている。

最初に呈示した症例について解説する。この症例における過呼吸症候群の成立ならびに持続過程の仮説を図2に示した。まず準備因子として性格要因と身体的要因が挙げられる。

性格要因として症例は、心理テストの結果などから、不安を意識しやすく神経症的傾向があると考えられる。

身体的要因はストレスによる症状出現時の器官選択性ということである。先に述べた呼吸中枢の反応性の亢進、β受容体の機能亢進が挙げられる。

治療については行動理論に基づいて行った。過呼吸発作を不適応行動と捉え、発作時は不適切なオペラント強化を与えないように患者に中立的に接し、落ち着いた時点でカウンセリングを行った。その中で、職場および家庭での対人関係がストレスとなっていることが推測された。

そこでまず誘発因子となった同僚や家族との面会を禁止した（刺激統制）、さらに自律訓練の重感

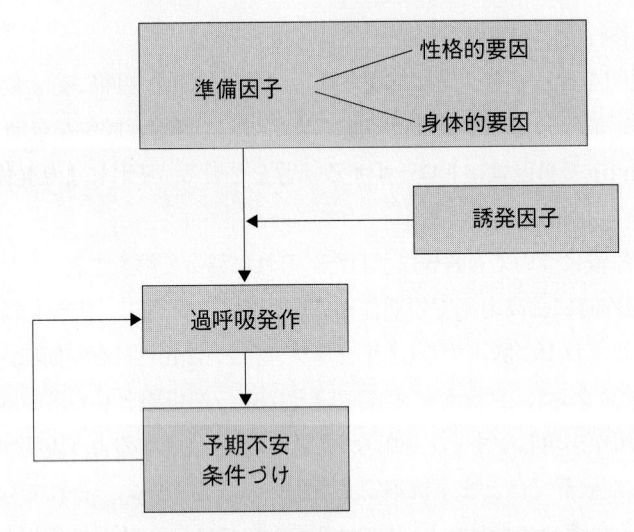

```
          ┌──────────┐   ┌─────────┐
          │          │───│ 性格的要因 │
          │  準備因子  │   └─────────┘
          │          │───┌─────────┐
          └──────────┘   │ 身体的要因 │
                │        └─────────┘
                │
                │        ┌─────────┐
                │◄───────│  誘発因子  │
                ▼        └─────────┘
          ┌──────────┐
    ┌────►│  過呼吸発作 │
    │     └──────────┘
    │           │
    │           ▼
    │     ┌──────────┐
    │     │  予期不安  │
    └─────│ 条件づけ  │
          └──────────┘
```

図2／過呼吸症候群の成立および持続過程の仮説

法を指導した。リラックス感が得られたら姑や夫との対話場面をイメージして、緊張感のある場合は自律訓練を繰り返した。それにより発作の回数は次第に減少し、また発作を自分で止めることが可能となった。この頃より発作に対する予期不安は軽減していった。

　週1回行われる集団療法に参加して、自己主張訓練を行い、一方でほかの患者の意見を聞くことで、症例はそれまでの対人関係や認知行動を自己洞察するようになった。

　これまでストレスに対して言語表現で対処することができず、過呼吸発作で回避していたことに気づいた。そしてこの「気づき」をもとに、対人関係や患者の認知行動を適切な様式に修正させるよう努めた。

　退院前には夫、両親を同席させたうえで今回の過呼吸症候群の成立機序と今後の対処法について説明を行った。その結果、退院後に自宅で発作が出現したときは、病院に駆け込むことなく解決することができた。

　治療の基本は患者の不適応行動としての過呼吸が誘発されない心身状態の形成につとめると同時に、それが起こった場合は不適切なオペラント強化をしないでこれを消去し、適応行動を獲得できるよう援助していくことである。場合によっては説得や再教育も必要になるが、そのためには良好な医師─患者関係が前提となる。

　また発達期にある人が多いので、成長モデル的考え方、すなわち過呼吸症候群に罹患し、それへの対処がスムースにできることはもちろん、さまざまなストレスへの対処能力を高められるようであれば治療は成功したといえる。

（中山孝史）

●文献

1) 江花昭一：過換気症候群の検査と診断．心身医療　3：1290-1293，1991．
2) 印東利勝，安藤一也：過換気症候群とβ受容体機能；過換気症候群に対するβ遮断剤の臨床効果．心身医学　20：424-428，1980．
3) 安藤一也，印東利勝：過換気症候群の症候発現へのβ受容体の役割．心身医学　19：309-315，1979．
4) 板倉康太郎，鈴木康之，三上一治：過換気症候群のCO_2換気応答．心身医学　23：329-336，1983．
5) Read DJC : A clinical method for assessing the ventilatory response to carbon dioxide. Aust Ann Med 16 : 30-32, 1967.
6) Whitelaw WA, Denne JP, Milic Emili J : Occulusion pressure as a measure of respiratory outer out put in consciousman. Resp Physiol 23 : 181-199, 1975.
7) 佐野茂男：過換気症候群の呼吸調節機構に関する研究．日大医誌　46：1315-1321，1987．
8) Fraser R, Sargant W : Hyperventiration attacks Manifestation in Hysteria. Br Med J 1 : 378-380, 1938.
9) 陳　和夫：過換気への対策．呼と循　40：451-459，1992．

III 心療内科診療の実際　1・内科的疾患

③ 高血圧症

I　症例

　62歳、男性。46歳時、出張後の疲労感を自覚して某病院を受診。本態性高血圧の診断を受けて降圧利尿剤による治療を開始。以後コントロール不良なこともあって52歳時より、さらに利尿効果のある民間薬を併用開始していた。53歳時職場で多忙の日々が続いた後、両下肢痛が出現し、両下肢静脈血栓症の診断で入院加療を受けた。そのとき多血症を指摘され、以降3カ月に一回瀉血を受けるようになった。X年(56歳時)、患者は心身症の話を聞いて自分の病態には心理社会背景の関与が大きいのではないかと考え当科を紹介受診した。面接、心理テストの結果などから、患者の性格は几帳面、徹底性、熱中性(type A)で、仕事による持続的な緊張状態が血圧上昇や多血症の病態に大きく関与していると判断した。心エコー上、心肥大などの問題もなく、むしろ白衣高血圧やストレスによる血圧上昇への関与が明らかであったため、病態説明のうえ、抗不安薬だけで経過を観察したところ2年間の経過は良好であった。しかし、X＋2年(定年一年前)9月の自由行動下血圧測定(ABPM)にて、拡張期血圧値が概ね90mmHgを越えていたためキナプリル塩酸塩10mgを開始、以後は80mmHg台に落ち着いていた。ただ、外来受診時の血圧が時に180〜190/100〜110mmHgと上昇し(正常のこともある)、自宅では、いつも朝190/100mmHgくらいであることに不安を訴えていた。そこで抗不安薬を併用したところ血圧は下降し、心理要因の関与を改めて自

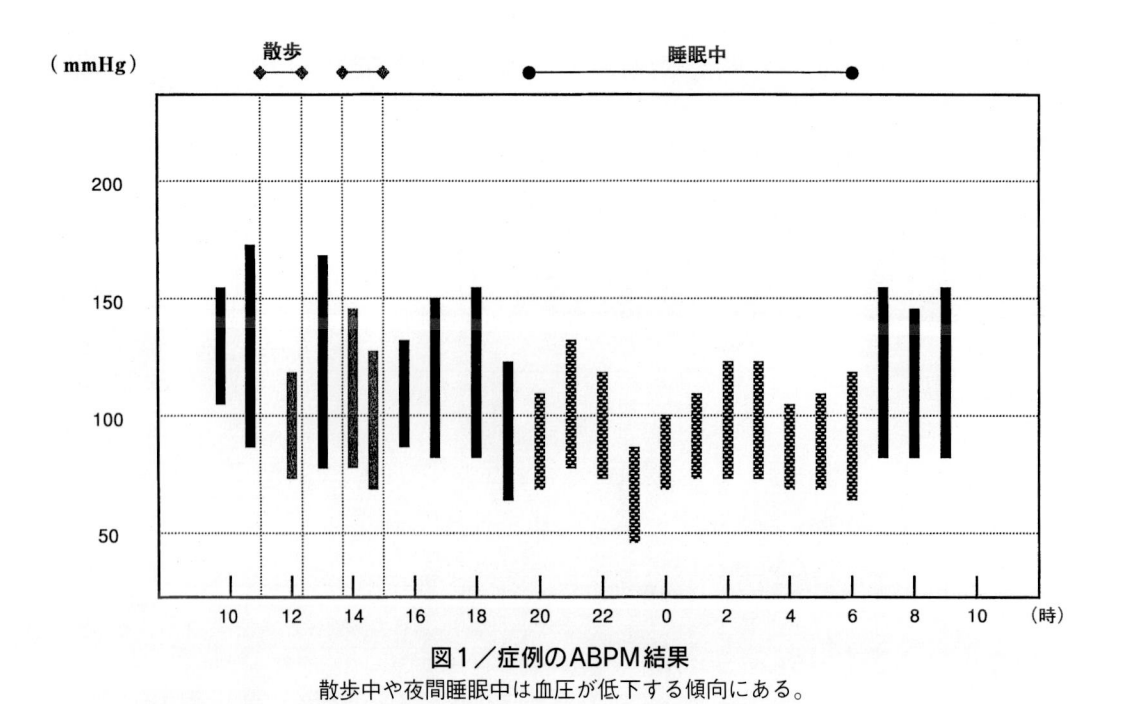

図1／症例のABPM結果
散歩中や夜間睡眠中は血圧が低下する傾向にある。

覚した。X＋2年(定年の年)12月より多忙な日々が続いた後に頭痛が出現、朝の血圧が190〜200/100〜110mmHgに上昇し心配だとの訴えでX＋3年1月当科外来受診した。しかし24時間ABPM(**図1**)からも明らかなように昼間は若干高めであるが入眠と同時に下降、覚醒・起床後、著明上昇していた。これらをフィードバックして病態について説明、納得してもらった。以後、血圧についての不安の訴えはなく、安静時血圧は正常範囲で経過している。

❶ 症例の小括

静脈血栓症は降圧利尿薬に加え、利尿効果のある民間薬を併用したために血液濃縮が起こり発症したと考えられる。しかし以降5年間は3カ月に1回瀉血したにもかかわらずHb18g/dl前後であったことからストレス性の多血症の関与も示唆された。X＋3年3月、定年を前に当科受診した際、今後は仕事のストレスから解放されるだろうから多血症は改善するでしょうと伝え、経過をみたところ、その後2年あまりの間、Hbは15g/dl前後で経過し1度も瀉血は受けていないし、静脈弁障害による症状も消失している。

II 疾患の概念

高血圧緊急症の場合を除いて、高血圧症は、それが原因となって生じることになる合併症を、いかに防ぐかが臨床的に重要であることは周知のとおりである。心療内科で高血圧を扱う場合であっても、具体的な治療計画は日本高血圧学会による高血圧治療ガイドライン[1](**図2**)に基づいて行うものと変わりはない。ガイドラインの治療計画には既に「生活習慣の修正」が盛り込まれているが、

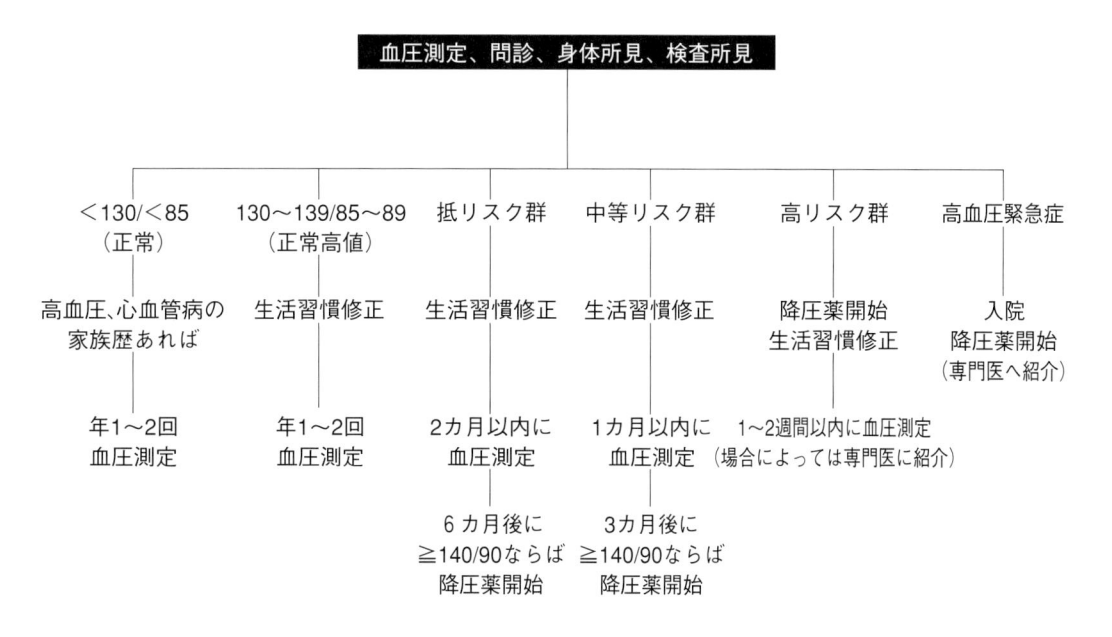

```
                    血圧測定、問診、身体所見、検査所見
　┌───────┬───────┬───────┬───────┬───────┬───────┐
<130/<85    130〜139/85〜89    低リスク群   中等リスク群   高リスク群   高血圧緊急症
(正常)      (正常高値)

高血圧、心血管病の  生活習慣修正    生活習慣修正  生活習慣修正  降圧薬開始    入院
家族歴あれば                                               生活習慣修正  降圧薬開始
                                                                       (専門医へ紹介)

年1〜2回    年1〜2回     2カ月以内に   1カ月以内に   1〜2週間以内に血圧測定
血圧測定    血圧測定     血圧測定     血圧測定     (場合によっては専門医に紹介)

                        6カ月後に    3カ月後に
                        ≧140/90ならば ≧140/90ならば
                        降圧薬開始    降圧薬開始
```

図2／初診時の治療計画 (日本高血圧学会. 2000より引用)

その実践のためには、各患者の性格、心理状態、生活環境といった心理社会背景を考慮に入れることが、一般内科医にとっても、むしろ必然的であると考えられる。

III 発症について

❶ 一般には

　高血圧の発症には、一般に遺伝的素因と環境因子の両者が関与すると推測されている。環境因子には食塩摂取の過剰、運動量低下、心理的ストレス、社会的・経済状態が低いこと、などが挙げられている[2]。また、双児研究[3]においては遺伝的素因の影響は年齢とともに低下すると報告されており、環境因子に対するアプローチが治療において、いかに重要であるかが伺える。さらに、心理ストレスは、喫煙、アルコール摂取、食習慣などへ影響を及ぼすため、二次的に高血圧を進展させる可能性もある。

❷ 心理ストレスの関与

　心理ストレスにより、交感神経興奮と血漿ノルアドレナリンの増加、HPA-axisの活性化が引き起こされるが、交感神経興奮と血漿ノルアドレナリンの増加は直接的に血圧上昇を引き起こす。また、HPA-axisの活性化はインスリン抵抗性を誘発し、それが高血圧発症の機序の1つとして注目されている[4]。さらに、心理ストレスから生活習慣が乱れ、高血圧の増悪因子を増強する可能性がある。

　実際に心理ストレスが高血圧を発症させるかどうかに関して、これまでの知見では、Framingham研究[5]で、正常血圧中年男性330例の試験開始時の緊張（tension）の程度が高いと18～20年後の高血圧発症頻度が高かったという報告や、正常血圧の中年女性486例に心理テストを実施し、怒りや不安が存在すると、3年後の血圧上昇を予測できるという報告もある。一方、ストレスの存在と高血圧発症頻度の関係をみた研究では、正常血圧、境界域血圧、軽症高血圧の群間でストレスの存在に差があることは明確でなかった、という報告もあり[6]、心理社会ストレスの直接的な高血圧発症への関与に関しては、注目されてはいるものの、その解明については十分とはいえない状況である。

　WHOでは、高血圧発症に促進的な因子として、①遺伝的要因、②肥満、③代謝異常（インスリン抵抗性症候群）、④Na過剰摂取、⑤食事性Na/K比増加、⑥アルコール過剰摂取、⑦身体活動の低下、⑧心拍数高値、⑨心理社会的要因、⑩環境的要因、などが検討されており[7]、心理社会的要因以外の検討項目についても心理ストレスの結果として起こっている可能性のあるものが多いと考えられる。治療に際し心理社会背景に留意することが、いずれにしても必要であるといえよう。

　以上、高血圧の発症と心理ストレスの関与についてまとめたが、心療内科的な高血圧の治療が、稀な症例に対する特別な治療法を用いたものばかりを指すのではなく、環境因子を多角的に把握し、修正を促すという点に重点をおいているに過ぎないということをご理解頂きたい。

Ⅳ 診断のポイント

　心身症としての高血圧の診断のポイントについて、心理ストレスの身体反応としての高血圧という観点から、以下に示す。

❶医療面接

　医療面接を丁寧に行い、詳細に状況を把握しようとする姿勢は良好な医師患者関係の形成にも役立ち、診断のみならず治療的効果をも有する。具体的には、まず、患者の訴えに対して共感的な立場での事情聴取に始まる。続いて、高血圧の治療の目的、また血圧は絶えず変化するもので、1回1回の測定値に一喜一憂する必要がないこと（さまざまなメディアから得た情報を誤って解釈し、反応性に一時上昇している血圧値にこだわり、漠然と恐れる患者は少なくない。）などの情報提供を行う。その中で、環境因子によって容易に影響を受けることに理解が得られたら、自分なりに感じている心理ストレス、家庭環境、職場・地域の状況、経済状況、ライフ・イベントなどを聴取する。その際、発言内容のみにだけでなく、表情や動作、こちらの言葉に対する反応にも留意し性格や情緒、気分なども把握するよう努める。

❷一般検査

　高血圧性のさまざまな臓器・器官の変化と、それに対する治療については内科学の成書を参照されたい。心理ストレスの関与の有無にかかわらず、心肥大などの器質的な変化が認められれば、身体疾患としてのアプローチを積極的に行う必要がある。

❸二次性高血圧の鑑別

　高血圧の発症が心理社会背景と一見関連しているかのようにみえて、実は二次性であることが実際の診療でも経験される。特に内分泌系の原疾患による場合、気分や情緒の変化が併存することがあるため、「精神的なもの」とされやすく、注意が必要である。

❹心理テスト

　患者の心理状態、性格の把握が主な目的であるが、当科ではコーネル・メディカル・インデックス（CMI）、矢田部ギルフォード（YG）性格検査などを初診時に行うことが多い。ほかに、心理状態のフォローアップにPOMS（このテストには緊張―不安、敵意―怒りといった項目が含まれている）を、不安の評価にSTAIを、対人関係上の問題について治療の焦点を当てたいときには東大式エゴグラム（TEG）を、と症例に応じて使い分けている。心理テストは客観的評価としてある程度有用であるが、それですべてが分かるというものではなく、詳細な問診と面接があくまでも病態把握の基本であることを忘れてはならない。

⑤ 24時間自由行動下血圧測定（ABPM）

血圧の日内変動の把握、白衣高血圧の鑑別、薬効評価などの目的で一般には用いられる。心療内科では、それらに加え、生活パターンと血圧の変化の関連を把握し、患者にフィードバックすることで心身相関への気づきを促すという効果を期待して用いる場合もある。

V 治療

実際の診療現場で遭遇する初期の高血圧患者には、いくつかのパターンが認められる。血圧上昇による症状は自覚されないのが普通であり、高血圧は何か身体症状を訴え受診した際か、検診で指摘されることが多い。過労による全身倦怠感や不眠などを訴えて受診し血圧上昇を認めた場合、十分な疲労回復を図って後、降圧薬による治療を検討する。不安・緊張を強いられた状況下で不眠、肩こりなどを主訴に受診し血圧上昇が認められた場合は、抗不安薬の投与により改善が認められることが少なくない。また、職場検診で血圧上昇を指摘されたことで不安が強められ、測定の度に上昇しやすくなるタイプ（白衣高血圧）も認められる。これには条件づけの関与の可能性もあるので、自宅での血圧測定、カウンセリング、リラクセーションを指導し、抗不安薬、交感神経系抑制作用のある降圧薬などが有効であることが多い。

いずれの場合にせよ、基本的な治療は高血圧治療ガイドラインに従う。また、アメリカ合同委員会から提唱されている治療指針でも、軽傷～中等度高血圧に対しては、一般の薬物療法に先立ち生活習慣の改善が必要であるとされている。生活習慣の改善とは、肥満解消、節酒、有酸素運動、塩分摂取量減少、禁煙、飽和脂肪コレステロール摂取の減少などで、さらに非薬物療法としてリラクゼーションとバイオフィードバックが挙げられている[8]。つまり、高血圧治療には、一般臨床家にも心身医学的なアプローチが少なからず求められることになるといえよう。

以下に、実際行われている心療内科的アプローチのポイントについていくつか示す。

❶ カウンセリング・生活指導

共感的に話を傾聴することから社会背景を把握し、中立的立場で病態を予測し、十分にラ・ポールがとれた段階から、認知の歪みや、誤ったストレス・コーピング、心理状況などが血圧上昇の一因となっていることについて理解を促す段階、現実的目標を設定し指示的に行動変容を促す段階、というプロセスで生活指導を行う。但し、これらの過程は高血圧という疾患に得意なものというわけではない。

治療的接近は患者本人に対してのみでは不十分である場合もある。すなわち、社会的支援もストレス管理には重要である。社会的支援の意義は、その構造・機能・質といった多方面から検討されている。具体的には、情報の提供、生活の援助（身体的、経済的）、社会活動への参加、感情的な支援（他の人によって価値が認められたり、理解し合える人がいたりすること）が重要であるとされている[9]。これらを踏まえ、患者本人への助言のほか、家族、職場、福祉などとの連携が重要な場合

もある。

❷ リラクセーション

　自律訓練法、漸進的筋弛緩法などを診察の場で指導し、一日2～3回実施するように指導する。当科では自律訓練法のうち重感法、温感法を中心とした指導用のカセット・テープを作成し、テープの指示に従って実施してもらうようにしている。また、バイオフィードバック法を組み合わすことが、より効果的な自律訓練法の習得に有効な場合や、リラクセーションの効果を患者にフィードバックすることで治療へのモチベーションを高める効果を発揮する場合もある。

❸ バイオフィードバック療法

　患者自身がストレス状況にいることを認知していないケースにおいて、患者にそれを気づかせるために用いる場合と、血圧をフィードバック情報として制御を試みる場合、すなわち、リラクゼーション法施行中の血圧を患者にフィードバックしながら有効にリラクゼーションを習得させ、その結果血圧をコントロールするのに役立てる場合がある。

　前者に用いる場合については、面接、心理テストなどから治療者がストレッサーをある程度把握しておき、安静にした状態で血圧をモニターしながらストレス・インタビューを行う。ストレッサーに関する話題、もしくはイメージ中の血圧変動を患者にフィードバックすることにより、心身相関への気づきを促すのに有効である。

　これらの治療を行う際、フィードバックするのは必ずしも血圧でなくてもよく、筆者らは心拍数、皮膚温、筋電図などを用いて、同様の効果を得るのに利用している。

　また、24時間自由行動下血圧測定も、一種のバイオフィードバック療法としての効果が期待できる。例えば血圧値に過剰に執着し、不安を抱く結果、血圧上昇を悪化させているような悪循環に陥った患者や白衣高血圧の患者では、安静時や睡眠中の血圧下降の様子をフィードバックするだけで、増悪因子であった心理要因を軽減させることも少なくない。

❹ 薬物療法

　降圧薬の使い方については、内科学の成書に譲る。ここでは抗不安薬、抗うつ薬の高血圧治療における役割、および心理ストレスとの関連を中心とした各種降圧薬の特徴を述べる。

　本稿の冒頭にも示したように、抗不安薬は血圧上昇に対する不安が非常に強い場合や、心理社会的問題を背景とした持続的な緊張や不安が血圧上昇に関与していると判断される場合に有効である。投与にあたり、抗不安薬のみで診察時の血圧が低下していることや、24時間ABPMの改善した結果をフィードバックすることは心身相関への気づきを促すのに有用である。そして、リラクゼーションの必要性や生活習慣の改善の重要性についての理解を深め、具体的な認知や行動の変容に対するモチベーションを高めることにもつながる。一連の治療は、単に血圧値をコントロールすることでなく、より心身ともに健康的な生活を送ることを目標としている。

　不安や緊張の高まるベースに抑うつ状態の存在が考えられる場合には抗うつ薬の投与が必要とな

る。また、重篤な発作性の血圧上昇をきたし、褐色細胞腫などが疑われる症例で、実際は器質的な異常が明らかでなく、患者本人が心理ストレスの関与を否定している血圧コントロール不良の21症例についての調査では[10]、より詳しい医療面接により心理ストレスの関与が明らかとなり13例でαβ遮断薬に必要に応じて抗うつ薬、抗不安薬を併用することにより良好な治療効果が得られ、3例は心理療法のみで改善したと報告されている。

一方、降圧薬も種々の神経心理学的な効果をきたす[11]。β遮断薬はストレス状態の血漿エピネフリン濃度の上昇を抑制するとされ[12]、さらに不安自体も改善するとされている[13]。一方、抑うつ状態への悪影響が注目され投与が控えられることが一般であったが、中枢性の作用に関連した評価についてはβ遮断薬の中でも種類により異なっている[9]。

α遮断薬は安静時のみならずストレス状態の血圧上昇を抑制する効果が認められたという結果がドキサゾシンを用いた検討で報告されている。また、HALT研究[14]では就寝時のドキサゾシン服用によって高圧効果は午前中に生じ、早朝の急激な血圧上昇の抑制に有効と報告されている。さらに、同研究では、白衣高血圧の管理に有効である可能性も示している。

ACE阻害薬においては、心理ストレスに伴う血圧上昇も抑制する報告がある一方、β遮断薬との比較で本薬にその効果は認められなかったとの報告もある。しかし、いずれにしても、糖・脂質代謝面での悪影響がないため、空咳の問題を除いては、ストレス状態においては推奨される降圧薬といえる[9]。

Ca拮抗薬については、ジヒドロピリジン系Ca拮抗薬の投与により、心理ストレス負荷の血圧上昇を抑制するが、同負荷中に血漿ノルアドレナリンの高値が観察されたという結果がいくつかの研究で得られている。これらの結果から、ジヒドロピリジン系Ca拮抗薬は交感神経系抑制薬との併用が臨床的に有用であることが示唆される。

利尿薬については、ストレス状態での積極的使用を支持する成績は乏しい[9]。

以上、抗不安薬、抗うつ薬の役割と主な降圧薬の心理ストレス下の血圧上昇への効果を中心にまとめた。なお、心療内科の臨床では血圧上昇反応自体はもとより、心理的因子や行動パターンへのアプローチも積極的に行うことになるわけだが、その際のこれら薬剤の具体的な使用法については、疾患特異性よりも患者個人の特異性により使い分けられるべきものであるため、この稿ではこれまでの言及に留めさせて頂くこととする。

〔建部佳記〕

● 文献

1) 日本高血圧学会治療ガイドライン作成委員会(編)：高血圧治療ガイドライン2000年版.
2) Williams RR, Hunt SC, Hasstedt SJ, et al : Are there interactions and relations between genetic and environmental factors predisposing to high blood pressure? Hypertension 18 (suppul) : S29-S37, 1991.
3) Hong Y, de Faire U, Heller DA, et al : Genetic and environmental influences on blood pressure in elderly twins. Hypertension 24 : 663-670, 1994.
4) 本郷道夫, 丸山 史：臨床精神医学講座［第6巻］. 松下正明(総編集), p397-p407, 中山書店, 東京, 1999.

5) Markovitz JH, Matthews KA, Wing RR, et al : Psychological predictors of hypertension in the Framingham Study. Is there tension in Hypertension? JAMA 270 : 2439-2443, 1993.
6) Valty J, Peraut JJ, Cohen A, et al : Is there a relation between hypertension and stress? Am J Hypertens 8 : S34, 1995.
7) WHO Expert Committee on Hypertension Control : Risk factors and predictors of high blood pressure. In : Hypertension control. Report of a WHO Expert Committee. WHO Technical Report Series 862, p16-20, 1996.
8) NIH : The Sixth Report of the Joint National Committee. National High Blood Pressure Education Program, No 98-4080, November, NIH Publication, Washington DC 1997.
9) 築山久一郎：ストレス症候群．メディカルビュー社，東京，2000．
10) Mann SJ : Severe paroxysmal hypertension (pseudopheochromocytoma) ; understanding a cause and treatment. Arch Intern Med 159 (17) : 2091-2092, 1999.
11) Shapiro AP : Behavior and antihypertensive therapy. In : Hypertension and stress. A unifiled concept. Lawrence Erlbaum Assoсiayes, Mahwah, pp 46-59, 1996.
12) Jacobs M-C, Lenders, Smith P, et al : Long-term β 1-adrenergic blockade restores adrenomedullary activity in primary hypertension. J Cardiovasc Pharmacol 30 : 338-342, 1997.
13) Hjemdahl P, Wiklund IK : Quality of life on antihypertensive drug therapy : scientific endpoint or marketing exercise? J Hypertens 10 : 1437-1446, 1992.
14) Picking TG, Levenstein M, Walmsley P, for the Hypertension and Lipid Trial Study Group : Differential effects of doxazosin on clinic and ambulatory pressure according to age, gender, and pressure of white coat hypertension. Result of the HALT Study. Am J Hypertens 7 : 848-852, 1994.

III 心療内科診療の実際　1・内科的疾患

④ 糖尿病

I 症例

❶現病歴

　患者は15歳、女性、高校1年生。主訴は不安定な血糖変動による気分不良および不登校。家族構成は、共働きの両親、2歳年上の兄（高校3年生）との4人家族である。現病歴は、平成8年2月（12歳）に1型糖尿病を発症し某国立病院小児科に入院した。発症時の随時血糖383mg/dl、HbA$_{1c}$ 13.6％。インスリン療法を受け（total 35u/日）、約1カ月の入院で血糖コントロールは良好となり退院した。しかし退院後は血糖の変動が激しく、倦怠感、脱力などの症状が出現したため、以後も入退院を繰り返した。

　平成10年2月、より専門的な糖尿病治療を受けるため某大学病院小児科に転院した。入院時HbA$_{1c}$ 7.0％。入院中にインスリンが増量され、2カ月後に54u/日となって退院した。退院時HbA$_{1c}$ 7.4％、体重55kg（プラス10kg/2カ月）。発症以来患者は学校を休みがちであったが、平成10年4月（中学3年）、体調が悪かったにもかかわらず学校で無理矢理居残りの勉強をさせられたことをきっかけに不登校となった。同年11月、「人工膵臓が必要」との判断で再び大学病院に入院。HbA$_{1c}$ 9.7％。人工膵臓は免れたものの、インスリンは88u/日に増量され、平成11年3月に退院した。退院時HbA$_{1c}$ 7.9％、体重63kg。入院中は隠れ食いをしたり、蓄尿や体重測定を拒否するなど治療者の指示に従わないことが目立った。入院中、主治医に「退院すると学校に行かないといけないから、退院したくない」と打ち明けたこともあった。平成11年4月、自ら希望し通信制の高校に進学したが、2週に1回の登校日の前になると血糖の変動が激しくなり、気分不良などの症状が出現して、結局一度も登校できなかった。平成11年7月、当科紹介入院となった。入院時の空腹時血糖は210mg/dl、HbA$_{1c}$は6.8％で、ケトーシスの合併を認めた（表1）。

表1／入院時所見

身長162.7cm、体重65.6kg（BMI　24.8）
眼底正常、神経学的所見正常
尿糖（4＋）、尿蛋白（－）、尿　ケトン（3＋）
空腹時血糖210mg/dl↑、HbA$_{1c}$　6.8％↑
インスリン抗体結合率13％↑、抗GAD抗体9U/ml↑
尿中C-peptide 1.6〜4.1μg/日　↓

❷行動分析

　入院当初の基礎治療は1,800kcal食、インスリン88u/日で、運動療法はケトーシスのため行わなかった。血糖は43〜316mg/dlと日内変動が大きく、早朝〜午前に高く午後〜夜に低くなる傾向がみられた。深夜に度々低血糖症状がみられたほか、大きく血糖が変動したときには倦怠感、気分不良を訴えた。食事はいつも8割程度しか摂取しなかった。SMBG、インスリン自己注射の手技は正

しく、隠れ食いなどの問題行動は認めなかった。治療者への対応は素直で、糖尿病についての知識は豊富であったが、「なぜ血糖コントロールが悪くなったと思うか」など自分と病気とのかかわりについての質問をしても、ほとんど答えることができず、まるで他人事のようであった。心理テストでは、CMI：Ⅱ領域、YG：D型、MPI：E^+N^-、L_0と外向性、積極性が高い反面自覚症状に乏しく、アレキシシミアの傾向がみられ無意識に病気を自分から遠ざけているという印象を受けた（**表2**）。

表2／心理・社会的要因の分析

心理状態	CMI: Ⅱ、YG: D MPI: E^+N^-、L_0 アレキシシミア 病気に向かい合っていない
養育歴上の問題点	両親ともに厳格、放任 →患者への心理的サポートが不足し心理的に孤立
社会的問題	病気に対する学校側の無理解

　両親の養育態度は、比較的厳格であった。糖尿病に対しては、病態や治療についての最新知識を得ようとする反面、病気の管理については入院中は医療者に任せっ放しであった。また自宅療養中も「自分のことだから自分できちんと管理しなさい」と放任し、自分たちの娘が今どういう血糖コントロール状態にあるのかを聞いても、「娘が教えないから知らない」で済ませていた。学校では、糖尿病を勘案した患者への対応に一貫性を欠き、一部の心ない教師によって心理的・身体的負担を被ることとなった（**表2**）。

　以上の行動分析と過去の治療経過をもとに病態仮説を立てると、次のようになる（**図1**）。治療者は患者の血糖コントロールの問題に目を向け過ぎる一方、患者の受療行動に問題を感じていても、その原因を明らかにしなかったため、患者は治療者に決して心を開くことがなく、望ましい治療者―患者関係は確立されなかった。そのため、インスリンを上腕の同一部位に打つ、血糖や体重を測

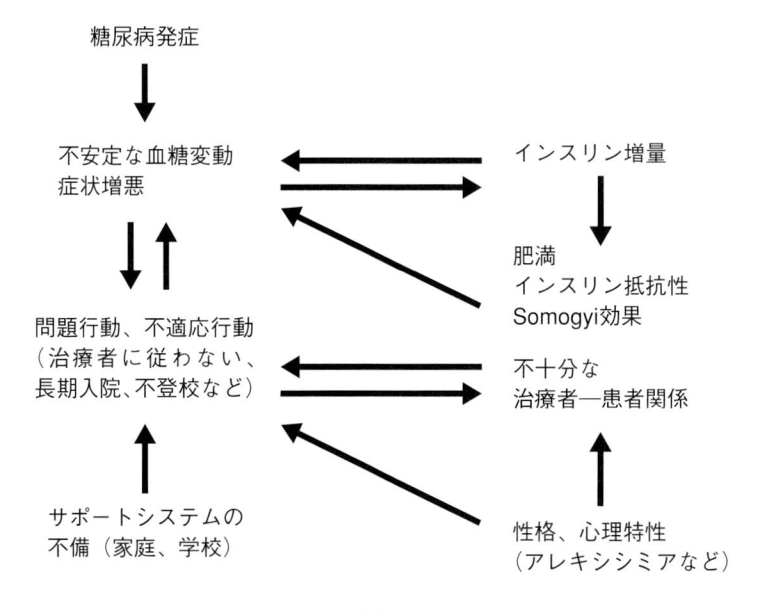

図1／病態仮説

図2／治療経過

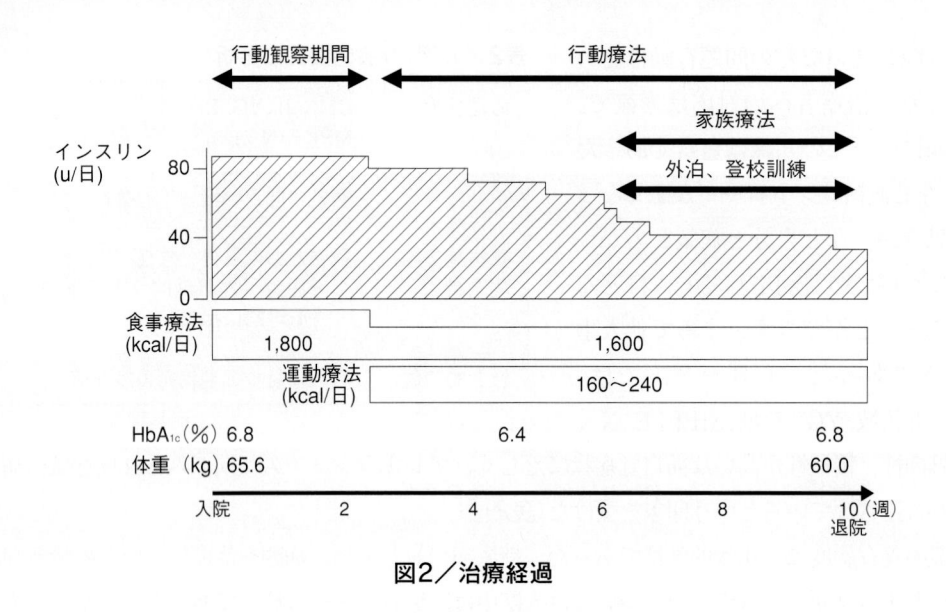

定しない、過食をするなどの明らかな問題行動の修正ができなかった。治療者は患者の問題行動に振り回されるばかりで、同じことが何回も繰り返され、病態は一向に改善せず、患者の不適応行動が助長された。結果、患者は病気に直面し自ら病気をコントロールしていくという自立性を失った。一方、血糖コントロールをインスリン療法のみに頼るという安易な治療は、インスリンの過剰投与を引き起こし、頻回の低血糖、Somogyi効果による早朝高血糖、体重増加によるインスリン抵抗性の増大などの問題を招いた。結果HbA$_{1c}$は低下するものの、社会適応性が得られないという矛盾した状況を生み出していた。

❸ 治療経過(図2)

初めのうちは、患者への共感的態度を心がけた。バイオフィードバック法(図3)を用いて心身相関を説明したりすると、患者は治療者の話に少しずつ興味を示すようになり、治療者が患者の問題を一緒に考えていくという態度をとり続けるうち、患者の治療者に対する信頼が得られるようになっていった。元来積極性、外向性が高いので、良好な治療者−患者関係が成立した後の治療は比較的容易であった。心身医学的アプローチの柱は行動療法であり、オペラント技法により、セルフコントロールの習得と不適応行動の修正を段階的に行っていった。また、認知や行動の修正を目的とした行動論的カウンセリング、モデリング学習のための集団療法などを併用した。血糖コントロールが安定するにつれ、インスリンが減量されていくことが、患者のさらなる治療への励みとなった。インスリンは最終的に44u/日と半減でき、自覚症状も消失し、外泊・登校訓練を経て3ヵ月弱での退院となった。外泊、登校訓練に先立って行った家族面接では、行動分析の結果を説明し患者と家族の溝を埋めるように心がけた。また家族の果たす役割などについてアドバイスを行った。訓練期間中は患者、治療者、家族で外泊中の問題点をその都度話し合うようにして次の訓練に生かした。家族面接では、初めのうちは患者の内面を治療者が代弁することが多かったが、次第に患者自身が

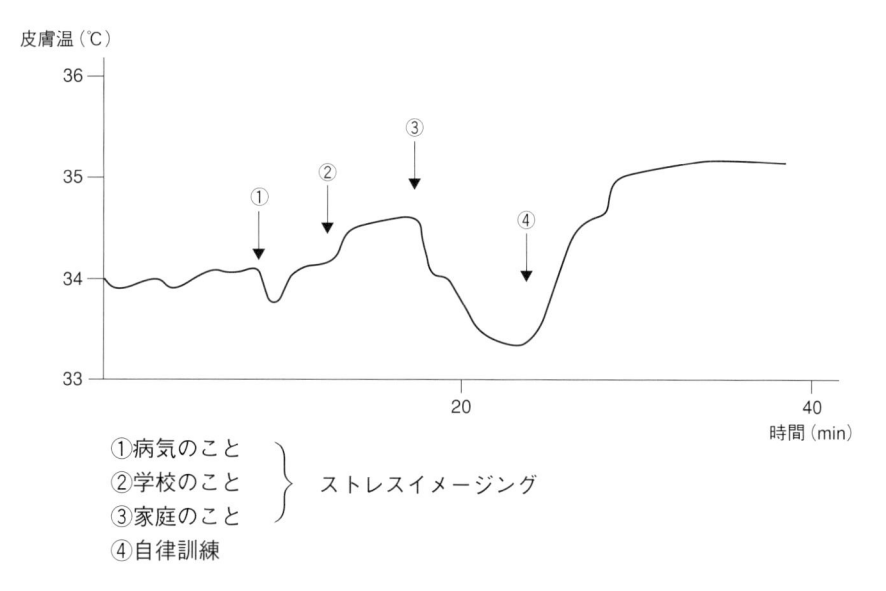

①病気のこと
②学校のこと } ストレスイメージング
③家庭のこと
④自律訓練

図3／指尖皮膚温を用いたバイオフィードバック
家庭のことをイメージさせると皮膚温が大きく低下し、家庭生活が強いストレスになっていることを示唆する。

自分の内面を両親に話せるようになっていった。このような体験学習は、それまで失われていた患者と家族の心理的な交流を回復させ、患者が自宅で生活することへの安心感を与え、社会復帰する自信を回復させるのに大いに役立った。退院後、患者は現在に至るまで元気に高校生活を送っている。

II 糖尿病の現状と問題点

　平成9年11月、厚生省(現在の厚生労働省)は糖尿病実態調査を行い、翌年3月に推計結果を報告した。それによると、わが国の糖尿病有病者数は「糖尿病が強く疑われる人」で690万人、「糖尿病の可能性が否定できない人」を合わせると1,370万人に昇った。これは、実に国民の約8.8人に1人が糖尿病である可能性を示唆しているが、1955年以降の糖尿病増加率は、1998年現在で70倍に達しているので、21世紀に入った現在では有病率はさらにかなり増加していると考えなければいけない。このうち小児糖尿病は、5万人に1人といわれており、残りの大半は、肥満、高血圧症などと同様に生活習慣病としての性格をもち、成人以降に発症するタイプである。このような国民病ともいえる糖尿病に対処するため、1999年、日本糖尿病学会から糖尿病診断基準の改訂版[1]および糖尿病治療ガイド[2]が出された。これらは今後、わが国における糖尿病およびその合併症の診断・予防・治療を行うためのガイドラインとして内科をはじめ臨床各科で活用されていくものと期待される。

　セルフケアが可能な大半の患者は、ガイドラインに基づく医療が提供されることによって、良好な経過を示すと考えられる。しかし、1割程度の患者は、医療者が十分な医療を提供しているつも

りであっても、血糖コントロールが改善せず、長期にわたって入退院を繰り返したり、日常生活や社会活動が大きく損なわれたりする。また残念なことに、治療者が血糖コントロールなど病気の身体面ばかりに目を向け過ぎるあまり、治療者―患者関係が損なわれたり、自ら病気と向かい合っていくという患者の自立性が失われてしまう例も見受けられる[3]。さらには、摂食障害やうつ病など心療内科、精神科領域の疾患を併発している症例もある[4]。

このようなセルフコントロールがうまくできない患者への対応では、患者の心理・社会的背景を十分把握したうえで行動分析を行い、多面的な治療を行わなくてはならない。治療の目標は、検査結果をよくすることではなく、患者のセルフコントロールを可能にすることである。セルフコントロールができて初めて、病態は改善するといっても過言ではない。

糖尿病の診療における心身医学の役割は、まさにこの点にあるといってよい。現在、いくつかの医療機関では、医師、看護師、薬剤師、栄養士などのネットワークに心療内科や臨床心理の専門家を加えた糖尿病のチーム医療を確立し、特にセルフコントロールが困難な患者への治療を積極的に行っている。しかし、まだその数は少なく、今後、多くの糖尿病専門医療の最前線において、そのようなチーム医療ないしは総合診療の体制が確立されることが望ましい。

III 糖尿病の発症・経過に関与する心身医学的要因

❶ ストレス

既に、糖尿病は1型、2型を問わず、発症、経過のいずれにも心理的ストレスが関与することが明らかになっている[5]。ストレスに適応する生体反応は一般に血糖を上昇させる。ストレスの血糖コントロールに及ぼす直接的な作用としては、視床下部―下垂体―副腎皮質系を介してのコルチゾール過剰分泌によるインスリン抵抗性の増大や、カテコラミン、成長ホルモンなどその他のインスリン拮抗ホルモンの分泌亢進が考えられる。間接的には、ストレス対処行動が（過食、偏食、不規則な食事時間や食事回数、過度の飲酒、喫煙[6]など）で、高血糖や低血糖を引き起こす。

❷ 性格、心理、行動特性

糖尿病治療で大切な自己管理ができない状態（ノンアドヒアランス）を招きやすい患者の心理・行動特性には、アレキシシミア、タイプA行動パターン、生きがいの喪失、共依存、うつなどが挙げられている[7-9]。

一方、糖尿病患者の性格特性と糖尿病の重症度（血糖コントロールの状態や合併症の程度）には、一定の傾向は見い出しにくい。心理テストで不安や社会不適応、内向性、抑うつなどが極端に高いスコアを示す患者は、心療内科で治療を行う重症糖尿病症例ではしばしば経験されるが、玉井によると、MPI、CMIでは血糖コントロールの良好群、不良群ともに、平均的な人格像を示し、またYG、STAIでは、重症合併症を有する群の方が、軽症合併症群よりSTAIによる不安尺度が低く、YGでのE型、B型の比率が低かったと報告している[10]。このような一見矛盾とも思える現象は、

例えば適度の不安や情緒の豊かさなどは、患者自身が病気の治療、管理を行うことへのモチベーションを高めるが、うつや極度の不安は、慢性化する中で認知の脆弱性、無力感というネガティブな心理状態の悪循環を形成しやすく[11]、患者の治療意欲を削いでしまうということなのかも知れない。また、アレキシシミアを有する患者は、病気と向かい合うことを無意識のうちに避けてしまう傾向があり、病気への理解が乏しかったり、治療、管理を放置しやすい。

❸ ライフサイクル

　ライフサイクルの各期で糖尿病のセルフケアに関与する因子を示す(**表3**)。小児期では、大半が小児糖尿病であり、管理、治療、教育システム(チーム医療、患者の会、サマーキャンプなど)が、比較的よく確立されている。また心理的には、比較的従順に病気そのものや治療の受容ができる。しかし思春期になると、身体的成長や成長ホルモン、性ホルモンなど内分泌の変化に伴い、血糖コントロールが不安定になるだけでなく、この時期には特有の心理的葛藤が起こりやすく、病気の受容が困難になったり、治療者、家族などへの嫌悪、反発を招きやすい。また、摂食障害など心身症の併発もしばしば認められ、治療を困難にする一因となっている。小児期、思春期共通の問題として、家庭、学校など身近な場所での、病気への無理解や偏見が今なお認められ、時にいじめを受けたりもする。このような体験をもつ患者は、病気に逃げ込み、治療者に依存したり、わざと血糖コントロールを乱すような行動をとって、長期入院をしたり、入退院を繰り返すこともある。

　成人期、中年期では、仕事による生活習慣の乱れ、さまざまなライフイベントストレスへの対処行動としての食生活の乱れ(過食、偏食、不規則な食事、過度の飲酒など)が、糖尿病に発症、経過に大きく影響する。また女性の糖尿病患者の場合、妊娠、出産は、一生の中で最も病気の治療、管理に力を入れる必要のあるイベントである。

　老年期になると、精神・身体機能の低下やさまざまな合併症の発生により、自己管理能力が低下するので、サポートシステムの不備は血糖コントロールの悪化に直結しやすい。また、生きがいの喪失は患者の治療意欲をなくし、治療放棄につながることもある。

表3／ライフサイクルの各期でセルフケアに影響する因子

小児期	病気の理解度、手技の正確さ 家族・学校のサポート
思春期	身体的成長と内分泌変化 心理的葛藤(病気や自己の否定・嫌悪) 心身症の併発(摂食障害など) 家族・学校のサポート
成人期	仕事・生活習慣 妊娠・出産
中年期	仕事・生活習慣
老年期	病気の理解度、手技の正確性 合併症 家族・社会のサポート 生きがい

Ⅳ 診断、治療のポイント

　糖尿病は慢性疾患であるということ、生活習慣が発症・経過に深く関与するということ、心理的ストレスが血糖コントロールに直接影響するということ、小児～思春期に発症するタイプがあることなどから、心身医学的アプローチを含めた多面的治療を要する最も重要な疾患の1つである。Etzwilerは、糖尿病における代謝、合併症のコントロールに影響した治療パターンは、①迅速で適切な治療法の選択、②患者-医療者間の緊密なコミュニケーション、③問題解決のための共同作業(チーム医療)、④治療の選択とその情報の共有化、⑤治療の開始と薬の用量調節に一貫した基準をもつ、⑥治療の失敗を患者のせいにしない姿勢、であったと報告している[12]。しかし、現代医療は細分化され、患者に高度の専門的治療が施される反面、全人的アプローチに欠けるきらいがあり、このことがむしろ一部の治療困難な糖尿病患者を生み出す一因にもなっている。

　さまざまな問題を抱える患者に対応するためには、治療者一人ひとりが心身医学のエキスパートであると同時に、糖尿病の専門医であることが理想だが、今日の医療、教育システムでは、患者の需要に見合うだけのそのような医療者を提供することは困難である。大学病院規模の医療施設における心療内科あるいは総合診療科では、患者の心理・社会的側面を含んだ包括的医療を提供することが可能であるが、心療内科をもつ中規模以下の病院では、心療内科医、糖尿病専門医、臨床心理士などを含めた院内チーム医療が有効である。実際、いくつかの医療機関においては、チーム医療が糖尿病専門医の治療だけではコントロール困難な患者を数多く救っている。また、心身医療の専門家をもたない医療施設においては、患者紹介制度や、最近ではインターネットを利用した複数の医療機関のネットワークにより、チーム医療と同レベルの医療を提供することが可能になっている。

　心身医学的側面を考慮した一連の糖尿病診断、治療の流れを示す(図4)。治療は大きく3つのステージに分けることができる。第1期は行動観察期である。ここでいう行動は、患者の態度、言動だけでなく、症状、情動、身体反応や、検査によって明らかにされる内臓機能などを含んでいる。したがって、治療者は一般内科で行われるような身体的評価、自己管理の状況のチェックと、心身医学的側面となる受療行動の評価、適応性の評価、性格・心理状態の評価、サポートの評価、併存疾患(摂食障害などの心身症)のチェック、QOL(Quality of Life)の評価などを併行して行っていかなければならない。これらの評価は膨大、多岐にわたるので、必要に応じて心療内科医、糖尿病専門医、看護師、栄養士、臨床心理士などが連携することも必要である。得られた結果をもとに行動分析を行い、病態仮説を立てる。第1期で大切なことは、患者から信頼される治療者-患者関係を構築することである。そのためには、治療者は一般心理療法的対応(受容、支持、保証)を心がけ、また連携して治療を行う場合は、一貫した対応をとることが必要である。

　第2期は治療期で、基礎治療(食事、運動、薬物療法)の調節や合併症の治療とともに、行動療法的アプローチを主体に治療を進める。病態仮説に基づき必要な治療目標(行動契約)を設定するが、患者に治療の動機づけを行い、治療意欲を維持していくには、治療の経過とともに患者の自己効力感を高めていかなくてはならない。そのためには、多段階の治療目標を設定し、初めのうちはハードルの低い目標を呈示して、達成できたら成功報酬を与えるなどオペラント技法を駆使する。治療

第1期〈行動観察期〉……一般心理療法的対応

身体医学的側面
- 血糖コントロールの評価
- 病態、型の判定
- 合併症のチェック
- 病気の知識・理解の評価
- 自己管理の評価
  - 食事療法、運動療法、薬物療法
  - 内服薬のコンプライアンス
  - インスリン自己注射
  - 自己血糖測定

心身医学的側面
- 受療行動の評価
- 適応性の評価
- 性格、心理状態の評価
- サポートの評価
- 併存疾患のチェック
- QOLの評価

行動分析
⇩
病態仮説

第2期〈治療期〉……中立的対応
- 行動療法的アプローチ
  - 多段階的治療目標（行動契約）の設定
  - オペラント技法
  - 行動日記、モデリング学習、カウンセリング
  - バイオフィードバック法
- 基礎治療の調整
- 合併症の治療

第3期〈自立期〉
- 外出、外食、外泊訓練
- 登校、出勤訓練
- サポートシステムの調整
  - 家族療法
  - 学校、職場などの環境調整
  - 糖尿病教室、友の会、サマーキャンプなど

血糖コントロールの評価
QOLの評価

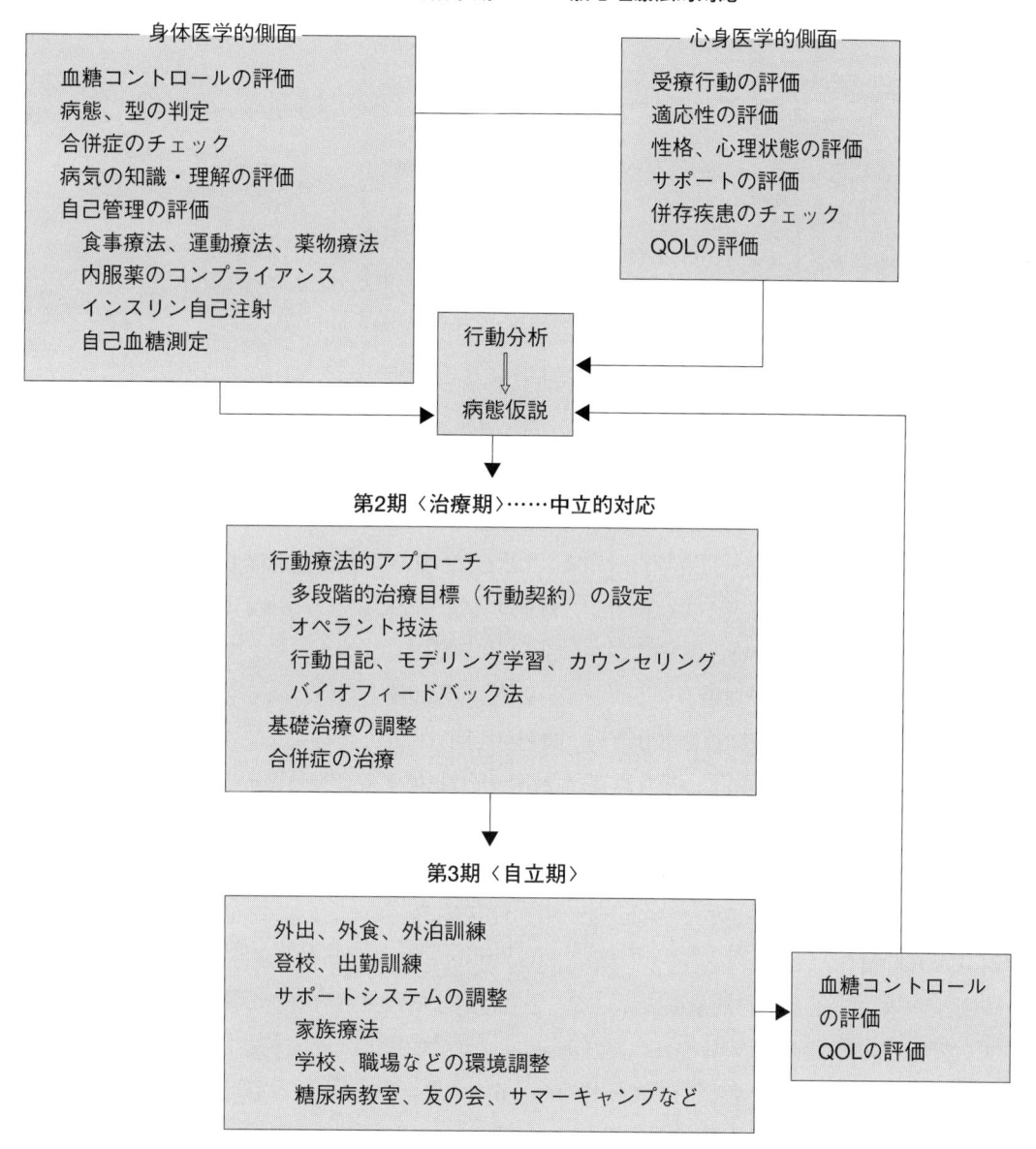

図4／糖尿病治療の流れ

がある程度軌道に乗ってきたら、自己洞察や心身相関への気づきを促すような治療手技（行動日記、モデリング学習、行動論的カウンセリング、バイオフィードバック法など）を適宜組み合わせていく。不適応行動を遮断しつつ、治療を進めるには、治療者は、初期の受容的対応から中立的対応へシフトさせることが大切である。また、患者の年齢層は小児期から老人期まで幅広いので、治療目標はライフサイクルの各期における発達課題を十分考慮して立てなくてはならない。例えば思春期では、患者が病気を受け入れつつ自立・成長していくにはどうすればよいかということを治療の最終課題とすべきである。

表4／糖尿病に関連するQOL

1. 身体的機能
    日常生活ができる、運動ができる、遠方への移動ができる
2. 社会的機能
    友人との交流、団体生活、地域活動
3. 日常家庭生活や役割
    家庭での役割、仕事、レジャー・旅行、生活パターン・睡眠
4. 精神的機能
    陰性感情（不安やうつ状態、孤立感や燃え尽き）
    心理的ウェルビーイング、認知機能（記憶や理解力）
5. 全体的健康感や治療への満足度
    健康状態の良さ、主観的なコントロールの良さ
    治療への満足感・時間の制限
6. 症状：急性や慢性合併症による症状、治療に伴う痛み、口渇や頻尿、痒み、痛み、性的機能、低血糖症状など

（文献14）より引用）

　第2期での治療目標がある程度達成され、治療施設での患者のセルフコントロールが可能になってきたら、最終段階（第3期＝自立期）に移る。ここでは、患者の社会適応能力を高める訓練と環境調整が中心となる。特に患者が退院後すぐに直面するような、家庭や学校、職場における問題は、訓練を行いながらさらに分析、調整していく。

　治療が一段落した時点で血糖コントロール、QOLの再評価を行い、期待された結果が得られない場合は、それまでの治療経過を再分析し、問題点を明らかにして必要なアプローチを試みる。なお、思春期、成人期の女性に多い摂食障害、ないしそれに準ずる食行動異常、うつ、人格障害などの合併を有する症例では、むしろそれらの治療が優先されることもあるので、ケースバイケースで検討する。

[QOLの評価]

　QOLの評価は、心身医学的治療において、患者に対する病気や治療の影響、効果をみるために不可欠である。糖尿病患者のQOLは、身体的機能、社会的機能、日常家庭生活や役割、精神的機能、全体的健康感や治療への満足度、症状という6つの要素から構成される（**表4**）[13]。実際の測定に用いられる質問票には、疾患特異性のない（包括的な）ものとして、SF-36 (The MOS 36-item short-form health status survey)[14], EuroQOL, WHOQOL (The World Health Organization Quality of Life Assessment)[15], SIP (Sickness Impact Profile)[16]などが、また糖尿病特異的なものとして、DQOL (Diabetes Quality of Life Measure)[17], W-BQ (The Well-being Questionnaire), DTSQ (Diabetes Treatment Satisfaction Questionnaire)[18], FHS (The Fear of Hypoglycemia Scale), DKS (Diabetes Knowledge Scale), PAID (Problem Areas in Diabetes Survey)[19]などがある。これらのうち日本語版として臨床応用されているものはまだ少なく、翻訳や妥当性の検討のための研究が待ち望まれる。

（出口大輔）

●文献

1) 糖尿病学会診断基準検討委員会：糖尿病の分類と診断基準に関する委員会報告．糖尿病 42：385-404，1999．
2) 日本糖尿病学会(編)：糖尿病治療ガイド．文光堂，東京，1999．
3) 出口大輔，安原大輔，胸元孝夫，ほか：小児発症1型糖尿病症例；家族の問題と医療のあり方．心身医学 42：251-257，2002．
4) 瀧井正人：1型糖尿病への摂食障害の合併．日本臨床 59(3)：497-502，2001．
5) 河盛隆造，島田 聡：糖尿病に関する特論，ストレスと糖尿病．糖尿病(2)，日本臨床(1997年増刊号)55：577-583，1997．
6) Targher G, Alberiche M, Zenere M B, et al : Cigarette smoking and insulin resistance in patients with noninsulin-dependent diabetes mellitus. J Clin Endoclinol Metab 82, 3619-3624, 1997
7) 吹野 治，新里里春：重症合併症(網膜剥離)を有する糖尿病患者の心理特性について．糖尿病 28：889-894，1985．
8) Stabler BS, Surwit RS, Lane JD, et al : Type A behavior pattern and blood glucose. Psychosom Med 49 : 313-316, 1987.
9) Murawski BJ, Chazan BI, Balodimos MC, et al : Personality patterns in patients with diabetes mellitus of long duration. Diabetes 19 : 259-263, 1970.
10) 玉井 一：糖尿病．新版心身医学，末松弘行(編)，p547-548，朝倉書店，東京，1994．
11) Tamar P, Amanda W: Models and measurements of depression in chronic pain. J Psychosom Res 47, 211-219, 1999.
12) Etzwiler DD : Diabetes management. The importance of patient education and participation, Postgrad Med 80 : 67-72, 1986.
13) 石井 均：QOL，燃え尽き，心理的介入の評価．プラクティス 14：562-565，1997．
14) Ware JE, Sherbourne CD : The MOS 36-item short-form health status survey (SF-36). Med Care 30 : 473-483, 1992.
15) The WHOQOL Group : The World Health Organization Quality of Life Assessment (WHOQOL). Soc Sci Med 41, 1403-1409, 1995.
16) Bergner M : The Sickness impact profile ; development and final revision of a health status measure. Med Care, 19 : 787-805, 1981.
17) The DCCT Research Group : Reliability and validity of a diabetes quality-of-life measure for the Diabetes Control and Complications Trial (DCCT). Diabetes Care 11 : 725-732, 1988.
18) Bradley C : Measures of psychological well-being and treatment satisfaction development from the responses of people with tablet-treated diabetes. Diabet Med 7 : 445-451, 1990.
19) William HP, Alan MJ, Barbara JA, et al : Assessment of diabetes-related distress. Diabetes Care 18 : 754-760, 1995.

III 心療内科診療の実際　1・内科的疾患

⑤ 消化性潰瘍

はじめに●●●

　消化性潰瘍は、心身医学の黎明期には代表的心身症の1つとされてきた。Hans Selyeのストレス学説の中で、代表的ストレス反応の1つとして消化性潰瘍があったことや、ストレス関与が明らかに思える症例があること、さらに当時有効な治療法がなかったことなどが心身症の代表とされた原因だろう。しかし、近年になり状況は一変している。H_2アンタゴニストやプロトンポンプインヒビターなどの強力な治療薬が開発され、またピロリ菌の関与と除菌治療の有効性が証明された[1)2)]。特殊なケースを除き初発例の消化性潰瘍の治療に対して薬物以外の治療が必要と考えられることがほとんどなくなっている[3)]。このため消化性潰瘍が、心身医学的疾患であるか生物医学的疾患であるかという論争は、心療内科医と消化器専門医のそれぞれの主張の主戦場となった趣きがある[4)]。しかしこの論争には危うさが含まれる。心身症かそうでないかで双方が自らの領域を主張し合っているようにみえるからだ。われわれの主張は、消化性潰瘍に限らずすべての疾患は心身医学的（全人的）にとらえるべきだということである。そのような態度で患者とかかわり合う中で、生物医学的なコンテクストによる治療が病態の改善に有効であり、その他の因子の解決は患者が自律的に行えると判断されるのであるならば、それ以上医療として関与する必要はなくなり治療は終了する。この場合、治療経過は一見生物医学的に行われたようにみえるかも知れないが、本質はまったく異なることが理解できるだろう。新たに強力な生物医学的治療法が加われば、このようなケースの比率は増えて当然である。
　生物医学的な治療法が確立した疾患における、心身医療の意味を考えるうえで消化性潰瘍は最も適切な疾患の1つといえるだろう。

I　症例

患者：47歳、男性
主訴：年に一度ぐらいの割合で繰り返す上腹部痛と潰瘍の再発
家族歴、既往歴：特記すべきことなし。仕事は小さな建築会社の設計の仕事。

❶現症

　胃潰瘍を繰り返して困っているといって、家庭医よりの紹介状と数回分の内視鏡写真を持参し来院。「なぜ心療内科に紹介されたかは聞いていない、とにかく薬がないと困るのでいわれたとおりに来院した」という。10年ほど前から、毎年潰瘍の再発を繰り返している。痛みはそれほどでもないが症状が出て受診すると、内視鏡を受けることになり十二指腸潰瘍と診断される。検査後には

薬が処方され、2ヵ月後にもう一度内視鏡検査、よくなっているといわれて減量、半年ぐらいでまた内視鏡検査を受け、薬はもうよいといわれて中止になる。でもそれから半年から1年でまた痛み始める。「毎年同じことの繰り返しです。薬を飲めばよくなるので腹痛症状ではそれほど困っていないけれど、医者が検査をしないと薬をくれないのと、はじめの検査の後でほっとくと穴があいて死んでしまうと医者にいわれたのが不安です」という。原因に心あたりはありますかと聞くと、「仕事のストレスもありますしタバコもね。食生活もよくないかな」タバコはどのくらいとたずねると「1日1箱。医者から何度も止めるようにいわれたけど、これぱかりはどうしてもやめられないです。自分が悪いんですよね」という。腹部診察所見では上腹部、剣状突起下に中等度の圧痛。ほかに異常所見なし。診察後に「お腹を診察してもらったのは初めてです。おさえられたら痛かったけど大丈夫なんですか？」というので、「あの程度の痛みはよくあります、それほど心配はありません。今後の診察時に痛みの変化に注意していきましょう」と説明した。薬は現在のものを続行すること、受診は予約制で4週間に一度であると話し、受診を続けるつもりがあるかどうかたずねたところ、「予約制は仕事の都合上たいへん助かります」とのことであった。

　数回の受診ののち「そろそろ内視鏡により潰瘍が治ったかどうか確かめる必要があるのですが、検査を受けて頂けますか」とたずねると、「なんとか検査なしというわけにはいきませんか、何回受けても同じです。きっと治っています」という。「お気持ちはわかりますが、特に私のところでは初めてですし、困りましたね」と続けると、「検査のために仕事の休みを取らねばならない、それを繰り返しているために肩身がせまいのです」とのこと。結局、もう少し間をあけて仕事に都合のよい日時に検査することで合意した。

　受診半年を越えた頃、維持療法の薬を続けるか否かを患者と相談。本人は止めると再発は必至なので飲み続けたいと希望した。「薬には副作用もあり、飲み続けるというのも手ですが、潰瘍に悪いほかのものに気をつけてみてためしてみるのはどうですか」と提案したところ同意が得られた。そこで本人も気にしていた喫煙量を減らすこととし、禁煙手帳の作成など具体的な方法を話し合った。そのうえで潰瘍の薬は本人管理として手渡し、受診の間で不安な場合や喫煙量が減らなかったときは自分で判断して内服することとした。これ以降完全禁煙には致らないものの喫煙量は徐々に減少し、現在では1日数本程度になっており、潰瘍に対する薬もほとんど服用することなく経過している。症状は出現していないが外来受診は続いており、受診時には徐々に日常生活のことについて自ら話すようになった。その中で、当科受診の少し前に妻が交通事故に会い、脳の障害のため記憶や言動がおかしくなりたいへんだったこと。そのために会社を休むことも多く、自分の受診や検査でさらに休むことは気がひけたこと。何よりも、もし自分が倒れたら家族はどうなるのかと不安だったということなどを語った。喫煙量や食事や睡眠についてどうだったかと聞くと、「イライラすることが多く、喫煙は増えていて多いときは1日2箱、食事も自分の分は適当にやっていた、朝や昼を抜くことはしょっちゅうだった。寝つきはよかったけど家のこともしなければならなかったので睡眠時間は足りなかった」と語った。

　受診1年目以降、症状にかかわらず1年に一度は内視鏡検査を受けること、悪くならなければ2カ月から3カ月に一度の受診ということとし、現在まで5年間再発はなく抗潰瘍薬の使用もなくな

っている。数年前、ピロリ菌の検査が可能になったおりに検査を実施し、陽性であったため除菌について話し合ったが、症状も再発もないため見合わせたいと本人が希望した。将来の課題にしましょうとのことで実施していない。

II 疾患概念

胃または十二指腸の粘膜筋板以下まで損傷が起こった状態。組織学的な変化を基盤にした診断名である。内科的疾患概念については内科書に詳しい。

III 発症機序

病態の成立には、個体内の因子として胃酸分泌、粘膜防御能があり、外来因子としてピロリ菌感染がある。また心理社会、行動学的な因子としてストレス、喫煙、不眠、朝食不摂取などの因子がある。このような多くの因子が相互に関係しながら病態を形成している。しかし、それらの因子がそれぞれどの程度重要であるのかといったことの解明はいまだ不十分である。このことを検討するためわれわれは、外来受診で消化性潰瘍が疑われ内視鏡検査を受けることになった患者を対象に、検査前に半構造化インタビューを実施し、そこで得られた心理社会、行動学的な情報と内視鏡による潰瘍診断との関係を調べた[5]。結果を図2に示す。実際に潰瘍であるかどうかの判別には、「20本以上の喫煙」、「ストレス対処行動に問題がある」、「Hピロリ菌抗体陽性」、「不規則な食事」の順に

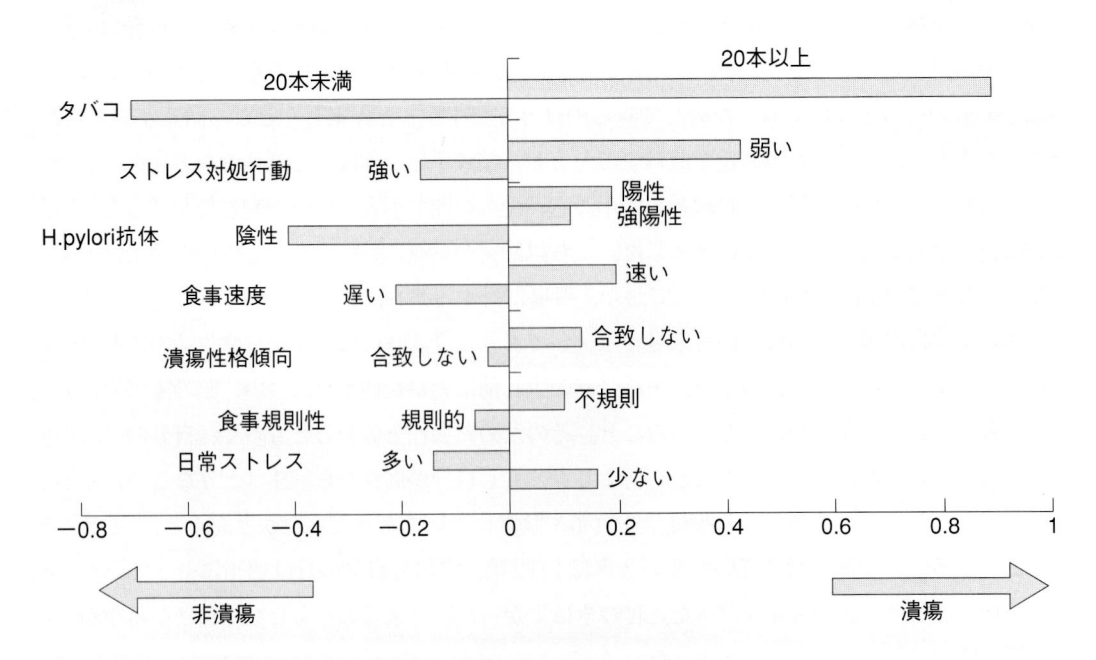

図1／潰瘍群と非潰瘍群の比較

(村上典子, 中井吉英, 福永幹彦, ほか：消化性潰瘍の発症・再発因子の心身医学的研究. 1999より引用)

寄与が大きかった。これらは消化性潰瘍としての治療が必要かどうかを判断する際の危険因子と考えてよいだろう。

IV 原因・臨床症状

臨床症状は腹痛、背部痛、食後痛、空腹時痛、食欲不振、貧血などがあるが胃潰瘍と十二指腸潰瘍では臨床症状はややことなる。但し、消化性潰瘍と機能性消化不良（FD）は基本的に症状の差は大きくなく、症状のみで器質性の潰瘍か機能性のFDかを鑑別するのは困難である[6]。

V 診断のポイント

器質的疾患であり病理学的な病名であるため、確定診断には内視鏡または上部消化管透視以外にない。この疾患を診断するという立場のみからいえば、臨床症状、身体所見から消化性潰瘍が疑われれば速やかに検査すべきである。FDと症状で区別が困難でありどの時点で内視鏡検査を実施するかが実地臨床ではポイントになる。上記の危険因子や検査に対する患者のモチベーションを考慮して判断する必要がある。診断は早いほど確実であるし治療方針も立てやすい。しかし治療者としての技量が問われるのは、検査をどのように治療に利用するかである。強力な診断技法は心身医療では常に強力な治療技法になりうる[7,8]。どの段階でどのように実施するかで、検査のもつ治療効果はまったく異なる。素早い検査が劇的治療効果をあらわすこともあれば、無理な検査が病態を決定的に複雑化させることもある。

VI 治療のポイント

近年強力な制酸薬剤やピロリ菌感染の診断法や除菌法の確立など、効果的な薬物の開発が続き、薬物療法は強力である。また確実な診断法として内視鏡検査がある。医師患者双方にとって診断と治療の両面で状況は改善している。これらの強力な方法をどのように駆使し、患者の困難な状況からの脱出を援助するかということがポイントになる。

強力な治療法があるため、よりよく援助できて当然だが、それだからこそ治療に際して注意すべき点もある。はじめに挙げた症例の解説を混えて治療のポイントについて述べる。

❶ 症例の解説

当科初診までに、患者は定型的な消化性潰瘍の検査と治療を少なくとも数年受けていた。これらの治療は有効であったが、再発を繰り返していた。患者は症状で困っているというより、検査、治療、再発の繰り返しに苛立っているようにみえる。消化性潰瘍は器質的疾患である。診断に確実な内視鏡検査があり、所見により治療方針も確立している。治療プロトコールは極めて明快である。ここに1つの落とし穴がある。疾病志向の生物医学的な病態が明快なために、医者は患者の心理社

会的なものを含めた全人的な病態に対して注意を怠りやすくなり、薬物以外のほかの治療法への意欲も乏しくなる。

　この患者では、喫煙は病態にとって重要なポイントだが、医師は有害性について指摘して禁煙を促すだけであったようだ。喫煙行動は、性格、ストレスを含めて実にさまざまな因子が影響して形成されている。このように形成された習慣を変更することは容易ではなく、有害性を指摘することで禁煙を実行できる人は稀である。本患者も喫煙の有害性については認識できていたようだが、禁煙できないため自責的になってしまっていた。実現可能な目標設定や患者の行った努力がしっかり評価できるように、患者とともに工夫をすることが大切である。良好な治療関係、忍耐、アイデア、時間が必要で手間のかかる治療だが、そのぶん実りも多い。

　患者が当面困っていた問題が解決に向かい始めたころ、自分が抱えていた心理社会的な問題について話し始めた。消化性潰瘍と関係する行動学的、心理社会的因子が集中していたことが患者の口から語られた。また内視鏡検査を繰り返すことがどんなに社会的な負担であったかも理解できた。このような作業は、患者、医師双方にとって全人的な病態を理解するためにたいへん意義深いことである。しかし受診当初、患者はこのことに触れていない。医者が自分の困っていることに対して真摯に努力してくれることや、解決に有効な手助けをしてくれるということが確実になったとき、初めてよりプライベートな問題点を医者と共有してもよいと感じたようだ。こういった作業に入るまでにどれくらい時間が必要かは、それぞれの患者と治療者によってことなり一概には言い切れない。

　ポイントの第一は、患者が身体症状や身体疾患の治療を希望して受診する場合、医師は患者の訴えから入り、患者自身の病態理解について十分な敬意を払う必要があるということである。そのうえで、問題点の解決に向け、自らの知識や方法を開示していく。消化性潰瘍であれば、病態や治療法の説明も比較的容易である。第二は、医者が全人的な病態を大切にしていると患者自身が感じる

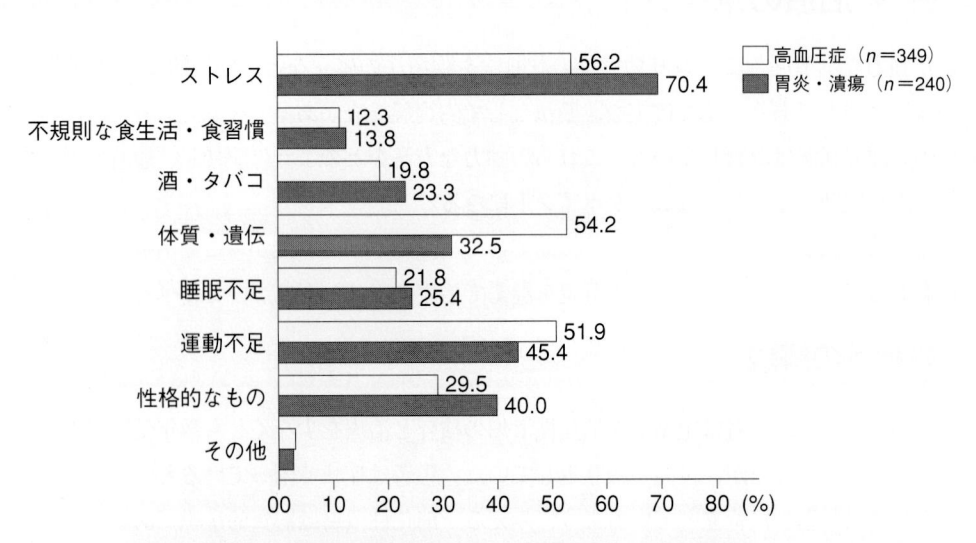

図2／あなたの病気に影響していると感じるもの（複数解答）

（中井吉英：「健康とストレス」に関するアンケート調査結果の考察．1998より引用）

ことができるような診療姿勢を続けることである。医者が身体的な問題ばかりに注目しているか、逆に心理的問題ばかりに注目していると患者が感じると良好な治療関係の形成は難しい。患者自身は医師が考えるよりも自分の病態を全人的に捉えている場合が多いものである(図3)[9]。全人的な病態に対する医者側の確固たる姿勢を信頼できると感じることができれば、患者は安心して病態にかかわる心理的な問題を開示できる。このような安心感を産む努力なしに心理的な問題に踏み込むことは、大変侵害的であり慎むべきである。心療内科での治療に対して患者が抱く不安は、身体に偏重されることより心理に偏重されることであることも十分認識しておく必要があるだろう。

おわりに

　消化性潰瘍は明らかな器質疾患であり、診断と治療技法が発達している。身体の中の悪い部分とその修理という、生物医学的な医療の枠組みがしっかりできあがっている。その意味でたいへん扱いやすい。しかしそれだからこそ陥りやすい落とし穴がある。胃壁に開いた穴(器質的な病態)に医者、患者双方の注意が集中し、疾病のみをみて人(全人的病態)をみなくなることである。さらに穴はすぐに塞ぐことができるため、穴が開かないようにする努力を怠るようになり、穴が開いた原因や意味にも無関心になる。外来診療では再発性潰瘍の患者に出会うことが多い。生物医学的に強力な治療法の存在に惑わされず、病態を全人的に捉え、どのような治療法が必要であり適切であるのか、どういう治療段階にあるのか、患者の全人的な病態とその変化に常に注意を払いながら治療にあたるという基本を忘れないよう心がけねばならない。

(福永幹彦)

●文献

1) Hopkins RJ, Giraldi LS, Turney EA : Relationship between Helicobacter pylori eradication and reduced duodenal and gastric ulcer recurrence : a review. Gatroenterology 110 : 1244-1252, 1996.
2) Laine L, Hopkins RJ, Giraldi LS : Has the impact of the Helicobacter pylori therapy on ulcer recurrence in the United States been oversatated? A meta-analysis of rigorously designed trials. American Journal of Gastroenterology 93 : 1409-1415, 1998.
3) Meurer LN : Treatment of Peptic Ulcer Disease and Nonulcer Dyspepsia. The Journal of Family Practice 50 : 614-619, 2001.
4) Levenstein S : The very model of a modern etiology ; A Biopsychosocial view of Peptic Ulcer. Psychosomatic Medicine 62 : 176-185, 2000.
5) 村上典子, 中井吉英, 福永幹彦ほか：消化性潰瘍の発症・再発因子の心身医学的研究. 心身医学 39：421-428, 1999.
6) Bytzer P, Tally NJ : Dyspepsia. Annals of Internal Medicine 134 : 815-822, 2001.
7) Ghaly A : The psychological and physical benefits of pelvic ultrasonography in patients with chronic pelvic pain and negative laparoscopy ; a random allocation trial. Journal of Obstetrics Gynecology 14 : 269-271, 1994.
8) Price JR : Managing physical symptoms ; The clinical assessment as treatment. Journal of Psychosomatic Research 48 : 1-10, 2000.
9) 中井吉英：「健康とストレス」に関するアンケート調査結果の考察. 日本医事新報 3895：43-49, 1998.

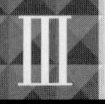

III 心療内科診療の実際　1・内科的疾患

⑥ 潰瘍性大腸炎

I 症例

❶現病歴

　患者は37歳、男性、公務員。主訴は下痢、粘血便、貧血。30歳の時転勤し、その1年後から下痢、血便が出現。近医にてUC（潰瘍性大腸炎；ulcerative colitis）との診断を受けた。入院加療にて緩解となり職場復帰するも、8カ月後に再燃し再入院となった。以後5年の間に5回再燃を繰り返し入院。ステロイド動注療法など強力な内科治療を受けたが改善せず、手術を勧められていたが、手術前に心身医学的アプローチを試みる目的で当科に入院した。

❷心理・社会的背景

　UCと診断された際、難病であるとの説明にショックを受けた。転勤後の多忙と、労働組合脱退に対する無言の嫌がらせを受け、職場での対人関係がぎくしゃくしていた。また、昇進試験の勉強に余暇を割かれ、慢性的な睡眠不足になっていた。

❸行動分析

　発症前の行動様式は、過剰適応的、自己抑圧的であった。再燃による入院を繰り返すたびに、病気への不安（予期不安）と症状に対する過度の囚われが強くなっていった。復職すると、それまでの遅れを取り戻そうと強迫的に頑張り、再燃症状が出現すると「なぜ自分だけが」という思いが強くなり、家庭や職場への復帰に対して不安、緊張が強く、自信を失っていた。

❹治療経過

　行動論的カウンセリングを繰り返し、発症前の過剰適応的行動様式についての認知の変容を促した。また、自律訓練法を併用した指尖皮膚温のモニタリングによるバイオフィードバックを行った（図1）。すると図に示したように、自律訓練にてリラックスした状態になると皮膚温が上昇し、病気を想起すると低下する現象が客観的に捉えられた。この現象を患者に呈示することにより、それまで無関心であった心身相関への気づきが得られるようになった。さらに、病気への不安についての階層表（表1）を作成し、不安度の低い項目から漸次提示しイメージ下での不安の脱感作（系統的脱感作）を行った。不安度の最も強い下痢、血便をイメージさせて脱感作を行ったときのポリグラフを示す（図2）。イメージにて皮膚温は下降したが、その後イメージを中断しリラクゼーションを行わせると皮膚温が上昇した。注目されたのは、このようなイメージ刺激を2日間実施した結果、排便回数が増え粘血便が出現し、白血球、CRPが上昇するなどUCの再燃がみられたことである

表1／不安階層表

不安項目	不安度（％）
下痢、粘血便、血便	100
家庭での食事	60～70
夜遅くまでする仕事	60～70
減薬	60
社会生活	50～60
職場環境	30～40
下腹部不快感、腹痛	30
仕事	20～30

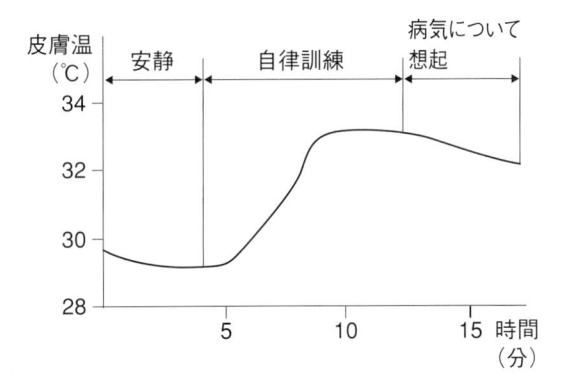

図1／指尖皮膚温を用いたバイオフィードバック
自律訓練にてリラックスが得られるようになると皮膚温が上昇し、病気のイメージ刺激にて低下する。

図2／系統的脱感作（1回目）時の指尖皮膚温の推移
下痢、血便などの不安場面をイメージさせると皮膚温が低下するが、その後リラックスにて上昇する。

（図3）。このとき患者には不安と同様がみられたが、安静、自律訓練、ならびに心理療法（支持的面接）により、3日後には改善した。同様のイメージ刺激による4回目の脱感作時には、皮膚温の下降はほとんどみられず、このとき患者は「従来は再燃時のことを想起している間中、継続的な緊張があったが、今では緊張が部分的であり、かつ身体に残らないような気がする（図4）。これで潰瘍性大腸炎を克服できる自信がついた」と話した。これを契機に患者は治療に対して自ら前向きに取り組むようになった。家庭や職場への復帰に不安があったので、混雑する外来待合室で自律訓練と皮膚温バイオフィードバックを行わせ、いかなる場面でもリラックスができるよう訓練した。訓練を重ねるうち、皮膚温の上昇も大きくなり、患者は家庭や職場でも自律訓練ができるという自信がついた。試験外泊を繰り返しても病状の変化はなく、退院となった。退院後再燃にて2回入院したが、その後は10年たった現在まで再燃はなく、ステロイドからも離脱し、仕事を続けている。

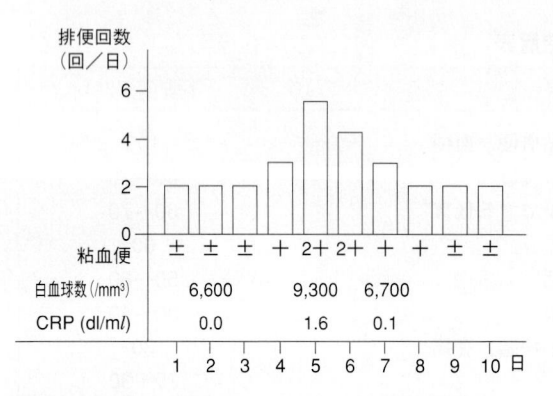

図3／不安度の最も強いイメージ刺激を2回行った後の経過
イメージ刺激後に再燃がみられたが、安静、自律訓練、心理療法により改善した。

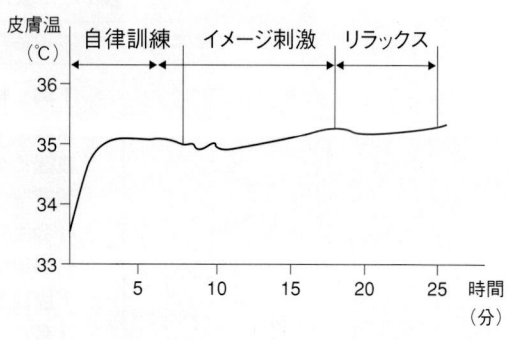

図4／系統的脱感作（4回目）時の指尖皮膚温の推移
イメージ刺激を行っても皮膚温は低下せず、イメージ刺激に対し脱感作されていることを示唆する。

II 疾患の概念

　厚生省（現在の厚生労働省）特定疾患潰瘍性大腸炎調査研究班によるUCの定義は「主として粘膜をおかし、しばしばびらんや潰瘍を形成する、原因が不明の大腸のびまん性非特異性炎症」となっている。炎症の主体は粘膜であるが、増悪すると粘膜下に及ぶ。非活動期では粘膜固有層にリンパ球、形質細胞の浸潤が認められ、活動期になると好中球、好酸球、マクロファージの浸潤が著明になり、杯細胞の消失、腺管の萎縮、腺窩膿瘍がみられる。さらに増悪すると上皮細胞の変性、壊死がみられる。

　好発部位は、罹患頻度でみると、直腸が約90％、S状結腸から下行結腸が40～50％、横行結腸から上行結腸が20～30％となっている。罹患範囲から直腸炎型、左側大腸炎型、全大腸炎型に分類され、直腸が初発部位で口側にびまん性、連続性に伸展していくが、時に病変がスキップすることがある。特に虫垂開口部付近に限局した炎症を認めることがあり（ulcerative appendicitis）、虫垂炎との関連も議論されている。

　本症の有病者は1998年現在、5万7,000人、罹患率4.43（10万あたり）で、欧米に比べると少ない（約1/10）が、増加傾向にある。男女比はほぼ1対1で、思春期から青年期にかけての発症が多く、20～29歳が有病者のピークである。

　心身医学的側面をみると、いみじくも半世紀前に、Alexander[1]が7つの代表的心身症（seven holly disease）の1つに取りあげて以来、UCは消化器病学だけでなく心身医学での主要な疾患として論じられてきている。事実UCは、その大半が慢性疾患であること、思春期から青年期の発症が多いこと、食生活などの生活習慣が治療、経過に影響することに加え、後述するように発症や難治化、遷延化に心理・社会的因子の関与が認められることなどからみても、心身医学的アプローチを要する最も重要な疾患の1つであるといえる。

III 病因・発生機序

　現在、UCの発生機序は以下のように考えられている。はじめに発症に関与する因子として、感染、毒素、NSAIDs(非ステロイド系抗炎症薬)がある。さらに腸内細菌、細菌産生物、食餌性抗原が持続的に作用することにより、感受性遺伝子(HLA-DR)の働きも関与して、Tリンパ球、IL(interleukin)1/IL-1ra比、Th1対Th2(T細胞のサイトカイン産生能)、抗原提示などで捉えられる免疫学的異常が起こり、その結果大腸粘膜における組織障害が起こる。このほか最近の分子生物学的研究によれば、CCA(colitis-colon bound antibody)-IgGがUC患者にのみ認められること、上皮細胞の成長、分化を制御するPKC(proteinkinase C)アイソザイムの発現異常やCOX(cyclooxygenase)-2の過剰発現、腸管局所におけるIL-2R(CD25)陽性細胞の増加と分離されたLPL(lamina propria lymphocytes)のIL-2産生能の亢進、免疫グロブリンシステムの異常、炎症細胞とECM(extra cellular matrix)の代謝と分化に関与するMMP(matrix metalloprotinase)-3の増加、白血球の血液循環から組織への選択的移行関与している接着因子MAdCAM(mucosal addressin cell adhesion molecule)-1の発現増強など、免疫システムの異常を示唆する証拠が次々と捉えられており、UCの発症や経過に免疫異常や疾患関連遺伝子が関与していることはほぼ確実となっている。

　その一方で、ストレスや情動が免疫に及ぼす影響が、近年明らかになってきている。例えば、心労、悲哀、抑うつ状態では、感染症、アレルギー疾患、自己免疫疾患、がんの発生率が増加するといわれている。また、うつ病や種々のライフイベントストレスにより、リンパ球幼若化反応や末梢血リンパ球のPHA(phytohemaggutinin)反応、INF(interferon)産生能、NK(natural killer)細胞活性などの低下が認められる[2)-5)]。ストレスは大脳辺縁系から視床下部—下垂体—副腎皮質を介する副腎皮質ホルモンの分泌や成長ホルモン、乳汁分泌ホルモン、性腺刺激ホルモンなどの下垂体ホルモンの分泌を刺激するが、これらのホルモンは免疫系に作用することが知られている。また情動やストレスは、自律神経を介して免疫機能に影響を及ぼし、さらにストレスによって下垂体から分泌されるβ-endorphinや副腎髄質から分泌されるenkephalin、この他神経伝達物質のVIP(神経作働性腸管ポリペプチド)、substance-P、カテコラミン、アセチルコリンなどがサイトカインの産生やその活性に影響を及ぼすことで、間接的に免疫反応を修飾している。したがってストレス、情動はUCの発生や経過に関与する免疫異常にも重要な役割を果たしていることが示唆される(図5)。

　UCの発症や増悪、再燃にはさまざまなライフイベントストレスや精神的ストレスが関与するとされ[6)7)]。特に社会的因子として仕事、肉体疲労、不規則な生活などが挙げられている。特に病気の活動性とストレスとの関係では、Turnbullら[8)]の報告によれば、IBD(炎症性腸疾患：inflammatory bowel disease)患者では心理的ストレスが増え情緒不安定になると、症状が悪化し病気の活動性は高くなりQOL(quality of life)は低下するとされる。またPorcelliら[9)]は、不安が強くなると病気の活動性が高くなるので、治療に際しては不安を適切に評価する必要があると述べている。Levenstein[10)]らは、UC患者でライフイベントストレスと直腸粘膜の内視鏡所見との関連を

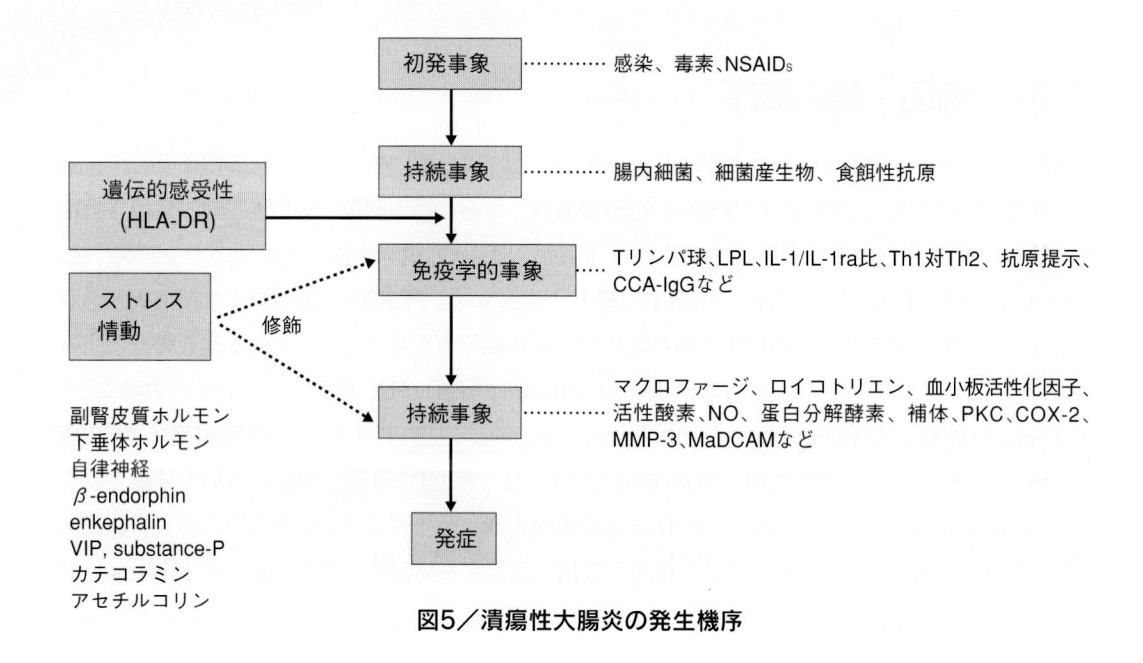

```
初発事象 ……… 感染、毒素、NSAIDs
   ↓
持続事象 ……… 腸内細菌、細菌産生物、食餌性抗原
   ↑
遺伝的感受性
(HLA-DR)
   ↓
免疫学的事象 ……… Tリンパ球、LPL、IL-1/IL-1ra比、Th1対Th2、抗原提示、
                CCA-IgGなど
ストレス
情動  修飾
   ↓
持続事象 ……… マクロファージ、ロイコトリエン、血小板活性化因子、
             活性酸素、NO、蛋白分解酵素、補体、PKC、COX-2、
             MMP-3、MaDCAMなど
副腎皮質ホルモン
下垂体ホルモン
自律神経
β-endorphin
enkephalin
VIP, substance-P
カテコラミン
アセチルコリン
   ↓
発症
```

図5／潰瘍性大腸炎の発生機序

調べた結果、直腸粘膜に異常のあった群は、なかった群に比べ過去2年間のストレスが多く、また症状のある群は、無症状の群に比べ過去半年以内に大きなライフイベントストレスがあった。Greene[11]らはIBDの活動性に影響を及ぼすものとして、ストレスのタイプや対処行動に加え、ストレス後のリバウンド効果を上げた。そしてDuffy[12]らは重回帰分析によりストレスが病気の活動性に最も関与すると報告している。

UC患者がストレスによる障害をきたしやすい理由として、社会適応性や性格が関与していることが指摘されている。すなわちUC患者の病前性格には几帳面、整頓癖、不決断、頑固、服従などの強迫性があり、アレキシシミア(失感情症)ないし自己抑圧的で、道徳や行動規範に対して厳しい。また、依存的で社会的には未熟であり、対人関係をうまくつくれない[13]。また、不安、怒り、攻撃性が強く、葛藤に対して身体的に反応しやすく、ストレス耐性にも問題がある[14]。このほかにも責任感が強い、神経質、几帳面、短気、くよくよする、完全主義などが挙げられている。

IV 臨床症状

持続性、反復性の血便ないしは粘血便が最も特徴的な症状であり、必発である。以前は、患者自身が血便に気づかずに長期間経過してしまうこともあったが、水洗トイレの普及により、最近では患者自身が血便に気づいて受診し診断されることが多い。しかし、患者の中には血便を痔による出血などと思い込み、発症から受診までに相当期間を費やしてしまう場合もある。このほか、下痢、腹痛もよくみられる症状だが、重症度に応じたものであり本質的な症状ではない。また、全身症状として発熱、頻脈、貧血、体重減少などがみられる場合がある。臨床経過からは、初回発作型、再燃緩解型、慢性持続型、急性電撃型に分類され、7割以上を再燃緩解型と慢性持続型で占める。

UCの腸管局所合併症としては、狭窄、出血、穿孔、ポリープ、肛門周囲膿瘍、中毒性巨大結腸

症、大腸癌が挙げられる。また腸管外合併症は、原発性硬化性胆管炎や橋本病などの自己免疫性疾患、口内炎、結節性紅斑、壊疽性膿皮症、陰部潰瘍などの皮膚・粘膜疾患、このほか関節炎や強直性脊椎炎、膵炎、胆石症、尿路感染症、腎炎、ネフローゼ、喘息、肺結核と多彩である。

心身医学的側面でのUCに特異的な合併症は指摘されていないが、再燃緩解型や慢性持続型のような慢性の経過となる場合、うつ、不安障害、適応障害を合併する可能性がある。また、難治化、遷延化する患者の受療行動の特徴として、病気への認知に乏しかったり、合理化して症状を軽くみるなどして受診が遅れがちになる傾向がある。

V 診断のポイント

本症の診断については、病型・病期・重症度診断を含め、1995年に特定疾患潰瘍性大腸炎調査研究班によって出された潰瘍性大腸炎診断基準改訂案によって行う。基本的には上述の臨床症状と、内視鏡あるいは注腸X線検査、さらには生検による病理組織検査にてUCに特徴的所見を認めることによって確診する。

心身医学的側面からは、病気の発症や経過に関与すると考えられる心理・社会的要因の分析が重要である。UCに限らず、慢性疾患では一般に病気(身体)と認知、行動、心理面の間に悪循環となる相互作用が成り立っていることが多く、十分な病歴聴取と生活状況の把握、心理テストやQOLの評価を行い、正しく病態仮説を立てることが適切な治療へとつながる。

UCにおけるQOLは、病型(罹患範囲)、病期(活動度)、臨床的重症度、臨床経過、合併症、検査・治療頻度、副作用、手術(腸切除)などの病気・治療因子と、SF-36(MOS-item short-form healthy survey)のサブスケールである身体機能、身体面での役割機能、疼痛、全般的健康感、活力、社会的機能、情緒面での役割機能、メンタルヘルスという8機能によって規定される。宮原ら[15]によると、SF-36のサブスケールのうち身体機能を除くすべての因子で、UC患者は標準値を下回り、このうち情緒面での役割機能では中等症—重症群において粘血便、腹痛との相関が、またメンタルヘルスでは粘血便、腹痛、排便回数、ステロイド離脱困難との相関が認められたとしている。疾患特異的なQOL調査票としては、IBDQ(Inflammatory Bowel Disease Questionnaire)がある。IBDQは腸症状、全身症状、感情機能、社会的機能という4つのカテゴリーの計32問から構成されている。しかし、安定期の患者が直面する機能的問題を包括できない、治療による影響が反映されないなどの問題点もあり、改良が進められている。

VI 治療のポイント

我が国におけるUCの治療指針は、1999年、厚生省特定疾患難治性炎症性腸管障害調査研究班より潰瘍性大腸炎治療指針改訂案[16]として出されている。これは過去に研究班が作成してきた治療指針案を踏襲した薬物療法となっており、重症度、罹患範囲、合併症(中毒性巨大結腸症)の有無と治療反応性に応じ、SASP(salazosulfapyridine)もしくは5-ASA(5-aminosalicylic acid)、ステロイ

ド、azathioprineまたは6-MP(mercaptopurine)などの薬物を経口、注腸、経静脈、経動脈などの方法で段階的に使用していくよう示されている。具体的内容については平成10年度研究報告書を参照されたい。

　問題は、治療指針に沿った薬物療法でコントロール困難な症例に対し、どのように対処するかである。厚生省特定疾患難治性炎症性腸管障害調査研究班では、厳密な内科治療中にありながら、①慢性持続型、または②再燃後6カ月以上なお活動期にあるもの、または③頻回に再燃を繰り返すものを難治性潰瘍性大腸炎(以下=難治性UC)、と定義している。難治性UCはステロイド療法に抵抗したり、あるいは反応しても減薬により再燃するものが多い。治療指針では、最終段階の薬物療法(ステロイドの強力静注療法または動注療法)および栄養管理(経静脈的栄養管理)でコントロールされない場合、手術適応となっており、実際に手術を受ける症例はUC全体の10～15%程度に昇る。近年のUCに対する外科治療(大腸切除術)は格段に進歩し、手術成績が良好になっただけでなく、術式によっては排便機能の温存が可能になるなど、術後患者のQOLも向上している。しかし、ステロイドを長期大量使用後の手術であることのリスク、大腸を失うことによる消化吸収機能低下や、全大腸切除により回腸瘻造設となる場合、肛門管を温存した場合の残存粘膜やpouchの炎症など依然として多くの問題が残されている。

　このほか難治性UCに対する特殊な治療法としては、ステロイドパルス療法、シクロスポリン投与、ウリナスタチン投与、スクラルファート注腸療法、ステロイドアンテドラッグ注腸療法、濃厚ヘパリン療法、高気圧酸素療法、白血球除去療法、γ-グロブリン大量療法なども試みられており、その有効性を示す報告も多い。特に白血球除去療法は有効率70%前後とされており、現在では保険適用も認められている。しかし、効果の持続性や副作用などの面で問題は残っている。

　現在、心身医療の分野においても、UCに対する治療方針として定まったものはない。しかしわれわれは、冒頭の症例を含め、難治性UCに対し心身医学的治療を併用することによって、以後良好な経過を得た症例を多く経験している[17]-[20]。主なな心身医学的治療技法は、①良好な治療者－患者関係を築き、病気や検査、治療への患者の過度の不安や緊張を取り除くための一般心理療法(受容、支持、保証を柱とする面接)、②心身相関の気づきを深めるためのバイオフィードバック法、③誤った認知や不適切な受療行動を修正し、適切なストレス対処行動を身につけるための行動論的カウンセリング、④リラクセーションにより病気をセルフコントロールする自律訓練法、⑤不安、うつなどの精神症状を軽減するための薬物療法(抗不安薬、抗うつ薬など)、⑥病気に影響を与える社会的要因への介入(職場などの環境調整や家族療法)、などである。特に自律訓練法は、単にリラクセーションを得るだけでなく、自律神経の調和を保つことで腸管局所での免疫異常を改善したり、末梢での微小循環を改善することで炎症や潰瘍の修復を図るなど、病気への直接的な効果も期待できることから、UCに対する有力な治療技法として活用すべきである。

(出口大輔)

●文献

1) Alexander F : Psychosomatic Medicine. Its principles and aplications, p122-128, NW Norton&Company Inc, New York, 1950.
2) Schleifer SJ : Suppression of lymphocyte stimulation following bereavement. JAMA, 250 : 374-377, 1983.
3) Dorian BJ : Stress, immunity, and illness. Psychosom Med 48 : 304, 1986.
4) Kiecolt-Glaser JK : Marital quality, marital disruption, and immune function. Psychosom Med 49 : 13-34, 1987
5) Shekelle RB : Psychological depression and 17-year risk of death from cancer. Psychosom Med, 43 : 117-125, 1981.
6) Drossman DA : Psychosocial aspects of ulcerative colitis and Crohn's disease. Inflammatory Bowel Disease, Kirsner JB, Shorter RG, ed, p209-226, Lea & Febiger, 1988.
7) Riley SA, Mani V, Goodman MJ, et al : Why do patients with ulcerative colitis relapse? Gut 31 : 179-183, 1990.
8) Turnbull GK, Vallis TM : Quality of lif in inflammatory bowel disease ; the interaction of disease activity with psychosocial function. Am J Gastroenterol 90 : 1450-1454, 1995.
9) Porcelli P, Zoka S, Centonze S, et al : Psychological distress and levels of disease activity in inflammatory bowel disease. Ital J Gastroenterol 26 : 111-115, 1994.
10) Levenstein S, Prantera C, Varvo V, et al : Psychological stress and disease activity in ulcerative colitis : a multidimensional cross-sectional study. Am J Gastroenterol, 89 : 1219-1225, 1994.
11) Greene BR, Blanchard EB, Wan CK : Long-term monitoring of psychosocial stress and symptometology in inflammatory bowel disease. Behav Res Ther 32 : 217-226, 1994.
12) Duffy LC, Zielezny MA, Marshall JR, et al : Relevance of major stress events as on indicator of disease activity prevalence in inflammatory bowel disease. Behav Med 17 : 101-110, 1991.
13) Engel GL : Studies of ulcerative colitis, III. The nature of the psychologic process, Am J Med 19 : 231-256, 1995.
14) Porcelli P, Zaka S, Tarantino S, et al : Body image index in the Rorschach test in ulcerative colitis. Minerva Psychiatr 34 : 25-28, 1993.
15) 宮原 透, 和田さゆり, 三浦総一郎：潰瘍性大腸炎. 臨床消化器内科 13：1741-1747, 1998.
16) 棟方昭博, 下山 孝：潰瘍性大腸炎治療指針改訂案. 厚生省特定疾患「難治性炎症性腸管障害調査研究班」平成10年度研究報告書, 1999.
17) 増田彰則, 出口大輔, 山中隆夫, ほか：急性増悪した潰瘍性大腸炎に対する心身医学的治療の効果. 心身医 42, 522-528, 2002.
18) 野添新一, 増田彰則, 黒木克郎：潰瘍性大腸炎の難治化予防と心理・行動因子のマネージメント法の確立. 厚生省精神・神経疾患研究委託費「青年期を中心とした心身症の病態の解明とその治療に関する研究」平成10年度研究成果報告書, p57-59, 1999.
19) 出口大輔, 増田彰則, 黒木克郎, ほか：自律訓練法と皮膚温バイオフィードバック法の併用が奏功した難治性潰瘍性大腸炎の一例. 消心身医 6：95-99, 1999.
20) 増田彰則, 胸元孝夫, 穂満直子, ほか：難治性潰瘍性大腸炎に対する心身医学的治療について. 日消誌 93：315, 1996.

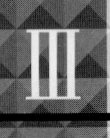

⑦ 冠動脈疾患

はじめに

　心疾患が大地震や災害時に多く発生することや、個人においてもストレス状況下で血圧の上昇、心拍数の増加が認められることなど、心血管系と心理社会的因子の関連は極めて身近な問題である。
　冠動脈疾患と心理社会的因子との関連については多くの研究がなされている。1950年代後半からタイプA行動パターンを中心とする性格・行動因子・生理学的反応特性などについての研究がなされ、1980年代からは敵意性、怒り、不安、社会的因子についての研究が盛んになされている。ここでは、狭心症と心筋梗塞の症例を提示し、冠動脈疾患の心理社会的因子について現在までに得られている知見についての概略を述べる。

I 症例

❶ 症例1

　心理的介入によって改善した治療抵抗性の冠れん縮性狭心症[1]。
　61歳、女性。X年4月、早朝床の中で急に息苦しくなり同時に胸部絞扼感を伴った前胸部痛が約3分間出現、5月にも同様の発作が早朝3回あった。5月精査加療目的にて当院へ入院。入院時の非発作時の安静心電図はV_4〜V_6誘導にてわずかな接合部ST低下がみられるほかは異常なく、運動負荷心電図も陰性であった。冠動脈造影検査では左冠動脈前下行枝に50％以下の狭窄を認めたのみであった。前胸部痛発作時の心電図ではII、III、aV_F誘導にST上昇がみられ、aV_L、V_2〜V_6誘導にST低下が認められた。また、別の発作時の心電図ではI誘導にてST低下とともにMobitz I型・II型の房室ブロック、洞房ブロック、心室性期外収縮が認められた。入院前発作は早朝のみであったが、入院後は、発作は昼間にも出現するようになり、発作時間は5〜15分となっていった。
　狭心症発作の誘因としては、その後の診察の中で、X-1年患者は病弱な母と旅行に同伴、看護に悩まされた翌朝に1回目の発作を体験、翌年(X年)、再び同じ旅館に母親と泊まった翌朝に2回目の発作を体験し、1日だけで帰宅していたとこがわかった。発作はストレス状況下の無条件反応として狭心症発作が出現したが、翌年は、同じ旅館という条件刺激下で条件反応として狭心症発作が出現したのもと考えられた。また、当院入院後は心身交互作用により心理・生物学的な緊張状態が招来され、易スパズム性となり狭心症発作が頻発したものと考えられた。
　まずは心身のリラックスが重要と考えてカウンセリングと同時に自律訓練法を教示したところ、発作は次第に減少しほとんど出現しなくなった。そこで数日間、訓練を中止したところ発作が再び出現するようになったので、自律訓練が有用であると判断し再開した(図1)。その後の経過はカル

シウム拮抗薬のみで良好であり約30年の経過を経ている。

❷ 症例2

家族の治療介入によりQOLの改善をきたした陳旧性心筋梗塞。

64歳、男性。元来、仕事熱心であるが頑固な性格。56歳のとき、左前下降枝の急性心筋梗塞を発症。心臓カテーテル検査にて3枝病変を認め、心臓バイパス術を受ける。その後、心臓カテーテル検査にて心臓バイパス部と冠動脈に狭窄を認め、数回にわたる経皮的冠動脈形成術を受ける。心機能は左心駆出率(EF)40％と低下し、高度の僧帽弁閉鎖不全を呈しており、容易に心不全を生じやすい状態にあった。しかし、自らの誤ったライフスタイルを変容することはなく、仕事中心の生活から過労と不規則な食事・睡眠、運動不足の状態が続き、左心不全を繰り返し、ショック状態となり救急搬入されることも数回生じた。心身医学的治療を勧められたこともあったが、治療介入を拒否していた。そのときのY-G性格検査ではD型で、特に情緒面では不安定を示す項目はどの項目も素点を認めなかった。

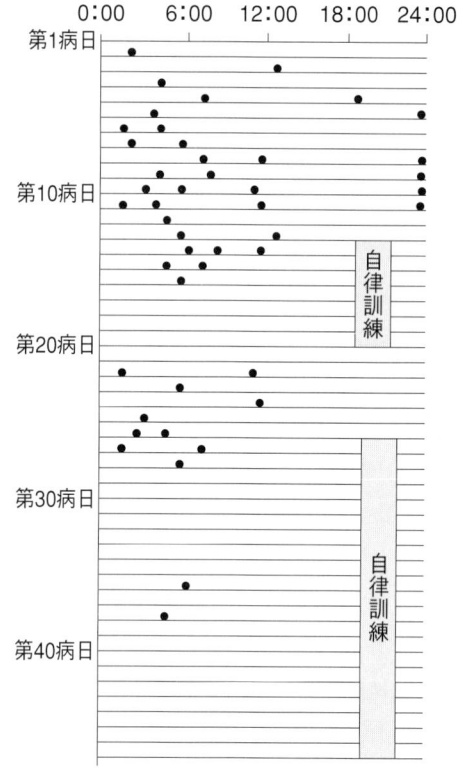

図1／症例1：自律訓練法による狭心症発作の消失
自律訓練開始後発作は軽減・消失したが、一時中断すると発作の再現を認めた。再開することにより発作は軽減・消失した。

5回目の左心不全による入院のとき、心臓カテーテル検査では心臓バイパス部および冠動脈部の再狭窄は認めず、心エコー上左心機能は左心駆出率(EF)40％、僧帽弁閉鎖不全の所見も悪化を認めなかった。冠動脈疾患そのものの悪化は考えにくく、心理社会的因子の背景を知る目的で、家族へ心筋梗塞発症後の生活について面接を行ったことろ、次のようなことがわかった。心筋梗塞発症前の過度の身体への自信から心筋梗塞発症後も身体の疲弊状態への気づきに乏しく、過労と不規則な生活が続き、数回の入院が繰り返されていた。しかし、この数年は自信を喪失しほとんど家の中で過ごしているが、興味があり集中することがあると不規則な生活となり心不全を生じていた。そこで、入院中は心不全の治療と平行して、心身相関について説明を行い、身体症状への気づきを促し、自らの身体能力に応じた生活のリズムをつくるように指導した。しかし、患者のみではライフスタイルの変容は困難であったため、家族のサポートも必要と判断し、退院後、患者に家族と一緒の受診を勧めたが患者が拒否。そこで、患者の了承のもとに、本人とは別に、定期的に家族と面接を行い、患者の病状を説明するともに、日常生活でのアドバイスを行った。その結果、患者は徐々に外出する機会も増え、必ずしも家人の意見を聞き入れるわけではないが、規則正しい生活のリズムも形成されるようになっていった。その後は、心不全での入院はなく経過している。

II 疾患の概念

冠動脈疾患とは、心筋が代謝に必要なだけの血液を受け取ることができずに酸素不足に陥り、心機能が障害される疾患の総称である。心筋が一過性に虚血に陥り異常代謝の発生により諸症状を呈する狭心症と、冠動脈の血流が局所的に一定時間以上減少・途絶し灌流領域の心筋が壊死に陥る心筋梗塞に分類される。

III 発生機序

冠動脈疾患の危険因子として、従来から言われている生物学的危険因子である年齢、性、家族歴、糖尿病、高血圧、高脂血症、肥満、高尿酸血症、喫煙などのほか、心理社会的因子の関与も注目されている。心理社会的因子として、タイプA行動パターン、敵意性、怒り、抑うつ、仕事に関連した因子、社会的支援などが挙げられている。

心理社会的因子の冠動脈疾患発症に関しては、病態生理学的機序と健康に関連した行動様式(喫煙、食事、アルコール摂取、運動など)を介すると推測されている。病態生理学的機序としては、①交感神経系の活動の亢進、②インスリン抵抗性症候群の危険性上昇、③血栓形成の危険性上昇、④血管内膜機能障害、⑤左室筋重量の増大、⑥血管壁の肥厚、などが関与すると考えられている。

IV 病因・臨床症状

心理社会的因子の関与は、①性格行動特性、②情動因子、③仕事に関連した因子、④社会的支援、の4つのテーマに分けて考えることができる[2]。表1に、冠動脈疾患の発症・予後に関与すると考えられている主な心理社会的因子をまとめる。

❶性格行動特性

①タイプA行動パターン(type A behavior pattern)

性格行動特性に関する研究は、1950年代後半からタイプA行動パターンと冠動脈疾患の発症に関しては多くの議論がなされてきた。タイプA行動パターンは、①目標に向かって常に邁進する、②競争心が強い、③野心家、④いつも時間に追い立てられる、⑤加速度的な思考と行動をもつ、⑥心身ともに過敏、といった特徴を有するとされる[3]。Rosenmannらによると、約8年半の前向き研究の結果、冠動脈疾患の発症率は、タイプA行動パターン群がタイプA行動パターンを認めない群より約2.24倍であった報告されている[4]。タイプA行動パターンにおける冠動脈疾患の発生機序は、タイプA行動パターンの方がタイプA行動パターンを認めない群に比べて、①ストレス負荷時の交感神経などの反応性が高い、②副交感神経系の機能が低下している、③冠動脈疾患のほかの危険因子が高い状態にある、などによって説明される。そのため、脂質代謝異常を生じやすいこと、心拍数・血圧の増加をきたしやすいこと、血液凝固能の亢進をきたすこと、血管攣縮を生じやすいこと

表1／冠動脈疾患の発症・予後に関与すると考えられている心理社会的因子

	1）主に発症に関与する因子	2）主に予後に関与する因子
性格行動特性	タイプA行動パターン JCB scale C （仕事中心のライフスタイル） （顕在的なタイプA行動の抑制） （社会的優位性） 敵意性 怒り	タイプDパーソナリティ
情動因子	抑うつ （希望喪失） （疲弊状態） （不安）	抑うつ （希望喪失） （疲弊状態）
仕事に関連した因子	"job strain" 裁量権の低さ 仕事への努力と報酬の不均衡	
社会的支援	社会的支援 情緒的支援 社会的孤立	社会的支援 情緒的支援 社会的孤立

などより冠動脈疾患発症に関与するといわれている。

　1980年代以降の研究では、タイプA行動パターンのいかなる要素が一番有害であるかの研究がなされるようになった。その結果、"敵意性"が重要な因子であると考えられている。また、その後の研究ではタイプA行動パターンと冠動脈疾患発症の関連を認めず、敵意性が冠動脈疾患発症の関連があるとする報告もある。一方、タイプA行動パターンと冠動脈疾患の予後については、必ずしも関係しないとする報告もある。

　②冠動脈疾患親和性行動パターン

　日本人におけるタイプA行動パターンの研究は1980年代ごろより行われ、日本人のタイプA行動パターンは欧米タイプのタイプA行動パターンと比べ敵意心や攻撃性が低く主に集団の圧力を受けての仕事熱心さの程度が高く、うつ病の病前性格としてのメランコリー親和型性格や執着気質に、過剰規範型というべき特性が加味されているとの報告もある。

　日本人での冠動脈疾患親和性行動パターンを明らかにするために行われた多施設共同研究（Eastern Collaborative Group Study；ECGS）によると、122項目からなるJCBS（Japanese Coronary-prone Behavior Scale）を用いた冠動脈造影症例419例の分析から、冠動脈患者に特有な9項目（JCBS scale C）を抽出している（表2）。その結果、①仕事中心のライフスタイル、②社会的優位性、③顕在的なタイプA行動の抑制、が日本人の冠動脈疾患親和性行動パターンとして認められている[5]。

表2／JCBS (Japanese Coronary-prone Behavior Scale) scale C

(1) 仕事中心のライフスタイル
　　仕事のために家で食事をする機会が少ない
　　仕事以外の集まりにもよく顔を出す（逆転項目）

(2) 顕在的なタイプA行動の抑制
　　歩いていて、前の人が遅いと追い越す（逆転項目）
　　朝食をとりながら新聞を読む（逆転項目）

(3) 社会的優位性
　　会議中などによく貧乏ゆすりをする
　　人生に対する信念を持っている
　　人に「～してやった」という言葉をよく用いる
　　入院したとき世話をしてくれる人が身近にいる
　　家族ぐるみでつき合える友人がいる

③敵意性(hostility)

タイプA行動パターンの性格特性の中で最も重要な因子は、敵意性であるとされる。そして、敵意性が冠動脈疾患発症の独立した危険因子とする報告もある。敵意性と冠動脈疾患の関連は、敵意性の高い群では脳内のセロトニン機能の低下することが指摘されており、このことが冠動脈疾患と関連があるのではないかと指摘する報告もある。

④怒り(anger)

怒りに関する研究では、冠動脈疾患を有さない男性1,305例の平均7年の追跡データから、怒りの反応が高い群では冠動脈疾患の相対危険度は2.66であり、怒りの程度と冠動脈疾患の発症には正の相関が認められるという報告がなされている[6]。また、心筋梗塞発症前2時間以内に怒りがあった場合、発症の相対危険度は2.3と高いと報告されている[7]。

怒りに関しては、怒りを表出せず自己を責めるタイプ(anger-in)と、怒りを表出するタイプ(anger-out)の2型があるとされる。怒りを表出しないタイプでは心血管系に影響を及ぼす影響が多いとの報告もあるが、怒りの表出のタイプとはかかわりなく、怒りそのものが心血管系に影響を及ぼすとの報告もある。

臨床の場においては、狭心症(特に異型狭心症)の症例においては怒りの抑圧が発作の誘引となるケースがみられる。怒り・不安・抑うつなどの感情を表出できない心理的に抑圧するタイプでは、ストレッサーが感知できないため有効なコーピングがなされず、心理・生物学的ストレス反応が生じやすいものと思われる。

⑤タイプDパーソナリティ

不安などの陰性感情を決して表出しない性格行動特性としてタイプDパーソナリティの概念も報告されている。タイプDパーソナリティと冠動脈疾患との予後調査では死亡率が有意に高く、心臓死と心筋梗塞再発の危険因子であるとの報告もある。

❷ 情動因子

①抑うつ

心筋梗塞後の抑うつの頻度は決して少なくなく、31～47％と報告されている。また、うつ病も14～18％に認められ、うつ病に罹患した4人中3人以上が退院後3カ月後も依然としてうつ状態が続いていたと報告されている[8]。心筋梗塞後の抑うつは、死亡率を上昇させる独立した危険因子であるとされ、また、冠動脈疾患発症の危険因子の可能性も示唆されている。Andaらの報告によると、抑うつ状態にあると冠動脈疾患の発症率が1.7～4.5倍であるとされ、特に希望喪失が重要な因子であるとされる[9]。

心筋梗塞と抑うつとの関連のメカニズムは、①うつ病がそのほかの冠動脈疾患の危険因子に対する治療介入の妨げとなること、②自律神経系の障害を介し心室性不整脈を起こしやすくすること、③血小板活性を亢進すること、などが関係すると考えられている。

❸ 仕事に関連した因子

Karasekは仕事上の要求度と裁量権に注目したモデルを提唱している（"job strain"モデル、図2）。仕事上の要求度の高低と裁量権の高低によって4つの群に分け、高い仕事上の要求度（high demand）と低い裁量権（low control）のグループが最も仕事上の緊張状態にあるとし、心血管系の死亡率が高いことを報告している[10]。24時間血圧計による研究では、職場での高い緊張状態（仕事上の高い要求度と仕事上の低い裁量権）群で血圧平均値が最も高いという結果を得ている。同様に、職場での高い緊張状態が冠動脈疾患でも危険因子の1つであると報告されたこともあるが、現在は、低い裁量権が冠動脈疾患の独立した危険因子であるとの考えが一般的である。また、近年、職場ストレスに関する概念として報酬（reward）も含めた研究も行われている。

	要求される水準 低い	要求される水準 高い
自己裁量権 高い	低い緊張状態	能動的
自己裁量権 低い	受動的	高い緊張状態

図2／"job strain"モデル
要求される水準が高く、自己裁量権が低いグループでは、最も職場での高い緊張状態にある。

❹ 社会的支援

社会的支援は、構造面、機能面から検討されている。構造的支援とは家族、友人、地域社会など社会的対人ネットワークなどの構造であり、機能的支援とは実際的な有形の支援と、主として近親者からの情緒的支援からなるとされる。冠動脈疾患と社会的支援の関係をみた多くの報告がなされているが、いずれも社会的支援が少ないと冠動脈疾患の予後が悪いことが報告されており、社会的支援があると心機能の改善に寄与することが報告されている。

包括的な臨床研究はわが国ではあまりなされていないが、本邦で行われたものとしては、心筋梗

塞後の復職に関与するSoejimaらの研究[10]がある。Soejimaらは、65歳以下の定職をもつ男性心筋梗塞患者を対象として、面接、質問紙法、診療録調査により広範囲にわたる心理・身体・社会的項目を検討し、退院8カ月後の復職状況と比較した。その結果、復職しやすい因子として、外交的な性格、退院時に抑うつ症状のないことが認められ、復職が遅れる因子として、健康に対する意識が高いこと、退院時に復職までの期間が長くなると考えたもの、社会的支援が低いこと、心筋梗塞発症とストレス・ストレス対処法との関連を否定する傾向が認められたとしている。心筋梗塞が重篤でなければ、身体的因子よりも心理社会的因子がより強く関与しているという。

V 診断のポイント

　心理社会的背景を含めた診断を行うには、心機能の評価のみならず、発病に至る心理・社会・行動因子の問題点(特にタイプA行動パターン、敵意性、怒り、抑うつ、発病時のストレス状態など)、発病後の病気に対する考え方、対処行動、抑うつ・不安、社会的支援の状態など多面的な判断を行う必要がある。QOLが早期に改善し、社会復帰・職場復帰が行われるように、問題点を明らかにし心理・行動様式の変容が行われるよう、患者本人のみならず家族も含めて診断と治療を行う必要がある。

　タイプA行動様式の判定法としてA型行動様式調査票[11]が補助的な診断法として、比較的簡単に施行でき診断の助けとなる。また、怒りに関連した心理テストとしては、Y-G(矢田部-ギルフォード)性格検査のAg score、POMS(気分プロフィール検査)のA-H scoreなども診断の助けとなることがある。

VI 治療のポイント

　狭心症・心筋梗塞を発症した場合、経皮的冠動脈形成術、冠動脈バイパス手術などの急性期の治療が行われた後、心臓カテーテル検査をはじめ、心エコー、運動負荷心電図、心筋シンチなどの検査から冠動脈疾患の重症度および心不全の程度と、社会復帰後の生活の運動耐用能が判断される。家族も含め、退院後の日常生活上の指導がなされても、健康に対する意識が高く神経症的な傾向が強いと、社会復帰に過度の不安を抱き、必要以上に日常生活に制限を行う場合がある。一方、タイプA行動パターンが強いと、仕事中心のライフスタイルを変容できないまま心筋梗塞の再発に至ることもある。

　身体的因子から判断して冠動脈疾患の経過が思わしくない場合、その背後にある心理社会的因子への配慮が必要となる。その際は、①どのような行動(認知を含めて)が問題であるのか、②その背後にはどのような心理社会的因子・行動因子が関与し、その行動を持続させている要因は何か、③その結果からどのような治療を行う必要があるのか、どのような行動に変容を促す必要があるのか分析する必要がある。前述したように、仕事中心のライフスタイル、不安・怒りの抑圧、敵意性、怒り、抑うつ、職場ストレス、社会的支援などについて多面的に判断し、患者のみのアプローチで

は奏効しない場合、家族・職場へもアプローチを要する場合もある。

　また、薬物療法に関しては、冠動脈疾患患者に抗うつ薬を投与する場合、三環系抗うつ薬では心臓迷走神経系の機能低下が指摘されている。わが国でもSSRI（選択的セロトニン再取込阻害薬）が投与可能となり、交感神経系緊張の作用（頻脈、血圧上昇など）の少ない薬物が選択可能となってきている。冠動脈疾患患者に薬剤を処方する際には、抗うつ薬のみならずほかの薬剤においても、血圧・脈拍を増加させない交感神経系への作用の少ない薬物の選択が望まれる。

おわりに

　冠動脈疾患にかかわらず、これまでの生活を変容しなければならない危機に直面したとき、病気をどのようにとらえ、今後の生活・生き方をどのように変容させていくかは大きな課題である。発症に至る心理社会的背景と発症後に惹起される心身反応を踏まえ、適切な対処がなされるように心身両面からの包括的な医療が望まれる。

（村永鉄郎）

●文献

1) 野添新一：臨床とくに治療プロセスからみた心身相関．心身医　42：11-18，2002．
2) 添嶋裕嗣：冠動脈疾患と心理社会的因子．心身医　41：231-239，2001．
3) Freedman M, Rosenman RH : Association of specific overt behavior pattern with blood and cardiovascular findings. JAMA 169 : 1286-1296, 1959.
4) Rosenman RH, Brand RJ, Jenkins CD, et al : Coronary heart disease in the Western Collaborative Group Study. Final follow-up experience of 8 1/2 years. JAMA 233 : 872-877, 1975.
5) Hayano J, Kimura K, Hosaka T, et al : Coronary-prone behavior among Japanese men ; Job-centered lifestyle and social dominance. Am Heart J 134 : 1029-1036, 1997.
6) Kawachi I, Sparrow D, Spiro AIII, et al : A prospective study of anger and coronary heart disease ; The Normative Aging Study. Circulation 94 : 2090-2095, 1996.
7) Mittlemann MA, Maclure M, Sherwood JB, et al : Triggering of acute myocardial infarction onset by episodes of anger. Circulation 92 : 1720-1725, 1995.
8) Schleifer SJ, Macari-Hinson MM, Coyle DA, et al : The nature and course of depression following myocardial infarction. Arch Intern Med 149 : 1785-1789, 1998.
9) Anda R, Williamson D, Jones D, et al : Depressed affect, hopelessness, and the risk of ischemic heart disease in a cohort of U. S. adults. Epidemiology 4 : 285-294, 1993.
10) Soejima Y, Steptoe A, Nozoe S, et al : Psychosocail and clinical factors predicting resumption of work following acute myocardial infarction in Japanese men. Intern J Cardiol 72 : 39-47, 1999.
11) 前田　聡：虚血性心疾患患者の行動パターン；簡易質問紙法による検討．心身医　25：297-306，1985．

Ⅲ 心療内科診療の実際　1・内科的疾患

⑧ 片頭痛・緊張型頭痛

はじめに●●

　頭痛には症状としての頭痛と、疾患としての頭痛が存在する。このうち、症状としての頭痛には、高血圧、不眠、疲労、騒音、悪臭、脳圧亢進、髄膜炎、脳出血、緑内障、低血糖、一酸化炭素中毒、薬物有害作用などがある。また、疾患としての頭痛には、罹病率の高いものとして片頭痛と緊張型頭痛がある。ここでは、片頭痛と緊張型頭痛について症例を挙げて疾患の概念や発症機序、治療について説明する。

Ⅰ 片頭痛

❶症例

　31歳、女性、会社員。
　高校生(15、6歳)の頃より頭痛が始まった。それまでは風邪をひいたときくらいにしか頭痛は経験がなかったが、以前のものとは異なっていた。人込みの中に長時間いると気分が悪くなり、家に帰ったあとに右側に拍動性の頭痛発作がしばしば出現した。その頃は月に1回のペースで近所の内科から鎮痛薬をもらって対処していた。5年前(26歳)より症状はさらにひどくなり、近くの総合病院にて頭部MRIなどの検査をしたが異常はなく、同じように通院を続けていた。専門学校を卒業後、ここ数年は、仕事上の人間関係がうまくいかずに、仕事から帰ると拍動性の頭痛が両側性に出現していた。また、朝起きると頭が重いような、痛いような感じですっきりしなかった。受診前には2日に1度は頭がすっきりしない状態となっていた。

①心理社会的背景

　専門学校を卒業後、臨床検査技師として検査センターに入社。1年目は自宅より通勤していたが、2年目に転勤となり自宅を離れて会社の寮で1人暮らしすることとなった。同僚と同じ部屋であったため、最初は嫌ではなかったが次第に同室者のものの言い方などが嫌になりはじめて以来、会社に行くのすら憂うつになった。しかし、転職は難しいと考え、1人でこの問題を抱えたまま誰にも相談しなかった。症状は徐々に強くなり、半年前からは仕事中に胸が痛くなったり、手足(指先)がしびれたり光がまぶしくなるなどの症状が出現するようになった。また、食欲のコントロールがつかずに、過食しては嘔吐するような状態を伴った。心療内科を受診した後は抗うつ薬中心の治療を行ってきたが、食行動の異常がはっきりしなかったため著者のもとに紹介された。

②経過

　頭痛発作が2日に1回と頻回であったため初回よりロメリジン(5mg)2錠を投与したところ、発

作は週に1回程度となった。しかし、頭痛発作の前兆のようなものは続いていた。2週間後の2度目の受診の際に、ロメリジン(5mg)を1日4錠にして経過観察したところ、身体が多少だるくなることはあったものの、鎮痛薬が必要なほどの頭痛は1月に2、3回となった。以前は発作が始まると午前中横になってセデス®(サリドン)を2、3回飲んでいたが、ロメリジン1日20mgの内服をはじめてからは、発作時にもセデス®は1錠のみで済み、吐気やめまいなどの随伴症状は消失した。1カ月のセデス®使用量は、30包以上から3包程度と10分の1になった。10年以上続いた頭痛、しかも2年前からは生活にも支障をきたす程であったが、ようやくコントロール可能となった。

現在、1日にロメリジン20mgに加えて、抗うつ薬のフルボキサミン100mg、ミアンセリン10mg、抗不安薬のアルプラゾラム0.4mgに、合併していた高尿酸血症の治療にユリノーム®(ベンズブロマロン)50mgを用いて、発作時には鎮痛薬のロキソプロフェン60mgで経過は良好となった。

③解説

本症例は長年経過した片頭痛が予防薬により著しく改善したケースである。発作回数の減少とともに、発作自体もコントロール可能となった。また、初診時にはうつ病も合併していたため抗うつ薬も併用し、継続した。本例ではHAM-D(17項目)15点前後と中等度の抑うつがみられたため、しばらくは抗うつ薬の継続投与が欠かせない状態であった。なお、トリプタン系の薬剤は、SSRIとの併用には注意が必要なため、発作時の薬としては使用しなかった。

❷疾患の概念

片頭痛は、本邦では一般人口の約8％に存在し、緊張型頭痛に次いで多い疾患である。男女別にみると、男性3.6％、女性12.9％と女性が男性の3.6倍となっている[1]。年代別では、女性では、30代(20％)、40代(18％)に多く、男性では20代(6.8％)、30代(5.9％)に多い。このように、男女とも片頭痛は就業年齢に多く分布している[1]。

片頭痛は、反復性の片側性、拍動性頭痛throbbing headacheで、閃輝暗点や光視症などの眼症状、運動感覚異常、情緒不安定、うつ状態、空腹などの前兆あるいは前駆症状、嘔気・嘔吐などの随伴症状を特徴とする。また、階段の昇降など日常的な運動で頭痛が悪化する。さらに、悪心・嘔吐・羞明(光過敏)・音過敏などを伴う。片頭痛患者の治療方針を立てるためには、まず第一に正確

表1／片頭痛の細分類

1. 片頭痛 (Migraine)
1.1　前兆を伴わない片頭痛 (Migraine without aura)
1.2　前兆を伴う片頭痛 (Migraine with aura)
1.3　眼筋麻痺性片頭痛
1.4　網膜片頭痛
1.5　小児期周期性症候群 (片頭痛との関連が示唆されるもの)
1.6　片頭痛の合併症
1.7　上記に分類に属さない片頭痛

な片頭痛の診断が必要である。適切な問診と内科的、神経学的診察により診断を行うが、必要に応じて画像検査、髄液検査などの補助検査を実施する。診断には国際頭痛学会の診断基準[2]が用いられる。片頭痛は表1のように細分類されており、前兆を伴わない片頭痛と前兆を伴う片頭痛が代表的である。それぞれの診断基準を表2、3に示した。国際頭痛学会の診断基準を用いることにより、診断の標準化と各種治療法の研究成果の比較が可能となる。新分類では、群発頭痛が片頭痛から独立した疾患として扱われている。新分類の"前兆のない片頭痛"、"前兆のある片頭痛"は、それぞれNIH分類の普通型片頭痛、典型的片頭痛に主として相当する。

片頭痛発作は繰り返し起こるため、患者の社会生活、家庭生活に種々の悪影響を及ぼしている。

表2／前兆を伴わない片頭痛（Migraine without aura）の診断基準

A. B—Dを満足する頭痛発作が5回以上ある

B. 頭痛の持続時間は4〜72時間

C. 以下の4項目のうち少なくとも2項目を満たす
  1. 片側性頭痛
  2. 拍動性
  3. 中等度から高度の頭痛（日常生活を阻害する）
  4. 階段の昇降あるいは類似の日常運動により頭痛が悪化する

D. 頭痛発作中に少なくとも下記の1項目
  1. 悪心および／または嘔吐
  2. 光過敏および音過敏

E. 次のうち1項目を満たす。
  1. 病歴、身体所見・神経所見より頭痛分類5—11（器質疾患による頭痛）を否定できる
  2. 病歴、身体所見・神経所見より頭痛分類5—11（器質疾患による頭痛）が疑われるが、適切な検査により除外できる
  3. 器質疾患が存在するが、経過より片頭痛との関連が否定できる。

表3／前兆を伴う片頭痛（Migraine with aura）の診断基準

A. Bを満足する頭痛発作が2回以上ある

B. 以下の4項目のうち少なくとも3項目を満たす。
  1. 大脳皮質—および／または脳幹の局所神経症候と考えられる完全可逆性の前兆が1つ以上ある
  2. 少なくともひとつの前兆は4分以上にわたり進展する。2種以上の前兆が連続して生じてもよい
  3. いずれの前兆も60分以上持続することはない。但し2種以上の前兆があるときは合計の前兆の時間が延長してもよい
  4. 頭痛は前兆後60分以内に生じる（頭痛は前兆の前、または同時に始まってもよい）

C. 表2—Eに同じ

したがって、患者のニーズに合った治療法を、科学的エビデンスに基づき合理的に選択する必要がある。片頭痛の薬物療法には、頭痛発作時に使用する急性期治療（頓服療法）と、頭痛発作の頻度や程度を減少させて急性期治療薬の効果を高めるために使用される予防療法がある。

❸ 発症機序

片頭痛の発症機序については、1930～40年代にWolffらが臨床的な観察から血管説を唱え[3]、その後80年代に入り、Olesenらが神経説を唱えた[4]。その後、さまざまな実験や観察からこれらの説は融合されて、神経血管説（neurovascular theory）が現在では中心となっている。また、Moskowitzらは、神経原性炎症の考え方を含む三叉神経血管説を提唱した[5]。

①血管説

ストレスなどの外因により血中のカテコールアミンや遊離脂肪酸の増加から血小板の活性化が起こる。活性化された血小板より5-HTが放出されるとともに、ほかのセロトニン放出因子も関与することで、大量の5-HTが血中に放出され、この結果5-HTによる血管収縮が起こる。この血管収縮により、脳血流の低下が起こり、前兆としての神経症状が出現する。しかし、5-HTは代謝されて血液中の濃度は急速に低下するため、血管のトーヌスは維持できなくなり、今度は血管拡張を生じて持続的で拍動性の頭痛が起こる。また、血管透過性の亢進やプロスタグランジンやブラジキニンの放出も伴うため、持続性の頭痛となる。

②神経説

前兆を伴う片頭痛患者の脳血流を測定したOlesenらは、局所の短時間のhyperremiaの後に、前兆期に脳血流の低下が出現することを報告した。さらにこの血流低下は後頭葉で始まり、その後に2～3mm/分の速さで血管の支配域とは無関係に徐々に前方に拡大することを示し、これをspreading oligeminaと呼んだ。また、前兆期には血流は低下しているが、この血流減少回復期には既に頭痛発作が始まっていることを明らかにし、頭痛発作時にはこれに引き続いて脳血流が安静時より増加している事実を見い出した。すなわち、前兆を伴う片頭痛発作では、脳血管ではなく、神経細胞の活動性変化が第一の原因であるとして、神経説を唱えた。最近では、脳機能検査により片頭痛患者では前兆の有無にかかわらず後頭葉のhyperactivityの存在が示されている。

③三叉神経説

頭蓋内や硬膜に分布する三叉神経の終末や軸索に、なんらかの刺激が加わることで、CGRP、SP、nuerokinin Aなどの感覚神経の終末にある神経ペプチドを放出して血管拡張や血管透過性の変化、血漿蛋白の漏出、血管周辺にある肥満細胞の脱顆粒などの神経原性炎症（neurogenic inflammation）と呼ばれる現象が惹起される。また、軸索反射による逆行性の伝導により末梢に変化が広がり、血管拡張を含む神経原性炎症がより広範に出現する。さらに、順行性に伝導した痛覚情報は三叉神経節から脳幹内の三叉神経核に至り、感覚中枢に連絡されるとともに脳幹内では各種の神経核に投射されて片頭痛発作に随伴する悪心・嘔吐などの症状が出現する。しかしながら現在では、より広く脳幹にある神経系や神経核の活動性が神経症状や頭痛の発作の様式に影響を与えているとする神経血管説が提唱されている。

❹ 病因・臨床症状

　片頭痛は、なんらかの刺激によって脳の血管が収縮し、収縮した血管が元に戻ろうとして拡張する過程で起こる拍動性の頭痛である。この発作には、なんらかの前兆を伴うものと伴わないものがある。頭痛の症状としては、①拍動性で、②痛みは主に片側性、③発作は4～72時間持続し、④日常生活が妨げられるほどの中等度～強度の痛み、⑤随伴症状として嘔吐、音過敏、光過敏などがみられる。

❺ 診断のポイント

　女性に頻度が高く、発作的に頭の片側、時に両側に拍動性の痛みが起こる。嘔気、光および音過敏などの症状を伴う。また、痛みの程度はしばしば著しく、日常生活や仕事に差し支えがある。

❻ 治療のポイント

　片頭痛治療は、1999年7月にCa拮抗薬のロメリジンが、2000年4月より、スマトリプタン皮下注射が、2001年8月よりスマトリプタンとゾルミトリプタンが、さらには2002年7月よりエレトリプタンの内服が本邦でも臨床で活用できるようになり、新時代を迎えた。ロメリジンは予防薬として、トリプタン系薬剤は疼痛発作時の片頭痛治療において、画期的な薬剤である。ほかにもエルゴタミン製剤やNSAIDsのように有用であるというエビデンスを有する薬剤もある。

　ミグシス®（ロメリジン）は片頭痛の発作回数および発作治療薬の消費量を減少させ、片頭痛患者のQOLを改善するものである。一方、イミグラン®（スマトリプタン）、ゾーミック®（ゾルミトリプタン）、レルパックス®（エレトリプタン）、は発作時に投与することで発作自体を著しく軽減することができる薬である。

　したがって、治療のポイントとしては予防薬としてのミグシス®の投与と対処療法としてのトリプタン系薬剤の投与の仕方が重要となる。但し、禁忌事項として、ロメリジンの場合には頭蓋内出血又は疑いのある患者や脳梗塞急性期の患者。また、妊婦に対しも禁忌となっている。一方、トリプタン系薬剤の禁忌は、心筋梗塞の既往や虚血性心疾患のある患者、脳血管障害や一過性脳虚血の既往のある患者、末梢血管障害のある患者、コントロールされていない高血圧症の患者、エルゴタミンあるいはエルゴタミン誘導体含有製剤や他の5-HT1B/1D受容体作動薬（トリプタン系薬剤）を投与中の患者である。なお、スマトリプタンでは妊娠期間の投与に関する安全性が報告されている。

　一方、食品が片頭痛を誘発することもあり、赤ワイン、チーズ、チョコレート、中華料理などに含まれる血管作動物質が頭痛の原因となることもある。また、朝、コーヒーを飲まないと頭痛が生じ、コーヒーを飲むと治まるケースがみられるが、これは頭痛がカフェインの退薬症状となっているためである。このような症状が出現する場合は、カフェインの身体依存すなわちカフェイン依存症である。コーヒーの量はこのような身体依存を防止する意味からも平均的な濃さで多くても1日あたり2～3杯程度がよいと考えられる。

　なお、ストレス因子と片頭痛発作の関連が女性においてのみ見い出されたとの報告がある[6)7)]。

II 緊張型頭痛

❶症例

　43歳、女性、無職、元経理事務。

　生来健康であった。X-2年7月より左後頭部から頸部にかけて硬くなるような激しい疼痛が出現した。頭痛のためバス乗車中に気分不良となり途中下車したこともあった。その頃、職場での対人関係は悪化しており、食欲不振のため3カ月間で12Kgの体重減少がみられ、不眠も出現していた。このため、仕事は不可能な状態となって職場を辞めて10月某日にK総合病院に入院した。頭痛は1日中続くこともあり、セデス®を1日に5～10包内服していた。セデス®によって頭痛は治まることもあったが、効果のない場合もあった。頭痛は雨の日や精神的ストレス（職場での対人関係）と関連があると自覚していた。頭部MRIにても異常はなく、その後転医を繰り返して2年間入院生活を続けていたが症状の改善がみられないためX年4月に当科を受診し、入院となった。

①心理社会的背景

　幼少期に両親が離婚した。学生時代にはバレーボールや空手をするなど活発な方であった。病気についての理解は不十分で、本人は以前に整形外科にて診断された頸椎症が自分の病気であると考えていた。頭痛の治療のために最初に入院する際に仕事を辞めたため、また1人暮らしでもあり生活は保険が収入源となっていた。頼る身寄りや家族はいなかった。頭痛の発症当時、職場にて、ひどく自己中心的で周囲の人も手に負えないようなある中年女性から強い精神的ストレスを受けていたが、本人は怒りを抑圧していた。本人は、この出来事と両親の離婚が自分の精神状態に影響していると考えていた。

②経過

　入院時、抑うつ気分、イライラ、全身倦怠感、睡眠障害、食欲低下がみられSDS（Zung自己評価式うつ病尺度）は62点であった。うつ病の診断のもとで三環系抗うつ薬のクロミプラミン12.5mgの点滴を毎日継続した。治療開始後、全身倦怠感の改善がみられ、頭痛は入院時を10点として3週間程度で2点程度にまで軽減した。有害作用としての立ちくらみが点滴初日に出現したものの、有害作用についての十分な説明を行うことで抗うつ薬による治療を中断せずに継続することができた。また、サリドン（セデス®）の使用量も徐々に減少した。

　入院初期から病的な怒りを主治医や看護チームに対してぶつける状態が目立ったが、整形外科受診によって「頸椎症」の診断を否定されて、障害者の認定を受けようとしていた本人の当てが外れたこともあり、怒りは一層激しくなって医療スタッフに向けられ容赦なく攻撃心を表した。結果的に転医となったが、その後も治療関係の成立が困難な状態で入院生活を続けているようであった。

　退院時の処方は、1日投与量として、抗うつ薬が、クロミプラミン100mg、トラゾドン25mg、抗不安薬はエチゾラム1.5mg、筋弛緩薬のエペリゾン150mg、睡眠薬としてフルニトラゼパム1mg、トリアゾラム0.25mg、リルマザホン2mgであった。

③ 解説

　本症例は緊張型頭痛にうつ病を合併したもので、抗うつ薬の投与によりうつ病と緊張型頭痛の症状は一定程度改善した。しかし、本人の経済問題が病気を形成し、またその経済問題を病気に結びつけようとする無意識の背景には人格の問題が含まれていると考えられた。面接による治療も試みたが、病的な「怒り発作」のために安定した治療関係をつくることはできず、本人に対して十分な病識を得るだけの治療を行うことは困難であった。

❷ 疾患の概念

　緊張型頭痛の有病率は、わが国でも20～30％といわれ、片頭痛に比べて明らかに高い。緊張型頭痛は頭蓋筋の持続性収縮によって生ずる頭痛で、各年齢層に性差なく、家族歴もみられない。痛みは一般に鈍痛で、深部の絞めつけられるような（絞扼感）、帽子をかぶったような（被帽感）、あるいは頭頂部の圧迫感などで表現される。血管性頭痛よりも通常軽症で、痛みのために臥床することは少ない。部位は後頭部～項部の筋肉に凝りを伴い、頭部全般に広がる。他覚的には後頭筋・側頭

表4／緊張型頭痛の診断基準

緊張型頭痛　tension-type headache（TH, TTH）
International headache society　分類（国際頭痛学会分類）

1. 反復発作性緊張型頭痛 episodic tension-type headache（ETTH）
　　頭痛が1カ月のうち15日未満
　　（1）頭部筋群の異常を伴う反復発作性緊張型頭痛
　　（2）頭部筋群の異常を伴わない反復発作性緊張型頭痛
2. 慢性緊張型頭痛 chronic tension-type headache（CTTH）＊
　　頭痛が1カ月のうち15日以上の状態が6カ月間続く
　　（1）頭部筋群の異常を伴う反復発作性緊張型頭痛
　　（2）頭部筋群の異常を伴わない反復発作性緊張型頭痛
3. 上記分類に属さない緊張型頭痛

＊慢性緊張型頭痛は数は少ないが、個人にとっては、持続性頭痛の苦痛により、家族的団らんを失い、社会的活動度が低下し、女性にやや多い。

緊張型頭痛を引き起こす因子
　1. 原因不明
　2. 下記の2～9の因子の2つ以上
　3. 口・顎部の機能異常
　4. 心理社会的ストレス
　5. 不安
　6. うつ
　7. 妄想や妄想概念としての頭痛
　8. 筋性ストレス
　9. 緊張型頭痛に対する薬剤過剰摂取
　10. 他の器質性疾患により緊張型頭痛が増悪

痛みの性質は圧迫あるいは締めつけられる感じ。
頭痛が1カ月の中、15日未満であれば反復発作性緊張型頭痛、15日以上が6カ月間続けば慢性緊張型頭痛

筋・項筋群に限局性の硬結や圧痛を認めることがある。頭痛の程度は個々にまちまちで、経過とともに持続時間が延長して1日中痛みを訴える場合もある。時に鈍痛に拍動性頭痛を伴うことがあるが、これを混合性頭痛combined headacheと呼ぶことがある。緊張型頭痛の診断基準（**表4**）自体は比較的明快に分類されているが、実際の臨床では反復発作性緊張型頭痛episodic tension-type headacheと慢性緊張型頭痛chronic tension-type headacheを鑑別、分類することが困難なことがしばしばある。多くの研究での対象が反復発作性と慢性緊張型に限定されて報告されているが、臨床的見地から、本稿では広く緊張型頭痛を対象とした臨床像と治療につき述べた。また、急性期治療、予防治療の別に関しても、片頭痛とは異なり厳密な区別は不可能であるため、これについてもまとめた。さらに、緊張型頭痛を引き起こす因子である心理社会的ストレス、不安、うつに対しての個々の基本的な理解やこれらの治療も重要である。

③ 発症機序

緊張型頭痛の発症については、うつ病との関連性が以前より指摘されている。痛みの起こるメカニズムについては、頭蓋筋と後頸筋に収縮がみられ、この収縮が頭痛に関連していると報告されてきた。そして、同時に生じている筋血流の低下が痛みの発生に関与しているのではないかとする報告もある。その後、末梢循環の血流量を増加させる薬物の投与や直接に筋血流を測定するなどの試みがなされ、阻血性筋収縮が痛みの原因ではないかと考えられている。作田によれば、暗算負荷などの心理的なストレスによって筋血流量は50％低下する[8]。また、うつ病や不安障害で筋肉の緊張が生じることも臨床的には明らかであり、発症機序を考えるうえでも、うつ病や不安障害との関連を検討する必要がある。

④ 病因・臨床症状

緊張型頭痛の病因は筋肉の凝りとされている。姿勢の偏りや異常により筋肉の緊張が生じる。後頸部の筋肉にみられる阻血性の筋肉の収縮が凝りにつながる。また、ストレスは交感神経の緊張を亢進させることにより筋肉を含めた末梢臓器の血管を収縮させるため、阻血を助長することとなり、凝りが増悪すると考えられる。頭痛の症状としては、①圧迫あるいは締めつけられるような痛み（非拍動性）、②軽度～中等度の痛み、③頭痛発作は30分～7日以上持続する、④嘔心、嘔吐は伴わない、⑤光過敏や音過敏は通常伴わないが、あっても一方のみである、などが特徴である。

⑤ 診断のポイント

「頭重感」、「帽子をかぶったような感じ」、「持続する痛み」、「嘔気を伴わない」などの、訴えによる症状の特徴をとらえることが大切である。また、頭板状筋や僧帽筋などの触診により筋肉の緊張を確かめることも役に立つ。さらに、頭痛の背景としての過労や睡眠不足、なんらかのストレス因子の存在も診断をするために有益である。

⑥ 治療のポイント

　緊張型頭痛の治療ポイントとしては、日常生活の中でのリラクセーションやストレス因子への対処とともに、合併しているうつ病や不安障害の発見とその治療が重要と考えられる。片頭痛においてもこれらのことは共通しているものの、緊張型頭痛ではその合併頻度から考えて、なおこれらの心理的な要因への配慮が必要である。特に、女性は男性より多くのストレスを受けているとの性差に関する報告もあり[9]、頭痛とストレスとの関連も男性よりも女性において認められたとする報告が多い。うつ病や不安障害の治療は基本的には薬物療法であり、それ以外にも十分な病気の説明や、頭痛の原因ともなる不安や緊張を生じるストレス因子への対処としての認知的な治療も行われる。また、不眠によって頭痛を生じることもしばしばあり、睡眠の調節なども含めた治療が必要となることが多い。このように、緊張型頭痛も、単に痛みを治療するというだけでなく、心理社会的な背景を治療の対象としなければならないことが多い。

　なお、健保適用については、緊張型頭痛治療には数多くの鎮痛薬、NSAIDs が用いられているが、本邦で実際に健保適用が認められているのはアスピリン（アセチルサリチル酸）、アセトアミノフェン、メフェナム酸のみである。また、ベンゾジアゼピン系薬剤の中ではエチゾラム（デパス®）が健保適用となっている。

おわりに●●

　片頭痛においては、近年の新薬の登場により臨床的にも随分解決可能な疾患となった。以前は日常生活に支障をきたしていたケースも、多くはこれらの治療薬によってコントロール可能となり、薬を飲みながら日常生活に差し障りなく病気を扱えるようになってきた。今後は疾患を見つけ出すことと、これらの新しい優れた治療法を適切に利用することが大切と考えられる。これまで難治な疾患に対して活躍してきた心身医学的なアプローチは、疾患そのものを扱うというよりは疾患の治療をサポートする役割にまわるのかも知れない。胃潰瘍、気管支喘息に次いで片頭痛ももはや薬が中心の治療になることは否めない。しかしながら、心身医学が培ってきた医師患者関係を重視した疾患へのアプローチはここでも生かされるのではなかろうか。一方、緊張型頭痛はうつ病との合併が多いことが臨床的には明らかである。この場合には、うつ病の有無を常に念頭において、うつ病が存在すれば十分な抗うつ薬の量と投与期間を考えなければならない。また、ストレスは、片頭痛、緊張型頭痛の両者においてコントロールすべき大切な要因である。したがって、個別のストレスコントロールをどのように行うかについての生活指導が医療従事者からの助言として肝要となる。

〔菅原英世〕

●文献

1) 五十嵐久佳：片頭痛　日本臨床．本邦臨床統計集　2：561-567, 2001.
2) Headache Classification Committee of the International Headache Society. Classification and diagnostic criteria for headache disorders, cranial neuralgias and facial pain. Cephalalgia 8 Suppl 7 : 1-96, 1988.
3) Graham JR, Wolff HG : Mechanism of migraine headache and action of ergotamine

tartate. Arch Neurol Psychiatr 39 : 737-763, 1938.
4) Olesen J, Larsen B, Lauritzen M : Focal hyperemia followed by spreading oligemia and impaired activation of rCBF in classic migraine. Ann Neurol 9 : 344-352, 1981.
5) Moskowitz MA : The neurobiology of vascular head pain. Ann Neurol 16 : 157-168, 1984.
6) Marcus DA : Gender differences in treatment-seeking chronic headache suffers. Headache 41 : 698-703, 2001.
7) Reynolds DJ, Hovanitz CA : Life event stress and headache frequency revisited. Headache 40 : 111-8, 2000.
8) 作田　学：慢性筋収縮性頭痛の病態生理．うつむき姿勢による阻血性後頭筋収縮との関連，臨床神経　30：1197-1201，1990．
9) Piccinelli M : Simon G. Gender and cross-cultural differences in somatic symptoms, associated with emotional distress. An international study in primary care, Psychol Med Mar 27 (2) : 433-44, 1997.

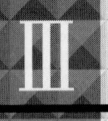

Ⅲ 心療内科診療の実際　1・内科的疾患

⑨ 消化管運動機能異常

はじめに●●

　消化器心身症の中心となる疾患として、消化管運動機能異常があるが、最近では機能性消化管障害（functional gastrointestinal disorders；FGID）と呼ばれることが多い。1999年ローマで定義されたFGIDの新しい診断基準RomeⅡ（**表1**）が世界中で普及しつつあるが、消化管の各臓器別、症状別の分類が詳細過ぎ、実用的と言い難い面もある。本稿では消化管運動機能異常を上腹部、下

表1／Functional Gastrointestinal Disorders

A. Esophageal Disorders
- A1. Globus
- A2. Rumination syndrome
- A3. Functional Chest Pain of Presumed Esophageal Origin
- A4. Functional Heartburn
- A5. Functional Dysphagia
- A6. Unspecified Functional Esophageal Disorder

B. Gastroduodenal Disorders
- B1. Functional Dyspepsia
  - B1a. Ulcer-like Dyspepsia
  - B1b. Dysmotility-like Dyspepsia
  - B1c. Unspecified (nonspecific) Dyspepsia
- B2. Aerophagia
- B3. Functional Vomiting

C. Bowel Disorders
- C1. Irritable Bowel Syndrome
- C2. Functional Abdominal Bloating
- C3. Functional Constipation
- C4. Functional Diarrhea
- C5. Unspecified Functional Bowel Disorder

D. Functional Abdominal Pain
- D1. Functional Abdominal Pain Syndrome
- D2. Unspecified Functional Abdominal Pain

E. Functional Disorders of the Biliary Tract and Pancreas
- E1. Gallbladder Dysfunction
- E2. Sphincter of Oddi Dysfunction

F. Anorectal Disorders
- F1. Functional Fecal Incontinence
- F2. Functional Anorectal Pain
  - F2a. Levator Ani Syndrome
  - F2b. Proctalgia Fungax
- F3. Pelvic Floor Dyssynergia

腹部の代表的疾患を各々functional dyspepsia（FD）と過敏性腸症候群：irritable bowel syndrome（IBS）として以下に記載する。

I functional dyspepsia（FD）

❶症例

患者：54歳、女性

主訴：左胸部のしめつけられるような痛み、嚥下困難。

家族歴：母親と兄；高血圧。父親；胃癌で死亡。夫；長男が生まれた1年後に心臓発作で死亡。

既往歴：虫垂炎、子宮外妊娠、卵巣嚢腫などで6回の手術歴。

現病歴：40歳頃より、軽度の胸痛を自覚していた。X-6年5月頃より胸痛、胸部圧迫感などが増強し、それに伴う不安感も出現した。この頃から精神科を含めて多数の病院を受診し、数回にわたる心臓カテーテル検査を受けたが、異型狭心症の疑いはあるものの、明らかな異常はなかった。X年5月、深夜に突然強い胸痛が出現し、近医を受診し、心電図では明らかな異常はなかったが、nitroglycerine舌下錠が効果的であった。その後胸痛は頻回に出現し、6月上部消化管機能検査を中心に精査治療目的で当科入院。

入院時現症：身長146.8cm、体重46.3kg、脈拍60/min整、胸・腹部とも明らかな異常所見なし。神経学的異常所見なし。血液・尿・便検査；正常。上部消化管内視鏡検査；正常。安静時心電図、心臓超音波検査；正常。トレッドミル運動負荷心電図；自覚症状、ST変化とも認めず。食道内圧

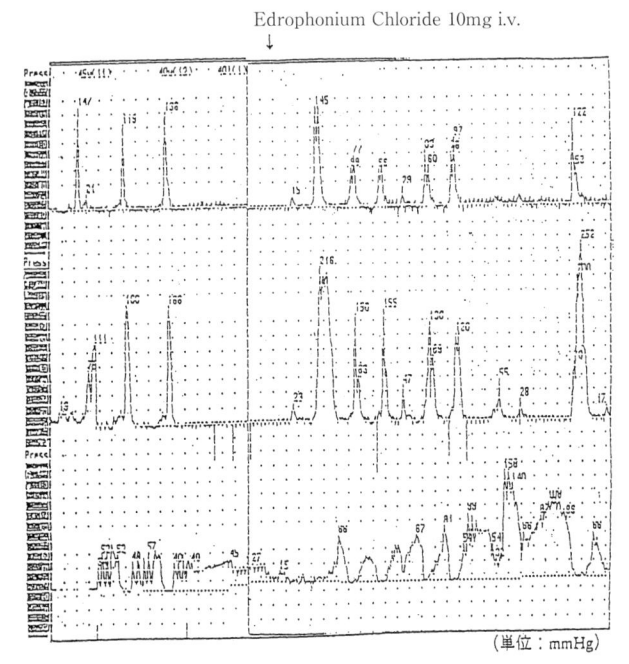

図1／Edrophonium負荷時の食道内圧

食道内圧はedrophonium静注後、200〜250mmHgとそれまでにはみられなかった高振幅を記録し、その際患者は「夜中に起こるのと同じ」胸痛を訴えた。（左端の数字は鼻腔からの距離を示す）

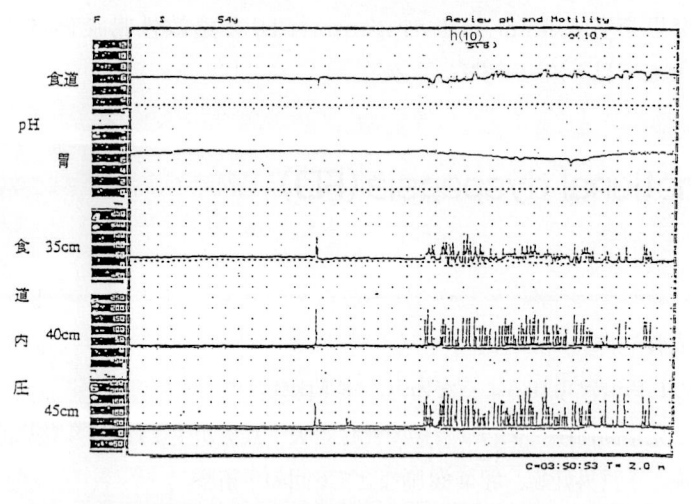

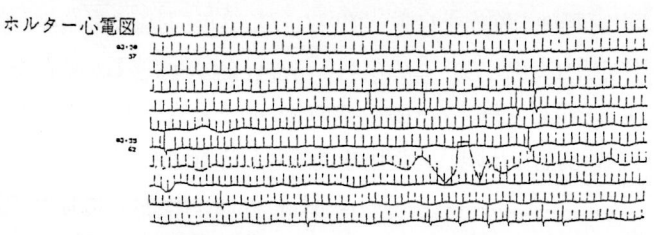

図2／夜間の胸痛発現時の食道・胃内pH、食道内圧およびホルター心電図
24時間連続測定時の午前4時頃の記録。食道内圧上、高振幅の収縮波が出現したのは、患者が胸痛を自覚した際に押すように指示されたボタンを用いた（図中"h(10)"）直前からあった。食道・胃内pH上は食道の運動によるわずかな影響がみられるが、ホルター心電図でのST変化はみられない。

検査；LESP（下部食道括約筋圧）；36.7mmHg LESより5cm上の水嚥下による食道収縮波は134.6mmHgと高振幅であるが、明らかな非蠕動性収縮なし。食道X線検査；器質的異常なく、バリウムの通過良好。edrophonium負荷検査；食道起因性胸痛の診断として有用な抗コリンエステラーゼ薬edrophonium 10mg静注後、夜間に起きているような胸痛、胸部圧迫感出現し、nitroglycerine舌下錠が症状の改善に有効であった（**図1**）。24時間食道内圧pHモニタリングおよびホルター心電図の同時測定；ホルター心電図では、ST変化は明らかではなく、症状と心電図との相関は認めなかった。食道pH holding timeは2.1％（34.6分）と正常範囲であり、胸部症状には心電図上の虚血性変化や胃食道逆流が関与していないと考えられた。食道内圧モニタリングでは夜間から早朝にかけて強い胸痛が出現するとともに、高振幅の持続性収縮波がみられた（**図2**）。

　①診断
1. 胃食道逆流を伴わない食道由来の非心臓性胸痛
2. パニック障害（心理テスト、心理面接より）

　②治療
患者には以上の検査結果をわかりやすく説明し、胸痛は心臓からくるものではなく、食道、胃の

器質的疾患でもなく、症状は食道の運動機能異常によるものであることを理解してもらった。この病態の説明による保証により、一時期は死の恐怖をもった程の胸痛に対する不安が軽減し、亜硝酸薬に加え、抗うつ薬のクロミプラミン、抗不安薬アルプラゾラムを開始し、自覚症状の著明改善がみられた。

❷ 疾患の概念

　dyspepsiaは元来「消化不良」という意味であるが、現在も病態を示す適切な日本語がない。最近では消化管機能異常に基づくとしてfunctional dyspepsia（FD）と呼ばれることが多いが、同義語であるnon-ulcer dyspepsia（NUD）とともに消化性潰瘍、逆流性食道炎などの器質的疾患がないにもかかわらず、胸やけ、げっぷ、腹部膨満感、悪心、嘔吐、食欲不振、胃もたれ、上腹部痛などの多くの消化器症状（上腹部愁訴）を呈する状態をいう。1988年の米国消化器病学会の定義では胃食道逆流型、運動不全型、潰瘍症状型、非特異型の4型に分類されていたが、胃食道逆流型は胸やけが内視鏡では食道炎の所見がないものの、胃酸の胃食道逆流により生じていると考えられているものは胃食道逆流症（gastroesophageal reflux disease；GERD）という概念でとらえられるようになってきている。

　RomeⅡではFDは、①潰瘍型：腹痛が主症状、②運動不全型：腹部膨満、嘔気・嘔吐が主症状、③非特異型①、②のいずれにも当てはまらないもの、の3つに分類されている。

　RomeⅡではFDは胃十二指腸疾患の中に分類されているが、食道運動機能異常も臨床的には病態からみて上部消化管症状を呈する機能性疾患のFDの一部とみなすことができうると考えられる[1]ことから、食道運動機能異常の症例を呈示した[2]。

❸ 発生機序

　上部消化管の運動機能障害および粘膜知覚異常が主に症状発現に直接的には関与していると考えられるが、それらを調節する中枢の働きが重要である。ストレスの消化管に及ぼす影響において、FDを含む機能性消化管障害のメカニズムの中核は脳と消化管の相互作用（brain-gut interaction）である。Drossmanは図3のようにこれらの相関関係を示している[3]。すなわち末梢の消化管の運動機能（motility）と知覚（sensation）の変化が直接症状に関与するものであるが、遺伝的因子、環境因子、心理社会的因子（psychosocial factor）が消化器症状および疾病行動を含む社会生活にまで影響を及ぼしている。

　虚血性心疾患などの心疾患を除外した非心臓性胸痛（Non-cardiac chest pain；NCCP）の約30％に食道運動機能異常がみられているが[4]、上記の症例は食道起因性の機能性胸痛の典型例であり、食道の運動機能（motility）と知覚（sensation）の異常および強い予期不安などの心理社会的因子（psychosocial factor）が胸痛のメカニズムの中心となっていた。

　FDの心理社会的研究において、Talleyらは、FD患者は健常者に比べて有意に不安傾向、うつ傾向が高いものの、ほかの器質的胃疾患患者との有意差はなく、また離婚、死別などのライフイベントによるストレス状況に関して心理社会的因子の関与は少ないと述べている[5]。しかしMagniら

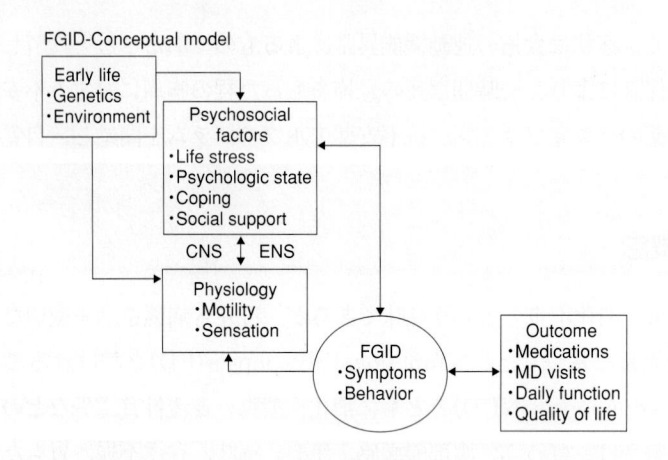

図3／A biopsychosocial conceptualization of the pathogenesis and clinical expression of the functional gastrointestinal disorders (FGID). CNS, central nervous system; ENS, enteric nervous system.

はFDの86.7％に精神医学的診断がつけられ、不安障害が66.7％と最も多かったと報告している[6]。Bennettらは、FD患者はストレス対処行動が未熟であり、患者の情動を受け入れてくれる社会的サポートが乏しいことを指摘している[7]。報告者により結果が異なり、まだ定説はないがH. pyloriによる影響は少ないと考えられる。

❹ 臨床症状

Rome Ⅱでは、過去12カ月間に、必ずしも連続ではない12週以上、上腹部中央に腹痛または腹部不快感が持続的または間欠的にあり、消化管内視鏡検査を含め、これらの症状を説明しうる器質的疾患がなく、また後述する排便によって腹痛が軽快するような過敏性腸症候群ではないことが規定されている。

❺ 診断のポイント

まずFDの診断には、上記のように上部消化管の内視鏡検査やX線検査などによる消化管の器質的疾患の除外が第一である。また嘔気・嘔吐などが持続する場合は、頭頸部腫瘍をはじめとする脳神経系の器質的疾患、ホルモン異常などの内分泌系疾患の除外も重要である。また若い女性の場合は妊娠の有無の確認は必須である。

FDの病態を把握するためには、下部食道を中心とした運動機能異常、胃の緊張性低下／緊張性亢進、胃前庭部運動の低下などの上部消化管運動障害を考える必要がある。現在一般的に行われている上部消化管機能検査を以下に記す。

［上部消化管運動機能検査］
〈食道運動機能〉
・食道内圧検査（microtransducer法、infused catheter法）：下部食道括約部（low esophageal sphincter；LES）静止圧、水嚥下時のLES弛緩と食道体部の収縮圧、収縮持続時間をみる。

・24時間胃食道内圧pHモニタリング：胃内pHと食道内pHの変化をみるために2個の微小pHセンサーをLESの上下に設置し、また食道体部の内圧の変化をみるために、LES口側に5cm間隔で3個の圧センサーを設置し同時測定する。この携帯式記録装置によって、1日の経時的な食道内への酸逆流や、食道内圧の変化をみることが可能であり、GERDの診断や上部消化管症状と食道運動機能の関連性をみるうえでたいへん有用である。

〈胃十二指腸運動機能〉

・胃電図（EGG：Electrogastrography）：体表面より胃の電気的活動を記録したもので、非侵襲的な胃の運動機能検査法として普及しつつある。
・胃排出能検査（X線不透過マーカー法、シンチグラム法）：前者はX線不透過の固形粒子（マーカー）の通過を腹部X線で追跡するもので、後者は放射性同位元素（RI）標識食を摂取後ガンマカメラで経時的に撮影し分析するもの。
・胃内圧検査：胃前庭部、十二指腸に圧センサーを設置し、主に食前後の内圧変化をみる。

⑥ 治療のポイント

　急性胃炎様の強い腹部症状を示すものもあれば、慢性に症状が続くことにより、悪性疾患ではないかというような過度な不安や抑うつ傾向がみられる場合も多い。診察時にまず患者の訴えを傾聴し、理学的所見を十分にとり、できるだけ心理社会的背景を把握する。内視鏡検査等の消化器系を中心とした検査により、器質的疾患がないことを確認し、患者に病態を具体的かつ丁寧に説明し、安心感を与えることが肝要である。消化管機能異常は一般の消化器検査ではみつけにくい面もあるが、治療者は症状に至る病態生理を理解せず、単なる腹部不定愁訴として扱ってはいけない。薬物治療では、消化管運動改善薬やH$_2$ blockerなどの制酸薬に加え、不安、うつ症状に応じて、抗不安薬、抗うつ薬を投与する。また自律訓練法などのリラクセーション法や支持的心理療法等を適時施行することにより治療効果は高まると思われる。

II　過敏性腸症候群（Irritable bowel syndrome；IBS）

① 症例

患者：14歳、男性、中学生。
主訴：腹痛、下痢、便秘。
既往歴、家族歴、生活歴：特記事項なし
現病歴：元来胃腸の弱い方であった。X－1年10月頃より、特に誘因なく下痢や腹痛が生じるようになった。登校前に腹痛が生じ、排便で腹痛が改善するときもあれば、排便がないため遅刻するまでトイレに入っていることもあった。登校すると症状は消失していた。近医を受診し薬物療法を受けたが症状は変わらなかった。徐々に保健室登校となり、学校も休みがちになったためX年1月心療内科を紹介された。

現症と検査所見：腹部、打聴診上異常なし。触診では左下腹部に軽度の圧痛を認めた。検尿、検便、検血、血液生化学、上部消化管内視鏡では異常を認めなかった。

　心理社会的背景：患者は会社員の父と専業主婦の母、2人の兄の5人家族。腹痛が生じるまでは活発で、中学入学後も部活で頑張っていた。腹痛や下痢が生じるようになってからは、授業中におなかが痛むのが不安で、毎朝長時間トイレで力むようになった。そのため遅刻したり、学校を休んだりするようになった。クラスでは体育委員をしていたが運動会当日も休んでしまい、その後クラスメートに気がねするようになって、頻繁に学校を休むようになった。

　治療経過：母親と一緒に受診。表情は暗かった。病歴を詳しく聞いた後、病態と治療方針を説明した。病名は過敏性腸症候群であること、思春期に発症する頻度の高い疾患であることなどを伝え、トイレに入って5分以上排便がなければいったんトイレを出ること、力み過ぎないこと、朝食を必ず食べること、睡眠を規則正しく取ることなどの生活指導を行った。さらに、学校を休んだときは学校と同じ時間割で勉強したり生活したりするように勧めた。

　1週間後には表情が明るくなり腹痛は消失していたが、不登校の状態が続いていた。母親によれば、転校も考慮しているとのことであった。本人に確認すると、できれば今の学校に行きたいこと、しかし1カ月以上休んでいるので行きづらいとのことであった。そこで、登校の準備をすることから始めて、玄関を出る、校門まで行くなど、徐々に学校に行く段階を本人と相談しながら設定し、翌朝より挑戦することとした。また、学校には行けなくとも体調はもとに戻ったので元気なときと同じように遊ぶこと、健康のために自宅にひきこもらないようにすることも勧めた。その後、本人が登校できたら母親だけが、登校できなかったら母親と患者の二人で、診察に来るという約束で、2週間ごとに外来通院を続けた。

　3月中旬頃から登校が可能になり、新学期からは以前と同様に通学できるようになった。その間下痢症状はある程度あるものの、学校を休むほどの腹痛はほとんどなくなった。

　①解　説

　本症例は、消化管機能異常が基礎にあるものの、腹痛や下痢に対する対処行動が不適切であったために不登校にまで至った、過敏性腸症候群の典型的な例である。一般に本症のような機能的疾患は、原因不明の病気、本人の気のせい、あるいは本人の気持ち次第で治る病気と誤解されやすく、それが二次的なストレスとなる。診断は前医で既に下され、マレイン酸トリメブチンや整腸剤などの薬物療法もある程度なされていたが、効果はなかった。このため初診時は、それまで扱われていなかった生活指導に重点をおき、本人の努力で症状が改善するのを待った。「腹痛」や「下痢」といっても、詳しく病歴を取ると本症例のように、不自然な食事や排便の方法で症状を解決しようとして、修飾された症状を訴えていることも多い。これをそのままにして薬物療法を行っても奏効しない。身体症状が改善したあとも不登校が続いたが、本症例の場合はっきりしたいじめや学校の先生とのトラブルなどはなかったようである。いずれにせよ、本人と治療目標を確認し（この場合、もとのクラスへの復帰）、そのために越えなければならないハードルをクリアできるところまで下げて、段階的に登校できるようにした。心身症の治療においては、身体症状の改善のみで自然にほかの問題も解消される場合もあれば、本症のように心理社会的障害が残る場合もある。いずれにせ

よ、以前のうまくいかなかった治療とは明確に異なることを強調し、治療意欲を高め、実現可能な目標と方法を提示することが必要である。

❷ 疾患の概念

19世紀頃から、多くの消化器疾患に心理的因子が関与していることが知られていた。消化性潰瘍、炎症性腸疾患といった器質的異常を伴った疾患も心身症としての側面をもつが、代表的な消化器系心身症は機能的疾患である。その中でも過敏性腸症候群(Irritable bowel syndrome；IBS)は、人口の10〜20％に認められ、その約10％が患者として医療機関を受診するといわれる頻度の高い疾患である。IBSは1920年頃から、mucous colitis、spastic colitis、nervous diarrhea、irritable colonなど、いろいろな呼び方をされてきた。しかし、炎症ではなく機能異常が中心であること、主たる症状の座は大腸にあるものの消化管全体の過敏性に基づくことなどから、現在ではIBSという呼称が一般的となっている。IBSのような機能的疾患の診断には、器質的疾患に比べ困難な点がある。機能検査には本質的な限界があり、診断のための明確な指標がないこと、およびほかの機能的疾患の合併が少なくないことである。診断基準は臨床症状が中心となるが、長く不統一の状態が続いた。1992年にRome Ⅰ、1999年にRome Ⅱ(表1)が提唱され、消化管運動機能異常の診断基準と分類が統一されようとしている。

❸ 発生機序

IBS患者および健常者における食前および食後の結腸の運動反応から、IBS患者は食事に対して過剰な反応を示すことが明らかになった。また、IBS患者の小腸上皮が胆汁酸刺激に対して健常者よりも水分と電解質を多量に分泌する[8]。さらに腸管のバルーン拡張刺激に対して、健常者よりも腸管の機能異常を伴った患者の方が敏感に反応する。これらの報告より、腸管の過剰反応がIBSの病態の中心にあると考えられる[9]。先に述べたように、IBSの頻度は非常に高く、本邦における報告でも外来患者の約10％を占める。しかし実際には、受診患者(IBS patient)以外に、多くの未受診の有症状者(IBS non-patient)がいると考えられる。

受診と非受診を分けるのは、身体症状の重篤さに加えて、ある種の性格傾向やストレスなどが関与することが多い。またストレスは人生上の大きな出来事(life event)ばかりでなく、日常の瑣事や、それに対する対処行動(coping strategy)も考慮する必要がある。機能異常においては抑うつや不安、緊張といった情動によって身体症状が影響を受けるが、症状は強くなくとも、症状に対する認知や情動によって病苦が強まり、受診行動に至ることもある。IBS patientの多くは気分障害や不安障害などの精神医学的診断を下される。しかし、WhiteheadらはIBS non-patientが心理的に正常であることから、IBSと心理的障害とは無関係であり、むしろ心理的障害は受診行動に影響を与えると述べている[10]。すなわちIBSは、腸管の過敏性と不安や抑うつといった性格傾向に、現実のストレスが加わって発症すると考えられる。

❹ 臨床症状

日常臨床の中で出会うIBS患者は、消化管症状だけでなく全身症状や精神症状を伴うことが多い。これはIBSにおいては、腸管のみでなく全身の平滑筋の機能異常を伴っているからである。本症は思春期に好発する慢性疾患であり、壮年期を過ぎて発症することは稀である。また臨床症状はストレス状況下で増悪することが特徴である。

①腹部症状

a）便通異常：排便の頻度あるいは性状の変化を特徴とし、便通異常のタイプにより大きく下痢型、便秘型、および下痢便秘交替型の3つに下位分類される。また、下痢により体重減少をきたすことはほとんどなく、もし体重減少を認めれば悪性疾患を含むほかの器質的疾患の鑑別診断が必要である。下痢型では、朝食の前に排便が始まり登校や出社前に頻繁になり、休日には症状を認めないことが多い。

b）腹痛（あるいは腹部不快感）：排便によって腹痛が改善するのが特徴である。

c）その他：排便困難、便意切迫、残便感、腹部膨満感、ガス症状などの下部消化管症状だけでなく、嘔気、げっぷ、胸やけなどの上部消化管症状を訴えることも多く、上腹部症状を中心としたfunctional dyspepsiaとの合併も稀でない。

d）全身症状：頭痛、頻尿など。

e）精神症状：抑うつ、不安などが多いが、身体症状や排便状況にまつわる不安や恐怖も特徴的である。便通異常を訴えながらも、実は放屁の音や臭いに対するこだわりが強く、場合によっては妄想的なほどの社会恐怖に至るものもある。

f）病型分類：臨床症状（便通異常の型）によって次のように下位分類がなされる。

1. 下痢型、2. 便秘型、3. 下痢便秘交代型、4. その他：粘液型、ガス型

❺ 診断のポイント

機能的疾患の診断基準を作成すると、器質的疾患の除外診断が中心となる。しかし実際には、器質的疾患の鑑別診断を行いながら、同時に積極診断を進めることが必要である。器質的疾患を徹底的に除外しようとすると、患者を受身にしてしまい治療に難渋すると同時に、治療者自身も症状の原因追求の迷路に迷い込んでしまうことがある。しかし、重篤な疾患については、好発年齢や警告症状の有無などに注意する必要がある。

鑑別診断を要するものには次のような疾患がある。高齢者の悪性疾患、若年者の炎症性腸疾患は要注意である。特に長い治療経過をたどる場合には、器質的疾患が当初一応除外されていても、身体的因子を忘れてはならない。

①鑑別診断

大腸癌、大腸ポリポーシス、大腸憩室炎、クローン病、潰瘍性大腸炎、腸結核、アメーバ赤痢、感染後IBS、その他の稀な疾患。

a）検査法：検便、検尿、血液検査；CBC、炎症反応、血液生化学など、腹部単純X線検査、

透視、大腸内視鏡検査などでは器質的異常を認めない。

　b）消化管輸送能検査：最近マーカー法が普及しつつある。

　c）心理テスト：不安、緊張(STAI)、抑うつ(SDS、BDI)、神経症傾向(CMI)などいろいろなタイプのものがある。診断のために必須ではない。

　②積極診断

RomeⅡによれば、症状を説明できる器質的異常(あるいは代謝異常)を認めない。

腹痛あるいは腹部不快感が、過去12カ月のうち12週間以上(連続していなくともよい)存在する。

症状は下記のうち2項目以上を満たす。

1. 排便によって軽快する。
2. 排便回数の変化で始まる。
3. 便の性状の変化で始まる。

これらの基準に加え、下痢型では朝食前に排便が始まったり、休日には下痢がないなどの、臨床症状の特徴を参考にしながら診断を進める。

❻ 治療のポイント

基本的にはIBSに特有な方針というものはない。目標と方法と意欲が治療上大切な要素である。機能異常の永続的な正常化や症状の完全消失を目標とするのは非現実的であり、治療を困難にする。明確で達成可能な治療目標を設定し、そのために必要な治療方法を工夫する。具体的な目標と達成方法の提示も、治療意欲を高める有効な手段である。抑うつが強ければ、行動の前にまず休養と抗うつ薬の服用が必要となる。薬物療法や生活指導も、患者にとってどのような治療的意味をもつか、配慮しながら行う。できるだけ患者の不安を取り除き、治療に対する希望が持てるようにするのが望ましい。

Whiteheadは、IBSの下位分類(病型)によって異なる治療に反応することや、食後の腹痛にはmotilityを目標とした薬物療法が有効であると述べている[11]。

特にガス型は本人の症状に関する思い込みが強く、社会恐怖症的な側面を持ち難治である。外来治療に反応しない場合は、絶食森田療法が有効なことが多い[12]。

　a）生活指導：いわゆる健康的な生活を基準にする。睡眠と食事、排便のリズムを規則正しくすること。食事の内容も偏食を避け、適度な運動を勧める。また社会的な機能障害(ひきこもり、休学、休職)の改善にも努める。

　b）薬物療法：症状に応じて下記の薬物を使用する。特に若年の患者においては、抗不安薬や抗うつ薬に対する抵抗が強いのが普通である。処方する場合には、必要性、口渇、便秘、眠気などの副作用、およびその対処法を納得いくまで説明する。

　c）止瀉剤：主として下痢型に使用するが、下痢便秘交代型に対しても、緩下剤と一緒に用いる事がある。活性生菌製剤(ラックビー®、ビオフェルミン®など3～6g)やタンニン酸アルブミン(タンナルビン®3～4g)、塩酸ベルベリン(フェロベリン®A3～6錠)などをまず用いる。より強力なものには、塩酸ロペラミド(ロペミン®1～2カプセル)がある。

d）緩下剤：強力な刺激性下剤はできるだけ避け、酸化マグネシウム(0.5〜3g)などを便通の状態に応じて処方する。

e）運動機能改善薬：マレイン酸トリメブチン(セレキノン®300mg)時に倍量投与で有効なことがある。

f）抗不安薬：ベンゾジアゼピン系の薬剤が多用される。クエン酸タンドスピロン(セディール® 30〜60mg)、フルタゾラム(コレミナール®12mg)は眠気が少なく使いやすい。

g）抗うつ薬：近年、抗うつ薬の第一選択はSSRI(serotonin selective reuptake inhibitor)になりつつある。SSRIは副作用が少ないといわれるが、嘔気に注意し少量から始める。三環系抗うつ薬(アナフラニール®、トリプタノール®など)は抗コリン作用による副作用が強いが、効果も大きい。下痢症状に対しては10〜25mgの少量で、有効な場合がある。その他、最近ではポリカルボフィルカルシウム(ポリフル、コロネル)の下痢、便秘の両症状に対して有効性が高いという報告がある。また六君子湯、建中湯などの漢方薬も時に有効である。

h）心理療法：成書になっている心理療法だけでも300種類以上あるといわれるが、それらにすべて通暁するのは不可能である。まず自分の考え方に馴染む治療法を、1つ身につけることが望ましい。

i）行動療法：本稿で述べている治療法、支持的精神療法[13]。

j）自律訓練法：身体的なリラクセーション訓練を通じて、不安や不眠などのコントロールに用いられる。自己の心身の状態への気づきや、患者自身の治療への参加を促進するという側面も重要である。

k）その他：外来治療のみでうまくゆかない場合、身体と精神の両者に強く働きかける絶食療法や絶食森田療法[12]が、家族間のシステムの機能不全が症状に関与している場合家族療法が、有効なことがある。

（判田正典、安藤勝己）

●文献

1) Handa M, Mine K, Yamamoto H, et al: Esophageal motility and psychiatric factors in functional dyspepsia patients with or without pain. Dig Dis Sci 44: 2094-2098, 1999.

2) 有馬潤一，判田正典，金沢文高，他ほか：食道機能異常に基づく胸痛が誘因であることが明らかとなった長い病悩期間を有する恐慌性障害．消化器心身医学 2：79-87，1995．

3) Drossman DA, Creed FH, Olden KW, et al: Psychosocial aspects of the functional gastrointestinal disorders. Gut 45: 25-30, 1999.

4) Katz PO, Dalton CB, Richter JE, et al: Esophageal testing in patients with non-cardiac chest pain or dysphagia; Results of three years' experience with 1161 patients. Ann Intern Med 106: 593-597, 1987.

5) Talley NJ, Piper DW: A prospective study of social factors and major life event stress in patients with dyspepsia of unknown cause. Scand J Gastroenterol 22: 268-272, 1987.

6) Magni G, Mario F, Bernasconi G, et al: DSM-III diagnoses associated with dyspepsia of unknown cause. Am J Psychiatry 144: 1222-1223, 1987.

7) Bennett E, Beaurepaire J, Langeluddecke P, et al: Life stress and non-ulcer dyspepsia; a case-control study. J Psychosom Res 35: 579-590, 1991.

8) Kellow JE, Phillips SF: Altered small bower motility in irritable bowel syndrome is correlated with symptoms. Gastroenterology 92: 1885-1893, 1987.

9) Oddoson E, Rask Madsen J, Krag E: A secretory epithelium of the small intestine with increased sensitivity to bile acids in irritable bowel syndrome associated with diarrhea. Scand J Gastroenterol 13: 409-416, 1978.

10) Drossman DA, et al: Bowel patterns among subjects not seeking health care, use of a questionnaire to identify a population with bowel dysfunction. Gastroenterology 83: 529, 1982.

11) Whitehead WE: Patient subgroups in irritable bowel syndrome that can be defined by symptom evaluation and physical examination. American journal of medicine Nov 8: 33-40, 1999.

12) 安藤勝己，美根和典，久保千春：NUDなどの機能性疾患に対する絶食療法；特に森田療法との併用について．治療学 33(4)：433-436，1999．

13) Werman DS：支持的精神療法の上手な使い方．亀田英明（訳）星和書店．東京．1988．

III 心療内科診療の実際　1・内科的疾患

⑩ 甲状腺機能亢進症

I　症例提示(図1)

患者：36歳、女性、主婦。

診断：#1バセドウ病。#2バセドウ病による器質性精神障害。

家族歴：特記事項なし

既往歴：33歳で帝王切開にて第一子出産

現病歴：35歳頃より、夫が浮気しているのではないかと不安になり夫婦喧嘩することが多くなる。36歳(夏)、動悸・イライラを主訴に近医受診、そこで甲状腺腫大と甲状腺ホルモン高値を指摘される。不安・焦燥感の強いバセドウ病疑いにて当科紹介される。

生活歴：同胞3名の次女。もともと、神経質な方であったという。夫婦仲は良好であったが、夫の仕事の都合で遠方に転居し、気苦労が多かった。喫煙歴・飲酒歴なし。

臨床所見：身長151cm、体重49kg、皮膚湿潤、脈拍120/分　整、血圧160/60mmHg、眼球突出軽度(Hertel眼突計右17mm、左18mm)、甲状腺腫　びまん性弾性軟

精神症状：現実感が少なくボーッとしている。かっとなりやすく、音に対して過敏で、対人関係で緊張しやすい。落ち着きがなく、疲れやすいと自覚。夫と歩いているときに、夫がよそ見をした女性と浮気をしているのではないかという疑惑(嫉妬妄想様の思考)にとらわれている。

検査所見：WBC 8800/μl、RBC 4.93 x 10^4/μl、Hb 11.9 g/dl、血清電解質；異常なし、

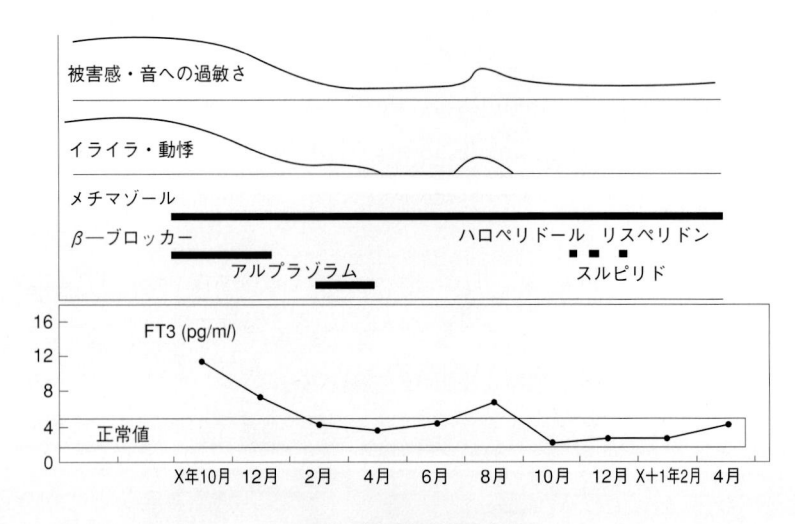

図1／症例の臨床経過

AST 22 IU/*l*、ALT 17 IU/*l*、*γ*-GTP 20 IU/*l*、ALT 609 IU/*l*（80～250）、検尿・検便；異常なし、心電図；頻脈、胸部X線；異常なし。

甲状腺機能検査；TSH（甲状腺刺激ホルモン）0.05以下 *μ*U/m*l*（0.2～0.7）FT$_4$（遊離型サイロキシン）3.97ng/d*l*（1.0～2.0）、FT$_3$（遊離型トリヨードサイロキシン）11.23pg/m*l*（2.8～6.0）、TRAb（甲状腺受容体抗体）75.5％（－15～＋15％）、^{123}I摂取率72％。

心理テスト：SDS 66点、STAI-Ⅰ（状態）64、STAI-Ⅱ（特性）57、と抑うつ状態、状態・特性不安ともに高値。

①治療

TSHの抑制、甲状腺ホルモンの高値、TRAb陽性、^{123}I摂取率の上昇より#1バセドウ病と診断した。さらに、甲状腺中毒症に伴い出現した上述の精神症状のため#2バセドウ病による器質性精神障害と診断した。抗甲状腺剤（メチマゾール　30mg/日　分2）およびβブロッカー（酒石酸メトプロロール 40mg/日　分2）を投与開始した。治療当初は、服薬のコンプライアンスも悪かったが、3～4カ月目には、甲状腺機能は正常化、イライラ感・音への敏感さは残存するものの、動悸や疲れやすさは軽快した。バセドウ病自体の経過は良好で抗甲状腺剤は漸減したが、その後も育児・家事でのイライラ感やマンションの隣人の音が気になると訴えるため、治療開始5カ月目よりalprazolam 0.8mg 2X を開始。イライラ感は消失した。治療開始10カ月目メチマゾール減量の過程で一時期、甲状腺機能が再度亢進し精神症状も軽度悪化したが、短期間で軽快した。経過中、音への敏感さは持続し、少量のハロペリドール・リスペリドン・スルピリドを処方したが、患者が長期間の向精神病薬の内服に同意せず、現在は少量の抗甲状腺剤のみで経過している。「他人が自分の悪口を言っているではないか」と疑うような軽い被害感は持続しているが、他人とのトラブルやひきこもりなどはない。治療開始後、1年半経過したが、時に気分は動揺するも、おおむね落ち着きを取り戻した。甲状腺機能が亢進していた時期に精神症状は悪化、甲状腺機能が正常化したあとも軽度の症状は持続したため、甲状腺機能亢進症によって、本来の性格傾向や病状が尖鋭化された症例と考える。

Ⅱ　疾患の概念

ここでは、甲状腺機能亢進症の主たる病気であるバセドウ病について心療内科的側面から述べる。バセドウ病は発症にストレスが関連している[1)-4)]といわれていると同時にバセドウ病自体の臨床症状にも情緒不安定などの精神症状[5)6)]があり診断や治療にも心身医学的知識が必要となる。

ところで、甲状腺機能亢進症といえばバセドウ病がすぐに思い起こされるが、実は血中に甲状腺ホルモンが増加することにより、代謝亢進をきたした状態を、総じて甲状腺中毒症（thyrotoxicosis）という。甲状腺中毒症には、バセドウ病のように甲状腺自体の機能亢進により甲状腺ホルモンの血中濃度が上昇する甲状腺機能亢進症と、破壊性甲状腺炎のように甲状腺濾胞細胞が壊れることで甲状腺ホルモンの血中濃度が上昇する2つのタイプの疾患がある[7)]。

III 発生機序

①Negative event後のバセドウ病発症の報告

　Parryは、1825年に、21歳の女性がコントロールの効かなくなった車椅子で坂道を急速に下った体験をした後に甲状腺中毒症になった症例を報告した[1]。これが、文献上ストレスと甲状腺中毒症発症の最初の報告である。その後もこのような報告は散見され、最近10年ではバセドウ病患者と対照者との間で、発病に先立つ過去1年間のpositive event（楽しい出来事）のスコアは変わらないのに、negative event（悲しい出来事）のスコアは、バセドウ病患者で有意に多いことがいくつかの論文で報告されている[2)-4)]。これらの論文に対して、バセドウ病発症者は健康者に比べて、negative eventをより重大に捉え、バイアスがかかっているのではないかという批判的な意見[8)]もあるが、ストレスとバセドウ病発症の関連を考えるうえでも興味深い。

②精神・神経・内分泌・免疫学の視点からみたバセドウ病発症の機序

　バセドウ病は、TSH受容体に対する刺激性の自己抗体（TSAb）が甲状腺細胞を刺激し、甲状腺ホルモンが過剰に分泌される自己免役疾患である[9)]。また、TSAb産生の機序は不明であるが、双生児の研究で遺伝的素因が関与していることが知られている[9)]。自己免役甲状腺疾患を発症する遺伝的素因に加え、なんらかの機序で自己トレランス機構が破綻し、自己抗原認識可能なT細胞が活性化されると発症に至るのであろう。この自己トレランス破綻にnegative eventなどのストレスも一因として関与しているのかもしれない。ストレスは、バセドウ病発症時と類似した交感神経系の緊張・カテコールアミンの分泌亢進を起こし、さらに、視床下部でのCRHを増加させ、下垂体でのACTH、副腎でのコルチゾールを増加させる。但し、このHPA axisの変動は甲状腺系に抑制的に働く[10)]といわれており、ストレス後の生体反応という側面からだけでは、うまく説明できない。また、慢性ストレスは、視床下部―下垂体―甲状腺機能のaxisに変動を与える報告[6)]もある。ストレス時に増加するheat shock proteinは甲状腺内のT細胞を活性化する[11)]が、これが自己抗原認識可能なT細胞が活性化につながるかもしれない。

③甲状腺中毒症が精神症状に及ぼす影響

　集中力の低下、イライラして落ち着かない、周りの出来事に過敏でちょっとしたことで興奮する、神経質、情緒不安定、抑うつ、不眠などがある。稀に、妄想幻覚状態を呈することもある。甲状腺機能が不安定なときは、精神症状も不安定なことが多い。しかし、甲状腺機能が正常化したあとも精神症状が残存する症例もあり、甲状腺機能と精神症状は、一定の直線的な関係とはいえない[12)13)]という報告もある。甲状腺中毒症が中枢神経に影響を及ぼす機序として、カテコールアミンの関与が考えられている。カテコラミンと甲状腺ホルモンは、前駆体がともにチロシンであることより、代謝経路に共通部分も多い、したがって甲状腺ホルモンの代謝亢進時、カテコラミンの働きも亢進するのであろう。動物実験でも、カテコールアミンの代謝が増強され、β-アドレナージック受容体の数が増えることが証明されている[6)]。

IV 診断のポイント

①バセドウ病の診断

自覚症状として動悸、多汗、暑がり、体重減少、疲労感、振戦に加え前述の精神症状(神経質・イライラ、情緒不安定など)がある。集中力の低下は当初よりみられる特徴的な症状である。発作的に起きる不安は、頻脈や不整脈を伴っていることが多い[6]。他覚所見として特徴的なのは、びまん性甲状腺腫、頻脈、眼球突出である。ほかに皮膚浸潤、手指振戦、頻脈、甲状腺血管音がある。診断のためには、①臨床所見でバセドウ病が疑われ、②血液検査で血中甲状腺ホルモン(free T4)の上昇、TSHの抑制、③甲状腺受容体抗体(TRAb)陽性の結果が得られればバセドウ病の診断は容易である。但し、TRAbはバセドウ病患者の約10%では陰性のため[14]、破壊性甲状腺炎や無痛性甲状腺炎との鑑別診断に迷うときは、確定診断のためには④^{123}I(^{99m}TcO$_4$-)摂取率(バセドウ病は高値)の検査が必須になる。

②心療内科との関連

内分泌専門医に紹介があるまでに不安障害(パニック障害など)、自律神経失調症、頻脈症、胃癌疑い、うつ病、神経性食欲不振症などと診断[15]されていることがある。心療内科に紹介される場合もある。バセドウ病を鑑別疾患に考慮すべき疾患として、表1にまとめた。また誤診されやすい不安障害との鑑別については、バセドウ病は1日中の頻脈、皮膚は暖かく浸潤、食欲があるにもかかわらず体重減少、学習能力(記憶、計算障害)も低下するが、不安障害では、動悸は一過性、皮膚は冷たく蒼白、体重や学習能力は不変である[6]という点が挙げられる。

表1／バセドウ病が誤認されやすい疾患

	病名	共有する症状
精神疾患	不安障害	イライラ・情緒不安定
	焦燥感の強いうつ病	イライラ・情緒不安定・抑うつ感
	パニック障害	動悸
	自律神経失調症	動悸・発汗・イライラ
	摂食障害	体重減少・情緒不安定
心疾患	不整脈	動悸
	うっ血性心不全	心不全
神経疾患	本態性振戦	振戦
	神経疾患	周期性四肢麻痺
消化器疾患	胃腸炎	下痢
	過敏性腸症候群	下痢
悪性腫瘍	胃癌など	体重減少

(文献15)を改変して引用)

V 治療のポイント

　原疾患の治療がまず中心になる。薬物療法(抗甲状腺剤)、外科的療法(甲状腺亜全摘術)、放射線(アイソトープ)治療の三者がある。詳しくは、成書に譲るが、三者三様の利点がある。日本やヨーロッパでは、第一選択は抗甲状腺剤の内服である。抗甲状腺剤で治療すれば、約1～2カ月で甲状腺機能は正常化することが多い(但し、抗甲状腺剤の内服は、その後も1～2年は必要)。動悸・手指振戦などの交感神経亢進による症状やそれに伴う不安が強い場合は、βブロッカー(propranololで30mg/日程度)、イライラや情緒不安定が前面に出ている場合にはベンゾジアゼピン系の抗不安薬(アルプラゾラムで0.8～2.4mg/日程度)が有効である。甲状腺機能亢進症が原因の一過性幻覚・妄想に対する向精神病薬(ハロペリドールなど)の使用は、現時点(2003年)では保険適応外であるため使用には注意を要する。但し、抗甲状腺剤のみでも、甲状腺機能の正常化に平行し1～2ヵ月で精神症状も消失することが多いため、精神症状に対する薬物は状況に応じて使用すればよい。また深田らは、初診時は情緒不安定で判断力も落ちているため、甲状腺機能がある程度落ち着いた、治療開始1ヵ月目に、再度病気や今後の方針について説明することを薦めている[7]が、これは有用な方法である。問診にて心理的課題をかかえていることが、明らかになった症例については、カウンセリングが必要となる場合もある。但し、甲状腺中毒症が自責感や他責感を増悪させているため、抗甲状腺剤による薬物治療が先行するのはいうまでもない。

　精神症状に対して薬物療法を行うときの注意事項としては、三環系抗うつ剤の抗コリン・アドレナージック作用は、甲状腺中毒症によって増強されるため、negative eventがあっても、甲状腺中毒症が存在するときには三環系抗うつ剤併用禁忌である。特に高齢者の場合、重篤な心毒性を引き起こす可能性がある[6]。また、そう状態を呈している患者に炭酸リチウムを使用する場合、炭酸リチウムは抗甲状腺作用があるため、甲状腺中毒症がマスクされることがあり注意が必要である[6]。

　バセドウ病は、それ自体は生命に危機を及ぼすことはないが、経過の長い慢性疾患である。思春期に発症する症例も多く、成人発症が多い糖尿病・肥満・高血圧などに比べて、生涯の罹病期間も長い。それだけに進学・結婚・出産・転居など乗り越えるライフイベントも多い。患者との良好な関係がより重要となる慢性疾患と考える。

（河合啓介）

● 文献

1) Parry CH : Collections from the unpublished writings of the late. C H Parry vol2, p111, Underwoods, London, 1825.
2) Winsa B, Adami HO, Bergstrom R, et al : Stressful life events and Graves' disease. Lancet 338 : 1475-1479, 1991.
3) Kung AWC : Life events, daily stresses and coping in patients with Graves' disease. Clinical Endocrinology 42 : 303-308, 1995.
4) Matos-Santos A, Nobre EL, Costa JG, et al : Relationship between the number and impact of stressful life events and the onset of Graves' disease and toxic nodular goiter. Clinical Endocrinology 55 : 15-19, 2001.
5) 玉井　一，河合啓介：ストレスと内分泌代謝疾患についての研究．ストレス研究の基礎と研究，河野友信，石川俊男(編)，p231-245，至文堂，1999．

6) Whybrow PC, Bauer M : Behavioral and psychiatric aspects of thyrotoxicosis p673-678 Werner and Ingbar's The Thyoid a fundamental and clinical text eighth edition. Braverman LE, Utiger RD (ed), 2000.
7) 深田修司：隈病院における甲状腺診察ガイド．隈　寛二（編著）．p113-117，メディカルコア 1997．
8) Petticrew M : Stress and Graves' disease. Lancet 339 : 427, 1992.
9) DeGroot LJ, Quintance J : The cause of autoimmune thyroid disease. Endocr Rev 10 : 537-62, 1989.
10) Tsigos C, et al : Stress, endocrine, and disease. Handbook of stress, medicine, and health, Cooper CL (ed), p61-85, CRC Press, New York, 1996.
11) Lamb JR, Young DB : T cell recognition of stress protein. A link between infections and autoimmune disease, Molecular and Biological Medicine 7 : 311-332, 1990.
12) 藤波茂忠，伊藤国彦：バセドウ病からみた内分泌精神障害．精神経誌 85：776-787，1983．
13) 玉井　一，深尾篤嗣：甲状腺疾患治療におけるストレスマネージメント．今月の治療 6：125-129，1998．
14) Kawai K, Tamai H, Mori T, et al : A study of untreated graves' patients with undetectable TSH binding inhibitor immunoglobulins and the effect of anti-thyroid drugs. Clinical Endocrinology 43 : 551-556, 1995.
15) 末松　弘行：バセドウ病．症例に学ぶ心身医学，中川哲也，吾郷晋浩（編），p170-178，医歯薬出版，東京，1988．

III 心療内科診療の実際　2・各科の疾患

① 関節リウマチ

はじめに

　関節リウマチ(rheumatoid arthritis；RA)はリウマチ性疾患の1つでその中で患者数が最も多く一般にもよく知られた疾患である。RAについては、その発症や経過に情動性要因が深く関与していたのではないかという考えが19世紀終わり頃から提唱されており、またアレキサンダーF. Alexander(1950年)の著書「心身医学」[1]に記載されている「7つの代表的な心身症(seven holy diseases)」のうちの1つである。RAの病態と中枢神経系の変化や情動ストレスとのかかわりについてはこれまで多くの研究報告があり、過労、病気や事故、環境の変化、心的外傷体験などの情動ストレスとRAの病態との関連性が論じられてきた。最近、精神神経免疫学の進歩により神経・内分泌・免疫系の複雑なネットワークが解明されつつあり、免疫と情動ストレスの関係も科学的データに基づき論じられ、心身医学的立場からもRAの発症や経過について理解が進みつつある。ここでは、RAについて一般医学的診断・治療を簡潔に述べ、また心身医学的立場から見た診断・治療のポイントについてふれてみる。

I 症例

　発症12年目のRA女性患者を紹介する。
　患者：65歳、女性、主婦。
　主訴：関節の痛みと腫脹、全身倦怠感、夜間の動悸・頻尿、不眠、食欲不振、複視、病気に対する不安。
　既往歴：X＋12年甲状腺機能低下症(現在薬物治療中)。
　生活歴：3人姉弟の長女、子供4人、現在、夫と2人暮らし。
　家族歴：両親とも脳梗塞。
　現病歴：生来健康であった。4人の子どもを育てそれぞれ独立した。X年2月父親が脳梗塞のため寝たきり状態となり、患者夫婦が両親を引き取って同居し自宅で介護をするようになった。同年6月両側肩関節痛・膝関節痛が出現したため近くの整形外科を受診し精査した結果、RAと診断された。消炎鎮痛剤を処方され症状は軽快し、日常生活に支障はなく両親の介護もなんとかこなしていた。X＋10年3月父親(95歳)が死亡、同年4月母親(87歳)が脳梗塞で死亡し、その後の葬式・法事などの行事で5月頃から疲労状態が持続した。8月上旬検診で尿蛋白を指摘され、8月下旬腸閉塞を起こし2回入院した。入院中精査の結果腎機能障害を指摘され、不眠も出現し抗不安薬を内服し始めた。腸閉塞の治癒後も食欲不振、体重減少(－10kg)、全身倦怠感などの症状が持続した。同年10月腎障害の精査目的で当大学腎臓内科を受診、「RAによる腎症」と診断された。ステロイド

療法が開始となり、担当医から厳しい予後について説明され精神的ショックを受けた。X＋12年11月急に複視が出現し近くの眼科を受診したが、異常はなかった。この頃からこれまで以上に病気や症状のことが気になりだし、イライラ感、抑うつ、意欲低下が出現したため同年12月当科を受診した。

初診時所見：身長 152cm、体重 50kg、脈拍数 96回/分、血圧 130/75mmHg、満月様顔貌、結膜；貧血(＋)、黄疸(－)、甲状腺；触知せず、リンパ節腫脹(－)、胸部；心音清、心雑音(－)、呼吸音；ラ音(－)、腹部；肝・腎・脾 触知せず、神経学的所見；特記事項なし。

検査所見：心理テストのみ示す。CMI；領域Ⅳ(神経症レベル)、SDS：61点(うつ状態レベル)、STAI；特性不安58点、状態不安57点といずれも非常に高い段階であった(そのほかRAや甲状腺

表1／ステージ分類(Stage Ⅰ～Stage Ⅳ)

Stage Ⅰ 初期
 ＊1 X線写真上に骨破壊像はない
  2 X線学的オステオポローシスはあってもよい

Stage Ⅱ 中等度
 ＊1 X線学的に軽度の軟骨下骨の破壊を伴う、あるいは伴わないオステオポローシスがある軽度軟骨破壊はあってもよい
 ＊2 関節運動は制限されてもよいが関節変形はない
  3 関節周辺の筋萎縮がある
  4 結節および腱鞘炎のごとき関節外軟部組織の病変はあってもよい

Stage Ⅲ 高度
 ＊1 オステオポローシスのほかにX線学的に軟骨および骨の破壊がある
 ＊2 亜脱臼、尺側偏位、あるいは過伸展のような関節変形がある。線維性または骨性強直を伴わない
  3 強度の筋萎縮がある
  4 結節および腱鞘炎のような関節外軟部組織の病変はあってもよい

Stage Ⅳ 末期
 ＊1 線維性あるいは骨性強直がある
  2 それ以外はStage Ⅲの基準を満たす

＊印はある基準項目は、特にそこの病期あるいは進行度に患者を分類するためには必ずなければならない項目である。

表2／クラス分類(Class 1～Class 4)

Class Ⅰ：身体機能は完全で不自由なしに普通の仕事は全部できる
Class Ⅱ：動作の際に1カ所あるいはそれ以上の関節に苦痛があったり、または運動制限はあっても、普通の活動ならなんとかできる程度の機能
Class Ⅲ：普通の仕事とか自分の身の回りのことがごくわずかできるか、あるいはほとんどできない程度の機能
Class Ⅳ：寝たきり、あるいは車イスにすわったきりで、身の回りのこともほとんど、またはまったくできない程度の機能

機能に関する検査所見は省略する)。

　治療経過と考察：本症例はRA発症後12年経過しており、stage Ⅲ、class Ⅱであるが病勢としては落ち着いている。現在リウマチ専門医に通院中であり、腎障害、貧血、甲状腺機能低下症など内科的合併症を抱えている。本症例のRA発症時や病勢悪化時の心理社会的要因として、脳梗塞で寝たきりになった父親の看病のため両親と同居し毎日気が抜けないという環境要因があった。また両親の介護を始めて10年後、両親が相次いで死亡、その後の対応で疲労状態となり、尿蛋白陽性、腸閉塞を発症している。その後腎障害についての厳しい予後の説明を受けてから抑うつ状態、心気傾向が出現した。病気に対する不安は徐々に強くなり、夜間の身体化症状(動悸、胃部不快感、頻尿など)も出現し、睡眠障害も慢性化するようになった。そのため、日常生活は制限され家事もほとんど夫がしている状態であった。

　本症例はRAとその合併症の他に、心身医学的には「うつ状態と心気症」と診断した。そこで腎障害の合併もあることから抗うつ薬＋抗不安薬をごく少量から開始し、リウマチ専門医と連絡を取りながら経過をみていくことした。心身医学的治療として、カウンセリングを行う中でRAに対する誤った考えを修正し適切な管理の目標を設定するようにし、日常生活における活動範囲を広げるように指導した。治療当初は心気的訴えやさまざまな身体症状の訴えが多かったが、治療開始1カ月後薬物治療の効果も徐々に出始めイライラ感や不眠、不安感は次第に改善していった。治療3カ月後には夫に任せきりだった家事も少しずつ分担して行うようになり、日常生活の活動範囲も広がりつつあり、現在も治療継続中である。

Ⅱ 疾患の概念

　RAは、以前多臓器の結合組織にフィブリノイド病変が生じる膠原病(collagen disease)という概念でまとめられていた。しかし、現在では自己免疫性機序(自己を非自己と誤って認識し自己の細胞成分に対する免疫反応により自己抗体が産生される機序)による結合組織疾患という概念で捉えられる自己免疫疾患の1つと考えられている。すなわち、RAは寛解と再燃を繰り返しながら徐々に軟骨、骨の破壊を起こす全身性、進行性の自己免疫疾患であり、一般医学的対応に加え、心理社会的状態を把握した全人的治療が望まれる疾患である。

　疫学的には、日本のRAの患者数は人口の0.6％、約70万人と概算され、男女比は圧倒的に女性(男性の3倍)に多い。発症年齢は40歳代にピークがあり、高齢化社会の進行に伴い、老年者患者が増加する傾向にある。進行すると運動障害に至る慢性疾患であり、社会的、経済的負担は大きい。

　診断は、複数の関節の腫脹(滑膜の増殖や関節水腫)がみられ、血液検査としてリウマチ因子陽性、CRP上昇、血沈亢進などが認められ、1987年アメリカリウマチ学会の診断基準[2]の7項目のうち4項目を満たせばRAの確定診断になる(**表3**)。

表3／アメリカリウマチ学会の診断基準

1. 朝のこわばり（少なくとも1時間
2. 3領域以上の関節炎　軟部組織の腫脹、液貯蓄、医師の確認
   （14領域：左右のPIP、MCP、手首、肘、膝、足首、MTP）
3. 手の関節炎（手首、MCP、またはPIPのうち少なくとも1領域）
4. 対称性関節炎
   （左右同一関節領域、同時障害、PIP、MCP、MTPは完全に対称でなくともよい）
5. リウマトイド結節（骨隆起部、伸展側表面、傍関節領域の皮下結節、医師の確認）
6. 血清リウマトイド因子（正常人陽性率5%以下の測定法）
7. X線変化（手・手首の正面X線像、骨びらん、障害関節部の明確な骨脱灰所見）

7項目中4項目、1～4項目は少なくとも6週間持続
PIP：proximal interphalangeal joint（方位指節関節）　　MCP：metacarpophalangeal joint（中手指節関節）
MTP：metatarsophalangeal joint（中足趾節関節）

III 発生機序

　RAの関節病変においては、まず滑膜に炎症が起こり、T細胞を中心としたリンパ球浸潤と形質細胞の出現がみられる。滑膜の繊維芽細胞が増殖し、これらにより形成された肉芽組織は軟骨に浸潤しパンヌスを形成しながら軟骨を破壊する。炎症に伴うサイトカインの影響により関節周辺の骨萎縮や靱帯不全がみられるようになり、関節が破壊されていく。さらに、軟骨が消失し炎症が治まると関節が繊維性に融合し関節機能が消失すると同時に関節の疼痛や腫脹は消失する。

　RAの発症と心理社会的要因については、心的外傷体験などさまざまな情動的要因との関係が報告されているが、その頻度は報告によりまちまちである。RA患者では、過度の身体的・心理的ストレスが発症の刺激になったり、経過中の活動性の悪化を招くことがよく知られている。その機序の1つは、ストレス刺激が自律神経系、内分泌系を介して免疫機能を低下させていることが考えられる。また、発症してからも心理社会的ストレスにより病勢が変化する可能性が認められている。しかし、リウマチ因子陽性に比べリウマチ因子陰性のRA患者の方が発症前後のストレスイベントが有意に多く、ストレス要因が病勢にも関与するという報告[3]もあり、RA発症には免疫学的要因のみが関与するのではないということが示唆される。

IV 病因・臨床症状

　RA発症の病因については免疫系、内分泌系、自律神経系などの異常説、細菌やウィルスなどの感染説、HLAや遺伝子が関与する説などが唱えられているが、いまだに確定されていない。

　RAの臨床症状は、関節症状が主病変であるが、全身性の関節外症状について十分注意して診察、検査していくことが必要である。関節症状は、関節の疼痛および腫脹であるが、緩解・再燃を繰り返しながら徐々に軟骨・骨の破壊へと進行し、最終的には関節の硬直・拘縮となり後遺症（構造変形）をきたし、日常生活が著しく障害される。関節外病状は、全身倦怠感、易疲労感、微熱、朝のこわばり、食欲不振、体重減少、リンパ節腫大、皮下結節など多彩な臨床症状を呈する。内科的合

表4／厚生省早期リウマチ診断基準

1. 朝のこわばり　15分以上（≧1週）
2. 3つ以上の関節域の腫脹（≧1週）
3. 手関節またはMCPまたはPIPまたは足関節またはMTPの腫脹（≧1週）
4. 対称性腫脹（≧1週）
5. リウマトイド因子
6. 手または足のX線変化　軟部組織紡錘状腫脹と骨粗鬆症、または骨びらん

以上の6項目中、4項目以上当てはまればRAと分類（診断）してよい

表5／日本リウマチ学会による早期リウマチ診断基準

1. 3関節以上の圧痛または他動運動痛
2. 2関節以上の腫脹
3. 朝のこわばり
4. リウマトイド結節
5. 赤沈20mm以上の高値またはCRP陽性
6. リウマトイド因子陽性

以上6項目中3項目以上を満たすもの
この診断基準に該当する患者は詳細に経過を観察し、病態に応じて適切な治療を開始する必要がある

　併症としては、胸膜炎・間質性肺炎、貧血、心筋炎・心膜炎・心嚢液貯留、腎障害、消化管出血などがあり、その診断・経過観察は注意して行っていく。関節外症状は、一般に非活動性に比べ活動性の高いRAに随伴する傾向があり、リウマチ因子高値例に頻発し、重症度との関連がみられるが、罹病期間とは相関しない。

　関節外症状が前景となり、その根底に血管炎が存在する場合、「悪性関節リウマチ」と呼ばれ、重篤な病態を呈する。これは、厚生労働省の難病に認定されており、ステロイドや種々の免疫抑制剤の投与を必要とする。

V 診断のポイント

　RAの診断基準（**表3**）については、先に述べたとおりである。しかし、7項目の中の「3関節以上の腫脹や手関節および手指関節の腫脹」が続けば、早期から骨びらん関節裂隙の狭小化が生じている。RA早期でもX線上の変化が進行し、アメリカリウマチ学会の診断基準を満たしていなくても疾患修飾性抗リウマチ薬（disease modifying anti rheumatic drug；DMARD）を使用しなければ病変の進行した症例が多くなることになる。したがって、RAの早期診断については、厚生省早期リウマチ診断基準（**表4**）と日本リウマチ学会による早期リウマチ診断基準（**表5**）がつくられており、DMARDの早期からの使用によりRAの進行を予防することに重点をおいたものになっている。

　心身医学的診断について述べると、RAの発症・経過に心理社会的要因が関与していることはよく知られている。RA患者の心因や病前性格（いわゆる「リウマチ性格」）の研究も行われてきたが、これらは慢性疾患に罹患した患者に共通の性格特性という考え方もあり、対照群と比較した研究に

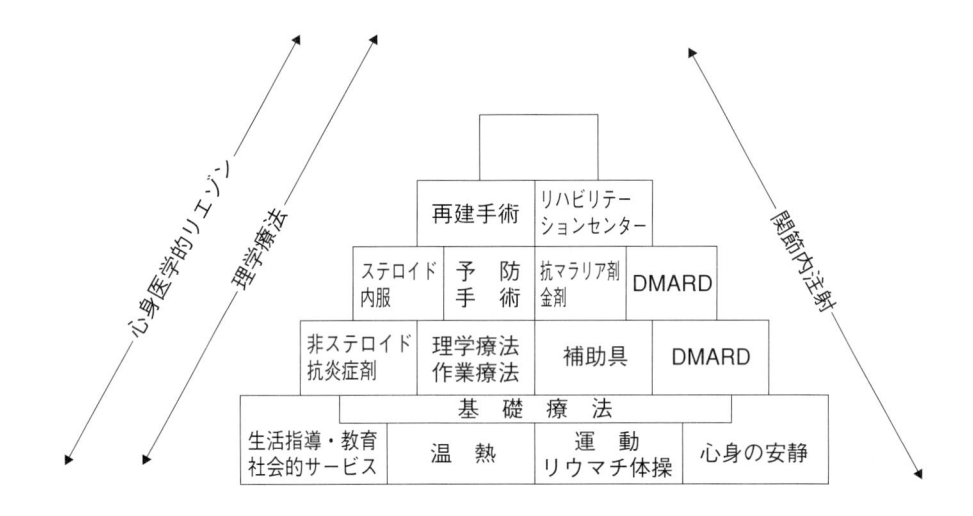

図1／RAの治療ピラミッドと心身医学的アプローチの関与 (SMITHの図を改変)

より「リウマチ性格」はほぼ否定されている。RAの発症と心理社会的要因として心的外傷体験、結婚生活の危機、性的問題、経済的問題、身内の重篤な病気、重要人物との摩擦などが注目されている。

一般にRAにおいては、怒りの抑圧傾向、受け身依存型、猜疑心、表情の乏しさなどが見受けられる。心理テストでは、CMIでは領域Ⅲ、Ⅳが多く、Y－G性格テストではE型およびD型が多いといわれている。問診においては、RAの発症や病勢悪化以前の心理社会的ストレスについて情報を集めて対応を考えていくことが経過観察をしていくうえで重要になってくる。

MacFarlaneら[4]は、不安・抑うつは良好な経過に関係し、情緒の発散を拒否したり、敵意を抱く方が経過に悪い影響を与えるとしている。一方、芦原ら[5]はRA患者は一般に神経症傾向が強く、軽度のうつ状態にあり、不安や抑うつなどの陰性感情を抑圧するため痛みに対する閾値が低下し自覚症状を増幅させると報告している。

Ⅵ 治療のポイント

RAの治療は、現在のところ根治療法はなく、教育、安静、運動などの基礎療法から始まり、症状の改善や経過を見ながら副作用の少ない薬から漸次作用の強い薬にステップアップして行っていくというピラミダルプラン(**図1**)が有名である[6]。すなわち、薬物治療の原則は以下のとおりである。RAに用いる薬物は3つに分けられ、非ステロイド抗炎症薬(NSAIDs)、抗リウマチ薬(DMARD)、およびステロイドがある。症状のコントロールを目標にすれば、軽症例はNSAIDsのみでよい。これでコントロールが得られないときはDMARDを追加する。それでもコントロール不良のときはステロイドを追加する。関節炎が限局しているときはステロイド関節腔内注入療法も考える。NSAIDsとステロイドには症状軽減と抗炎症の効果はあるが、関節の破壊・変形を予

防する効果はない。一方、DMARDは関節の破壊・変形を予防する可能性があり、その使用は症状コントロールをみながら積極的に行っていく。近年、RAに対する新しい薬物が次々と開発され、またその効果について複数のランダム化比較試験(RCT)を統合した複数のシステマチィク・レビューによる研究報告[7]がなされている。

最近のRAの一般的治療は、発症初期をいかに抑制するかに重点がおかれ、早期診断に基づき早期からの強力に速やかに治療していくことの重要性が指摘されている。これらにより早期リウマチの考え方が定着し、積極的に早期からDMARDsや免疫抑制剤を使用しRAの発症初期の治療を行い、一定の成果が上げられている。そのほか難治例や進行例に対して、今後生物製剤や遺伝子治療の試みがなされており、近い将来RAのコントロールがより進歩していくことが考えられている。

しかし、薬物療法や遺伝子治療がいかに進歩してもRA患者の心理社会的要因を考慮した基本治療を行い、患者のADL、QOLを改善していくことが重要であることに変わりはない。吉野ら[8]は、落語による楽しい笑いがRA患者の神経系、内分泌系、免疫系がどのような影響を与えるかを調査するユニークな報告をしている。生活上の支障に対してどのような解決方法があるのか患者と同じ立場で考え、心理社会的ストレスへの対処を生活指導、社会的サービスを通して、またカウンセリングや心理療法により解決していくアプローチもなされていく必要がある。

おわりに●●

RAについて一般医学的診断と治療、および心身医学的見方について簡単に述べてみた。RAのみならず自己免疫疾患への診断・治療には心身医学的配慮が不可欠であり、全人的医療を行っていく必要があり、かつ専門医との連携がますます重要になってくると考えられる。

（長井信篤）

● 文献

1) Alexander F : Psychosomatic Medicine. p104-106, WW Norton, New york, 1950(末松弘行(監訳)：アレキサンダー「心身医学」．学樹書院，東京，1997).
2) Arnnet FC, Edoworthy SM, Bloch DA, et al : The American rheumatism association 1987 revised criteria for classification of rheumatoid arthritis. Arthritis Rheum 31 : 315-324, 1988.
3) Stewart MW, Knight RG, Palmer DG, et al : Differential relationships between stress and disease activity for immunologically distinct subgroups of people with rheumatoid arthritis. J Abnorm Psychol 103 (2) : 251-258, 1994.
4) MacFarlane AC, Kalucy RS, Brooks PM : Psychological predictors of disease course in rheumatoid arthritis. J Psychosom Res 31 (6) : 757-764, 1987.
5) 芦原　睦，酒井淑子，伊藤章代ほか：慢性関節リウマチ患者における心身医学的検討．心身医 34(2)，129-135，1994.
6) 村上正人：新版心身医学「骨筋肉疾患」．p555-563，朝倉書店，東京，1994.
7) 日本クリニカル・エビデンス編集委員会(監修)：クリニカル・エビデンス日本語版 2002-2003．p1032-1051，日経BP社，東京，2002.
8) 吉野慎一，中村　洋，判治直人ほか：関節リウマチ患者に対する楽しい笑いの影響．心身医 36(7)，560-564，1996.

III 心療内科診療の実際　2・各科の疾患

② 慢性疼痛

はじめに●●●

　痛みは日常臨床で最もよくみられる症状の1つで、そのため医療機関を訪れる人は多い。痛みはこれまで身体の警告および防御反応を示すサインで病変の程度と相関すると考えられてきたが、最近それを示す例は多くなく病変の程度や進行と相関しないと考えられている。慢性疼痛は急性疼痛とは異なった診断・治療のアプローチが必要であり、難治・遷延化した症例が心療内科に紹介されることも多い。ここでは、心身症としての慢性疼痛の診断・治療を中心に述べる。

I　症例

　患者：37歳、女性、主婦。
　主訴：反復性の腹痛、下痢・便秘、腰痛。
　家族歴：二人姉妹の長女、妹；気分変調症にて治療中。
　現病歴：生来健康であった。X－1年（28歳）結婚直後、夫の転勤のため県外に転居し、事務職として勤務した。X年仕事中に激しい腹痛が出現しA総合病院を受診した。内科、産婦人科で精査を行ったが、原因は不明で鎮痛剤のみ処方された。その後も腹痛は持続、肥満も出現したためB病院産婦人科で再検査を受けたが、原因は不明のままであった。X＋3年妊娠が判明、この間腹痛は消失していた。その後腰痛が出現、C病院整形外科で「腰椎椎間板ヘルニア」と診断され治療を受け、出産3カ月後に腰痛は改善した。その後腹痛、下痢・便秘が出現し数カ所の病院を受診したが、症状は一時的にしか改善しなかった。X＋8年D病院産婦人科を受診、「月経困難症、骨盤腹膜炎」と診断され抗生剤により腹痛は一時改善した。しかし、その後腹痛が再燃し腹腔鏡などの精査を行ったが、器質的疾患は認められなかったため、D病院心身症外来を紹介受診した。経過中「月経困難症」、「過敏性腸症候群」、「慢性膀胱炎」などの症状が複雑に絡んでいたが、持続・反復する腹痛には心理社会的要因が強く関与しており、「慢性疼痛（心身症）」と診断した。X＋10年4月から身体・心理・行動の状態とペインスコアを記録するように指導した。その後抗不安薬・抗うつ薬の薬物療法やカウンセリングにより疼痛は徐々に改善していった。しかし、鎮痛剤・鎮痙剤を常用し日常生活の改善が少なく疼痛に対する認知変容が困難と判断し、同年8月絶食療法を含めた入院治療を呈示した。X＋10年11月7日慢性疼痛に対する心身医学的治療の目的で当科に入院した。

　① 入院時現症

　身長161.1cm、体重75.3kg、BMI＝29.0、貧血（－）・黄疸（－）、リンパ節：触知せず、胸部：心音・呼吸音；異常なし、腹部：肝・腎・脾；触知せず、左下腹部に圧痛（＋）、下腿浮腫：なし、神経学的所見：深部腱反射が全体に亢進。

②入院時検査所見

血液・生化学検査：WBC 5000/mm³、RBC 450万/mm³、Plt 30.5万/mm³、肝・腎機能：正常、尿酸 7.0mg/dl、中性脂肪 195mg/dl、CRP 0.28mg/dl

心電図・胸部X線：異常なし、腹部エコー：異常なし

心理テスト：CMI健康調査表；領域Ⅰ(正常範囲)、SDS；52点(神経症レベル)、STAI；特性不安51点(Ⅳ段階)、状態不安52点(Ⅴ段階)、Y-G性格テスト；D'型(積極安定型の準型)、TEG；AC高位型(依存心が強いタイプ)

③本症例の心理社会的背景

本症例の慢性疼痛の持続・難治化について行動論の立場から病態を考えてみた。

1. 結婚直後転居し慣れない住居・職場の環境下で不安・緊張状態にあった。家庭では亭主関白の夫に過剰適応し自己抑圧的であった。
2. 腹痛の出現後、繰り返し行われた検査でもその原因は不明で不安・心気傾向が増大、痛み閾値が低下していた。
3. 腹痛のため頻回に病院を受診した際、担当医から心理面への配慮がなされず、精神科の受診のみを勧められ医療機関への不満や不信感が生まれた。次第に痛みへの囚われが強くなり、痛みの訴え方が徐々に大袈裟になっていった。
4. 注射などの医療処置を受けると一時的に疼痛は緩和し、心理的に落ち着きを得ることで痛み行動が間欠強化されていった。
5. 疼痛の出現時には夫が心配してくれ頼ることができるという疾病利得があった。

④治療経過

治療経過を図1に示す。治療者は、患者の苦痛を受容・共感する接し方に努める一方、過度の痛みの訴えには中立的に接した。外来通院中は鎮痛剤・鎮痙剤を常用していたが、入院直後から腹痛はあっても鎮痛剤を内服せずコントロールできるまでになっていた。患者は内省化に乏しい性格特

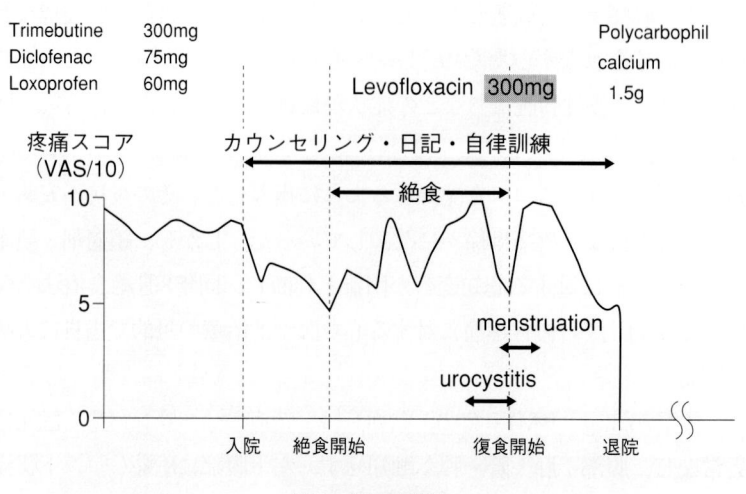

図1／治療経過

性で「痛みを増強させるストレスは何もない」と言い切り、心身相関への気づきがなかった。しかし、入院という環境変化で痛みが軽減したことを受け入れ、症状と家庭環境(特に夫との関係)は関係があることに気づき、自分の性格や日常生活での痛み行動などについて自己洞察ができるようになった。入院後ペインスコア(10段階評価)は9から5に改善した。

11月20日より絶食療法(Fasting Therapy；FT)を開始した。FT期間中のペインスコアは施行前5、膀胱炎の時10とばらつきがあった。「私のストレスは夫に対して自分を押さえて対応してきたことだ」と気づき、自分の性格特性や痛み行動に注意を向けるようになった。「これからは夫に対して素直に自分の気持ちを伝えるようにしよう」という前向きな考えも聞かれ自己洞察が深まった。10日間の絶食終了後、夫婦間の話し合いと内省化のため安静時間を設定した。

夫を交えた面接(家族療法)で患者の病気の成り立ちや心身相関について説明した。夫婦間の話し合いでは双方とも感情的になり患者が期待したほど夫の理解は得られなかったが、時間をかけて話し合っていこうと考えられるようになった。腹痛はペインスコア4であったが、鎮痛剤・鎮痙剤を内服せずコントロール可能となった。退院前の心理テストは、CMI：領域Ⅲ、SDS：36点、STAI(状態不安)：23点、Y-G性格テスト：AC型(劣等感と思考的外向性の尺度が低下)であった。12月7日軽快退院となった。その後、外来通院中であるが、月経時鎮痛剤を使用する以外腹痛はほとんど消失し元気に生活している。

　⑤考察

本症例の慢性疼痛の持続・難治化要因の1つは、月経困難症、骨盤腹膜炎、過敏性腸症候群、慢性膀胱炎の4つの身体的原因があり、慢性疼痛の病態を複雑にしていたことである。外来治療中、器質的疾患がなくても機能的痛みがあること、同じ原因であっても疼痛の部位・強さは身体的・心理的状況で異なることを説明し理解できるようになっていた。抗不安薬や抗うつ薬の治療効果もあり、入院治療を決断したことでかなり痛みへの囚われは軽減していた。患者は「思い当たるストレスはない」と断言していたが、入院という環境変化だけで痛みが軽減したことにより家庭で無意識に自分を抑圧していたことに気づきそれまで避けていた夫婦間の問題を解決していこうと決心ができたことで疼痛が著明に改善したと考えられる。絶食療法は、痛みからの注意の転換をはかり、心理的ストレスやそれへの自分の対応の問題点に気づき、内省を深めるのに有効であった。

Ⅱ 疾患の概念

痛みは主観的な不快体験であり、それを絶対値で客観的に表現あるいは評価できない。そこで患者の訴える痛みをその強さ、程度、性質を治療者がバイアスなしで判断する必要がある。慢性疼痛は、長時間痛みが持続し再発を繰り返し、障害の程度と痛みの強さとの間に明らかな相関がなく、障害を受けた場所と違う痛みを訴えたり、組織損傷を知らせる警告反応が消失しているのが特徴である。最近の知見によると、慢性疼痛はニューロパシックペインに属することが多く、侵害刺激による末梢または中枢における種々の痛覚過敏のメカニズムがいくつか絡み合い、臨床的に複雑な症候を呈するといわれている[1]。患者は持続する不快な疼痛や自律神経反応で苦しみ、二次的に気分

障害や不安障害、精神病性障害が疼痛に先行あるいは同時発症したり、その結果として発症することもある。初診時に慢性疼痛と診断しても、抗うつ薬や抗不安薬などの薬物療法のみで著明改善ないし治癒が認められるような症例は、その時点で慢性疼痛と診断せず、その精神疾患を最終的な確定診断とすべきである。但し、慢性疼痛と精神疾患の併存する場合は、診断は併記することが望ましい。

患者の中には疼痛と心身医学的要因との関係(心身相関)に気づいていなかったり、認めたくないという人もいる。Brena[2]は慢性疼痛の特徴を、①drug、②disfunction、③disuse、④depression、⑤disability、の5段階に分けている。すなわち、薬物に対する志向、機能性障害、廃用性障害が起こり、反応性うつ状態となり、ついには社会生活への適応障害が起こるとして、これを"five D syndrome"と表現している。慢性疼痛の治療目標は痛みを受容しその自己コントロール感を獲得し、日常生活の行動範囲を広げ社会生活の適応障害を回復していくことである。

III 病因・臨床症状

慢性疼痛の原因[3]を表1に挙げた。

❶侵害受容性疼痛

慢性関節リウマチなどの炎症性疾患、悪性腫瘍などの病変が、侵害受容器を長期間刺激することによって起こる。

❷機能性疼痛

自律神経系機能のアンバランスにより胃腸や胆道系、末梢動脈などの収縮や拡張、骨格筋の過緊張により疼痛が起こるタイプであり、体質的素因、情動ストレスによる精神生理学的反応としても起こる。

表1／慢性疼痛の原因

1. 侵害受容体性疼痛
   慢性関節リウマチ、消化性潰瘍、慢性膵炎、末梢血管障害、骨粗鬆症、悪性腫瘍など
2. 機能性疼痛
   Functional Dyspepsia、過敏性腸症候群、胆道ジスキネジー、緊張型頭痛、片頭痛、筋筋膜症候群など
3. 神経因性疼痛
   1)反射性交感神経性萎縮症
   2)求心路遮断性疼痛：帯状疱疹後神経痛、腕神経叢引き抜き損傷、脊髄損傷、幻肢痛、視床痛など
4. 学習性疼痛
   1)オペラント学習
   2)回避学習
5. 精神医学的疼痛
   うつ病性障害、転換性障害、心気症など

❸ 神経因性疼痛

組織障害によるのではなく、神経障害によって起こる神経系の変化によって発生する疼痛。複合性局所疼痛症候群、求心路遮断症候群などがあり、ペインクリニックに紹介する必要がある。

❹ 学習性疼痛

① オペラント学習性疼痛

疼痛の原因が治癒しても疼痛行動（痛みの訴えや表情、鎮痛剤の要求など）が持続している場合には、そこに強化因子として周囲の注目や擁護反応、現実回避、葛藤回避、家族システムの維持などが付随しているという学習理論による。

② 回避学習性疼痛

患者は外傷・疾病の治癒過程で特定の動作により痛みを自覚すると痛みを回避するため、その動作をしないようにする。その結果、外傷・疾病が治癒しても不快な結果を予測してその動作を回避し続けると不自然な動作が持続し新たな痛みを生み出すことになる。患者の予期不安はさらに強くなり、回避行動が持続し疼痛が慢性化することになる。

❺ 精神医学的疼痛

慢性の痛みを症状にする精神医学的疾患には気分障害と転換性障害が多い。気分障害の疼痛には下行性抑制系の機能低下が関与しているといわれている。

Ⅳ 診断のポイント

慢性疼痛の心身医学的因子については、身体的因子、心理社会的因子、痛み行動に分けて考えると理解しやすい。具体的にはそれらの因子について、問診・面接や心理テスト、バイオフィードバック法などの評価によって明らかにする。問診・面接では、詳細に病歴聴取する必要がある。

① 身体的因子

疼痛および全身状態について十分な病歴、現症をとり、諸検査所見に基づいて患者の身体的病態を把握する。

② 心理社会的因子

治療の段階で患者の訴える症状が疼痛の原因や重症度と合わなかったり、疼痛の慢性化による後遺症が残っている場合には心理社会的因子も合わせて検討する。問診・面接では、生育歴、職業歴、友人・家族関係、経済状態、結婚生活、宗教、ストレス因子、性格特性、現在の心理状態などを調査する。

③ 疼痛行動の分析[4]

疼痛行動を明らかにするには、疼痛の先行刺激と強化刺激を丹念に調べる必要がある。先行刺激については、疼痛がどのような状況下や時間帯で起こるか、どのような身体活動や情報が引き金に

なるか、疼痛と相容れない行動は何かを明らかにする。強化刺激については、疼痛の訴えに治療者や周囲の人々がどのような処置や対応(鎮痛剤、湿布、マッサージ、職場を休む、同情を得るなど)をしているか調査・分析する。

患者自身に疼痛の程度、持続時間、出現パターンなどを記録してもらったり、患者の日常の行動を観察する場合、周囲からの情報も加味する必要がある。

④心理テスト

患者の心理・性格特性を把握するため、心理テストを組み合わせて行い(テストバッテリー)、補助診断として利用する。心理テストには、CMI(Cornell Medical Index)健康調査表、SDS(Self-rating Depression Scale)、STAI(State Trait Anxiety Inventry)、矢田部－ギルフォード(Y-G)性格検査、MMPI(Minnesota Multiphasic Personality Inventry)などを用いる。

Sternbachら[5]は、MMPIによる急性疼痛患者と慢性疼痛患者の心理的特性を比較し、「慢性疼痛患者では心気症尺度、抑うつ性尺度、ヒステリー性尺度という神経症性三尺度が高く、これらは慢性化する中で痛みの症状が拡大し、患者の大きな部分を占めるようになったことを反映している」と報告している。しかし、慢性疼痛の患者の心理特性は画一的ではなく、心理社会的因子を認めようとしなかったり、心身相関に気づかなかったりする症例では心理テストの評価には注意が必要である。

⑤診断・治療ガイドラインについて

2002年に発表された「心身症診断・治療ガイドライン」[6]の慢性疼痛(心身症)の診断ガイドライ

表2／慢性疼痛(心身症)診断ガイドライン

A. 1つまたはそれ以上の解剖学的部位における疼痛が、既存の身体的検査と治療(※1)にもかかわらず6カ月以上臨床像の中心を占めている。 B. その疼痛は、臨床的に著しい痛みの自覚と愁訴、それによる日常生活での活動の制限ないし障害を引き起こしている。 C. 心理社会的要因、または心理社会的要因と身体的要因の両方が、疼痛の発症、持続または悪化、重症度に重要な役割を果たしている(※2)。 D. 気分障害や不安障害が、疼痛に先行あるいは同時発症したり、その結果として発症する場合もある(※3)。 除外項目： (1) (虚偽性障害または詐病のように) 意図的に作り出されたりねつ造されている。 (2) 重篤な精神病性障害の既往があるか、現在もその疑いがある。 (3) 明らかな学習能力の障害、妄想性障害がある。 (4) 末期状態の疾患に罹患している。

注釈
※1　既存の身体的検査と治療とは、臨床で実施可能な血液・画像・生理学的検査、および以下の治療手技を指す。薬物療法[非ステロイド系抗炎症薬、鎮痛薬、鎮痛補助薬(抗うつ薬、抗不安薬、麻酔薬など)]、神経ブロック療法、電気刺激療法、レーザー療法、鍼灸療法、手術療法、リハビリテーション、その他
※2　心理社会的因子の関与は、問診・面接、心理テストやバイオフィードバック法などの評価によって明らかにする。患者が心理・社会的因子や心身相関に気づかなかったり認めようとしないことも慢性疼痛の特徴の1つである。
※3　合併する精神疾患への薬物療法の経過中、疼痛が著明改善したり治癒した場合、慢性疼痛と診断せず、その精神疾患を最終的な確定診断とする。但し、慢性疼痛と精神疾患が併存する場合、併記することが望ましい。

ン(表2)を示す。

V 治療のポイント

　図2に慢性疼痛(心身症)の治療フローチャート[6]を示す。6カ月以上続く、持続性または反復性の疼痛を訴える患者を診断する場合、詳細な病歴聴取をもとに器質的疾患の有無を検討する。器質的疾患の鑑別が不十分であれば臨床各科の専門医と連携し、さらなる検査・治療を検討する。慢性疼痛の訴えに見合う器質的疾患がないか、あるいはそれに対する治療にもかかわらず疼痛が持続する場合には心身医学的診断・治療を行っていく。

　慢性疼痛の治療ゴールとして痛みの完全な除去におくことは困難である。心身医学領域では、痛みという患者の訴えより痛みに伴う態度・行動(疼痛行動)を治療の対象と考える行動論的立場をとるものが多い。治療の基本は、患者の訴えを受容的・共感的態度で接すると同時に身体的治療を行いながら良好な医師・患者関係を形成することである。

❶薬物療法

①抗うつ薬

　これまで慢性疼痛に対して三環系抗うつ薬が投与されてきた。これは、下行性抑制系機能を賦活化することによって痛みの緩和を改善すると考えられており、神経因性疼痛などでも確認されている。抗コリン作用によるめまい、立ちくらみ、口渇、便秘、排尿障害などの副作用には十分注意しながら投与する必要がある。緑内障、前立腺肥大症、高齢者には抗コリン作用の少ないSSRI(フルボキサミン、パロキセチン)やSNRI(ミルナシプラン)を使用する。これら薬物療法により治療効果のあった症例の報告もあるが、二重盲検試験などはまだ行われていないため今後の研究課題である。

②抗不安薬・鎮静催眠剤

　慢性疼痛に伴う不安、焦燥、不眠、筋緊張の軽減を目的に単独ないし抗うつ薬と併用して使用する。なお、長期間の使用による依存性、耐性があるため漫然と使用しないように注意し徐々に減量していくことを基本とし、抗うつ薬と同様副作用には十分注意する。

③抗精神病薬

　急性の混乱、錯乱や難治性不眠に対してハロペリドール、クロルプロマジンなどを使用することがあるが、これらは精神科医に相談してから開始するあるいは紹介する方が望ましい。

④その他の薬

　神経因性疼痛には抗けいれん薬が使用されることがある。機能性疼痛には筋緊張治療薬(エペリゾン)や消化機能改善薬(トリメブチン、などを使用することもある。

❷非薬物療法・生活指導

　慢性疼痛の患者は、薬物療法のみで改善することは少なく、薬物療法以外の心身医学的治療を組み合わせて行っていく[7]。

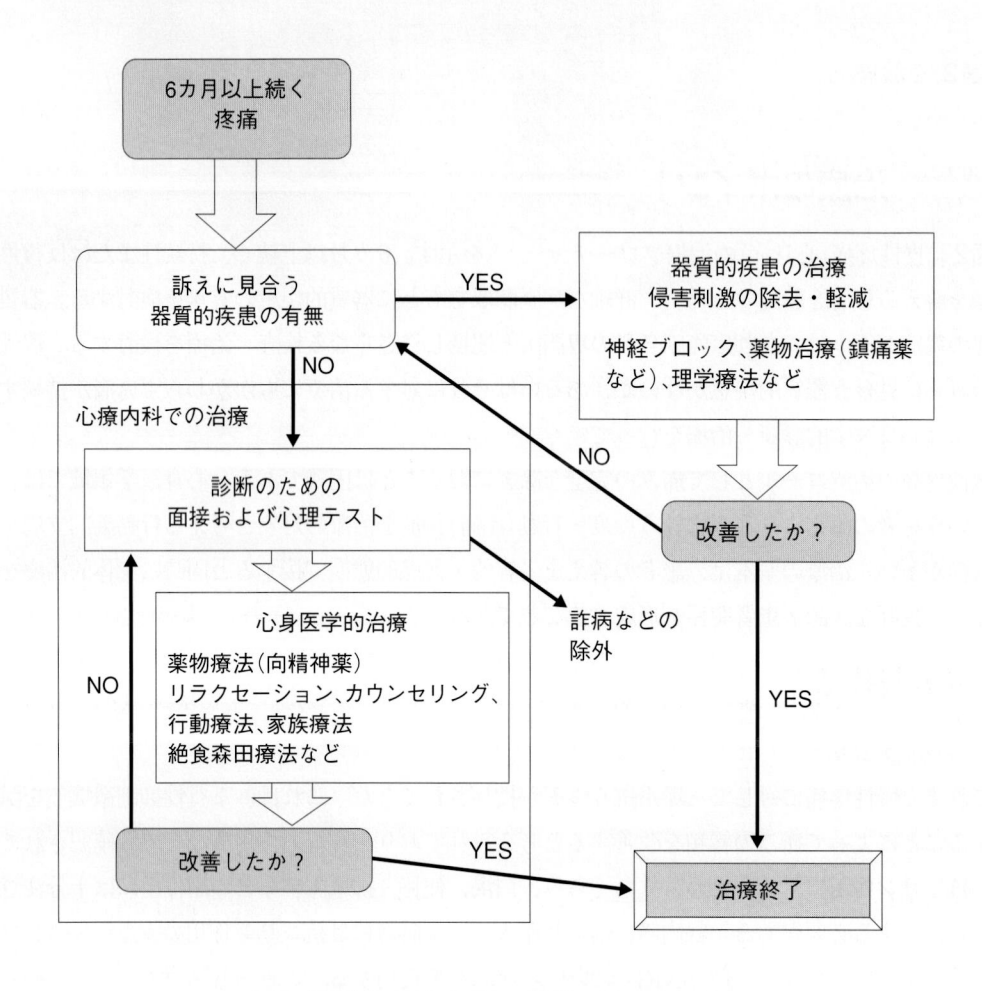

図2／慢性疼痛(心身症)の治療フローチャート

①カウンセリング

治療者は「受容・共感・支持」の原則を守りながらカウンセリングを行っていく。治療初期から心理的介入を行うと拒否や抵抗を示す患者もいる。器質的疾患がなくても、あるいは心因性と診断しても心理的介入のポイントとタイミングを見極める必要がある。

②リラクセーション法

自律訓練法、バイオフィードバック法、漸減的筋弛緩法などにより、末梢の骨格筋からの求心性刺激を減少させ、中枢性の不安・緊張を沈静化し、交感神経系の過緊張を軽減させるものである。(詳細は省略)。

③行動療法

先に述べた疼痛行動の分析に基づき、不適切な疼痛行動を消去し、適切な疼痛に対する適応行動を形成することが原則である。具体的には、疼痛の部位・程度・持続時間と身体的、環境的、心理的要因との関連性をモニタリングしてもらい記録してもらい、行動介入を行っていく。

④絶食療法

薬物療法、カウンセリング、リラクセーション、行動療法などを行っても改善せず、言語的アプローチが困難な症例では、絶食療法(10日間の絶食期と5日間の復食期を基本とする東北大方式)を行う場合がある。これは、専門病院にコンサルトする必要がある。

❸ 治療効果の判定

慢性疼痛の治療効果の判定は、疼痛の自覚症状だけではなく、不適切な疼痛行動の軽減や改善など日常生活や社会生活での機能評価も含めて行う。疼痛の改善についてはそれが持続するように評価し強化していくようにしていくことが重要である。

おわりに●●

心身医学的立場から慢性疼痛の診断・治療のポイントについて、症例を呈示してながら概説した。慢性疼痛は、臨床各科において対応困難な症例が多く、特に心療内科領域では難治例や長期例が紹介されてくる。器質的疾患の有無を検査しながら、心身医学的診断を行い多面的に治療を行っていく。今後どの治療法がどのような機序で作用しているか、新しい抗うつ薬のSSRIやSNRIなどの慢性疼痛に対する効果がどのようなものか今後の検討課題である。

〔長井信篤〕

● 文献

1) 日本心身医学用語委員会(編):心身医学用語集「慢性疼痛」.p210,医学書院,東京,1999.
2) Brena SF : Chronic Pain ; Americas Hidden Epidemic. Astheneum/SMI, New York, 1978.
3) 小宮山博朗,細井晶子:慢性疼痛.久保千春(編),心身医学標準テキスト,p178-184,医学書院,東京,1996.
4) 長井信篤,野添新一:慢性疼痛の心身医学的治療 心療内科の立場から.心身医療 6(12):13-17,1994.
5) Sternbach RA, Worf SR, Murphy RW, et al : Traits of Pain Patients, The Low Bach "Loser". Psychosom 14 : 226-229, 1973.
6) 西間三馨(監修):心身症診断・治療ガイドライン2002.p8-28,協和企画,東京,2002.
7) 出口大輔,野添新一:慢性愁訴としての痛み;心理的な痛み.実地医家のための痛み読本,第1版,宮崎東洋,小川節郎(編),p360-367,永井書店,大阪,2000.

③ 慢性蕁麻疹

I 症例

患者：42歳、男性。会社員。
主訴：短時間で出現消退する痒みを伴う皮疹。
現病歴：初診の約15年前より痒みを伴う紅斑と膨疹の繰り返す出現がみられた。冬季は比較的軽く、春頃によく出るという。他の皮膚科で蕁麻疹と診断されたが改善せず、いくつかの公立病院皮膚科受診、大学病院受診を経て当院へ紹介されてきた。アレルギー検査では蕁麻疹と関連が考えられるものはみつからなかった。
既往歴：特になし。
現症：膨疹や紅斑が四肢体幹に散在する。個疹は半日ほどで消退する。どんなときによく発症するか聴いてみると、温度変化が激しいときや、緊張したときという。特に緊張して動悸がすると発疹や痒みが生じるという。1日のうちでは夕方に出ることが多く、ほっとしたときなどにも痒みと発疹がでる。
検査所見：WBC；7200/mm³（好酸球7.2%）、GOT；24 IU/l、GPT；13 IU/l、ALP 149 IU/l、γ-GTP 25 IU/l、BUN；11mg/dl、Crn；1.0mg/dl。CRP；＜0.1mg/dl。IgE；446 IU/ml（＜250 IU/ml）。
心理検査所見：CMI領域Ⅰ、MAS段階Ⅴ、STAI状態不安Ⅲ、特性不安Ⅲ、SDS 40点、東大式エゴグラム；NP優位型。
診断：慢性蕁麻疹（心身症）

①経過
初診時は抗アレルギー剤の塩酸エピナスチン（アレジオン®）20mg夕食後内服を開始した。2週間経過をみたところ、蕁麻疹はある程度まで抑えられたが、少しは出現していた。

②2回目診察
心因の関与がみられたため、抗アレルギー剤に加えて、アルプラゾラム（コンスタン®、ソラナックス®）0.8mg朝夕分2を追加した。その3週間後には、通常の状態ではほとんど痒み・発疹とも消退した。

③その後の経過
初診より1カ月後には入浴して温まっても皮疹の悪化はみられなくなった。しかし緊張するときは、やはり少し痒みと発疹がみられるため、自律訓練法を併用した。初診の2カ月後にはほとんど痒みと発疹はみられなくなった。初診より1年後には塩酸エピナスチンを10mg夕食後、アルプラゾラムを0.4mg夕食後の内服に減量し、自律訓練法を併用することで、緊張したときも痒みや皮疹が生じなくなった。その2年後には内服を中止して自律訓練法のみで蕁麻疹の出現はほとんどみな

い状態を保っている。

④解説

約15年続いた慢性蕁麻疹である。非アレルギー性の蕁麻疹で、感染症なども可能性を否定され、原因不明の蕁麻疹である。標準的な皮膚科治療である抗アレルギー剤の内服では部分寛解のみであった。よく聴いてみると上述のように、緊張したときに出現しやすいもので、心身の関与がみられた。本症例は心身症タイプの慢性蕁麻疹の典型例で、原因不明の非アレルギー性蕁麻疹の一部にはこのタイプが存在する。こういったタイプの蕁麻疹は抗アレルギー剤や抗ヒスタミン剤の効きがあまりよくなく、抗不安薬の併用が有用なことがある。また自律訓練法のようなリラクセーションが有効である。原因を精査しても確定しない場合は、心理社会的要因の関与を疑い、心身医学的診断と治療が有効な症例も存在する。

II 疾患の概念

慢性蕁麻疹は本邦では1カ月以上出現消退を繰り返す蕁麻疹をいう(欧米では2～3カ月以上)。その原因はアレルギー性のものもあるが、大部分は非アレルギー性である。症状としては膨疹や紅斑を繰り返すが、重症になることは稀で、軽症の状態で持続するのがほとんどである。非アレルギー性の蕁麻疹には機械刺激によるもの、温度刺激によるものなどの物理的蕁麻疹や、発汗に伴うコリン性蕁麻疹があるが、いずれにも含まれない原因不明の蕁麻疹が半数以上を占めるともいわれている[1]。この原因不明な蕁麻疹の中に心因による蕁麻疹が含まれている。また原因のはっきりした蕁麻疹も心因による影響を受けることがしばしばある。そういったことから慢性蕁麻疹には心身症としての蕁麻疹をみることが多い。また蕁麻疹の痒みや皮疹といった症状のために日常生活が制限される場合もあり、適応障害を生じている症例もある。

III 発生機序

慢性蕁麻疹の発症機序は1つではないと考えられる。物理的刺激によるものは、その刺激がコリン作動性神経や感覚神経に働きかけて、神経ペプチドなどを介して肥満細胞に脱顆粒を生じさせるといわれている。中にはヒスタミンを遊離させる物質を摂取していたり、ヒスタミンを遊離させる薬剤を服用している例もあり、これらは直接肥満細胞に働きかけて蕁麻疹を生じていると考えられる。慢性の感染症では細菌や真菌、ウイルスあるいはそれらの代謝産物が刺激となって生じている例もある。また免疫異常として慢性蕁麻疹患者の一部には、高親和性のIgE受容体に対する自己抗体がみられ、この自己抗体によってIgE受容体が反応して蕁麻疹が生ずるとされている[2]。

心身医学的な機序としては、詳細は不明であるが、精神的ストレスが生じると中枢から自律神経を介して神経ペプチドが分泌され、血管に作用して蕁麻疹反応が生じるのではないかと考えられている[3]。ストレスが発生してごく短時間で蕁麻疹が発症することがあるのは、免疫学的な機序のみでは説明できず、神経学的なものの関与が考えられている理由の1つである。アトピー性皮膚炎で

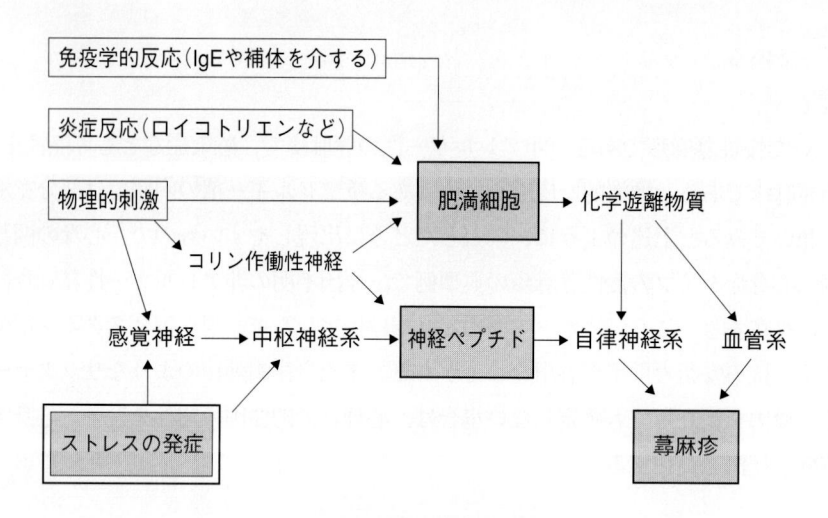

図1／慢性蕁麻疹の発症機序

の神経学的な関与とは異なり、神経系からの直接作用が存在すると思われる。向精神薬の併用で著効する例がみられるのもそのためかと推察される[4]。考えられている発症機序について図1に示した。

IV 臨床症状

　蕁麻疹の皮疹は痒みを伴う紅斑や膨疹であり、通常個疹は1日以内で消退する。大きさは大小不同であり、地図状になることもある。慢性蕁麻疹はほとんどが重症ではないが、重症の蕁麻疹はアナフィラキシーショックの像を呈するので注意が必要である。

　多くの例では、毎日紅斑や膨疹が出現消退を繰り返している。1日のうちでは夕方帰宅後、くつろいでいるときに生じることが多い。食事や入浴の前でも生じることが多く、皮疹は就寝時まで続くが、翌朝には消退している。出現部位は特定できないが、四肢体幹の軟らかいところが出やすい傾向がある。顔面に出る症例もあり、この場合は仕事などの日常生活に影響を与えていることがあることを留意しておく方がよい。皮疹が出ていないときでも赤色デルモグラフィーは陽性であることが多く、診断に際して参考になる所見である。

　心因の関与が強い蕁麻疹でも、温熱や機械的刺激で悪化することはしばしばみられる。風呂上がりに出現すると訴えていることがあるが、よく聴くと風呂上がりに増強するのであり、入浴前から出現していることが多い。

　心身医学的な側面としては、筆者の調査では約7割で不安、抑うつ、ほかの精神身体症状のいずれかの訴えがみられる[5]。この精神症状は原因である場合と蕁麻疹の結果である場合とが考えられる。特にイライラしたときには蕁麻疹を生じることが多く、不定愁訴の患者にもみられやすい。また抑うつ状態などで生活リズムが乱れている場合も蕁麻疹をみる例がしばしばある。本症例のように緊張したときに蕁麻疹が生じる例は多く、中にはパニック障害を合併する症例もみられ、パニッ

ク発作とともに蕁麻疹も発症する。そうすると予期不安が生じて、今度は蕁麻疹が発症するのではないかと不安で外出できなくなることもある。

また蕁麻疹のために適応障害を生じていることもあり、蕁麻疹が出るために日常生活が制限されている。特に顔に出る例では人と会えないとか会社へ行けないとかいった状態になっていることがあり、日常生活の把握は大切である。

慢性蕁麻疹の患者の性格傾向については筆者が自我構造パターンをみたところ、融通の効かない傾向があり、それに陶酔している群と抑圧して葛藤を生じている群とがみられた[6]。性格的に欲求不満を生じやすいことを示しているといえよう。また欧米でも不安、怖れ、神経過敏、過活動、自信のなさなどがみられるといわれている。こういった性格的な背景が影響を及ぼしている慢性蕁麻疹はしばしばみられる[7]。

V 診断のポイント

慢性蕁麻疹の皮膚科的診断はさほど難しくはないが、診断がつけばやはりまず原因精査が必要である。皮膚科的な原因の精査をするとともに、心身医学的な診断をするのがよいと思われる。心理社会的要因の関与する慢性蕁麻疹は心因性蕁麻疹だけではない。原因がわかっている蕁麻疹でも心理社会的要因の関与がみられることもあるのでその点を留意しながら診断を進めていく必要がある。

蕁麻疹が発症するときはどんな状況か、どんな時間帯かなどを聴き、ほかの要因との関連をみる。前述のように温熱で生じるという訴えがあるときは、温熱刺激がないときにも生じていないかなどをチェックする。機械的刺激で出るという訴えの場合も、機械的刺激の生じない部位に先に生じることがないかを詳しく聴くことが重要である。患者が思っている原因と実際の原因とが異なることがあるので細かく状況を把握することが大切である。そうすることによって原因のはっきりとした蕁麻疹か、心因のみの蕁麻疹か、原因はあるけれども心因も関与している蕁麻疹かを区別することができよう。

心理社会的要因の関与がある場合、時間的には短時間で生じていることがあり、数分から数十分で生じるものがある。いわゆる即時型のアレルギー反応よりも早いことがあり、時間も一定でないことがある。即時型アレルギーとの鑑別が必要なときは、時間が一定であるか、ごく短時間で生じることがあるか、いつも同じものを摂取しているか、皮疹は回を重ねるごとに悪化しているかなどを詳しく聴いて、そのうえで即時型アレルギーが疑われるならば、スクラッチテストなどを行うのがよい。そのほか慢性の持続性ストレスも蕁麻疹の発症や増悪に関与しており、その場合はもう少し長い時間軸でみる必要がある。

心理社会的要因の種類としては、さまざまなものがあるが、不満や怒りが比較的多いのではないかと思われる。対象がない不安状態でも生じ、また抑うつ状態が持続しても蕁麻疹は発症増悪する。

こういった心理社会的要因を調べ、心理社会的要因と時間的な蕁麻疹の発症増悪を調べて心身相関をみるのである。また不安、抑うつ状態についてもチェックし、蕁麻疹との関係をみておく必要

表1／慢性蕁麻疹の心身医学的診断のポイント

1. 皮膚科的な原因精査を行う。
2. 心理社会的要因の関与する慢性蕁麻疹は心因性蕁麻疹だけではなく、原因のわかっている蕁麻疹でも心理社会的要因の関与がある場合がある。
3. 蕁麻疹がどのような状況で発症するか詳しく聴く。
4. 不安、抑うつ状態がないか、パニック発作がみられないかをチェックする。
5. 蕁麻疹が出ることを怖れている症例もあり、適応障害がないかどうかをみる。

がある。パニック発作などもないか聴いておく。

そして今度は逆に蕁麻疹を発症することによる適応障害についてみておく。蕁麻疹が出ると会社に行けないとか、外出ができないといったこともある。蕁麻疹が発症するのを怖れていたり、発症するのではないかと不安に思ったりしていることもしばしばみられる。ポイントはどの程度生活が制限されているか、どの程度情緒の障害がみられるかである。

診断の補助的な検査として心理検査が用いられることがある。筆者の施設では簡便で誰でも採点できる自記式の質問紙を用いている。CMI健康調査票、状態特性不安検査(STAI)、自己評価式抑うつ尺度(SDS)、東大式エゴグラム(TEG)などを用いている。これらの詳細は皮膚科心身医学の総論に譲るが、心身医学を専門としない皮膚科医でも用いることができるという点がある。

診断のポイントを**表1**に示してある。

VI 治療のポイント

慢性蕁麻疹の心身医学的治療は、皮膚科における標準的な治療である抗アレルギー剤、抗ヒスタミン剤の内服を基本として、精神科的薬物を併用したり、精神療法を併用したりする。しかし慢性蕁麻疹はほかの皮膚科心身医学疾患と異なり、精神科的薬物療法の併用がかなり有用である。筆者の調査では、向精神薬を併用しない群と併用する群での改善率は、前者では45％のところが後者では83％であった[4]。

よく用いるものとして抗不安薬と抗うつ薬がある。慢性蕁麻疹でよく用いる抗不安薬としては、タンドスピロン(セディール®)、クロチアゼパム(リーゼ®)、フルジアゼパム(エリスパン®)、アルプラゾラム(コンスタン®、ソラナックス®)、エチゾラム(デパス®)などがある(作用の弱いもの順に挙げてある)が、筆者の経験上はアルプラゾラムとフルジアゼパムがよく効く。アルプラゾラムはパニック障害にも有用とされており、慢性蕁麻疹にもときにみられるパニック障害や、パニック障害でなくとも発作的に生じる皮疹を怖れている症例に有用であると思われる。用量はアルプラゾラムで1日0.4mg 分1〜0.8mg 分2が、フルジアゼパムで1日0.25mg 分1〜0.5mg 分2が用いられる。眠気がアルプラゾラムのほうがやや強いため、眠気が気になる場合はフルジアゼパムのほうが適切である。

抗うつ薬は抑うつ状態を伴っている場合に用いる。慢性蕁麻疹ではセロトニン選択的再取り込み阻害剤(SSRI)のフルボキサミン(ルボックス®、デプロメール®)、パロキセチン(パキシル®)やセロ

表2／慢性蕁麻疹の心身医学的治療のポイント

1. 皮膚科的治療として抗アレルギー剤、抗ヒスタミン剤を基盤とする。
2. 向精神薬（抗不安薬、抗うつ薬）の併用が有効である。
3. パニック発作がみられる場合はアルプラゾラムやSSRIが用いやすい。
4. バルビツール酸を用いるのは不適切である。
5. 自律訓練法の併用を行う。
6. 行動が制限されていれば行動療法を併用する。
7. その他の適応障害がみられれば短期療法的な認知行動療法を用いることがある。

トニンノルアドレナリン再取り込み阻害剤（SNRI）のミルナシプラン（トレドミン®）など比較的副作用が少ない抗うつ薬が適切であると思われる。中でもSSRIはパニック障害にも有用とされているため、慢性蕁麻疹でも有効な症例がみられている。四環系の抗うつ薬は催眠作用が強く、睡眠障害を伴う慢性蕁麻疹で適応となる。三環系抗うつ薬は循環器系への副作用などがあるため、慢性蕁麻疹では用いることは少ない。

アトピー性皮膚炎に比べて睡眠障害は少ないが、中には難治性のものもあり、その場合は抑うつ症状が強かったり、蕁麻疹による適応障害を生じている例が多い。四環系抗うつ薬であるマプロチリン（ルジオミール®）、睡眠薬としてブロチゾラム（レンドルミン®）、リルマザホン（リスミー®）、ニトラゼパム（ベンザリン®）、など比較的短時間で作用の弱いものを用いる。なおバルビツール酸系はヒスタミンの遊離を促進するため、慢性蕁麻疹では適切ではない。

慢性蕁麻疹における精神療法としては、最も簡便で用いやすいのは自律訓練法かと思う。自律訓練法を行うと自律神経の緊張を解放することによって蕁麻疹反応が改善すると考えられる。公式の重感と温感のみで十分であり、それ以上の公式を必要とすることは少ない。自律訓練法を始めると一時蕁麻疹が生じることがあるが、これは緊張が解放されるためと考えられており、それを過ぎると生じなくなってくる。催眠療法も適応と考えられるが、近年はあまり行われていない[8]。

そのほかに認知行動療法などを用いることがある。蕁麻疹における行動療法は、皮疹が出るという恐怖を対象にすることが多い。蕁麻疹の皮疹が出ると人前に出られないとか、皮疹が出るかもしれないので外出できないなどといった患者には行動療法を行う。不安階層表を作成して少しずつ制限された行動を曝露させたり、苦行療法的に蕁麻疹の皮疹が出てもいいから外出させるなどを行うことがある。そのほかの蕁麻疹による適応障害には短期療法的な認知療法を用いると有効なことがある。慢性蕁麻疹の心身医学的治療のポイントを表2に示した。

おわりに●●

慢性蕁麻疹は述べたように心理社会的要因により影響を受けやすい疾患であると考えられる。その治療は現在向精神薬の併用が簡便かつ有効であるので、大部分は一般医が治療できるものと思われる。精神療法については自律訓練法の併用が簡便である。

（羽白　誠）

●文献

1) Champion RH : Urticaria. Rook/Wilkinson/Ebling Textbook of Dermatology 5th ed, Champion RH, Buton JL, Ebling FJG eds, p1865, Blackwell Scientific Publication, London, 1992.
2) Hide M, Francis DM, et al : Autoantibodies against the high-affinity IgE receptor as a cause of histamine release in chronic urticaria. N Engl J Med 328 : 1599-1604, 1993.
3) Hautmann G, Lotti T, Panconesi E : Neuropeptides and skin inflammation. In Getting in Touch, 6th International Congress on Dermatology and Psychaitry, Amsterdam (Olanda), April 20-22, Abstract book p44, 1995.
4) Hashiro M, Okumura M : Anxiety, depression, psychosomatic symptoms and autonomic nervous function in patients with chronic urticaria. J Dermatol Sci 8 : 129-135, 1994.
5) Hashiro M, Yamatodani Y : A combination therapy of psychotropic drugs and antihistaminics or antiallergics in patients with chronic urticaria. J Dermatol Sci 11 : 209-213, 1996.
6) 羽白　誠：慢性蕁麻疹患者における自我構造パターンについて．心身医学　37：77, 1997.
7) Panconesi E : Stress and skin diseases. Psychosomatic Dermatology, p94-179, JB Lippincott, Philadelphia, 1984.
8) Shertzer CL, Lookingbill DP : Effects of relaxation therapy and hypnotizability in chronic urticaria. Arch Dermatol 123 : 913-916, 1987.

III 心療内科診療の実際　2・各科の疾患

④ 円形脱毛症

I 症例

患者：24歳、女性、販売業。
主訴：頭部の脱毛。
現病歴：初診の3年前より全頭脱毛を生じる。他の医療機関でプレドニゾロンの内服30mg/日を行ったところ、少し生えたが同薬の副作用のために中止した。再度抜けたので感作物質外用をしたが改善が思わしくないため当科に来院した。
既往歴：特になし。
初診時現症：前頭部、両側頭部、後頭部の頭皮約3分の1に境界鮮明な脱毛斑が複数みられる。いずれの脱毛斑にも紅斑はなく、接触皮膚炎を思わせる皮疹はなし。自然脱毛あり。睡眠については時に夜間覚醒あり。食欲は良好。生理は規則正しくある。初診時は特に思い当たる出来事はないといっていたが、ただ3年前に職場が変わり、周りがベテランの人ばかりでうまくいかないと言っていた。
検査所見：freeT3；2.00pg/ml、freeT4；0.93ng/dl、TSH；0.82μU/ml、抗核抗体陰性、抗DNA抗体；＜1.0IU/ml、血清補体価；35.7U/mlと異常なし。
心理検査所見：CMI；I領域、STAI状態不安V/特性不安V、SDS；41点、東大式エゴグラム；N型A低位型。
診断：円形脱毛症(心身症)、適応障害。

　①経過
　仕事について話を聴くと、周りがベテランばかりで、自分に能力がないのではと思う。顧客からも、自分が接客に出るとベテランの販売員を指名されることが多い。軽度の不安と抑うつ状態を呈していた。初診時はアルプラゾラム(コンスタン®)0.8mg/日を分2で処方した。

　②2回目診察
　前回より脱毛部位が増えて、後ろ半分はほぼすべて脱毛していた。仕事を辞めたいと言い出していた。接客をしたときに言葉がうまく出ない、緊張してしまうとのことであった。そこで短期療法的な手法を用いて、「接客をうまくできればどんないいことがあるか」と尋ねると、「仕事が楽にできる。楽しくなる。職場も居心地がよくなる」と答えた。「ではどうすれば楽にできるか」と尋ねたところ、「肩の力を抜き、何でもいいからお客さんと話をしてみる」という答えが出てきた。投薬は初診時と同じ。

　③その後の経過
　2回目診察後約2カ月より脱毛が止まり、毳毛が生じ始めた。しかし仕事でまだ自信があまりもてないという。それに対し「どうすれば頼られるようになるか」と聞いたところ、「もっと自分か

ら話しかけてみることで顧客との信頼関係をつくる」との答えであった。その後は顧客との会話も徐々に増えて、自分が担当することが増えてきた。適応状態は改善し、発毛状態も徐々に改善し、黒色の毛髪を生じてきた。初診より8カ月後には内服薬もアルプラゾラム0.4mg眠前のみとなり、仕事についても自信をもつようになって、毛髪もかなり生えてきたため本人よりの申し出で診療を一応終了した。その後7カ月経って受診しているが脱毛はみられていない。

④解説

　職場が変わってから脱毛が生じ、全頭脱毛に至った。プレドニゾロンの内服をしたが副作用のため中止し、部分的回復にとどまっていた。感作物質を塗布しても効果がなく、心理的な関与があるかも知れないということで本人自らが当科を受診した。円形脱毛症がストレスで生じるかどうかについては異論があるところである。しかし職場が変わってから生じていることや、その後も職場でうまくいっていなかったことから、心理社会的背景が円形脱毛症の発症や経過に関与していないとは言い切れない。職場では適応障害を起こして、抑うつおよび不安状態が継続していたため、ここでの適応障害は主として職場に対するものであると考えるが、脱毛があることも接客を消極的にするものとなっており、幾分か関与しているといえる。治療として短期療法的な手法により、認知を変化させて職場での適応を改善した。そうすることによって繰り返していた脱毛も改善してきた。この点からも適応の改善が円形脱毛症の経過に影響していると考えられる。

II　疾患の概念

　円形脱毛症は突然発症する境界明瞭な脱毛斑を形成する疾患であり、単発のこともあれば、多発もこともある。脱毛は頭部のみではなくほかの体表の有毛部でも生じる。また円形脱毛症が頭皮全体に生じると全頭脱毛といわれ、睫毛や眉毛、腋毛、陰毛などすべての毛髪が脱落すると汎発性脱毛といわれる。内科的疾患では甲状腺疾患や膠原病、アトピー性皮膚炎でも伴うことがあるが、ほかの疾患を付随しないことが多い。年齢は乳幼児から老人までさまざまであるが、思春期青年期に発症することが多い。また性差はないという報告がある。

　円形脱毛症は男性型脱毛症とは違い、必ず発毛がみられるとされている。組織学的には毛根周囲のリンパ球浸潤がみられるが、毛根が破壊されることはない。生命にかかわるものではないため、軽視されがちなところもみられるが、患者としては外見が気になり行動の制限される例や、抑うつ状態に陥る例もしばしばみられる。

III　発生機序

　円形脱毛症の発症機序はいまだ詳細不明である。以前より免疫学的な機序や精神的な機序がいわれてきているが、現在は免疫学的な機序が主流となっている。

　免疫異常としての報告が多数なされており、T細胞系の自己免疫異常がいわれている。円形脱毛症の炎症細胞はCD4陽性細胞とCD8陽性細胞と樹枝状細胞からなる。毛包内での浸潤細胞は主に

CD8陽性の細胞と樹枝状細胞であり、CD4陽性細胞は少ないため、主要組織適合抗原(MHC)や細胞接着因子の毛包上皮や毛乳頭での異常発現と関連があるのではといわれている。しかし全体としてはTh1タイプの免疫反応で、局所ではインターフェロン(IFN)γやインターロイキン(IL)-2が上昇しているといわれている。毛包特異的な自己抗体が円形脱毛症患者でみられることがあると報告されているが、これは二次的なものと考えられている。

　毛包では通常はランゲルハンス細胞をはじめとする抗原提示細胞の数は少なく、毛包上皮そのものも厚い基底膜で被われている。なんらかの機転で基底膜が破綻すると、この抗原提示が行われて一連の免疫反応が生じるのではないかと考えられている。毛包上皮細胞の抗原(MHC-ⅠやⅡ)が提示されると、T細胞からIFN-γや腫瘍壊死因子(TNF)-αが分泌されてMHC-Ⅰの提示をさらに高めて、T細胞を遊走させるのではないかとされている。1つの場所でこのような反応が生じると、分泌されたサイトカインが周囲にも及び、炎症反応が拡大すると考えられている。その結果B細胞系も活性化されて毛包特異的な自己抗体が生じるのではないかという考えがある。そしてある程度の毛包の周期が成長期から移行期・休止期へと移行すると提示される抗原が減少するために反応は自然と止まるのではないかとされているが詳細は不明である[1]。

　しかし実際の治療には免疫反応を抑制するものを用いる場合と活性化するものを用いる場合とがある。免疫を抑制する治療はT細胞系の機能を抑制することで理解できる。では免疫賦活剤が有効なことがあるのはなぜだろうか。今のところ説明されていることは、CD4陽性細胞とCD8陽性細胞との比率を変化させるのではないかといわれている。免疫賦活剤を用いるとCD8陽性細胞が増加し、その結果CD4/CD8は減少する。またIL-10やトランスフォーミング増殖因子(TGF)-βも増加してくる。これらのサイトカインは接触皮膚炎の収束する過程で増加がみられており、毛包上皮細胞での免疫反応を抑制している可能性が示唆されている。

　IL-10はランゲルハンス細胞における抗原提示機能を免疫増強作用から免疫寛容作用へと変化させるといわれている。TGF-βは円形脱毛症に関与するとされるIL-2やIFN-γによるT細胞活性を抑制するといわれている。

　このように円形脱毛症における免疫学的な機序としては毛包上皮での基底膜の破綻から抗原提示による免疫反応が生じて脱毛が起こると考えられている。

　一方免疫学的な機序以外として、頭皮での血管収縮が生じているということと、頭皮での出血時間が短縮しているという報告が以前よりある。血管収縮には神経ペプチドYが関与していると考えられており、出血時間の短縮は組織型のプラスミノーゲンアクチベーター(tPA)の活性化がいわれている。血管収縮とtPAの活性化による毛包周囲の血管壁へのフィブリンの沈着が起こり、その結果毛包周囲の血流低下が起こるものと考えられている(図1)。この現象が免疫学的な病態とどのように関係しているかは今のところ明らかではない[2]。

　また心身医学的側面については、関係があるという報告とそうでないという報告とがあり、どちらかはまだ決まっていない。Colonらは円形脱毛症患者の約4割に大うつ病が合併し、約4割に全般性不安障害が合併すると報告している[3]。Panconesiは同患者の約4割に急性の心的外傷を合併し、約5割に持続性の心的外傷を合併するとしている。また治療に対して反応性の不良な群は失感

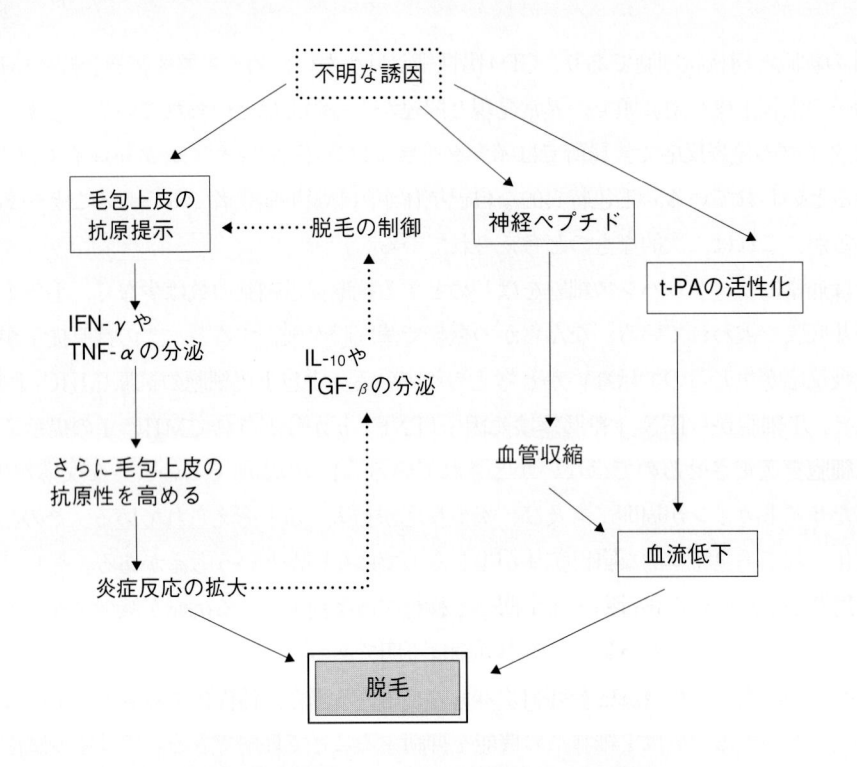

図1／推察されている円形脱毛症の発症機序

情症を呈するものが多いと報告している[2]。筆者の心理検査による調査では、同患者と健常対照群との比較で不安については円形脱毛症群が有意に不安得点が高かったが、抑うつの程度は有意差がみられなかった。しかし円形脱毛症群では抑うつの得点は高得点のものと低得点のものに分かれており、二峰性であった[4]。

　これらの報告は円形脱毛症の発症や経過に影響を及ぼしているのか、円形脱毛症のために適応障害を示しているのかは明らかではない。免疫学的変化や血流の低下が精神状態との関連を解明した報告は今のところみられない。しかし突然発症することの時間的経過は免疫学的な機序や血流低下のみでは説明がつかず、自律神経の関与があるものと思われる。また少なくとも円形脱毛症であることが患者にとって苦痛になっているのは明らかであり、適応障害がみられるのは理解できよう。

IV 臨床症状

　円形脱毛症は全身のどの部分にも生じうるが、やはり頭髪が最も目立つためにか多い。境界明瞭な脱毛斑が突然生じ、そのかたちは円形から楕円形である。多発するとそれらは癒合し、さらに拡大すると頭皮では全頭脱毛になる。頭皮以外の脱毛を伴う場合は汎発型脱毛という。過剰な脱毛により本人が気づくことが多い。大きさはさまざまであるが、小さいものでは径8mmくらいで気づくこともある。癒合する前の大きさは径20〜30mmであることが多い。

　毛髪の変化は棍棒状毛や感嘆符毛といわれる毛根より少し上方が細くなった毛髪がみられること

が多い。また細くなった毛髪は切れやすいため、途中で断裂した毛がみられることもある。そのため脱毛斑に点状の黒色の虫のようなものがあるかのようにみえることがある。一度脱毛すると再度発毛するまでの時間がかかり、経過は慢性で繰り返すこともある。一般に白髪は黒色毛より抜けにくい傾向があり、再び生え始めたときは白髪として生えることがある。その後に黒色毛に変化することが多い[5]。また頭皮の生え際の脱毛(オフィアシス型)はほかの部分の脱毛より生えにくいといわれている。

　精神症状としては不安・抑うつがみられることが多いが、前述したように抑うつについて心理得点ではあまり差が出ないのは、個人的な差が大きいためと思われる。そのほかに脱毛があるためにさまざまな行動制限がみられる。

V 診断のポイント

　まず鑑別しなければならないのは、びまん性脱毛や男性型脱毛である。びまん性脱毛では脱毛斑ははっきりとせず、全体に毛の密度が低下した状態を呈する。男性型脱毛では毛髪が細くなり、色調も茶色がかっており、毛根の老化を示している。この変化は前頭部から始まる。次に甲状腺疾患や膠原病、アトピー性皮膚炎などほかの疾患の合併がないかを調べる必要がある。

　また抜毛癖も鑑別を要するが、抜毛癖の特徴として、脱毛斑はほとんどが途中で断裂した毛であること、分布が利き手の方に範囲が広いこと、境界が不鮮明で脱毛斑の中も断裂した毛の長さが一定せず不均一な濃さを示すことなどが挙げられる。精神的には抜毛癖のほうが毛の抜けた状態を気にしていないことが多く、自分で抜いていることも気がつかないことがある。抜毛癖は一般に精神病理は円形脱毛症より深いことが多い。

　ほかに鑑別しなければならない疾患として、毛髪の醜形恐怖や身体表現性障害がある。実際は正常範囲の発毛を示しているにもかかわらず、髪が薄くなっている、どんどん抜けていくなどの訴えがみられる。正常の脱毛期に入って抜けた毛を持参して訴えているが、皮膚科的には正常である。

　以上の疾患を鑑別したうえで、円形脱毛症を診断する。そしてその次に心理社会的背景を含めた心身医学的問診をする必要がある。

　脱毛に先行してなんらかのライフイベントがあるという報告もあるが、それを否定するものもある[6]。しかし脱毛が生ずると、当然容貌の変化が生じるため、患者の苦痛は大きい。男性型脱毛とは違って、若年者でも女性でも生じるため、「あきらめ」として受け入れられることは極めて少なく、行動面での制限が生じていることが多い。したがって精神症状が原因であっても結果であっても心身医学的な問診は重要である。

　睡眠障害や意欲の低下がないか、不安でイライラすることはないか、仕事や学校を休んでいないかなどを聞く必要がある。カツラをしていても適応しているとは限らず、不安や抑うつ状態がみられることも多い。こういった例では、公的な場での適応はよいが、例えば恋人や友人との旅行では、カツラをはずさなければならない状況も生じることがあり、そういった場面での行動制限などが生じている。

表1／円形脱毛症の心身医学的診断ポイント

1. 円形脱毛症と男性型脱毛などの鑑別。
2. 甲状腺疾患や膠原病の合併をチェック。
3. 抜毛癖を鑑別。
4. 毛髪の醜形恐怖や身体表現性障害を鑑別。
5. 心理社会的背景を聴く。
6. 不安、抑うつ気分、睡眠障害などの有無を聴く。
7. 適応障害の有無をみる。

思い当たる出来事も聞いておく方が望ましい。その時間的経過と脱毛の程度をみていればある程度は狭義の心身症か適応障害かを区別できると思われる。もちろんこの両方が存在する症例も多い。

以上円形脱毛症の診断には、鑑別診断として毛髪の醜形恐怖や身体表現性障害などの精神疾患もあり、心身医学的な診断が必要である。表1にポイントをさらにまとめておく。

Ⅵ 治療のポイント

　円形脱毛症の治療は現在のところ、決定的なものが存在しない。皮膚科的には、副腎皮質ステロイド剤の外用や内服、感作物質の外用、アルカロイド製剤（セファランチン®）の内服、塩酸カプロニウム（フロジン液®）の外用などがある。

　ステロイド剤は発毛効果はあるが、外用では強いものを、内服では30mg～40mg/日内服しないと反応がみられにくい。さらに前記の量を内服すると、肥満が高頻度で生じるだけでなく、ほかのステロイド剤の副作用もみられるようになる[7]。円形脱毛症患者は容貌に敏感なため肥満が生じるこの治療法は心身医学的にみると適切ではないと思われる。感作物質は試みる価値のあるものと思われるが、試薬が保険外の薬品であることが難点である。アルカロイド製剤（セファランチン®）の内服は1日9mg～12mgを分3にすると反応がよくなる経験がある。

　以上の皮膚科的治療に加えて、抑うつ、不安に対して向精神薬を併用する。よく用いられる抗不安薬としては、タンドスピロン（セディール®）、クロチアゼパム（リーゼ®）、フルジアゼパム（エリスパン®）、アルプラゾラム（コンスタン®、ソラナックス®）、エチゾラム（デパス®）などがある（作用の弱いものから順に挙げてある）。

　抗うつ薬としては比較的副作用の少ないセロトニン選択的再取り込み阻害剤（SSRI）のフルボキサミン（ルボックス®、デプロメール®）、パロキセチン（パキシル®）やセロトニンノルアドレナリン再取り込み阻害剤（SNRI）のミルナシプラン（トレドミン®）などが使いやすい。四環系の抗うつ薬は睡眠障害に用いることが多い。睡眠障害は四環系の抗うつ薬のほか、ブロチゾラム（レンドルミン®）、リルマザホン（リスミー®）、ニトラゼパム（ベンザリン®）、フルニトラゼパム（サイレース®、ロヒプノール®）などを用いる。なおバルビツール酸系はあまり用いないがアトピー性皮膚炎とは違い、円形脱毛症が悪化することはないと思われる。

　精神療法としては、自律訓練法や皮膚科的認知行動療法がある。自律訓練法は自律訓練によって血流改善を図る目的とストレスを解放させる目的で行うが、通常の公式とは少し変えている。上下肢の温感ができれば、「頭皮が暖かい」「頭皮が脈打つような感じがする」などを入れている（通常は「額が涼しい」である）。皮膚科的認知行動療法は、脱毛がさらに悪くなる不安が強いときに行うとよい。毎日抜けた髪を集めさせて数を数えさせる。その数を記録させ、医師がそれをみてフィ

表2／円形脱毛症の心身医学的治療ポイント

1. 標準的皮膚科治療があまりはっきりとしていないので、患者の状況に応じて皮膚科的治療を選択する。
2. ステロイド剤の内服は心身医学的には適切でないことが多い。
3. 抑うつ、不安、睡眠障害を合併するときは向精神薬の併用をする。
4. 精神療法としては自律訓練法や、皮膚科的認知行動療法を行う。
5. 患者の抜け毛の状態をフィードバックするとき、抜け毛の中には生理的脱毛も含まれていることに注意。

ードバックする。1日100〜150本くらいは正常の脱毛でもあるのでこれらを目安に評価する。毎日の脱毛本数の変化も評価する。この方法はたとえ病期がまだ脱毛の進んでいるときでも、比較的客観的に脱毛を評価できるため、過剰な不安を取り除くことができる。ポイントは抜けた毛には正常な部分の生理的脱毛も混じっているという点を認知させることにある。表2に治療のポイントをさらにまとめて表示する。

VII 小児における心身医学的治療

　円形脱毛症は小児にもみられ、2歳の幼児でも発症する。全頭型脱毛症や汎発型脱毛症も小児にもみられる。小児の場合はほとんどがほかの疾患を合併しない。成人と同様の機序で生じると考えられるが、ほとんどの症例で両親、特に母親の精神状態が不安定になっている。小児では骨端の閉鎖を生じる可能性からステロイド剤の内服は行わない。また感作物質も接触皮膚炎が全身に拡大する可能性を考えてあまり適応はないと思われる。また感作物質の塗布は両親が受け入れにくいことが多い。

　そこで小児で介入をすることが比較的可能なのは親子関係の変化である。前述のように母親は過敏になり、子どもを社会へ出そうとせず、やや過保護的になっていることがしばしばみられる。何かあるとすぐ子どもの頭(脱毛部)に目をやり、手で覆い隠すような行為がみられることがあり、その行為をみて子どもも過敏になっていることが多い。子どもの幼稚園など社会での様子を第3者から聴くのもできればしたいものである。子どもの脱毛が原因か結果かはわからないが、時に両親の不和がみられることもあり、子どもがややおびえた態度を取ることもあるので、家族に不和がないかを聴く必要もある。

　介入のポイントは親子関係を自然な関係にすることである。かばい過ぎたりしないで脱毛のない子に接するのと同じようにしてもらうことである。特別扱いしないように接してもらい、健常な子どもに接するのと同じにしてもらう。特に兄弟がいる場合はできるだけ差を付けないように配慮してもらう。そうすることによって、脱毛症の患者の反応は少しずつ健常な子どもの反応に近づくと思われる。適応が改善されれば、脱毛が改善される例も筆者は経験しているが、統制された臨床研究の報告はまだみられない。

おわりに●●

　円形脱毛症の治療は未開拓の分野であり、今後新たな治療法がでればと願っているが、いずれにしても患者の脱毛による苦痛は大きなものであり、満足が得られる発毛がみられるまでには精神的な部分を無視するわけにはいかないと考えている。

（羽白　誠）

● 文献

1) Freyschmidt-P P, Hoffmann R, Levin E, et al : Current potential agents for the treatment of alopecia areata. Curr Phamaceut Design 7 : 213-230, 2001.
2) Panconesi E, Hautmann G : Psychophysiology of stress in dermatology. Dermatol Clin 14 : 399-421, 1996.
3) Colon EA, Popkin MK, Calliess AL, et al : Lifetime prevalence of psychiatric disorders in patients with alopecia areata. Comp Psychiatry 32 : 245-251, 1991.
4) 羽白　誠：円形脱毛症患者における精神身体症状・不安・抑うつ状態について．心身医学　37　Spple：179、1997．
5) Bertolino AP : Alopecia areata. A clinical overview, Postgrad Med 107 : 81-90, 2000.
6) Van der Steen P, Boezeman J, Duller P, et al : Can alopecia areata be triggered by emotional stress? An uncontrolled evaluation of 178 patients with extensive hair loss, Acta Derm Venereol 72 : 279-280, 1992.
7) 山下眞之，坪井良治，高森建二：全頭型・汎発型円形脱毛症の治療；成人患者に対する治療方法の選択とその有効性の検討．日皮会誌　111：1215-1221，2001．

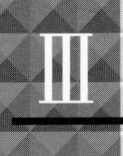

⑤ アトピー性皮膚炎

I 症例

患者：25歳、女性。会社員（金融業）。
主訴：四肢体幹および顔面の繰り返す皮疹。
現病歴：5歳頃よりアトピー性皮膚炎と指摘されている。近医で加療を受けて軽快していたが、就職後より皮疹が悪化し始めた。仕事が忙しいとき、特に責任の重い仕事のときは皮疹が悪化し、眠れなくなるという。Strongestのステロイド外用剤と抗アレルギー剤の内服をしていたが改善せず、ステロイド剤と抗ヒスタミン剤の合剤を内服しても皮疹が改善しないため、紹介されて来院。
既往歴：特になし。
現症：顔面、頸部、四肢にびまん性の紅斑あり、色素沈着を混ずる。四肢は苔癬化病変もみられる。皮疹以外に、睡眠障害がみられ、入眠困難および中途覚醒あり。仕事がおっくうであるなどの抑うつ気分あり。月経不順はなし。
検査所見：WBC；6400/mm^3（好酸球2.4％）、IgE；2700U/ml（＞250）、MASTスコア；ダニ2、ハウスダスト2、猫上皮、犬上皮3、スギ2。
心理検査所見：CMI；領域Ⅳ、STAI；状態不安Ⅴ/特性不安Ⅳ、SDS；51点。
診断：アトピー性皮膚炎（心身症）。

①経過

初診時に本人は入院をしたいといっていた。しかし皮疹の状態が皮膚科的には重症でなかったため、まず現在内服中のステロイド含有の内服薬を減量し、悪化するようなら入院をしましょうと説明した。ステロイド含有の内服薬を減量したが、皮疹の悪化はみられなかったため外来治療とした。

②初診時投薬

セレスタミン®2錠分2×3日間のみ。エバスチン（エバステル®）10mg夕食後、ホモクロルシクリジン（ホモクロミン®）10mg眠前、フマル酸クレマスチン（タベジール®）1mg眠前、ニトラゼパム（ベンザリン®）5mg眠前。外用剤はジフルプレドナート（マイザー®）軟膏/ヒルドイド軟膏等量混合を四肢体幹に、スプロフェン（トパルジック®）軟膏を顔面に用いた。

③2回目診察

下肢に痒疹を残してほかの皮疹は改善したが、中途覚醒があり、熟眠感もみられなかったため、眠前のニトラゼパムをエチゾラム（デパス®）0.5mgに変更した。このとき、現在の仕事について「どんないいことがありますか」などの短期療法的な手法で質問を行い、現在の仕事に対する認知の修正も行った。

④その後の経過

睡眠障害がまだ続いたため、エチゾラムをブロマゼパム（レキソタン®）2mgに変更した。初診か

ら約2カ月後には皮疹は手・足のみになり、睡眠も十分得られるようになった。また仕事に対しても精神的負担を感じることが少なくなり、仕事の状況による皮疹の悪化もしにくくなってきた。初診より3カ月後にはブロマゼパムを中止したが睡眠は十分取れており、皮疹の悪化も軽度となった。

⑤ 解説

この症例は狭義の心身症のアトピー性皮膚炎の典型例である。仕事上のストレスが皮膚の状態を変化させていることは、時間的および環境因子との関係から理解できるものと思われる。本人もある程度は気づいており、そういう点から、本症例は心身相関の気づきは既にできている。しかしながらなかなか心理的にも身体的にも自分ではコントロールできなくなった状態である。仕事に対する考え方を短期療法の解決志向アプローチの手法により変化させていった。それと同時に向精神薬を併用して、睡眠の改善を行った。その結果、仕事に対する考えを徐々に前向きにしていき、患者の精神的負担は軽くなっている。睡眠障害も薬物療法も加わって改善している。それとともに皮疹も軽快してきており、こちらが改善していると評価してフィードバックすると、自分でも同様の評価を行っている。そうすることにより患者はさらに前向きになってものごとを考えるようになってきた。

II 疾患の概念

アトピー性皮膚炎は慢性皮膚疾患であり、多くは幼小児期に発生し、青年期になると軽快する。一部は青年期に発症するものや、幼小児期に発生して中学・高校生の時期は軽快するが、成人になって再び悪化する例もある。近年では後者のような青年期に発症あるいは再燃する例が増えている。

アレルギー疾患であるが悪化因子として種々の抗原以外にストレスも関係するといわれている。一般に年齢が経つと軽快するが、皮疹のひどい時期が容姿を特に気にする思春期が多いため、患者にとっては深刻な問題となる。また同疾患患者はアトピー素因という遺伝的素因をもっていることがあり、家族内発症が多い。そのため両親を恨むケースも出てくる。近年はその難治性である部分につけ込んだ「アトピービジネス」が氾濫しており、治療の混乱を招いている[1]。

III 発生機序

アトピー性皮膚炎の発症機序はいまだに確定していない。ましてやその心身症的病態も然りである。しかし現在までわかっているところを述べたいと思う。

アトピー性皮膚炎は基本的にはアレルギー疾患であるとされている。外来抗原に接することでそれに対するIgE抗体が結合し、そのあと一方では好塩基球や肥満細胞に抗原抗体複合体が結合してヒスタミンをはじめとするケミカルメディエーターを放出させて、即時型アレルギー反応を生じる。もう一方では抗原とIgEの複合体が表皮ランゲルハンス細胞に結合して、T細胞を介した遅延型アレルギー反応を生じると考えられている。

T細胞の中のヘルパーT細胞(Th)にはタイプ1(Th1)とタイプ2(Th2)がある。Th1は細胞免疫

に関与するとされ、インターロイキン2(IL-2)やインターフェロンγ(IFN-γ)を産生する。Th2は液性免疫に関与するとされ、IL-4やIL-5、IL-10を産生する。抗原提示細胞であるランゲルハンス細胞に抗原抗体複合体が結合すると、主にTh2が作動し、IL-4やIL-5、IL-10の産生やIL-13の産生を促す。IL-4やIL-13はB細胞に働き、抗体産生細胞をIgE産生細胞に誘導するなどして結果的にIgEの産生が増加する。IL-4やIL-5は肥満細胞の増殖に関与するといわれている。IL-5はさらに好酸球のmajor basic protein(MBP)やeosinophilic cationic protein(ECP)の産生を増加させ、これらの結果皮膚に炎症反応が生じるといわれている[2]。

またアレルギー反応のみでなく、同疾患患者は表皮角層のバリア機能が低下しており、抗原の経皮的吸収が健常者に比べて高いといわれている[3]。

心身症的病態は依然として不明な点が多いが、中枢の神経ペプチドが免疫機能を修飾することと自律神経が免疫機能に影響を及ぼすといわれている。中でも視床下部―下垂体―副腎系の反応はアトピー性皮膚炎患者では健常者と異なるといわれている。小児のアトピー性皮膚炎患者では対照群に比べてストレスに対するグルココルチコイド分泌の反応が弱い[4]。成人でも同様のことがいわれており、アトピー性皮膚炎患者は視床下部―下垂体―副腎系の反応がストレスに対して減弱していると考えられている。グルココルチコイドのリンパ球に結合する部分も増加しており、視床下部―下垂体―副腎系機能低下説を示唆するものと考えられる[5]。

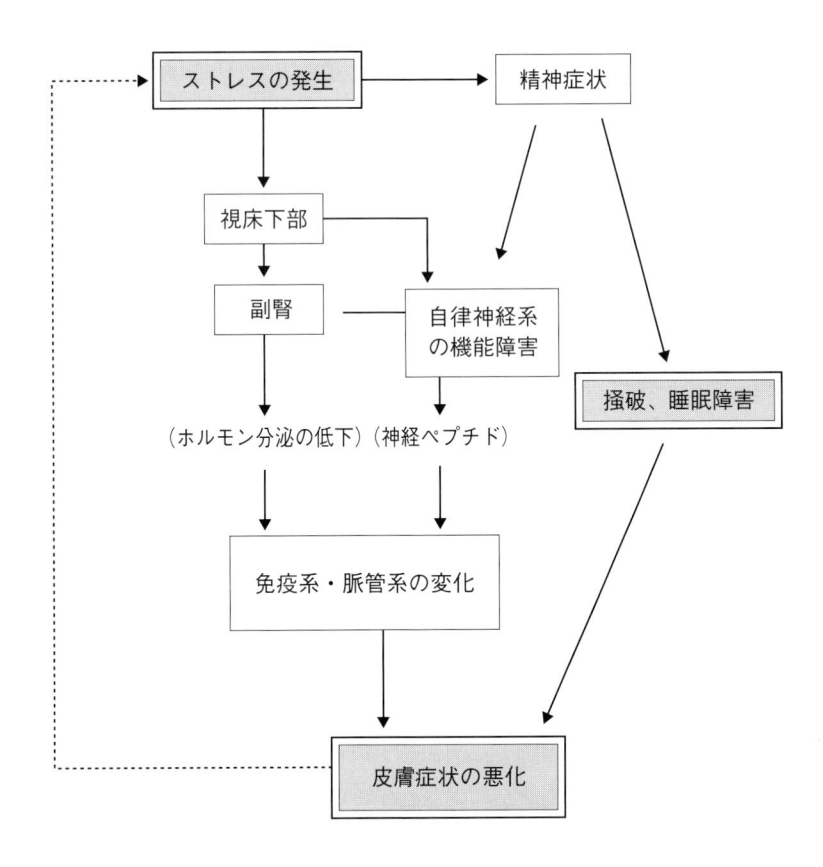

図1／アトピー性皮膚炎の心身医学的発症機序

また自律神経系の交感神経の機能も変化しているという。ランゲルハンス細胞や肥満細胞に神経活性物質を含む神経が接していると報告されており、自律神経系の直接的な免疫系への関与を示唆している[6]。交感神経節後線維の伝達物質であるアドレナリンの受容体にはβ-アドレナリン受容体があるが、アトピー性皮膚炎患者ではその機能が低下しているといわれている。この受容体に存在するc-AMPは免疫反応を低下させると考えられている。アトピー性皮膚炎患者ではc-AMP-フスフォジエステラーゼ活性が増加して、c-AMPの分解が進み、その結果免疫反応が亢進するのではないかと考えられている[7]。

　筆者はマクロ的な視点で、心理検査の値と免疫機能の検査との関連を調べた報告をしている。アトピー性皮膚炎患者と健常者の心理検査とNK細胞活性・血清インターフェロン-γ(IFN-γ)・血清インターロイキン-4(IL-4)を調べたところ、IFN-γとIL-4は健常者よりアトピー性皮膚炎患者の方が精神状態による影響を受けやすく、またNK細胞活性もアトピー性皮膚炎患者の方が有意に高いという結果であった[8] (図1)。

　このようにして皮疹と精神状態の関連が生じているのだということが理解されよう。こういった現象が現在少しずつであるが解明されてきている。

IV 臨床症状

　アトピー性皮膚炎の臨床症状は、痒みを伴った慢性に繰り返す湿疹病変である。日本皮膚科学会の診断基準によると、急性期は紅斑・湿潤性紅斑・丘疹・漿液性丘疹・鱗屑・痂皮が特徴であり、慢性期になると苔癬化病変や痒疹がみられるようになる。皮疹の分布は左右対称で、好発部位は前額・眼囲・口囲・口唇・耳介周囲・頸部・四肢関節部・体幹である。年齢により皮疹の分布に差があり、乳幼児期では頭・頸に始まって次第に体幹・四肢へと拡大する。幼小児期は頸部と四肢屈曲部に病変がみられることが多く、思春期になると上半身に皮疹が強い傾向がある。そしてアトピー性皮膚炎患者はアトピー素因をもつことが多い(表1)。

　心身医学的には上記の症状が心理的社会的ストレスを負荷したときに悪化したり、またアトピー性皮膚炎の症状をもつことにより精神的な症状が生じたりする。心理社会的要因に関連した皮疹の悪化は、早いときでは翌日に変化がみられることもある。自律神経機能障害としての顔のほてりなどはもっと短時間でみられる。心身症的な場合、この顔のほてりについての主訴がやや多いと思われる。多数の掻破痕や、睡眠障害、不安、抑うつ症状や、時には他の心身症としての疾患をもつこともある。抑うつ症状や精神身体症状の訴えが多く、抑うつ症状は筆者の報告では約4割にみられている[9]。強い湿疹病変や掻破痕がある場合、その病変からの出血や浸出液を伴い、それが乾燥して痂皮となり、創部に付着している。身体を動かそうとすると痂皮がはがれるために痛みを伴う。そういったことも朝起きにくいなどの訴えに関係していることがある。また疾患や治療に対する認知の障害がみられ、症状の割に日常生活が制限されている。

表1／アトピー性皮膚炎の定義・診断基準（日本皮膚科学会）

アトピー性皮膚炎の定義（概念）
「アトピー性皮膚炎は、増悪・寛解を繰り返す、瘙痒のある湿疹を主病変とする疾患であり、患者の多くはアトピー素因をもつ」
アトピー素因：①家族歴・既往歴（気管支喘息、アレルギー性鼻炎・結膜炎、アトピー性皮膚炎のうちいずれか、あるいは複数の疾患）、または②IgE抗体を産生しやすい素因。

アトピー性皮膚炎の診断基準
1. 瘙痒
2. 特徴的皮疹と分布
　① 皮疹は湿疹病変
　　　急性病変：紅斑、浸潤性紅斑、丘疹、漿液性丘疹、鱗屑、痂皮
　　　慢性病変：浸潤性紅斑・苔癬化病変、痒疹、鱗屑、痂皮
　② 分布
　　　左右対側性　好発部位：前額、眼囲、口囲・口唇、耳介周囲、頸部、四肢関節部、体幹
　　　参考となる年齢による特徴
　　　　乳児期：頭・顔に始まりしばしば体幹、四肢に下降
　　　　幼小児期：頸部、四肢屈側部の病変
　　　　思春期・成人期：上半身（顔、頸、胸、背）に皮疹が強い傾向
3. 慢性・反復性経過（しばしば新旧の皮疹が混在する）
　　：乳児では2カ月以上、その他では6カ月以上を慢性とする

上記1、2、および3の項目を満たすものを、症状の軽重を問わずアトピー性皮膚炎と診断する。そのほかは急性あるいは慢性の湿疹とし、経過を参考にして診断する。

除外すべき診断
　接触皮膚炎、脂漏性皮膚炎、単純性痒疹、疥癬、汗疹、魚鱗癬、皮脂欠乏性湿疹、手湿疹（アトピー性皮膚炎以外の手湿疹を除外するため）
臨床型（幼小児期以降）
　四肢屈側型、四肢伸側型、小児乾燥型、頭・頸・上胸・背型、痒疹型、全身型、これらが混在する症例も多い
診断の参考項目
　家族歴（気管支喘息、アレルギー性鼻炎・結膜炎、アトピー性皮膚炎）
　合併症（気管支喘息、アレルギー性鼻炎・結膜炎）
　毛孔一致性丘疹による鳥肌様皮膚
　血清IgE値の上昇
重要な合併症
　眼症状（白内障、網膜剥離など）：特に顔面の重症例
　カポジー水痘様発疹症、伝染性軟属腫、伝染性膿痂疹

V　診断のポイント

　アトピー性皮膚炎の心身医学的な診断は、病歴・治療歴の詳細な聴取がまず必要である。心身相関をみる以外に注意すべき点は、どんなときに症状が悪化するか、どういった治療を受けてきたか、そしてそのときどう思ったかなどである。これらの情報には心身症としての症状だけでなく、疾患に対する考え方や治療に対する考え方・取り組み方が含まれている。この部分は少し時間を割いてでも必ず聞き出す必要がある。そして疾患や治療に対して認知の歪みがないかをみなければならない。

このときに民間療法などで医学的に不合理な治療を受けていないか、自分で行っているもの不合理なものはないかなどの情報を引き出すことも重要である。一部の患者にまだこういったいわゆるアトピービジネスに巻き込まれているものがいるのが現状である。

　次に心身相関であるが、心理社会的要因があれば、その程度は大きいか、またそれによる皮疹の悪化は大きいかなどを推察する。そこでのポイントとしては失感情症の病態を呈していないかである。身体症状に関連する心理社会的因子は思い当たらないと患者本人がいうことがあるが、そのまま関連がないとすぐに決めつけないでおきたい。このとき心身相関がみられればその気づきを促すのであるがもう1つのポイントは現在の皮疹と訴えの間に解離がないかをみなければならないことである。心身医学的側面をもつ場合、皮疹に対して訴えが大きいことが多い。皮疹が軽度にもかかわらず掻破が激しかったり、皮疹による行動の制限が強過ぎたりする。行動の制限には、前述のように動くと痛むので何もできないとか、皮疹があるために学校や会社に行けないなどである。

　身体症状以外に精神症状のチェックが必要なのはいうまでもない。アトピー性皮膚炎の場合は、前述した睡眠障害、不安、抑うつなどである。睡眠障害の多くは痒みによるものであろうが、中には昼夜が逆転した生活をしているものも少なくない。最初は痒みが強いため入眠時間が遅くなり、睡眠不足になる。そのうち起床時間も遅くなり、起床時に身体の痂皮がはがれる痛みも加わってさらに起床時間が遅くなる。そうして会社や学校に行けなくなってくる。夜間の方が気を紛らせるものがないため、痒みに関して過敏になる傾向があり、それとともに掻破も激しくなる。夜眠れないという患者の訴えを聞いたら、昼間に寝ていないかを問うてみることが大切である。但し抑うつ症状としての睡眠障害もあることを忘れてはいけない。

　不安については疾患に対する不安や治療に対する不安、その他職業や学校、恋愛に関するものなどさまざまである。できるだけ患者の立場に立って社会生活で苦痛を受けていないかを把握する。抑うつについても不安と同じような要因で生じていることが多い。抑うつとしての症状は上記の睡眠障害のほか、気力の低下、食欲の低下、異性に対する関心の低下などであるが、抑うつ症状としての異性に対する関心の低下については自分の外見をあまり気にしていないのに生じている場合である。このほか病気に疲れたなどという訴えもある。抑うつ症状は自殺の可能性を秘めているので常にその点を留意する必要がある。特に病気に疲れた、仕事に疲れたなどは要注意である。

　激しい掻破行動には、不安や抑うつに伴う焦燥感から生じるものや、衝動行為として生じるものが考えられる。激しい掻破がみられた場合は、イライラすることや不安に思うこと、何かに対する怒りなどがないかといった心理社会的背景を探してみることが望ましいと思われる。

　そのほか職場や学校で不適応を起こしていることがあり[10]、これらの適応についてもみておく必要がある。職場や学校でアトピー性皮膚炎のために困っていることがないか、また不利になったことがないかなどを聞いておくと患者の社会面での援助に役立つものと思われる。

　表2にアトピー性皮膚炎の心身医学的診断の要点を記した。

表2／アトピー性皮膚炎の心身医学的診断のポイント

1. 病歴・治療歴を詳細に聴取し、疾患や治療に関する認知の歪みがないかをみる。
2. アトピービジネスに巻き込まれていないかをみる。
3. 失感情症の病態を呈していないかをみる。
4. 皮疹と訴えのあいだに解離がないかをみる。
5. 睡眠パターンのずれがないかをみる。
6. 不安、抑うつ症状がないかをみる。
7. 激しい搔破がみられる場合は、患者背景を検討する。
8. 社会的不適応を生じていないかをチェックする。

VI 治療のポイント

　アトピー性皮膚炎の心身医学的治療については、まずベースとして標準的皮膚科治療を行うのは言うまでもない。そのうえに精神療法や、精神科的薬物療法、環境調整を加えるのが基本となる。

　心身医学的にアトピー性皮膚炎を治療することは未治療の初診ではまずないと考えてよい。なんらかの皮膚科的治療を行い、それでも患者が満足できない、あるいは医療者がコントロールできない場合に選択するのが一般的である。幼小児期の患者で母親などに心身医学的な側面が伺える場合は、母親を含めた心身医学的治療を初めから行うこともあるが、それは比較的少ない。したがって、ここではまず初診患者であっても治療歴があることを前提に話を進めていく。

　実際には、まず患者の疾患に対する考え方を把握することが必要であるのは診断のところでも既に述べてある。次に皮疹を皮膚科学的に評価する。そして過去や現在の治療に対しどの程度の効果があったかについて患者の評価を聞くと同時にその治療に対する感想を聞く。こうして患者の治療に対する考え方をとらえる。そこでもし疾患に対する考えや治療に対する考えに歪みがあれば、認知行動療法などで修正を行う。できるだけ治療の状況は細かく聞く方がよい。同じ治療法でも治療者が変わると受け入れも変化する可能性は十分あるからである。

　なかなか患者の考えが対話によっても変化しないことがあるが、そのときはあせらずに少しずつでも変化を起こすように努める。例えばステロイド剤を使いたくないという患者には、使わないでまずしばらく一緒に経過をみる。そして皮疹の変化を患者と一緒に話し合い、患者が現状と変わらないあるいは悪化していると評価すれば、身体の一部分のみ短期間外用してみないかを提案する。それに応じたら短期間使用で変化をみる。少しでも変化があればそのことを患者にフィードバックして評価してもらう。そうやって少しずつ抵抗を取り除く方法が無難であると思う。

　また心理社会的要因が皮疹に影響していれば、その心身相関について患者に気づかせることが必要である。中には既に気づいていることもあれば、気づくことに抵抗していることもある。気づいていることに抵抗している場合は、背景に何かそうさせるものがないかを検討する。例えば心理的な関与そのものを嫌う傾向があるかとか、その悪化因子が自分にとっては都合がいいなどの疾病利得はないかなどである。

　心身相関に気づいたら、次にその悪化因子を軽減させる方法を提案する。提案は患者の日常生活において現実的で無理のない課題から与える。課題遂行のための動機づけが大切であり、そのため

にはこの因子が軽減すればどれだけ皮疹が改善するかを患者に理解させたり目標をもたせ、はじめは負担の軽い課題を与えるなどの工夫を要する。

　睡眠パターンのずれを生じている場合は、日中に寝ていることが多い。これを確認してできるだけ日中に寝ないように工夫をする。入院患者の場合は昼間に課題を与えたり、看護士が巡回したときに起こすなどの方法が挙げられる。外来患者の場合は家族がいれば、協力を要請する。同居家族がいなくても別居している家族や、友人などに協力をもちかけてみる。そうしてできる限り規則正しい睡眠がとれるようにする。睡眠を規則正しくするだけで皮疹の悪化が軽減することがしばしばみられる。なお抑うつ状態による睡眠障害は抗うつ薬の投与が必要である。精神科的な薬物療法については後述する。

　激しい搔破行動については、痒みが強いためや、背景にイライラすることがある場合に多く、種々の試みがなされているが実際には難しい問題である。イライラすることがある場合はその要因を軽減させることをもちろん行うのであるが、それと同時に搔破行動そのものを軽減させることも行わなければならない。搔破行動の軽減には行動療法的な手法が用いられることが多い[11]。

　搔破した時刻や程度を書き留める日記をつけるセルフモニタリングや拮抗する行動を行わせるハビットリバーサル法などがある。これらは単に提案しても行わないことが多いので、患者自身に十分な動機づけを与えることとそれが日常生活に負担にならないものにする必要がある。オペラント条件づけによる行動療法も有効であると思われ、ポイントは搔破することによって得にならないように、搔破しないことによって得になるように組むことにある。催眠療法も有効だと思われるが、リラクゼーションの状態では皮膚血流が増加して痒みが増すことがあったり、痒みが強過ぎて意識を集中できないとったことがしばしばある。

　精神科的な薬物療法としてアトピー性皮膚炎の場合、抗不安薬や抗うつ薬を併用するとよい場合が多い。抗不安薬・抗うつ薬使用の目的は、不安・抑うつ状態の改善だけでなく、抗ヒスタミン剤でおさまらない痒みの抑制、衝動的搔破行動の抑制などである。これらの使用にあたっての注意点は特に抗ヒスタミン剤との併用による眠気・ふらつきの増強である。心身医学や精神医学を専門としないものにとっては馴染みが少ないかも知れない。しかし抗不安薬・抗うつ薬それぞれはじめは1種類ずつでも使って、使い慣れていくのがよいと思われる。

　抗不安薬は不安および痒みに対して用いる。アトピー性皮膚炎でよく用いる抗不安薬としては、タンドスピロン(セディール®)、クロチアゼパム(リーゼ®)、フルジアゼパム(エリスパン®)、アルプラゾラム(コンスタン®、ソラナックス®)、エチゾラム(デパス®)などがある(作用の弱いもの順に挙げてある)。

　抗うつ薬は抑うつ状態や強い痒みに用いるが、アトピー性皮膚炎の場合によく用いるものとしてはセロトニン選択的再取り込み阻害剤(SSRI)のフルボキサミン(ルボックス®、デプロメール®)、パロキセチン(パキシル®)やセロトニンノルアドレナリン再取り込み阻害剤(SNRI)のミルナシプラン(トレドミン®)などが使いやすい。四環系の抗うつ薬は催眠作用が強いため、どちらかというと睡眠薬としての使用が適当かと考える。三環系抗うつ薬は循環器系への副作用などがあるため、心身医学を専門としない医師は専門医のアドバイスを受けながら使用するのが望ましいと思われる。

なおSSRIは衝動的な掻破行動にも用いることができる。

睡眠障害は難治性のものもあり、薬物療法を併用しなければならない場合が多い。前述の四環系抗うつ薬であるマプロチリン(ルジオミール®)やミアンセリン(テトラミド®)のほか、睡眠薬としてブロチゾラム(レンドルミン®)、リルマザホン(リスミー®)、ニトラゼパム(ベンザリン®)、フルニトラゼパム(サイレース®、ロヒプノール®)などを用いる。なおバルビツール酸系はヒスタミンの遊離を促進するため、アトピー性皮膚炎では好ましくない。

VII 小児におけるアトピー性皮膚炎の心身医学的治療

小児においては性格形成期で両親との関係が成人よりも密であることから、両親とのかかわりを無視することはできない[12]。また小児では症状が成人に比べて乳児期、幼小児期で異なることが多いため、診断に注意する必要がある。乾燥性湿疹などとの鑑別が難しいため、安易にアトピー性皮膚炎と診断しない方がよい。アトピー性皮膚炎と診断されることが両親に大きな不安をもたらすことを留意しておく必要がある。

乳児期ではアトピー性皮膚炎が心身医学的側面をもつのは、患児よりも両親とりわけ母親の心理状態の不安定などによる。患児でみられる心身医学的な症状としては、母親が不安であったり、攻撃的であったりして患児がおびえた状態になり、時には被虐待児の乳児のように振る舞うことがみられる。これは母親の患児との関係で生じるものであり、乳児の治療には母親の対応の変化が必ず必要となる。こういった母親の多くは自分の子どもがアトピー性皮膚炎であることの受け入れができていないことや、現在のケアの方法が将来に悪影響を及ぼすのではないかと不安に思っている。こういった場合の対応としては、患児への適切な食事指導と、患児の消化吸収能力が発達してくるので必ずしも今の症状が続くものではないことを説明し、アトピー性皮膚炎を理解してもらう必要がある。

幼児期では幼稚園など問題が加わってくる。いじめ、不登校といった問題がアトピー性皮膚炎のために生じることがある。皮疹があるために幼稚園や保育園で嫌な思いをしたり、行けなくなることがある。また受験のある子どもでは、痒みが強いために学業に集中できなかったり、試験前になると皮疹が悪化したりすることがみられる。そこへ母親の過剰な期待や疾患に対する不安が加わり、増悪する傾向がみられる。アトピー性皮膚炎である自分を産んだ母親や、父親を憎むケースもある。母親は子どもに対して将来を過剰に期待し、子どもに期待をかける反面、子どもが将来アトピー性皮膚炎のためにどうなるのかという不安も強い。その不安から子どもの治療に関して医療不信を抱いたり、民間療法を子どもに試してみたりすることがしばしばみられる。また家庭内の不和のために母親がイライラして子どもにあたり、それが子どもの激しい掻破に関係していることもある。患児にはリラックスをさせるなどの提案をし、治療課題は無理のない程度にする。母親にはアトピー性皮膚炎の正しい知識をもってもらい、不安を取り除くようにする。

学童期になると学校での問題がさらに大きく関与してくる。いじめだけでなく、皮疹を他人にみられることを嫌がって学校へ行かなくなったり、痒みのために学業に集中できず、成績が低下して

さらに学校へ行く気力がなくなったりすることがしばしばみられる。中には友人とのつきあいも疎遠になってひきこもる患者も出てくる。また家庭内の不和や両親の患児への期待とアトピー性皮膚炎に対する不安を幼児期以上に感じるようになり、その問題を自分で処理することができず、結果的に抑うつ状態になったり、搔破が激しくなったりする。民間療法を母親が試すのも幼児期の場合と同様である。患児の学校と家庭での役割をできるだけ把握し、リラックスをさせる方法の提案などをして不安を取り除くとともに、学校生活での過ごし方などを提案する。母親についてはアトピー性皮膚炎の正しい知識を知ってもらい、不安をできるだけ取り除く。そして場合によっては学校と連絡を取るなどして、患児の学校での環境調整ができればよりよいと思われる。

おわりに●●

このようにアトピー性皮膚炎の心身医学療法は標準的皮膚科治療に精神療法、精神科的な薬物療法を加えることによって患者の社会復帰・社会適応の改善を目指すものである。

(羽白　誠)

● 文献

1) 竹原和彦：アトピービジネス私論；皮膚科医による検証．先端医学社，東京，1998．
2) Romagnani S: Th1 and Th2 in human disease. Clin Immunol Immunopathol 80: 225-235, 1996.
3) Di Nardo A, Wertz P, Giannetti A, et al: Ceramide and cholesterol composition of the skin of patients with atopic dermatitis. Acta Derm Venereol 78: 27-30, 1998.
4) Buske-Kirschbaum A, Jobst S, Wustmans A, et al: Attenuated free cortisol response to psychosocial stress in children with atopic dermatitis. Psychosom Med 59: 419-426, 1997.
5) Rupprecht M, Hornstein OP, Schluter D, et al: Cortisol, corticotropin, and β-endorphin response to corticotropin-releasing hormone in patients with atopic eczema. Psychoneuroendocrinology 20: 543-551, 1995.
6) Sugiura H, Maeda T, Uehara M: Mast cell invasion of peripheral nerve in skin lesions of atopic dermatitis. Acta Derm Venereol 176: 74-76, 1992.
7) Chan SC, Li SH, Hanifin JM: Increased interleukin-4 production by atopic mononuclear leukocytes correlates with increased cyclic adenosine monophosphate-phosphodiesterase activity and is reversible by phosphodiesterase inhibition. J Invest Dermatol 100: 681-684, 1993.
8) Hashiro M, Okumura M: The relationship between the psychological and immunological state in patients with atopic dermatitis. J Dermatol Sci. 16: 231-5, 1998.
9) Hashiro M, Okumura M: Anxiety, depression and psychosomatic symptoms in patients with atopic dermatitis; comparison with normal controls and among groups of different degrees of severity. J Dermatol Sci 14: 63-67, 1997.
10) 羽白　誠：アトピー性皮膚炎患者の職場・学校不適応．ストレスと臨床　10：24-27，2001．
11) 羽白　誠：行動療法の適応と留意点；皮膚科における行動療法．日本心療内科学会誌　3：159-161，1999．
12) 羽白　誠：アトピー性皮膚炎患者を持つ母親の精神状態及び自我構造について．心身医学　38　Supple II：55，1998．

III 心療内科診療の実際 2・各科の疾患

⑥ 月経前症候群

はじめに●●

　月経前症候群（月経前緊張症ともいう）（Premenstrual syndorome; PMS）とは、毎月月経が開始する3〜10日前頃から精神症状や身体症状が現れ、月経前に最高潮に達して月経が開始すると消失するのを特徴とする症候群である。最近、女性の健康問題の中で月経前症候群が注目されている。月経前症候群の症状には手足のむくみ、乳房の痛み、疲れやすい、眠たい、精神不安定（イライラ感、緊張感、憂うつ感）などの多彩な症状が出現して、重症になると子どもを虐待したり、万引きしたり、凶暴な犯罪を侵すこともあり得る。月経前症候群では片頭痛、泣き、神経質、活力低下もしばしば見受けられる。しかし、月経前症候群の病因は必ずしも明確でなくかつ的確な治療法がないのが現状である。

I　月経前症候群と月経前緊張症の異同

　月経前緊張症はpremenstrual tension（PMT）に対する訳語である。緊張感などの精神症状が主にみられるものとされる。一方、月経前症候群はpremenstrual syndrome（PMS）に対する訳語であり、精神症状などがみられず身体症状が前面に出るようなものをいう。両者はしばしば混同されて使用されてきたが、近年では月経前症候群がより一般的である。

II　症状と頻度

　月経前症候群は月経の3〜10日前から出現するさまざまな身体的症状および精神症状を総称したものである。周期的、反復性に起こり月経開始とともに消失するのを特徴とする。月経前症候群の症状を**表1**[1])に示す。

　月経前症候群は生殖可能な年齢の女性の95％に発生するといわれている。これらの女性のうち、日常生活に支障をきたす程度の重度の症状を呈するのは5％程度である。

表1／月経前症候群の症状

身体症状 　体重増加、浮腫、乳房腫脹、腹部膨満 　圧痛、頭痛、関節痛 　便秘・下痢、顔面紅潮、にきび
精神症状 　イライラ、不安、緊張感、攻撃的行動 　抑うつ、疲労感、傾眠、涙もろさ 　集中力低下、適応力低下、食欲亢進・減退 　口渇、嗜好の変化（甘味・辛味を求める）

（文献1）より引用）

表2／月経前症候群と月経困難症との鑑別

	月経前症候群	月経困難症
症状の発現時期	月経の10～14日前	月経開始前日または月経開始初日
症状の改善時期	月経開始	月経終了
出産後の症状	悪くなる	よくなる
主な症状	不安、体重増加	下腹痛、腰痛

(文献2)より引用)

III 診断

月経前症候群の診断は症状を注意深く観察することから始まる。症状が多彩であり診断は必ずしも容易ではない。

他疾患との鑑別の重要なポイントは、

①症状に周期性があるか否か

②症状に反復性があるか否か

③症状が月経開始とともに消失するか否か

の3点である。中でも月経困難症との鑑別は重要であり、両者の鑑別点を**表2**[2)]に挙げる。月経周期と症状発現の関連が曖昧なときは、月経前症候群ではなくうつ病などの精神科的疾患の可能性もある。閉経周辺に起こる更年期障害が月経前緊張症に似ていることもある。患者が閉経周辺にあるか否かの鑑別には、FSH(卵胞刺激ホルモン)を測定することが重要である。FSHが30mIU/ml以上なら卵巣機能は衰えつつあると判定できる。

以下の場合には、月経前症候群の診断が確定される。

①その症状を説明できるほかの身体的および精神的障害がない。

②同一の月経周期の間に無症状の時期が一週間存在する。

③患者の私生活や職業生活が症状によって損なわれる。

基礎体温表(BBT)に症状の発現と消失を記録させることが重要である。黄体期中期の血清プロラクチン値、エストロゲン／プロゲステロン比およびアルドステロン値の検査は必須である。

IV 病因

水分と塩化ナトリウムの貯溜は重要であるが、貯溜の原因として以下の3つの要因が指摘されている[3)]。しかし、正確な原因は不明である。

①黄体期エストロゲンの過剰

②黄体期プロゲステロンの不足(エストロゲンに対してプロゲステロンの相対的低下)

③アルドステロン過剰

その他の原因としては

④ビタミンB$_6$不足

⑤高血糖
⑥精神身体的異常

最近注目されている病因論としては[3]
⑦オピオイド・ペプチド分泌異常
⑧セロトニン分泌異常

などがある。

すなわち、月経前症候群の成因にはホルモン性の要因や神経内分泌的な要因が寄与し、セロトニンの欠乏により中枢の黄体ホルモンに対する感受性が高まるという説が注目されている[4]。

V 治療

対症療法が主である。

①プロゲステロン製剤：Dydrogesterone（デュファストン10mg/日）をBBT高温相に10～14日間投与する。しかし、黄体ホルモンは無効であるという報告もある[5]。

②GnRH agonist：最近、GnRH agonistでmedical castration（薬物的去勢）をして月経前症候群を治療しようとする試み[6]もある。GnRH agonistを使用すると排卵や月経が消失するから月経前症候群は消失する。酢酸ブセレリン900μg/日を月経開始5日目以内から連続的に投与する。月1回投与の徐放性GnRH agonistも用いられる。排卵や月経は消失するから月経前症候群は消失する。しかし、GnRH agonistの長期投与は更年期障害様症状や骨塩量の低下を惹起する可能性があるから注意が必要である。特に徐放性GnRH agonistでは注意する必要がある。GnRH agonistを投与しつつ微量のエストロゲンを加えるadd-back療法を行えばGnRH agonistの長期投与が可能になる[7]。

③ダナゾール（17-α ethinyl testosterone）：乳房痛の強い月経前症候群に対して有用であるが、ダナゾールの長期的投与は変声（低音）、多毛、体重増加、血清脂質への影響や心血管系へのリスクが存在するから注意が必要である。

④利尿剤：腹部膨満感や乳房圧痛を改善する。電解質のアンバランスには注意が必要である。

⑤精神安定剤

⑥ブロモクリプチン：乳房圧痛を改善する。

⑦ビタミンB$_6$

⑧エストロゲン剤

⑨opiate antagonist

おわりに

月経前症候群の成因は依然として不明である。しかし、多くの女性が月経前症候群に悩まされていることも事実である。これらの症状の存在を確認し、日常生活に対する有害な影響を緩和するための治療計画を立てることが重要である。そして、綿密なフォローアップも月経前症候群の治療計

画の重要な柱となる。

（堂地　勉、古謝将一郎、永田行博）

● 文献

1) 味香勝也：月経前症候群．産科と婦人科　54：516-519，1987．
2) 広井正彦：月経前緊張症．産婦治療　51：347-350，1985．
3) 仲野良介：月経前症候群の治療．産婦治療　65：357-361，1992．
4)　Rapkin AJ, Morgan M, Goldman L, et al : Progesterone metabolite allopregnanolone in women with premenstrual syndrome. Obstet Gynecol 90 : 709-714, 1997.
5) Sampson GA, Healthcode PR, Wordworth J, et al : Premenstrual syndrome. A double-blind cross-over study of treatment with dydrogesterone and placebo, Br J Psychiatry 153 : 232-235, 1988.
6) 可世木久幸：月経前症候群．産婦の実際　40：1825，1991．
7) 堂地　勉，中村佐知子，永田行博：GnRH agonist療法とAdd-back therapy．産婦の実際　47：501-506，1998．

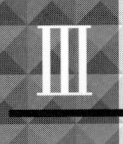

III 心療内科診療の実際 2・各科の疾患

⑦ 更年期障害

はじめに

　日本人女性の閉経年齢は約50歳である。この50歳を中心として45～55歳前後の10年間が更年期である。女性の平均寿命が84歳を超えた現在では、閉経後の約30年間のquality of life（QOL）を確保するためにも、更年期をいかに過ごすかは重要である。

　女性は40歳代初めから卵巣から分泌される卵胞ホルモン（エストロゲン）が減少し始め、さらに閉経を機に急激な減少を認める。このエストロゲンの減少が原因となり、ほてりや冷感、肩こりなどの不定愁訴、いわゆる更年期障害が生ずる。しかし更年期障害は、卵巣機能の低下に起因する卵巣性ステロイドホルモンの減少だけでなく、心理的因子や社会環境も発症の原因となる。

　将来のQOL確保のためにも、更年期の対処法は重要である。ここでは更年期における卵巣機能の変化と更年期障害の症状およびその治療について、特にホルモン補充療法（hormone replacement therapy：HRT）を中心にまとめた。

I 卵巣機能の終焉－閉経

　卵巣機能は20～30歳代の性成熟期には安定した内分泌環境により、卵胞の成熟、排卵、黄体の形成といった性周期を確立しているが、40歳を過ぎる頃より卵巣機能の低下が出現し、閉経を境にその機能は急激に衰退する。

　卵巣機能の最大の指標はエストロゲン（E）である。しかし閉経期以降はEの減少によって、全身の臓器に変化をきたし、更年期障害ばかりでなく、心血管系、脂質代謝、骨代謝、脳機能などに影響を及ぼし、多くの成人病の引き金となる。これは閉経以降の女性の健康を考えるうえで重要である。

❶ 加齢に伴う卵巣形態の変化

　卵巣の大きさは、15～29歳で最大径（平均4.1×3.0×1.7cm、最大重量：10～13g）となるが、40～50歳代では1/2以下の大きさとなり、以降はさらに縮小傾向を示す。また卵巣重量も閉経を境に有意に減少し60歳代では20歳代の約半分となる[1]。

　卵胞数については、胎生5カ月頃に、卵母細胞数は最大600～700万個であったものが、出生時には200万個となり、思春期に30万個、20歳前後で16万個となる[2]。その後も卵胞数は急激に減少し、閉経前の約10年間は卵胞の消失が加速し、最終的には閉経後2～3年でほとんど認められなくなる。

❷卵巣ホルモンの変化

①卵巣性ステロイドホルモンの変化

卵巣から分泌されるステロイドホルモンには、E1（エストロン）、E2（エストラジオール）、E3（エストリオール）がある。有経婦人のE2値は50〜500pg/ml以上で、排卵周期によって変動する。しかし40歳代より漸減し、50歳以降になると急激に低下し、明らかに低値となる（図1）[3]。これに対しE1は卵巣および副腎が産生臓器であるが、E2同様卵巣機能の衰退に伴い、減少を示す。

閉経後のE2値は20pg/ml以下（多くは10pg/ml前後）に低下するが、E1はそれより高く、副腎由来のandrostenedioneの皮下脂肪でのE1への転換によりおおよそ20〜40pg/mlである。また脂肪組織におけるアロマターゼ活性は閉経後に高くなり、E1/E2比は上昇する。故に、肥満者のE1値は高くなる[4]。

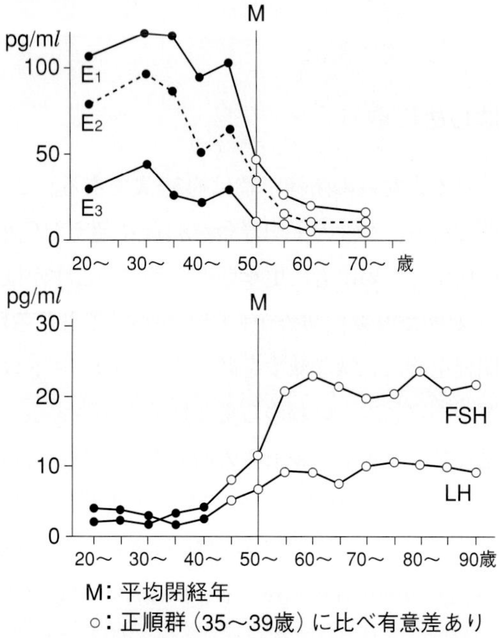

図1／加齢とEおよびゴナドトロピンの動態
（森　一郎：特集／更年期対策；ホルモン動態．産と婦，1984より引用）

M：平均閉経年
○：正順群（35〜39歳）に比べ有意差あり

②卵巣性蛋白ホルモンの変化

卵巣からは生理活性を有す蛋白ホルモンとしてインヒビンが産生されている。インヒビンはE同様卵巣の顆粒膜細胞より分泌され直接下垂体に作用しFSH（卵胞刺激ホルモン）の分泌を抑制し、卵胞発育から排卵、黄体化に至る機構の中で重要な役割を演じている[5]。閉経後は卵胞消失によるインヒビン濃度の低下がFSH上昇に拍車をかける[6]。

③視床下部—下垂体ホルモン

下垂体前葉から分泌されるFSHやLH（黄体化ホルモン）は、Eによるnegative feedbackを介した視床下部性の分泌調整を受けて、標的臓器である卵巣に作用し、卵胞発育や排卵を中心とした月経周期の維持に深く関与する[7]。これが閉経以降になるとホルモン濃度の基礎値は急激に上昇する。

一般には視床下部自体は加齢の影響を受けないため、閉経を境とした急激なゴナドトロピン（FSH、LH）の上昇は、Eやインヒビンによるnegative feedbackが作動しないことが原因とされているが、feedback機構以外にも、加齢に関与して視床下部、下垂体系の変化が生じているとの報告もある[8]〜[10]。

④閉経に伴う性ホルモンの変化

閉経に移行するまでの数年間は、E値の低下は著明ではないが、プロゲステロン（P）の分泌不良となり、黄体機能不全の状態を示すことが多い。その結果、無排卵性月経や月経不順をきたし、やがて閉経を迎える[11]。平均閉経年齢は約50歳とされているが、喫煙により1〜2年閉経が早まるこ

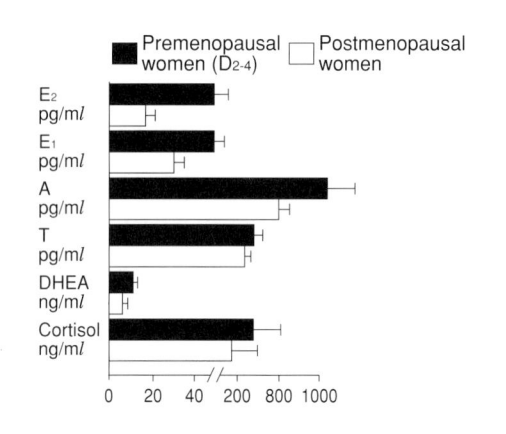

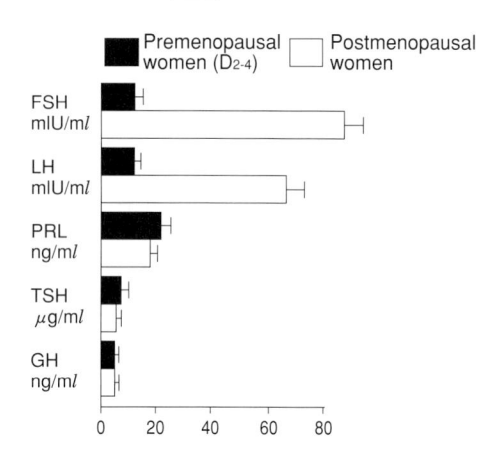

図2／閉経前後におけるホルモン値の比較

E₁: エストロン、E₂: エストラジオール、A: アンドロステンジオン、T: テストステロン
DHEA: デヒドロエピアンドロステロン、PRL: プロラクチン

(Yen SSC: The biology of menopause. J Reprod Med 18, 1977より引用)

とが指摘されている[12]。閉経の開始時期に関する因子として、分娩歴や個人の栄養状態なども指摘されている[13]。

閉経は卵巣機能が廃絶し、月経が停止する現象であるが、卵巣機能の廃絶は排卵の停止と卵巣からのEやアンドロゲン（A）の産生低下につながる。またEの低下は更年期障害の発生につながり、やがては心血管系疾患や骨粗鬆症の原因にもなる。

Aの低下やE/A比の変化は、臨床上重要なサインとなる。更年期においては、特に卵巣から分泌されるA値も低下するが、Eの低下ほど顕著ではない。副腎からのE分泌はごく少量であるが、A、dehydroepiandrosteroneまたはそのsulfateといったE前駆体を相当量分泌している[14]。これらのレベルは閉経により減少するが、特にandrostenedioneは著明に低下する[15]。これらはすべてA活性は弱いが、末梢脂肪組織でEに変換されるための前駆体として働く。体重が標準体重を超えるほどに増加したら、エストロンレベルも増加する[16]。

図2に閉経を境としたホルモン値の変化をまとめた。Eは急激な低下を認めるのに対し、Aは数年かけて緩徐に低下していく。副腎性アンドロゲンとコルチゾールは著明な変化はない。同様にFSHやLHはEやインヒビンの抑制がとれるため急激な増加をきたすが、他の下垂体ホルモンには著明な変化はみられない[17]。

閉経後女性の卵巣はA産生の重要な臓器で、かつAが緩徐に低下することから、子宮摘出時の卵巣摘出術は疑問で再検討の必要があること、また卵巣摘出後のA補充の効果に関しての検討の必要性が唱えられている[18]。

以上より閉経前の中高年婦人、特に40歳を過ぎた頃から卵巣機能は徐々に変化をきたし、特に卵巣ホルモンの急激な減少が更年期障害の発生に大きくかかわってくる。

II 更年期障害

❶ 更年期障害の原因

　日本産婦人科学会の産婦人科用語解説集には、更年期障害は、「更年期に現れる多種多様の症候群で、器質的変化に相応しない自律神経失調症を中心とした不定愁訴を主訴とする症候群」であると定義されている[19]。ただ用語集にも付記されているように、更年期障害の原因は、卵巣機能廃絶に伴うE欠乏症状だけではなく、心理的要因や社会環境因子も含まれる。この時期の女性を取り巻く環境は、精神的にも肉体的にも多くのストレスを与える。社会においては女性の活躍がめざましく、仕事の責任が重くなる時期は、更年期の時期と重なり、不定愁訴も増幅されやすくなる。家庭においては、子離れ、夫の定年などが大きな要因として挙げられる。しかし大きなストレスをそれほど影響を受けない場合もあれば、逆に小さなストレスでも大きな影響を受けるというように、性格的に几帳面、まじめ、または大雑把などの性格構造に基づく心理的要因も更年期障害の発生に大きく影響する。

❷ 更年期障害の症状

　最も多い症状は、E低下に伴う血管運動神経障害としてのhot flush（ほてり）である。Hot flushは、血中Eが減少し、その代謝産物であるカテコールエストロゲンの中枢でのレベルが減少し、カテコラミンの合成増殖を促進するが、その結果レセプターレベルでカテコラミンが優位となり、このことがLH-RH、LHの拍動性分泌を起こし、一方では体温中枢を刺激し、hot fllushを起こすと推測されている[20]。このほかにも、Eの低下が血中カルシウム濃度を高め、それが原因で血管拡張作用のあるcalcitonin gene-related peptide（CGRP）が神経細胞より分泌されるため、血管が拡張しhot flushが発現するとの説もある[21]。Hot flushは顔面や胸部に発現する紅潮で、急激に始まる熱感として自覚され、しばしば嘔気、めまい、発汗、動悸などや、下半身の冷えを伴う。

　更年期障害の症状は、血管運動神経障害以外にも運器官器系障害、精神神経障害、さらには知覚障害に分けられる。運動器官系障害は、肩こり、腰痛、関節痛などが挙げられる。更年期症状を加齢に伴うE欠乏症状としてみると、図3のように少しずつ変化してくるが、血管運動障害と前後して無気力や不眠などの精神症状も出現してくる[22]。

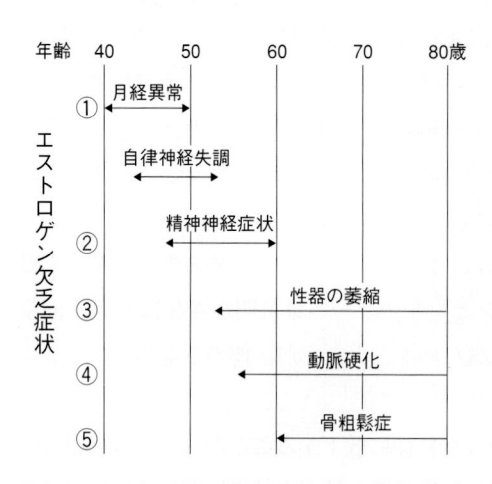

図3／婦人の加齢に伴うエストロゲン欠乏症状の出現

（青野敏博：ホルモン補充療法. 臨婦産45, 1991より引用）

Eのレセプターにはαとβの2種類があり[23]、身体のさまざまな臓器にその存在が確認されているが、中枢神経系にもEレセプターが存在する。視床下部の異常で自律神経失調症をきたしたり、大脳辺縁系の異常で精神神経症状をきたすなど、更年期障害の発症メカニズムに関して、Eレセプターの関与が示唆されている[24]。

　知覚障害は、蟻が身体をはう感じ、手足のしびれ感、感覚の鈍りなどが挙げられるが、日本人には頻度が少ない。血管運動神経障害や運動器官系障害がホルモン補充療法が有効なのに対し、精神神経障害や知覚障害はホルモン補充療法よりも向精神薬、抗不安薬やカウンセリングなどが有用であるとされている。

❸ 更年期障害の診断

　更年期障害の診断は、まず内分泌学的になされる。すなわち、血中E2値の低下とFSHの持続的高値を確認する必要がある。次にKuppermann指数[25]や最近では簡略更年期指数(SMI)(**表1**)[26]などが用いられる。またこの時期は精神症状も変化するため、self rating questionnaire for depression(SRQ-D)やCornell Medical Index(CMI)などの心理テストが有用である。

　しかし更年期障害の診断で最も重要なことは、他科疾患との鑑別診断を確実にすることである。ほてり、心悸亢進、不眠、肩こりなどのさまざまな不定愁訴を訴える患者に対して治療を開始する

表1／簡略更年期指数(SMI)

症　状	症状の程度（点数） 強	中	弱	無	点数	症状群	割合(％)
①顔がほてる	10	6	3	0		血管運動神経系症状	46
②汗をかきやすい	10	6	3	0			
③腰や手足が冷えやすい	14	9	5	0			
④息切れ、動悸がする	12	8	4	0			
⑤寝つきが悪い、または眠りが浅い	14	9	5	0		精神神経系症状	40
⑥怒りやすく、すぐイライラする	12	8	4	0			
⑦くよくよしたり、憂うつになることがある	7	5	3	0			
⑧頭痛、めまい、吐き気がよくある	7	5	3	0			
⑨疲れやすい	7	4	2	0		運動神経系症状	14
⑩肩こり、腰痛、手足の痛みがある	7	5	3	0			
					合計点		

（文献26）より引用）

＊症状に応じ、自分で点数を入れて、その合計点をもとにチェック
＊日本人が訴えることの少ない知覚神経症状は、大きい症状群項目からは除外した
＊簡略更年期指数の評価法
　0～25点＝問題なし
　26～50点＝食事、運動に気をつけ、無理をしないように
　51～65点＝更年期―閉経外来で生活指導カウンセリング、薬物療法を受けた方がよい
　66～80点＝長期（半年以上）の治療が必要
　81～100点＝各科の精密検査を受け、更年期障害のみである場合は、更年期―閉経外来で長期の治療が必要

表2／更年期障害に対する各治療法の比較

	漢方療法	ホルモン補充療法（HRT）	カウンセリング、心理療法、向精神薬
長所	・知名度が高い ・副作用が少ない ・種類が豊富である ・複数の生薬を含むため、一剤で幅広い対応が可能	・一般的に有効性が高い ・他の退行期疾患（骨粗鬆症、高脂血症など）にも効果がある	・心理的背景をもつものに効果が高い
短所	・証の問題 　どの漢方薬を選択するのか？ ・切れ味が悪い 　8～12週間の服用が必要 ・飲みにくい	・副作用の問題 　＊乳癌、子宮体癌、卵巣癌（？） 　＊出血 　＊肝機能障害、凝固能異常 　＊マイナートラブル（乳房痛、嘔気など） ・保険の問題	・治療へのモチベーションが難しい ・治療への心理的な抵抗がある ・専門的知識と経験が必要 ・治療時間とスペース、スタッフの確保が必要である

（文献27）より引用）

表3／当科での処方例（軽度更年期障害）

1．グランダキシン（50mg）	3錠／日	連日
2．メサルモンF	2錠／日	連日
3．当帰芍薬散、加味逍遙散（虚証）	3包／日	連日
または		
桂枝茯苓丸（実証）	3包／日	連日

・骨量減少や高脂血症合併症例は、ビタミンD、ビタミンK、エストリオール製剤、必要によってはビスフォスフォネートなどの骨粗鬆症治療薬や高脂血症治療薬併用
・診療内科・精神科医とも十分な連携診療を行う
・日常生活指導やカウンセリング

前に、更年期障害に類似した内科疾患(心疾患、高血圧、甲状腺疾患など)や精神科疾患(仮面うつ病など)を除外しておくことが重要である。

更年期障害の類似疾患の鑑別にあたり、器質的疾患や精神科疾患の鑑別、除外が重要であるが、精神科疾患は容易に診断できないことがあり、更年期障害と診断し治療を開始したあとでも、必要ならば精神科受診も考慮する。

❹ 治療方針

更年期障害の治療は、薬物療法ばかりでなく、食事や運動を含めた日常生活指導が基本である。薬物療法やカウンセリングについては、**表2**のような特徴が挙げられているが[27]、本稿では特にHRTについて当科の治療内容を中心に述べる。

①更年期症状が軽度の場合

SMIで51～65点といった軽度の場合は、自律神経調整剤や漢方薬を中心に治療を開始する。

表3に当科での処方例を示す。月経不順、易疲労感、肩こり、さらには精神症状が強く、やや弱々しい体型の婦人(虚証)は、当帰芍薬散を中心とした処方を行う。また月経不順、肩こりなどで比較的体格のしっかりした婦人(実証)には、桂枝茯苓丸などが有効である。

表4／当科での処方例（中等度以上の更年期障害）

1. 子宮のある場合
    閉経直前や閉経後であれば
    　プレマリン（0.625mg）　　　　1錠／日 ┐
    　　　　＋　　　　　　　　　　　　　　 ├ 持続投与
    　プロベラ（2.5mg）　　　　　　1錠／日 ┘

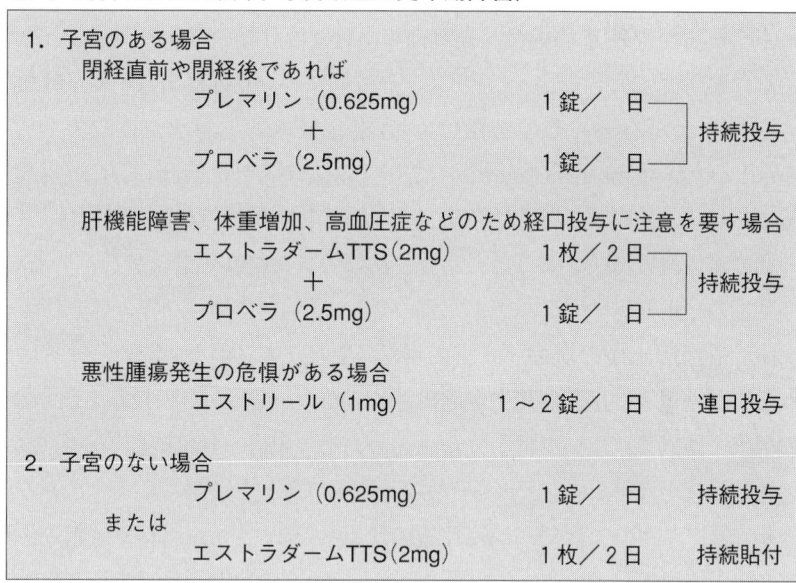

    肝機能障害、体重増加、高血圧症などのため経口投与に注意を要す場合
    　エストラダームTTS（2mg）　　1枚／2日 ┐
    　　　　＋　　　　　　　　　　　　　　 ├ 持続投与
    　プロベラ（2.5mg）　　　　　　1錠／日 ┘

    悪性腫瘍発生の危惧がある場合
    　エストリール（1mg）　　　　　1～2錠／日　連日投与

2. 子宮のない場合
    　プレマリン（0.625mg）　　　　1錠／日　　持続投与
    　または
    　エストラダームTTS（2mg）　　1枚／2日　　持続貼付

表5／E補充療法の禁忌

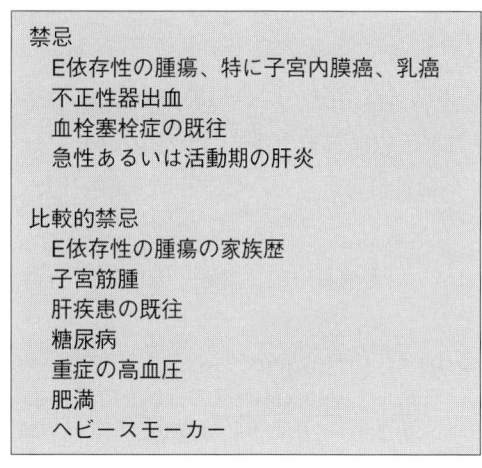

禁忌
　E依存性の腫瘍、特に子宮内膜癌、乳癌
　不正性器出血
　血栓塞栓症の既往
　急性あるいは活動期の肝炎

比較的禁忌
　E依存性の腫瘍の家族歴
　子宮筋腫
　肝疾患の既往
　糖尿病
　重症の高血圧
　肥満
　ヘビースモーカー

1　逐次投与法

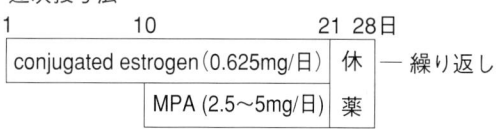

	1　　　10　　　　　　　21　28日	
conjugated estrogen（0.625mg/日）	休	─繰り返し
MPA（2.5～5mg/日）	薬	

2　周期投与法

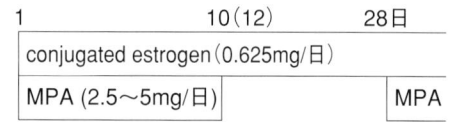

1　　　　　　10（12）　　　　28日
conjugated estrogen（0.625mg/日）	
MPA（2.5～5mg/日）	MPA

3　持続投与法

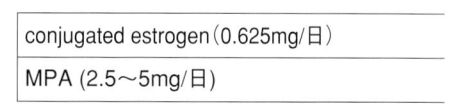

conjugated estrogen（0.625mg/日）
MPA（2.5～5mg/日）

図4／HRTの投与法

　メサルモンF（日本臓器）は、プレグネノロン、アンドロステンジオン、アンドロステンジオール、テストステロン、エストロン、乾燥甲状腺末を成分とした製剤で副作用も少ないため更年期障害の治療に用いやすい。またメサルモンFは骨量減少抑制効果も確認されている[28]。

②中等度以上の更年期障害の場合

　SMIで66点以上の場合は、ほぼ全例にHRTを施行する（**表4**）。投与方法は、子宮摘出の有無により異なるが、治療前に必ずHRTの適応の有無を検討する。その際最も重要なことは、E依存性疾患でHRT禁忌疾患を必ず除外することである。**表5**に示すように禁忌疾患ではHRTは行わない。

比較的禁忌では慎重に検討し、その決定をする。

　a）子宮が存在する場合：閉経前であれば、月経の時期の調整などを考慮しながら逐次投与ないしは周期投与が望ましい。症例により長期にわたり性器出血がみられたり、症状の改善が思わしくないことがある。そのときは、E（結合型エストロゲン；プレマリン®0.625mg/日）とP（medroxyprogesterone acetate；MPA；プロベラ®2.5mg/日）の持続投与法に変更する[29]。閉経後であれば、EとPの持続併用療法を行う（図4）。持続投与法の特徴は、6カ月以内で不正性器出血の頻度が急激に減少することであり、治療のコンプライアンスを高めるのに有効である[30)-32)]。悪性腫瘍の発生を危惧する場合は、子宮内膜や乳腺に作用のないエストリオール製剤を使用する[33]。

　b）子宮摘出後の場合：子宮内膜癌発生のリスクがないため、通常はEの単独投与法が選択される。長期に及べば乳癌発生が危惧されるが、予防的にPの投与を勧める報告もある[34]。しかしPの乳癌予防効果については十分なコンセンサスが得られていない。ただわが国においては、HRTの使用経験が浅いため、今後もP使用と乳癌の関連性については検討が必要であろう。

　現在HRTで用いられているMPAの使用量（2.5～10mg/日）では脂質代謝にほとんど影響を及ぼさないとされているが[35]、長期間のP投与で、脂質代謝に及ぼすEの有用性を消す可能性も考えられる。

まとめ

　更年期における卵巣機能の急激な変化と更年期障害、さらには治療として特にHRTについて取りあげてみた。HRTはわが国では副作用のみが強調され、治療に関する蓄積がまだ少ない。しっかりとしたインフォームド・コンセントのもとに、更年期障害に対処していくことが、高齢社会におけるQOLの確保にもつながると思われる。

（古謝将一郎、堂地　勉、永田　行博）

● 文献

1) 松本清一：月経とその異常. p86, 医学の世界社, 東京, 1962.
2) Carr BR : Disorders of the ovary and female reproductive tract. Wilson JD, Foster DW(eds) ; Williams Textbook of Endocrinology 8 th ed. Philadelphia, WB Saunders, 733-798, 1992.
3) 森　一郎：特集／更年期対策；ホルモン動態. 産と婦　51：139, 1984.
4) 永田行博、古謝将一郎：自然閉経後の骨代謝. THE BONE　6：81-86, 1992.
5) 仲野良介：インヒビン. 卵巣の内分泌学, p62-67, 診断と治療社, 東京, 1988.
6) 大澤　稔、水沼英樹、伊吹令人：老化と性機能. 産婦人科治療　76：23-28, 1998.
7) 五十嵐正雄：内分泌婦人科学. 南山堂, 東京, 1978.
8) Klein NA, Battaglia DE, Fujimoto VY, et al : Reproductive aging : Accelerated ovarian follicular development associated with a monotropic follicle-stimulating hormone rise in normal older women. J Clin Endocrinol Metab 81 : 1038-1045, 1996.
9) Jacobs SL, Metzger DA, Dodson WC, et al : Effect of age on response to human menopausal gonadotropin stimulation. J Clin Endocrinol Metab 71 : 1525-1530, 1990.
10) Hall JE, Lavoie HB, Marsh EE, et al : Decrease in gonadotropin-releasing hormone (Gn-RH) pulse frequency with aging in postmenopausal women. J Clin Endocrinol Metab 85 : 1794-1800, 2000.
11) Block E : Quantitative morphological investigations of the follicular systems in women.

Acta Anat (Basel) 14 : 108-123, 1952.
12) McKinley SM, Bigano NL, McKinley JB : Smoking and age at menopause. Ann Intern Med 103 : 350, 1985.
13) Wog RB : Demography, Menopause ; Physiology and Pharmacology, Mishell DR Jr, ed, p23-40, Year Book Medical Publishers, Chicago, 1987.
14) Longcope C, Franz C, Morello C, et al : Steroid and gonadotropin levels in women during the perimenopausal years. Maturitas 8 : 189-196, 1986.
15) Purifoy FE, Kooprano LH, Tatum RW : Steroid hormones and aging ; Free testosterone, testosterone and androstenedione in normal females age 20-87 years. Hum Biol 52 : 181-191, 1980.
16) Frumar A, Meldrum D, Geola F, et al : Relationship of fasting urinary calcium to circulating estrogen and body weight in postmenopausal women. J Clin Endcrinol Metab 50 : 70-75, 1980.
17) Yen SSC : The biology of menopause. J Reprod Med 18 : 287-296, 1977.
18) Laughlin GA, Barrett-Connor E, Kritz-Silverstein D, et al : Hysterectomy, oophorectomy, and endogenous sex hormone levels in older women ; The rancho bernardo study. J Clin Endcrinol Metab 85 : 645-651, 2000.
19) 日本産婦人科学会（編）：産婦人科用語解説集．第2版．金原出版，東京，1997．
20) 本庄英雄，卜部諭：更年期．老年期障害とHRT．産婦人科治療73：175-180，1996．
21) 陳　瑞東：Hot flush．産婦人科の実際　45：1047-1053、1996．
22) 青野敏博：ホルモン補充療法．臨婦産　45：576-577、1991．
23) Mosselman S, Polman J, Dijkema R : ERβ ; identification and characterization of a novel human estrogen receptor. FEBS letters 392 : 49-53, 1996.
24) 太田博明：更年期障害と漢方治療．産婦人科治療　82：305-311、2001．
25) Kupperman HS, Blatt MH, Wiesbader H, et al : Comparative clinical evaluation of estrogenic preparations by the menopausal and amenorrheal indices. J Clin Endcrinol Metab 13 : 688-703, 1953.
26) 小山嵩夫：更年期．閉経外来；更年期からの老年期婦人の健康管理について．日本医師会雑誌　109：259-264、1993．
27) 高松　潔：更年期障害の各症状に対する治療法の選択．日更医誌　7：165-170、1999．
28) 古謝将一郎，児島信子，野口慎一，ほか：外科的去勢婦人に対するメサルモンFの骨量減少抑制効果について．鹿児島地方部会雑誌　2：43-46、1994．
29) Weinstein L : Efficacy of a continuous estrogen-progestin regimen in the menopausal patient. Obstet Gynecol 69 : 929-932, 1987.
30) Staland B : Continuous treatment with natural oestrogens and progestogens. A method to avoid endometrial stimuration, Maturitas 3 : 145.
31) Whitehead MI, Hillard TC, Crook D : The role and use of progestogens. Obstet Gynecol 75 : 59S-76S, 1990.
32) Magos AL, Brincat M, Stud'd JWW, et al : Amenorrhea and endometrial atrophy with continuous oral estrogen and progestogen therapy in postmenopausal women. Obstet Gynecol 65 : 496-499, 1985.
33) Kopers H : Actions and potencies of estriol in the human. In Steroids and Endmetrial Cancer, ed by VM Jasonni, et al, p175, Raven Press, New York, 1983.
34) Gambrell RD Jr : The menopause. Oxford, Blackwell Scientific Publications, 247, 1988.
35) Rijipkema AHM, Sanden AA, Ruijs AHC : Effects of post-menopausal oestrogen-progestogen replacement therapy on serum lipids and lipoproteins : a review. Maturitas 12 : 259-285, 1990.

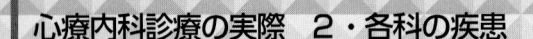

⑧ 顎関節症

はじめに●●

　顎関節症は、顎関節や咀嚼筋などの疼痛、関節雑音、開口障害ないし顎運動異常を主要症候とする慢性疾患群の総括的診断名である。病態には、咀嚼筋障害、関節包・靭帯障害、関節円板障害、変形性関節症などが含まれる[1]。発症機構は十分に解明されていないが、誘因の1つとして心理社会的問題や精神疾患などが指摘され、診療において心身医学的対応が望まれている[2]。そこで、思春期にみられる代表的な症例を提示し、診療上のポイント、注意点、現在の知識と考え方について解説する。

I 症例

　患者：15歳、女子、中学3年生。
　主訴：右側顎関節部の疼痛。
　現病歴：初診の約5カ月前、食事中に口が開かなくなり、無理に開口したところ、右側顎関節部に関節雑音と疼痛が生じた。関節雑音と疼痛が頻繁に生じるようになったため、2カ月後に整形外科を受診。外皮用薬を処方され、疼痛はやや軽減した。しかし開口障害は改善せず、歯科医院を紹介された。歯科医院では右側顎関節症と診断され、咬合スプリントを装着して調整を受けたが、疼痛は悪化して開口障害も改善しなかった。その際、下顎位が後退しているので矯正治療が必要といわれ、当科来院。
　既往歴：特記すべき疾患や外傷の既往はない。
　全身所見：体格は標準的。初潮は12歳時で月経は規則的。軽度のアトピー性皮膚炎があり、市販の外皮用薬を時々使用している。
　現症：開口時に、右側顎関節部の関節雑音と疼痛、右側の咬筋と僧帽筋、頸部の圧痛、および開口障害が認められ、左側顎関節部にも軽度の関節雑音があった。また、随伴症状として、筋緊張性の頭痛と肩こり、軽度の鼻閉感が認められた。

　①診査・検査所見

　a）**姿勢と顔貌所見**：姿勢は前傾し、軽度の円背。頸椎の左前方傾斜を伴う前方頭位。正貌は左右対称で、側貌にはオトガイの後退と上唇の突出が認められる（図1）。

　b）**歯列と咬合所見**：歯列全体に歯肉炎を認める。咬合はAngle Class Iの過蓋咬合。前歯部のoverjet 3.5mm、overbite 4.0mmで、下顎歯列のSpee弯曲が強く、下顎前歯部に軽度の叢生が認められる。また、上顎の犬歯尖頭と第一小臼歯頬側咬頭の近心面、および下顎の犬歯尖頭と第一小臼歯頬側咬頭の遠心面に、歯軋りの痕と思われる平坦な咬耗面がある。

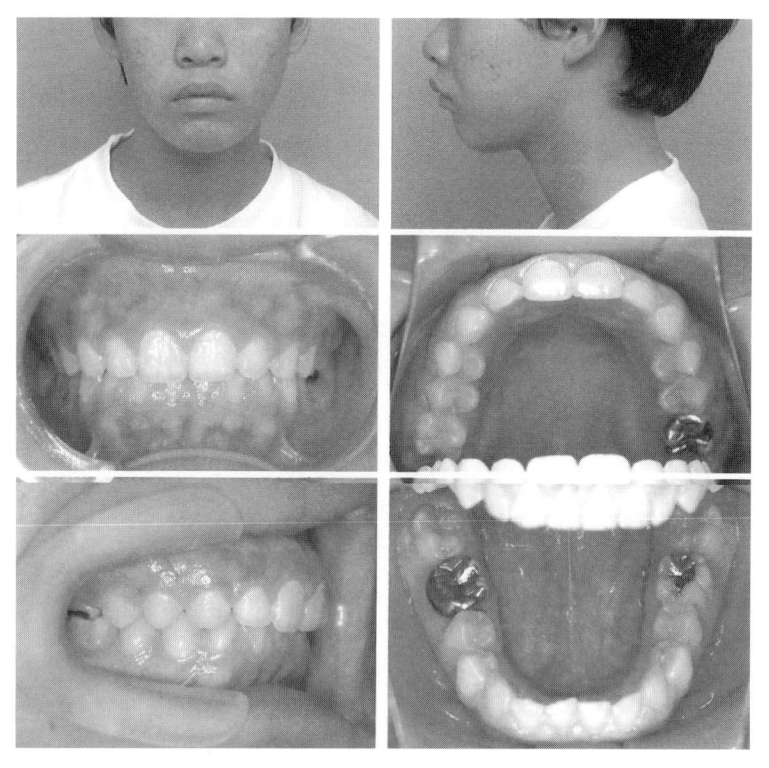

図1／初診時の顔貌と咬合

c）口腔習癖：咬唇癖、頬杖をつく、歯軋り、歯の食いしばり、口呼吸の口腔習癖がある。食事には偏食が多く、左側の片側咀嚼で咀嚼回数が少なく、食事中にしばしば水を飲むという。

d）頭部X線規格写真分析：∠SNA＝79°、∠SNB＝75°、∠ANB＝4°、MPA＝28°でオトガイの後退と下顎下縁平面の急傾斜があり、∠U1－FH＝105°、FMIA＝58°で上下顎前歯の唇側傾斜が認められる（図2）。

e）顎関節断層X線写真所見：両側の関節突起は細く華奢で、患側（右側）の関節突起は下顎頸部で屈曲し、下顎頭の先端に吸収像が認められる（図3）。

f）MRI所見：T1強調画像では、患側（右側）の関節円板に軽度の変形と非復位性前方転位が認められる。T2強調画像では、患側（右側）の上関節腔前方に炎症性の滲出液貯留が認められる（図4）。

g）下顎運動と筋活動所見：開口域23mm。下顎は咬頭嵌合時に後方へ偏位。顎運動経路は側方へ偏位したchopping型で、左右のブレが大きい（図5）。筋電図検査によれば、健側（左側）咀嚼時には閉口筋と開口筋の活動のタイミングが分離しているが、患側（右側）咀嚼時にはこの分離が不明瞭である（図6）。

h）心理検査所見：自己記入式質問紙から、受験や勉強、友人や両親との人間関係について中程度の悩みをもつが、性格は明るく楽天的で活動的。MINI-124心理検査（MMPI短縮版）から、F、Hy、Mf、Sc、Maの5尺度のZ得点がやや高く、攻撃的、自己主張的で対人関係が悪く社会的に孤立しやすい傾向が示された。

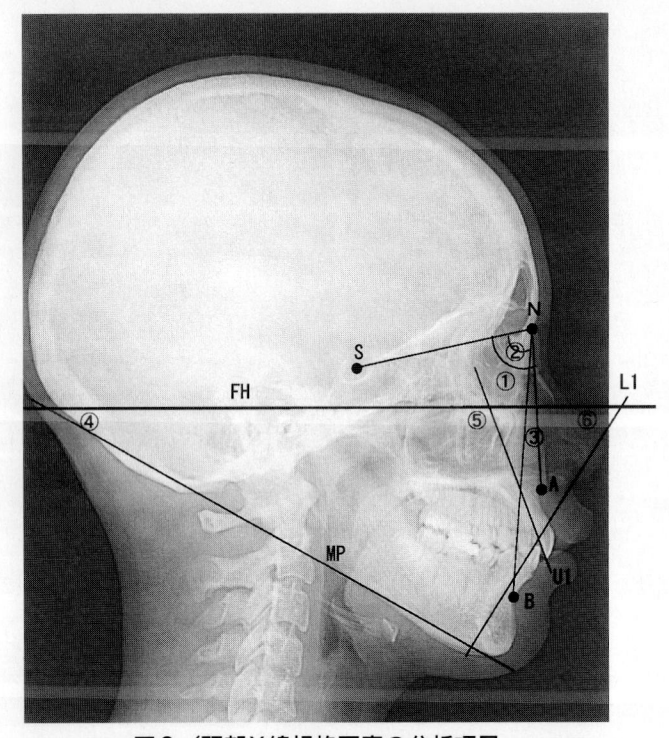

図2／頭部X線規格写真の分析項目
①：∠SNA、②：∠SNB、③：∠ANB、④：MPA（∠FH-MP）、⑤：∠U1-FH、⑥：FMIA（∠L1-FH）

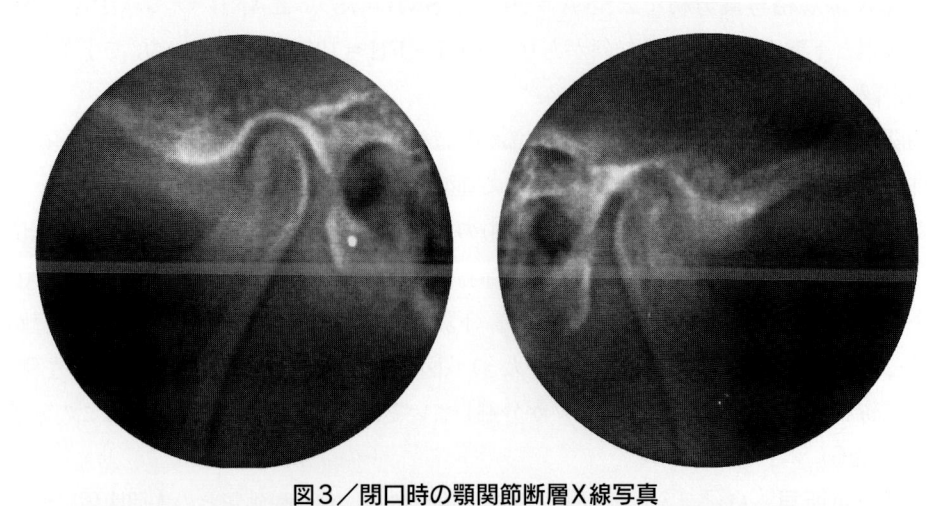

図3／閉口時の顎関節断層X線写真
左は健側（左側）、右は患側（右側）の顎関節。両側とも下顎頭は下顎窩の中央に位置しているが、患側では細く下顎頸部で前方へ屈曲し、下顎頭の先端と下顎窩に吸収像が認められる。

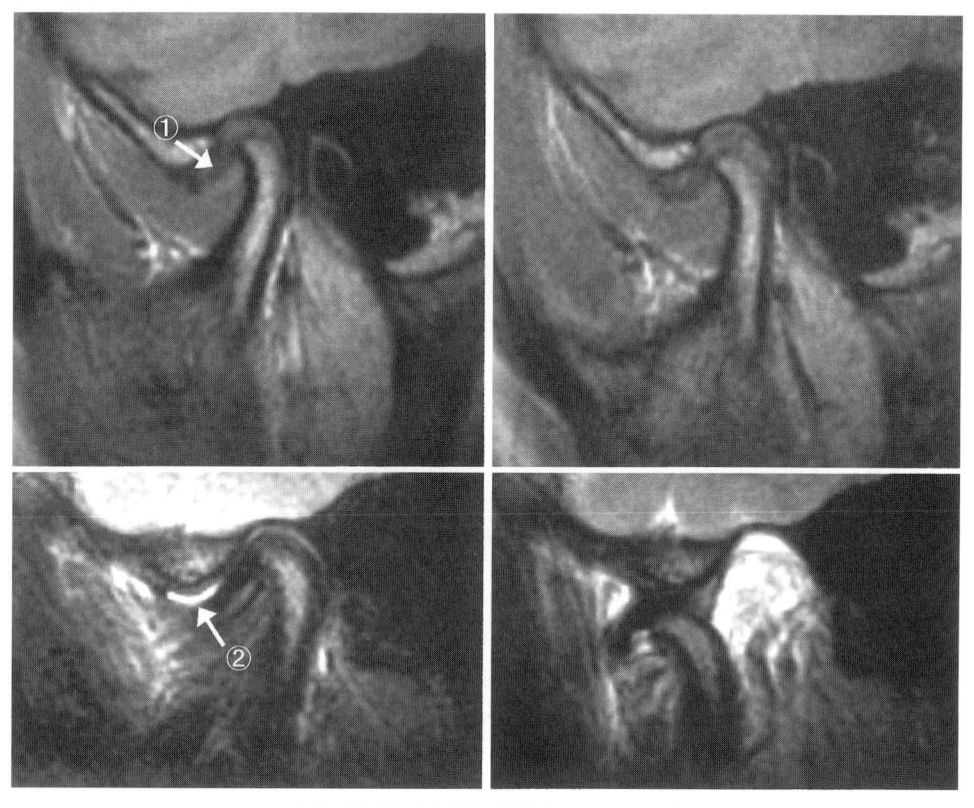

図4／患側（右側）顎関節のMRI写真
T1強調画像（上段）では関節円板の軽度の変形と非復位性の前方転位（矢印①）、T2強調画像（下段）では上関節腔に炎症性の浸出液（矢印②）が認められる。左は閉口時、右は開口時。

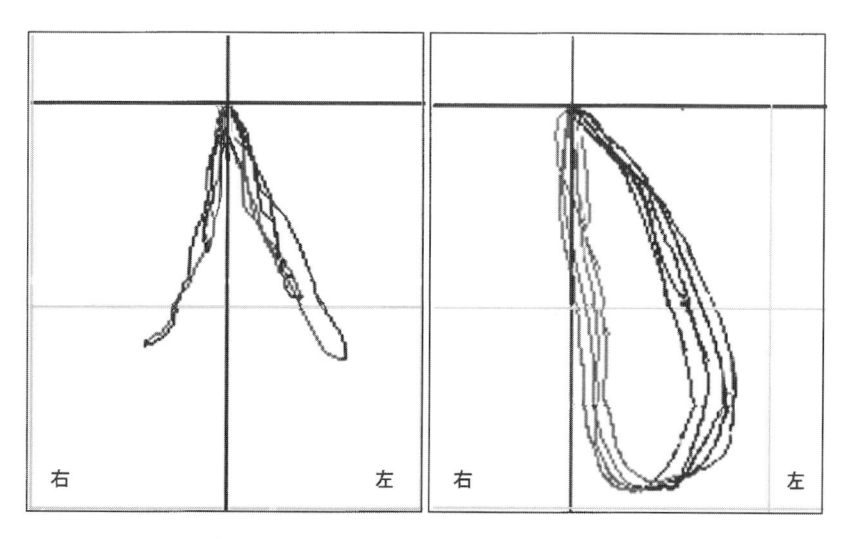

図5／左側咀嚼時の顎運動径路（前頭面）
左は患者の顎運動径路。小さくて狭く、chopping型で、左側咀嚼時にもかかわらず左右にブレている。右は成人の標準的なglinding型の顎運動径路。

左側咀嚼時の左側筋活動(健側) 　　　　　右側咀嚼時の右側筋活動(患側)

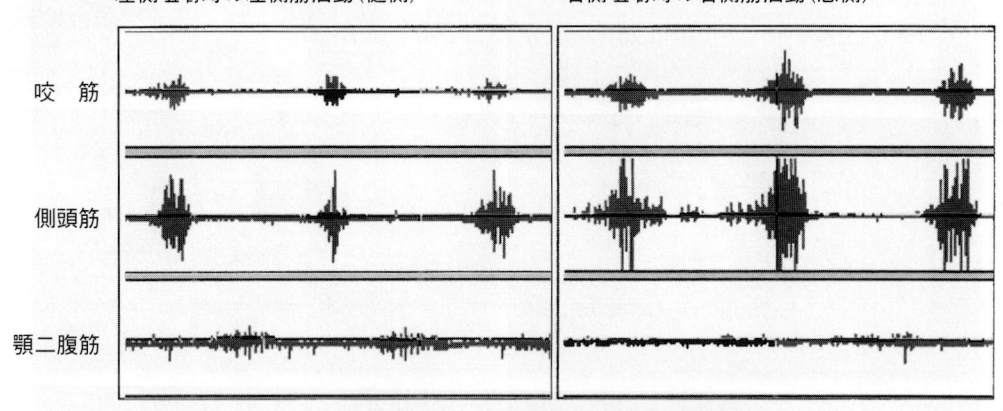

咬筋

側頭筋

顎二腹筋

図6／チューインガム咀嚼時の筋活動
閉口筋(咬筋、側頭筋)と開口筋(顎二腹筋)

②診　断

　日本顎関節学会の症型分類による顎関節症Ⅳ型(変形性顎関節症)。但し、顎関節症Ⅲ型(関節円板障害)、顎関節症Ⅰ型(咀嚼筋障害)、顎関節症Ⅱ型(関節包・靱帯障害)も伴っている。誘因として、前方頭位によるオトガイの後退、咬唇癖、頰杖をつく、歯軋り、歯の食いしばりの口腔習癖、食事における咀嚼の不足、心理的ストレスによる頭頸部の筋緊張などの関与が考えられた。

③治療経過

　a) 初診時：診査と検査所見を示しながら、①顎関節症の病態と病因、予後を説明し(患者の不安を除く)、②顎関節や咀嚼筋に過度の負担をかけないこと(症状の悪化を防ぐ)、③姿勢を正し、口腔習癖を除去すること(咀嚼筋の疲労回復)、④食事をゆっくり噛むこと(顎運動のリハビリテーション)、⑤日常生活で精神的ストレスを溜めないこと(ストレスコントロール)、の5項目について説明・指導した。

　b) 2回目診察(1カ月後)：患側の関節雑音と顎運動経路には変化がなかったが、それ以外の症状は僅かに軽快した(図7)。前回の指導を繰り返し、特に咀嚼筋の疼痛を軽減するために、毎日1回鏡に向かってリラックスした姿勢をとって歯軋り、食いしばりの習癖を除き、食事はゆっくり食べることを指導した。

　c) 3回目診察(2カ月後)：患側の顎関節部の疼痛と開口障害は消失。関節雑音と咬筋の圧痛、および顎運動経路の不安定は残存するも軽度。

　d) 4回目診察(3カ月後)：患側の関節雑音、顎関節部と咬筋の疼痛、顎運動経路がやや悪化。運動会の応援で毎日大声を出していたので頑張り過ぎないように指導し、母親に勉強するようにうるさくいわれていたので、母親には理解と支援を求めた。

　e) 5回目診察(4カ月後)：症状は、患側の軽度の関節雑音と咬筋のわずかな圧痛のみ。

　f) 6、7回目診察(5、6カ月後)：症状は、患側の軽度の関節雑音のみとなる。また、患者は、どんなときに症状が再発しそうか気づいてコントロールできるようになったので、励まして治療を終了した。

		初診	1カ月後	2カ月後	3カ月後	4カ月後	5カ月後	6カ月後
関節雑音	右側	■	■	▨	▨	▨	▨	▨
	左側	▨						
疼痛	顎関節部(右側)					▨		
	咬筋(右側)	■	■		■	▨		
	僧帽筋頚部(右側)							
下顎運動	運動経路不安定							
	開口障害							
関連症状	頭痛							
	肩こり	■	▨	▨				
	鼻閉感							

頻繁にあり　　　あり　　　なし

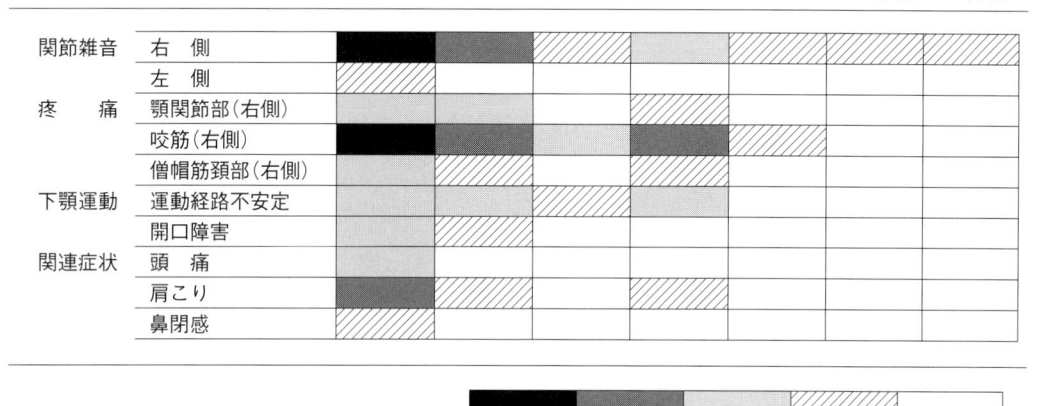

図7／顎関節症の症状の経過

④ 解　説

　本症例は、顎関節の障害（下顎頭の変形、関節円板の転位、関節包・靭帯の障害）と咀嚼筋の障害とが複合した症例である。そこで顎関節と咀嚼筋それぞれの障害の増悪因子を排除して、それぞれの障害を軽快させることを目標に、月1回の頻度で定期的に説明と指導を繰り返した。5カ月後に軽度の関節雑音のみを残して症状は消失し、患者自身で症状をコントロールできるようになった。

II　疾患の概念

　顎関節症は、顎関節や咀嚼筋等の疼痛、関節雑音、開口障害ないし顎運動異常を主要症候とする慢性疾患群の総括的診断名である。男女比は1：3で女性が多く、年齢は10歳代から70歳代まで分布しているが、15歳〜24歳の間が特に多い[3]。しかし、顎関節症の症候をもつものの多くは軽症で、しかも自然治癒するものが多く、消長を繰り返しながら経過しているものもいる[4]。このことは、顎関節障害の治療に際して考慮すべき重要な点である。

III　発症機序

　顎関節症の誘因として、顎関節の外傷、全身の疾病と栄養不良、咬合や関節の形態、ストレスに対する対処、女性のもつ閾値の低さ、姿勢や咬合の異常、疼痛と神経衰弱、睡眠障害、精神的ストレスなどの多くの因子が挙げられているが[5]、発症機構はまだ解明されていない。しかしながら、顎関節症の病態は咀嚼筋の障害と顎関節の障害とに大別されるので、それぞれについて現時点での考えを説明する。

❶ 咀嚼筋の障害

咀嚼筋の障害の主因は、心理的ストレスと考えられている。すなわち、心理的ストレスが咀嚼筋を拘縮させ、その結果、筋組織や咬合、顎関節構造が変化して咀嚼時の顎運動パターンが変わり、病状の悪化を招くという説である[6]。その根拠として、心理的ストレスが加わると視床下部の上位中核が興奮してαおよびγ運動ニューロンの活動が高まるので、特に後者によって閉口筋の筋紡錘が興奮し、閉口筋が収縮すると考えられている[7]。また、不安や恐れなどの情動刺激は心理的ストレス状態を引き起こし、歯軋りなどの口腔習癖を惹起することが確認されている[8]。これらのことから、心理的ストレスが視床下部を介して筋線維の過緊張や筋細胞膜の損傷をもたらし、筋痛を惹起すると考えられる。

❷ 顎関節の障害

顎関節の関節円板は、生理的状態では常に下顎頭の上に位置している。しかし、なんらかの原因で関節円板が閉口時に下顎頭の前方へ転位すると(関節円板の前方転位)、関節雑音や開口障害、顎関節の疼痛が起こる(関節内障)と考えられている[9]。

例えば、前方転位の初期には、関節円板は開口時には下顎頭の上に戻り、この際に開口クリックや閉口クリック、往復クリックと呼ばれる関節雑音が生じる(関節内障のタイプ1あるいは復位性クリック)。関節円板の前方転位が慢性化すると、僅かしか開口できず下顎がその位置でロックされ、下顎を横へずらしたり後ろへ押したりしないとロックが外れない状態になる(関節内障のタイプ2)。次の段階では、開口時の関節雑音は消失するが、開口域は25mm以下で、それ以上開けると関節痛を起こし、下顎頭を押し下げて円板を越えさせるとガクンと動く(関節内障のタイプ3あるいはクローズドロック)。最後の段階では、開口は僅かしか制限されないが、開口時にクレピタスと呼ばれる関節雑音と顎関節に限局した中等度あるいはにぶい疼痛があり、下顎頭に骨吸収や骨棘が認められる(退行性関節疾患)。

なお、関節円板の前方転位の原因としては、外側翼突筋の過緊張や、円板後部組織の弛緩、前方頭位などの不良姿勢、臼歯部の咬合支持の喪失などが推測されている。

Ⅳ 臨床症状

顎関節症は、症状から名づけられた顎運動の機能障害で、主要症候は顎関節や咀嚼筋などの疼痛、関節雑音、開口障害ないし顎運動異常である。

患者には顎関節部の疼痛と関節雑音を訴えるものが多く、次いで開口障害が多い。大部分は片側性で、疼痛と雑音、および開口障害のいずれの症状も有する典型例は約20％に過ぎない。なお、随伴症候として、顎関節周囲の違和感、肩こり、耳鳴り、頭痛、頸部のこわばり、腰痛、めまい、手のふるえ、消化器の不調、睡眠障害などを伴うことが多い。

V 診断のポイント

　顎関節症の診断には、主要症候である顎関節や咀嚼筋等の疼痛、関節雑音、開口障害ないし顎運動異常のうち、1つ以上を有することが必要である。但し、ここでいう「咀嚼筋等」には、咬筋、側頭筋、内側および外側翼突筋の4筋のほか、顎二腹筋と胸鎖乳突筋も含めている[1]。

　顎関節症との鑑別診断が必要な疾患には、顎関節の疾患と顎関節以外の疾患がある。顎関節の疾患では、顎関節の発育異常、外傷、炎症、退行性関節疾患あるいは変形性関節症、腫瘍および腫瘍類似疾患、全身性疾患に関連した顎関節異常、顎関節強直症などがある。顎関節以外の疾患では、頭蓋内疾患、隣接器官の疾患、筋・骨格系の疾患、心臓・血管系の疾患、神経疾患、頭痛、精神神経学的疾患などがある。

　顎関節症と診断されれば、病態に応じた症型分類が望まれる。日本顎関節学会では、顎関節症Ⅰ型(咀嚼筋障害)、Ⅱ型(関節包・靱帯障害)、Ⅲ型(関節円板障害)、Ⅳ型(変形性顎関節症)、Ⅴ型(Ⅰ～Ⅳ型に該当しないもの)に分類することを推奨している。さらにⅢ型については閉口時の関節円板の状況によって復位性と非復位性の円板転位を区別し、Ⅳ型については詳細な画像診断に基づいて変形の病期や重篤度を判定する。一方、欧米では、顎関節障害によるもの、筋障害によるもの、顎関節障害と筋障害の両方によるものの3型に分けている[10]。症状だけから分類できて、患者指導にも便利なために、臨床家に広く使われている。

VI 治療のポイント

　顎関節症の治療法には、①咬合調整、矯正治療、補綴治療、外科手術などの不可逆的な治療法と、②スプリント、温熱療法と訓練、抗炎症剤の投与、フィードバック療法、カウンセリング、物理療法、軟らかい食事などの可逆的・保存的な治療法がある[10]。最近の傾向としては、可逆的・保存的な治療法を基本として、症例に適した保存的療法を選択することが多い[11]。

　但し、症型分類が困難な症例や、保存的療法で改善がみられない症例、精神的に極めて不安定な症例、激痛を伴う関節円板障害や変形性関節症などのいわゆる難治症例は、早期に専門医に紹介することが薦められている。

　思春期の顎関節症患者では回復の経過が早いが、成人期の特に中年期以降の顎関節症患者では経過が遅い傾向がある。若年者では日常生活における悩みが単純で、指導を受け入れやすく、生体の反応性も高いが、成人では悩みが生活に根ざしていて複雑で、自己主張が強く、生体の反応性も低いためと考えられる。

おわりに●●

　顎関節症は、顎関節や咀嚼筋等の疼痛、関節雑音、開口障害ないし顎運動異常を主要症候とする顎運動の機能障害である。病態は、顎関節の障害と咀嚼筋等の障害に大別される。発症機構は解明されていないが、多因子性で、心理的ストレスなどの心身医学的要因の関与が大きいとされている。

咬合調整、矯正治療、補綴治療、外科手術などの不可逆的な治療法を選択することもあるが、自然治癒することも多いため、患者との対話を中心に、顎関節と咀嚼筋等の安静とリハビリテーションを主体とした可逆的、保存的な療法を選択することが基本となっている。

（伊藤学而、永田順子）

● 文献

1）日本顎関節学会：顎関節症診療に関するガイドライン．口腔保健協会，東京，2001．
2）Greene CS, Olson RE, Laskin DM : Psychological factors in the etiology, progression, and treatment of MPD syndrome. JADA 105 : 443-448, 1982.
3）鶴田夫美，藤原　勳，山本由美子，ほか：顎関節症患者の動向と実態．口病誌　53：608-614，1986．
4）Zarb GA, Speck JE：下顎機能障害の治療，顎関節とその疾患，河村洋二郎（監訳），p343-364，医歯薬出版，東京，1983．
5）Parker MW : A dynamic model of etiology in temporomandibular disorders. JADA 120 : 283-290, 1990.
6）Laskin DM : Etiology of the pain-dysfunction syndrome. J Am Dent Assoc 79 : 147-153, 1969.
7）森本俊文：咬合不正と筋緊張の亢進．歯界展望　77：635-644，1991．
8）Rosales VP, Ikeda K, Hizaki K, et al : Emotional stress and brux-like activity of the masseter muscle in rat. Eur J Orthod 24 : 107-117, 2002.
9）Eversole LR, Machado L : Temporomandibular jopint internal derangements and associated neuromuscular disorders. JADA 110 : 69-79, 1985.
10）Randolph CS, Greene CS, Moretti R, et al : Conservative management of temporomandibular disorders ; A posttreatment comparison between patients from a university clinic and from private practice. Am J Orthod Dentfac Orthop 98 : 77-82, 1990.
11）伊藤学而：顎関節障害の病態と治療．日矯歯誌　51（特別号）：43-53，1992．

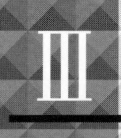

心療内科診療の実際　3・摂食障害

① 単純性肥満症

はじめに

　人類は、その発生からごく最近に至るまで、常に飢餓に脅かされてきた。わずかでもあまったエネルギーはすべて脂肪に変えて貯える生体機能をもつことで、人類は食物の乏しい環境を生き抜き、その遺伝子を受け継いだ子孫を残してきた。しかし食物が豊富に供給される時代になると、この生体機能は逆に人類にとって不都合なものとなった。脂肪の貯め過ぎ、つまり肥満が、さまざまな健康障害をもたらすものとして大きな問題となってきたのである。

I 症例呈示

患者：47歳、男性。
主訴：肥満、夜間のいびきと無呼吸。
生活歴：喫煙；30本×28年、飲酒；20～27歳までは機会飲酒、27～45歳はビール大びん2本＋焼酎2杯（ここ2年間は缶ビール1本）
既往歴：27歳時胃十二指腸潰瘍、42歳頃より高血圧症にて内服治療中。
現病歴：小学校までは標準か少し痩せ気味。中学から体重増加が始まり、18歳時70kg前後、22歳頃67kgまで減少したが、30歳80kg、40歳90kgと上昇し、42～43歳頃には100kgを突破していた。食事は10分程度でかき込むように食べ、週に2回は付き合いで飲みに行き、帰宅してさらに夜食をとってから寝るのが習慣となっていた。体重が100kgを超えた頃からいびきを指摘されるようになり、2～3年前からは、いびきがひどくなるとともに一晩に2回程度の中途覚醒が出現し、周囲から睡眠中に呼吸が止まっていると指摘され始めた。1年前からは日中の眠気が強くなり、仕事中いつの間にか居眠りをしていたということが多くなったため、睡眠時無呼吸症候群（Sleep Apnea Syndrome；SAS）および肥満症の精査・治療目的にて入院となった。

❶ 入院時検査所見

　身長169cm、体重112.1kg（BMI 39.2）と高度の肥満を認めた。血圧128/76mmHg（降圧剤内服中）。
　血液ガス分析ではPO_2 67.6、A-$_aDO_2$ 26と、酸素分圧の低下および肺胞気－動脈血酸素分圧較差の上昇あり、肥満により肺下部の肺胞が圧排され虚脱しているための換気血流比不均等の存在が疑われた。血液検査では、AST、ALT、尿酸、総コレステロールの上昇、HDLコレステロールの低下あり。GH、ACTH、尿中CPR、尿中コルチゾール、尿中17-OHCSは、いずれも正常範囲内であった。75gOGTTにてIGT pattern、insulin peak 160.1μU/ml。両側口蓋扁桃および舌の肥

大あり、腹部エコーではbright liverを認めた。

SAS検査にてAI(Apnea Index)49.1、同時に行ったホルター心電図では、睡眠中の無呼吸および低酸素状態に伴って3～4秒の洞停止が散発、最長8.3秒。洞不全症候群を疑って心臓カテーテル検査、ヒス束心電図など精査を行ったが異常なし。

以上より、SASおよびPickwick症候群、高血圧症、耐糖能異常、高脂血症、高尿酸血症、洞停止を伴うハイリスク肥満と診断された。

心理テスト：CMI；I領域、精神的自覚症状なし。習慣の項目にチェックが多い。Y-G；D型、思考的外向・社会的外向・支配性が高く非攻撃的傾向が顕著。TPI；危険水準の項目なし、MPI；E$^+$N$^-$L$_0$。以上より、心理的側面への気づきができにくく、本音を押さえて取りつくろいやすい。他者より優位であることを求めがちで、物事が思い通りいっているときは極めて前向きに取り組むが、その逆の事態に直面するとイライラし、内面で激しい情動反応を起こしやすいタイプと思われる。

❷ 治療方針

睡眠中の極端な低酸素状態と頻回の洞停止は突然死の原因となり得るため、速やかな減量をめざすとともに、SASの治療を優先した。また本人に上記の状況を説明し、減量のための動機づけを行った。

a) 食事療法：1,800kcal/日から開始。約2kg/週のペースで体重減少が得られ、プラトー期に入るたびに200kcal/日ずつ食事カロリーを落としていった。体重が停滞したらVLCDか絶食療法をすると呈示。第73病日から2週間は、減量を急ぐため800kcal/日まで落とし、後は退院に向けて徐々に1,600kcal/日まで増量した。

b) 運動療法：103.6kgまで減量後、第32病日より2,000～3,000歩/日を目標に開始。実際は平均4,000～5,000歩程度歩いていた。

❸ 治療経過(図1)

第10病日より夜間酸素2l/分を開始し、R-R間隔、洞停止の頻度はやや減少した。しかしその後マウスピースによる下顎前方固定法や酸素の併用によってもAIおよび最低SaO$_2$の改善はみられなかった。

第43病日、血圧100/56にて降圧剤中止。以後血圧は正常範囲であった。

第44病日、経鼻持続陽圧呼吸法(Nasal CPAP)を開始し、最低SaO$_2$ 83％と改善、夜間もほとんど90％台を保てるようになり、2週間後には、日中の傾眠傾向も消失した。

第98病日、BW 92.6kgにて外泊。外泊中、三食は控えたが、3日間でビール350mlを5本飲んだ。4日後の帰院時BW93.4kgと体重増加がみられたため、体重コントロールができなければVLCD、もしくは絶食療法をすると呈示。

第104病日、Nasal CPAPなしで、AIは25.2と高いが、最低SaO$_2$ 81％、最少HR 47まで改善が認められたため、第108病日、Nasal CPAPは続行のままBW 91.8kgで退院とした。

図1／治療経過

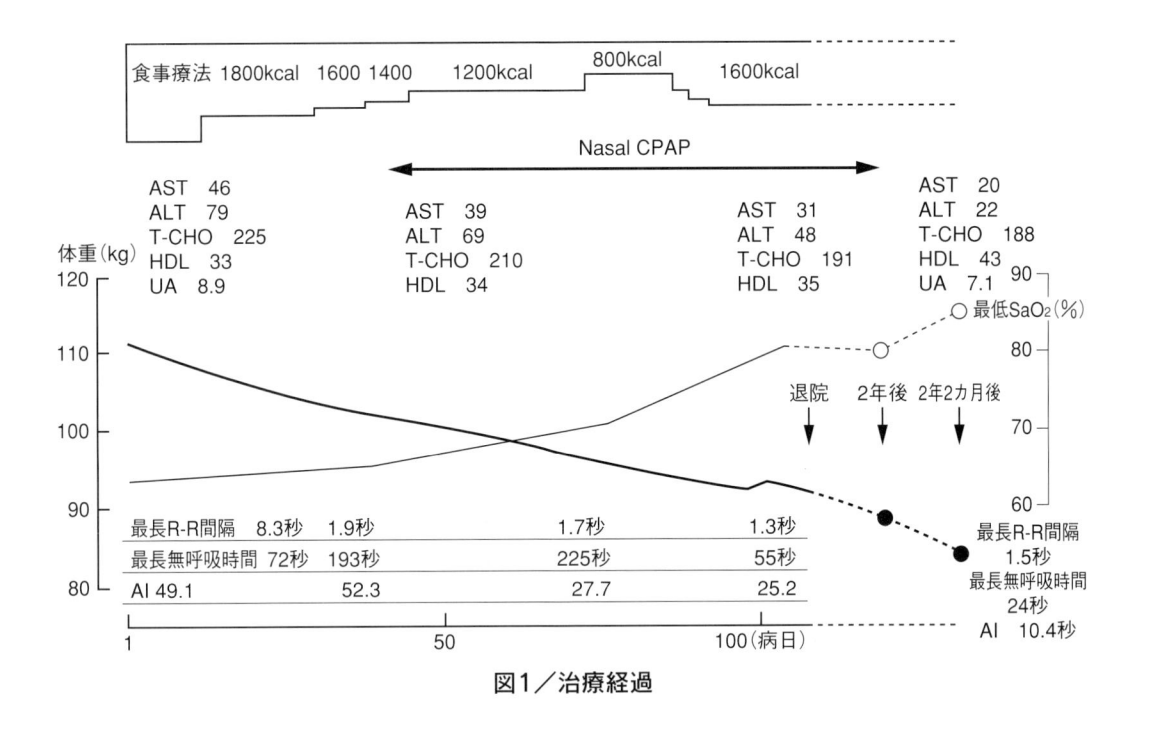

以後、月1回のペースで当科および呼吸器外来に通院。体重は89kg前後を保っていた。

2年後、SASの再評価のため入院。

BW 88.25kg、BMI 30.9、血圧 124/82、Nasal CPAPなしでAI 5.8、最低SaO₂ 80％、最長R-R間隔1.6秒と改善あり、CPAPは終了となった。食事療法は1,600kcal/日で続行。

CPAP終了後2カ月目で、SASの再評価。BW 84.2kg、BMI 29.4、血圧 116/78、AI 10.4、最低SaO₂ 85％と、前回よりAIはやや増加したが、最低SaO2は変化なかったため、経過観察となった。

❹ 考察

　動脈硬化のハイリスク状態にあり、さらにSASによる睡眠中の極端な低酸素状態、洞停止を伴っており、突然死の危険性が極めて高い症例であった。肥満の原因は、自分の内面の葛藤を意識しないまま、過食することでそれを紛らすという誤ったストレス対処行動にあったと思われた。入院中は問題行動もなく積極的に治療に取り組んでおり、減量によってSASは改善、それ以外の合併症もほとんど消失した。退院後数年経つが、リバウンドは認められない。この症例が退院後も体重を維持できた要因として、①生命の危険がはっきりしており、治療への動機づけが強かった点、②退院後もCPAP使用を続行しなければならず、それが定期的な通院に結びついた点、③体重増加があれば再入院して絶食療法もしくはVLCDを行うことを退院時約束してあり、それが嫌悪刺激となっていた点、などが挙げられるが、もう1つ重要なのはこの症例が生活の中で「我慢」と「楽しみ」のバランスをうまく取っている点であろう。退院後、患者は次のように語っている。「前は同僚を追いかけ回して飲みに行っていた。今は追いかけられたら逃げないようにしている」。

Ⅱ 疾患の概念

　成人の脂肪組織には250億から300億個の白色脂肪細胞があり、その中には中性脂肪が詰まっている。この脂肪組織が過剰に蓄積した状態が肥満(obesity)である[1]。

　肥満はその成因により、原発性肥満(単純性肥満)と、二次性肥満(症候性肥満)に分けられる。原発性肥満は肥満者の約95％を占め、食習慣、運動不足、環境、遺伝などの要因が複雑に絡み合って生じる。一方、二次性肥満は原因となる疾患があってそれに起因したもので、視床下部性、内分泌性、遺伝性、薬剤性などがあり、原因疾患の治療が優先される。ここでは肥満の大部分を占める原発性肥満について述べていく。

❶ 肥満と体格指数

　一般的に、身長と体重の比率が脂肪の蓄積量に相関するという考え方から、肥満ややせの判定にはこれまで身長・体重に基づくさまざまな指数が用いられてきた。現在では、簡便かつ国際間で広く通用し、体脂肪量とよく相関するとされるBMI(body mass index ＝体重kg/(身長m)^2)が用いられる。

❷ 肥満と肥満症

　厚生労働省「日本人のBMIに関する研究班」の発表によると、現在のわが国においてBMI 25以上の人口は、全年齢でみると男性27.5％、女性18.9％を占めている。また、WHO分類の肥満判定基準であるBMI 30以上の肥満者の割合は、男性1.86％、女性1.98％と、欧米の男性10〜20％、女性10〜30％に比較して著しく低頻度である[2]。

　従来わが国では、最も疾病合併率の少ないBMI 22を基準として標準体重を(身長m)^2×22で算出し、その±10％を正常範囲、＋20％以上を肥満と判定していた。そのためBMIでは26.4以上を肥満としてきたが、日本人においては欧米人よりも軽度の肥満で疾病を発症しやすいことが知られており、近年の疫学的研究において、BMI 26.4以上の群だけでなく、25以上の群においても高血圧、脂質代謝異常などの健康障害の合併率が高くなることが報告されてきている[3]。

　また、肥満の程度が上昇するにつれて合併症の頻度が高くなることは事実であるが、個々の例では必ずしもそうとは限らず、肥満度は軽度でも合併症を有するものや、逆に高度の肥満でも合併症のないものもあり、BMIだけでは説明できない面があることも知られていた。これについても、合併症の寡多を規定する因子として、肥満度だけでなく、脂肪組織の蓄積部位(皮下脂肪か内臓脂肪か)も重要であることが最近わかってきた。

　また一方で、脂肪組織自体がレプチン、TNF-α (Tumor Necrosis Factor)、PAI-1、adiponectinなど、種々の生理活性物質(アディポサイトカイン)を合成し、血中に分泌していることも明らかになってきた[4]。脂肪組織が過剰に蓄積した状態では、これらアディポサイトカインの分泌異常が起こってインシュリン抵抗性の誘発や血栓形成に作用し、肥満の合併症の発症に深く関与することが指摘されてきている。

これらのことを踏まえて、日本肥満学会は2000年に「新しい肥満の判定と肥満症の診断基準」[5]を発表した。これまで「肥満」は、疾患そのものというより動脈硬化や糖尿病などの疾患群のリスクファクターとして捉えるのが一般的であったが、この診断基準によって、それ自体が直接病気を引き起こす原因となる「疾病としての肥満」を、「肥満症」として明確に区別し疾患単位として捉えることが提唱された。

Ⅲ　診断のポイント

❶肥満症の診断

　肥満症の診断は、まず肥満かどうかの判定から開始する。BMI 25以上であれば肥満と判定する。肥満と判定されたら、次に肥満症を鑑別する。肥満症は、以下のいずれかに当てはまるものとする。

　①肥満に起因ないし関連し、減量を要する健康障害(減量により改善あるいは進行の抑制ができるもの)を有するもの。

　②将来的に合併症の発症が予測されるハイリスク肥満として、内臓脂肪の過剰蓄積が証明されるもの。

　①の肥満に関連する病態10項目を**表1**に示す。また、これ以外に、肥満に関連する病態ではあるが、減量の効果が大きくなく診断基準に含めない項目は、参考として記載する。

　②の判定は、まずスクリーニングとして立位・呼気時の臍周囲径(ウエスト周囲径)を計測する。男性85cm、女性90cm以上であれば上半身肥満の疑いとして腹部CT検査を施行し、呼気時の臍レベル断面像を撮影し、内臓脂肪面積(VFA)を計測する。VFAが100cm^{2}以上の例を内臓脂肪型肥

表1／肥満に関連する健康障害

肥満に起因ないし関連し、減量を要する健康障害	
1) 2型糖尿病・耐糖能異常	6) 脳梗塞：脳血栓症・一過性脳虚血発作
2) 脂質代謝異常	7) 睡眠時無呼吸症候群・Pickwick症候群
3) 高血圧	8) 脂肪肝
4) 高尿酸血症・痛風	9) 整形外科的疾患：変形性関節症・腰椎症
5) 冠動脈疾患：心筋梗塞・狭心症	10) 月経異常

※参考：肥満に関連する健康障害として考慮するが、診断基準には含めない項目	
1) 扁桃肥大	7) 悪性腫瘍
2) 気管支喘息	①乳癌　②胆嚢癌　③大腸癌
3) 胆石	④子宮内膜癌（子宮体癌）　⑤前立腺癌
4) 膵炎	8) 偽性黒色表皮腫
5) 蛋白尿、腎機能障害	9) 摩擦疹、汗疹などの皮膚炎
6) 子宮筋腫	

(日本肥満学会：新しい肥満の判定と肥満症の診断基準より引用)

表2／日本肥満学会による肥満の判定基準

BMI	判定	WHO基準
<18.5	低体重	underweight
18.5≦～<25	普通体重	normal range
25≦～<30	肥満（1度）	preobese
30≦～<35	肥満（2度）	obese class I
35≦～<40	肥満（3度）	obese class II
40≦	肥満（4度）	obese class III

満と診断し、肥満症と判定する。

この診断基準の特徴は、

①肥満の判定をBMI 26.4から25へ引き下げることにより、1988年に発表されたWHO-NIHの判定基準に準拠し、国際的整合性をもちながら、日本の肥満の実状にも合致した基準となっていること(**表2**)。

②肥満の判定と肥満症の診断は別個のものとしたこと。

③肥満症の診断には単なるBMIの増加だけでなく、疾病との関連や内臓脂肪蓄積を重視していること。

などの点である。

❷診断の問題点

1. BMI 25以上であっても、肥満ではない場合がある。BMIと体脂肪量が相関しないような体重増加、例えば体内に過剰な水分貯留が生じたもの(浮腫、むくみ)や、筋肉量の増加によるもの(大相撲力士など)。

2. BMI 25未満で非肥満と判定される中に、VFA 100cm^{2}以上の内臓脂肪蓄積者、いわゆる「かくれ肥満症」がかなりの率で認められる。2001年の厚生労働省研究班の報告では、都市部在住の中高年男性のうち内臓脂肪面積が100cm^{2}以上の者が48％、そのうち約半数はBMI 25未満であったとされる[6]。

3. アメリカでは、最も死亡率の低いBMIは年齢とともに高くなるとの報告あり。日本でのデータはないが、日本人でも同様の傾向にあると思われ、年齢とともに少しずつ体重が増えるのはむしろ長寿には好ましい可能性がある[7]。

IV 病因・臨床症状

❶摂食行動の調節：代謝調節系と認知調節系

食欲は本来本能的なものであり、食物を摂取するという行動は、生理的に調節されているはずのものである。野生動物にみられるように、空腹を感じて食べ始め、一旦満腹になると食べ物には見向きもしなくなるといった食行動がそれである。グルコースや遊離脂肪酸、代謝関連のホルモン、摂食調節因子といった液性因子による情報を受けて、視床下部の満腹中枢および摂食中枢を中心とした食欲調節の神経回路が相互にネットワークを形成し、摂食に関するさまざまな情報処理を行うことにより、満腹感や空腹感が形成され摂食行動が調節される。この調節系は代謝調節系と呼ばれる。この調節系がきちんと機能する限り、極端な食べ過ぎは起こらないはずである。ところがヒト

では満腹感や空腹感に関係ない摂食が日常的にみられる。高い金を払って食べるディナーなら満腹になっても食べ続けるし、美味しそうなデザートは「別腹」である。イライラしたといってやけ食いし、頂いたものは食べないと相手に失礼、といった具合にヒトの食行動は「概念」や「感覚認知」によっても調節を受ける。この調節系は認知調節系と呼ばれる[8]。大脳辺縁系や大脳皮質連合野に入力された食物に関する感覚情報（視覚、嗅覚、味覚など）が、経験や嗜好と照合され、食物の認知やその報酬としての価値の識別がなされた後に、視床下部の食欲中枢に情報として入力され、これも摂食行動に影響を与える。ヒトではこの認知調節系が代謝調節系の支配力を上回り、内在性情報（満腹感・空腹感など）の受け止めを鈍らせて異常な食行動の形成に強く関与してくる。

❷ なぜ肥満になるのか

① 認知調節系の異常による肥満

肥満患者における過食は、空腹と関係しないさまざまな環境要因によって容易に誘発される。気晴らし食い、イライラ食い、もったいない食い、気がね食いなどがその代表であり、これらは代理摂食と呼ばれる。解決しにくい日常生活上の問題に直面する、あるいは解決する代わりに食行動が使われるという意味である。この場合過食は、ストレスへの対処（コーピング）がうまくいかないときの「行動化」と考えられる。食べることによって、本来なら表面化するはずの葛藤が回避でき、また食べること自体が精神的な満足をもたらすという即時効果が強く働くため、代理摂食は容易に強化される。その結果として肥満に陥ることになる。

② その他の異常による肥満

肥満の成因に遺伝因子が関与するのは明らかであるが、多くは後天的に環境因子が加わることによってはじめて肥満が生じる。よくいわれる「肥満しやすい体質」とは、現在では遺伝的に規定されている「疾患感受性遺伝子」によるとされている。同一家庭内に肥満が発生しやすいのは、遺伝的な要因に加え、肥満しやすい生活習慣や環境を共有しているといった環境要因の関与が強いと考えられ、「生活習慣病」としての側面ももっている。

単一遺伝子異常によるヒトの肥満はごく稀である。レプチンは、強力な摂食抑制作用・体重増加抑制作用を持ち、ほとんどすべての視床下部の摂食調節因子を調節している物質であるが、このレプチン遺伝子異常によるものが2家系、レプチン受容体遺伝子異常によるものが1家系報告されており、乳児期から高度の肥満を発症する。それ以外にPOMC遺伝子、MC4-R遺伝子、PC-1遺伝子の異常による肥満症例などが報告されている。一方、多因子遺伝病としての肥満のリスク遺伝子としては、PPARγ2遺伝子（インスリン抵抗性に関与）、UCP（脱共役蛋白質：uncoupling protein)2/3遺伝子（基礎代謝に関与）などが注目されている[9]。

このほかに、熱産生に関連する遺伝子異常としてβ3アドレナリン受容体遺伝子のミスセンス変異がある。褐色脂肪組織はβ3アドレナリン受容体を介して交感神経の支配を受けており、交感神経の活動亢進によって熱産生が増加するが[10]、64番目のアミノ酸残基がトリプトファンからアルギニンに置換するミスセンス変異（Trp 64 Arg）は受容体の機能低下をきたし、この変異をもつ肥満者は正常型の肥満者に比べて基礎代謝率が低く、食事療法や運動療法に反応しにくいとされている[11]。

日本人肥満者での発現頻度はピマインディアンに次いで高く(0.20)、欧米人の2～5倍であることから日本人の肥満遺伝子として重要である。

V 治療のポイント

　治療の三本柱は食事療法・運動療法・行動療法であり、補助的に薬物療法、それでも間に合わない重症肥満に外科的療法が適用される。肥満治療の中心となるのは食事療法であるが、行動療法も併行して食習慣や認知の修正をしながら治療を進めることが重要である。また食事療法だけでは、減量中に体重の減少が停滞する(基礎代謝の減少による)適応現象と呼ばれる生体防御反応が必ず起こるので、これを克服するために運動療法の併用も重要である。代理摂食の顕著な場合は、適切なストレスコーピングの習得のために社会技術訓練も必要になる。患者自身の治療意欲をいかに持続させられるかがポイントである。

❶ 食事療法

　減食の程度によって、比較的低エネルギー食(1,200～1,600kcal)、低エネルギー食(600～1,200kcal)、超低エネルギー食(Very low calorie diet；VLCD)に分けられる。

　比較的低エネルギー食、低エネルギー食は、蛋白質を標準体重1kgあたり1.0～1.2g以上を確保し、不足するビタミン類は総合ビタミン剤で補給する。食物繊維を十分とれるよう配慮することも大切である。

　超低エネルギー食(VLCD；200～600kcal)は、体蛋白の崩壊を防ぐのに必要最小限の栄養素を補給しながら摂取カロリーを基礎代謝以下に抑えて、減量効果を上げようとする方法である。必要な栄養素をすべて含んだ粉末あるいは液体の規格食品(フォーミュラ・ダイエット)が一般的に用いられる。短期的な減量効果は大きいが身体への負担も大きく、心血管系・代謝系の疾患や精神疾患のある症例には禁忌である。入院治療を原則とし、ほかの治療をしても体重が停滞する難治性の高度肥満に限って適応される。通常は4週間、長くても8週間にとどめ、繰り返す場合でも2カ月以上の休止期間をおく。

❷ 運動療法

　運動療法は、消費エネルギーの増大によって体脂肪を減少させるだけでなく、基礎代謝や食事誘導性熱産生(食物の消化・吸収などに伴う熱産生)の上昇、インスリン感受性の改善によるインスリン分泌の減少、脂肪合成酵素の活性抑制など代謝異常を是正する意義も大きい。

　それぞれの患者にとって無理なく継続できることが重要である。虚血性心疾患やコントロールされていない合併症のある症例は適応外とする。BMI 35以上の症例もBMI 30以下まで減量してから開始する。食事療法と同時に始めるよりも、ある程度減食に慣れてから開始する方が挫折しにくい場合もある。また、日常生活で運動の時間がとれないような症例では、1日1万歩を目標として歩行を増やすだけでも効果がある。

故障や事故を防ぐためごく軽い運動から始めて中等度の運動まで徐々に強度を上げていき、なるべく週3回以上行うようにする。準備運動や整理運動も必ず行うよう指導する。強度としては最大心拍数の50％前後を目安にする。歩行、ジョギング、体操、自転車エルゴメーター、水泳など、全身を使う有酸素運動が望ましい。中でもエルゴメーターと水泳は、膝や足関節に負担が少ないため肥満者に適している。但し有酸素運動のみでは筋量の維持は困難なので、ある程度減量が進んだ時点で週2〜3回のレジスタンス運動（息ごらえしない程度のもの）を組み合わせ、筋量の維持・増加を図る必要がある。

❸ 行動療法

肥満者では代謝調節系（内在性情報）の受け止めが弱く、認知調節系（外在性情報）に強く影響されやすい。行動療法では、まずこれらの食行動を"意識化"させるために、内在性情報（体重、液性情報、胃などの内臓感覚といった身体情報）をいったん感覚化（視覚化・味覚化など）し、患者の依存しやすい外在性情報に変換したうえで取り込ませる（自己モニタリング）。そのうえで、認知面の是正、外在性情報による摂食の誘発を防ぐための刺激統制、内在性情報を認識しやすくなるような食習慣の形成を行っていく[12]。

①自己モニタリング（Self-monitoring）

a）**食事記録**：肥満患者の食行動を詳細に自己記録させることによって、患者自身が自分の認知や行動の歪みに気づくきっかけとなる。また、治療者側にとっては行動分析や治療方針決定のための情報として重要である。間食や飲水も含めて食物の摂取状況（いつ、どこで、何を、何グラム、誰と、どんな目的で、どんな状況で、どのくらい噛んで、どんな気持ちで、など）をできるだけ具体的な単位・表現で記載させる。

肥満者は好物の量を少なめに見積もる傾向があるため、慣れるまでは料理を写真に撮って持参させ、食物の記載と照合するなどの方法でズレを修正することが望ましい。

b）**グラフ化体重日記**：毎日の体重をグラフ化し波形パターンとして視覚化する手法。起床直後、朝食直後、夕食直後、就寝直前の1日4回測定する。食事や運動が適切になされていればグラフは規則的な波形を示すが、食行動の乱れがあった場合は波形が乱れるという形で感覚的にそれを認識できるため、患者が自分で体重増加の原因を把握したり、それを修正したりするのに非常に有用である。

自己モニタリングによって得られた情報を分析し、過食を助長している外在性情報（先行刺激）に対しては刺激統制を、認知のズレや誤った食習慣などについてはその修正を行う。

②刺激統制

①すぐ食べられる食物は極力買い置きせず、目につく場所におかない。②水以外の食物摂取は必ず決まった時間・場所で行う。③ながら食いは厳禁とし、食事中は食べることに専念する。④買い物は食後に出かける。購入予定リストを作っておき、それ以外は買わない。などを実行させる。

③食習慣の修正

咀嚼回数を一口につき30回（症例によって増減）に固定し、その間は箸をおくようにする。食事時間の延長によって、食物をよく味わって感覚的な満足感を得ること、タイミングよく満腹感を意識できるようになることを意図する。

④オペラント強化

オペラント強化子となるものは言葉による賞賛のほか、行動の変化を得点やグラフで表現する方法やトークン・エコノミー法、患者の望む行動の許可などがある。個々の患者にとって強化価の低いものから高いものへと行っていくことが望ましいが、時には間欠強化目的でボーナス的な強化子を用いることも有用である。いずれも望ましい行動や結果がみられたときに、タイミングよく強化することが重要である。

⑤集団療法

グループ単位での治療のメリットは、グループ内での連帯感や適度の競争心によって治療継続を容易にし脱落を防止できることや、順調に治療が進行している先輩患者をモデリングできることなどが挙げられる。またグループ全員による賞賛や励ましは、望ましい行動をより一層強化する効果もある。治療者は適切にハンドリングを行い、ミーティングがネガティブな内容に終始しないようコントロールする必要がある。

❹薬物療法

肥満の治療の中では、薬物療法はあくまで補助的手段である。ほかの治療を行ったうえで、効果の不十分な例、糖尿病・高血圧などの合併症があったり、あるいはそれ自体が日常生活を阻害するような高度の肥満例などで、減量を急ぐ必要がある場合に使用することが基本である。わが国では唯一mazindol（ノルアドレナリン作動薬）の使用が許可されているが、その適応は「食事療法および運動療法の効果が不十分な高度肥満症（肥満度が+70％以上またはBMIが35以上）における食事療法および運動療法の補助として3カ月を限度に」となっており、対象が限定されている。このほか、現在海外で使用されている抗肥満薬には、phentermin（ノルアドレナリン作動薬）、sibutramine（ノルアドレナリン・セロトニン作動薬）、orlistat（膵リパーゼ阻害薬）などがある[13]。

今後有望視されている薬剤としては、ヒト用β_3アドレナリン受容体作動薬、成長ホルモンなどがある。また、薬剤ではないが、深川ら[14]は食欲抑制や脂肪分解の促進に寄与するヒスタミン神経系に着目し、ヒスタミンの基質であるヒスチジンを経口投与することによってヒスタミン神経系が賦活化され、抗肥満作用が得られると報告している。ヒスチジンはマグロやイワシといった魚類に多量に含まれており、食事として恒常的に摂取できる有用性が注目される。

❺外科治療

食事摂取量減少目的で胃を縮小する方法と、食事の消化吸収を抑えるバイパス術がある。BMI40％以上、もしくは複数かつ重篤な合併症をもつ重症肥満が適応となる。欧米諸国では数多く行われているが、日本ではごく稀である。重症肥満の頻度が少ないことや、肥満イコール病気という

概念が薄く、手術してまで治そうとはしない傾向があることなどがその理由と思われる。

(穂満直子)

●文献

1) 日本肥満学会編集委員会:肥満・肥満症の指導マニュアル. 第2版, 医歯薬出版, 東京, 2001.
2) 吉池信男, 山口百子, 松村康弘, ほか:BMIによって判定される肥満・やせの程度と合併症の頻度;国民栄養調査データの再解析. 肥満研究 4:増刊p5-11, 1998.
3) 平成10年度厚生科学健康科学総合研究研究事業「日本人のBMIに関する研究」;吉池信男, 西信雄, 松島松翠, ほか:Body Mass Indexに基づく肥満の程度と糖尿病, 高血圧, 高脂血症の危険因子との関連;多施設共同研究による疫学的検討. 肥満研究 6, p4-17, 2000.
4) 松澤佑次:7. 肥満症と脂肪細胞. 日本内科学会雑誌 創立100周年記念号, 第91巻, p1105-1109, 2002.
5) 松澤佑次, 井上修二, 池田義雄, ほか:新しい肥満の判定と肥満症の診断基準. 肥満研究 6:18-28, 2000.
6) 厚生省健康科学総合研究事業:糖尿病発症高危険群におけるインスリン抵抗性とその生活習慣基盤に関する多施設共同追跡調査研究班(主任研究者, 松澤佑次). 総合研究報告書. 2001.
7) 下方, ほか:長寿のための肥満とやせの研究. 肥満研究 7:98-102, 2001.
8) 大村 裕, 坂田利家:ブレインサイエンスシリーズ9 脳と食欲;頭で食事をする. 大村裕, ほか(編), p251-261, 共立出版, 東京, 1996.
9) 北里博仁, ほか:肥満と遺伝子. 肥満研究 8:31-35, 2002.
10) 斉藤昌之:肥満と交感神経機能;脂肪細胞β_3レセプターを接点として. 脳の科学 20:41-48, 1998.
11) Yoshida T, Sakane N, Umekawa T, et al:Mutation of β_3-adrenergic-receptor gene and response to treatment of obesity. Lancet 346:1433-1434, 1955.
12) 大村 裕, 坂田利家:ブレインサイエンスシリーズ9 脳と食欲;頭で食事をする. 大村裕, ほか(編), p269-282, 共立出版, 東京, 1996.
13) 井上修二:肥満薬 シブトラミン. 肥満研究 6:89-91, 2000.
14) 深川光司, 坂田利家:脳機能からみた肥満症治療の展望. 肥満研究 7:244-248, 2001.

III 心療内科診療の実際　3・摂食障害

② 神経性食欲不振症

I　症例

　14歳、中学2年の女子生徒。8歳のときに両親が離婚し、母、本人、妹の3人暮らし。幼少時より手のかからないいわゆる良い子で、なんでも根気強く頑張る方であった。中学入学後も学業・運動ともに優秀で、学校の役員なども任されることが多かった。中学2年4月上旬の健康診断時の体重は42kgだったが、卓球部に入部してから部活の練習のため食事時間が不規則となり、食事を抜くことが増えていった。5月上旬には39kgに低下し、友だちからうらやましがられるようになった。また、この頃より部の先輩の後輩に対する不平等な対応に腹を立てていたが、誰にも相談できずに我慢していた。さらにクラスでは副級長を任されていたが、同級生と話が合わず馴染みにくさを感じていた。6月頃からは夕食の量も低下し、体重がさらに34kgまで低下して、近所の人からもやせを指摘されるようになった。しかし、本人はまったく気にすることなく、むしろ部活中に熱中して活動的によく動き回っていた。8月末に便秘が悪化したため近医の小児科を受診したが、やせ以外の身体的異常は指摘されず、便秘薬を処方されただけであった。10月の運動会の徒競走で、それまで常に一番であったのに、初めて3番になって悔しい思いをした。この頃、体重は32kgとなり、易疲労を強く感じるようになったため、近医で入院加療を受けることになったが、家族の反対を押し切って1週間で自主退院してしまった。このため、11月当科を紹介され、自宅療養をしながら外来通院を始めた。療養中に自分からよく料理をするようになり、家族にはたくさん食べるように強要する反面、自分はほとんど食べようとしない状況が目についた。また、勉強が遅れるという理由で数日間登校してみたが、寒さのために早退してしまったこともあった。自分のやせは病気ではなく、今の体重が最も心地よいと主張して頑固に入院治療を拒んでいたが、ついに家族に説得され、12月中旬に当科入院となった。

　　①入院時所見

　身長：153cm、体重：31.0kg（標準体重比：60％、BMI = 13.2）、体脂肪率：7.2％

　血圧：76/48mmHg、脈拍：42/分（整）、体温：35.4℃、体格・栄養：全身の筋肉が細り、皮下脂肪が非常に少ない。月経：無月経、初潮：10歳、表情：乏しい。皮膚：乾燥し、産毛の増加を認め、色調は黄色みが強い。

　心音・肺音、神経学的所見などに異常認めず。

　　②診断

神経性食欲不振症制限型（Anorexia Nervosa；AN）（DSM-IVにて）

　　③病態と治療方針

　本症例は、ANの基準の項目である病的なやせ、体重が増えることへの強い抵抗、低体重の重大さを否認する認知的障害、無月経などが満たされる典型例で、エピソード期間中に規則的な無茶食

いや嘔吐、下剤の乱用などは認めなかったので、下位分類では、制限型と診断される。ANによくみられるほかの症状として、過活動や、他人に食べるように強要する代理摂食などの行動異常、冷え、低血圧、徐脈、産毛密生、皮膚乾燥などの身体症状、さらに性格特性としてANに多いといられる完璧主義的な側面も認められる。なお、低体重に至る過程は、ダイエットを明らかに試みたタイプではなく、運動や不規則な食事によってやせが出現し、それを周囲から強化されたために、さらに病的にやせてしまったタイプである。

Ⅱ 疾患概念の歴史的経緯と疫学

　ANに関する医学的報告は、17世紀のロンドンの開業医であったMortonの報告に始まり、19世紀のGull[1]などヨーロッパからの論文が有名で、臨床症状や治療に関する心因に基づく理解は今日に通ずるものと評価されている。但し、悪液質の原因を脳下垂体前葉障害と結論づけた1914年のSimmonds病に関する発表以来、一時期、やせの原因をすべて下垂体異常に求めるという生物学的成因論が主流となり、本疾患の病態に関する見解も混乱した時期があった。

　その後、1950年後半頃を境として心因論に傾くようになり、1962年にBruch[2]が提唱した自己身体イメージ障害と自我同一性障害を中心とした概念が、本症の今日的理解に大きく貢献したとされる。また、1970年以降は過食・嘔吐を習慣化した患者の増加とともに、この習慣の有無の分類に基づく病態研究に焦点が向けられ、過食症との比較研究などが隆盛となり、診断基準なども時代背景に影響受けながら変遷しつつ今日に至っている。

　このような状況の中で、1980年に作成されたDSM-Ⅲ（米国精神医学会）の中で初めてANとは異なる疾病として新たにbulimiaという診断基準が記述された。そのときのbulimiaの診断基準には、「ANに起因しない」という項目があり、ANとBN(Bulimia Nervosa；BN)の関連性は否定され、ANとBNはまったく別個のものとして区別された。しかしその後、そういった考え方に対する反論も数多く提唱された。

　例えば、Garfinkel[3]らは、AN者の約50％が習慣性の過食をすること、また、ある患者ではBNとANの移行がみられること、さらに両者には多くの共通した特徴のあることを指摘し、多様な症状を呈する摂食障害（Eating Disorders；ED)のすべてをANとして一括するDSM-Ⅲの診断基準が不適切であると指摘された。また、ANとBNの共通性を指摘する報告の増加や、DSM-ⅢからDSM-Ⅲ-R（米国精神医学会、1987)への移行にならい、ANとBNは相互排除的な臨床単位ではなく、相互移行的・重複可能な臨床形態であるという見解が妥当であるという見方[4]に変化してきている。このため、DSM-Ⅳ（米国精神医学会、1994)では、**表1**のような診断基準が使用され、同じANであっても、神経性食欲不振症―排泄型(Anorexia Nervosa Restricting type；AN-R)と神経性食欲不振症―むちゃ食い／排泄型Anorexia Nervosa Binge-eating/Purging type；AN-BP)に分けられている。

　それを裏づけるように、認知障害に関する新たな研究において、同じANであっても、AN-RとAN-BPでは、認知障害の中身にいくつかの相違点が客観的にみられることが指摘されている。具

表1／神経性無食欲（食欲不振）症（DSN-Ⅳ）

> A. 年齢と身長に対する正常体重の最低限、またはそれ以上を維持することへの拒否（例：期待される体重の85％以下の体重が続くような体重減少；または成長期間中に期待される体重増加がなく、期待される体重の85％以下になる）
> B. 体重が不足している場合でも、体重が増えること、または肥満することに対する強い恐怖
> C. 自分の体重または体型の感じ方の障害、自己評価に対する体重や体型の過剰な影響、または現在の低体重の重大さの否認
> D. 初潮後の女性の場合は、無月経、すなわち月経周期が連続して少なくとも3回欠如する（エストロゲンなどのホルモン投与後にのみ月経が起きている場合、その女性は無月経とみなされる）
>
> 〈病型分類〉
> 制限型：現在の神経性無食欲（食欲不振）症のエピソード期間中、その人は規則的にむちゃ食いや排泄行動（つまり、自己誘発性嘔吐、または下痢、利尿剤、または浣腸の誤った使用）を行ったことがない
> むちゃ食い／排泄型：現在の神経性無食欲（食欲不振）症のエピソード期間中、その人は規則的にむちゃ食いや排泄行動（すなわち、自己誘発性嘔吐、または下痢、利尿剤、または浣腸の誤った使用）を行っている

体的には、AN-Rは自らの非機能的思考に親和性が強過ぎて、結果的に病識の乏しいことが示され、他方、AN-BPは自己の障害された認知に関して気づいており、BNのそれと近いプロフィールを示すという特徴を報告[5]している。

ところで、ANの発症率に関する疫学研究は多数あるものの、診断基準や調査対象の選択によってかなりの開きを生じるため、結果の解釈には注意を要する。その中でイギリスのGeneral Practice Research Databaseを対象とし、DSM-Ⅳの診断基準に準拠してTurnbull[6]らにより行われた1993年の調査結果では、女性の発症率は年間4.8／10万人、男性0.15／10万人で、最も高い発症率は年間20.4／10万人（10～19歳）であったとされる。また、時代変遷についての報告では、発症率が増加したと報告するものと、変化なしと結論している報告数が半々であり、いずれにしろ欧米では、本疾患の発症率は、現時点ではほぼ定常状態と考えられる。なお、本症の医学的報告は、第二次世界大戦直後まで欧米先進国に限定されていたが、1950年代以降に急速に欧米化されたわが国からの報告が加わるようになった。わが国で医療機関を受診した患者を対象とした近年の調査結果[7]では、有病率において過去数年間で4.7倍の人口10万人あたり10.0（1998年）まで増加したという調査もあり、また、ほかのアジア、中近東、アフリカなどでも研究がなされ、人種や社会階級の壁を越えて増加しているという報告がみられるようになっている。最近では、香港、中国、台湾、シンガポールなどでも症例の報告や、有病者が増加傾向にあることの報告がなされるようなり、その原因として、欧米文化がそれぞれの社会に浸透してきたことが要因の1つとして考えられている。特に、物質的豊かさ、やせていることへの高い価値、メディアによるやせの宣伝といった文化・社会的背景がEDの準備状態をつくり、価値観の急激な変化、核家族化、性役割の変化、食卓状況の変化などの文化・社会的要因の変化が、今日の増加に結びついていると指摘[8]されている。

III 病因論と臨床症状

① 生物学的病因論

　本症の病因は多元論的に解釈されることが主流となり、多彩な身体所見は主として低栄養に伴う二次的変化として理解される傾向にある。しかし、家族研究による家族内発症率の高さや、一卵性双生児と二卵生双生児の一致率を比較した研究で、ANの遺伝率は50～90％、BNは35～50％とANの遺伝的素因の強さが示唆されることから、感受性遺伝子の探査研究が活発に行われるようになった[9]。摂食調節やエネルギー代謝、精神機能などに関連した遺伝子を候補遺伝子としたこれまでの相関研究の中で、再現性に乏しいものの、AGRTの遺伝子多型、5-HTTのL/S多型、5-HTR2Aの-1438G/A多型などが有意な関連を示したと報告されている[10]。

　食欲に関与する作用のある生理活性物質は近年多数発見されているものの、摂食異常を発症させる原因物質は確認されていない。現在注目を浴びているレプチンやオレキシン、グレリンなどのホルモンをはじめ、いずれの物質も低栄養や習慣性の過食・嘔吐などによって二次的に変化し、結果として食欲制御系を修飾していると考えられている。

　また近年の脳画像解析技術の進歩により、本症患者の脳の形態的、機能的異常を客観的に観察することが可能となり、重要な知見が得られるようになった[11]。特に形態学的知見では、低体重に伴う二次的な変化であると考えられる大脳皮質萎縮や側脳室の拡張などの異常が報告されている。これらの変化は、体重の回復とともに正常化に向かうが、その過程は全体に一様ではなく部位による相違が認められ、しかも患者の神経心理学的特異性と関連している可能性も示唆されている。また機能的画像診断は、脳機能障害が器質的異常に由来しない場合もその異常部位を同定する可能性を有し、異常部位が決して単一でなく、複数の箇所の連環の結果として生じている場合にもその異常を検出する可能性を秘めている。例えば、安静時の局所脳血流に関する研究では、AN患者の大脳平均血流量の低下と局所的には帯状回を中心とする前頭葉や頭頂葉などの血流低下および基底核、視床領域の血流増加が指摘されている。このような所見は、AN患者の中枢神経機能上でもなんらかの障害が生じ、心理、認知、行動の特徴的な異常や治療抵抗性に関係している可能性も示唆され興味深い。いずれにしろ、これらの所見が低栄養や浄化、栄養状態の回復に伴う二次的変化なのか、あるいは原因を含む結果なのかはまだ判然としないので、さらなる研究によって原因となる脳機能障害の局在性やメカニズムが明らかになることを期待したい。

② 心理学的病因論

　本症を理解する心理学的なモデルは多数提唱されているが、行動理論的モデルをベースに次のように理解するとわかりやすい[12]。第一は、肥満状態ないし肥満傾向にある青年期の女性にありがちなダイエットを動機として、摂取カロリーにとらわれることによる。あるいは、呈示した症例のように肥満の有無にかかわらず、生活上のストレスの身体化症状から食欲不振や胃腸障害を呈することに始まる。さらには、家族、特に姉妹の減食とそれに母親などが過度に干渉する様子をみて、自

らもダイエットを開始するといったモデリング学習が考えられる。第四には、家族機能の破綻によって、幼少時から親による虐待や強い精神的ストレスを受けたり、過度に干渉的で支配的な親の養育態度によって自己抑圧的態度が形成されるなどして、それらが思春期に問題化することなどである。

　以上のプロセスで発症に至ると、①摂食障害になることでストレス場面から回避できることや、②周囲の人々の気づかい、思いやりなどの随伴刺激がオペラント強化子として作用し、症状の持続と固定化をもたらすというオペラント原理に基づく一連の機序によって、摂食障害が成立する、と考えている。さらに、その個体内での生物学的側面の強化機序として、レスポンデント条件づけの機序が過食・嘔吐などの習慣化に関与すると考えている。

IV　特徴と臨床症状

　本症には特徴と呼べる症状が多く挙げられるが、まず大きな特徴としては、強迫性、固執性、過敏性などが挙げられるが、その特性を親の養育姿勢や幼少時の生活環境がさらに強化していることが多い。患者は知的には優れていながら、社会性、人間関係性において未熟で、勉学の節目や就職の際などに直面する自己決断という成長期の課題から回避する手段として、偶然にあるいは半ば意識的に不食、節食、減量といった食にまつわる問題に強くとらわれることで、一時しのぎの心理的安定を得ようとするのである。その背景に、Bruch[13]のいう「自律性に関しての基本的な自我欠損の問題」を有した低い自己価値観や自己不全感が関与しているという考えが広く支持されるようになっている。

　そして表2に示すように、身体的側面でも、心理・認知的側面でも非常に多彩な症状を有することがわかる。また、本症の症状は重度の低栄養による障害を主としながらも、特異的な食行動様式や性格特性などの影響を長期に受けることで、本症患者に共通する特徴をみせる。例えば、まず心理面では、極やせの状態でも過活動し続け、食欲を刺激するホルモンが体内に満ちているにもかかわらず、食べないことを長期的に続ける恐ろしいほどのねばり強さや、反面、自己抑圧的、非主張的で、ガラスのようにもろく過敏な対人関係性の両面を維持する。

V　予後経過

　ANの予後調査は、かなり古くから行われてきたが、操作的診断基準が確立されていなかったこともあって信頼性の高いものではなかった。近年、1990年以降に報告されているものについては、本症が長期経過をたどるという認識が広まり、かつ再発という概念や生存分析などを取り入れた精密な研究も報告されるようになった。

　例えば、Strober[14]らが、治療プログラムを経験した95名のAN患者を対象として15年間の生存分析を行った1997年の報告では、部分回復までの中央値が57.4カ月、完全回復までが79.1カ月であった。この研究で示された生存曲線では、追跡後2年までの完全回復の可能性は0％で、部分回

表2／神経性食欲不振症に見られる合併症

1 身体所見と異常検査所見
　1）循環器系：低血圧、徐脈、脱水、末梢循環障害など
　　　　　心電図にて、不整脈、低電位、ST低下、QT延長など
　　　　　心エコーにて、心嚢液貯留、左心室容量・重量低下、僧帽弁逸脱など
　2）血液系：正球性正色素性貧血、DICなど
　　　　　骨髄穿刺にて、低形成、酸性ムコ多糖類基質の増加など
　3）消化器系：肝・膵機能障害、腸閉塞、便秘、消化管穿孔、味覚障害、浮腫、唾液腺腫脹など
　　　　　生化学検査にて、肝酵素異常高値、低蛋白血症、アミラーゼ高値など
　　　　　腹部エコーにて、脂肪肝、胆石など
　　　　　X線・内視鏡検査にて、食道炎、胃拡張、穿孔、上腸管膜動脈症候群など
　4）内分泌系：無月経、低体温、易疲労、睡眠障害、脱毛、産毛密生など
　　　　　視床下部―下垂体―甲状腺系異常として、T3低下、T4・TSH正常
　　　　　視床下部―下垂体―副腎系異常として、コルチゾール上昇
　　　　　視床下部―下垂体―性腺系異常として、LH/FSHの低値、エストロゲン・テストステロン低値
　　　　　その他の異常として、グレリン増加とレプチン低下、プロラクチン分泌異常
　5）骨・代謝系：骨粗しょう症、低身長、カロチン血症、偽性バーター症候群など
　　　　　骨密度測定にて、骨密度低下、
　　　　　血液検査にて、高レニン血症、低K血症、低Na血症、低血糖など
　6）脳神経系：けいれん、認知障害など
　　　　　脳波にて、徐波化、突発性律動など
　　　　　CT, MRIにて、脳溝拡大・脳室拡大など
　　　　　SPECT, PETにて、全脳血流低下と局所的血流異常など

2 心理・認知・行動面の異常所見
　1）心理・認知の異常
　　　　　肥満恐怖、やせ願望、病識欠如
　　　　　Body Imageの障害、記憶障害
　　　　　退行化、成熟拒否、親との共依存関係
　　　　　強迫性、完璧性、気力低下
　2）衝動の異常
　　　　　衝動行為
　　　　　薬物乱用
　　　　　反社会的行為

復の可能性が2％であるが、5年後までの完全回復は37％、部分回復は70％で、11年後の完全回復が77％、部分回復の可能性が87％まで上昇して定常状態に達することを示した。このことは、回復率は数年を要して10年後までは上昇し続けるが、10年を過ぎた患者の場合は回復がほとんど望めないことを意味している。

　また、Zipfel[15]らが2000年に報告した長期予後調査では、84例AN患者を初回の入院から21年間にわたって前向きにフォローアップしたところ、51％(39名)が良好、21％(16名)が中程度、26％(20名)が不良であり、そのうち死亡が16％(12名)で、不良に分類された患者はすべてDSM-ⅣのANの診断基準を完全に満たしていた。ほかにも2名の患者が死亡したが、ANには関連のない原因(喘息発作、直腸癌の転移)であった。なお、ANに関連した原因で死亡したと思われた12例の死亡原因は、感染(気管支肺炎、肺血症)が4例、脱水と電解質異常による合併症が3例、自殺が2

例で、1例は小さな消化管穿孔後の腹膜炎で死亡し、2例は死亡時、極度の低栄養状態にあったが、死因は不明と報告されている。

なお、本症に対する治療介入が予後にどのような影響を及ぼすかを研究することは極めて重要であるが、治療介入のないコントロールを設定することが倫理的、方法論的に難しいことから、この研究を高い精度で厳密に行うことは極めて困難である。このため、治療介入が予後改善に寄与していることを積極的に支持するには、まだ知見に乏しい状況にあるが、近年われわれは、行動療法を中心とした入院治療を受けて退院後4年以上経過した68名を対象として予後調査を試みた。その結果、良好例が約5割、ほぼ良好例が約2割で合計7割が良好と判断できる状態であることが判明した。但し、病型ごとの相違がみられ、AN-Rでは、予後良好群の占める割合が約85%に上るのに対して、AN-BPで61%であった。死亡例は、AN-BPで16.6%の3例(自殺例・衰弱死 1例)、AN-Rが5%の1例(肺炎)などであった。また、退院時BMIと入院時BMIを予後良好群、不良群で比較したところ、AN-R、AN-BPともに、予後良好群では有意にBMIが増加していたが、予後不良群では有意なBMIの増加を認めなかった。そのほか、入院時の体重や病脳期間でも予後良好、不良群で比較したが、いずれも有意な差は認めなかった[16]。また、1995年にBaran[17]らが予後調査に基づいた研究において、入院期間が短くて体重の回復が不十分なANの患者は、体重回復が十分であった患者群よりも再入院率が高く、結果的に医療経済的にも効率を悪くさせると報告している。このように、本症は一定期間のしかるべき治療により心身両面の回復を目指すことが予後に大きく関連すると予想される。

VI 治療

近年のEDの病態の変化や多様化に対応して、治療技法も多様性と複数の治療法の統合化に向かっている。なお、薬物療法に関しては、BNの治療においては薬物療法と認知行動治療が有効である[18]というコンセンサスが広がっているが、ANに関してはその食行動を有効に改善させる薬物療法の研究報告はほとんどがなされていない。但し、合併症である身体症状や精神症状を緩和するために多様な薬物の併用がなされている。消化機能低下や便秘性を緩和する新しい機能改善薬や、抑うつ、不安、強迫を緩和するため、SSRI、SNRIの併用も試みられており、いずれその効果に関する評価が定まると予想される。

ここでは、ANの治療の基本とされる行動療法[19]の諸技法を構造的、統合的に構成し実践している。ここではANの行動療法を行う際の重要なポイントを説明した後、入院治療モデルを示し、幾つかの注意点も述べる。

❶ ANの行動療法を主とする統合的治療モデル(図1)

①行動観察

入院後約2週間は、身体的検査に併行して食行動を中心とした日常行動を観察し、主に症状の特徴、親子関係、障害の程度、病気に対する態度などについて分析して、その結果に対する対処法を

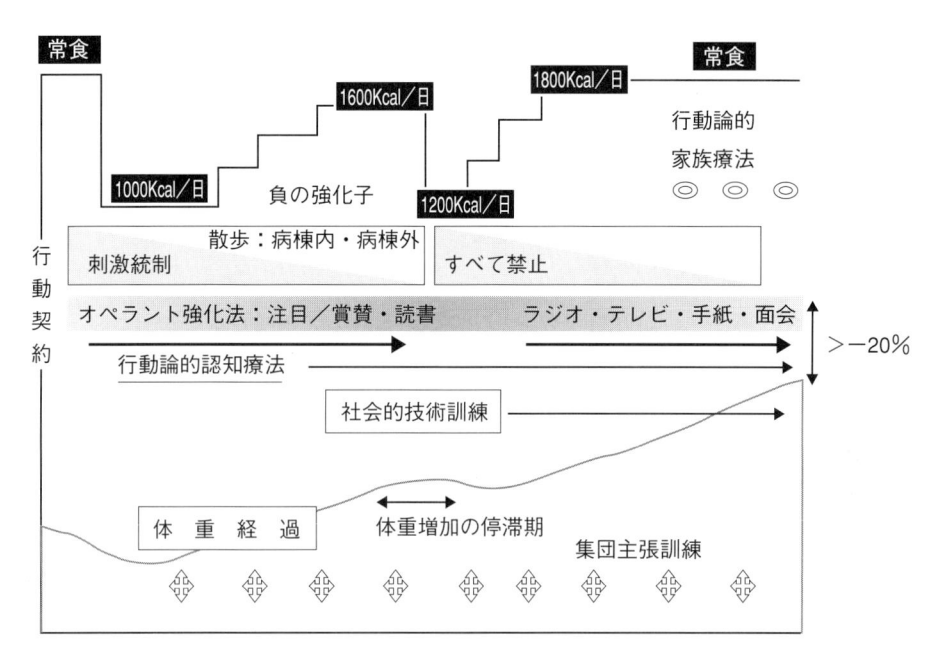

図1／神経性食欲不振症の行動療法

検討する。

②刺激統制
症状の持続と固定化の原因となっているものを徹底的に除去する手続き。
①家族・友人との面会や電話・文通などによる連絡を一切遮断する。
②医師・看護婦は患者の摂食や心気的訴えに対して中立な態度をとる。

③オペラント強化
望ましい食行動再形成と適応行動の強化のための手続き。

①まず患者の治療意欲や強化子の強化価を高めることを目的として、入院生活において気持ちを紛らわす手段となりやすい以下の諸項目をすべて禁止する手続きをとる。具体的には、日常生活は午前、午後ともベッド上安静時間を設け、ラジオ・テレビ・読書・電話・病棟外散歩などは一切禁止する。これは遮断(deprivation)という動因操作法の1つで、臨床の場のオペラント条件づけによる治療の際に常に考慮すべき重要な点である。

②患者の心理的飢餓動因を高め、摂食に対する心理的抵抗や恐怖を徐々に解除してゆくことをねらって、食事量は治療開始とともに1日800～1,000kcalぐらいに落とす。この際、遮断された状態に耐えきれず無断離院、盗みなどの回避・反抗的行動がみられることがあるので、患者の心理状況や行動の観察が大切である。

③摂食状態が順調で、週1回の体重測定で0.5～1.0kgの体重増加があれば、それまで禁止していたものを段階的に許可していく。その順序は基本的にはラジオ・読書・安静時間短縮・テレビ・散歩・電話・外出・面会・外泊とする。なお測定値をだまして報告することがあるので、順調に経過しているかどうかの判定には体脂肪率の経過を観察したり、尿量、体温、あるいは、生化学検査の

所見などにも注意を払う必要がある。なお、面会、外泊をあとにもってくるのは、初期の段階では形成されつつある正しい食行動を崩す恐れがあることと、患者が最も望む事項を治療の最終段階まで延長させ、治療への動機づけを高めるためである。

④与えられた食物の全量を摂取したときには、その都度ほめてやったり話相手になったりし、社会的賞賛、社会的関心といった強化を与えてゆく。

④行動論的カウンセリング

患者の病歴・日記・談話・行動観察・グループカウンセリングの内容から、主として患者の社会的発達の未熟さに基づく誤った考え方、問題のとらえ方と誤った行動様式について知り、これを修正し、その結果望ましい変容には支持・注目を与えて健全な発達を促す。

⑤社会的技術訓練

入院治療後期に社会的技術訓練の一環として、お茶の配給当番を行うことも取り入れている。当然ながら患者の承諾を得た自主的な行為として行われるように配慮しており、これによって対人関係における技術や、相手からの感謝という強化子を得ることができ、人間関係性の技術の向上に有効に作用する。

⑥短期間のやり直し効果について

一見まじめに治療に取り組んでいる患者であっても、治療経過中に体重が停滞することがある。そのような場合には、短期間に限って治療の初めからすべてやり直す期間を設けている。これは、長期慢性例や重症例に見受けられる現象で、潜在化していた肥満恐怖や自ら設定した希望体重に近づいたときに生じる不安感や恐怖が、その引き金になると思われる。この際、患者によっては隠れて嘔吐したり、巧妙に残食を行うなど、なんらかの不適切な行動を行っているので、それらを早期に徹底して除去する意味が含まれている。

したがって、この間は解除になったオペラント項目もすべて禁止に戻され、刺激統制も初期のレベルに設定される。但し、この期間を設けるに際しては猶予期間を設け、その間に規定の体重増加が認められなかった場合にのみ行うことにしている。大半の場合まず患者は強い拒否感を示すが、それまで無理矢理食べていたことを認め、低カロリー食に戻すことで空腹感が引き出され、体重などへのこだわりを振り解きやすくなったという感想を持つようになる。その後は、患者の食欲、食行動の経過をみて3〜4日ごとに摂取カロリーを増加させ、禁止項目もそれに併行して解除され、オペラント強化子として再度用いられる。

⑦最終到達目標

患者の身長や年齢も考慮しながら、1日の摂取カロリーが1,800〜2,000kcalまで達し、体重が標準体重の−20％以内に増加した時点を退院の目途にしているが、当然ながら認知や社会適応性においても、修正がなされていることが不可欠の条件である。但し、学校への復学の時期と治療経過を考慮し、場合よっては体重が20％以上のやせの段階で退院に至る場合もある。

❷治療における留意点

①前思春期例について

前思春期に発症した患者では、正の強化法を中心としながら親子関係や社会適応上の問題改善を優先する。したがって、親子の面会や会食の機会を早めに設定するなどの配慮が大切である。

②退院後に向けて

疾病期間が5年以上の重症例の中には、標準体重が約80％まで快復した頃から再び摂食・肥満恐怖が強まり、同時に社会復帰への恐怖も顕在化する場合が多いので、家族の協力を得たうえで3～6カ月間の社会的適応行動形成を目的としたリハビリテーションが必要である。当疾患の場合、当科で行っているような多少厳格な管理を行う入院治療では、常習化した過食や嘔吐などが比較的容易に消失する。これは患者の他者依存的、状況依存的性格傾向が幸いして衝動性を一次的に抑制できているためと思われる。しかし、入院中の行動面の修正や認知面の改善が認められても、なお退院後の予後経過は楽観視できない。治療に至るまでの経過が長いため、ストレス発散の手段として過食・嘔吐が深く条件づけされ、外界での刺激に富んだ生活状況に晒されると、容易に再燃することが見受けられる。

このため、レスポンデント条件づけ機制で強化されたこのような反射的反応を消去していくための、過食・嘔吐に対応した治療技法の開発が必要と考える。

③強迫性の扱い方

Salsmann[20]は強迫的な障害を治療して成功するのは、高度に知的になり過ぎた強迫的治療法より、むしろ行動療法や、森田療法、逆説志向などのアプローチにヒントがあることを述べている。つまり、全体的態度よりも個別的態度を治療対象として現実的に行動の改変を目指す行動療法や、自分をして無理にそうしようとしないようにしむけることによって目的を達することを目指す森田療法、あるいは治療者が患者の行動障害がよくなることを期待していないように接することで、強迫的な呪縛から解放させる逆説志向などに治療における成功の秘訣があることを示している。なお行動療法では、まず不適切な行動の制御に重点をおき、行動・身体面の修正や機能回復が成されてから、認知面の修正を併行させることが重要である。この際、機械的に制限項目が解除されると、単なる行動制限的の治療になり、患者の強迫的、計画的思考にそった治療の流れになる恐れが強いので、それを防ぐ工夫が必要である。

④チーム医療

看護師スタッフ、臨床心理士、医師スタッフから構成される医療チームの中で、特に医師以上に患者と接する機会の多い看護スタッフの役割は大きく、食事の際の観察と、対応が初期の行動修正期間には重要な機能を果たしており、治療チーム内での情報交換や分担された役割意識の統一がなされているか、きめ細かい確認が大切である。

⑤家族へのアプローチについて

ここでは行動療法における家族の役割について若干述べる。

a）入院治療の適応について：本症の治療は入院治療を原則とすべきであるが、外来治療の可

能な症例は小学・中学などの低年齢層か、過食・嘔吐や肥満恐怖がなく、しかも発病前の社会適応性に問題がみられず、家族も治療への理解を示し、治療者の指示を家庭で実行できることが前提となる。開始にあたって外来治療の結果が悪ければ入院治療に切り換えることを患者・家族に伝えて同意を得ておく。このような治療契約は患者のその以後の行動変容に強い影響を及ぼし、そのまま改善に向かうこともある。家庭では適切な食行動形成に重点をおき、外来受診時にはそれらの結果を参考にして、食事や、体重についての歪んだ信念や価値観を是正するように働きかける。本症患者の入院が必要となった場合は、家族や友人からの一定期間の隔離が重要である。なぜなら患者の不適切・不合理的思考や行動の形成に、オペラント強化子としての家族、特に母親の態度が強く働いているからである。

b）治療補助者としての家族の治療への参加について：治療に際しては、オペラント強化子の役割をはたしているキーパーソン、つまり母親か父親が、また本人が結婚していたら夫が治療補助者として治療に参加することが重要である。つまり、患者はキーパーソンの性格や考え方、弱点まで知り尽くしており、あるときは依存的になるが、自分の意に添わぬ態度をとられると攻撃的態度、例えば家出や自殺のまねごとをして相手を威嚇したりする。このようにしてキーパーソンが患者の不適切な要求を受容し、優柔不断な態度しかとれない状況になることが、症状を強化しているのである。そこで、家族に病態のメカニズムを十分に理解してもらい、治療補助者としての自覚をもって治療に参加し、対処の仕方を理解してもらえれば、入院期間も短縮でき、退院後の家庭生活でも治療効果を維持することができる。

（成尾鉄朗）

● 文献

1） Gull WW : Anorexia nervosa. Transactions of the Clinical Society of London 7 : 22-28, 1874.
2） Bruch H : Perceptual disturbance in anorexia nervosa. Psychosomatic Medicine 24 : 187-194, 1962.
3） Garfinkel PE, Moldofsky H, Garner DM : The heterogenesity of anorexia nervosa : Bulimia nerovsa as a distinct subgroup. Archives and General Psychiatry 37 : 1036-1040, 1980.
4） 笠原敏彦，安田素次，林下忠行，ほか：過食症（Bulimia）の臨床検討．精神神経学雑誌 87：521-545，1985．
5） 松本聰子，佐々木直，熊野宏昭，ほか：摂食障害のサブタイプにおける認知的障害の程度は同じか？；認知行動理論からの検討．心身医学 41：530-537，2001．
6） Turnbull S, Ward A, Treasure J, et al : The demand for eating disorder case ; An epidemiological study using the general practice research database. British Journal of Psychiatry 169 : 705-712, 1996.
7） 鷺山健一郎，穂満直子，胸元孝夫，ほか：わが国における摂食異常症の実態調査について．心身医学 40：618-622，2000．
8） 横山知行：成因論（文化・社会的成因）．臨床精神医学，p51-58，中山書店，東京，2001．
9） Kaye WH, Strober M : The neurobiology of eating disorders. Charnery DS, Nestler EJ, Bunney BS (eds), Neruobiology of Mental Illness, p891-906, Oxforfd University Press, NY, 1999.
10） 安藤哲也：摂食障害の生物学的背景；メンタルヘルスをめぐる諸問題．臨床神経科学 20：558-560，2002．
11） Naruo T : Clinical Syndromes ; Eating Disorders ; Brain Imaging. D'haenen H, den Boer

JA, Willner P (eds), Biological Psychiatry. p1181-1187, John Wile & Sons, London, 2002.
12) 野添新一：神経性食欲不振症に対する行動療法的アプローチ．臨床栄　78：677-683，1991．
13) Bruch H : Eating disorders. Basic Book, New York, 1973.
14) Strober M, Freeman R, Morrell W : The long-term course of severe anorexia nervosa in adolescents ; survival analysisi of recovery, relapse, and outcome predictors over 10-15 years in a prospective study. International Journal of Eating Disorders 22 : 339-360, 1997.
15) Zipfel S, Lowe B, Reas DL, et al : Long-term prognosis in anorexia nervosa ; lessons from a 21-year follow-up study. Lancet 355 : 721-722, 2000.
16) 建部佳記，長井信篤，胸元孝夫，ほか：当科にて入院行動療法を行った摂食障害患者の予後に関する調査研究．心身医学：2002，印刷中．
17) Baran SA, Weltzin TE, Kaye WH : Low discharge weight and outcome in anorexia nervosa. American Journal of Psychiatry 152 : 1070-1072, 1995.
18) Fairburn C : A cognitive behavioral approach to the treatment of bulimia. Psychological Medicine 11 : 707-711, 1981.
19) 成尾鉄朗，野添新一：摂食障害の行動療法．臨床精神医学講座；摂食障害・性障害，s4，p200-210，2000．
20) Salsmann L : The obsessive personality ; Origins, dynamics and therapy. Jason Aronson Inc, New York, 1975(成田善弘，笠原　嘉（訳）：強迫パーソナリティ．みすず書房，東京，1985）．

③ 神経性過食症

はじめに●●

　神経性過食症(BN)は神経性食欲不振症(AN)と並んで、摂食障害の代表的疾患である。BN患者の出現はANよりも遅く、わが国では1985年頃から症例の報告が認められるようになった。しかし、近年急速にその頻度を増し、現在ではその患者数においてANを凌駕している。

　時に生命の危機を生じかねないANと比べれば、BNは身体的な意味での重症度は低いと言えるかもしれない。しかし、その頻度の大きさや心理的安定／社会適応の困難性、他の精神疾患の合併など、心理社会的問題は決して小さくない。そして、歴史的に新しい疾患であり、しかも病態が多様であることなどから、それぞれの患者に合った適切な対応が十分行われているとは、いまだいいにくい状況があるように思える。

　本稿においては、このような現状を踏まえ、この多様な疾患を全体としてどのようにとらえ対応していくのかについて、1つの考察を試みてみたい。

I 症例

　BN患者の病歴は、まずダイエットから始まり、その後過食に転じるという経過をたどるものが多い。ANを発症して受診し、外来にて体重は回復したもののドロップアウトし、その後BNとなり、数年を経て再受診した1症例の治療経過を紹介する。

❶治療経過

①AN期

　元来やや太めの体型であった。友人との間でもめごとがあり悩んだのをきっかけに、X年(中2)夏頃から食事制限、過活動が始まり、半年後には標準体重の−40％となり、当科初診。食べ物への恐怖が顕著で、食事がほとんどできていない状況であった。初診日の翌日、起立性低血圧のために意識を失って転倒し、緊急入院。入院20日後、やや少なめの食事が全量摂取できるようになった時点で、患者は「もう絶対大丈夫」と退院を強く主張。治療者側は入院継続の必要性を説いたが、両親は患者の希望を容認し、体重増加はないまま退院。その際、『外来治療でうまく行かない場合は、本人が拒否しても父親が病院に連れてきて、目標体重になるまでしっかり入院治療を受けさせる』ことなど、治療への積極的な協力を両親に約束させた。患者に対しては、①標準体重の−10％を目標とする、②体重増加に伴い出てくる心理社会的問題を扱っていく、③通学は許可するが体育や朝礼は不許可、とし、食事をとるのが難しくなったり精神的に不安定になれば登校を中止させると、枠組みを定めた。

比較的順調に体重は増加し、中3の夏には標準体重の-20%、高1の夏には標準体重の-10%を越えた。高2の夏には月経も再開した。希望の高校にも入学し、クラブ活動や男女交際など青春らしいイベントを楽しんでいるようでもあったが、いずれもあまり長続きしなかった。やせ願望・肥満恐怖は十分には消失せず、ともすれば食べる量が減り体重を減らす兆しが認められたが、その度に両親が「病気が出てきている」ことを指摘し警告した。患者ははじめは反発しながらも、家族や治療者との話し合いの中で、頑固に残る体重へのこだわりに気づかされ、食事の仕方を泣く泣く改めることが繰り返された。このように体重減少に逃げられない状況の中で、母親や友だちなどとの人間関係の問題を患者は自ら話題にし、病気を治すためにそれらを改めようとする前向きな言葉も聞かれるようになった。しかし、X＋3年の夏(高2)を最後に受診が途絶えた。

②BN期

患者が次に治療者の前に姿を現したのは、X＋7年の冬(大学1年)であった。再診時の患者の話によると、ドロップアウト後の経過は、以下のようであった。高3春の身体検査で体重がやや増加しており、それにショックを受けて過食が始まった。そして、半年後には標準体重の＋20%を越えているのを知り、自己誘発性嘔吐が始まった。太ったことから絶望的になり、希死念慮、自傷行為が生じた。大学受験に失敗し浪人。徹底的に食べて吐くことで、毎日時間を費やし、次の年も大学受験に失敗したが浪人を続ける気力もなく、不本意に思う大学に入学。肥っている自分、希望の大学に入れなかった自分の存在が恥ずかしく、自分を責めることしかできなくなり、症状は増悪。短期間精神科クリニックを受診した後、当科再受診。

受診間隔は当初は1カ月に1回程度であったが、次第に1カ月半に1回程度とした。

・第1回(X＋7年1月)：標準体重の＋8%

治療者：(治療に)どんなふうなことを期待してるの？

患者：普通になること。普通に食事ができること。拒食になる前みたいに。私の身体が基礎代謝がない(食べたものが全部脂肪になる)ような気がして。

・第2回

患者：最近真剣に、休学するか大学やめるかで迷っている。とりあえず大学を休んでみようかなと思って。

治療者：A大(超有名大学)じゃないとダメなの？

患者：そんなことないけど。頑張って落ちたんならいいけど。

治療者：それがあなたの実力だったんじゃないの？

患者：そういってしまえばそうかも知れないけど、そうは思いたくない。

治療者：人間の実力って成績だけじゃないと思うんだけどね。あなたの大学受験がよく表しているじゃない。頑張れないというのがあなたの実力よ。なぜあなたが受験勉強できなかったか、考えてごらん。ほかの人とどう違ったのか。

患者：(泣く)。

治療者：摂食障害にどうして自分がなっちゃったのか、そういうことも考えてごらん。

・第3回

患者：私、休学します。高3の1年間と浪人の1年間と今の大学に入ってからの1年間と、全然変わってない。

こないだ「頑張れなかったことが嫌だった」という話を先生としましたよね。私、どうにかなると思っていたんですよね。自分がどうするとかじゃなくて。でも、自分ではどうしようもなくて、もう一度ここにきた。それまでは、ここにきたくなかった。自分から逃げてただけだったから、自分を鏡で見たくなかった。

高校受験のとき、1年休んで(入院して)病気を治すことを拒否した。私はできる(病気を治せる)と断言した。それから自由になれた(退院させてもらえた)ものだから、自分を病気だと認識せずに普通の人と同じように生活しているんだという感覚しかなかった。だから、普通の人と生活している間に、「なんで自分はできないんだ！なんで自分はこうなんだ！」と、自分を追い込んでいって、結局過食に走っていった。このまま1年大学に行っても、また同じと思った。逃げるところがあるから。

治療者：「高校受験のとき、1年休んで病気を治すことを拒否した」とは？

患者：私は絶対治すといったのに、結局は勉強に逃げてた。父はあのとき(退院したとき)先生と書いた約束事の紙をまだ持ってる。1から10まで覚えている。「俺は今も忘れない」、「どんなにたいへんやったかわかろうが」と、病気が出てくるたびに言われた。今考えてみれば、父の言うことが正しかった。なんで気づけなかったんだろう。それもがみがみじゃなくて、ちゃんと言ってくれてたのに。結局病気から逃げてた。認めるのが嫌だった。

・第4回

患者：なんか眠れないんですよ。ふとんに入っても頭の中がぐるぐるなって、全然眠れなくて。段々ふとんに入るのが怖くなってきて。無意味な生活送っている気がして。

治療者：何を考えて眠れないの？　漠然とじゃなくて、具体的に言ってごらん。

患者：病気が治るかとか、大学のことをどうするつもりなのか、また目標ばっかり描いているだけで倒れていくのかなとか(中略)。

治療者：あなたの状況というのは、悩んだって当たりまえのことなんだからね。(少しうなずく)。今まで無理して無理してやろうとしてきたことが、立ちいかなくなったわけでしょ。(うなずく)。物心ついてからこうやっていこうとずっと思っていたことが、にっちもさっちもいかなくなったわけでしょ。(うなずく)。だから、今、全存在をかけて悩むでしょ。(うなずく)。そしたら、眠れんくらい当たりまえじゃない。(笑ってうなずく)。平気な顔をしとる方がおかしいと思うけど。(「えへへ」)。うんと悩んで下さい。中途半端なことせんと。(笑ってうなずいたあと、泣きべそをかき、そして「えへへ」)。

・第6回

「1人暮らしやバイトの選択がたいへんで、あれもこれもうまくいかない」と泣き言を言い、どうどうめぐりしている患者に対し、

治療者：よくわからんけど、あなたが考えるのは、自分の状態をよくするために考えているんじゃなくて、自分を同じところでどうどうめぐりさせるために考えてるみたいな印象を受けるんだけ

どね。

・第7回

患者：友達はこっちが思っている以上に、考えてない。結構気楽に考えてやってる。泊まりにくると言ってた子が、昼ご飯だけ食べて帰っていった。落ち込んじゃう。

治療者：なんで落ち込むの？

患者：淋しいというか、ギャップというか。私って、約束しちゃうと、すごい楽しみにしてしまう。泊まりにくるといったら、当然夜飲んでワイワイやる、そう考える。

患者：友だちのパターンみていて思った。だめでもともとでやってみよう。ダメだったら終われればいい。初めて気づいた。バイトの募集で、K社に応募した。

・第8回

患者：バイトが始まってからの2週間、乱れた（過食嘔吐）。でもその間でも気持ち的に前に進もうと思ってたから。吐いたことで落ち込むけど、吐いたことを機に立ち上がれる。

（ここでは）病気のことについて、何も隠さずに言える。ここだけでは言える、吐き出せるという場所が必要。一緒に考えていってあげられるという雰囲気。

・第10回

患者：最悪でした。むだに食べてむだに吐いた。しつこいようにやせたいと思ったのは確か。最悪なほど、太ってるやせてるが自己評価に関連する。精神面で嫌なことがあると、自分が醜くみえたりとかある。

治療者：ストレートに治っていくんじゃなくて、いろいろやってみることが必要なんじゃないかな。今のように、いろんな気持ちや出来事を経験して、そこから少しずつ立ち直ることを繰り返すのですよ。

・第11回

患者：ひたすらバイトに燃えまくっていた。でも、やっぱり私は勉強がしたいんだなと、だんだん不安に。頑張ってなかった分、受験をし直したい。でも友だちや父親は、「今年はそういう期間じゃないんじゃない？」、「勉強したいんなら来年したらいい」と。

治療者：彼らがそういうのは、どういう意味なのかな？

患者：（とたんに顔が曇り、言葉がなくなる）。

治療者：聞いてないの？せっかくアドバイスしてくれてるのにその意味を聞かないと、アドバイスをした意味がないじゃない。

・第12回

治療者：こないだは何を話したかな？

患者：なぜ受験勉強することに周りの人が賛成しないか、なぜ聞かないかということで終わった。父親に聞いたら、「受験が楽しんでできればいいが、それに時間を費やすときじゃない」と言われた。私は、勉強楽しいからやる。したいときにする。友だちといることも楽しいし、バイトすることも、ピアノひいてるときも充実しているし。今までは、がむしゃらに受験勉強しないといけないと思っていた。今は、一生懸命やれるものをみつければいい。

・第13回

患者：最近自分って妙にさっぱり考えているなというところがある。昔みたいに、あまりくよくよ考えなくなったような。それが本来の私かも。

・第14回（X＋8年3月）

患者：バイト、3月で止めます。ここまでバイト中心の生活するとは思ってみなかった。人間的に学んだ。学校よりももまれた。今度は勉強に打ち込もう。

治療者：バイトで学んだこととは？

患者：やっぱ、強くなきゃいけない。流されたらいけない。先輩の目とか厳しい。どろどろした人間関係。

治療者：どんな？

患者：嫉妬とかもある。話してもらえなくなるとか。でも今は（他の人と）同じ位置に立っているので、そういうことがあってもやっていける。

治療者：同じ位置？

患者：病気に押しつぶされてないというか。これまでは、うまく病気とつきあえてなかった。食べて吐くことに負けてた。しかし、今は、吐いたとしても、「しょうがない、そういうこともある、次から頑張ろう」ともっていけるようになった。

治療者：なんでそういうふうになれた？

患者：自分で治さなきゃという意識が常にあったから。どうしても考えてしまう性格なら、考えることを許す。今までは悩んだとき、なんでこんなにウジウジしてるんだと、自分が嫌になっていた。考えなくていい人になろうと、自分を否定する方向だった。今は、まあいいじゃないか、ウジウジ考えずに、さっぱり考えよう。楽にもっていく方法を考えてきた。

病気になって、常に「病気のことを忘れてはだめ」と父親に言われてきた。でも私は普通の人と同じにできるからと、思っていた。でも、今年は常に治さなきゃと念頭において送れたと思う。

治療者：病気との関係が変わってきた？

患者：そう、その一言ですよ。見といて下さいね。治りますよ。

③その後2年間の経過

体重は標準体重の＋5〜10％とやや太めが続いたが、それほど気にしていないようだった。過食・嘔吐もなくなっていった。「以前と比べ、何が一番違うのかね？」と聞くと、「物事に関する考え方。マイナス思考が少なくなった。まーいっかと考えられる部分が多くなった。心配していることの99％は起こらないとわかった」。1年後の受験には失敗したが、それまで以上に頑張って勉強している。2年後の受診時は標準体重であった。

④診断の解説

初診時においては、DSM-IV[1]のANの診断基準のすべて（低体重、肥満恐怖、体重や体型の感じ方の障害、無月経）を満たし、かつ無茶喰い（いわゆる、過食）や排出行動がなかったので、『AN、制限型』と診断した。その後の治療経過の中で、体重は標準体重の85％を超え、月経が再開するなど、診断基準を満たさない項目が出てきた。しかし、体重や体型の感じ方の障害は依然として認

められたので、この時期は『AN、制限型、部分緩解』と診断される。

　治療中断後の再受診時は、BNの診断基準のすべてを満たし、自己誘発性嘔吐という排出行為を頻回に行っていたため、『BN、排出型』と診断される。現在は、無茶喰い、自己誘発性嘔吐とも消失し、自己評価に対する体重や体型の影響も少ないので、『BN、排出型、完全緩解』と考えてよいと思われる。

⑤ 治療の解説

　摂食障害は、体重・体型に関する誤った認知、誤った食行動や排出行為、そしてそれらの結果生じた心身の異常を特徴とする疾患である。しかし、摂食障害患者はこれらの疾患特異的な症状のみならず、より一般的な認知の歪み[2]や生き方そのものの問題をもち、両者は深く結びついているように思われる。

　したがって、摂食障害の治療は、理想的には、摂食障害特有の症状のみならず、患者の一般的な認知の歪みや生き方そのものにまで及ぶ必要があると考える[3]-[5]。すなわち、摂食障害特有の症状の改善のないところに、より一般的な認知や生き方の真の変化が認められるはずがないし、逆に認知や生き方に変化が及ばなければ、摂食障害の症状の改善は中途半端かつ一時的なものに終わってしまうからである。

　当科では、摂食障害の患者の生き方は、一言でいえば『病気への回避』[3]-[5]であると考えている。AN患者は体重を減らすことにより、BN患者は過食嘔吐することにより、傷つきやすい自我を防衛し[6]、生きていくうえでの責任を回避している[7]面が大きいと思われる。

　この症例の治療経過を振り返ってみる。AN期においては、体重へのこだわりがまだ非常に大きかったので、体重減少をブロックすることが、治療の大きなポイントであった。治療者はそのために、中途退院の際に、『治すと言った自分たちの言葉に責任をもつこと』を患者・家族にしっかり約束させた。そして、その結果、父親が治療に主体的にかかわるようになり、ともすれば体重を減らそうとする患者に対し再三警告し、食事を正常に近づけさせた。したがって、食事や体重をめぐっての家族内でのやりとりについての患者や家族の報告を、治療者は客観的な立場から傾聴し質問し、患者にとって問題がより明確になっていくのを助けるというスタンスをとることができた。このような治療構造の中で、患者は身体的に著しい改善を示すとともに、不十分ながらも、自分の病気や認知の歪み、生き方の問題に向き合う経験をもつことができたと思われる。

　しかし、患者が自分の病気や生き方の問題に本当に向き合うためには、その準備として、『自分のやり方ではうまくいかず困り果てる経験』[3]をとことんする必要があったのだと思われる。AN期においてはまだ、病気を治すことを十分には受け入れられなかった患者は、治療を自己中断した。そして、治りきっていなかった摂食障害は、やがてBNに姿を変えた。

　ANが摂食障害の心性のある意味で理想の実現であるとすれば、BNは理想の崩壊である。理想の崩壊は、患者にしてみればとても辛い体験であるが、患者が病気の自分に満足していては自発的な治療動機の出現は望めない。そういう意味で、理想の崩壊が自発的な治療動機の出現の第一歩となることがしばしばあり、非常に頑固なANの場合、いったんBNに移行することは、摂食障害が不完全ながらも収束に向かう1つのコースであるのかも知れない。その時期に、有効な援助を行え

る位置に治療者がいて、改善への道をより効果的に、苦しみをより少なく進めるように援助できるならば、患者にとって大きな救いになると考える。

BNの標準的な治療として世界的に認められているのは、後述する認知行動療法[8]である。認知行動療法は過食嘔吐という摂食障害に特異的な行動と、それに関連した誤った認知をターゲットにし、それらを軽減させて、より適応的な生き方ができるように患者を援助する。BN期における本症例の治療も、認知行動療法の考え方、心理教育的対応、技法などを随所に織りまぜながら行われた。しかし、過食嘔吐という行動を主たるターゲットとせず、認知行動療法で重視されるセルフモニタリングも用いなかった。食行動や体重についてのチェックは、受診時に体重を測定することと、患者が過食嘔吐について話したときなどに、そのときの頻度や量などをついでに聞くという程度であった。

治療全体のウエイトはむしろ、患者が自分の生き方を模索していくことを促し、援助することにあった。患者は自分がどうしたらいいのかまったくわからなくなった状況で助けを求めて再受診し、治療者とのやりとりから方向を定めて歩き始め、新しい生活の中で迷い苦悩し、いい意味で楽になる考え方や態度を発見し、次第にしっかりとした考え方や地に足がついた生き方ができるようになっていった。毎回そういう報告を聞き、時には患者の思い違いをたしなめ、時には保証し励ますことで、そのような過程は進んでいった。

本症例のBNの治療は、認知行動療法[8]の妥当性をいささかも否定するものではない。摂食障害患者において、摂食障害に関連した認知や行動は非常に頑固であり、それらを修正するためのしっかりとした介入なしに、摂食障害が改善することは難しい。摂食障害的な認知や行動を不問にしたまま、患者のもっともらしい話を聞くことに重点をおいた治療は、しばしば患者・治療者の自己満足に終わり、みじめな結末を迎えることが少なくない。しかし、治療者を喜ばせることが得意な摂食障害患者の根拠のない夢のような話を聞いていることの方に、親和性をもった治療者も少なくない。認知行動療法において、愚直なまでに過食や嘔吐を治療の主要な対象として扱い続けることは、結構根気のいる地味な作業であるが、基本的には非常に重要なことであると考える。

しかし、本症例のBN期においては、やせ願望や肥満恐怖、過食嘔吐について扱う地道な努力をせずに済んだ。それは、AN期においてそれらをしっかり扱ったことによると考えている。AN期においては病気を捨てることを受け入れられなかったとしても、再受診したときは病気をもったままではどうにもならないと認めたうえでの受診であった。生き方という、摂食障害患者ではともすれば上滑りになりがちなテーマで、治療を進めることができたのは、摂食障害を扱うそのような地道な治療が過去にあったからであると考える。

II 疾患の概念

摂食障害の概念の歴史は、まず19世紀にANの概念が誕生したことから始まった。

その後、1970年頃より、体重が正常範囲内で、過食しては嘔吐や下剤乱用する患者の存在が指摘されるようになったが、アメリカでは、1978年にDSM-III[9]において、以下のようなbulimiaの

診断基準が定められた。すなわち、無茶喰いのエピソードの反復、無茶喰い後の嘔吐や下剤乱用、体重減少の試みの繰り返し、頻繁な体重変動、無茶喰い後の抑うつ気分と自己卑下。一方、英国のRussell[10]が、1979年に、このような病態をBNと命名し、その診断基準を、①強力で抑えきれない衝動により、過量に食べる、②自己誘発性嘔吐または下剤の乱用によって、食べ物の肥る効果を避けようとする、③肥満することへの病的恐怖と、定めた。

これらの患者とANとの関連については、考え方の変遷がある。DSM-Ⅲのbulimiaにおいては、肥満恐怖は明示されず、体重減少のための排出行為の繰り返しも必須項目ではなかった。そして、「無茶喰いのエピソードはANまたはいかなる身体疾患にも起因しない」とされ、bulimiaはANとまったく別のもの考えられていた。それに対して、Russellの診断基準では、肥満恐怖のために嘔吐したり下剤乱用するという項目が加えられ、特にその改訂版(1983年)において、「明白な、あるいは秘密のANのエピソードが以前にある」と、ANとの関連を強調している。

その後、DSM-Ⅲ-R[11]のBNの診断基準では、DSM-Ⅲのbulimiaの「ANに起因しない」という項目がはずされ、ANとの関連が認められることとなった。そして、鑑別診断の説明において、「いくつかの例ではANがBNの患者で起こる。こういうケースでは両方の診断をつける」とし、無茶喰い型のANにANとBNの両方の診断がつくこととなった。しかし、DSM-Ⅳ[1]（表1）では「(BNの)症状は、ANのエピソード期間中にのみ起こるものではない」という項目が加えられ、ANの期間中にのみ無茶喰い行動が起こる患者は、『AN、無茶喰い／排出型』と診断し、BNの追加診断を下すべきではないということになった。

このように、当初BNとANは相互排除的な臨床単位とされたところから始まり、その後相互移行的・重複的な臨床形態であると変更された。さらに、ANとBNは相互移行的であるが、同時に

表1／DSM-Ⅳによる神経性過食症の診断基準

A. むちゃ喰いのエピソードの繰り返し。むちゃ喰いのエピソードは以下の2つによって特徴づけられる。
  (1) 他とはっきり区別される時間の間に（例：1日の何時でも2時間以内の間）、ほとんどの人が同じような時間に同じような環境で食べる量よりも明らかに多い食べ物を食べること。
  (2) そのエピソードの間は、食べることを制御できないという感覚（例：食べるのを止めることができない、または何を、またはどれほど多く食べているかを制御できないという感じ）。
B. 体重の増加を防ぐために不適切な代償行為を繰り返す。例えば、自己誘発性嘔吐；下剤、利尿剤、浣腸、またはその他の薬剤の誤った使用；絶食；または過剰な運動。
C. むちゃ喰いおよび不適切な代償行為はともに、平均して、少なくとも3ヶ月間にわたって週2回起こっている。
D. 自己評価は、体型および体重の影響を過剰に受けている。
E. 障害は、神経性無食欲症のエピソード期間中にのみ起こるものではない。

病型を特定せよ
排出型：現在の神経性過食症のエピソードの期間中、その人は定期的に自己誘発性嘔吐をする、または下剤、利尿剤または浣腸の誤った使用をする。
非排出型：現在の神経性過食症のエピソードの期間中、その人は、絶食または過剰な運動などの他の不適切な代償行為を行ったことがあるが、定期的に自己誘発性嘔吐、または下剤、利尿剤または浣腸の誤った使用はしたことがない。

(文献1)より引用)

は両方の診断はつけられないこととなり、現在に至っている。

Ⅲ 診断のポイント

①無茶喰い

　DSM-Ⅳの診断基準によると、無茶喰いとは、「明らかに多い食べ物を、食べるのを制御できないという感覚のもとで食べる」ということになる。しかし、「明らかに多い食べ物」が、数量的にどのくらい以上なのかということは、定められていない。その量は、患者により、また無茶喰いの各エピソードにより、ちょっと多いかなという程度から、考えられないほど大量の場合までさまざまである。むしろ「食べるのを制御できない感覚」が、無茶喰いであるかどうかの判断のポイントになる。

　BNの場合、その頻度が「平均して、少なくとも3ヵ月間にわたって週2回以上起こっている」ことが必須である。

②体重増加を防ぐための不適切な代償行為

　これについても、「平均して、少なくとも3ヵ月間にわたって週2回以上起こっている」ことが必須である。

　また、代償行為の種類によって、排出型・非排出型の亜型に分類される。

③ANとの関連

　AN患者においても、無茶喰いおよび体重増加を防ぐための不適切な代償行為を、「平均して、少なくとも3ヵ月間にわたって週2回以上行っている」場合は少なくない。しかし、DSM-Ⅳでは、同一時点での同一患者に、ANとBNの両方の診断をつけることはない。両者の違いはつまるところ体重である。基準体重の85％以下の体重であれば『AN、無茶喰い／排出型』、それ以上の体重があればBNである。

　しかし、ANとBNは、相互移行的な臨床形態でもあり、冒頭の症例のように、ANがBNに移行することも稀ではない。例えば、無茶喰いと代償行為を行い、その特徴がもはや『AN、無茶喰い／排出型』の基準を完全には満たさない人の場合（例：体重が正常になったり月経が正常化したりした場合）、現時点での最適な診断が、『AN、無茶喰い／排出型、部分緩解』であるか、BNであるかは、臨床的に判断すべき問題となる[1]。

④無茶喰い障害（DSM-Ⅳの研究用基準案）

　ANあるいはBNの診断基準を完全には満たさない摂食障害は、『特定不能の摂食障害』に分類されるが、BNに近い『特定不能の摂食障害』に、『無茶喰い障害』がある。すなわち、無茶喰いを繰り返すが、体重増加を防ぐための不適切な代償行為を定期的には行わない場合は、『無茶喰い障害』という診断名を考えてみてもいい。「不適切な代償行為の定期的な使用」が、『無茶喰い障害』に関するこれまでの研究において、どのように定義されてきたかは一定していない。すなわち、代償行為が1週間に2回未満であったり、まったくない場合であったり、まちまちである。

　『無茶喰い障害』のBNとのもう1つの違いは、『無茶喰い障害』の場合、無茶喰いの頻度が、平

均して少なくとも週に2日（2回ではなく）、6カ月（3カ月ではなく）にわたって起こっているとされている点である。

『無茶喰い障害』は、肥満との関連などで、欧米では臨床・研究両面において、よく用いられている疾患単位である。

IV 病因

摂食障害の病因について、これまでさまざまな説が提唱されてきたが、そのいずれも単一で摂食障害の発症・持続を説明できるものはない。現在では、文化社会的要因、心理的要因、身体的要因が複雑に相互に関連し合って発症する多元的モデルが、最も受け入れられている。以下に、いくつかの側面からの説明を紹介する。

❶文化社会的要因

①痩せを賞賛し肥満を蔑視する風潮

スリムであるということが女性美の基準の重要なポイントとなり、若い女性の自己評価において体重・体型の占める重要性が、極めて大きくなっている。このような文化社会的圧力は、若い女性をやせを目的にしたダイエットに向かわせる。

②女性の社会進出、生き方の変化

現代女性のおかれた状況と彼女らの生き方は、急速なそして大きな変化の渦中にある。女性の高学齢化、社会進出が進み、『自己実現』、『自立』が女性の新しい生き方の重要な要素となった。女性が社会で働くことが当然とされ、結婚や出産などの伝統的な女性の役割は、もはや女性の安住の場所ではなく、かえって女性の自己実現を阻害しかねないものとして、敬遠されかねないものとなった。

しかし、現実の社会は依然として男性社会であり、古い価値観や性役割分担が存在している。実力だけで社会人として自己実現することは男性以上に困難である。

③アイデンティティーと自己評価の不安定性

上記のように現代女性は、安定したアイデンティティーをもちにくくなり、自己評価の基準も曖昧となっている。それらの内面的な不安定さを代償するために、外面的な美しさ（痩せていること）が追求される傾向にある。

④飽食の時代

食べ物が十分過ぎるくらいある環境でなければ、摂食障害という病気がこれほど蔓延することがないのはいうまでもない。

⑤核家族化・少子化

核家族化・少子化は、バラエティに富んだ対人関係を経験する機会を、子どもから奪っている。また、過保護・過干渉の傾向が一般的となり、若い世代の自我機能が未発達・脆弱化している。

❷ 心理的要因

　BNの病前性格または性格傾向については、完全主義、低い自己評価、依存的、強迫的、衝動的、自己主張の乏しさ、人に認められたい願望が強いなどが、指摘されている。

　佐野[12]は、BNの精神力動として、①無茶喰いを通して対象を破壊したい願望と、対象をgoodなものとして取り入れ保持したいという両価的な対象関係が明確であること、②破壊したい対象とは、真の自分の喜びや苦しみを共感せず、仮の自己のみを受け入れようとする対象（母）であること、③他者に対して依存したり、性的な関心をもってしまう自分もまた破壊したい対象であること、④本来なら人間に向けられるべき対象希求願望が食べ物に向けられていること、⑤食べ物は移行対象としての意味合いをもち、重要な他者の象徴的代理物であること、などを挙げている。

　早期幼児期におけるbasic trustの形成不全と、そのための内的空虚感も指摘されている[13]。

❸ 身体的要因

　摂食障害では、中枢性摂食行動調節機構に機能異常を生じていることが考えられている。中枢性摂食行動調節機構の神経回路網は視床下部を中心として階層的調節機構を形成し、摂食促進系と摂食抑制系が存在する[14]。さらに、空腹または満腹を伝える信号として、多数の代謝・内分泌信号が作動している。

　BN患者は発症前に過剰なダイエットを続けていた場合が多く、発症後も無茶喰いと絶食を繰り返す。慢性の食事制限の結果、ある時点で過食衝動を抑えきれなくなり、自分ではコントロールできない無茶喰いを行ってしまう。そして、太ることに対する恐怖や自己規制ができなかったという自己嫌悪から代償行為として自己誘発性嘔吐などを行う。制限食を続けると摂食調節機構が摂食促進の方向へ作動し、食行動に駆り立てようとする。また、無茶喰いしたにもかかわらず、嘔吐などによる栄養摂取欠如のために生体環境は依然飢餓感を駆り立てる方向にある。

　セロトニンは食欲の調節（満腹感を生じさせ摂食量を抑制）において重要な役割を担っているが、摂食障害とセロトニン系の機能異常が密接に関連していることを示す多くの証拠がある。セロトニン選択的再取込み阻害薬（SSRI）が、BN患者の過食・嘔吐の減少をもたらすことが報告されている[15]。また、BN患者は、不安、抑うつ、自殺念慮、強迫症状、衝動行為などをしばしば認め、うつ病、不安障害、強迫性、境界性人格障害などの合併が高率であることが報告されているが、これらの疾患はいずれもセロトニン系の機能異常との密接な関係が推定されている。

　また、homovanillic acid（HVA）、3-methoxy-4-hydroxyphenylglycol（MHPG）、5-hydroxyindoleacetic acid（5-HIAA）などのモノアミン代謝産物、ニューロペプチドY（NPY）、CRH、レプチン、オレキシン、グレリンなどのペプチドなどが、摂食障害との関連で研究されている。

Ⅴ 臨床症状

❶身体的臨床症状

　歯のエナメル質の脱落・齲歯(頻回の嘔吐と大量の糖質の摂取のため)。唾液腺の腫脹。手背の胼胝・瘢痕(吐きだこ)。皮膚線状(急激な体重増加による)。月経異常(体重が正常範囲でも、無月経や稀発月経などの月経異常をしばしば認める)。便通異常(下剤乱用による便秘・下痢)。胃拡張・穿孔、食道裂傷(過食・嘔吐による)。脱水・電解質異常(自己誘発性嘔吐、下剤・利尿剤乱用、極度の食事制限などによる)。浮腫(脱水のあとは、浮腫を呈しやすい)。脱力・疲労感(低カリウム血症による)。微熱(過食後)。

❷行動異常

①摂食障害に特異的な行動

　過食、絶食・節食、過活動、自己誘発性嘔吐、下剤・利尿剤乱用、盗食、食べ物を噛んで飲み込まずに吐き出す、反芻、カロリーのない食べ物を大量に食べる、食物の貯蔵。

②衝動的行動

　自傷行為、自殺企図、アルコール・薬物嗜癖、盗み、家庭内暴力、性的逸脱。

③ひきこもり

　自己嫌悪や太った身体を人目にさらしたくないことなどが主な原因となる。

❸心理的臨床症状

　摂食障害患者には抑うつ、不安症状がしばしば認められ、人格障害の頻度も高い。構造化された面接による研究では、大うつ病がBN患者の43〜78％と高率に合併することが報告されている[16]。岩崎ら[17]は、半構造化面接を用い、不安障害の合併の診断を行い、BN患者においては、調査時あるいは過去の一時期に、58％がなんらかの不安障害、38％に強迫性障害、29％に社会恐怖、29％に全般性不安障害、13％に恐慌性障害を認めたという。制限型のANに比べて、なんらかの不安障害、強迫性障害、社会恐怖は、有意に高率であったという。また、構造化面接による研究結果によると、BN患者の21—77％が少なくとも1つの人格障害を有すると診断され、境界性、演技性、強迫性、回避性、依存性などのクラスターBとCの人格障害が多く認められた[18]という。

Ⅵ 有効性が確かめられている治療法

❶認知行動療法

　BNに対し有効性が実証され、世界的に最も汎用されている心理療法が、認知行動療法[8]である。認知行動療法は、以下の『認知行動モデル』仮説に基づいている。すなわち、摂食障害の患者は、

低い自己評価により体重や体型に関して過剰な関心や歪んだ信念や価値観(認知の歪み)を有し、これが肥満恐怖ややせ願望となり、その結果、極端なダイエット、自己誘発性嘔吐、下剤や利尿剤の乱用に至る。そして過食は極端な食事制限の反動として生じる。

　この治療の目標は、食行動の正常化と体重や体型に関する過剰な関心や歪んだ認知を改めることである。マニュアル化された標準的治療は、個人療法として行われ、三段階からなる。第一段階は、過食や嘔吐などの食行動異常の正常化に焦点が当てられ、週に2～3回、計8セッション行われる。第二段階は、体重や体型に関する歪んだ認知を改めることに焦点が当てられ、週に1回、8週間行われる。第三段階においては、治療の焦点は、これらの変化を治療後も維持するための再発予防戦略を用いることに移り、2週間に1回、6週間行われる。

　各セッションは、①セルフモニタリング記録の吟味、②そのセッションにおける協議内容の取り決めと実行、③セッションの中で取り扱われた内容の要約、④ホームワーク課題の割り当ての、4つの内容よりなる。

　認知行動療法においては、患者が努力して自分自身を変革していく過程を、治療者が情報を与え、提案し、支持を与え、挫けそうな患者を常に激励、勇気づけていくことが、実際の治療において繰り返される。したがって、この治療が成功する鍵は、患者自身の治療への強い動機づけ、患者と治療者が共通の目的に向かって共同戦線をはること、および信頼を基盤とした良好な治療関係である。

　認知行動療法のより効率的で、普及しやすいバージョンの開発も試みられている。例えば、心理教育的な集団療法(90分、5回)や、セルフヘルプバージョンを監督を受けながら用いる(20～30分、6～12回)ことなどである。

　認知行動療法は、薬物療法と併用されたとき、最も効果が上がるといわれている。

❷ 薬物療法

　過食自体に対する有効性が認められたという、以下の報告がある。imipramine、amitriptyline、desipramineなどの三環系抗うつ薬が、過食と抑うつ症状に有効であった。また、選択的セロトニン再取込み阻害薬(SSRI)であるfluoxetineが抑うつ症状の有無にかかわらず、過食と嘔吐の減少をもたらした[15]。同じくSSRIであるfluvoxamineが『無茶喰い障害』に有効であった。

VII 入院治療

　BNの治療は、基本的には外来で行われるべきであるというのが、一般的な考え方である。たとえ、過食嘔吐がほとんどコントロールできなかった患者でも、入院することによって食べ物が簡単に手に入らなくなったり、自分の行動が周囲の人にみられるという意識をもつと、過食嘔吐は減少・消失する場合が多い。しかし、それは入院している限りにおいてであることが多く、退院すれば大抵再発する。

　したがって、BNの入院治療は、止まらない過食嘔吐の悪循環を一時的に止め、そのことによってできた余裕により、外来での治療を有効とさせる準備をすることに主眼がおかれる。治療期間も

短期間が適当とされることが多い。当科においても、人格障害や糖尿病を合併しない、かつ比較的しっかりした治療動機の得られたBN患者に対して、1～2カ月間の統合的入院治療を試みている。

また、当科においては、1型糖尿病にBNを合併した患者[19]～[23]の入院治療を数多く手がけている。糖尿病の合併のため医学的な問題が大きく、摂食障害の病態も複雑になっており、それに加え、遠方からの患者が多く外来治療が不可能という特殊事情もあり、入院期間はかなり長期間となり、再発予防まで含めた本格的なものとなっている。良好な治療成績を上げており、通常のBN患者の入院治療の1つのモデルになるとも考えられるが、紙面の関係上詳細は他稿[23]に譲る。

VIII 患者のタイプによる治療選択に関する考察

前述したように、BNは、元来のパーソナリティ、患者・周囲の困り具合や病識、治療への動機付け、病像、社会適応度、comorbidityを含む精神病理など、病態の幅が広く、治療への態度も差が大きい。したがって、彼女らへの対応も、個々の患者の病態に合わせて行われる必要がある。BN患者を病態や治療への態度によりいくつかのタイプに分類し、それぞれに対して適切と思われる、治療法・対応法を考察してみたい。もっとも、実際の患者はこれらの各タイプの要素をそれぞれいくらかずつもっており、その割合が患者により異なるのだと、考えた方がいいと思われる。

❶ 人格・行動上の障害が重篤なタイプ[24]

心理的に不安定な状態が続いており、社会適応が難しく、自傷行為、衝動行為、盗みなどの問題行動の既往が目立つ。初診時に治療者がはっきり意識しなければならないことは、予想される行動化に対して、心療内科の構造で対応できるのか、精神科に紹介した方がよくはないかということである。

まず患者の話をよく聞く。これは、1つは、しっかり聞いてもらったということに、患者は概して心安らぎ、信頼感をもつからである。他の医療期間に紹介するにしても、信頼関係は必要である。もう1つは、じっくり話を聞くことで、心療内科で診ていけるかどうか落ち着いて判断することができる。自分のもつ治療環境の中で抱えていく自信がなければ、素直に心療内科でできることとできないことを話し、その患者のどういう所が心療内科で診ていくのが難しいのか、具体的に説明する。例えば、希死念慮のある患者に対しては、「あなたが自分でその気持ちを抑えきれなくなったとき、精神科なら一時的に入院して危機を回避することができる。しかし、心療内科の病棟の構造ではあなたを守ってあげることができない」というふうに話す。自傷他害の可能性のある場合についても、同様である。

このように、患者の病像(特に問題行動について)を治療者が可能な限り把握し、心療内科で診ていくことが患者のプラスになるかならないかを患者とともに検討し、患者自身が納得できる結論が自然に生まれるように努める。そして、そのような患者を引き受けて熱心に治療してくれる精神科があることを話す。以上のことを丁寧に行えば、多くの場合、患者・家族は同意してくれるものである。

しかし、こういうやりとりの中で、患者の意外にしっかりした治療動機や、治療をやっていくうえで役立ちそうな資源に気づいたりして、なんとか治療できるのではないだろうかと思い直したりすることもある。そういう場合は、もし「〜」という状況になれば当科では無理であり、そうなれば精神科へという限界設定をしたうえで、治療を開始することもある。しかし、こういうことは、自分の治療者としての力量が、かなり客観的にみえるようになってからにした方がいい。初診者ほど自分の守備範囲以外の打球に飛びついて手痛いエラーをし、患者・家族や同僚に大きな迷惑をかけることが多いからである。

　このタイプの患者の場合、過食や体重増加を防ぐための代償行為は、ストレスの数少ない発散の手段であることが多く、むしろプラスの面の方が大きい場合も少なくない。したがって、それをやめさせるということは、差し当たって治療の目標にはしない。むしろ過食にそのような効用もあることを知らせ、急いで止める必要はないと話し、罪悪感を和らげる対応をする。

　彼女らは、対人関係・自己コントロールの拙劣さなどのために、生きていくこと自体苦労の連続である。それだけに、治療関係を結ぶことができた場合、治療は長期に及ぶ傾向がある。その場合、いかに患者の不合理な思考・感情・行動に治療者が動じず、性急に結果を求めずにつきあっていけるかが、ポイントであると考える。

❷ 受診したが治療動機が曖昧で、早期にドロップアウトするタイプ

　受診する患者の中では、このタイプが一番多いのではないだろうか。受診の主たる動機が、今とにかく苦しいからそれから解放されたいとか、やせることへの協力を治療者に求めているなど、摂食障害を治したいという動機とはかけ離れている場合が多い。摂食障害は患者にとってまだ親和的な部分が大きいと思われる。したがって、受診して話を聞いてもらって気持ちが少し楽になったことや、やせることへの協力が得られないことを知ったことで、受診の動機を失う場合も少なくない。

　このような患者のドロップアウトを防ごうとは、筆者は実はあまり考えていない。話を聞いてあげて、いくらかの教育やアドバイスをし、できることとできないことをはっきり言ってあげるという、治療の基本をしっかり行うことが大切であると考えている。それにより患者はそのとき受け取れるものは受け取っているであろうし、それ以上通院する必要を認めない人を追っかける必要もないであろう。その1回の受診を一期一会と思って対応することが、一番自然なのではないかと考える。

　もっとも、BNの臨床において、このタイプの患者をどうとらえ、どう扱うかということが、治療者によって最も意見の別れるところかも知れない。このような患者のドロップアウトを放っておけない問題と考え、通院を継続させることを最重要課題とする治療者もいる。また、病院への通院という枠にとらわれず、自助グループや代替療法などを積極的に充実させ利用しようと考える治療者もいる。これは、摂食障害を治すというよりも、むしろ患者のニーズに合わせ、苦痛を軽減させ摂食障害と楽につきあうことへの協力に焦点をおく対応であると思われる。このような治療者の態度の違いは、治療者の元来の個性や治療者のもっている治療環境の違いによるところが大きいと思われる。患者にとってみれば、対応法が1つではなくいろいろあるということは、やはり救いであ

る面が大きいであろう。

❸摂食障害を治したいという気持ちが比較的大きいタイプ

　前項の記述にもみられるように、一般に、摂食障害患者は病識が乏しく、治療動機が曖昧であり、摂食障害を治すための治療への抵抗が大きいものである。

　しかし、中には比較的治療動機のしっかりした患者もいる。例えば、①自我が比較的しっかりしており、BN発症後比較的早期から、摂食障害を治すための治療の必要性を感じ、ある程度自主的に受診する患者や、②当初は自我親和的であった摂食障害との長いつきあいの中で、摂食障害が自分をひどく苦しめていることに気づき、治すしかないとやっと決心して受診する患者、である。

　①は認知行動療法の最もいい適用例となるであろう。②の大半は、前項の「治療動機が曖昧で、早期にドロップアウトする」タイプに、以前は属していたと思われる。冒頭の症例はこのような経過をたどった。

　治療動機の乏しい患者をどうやって②の状態にするかということは、特にBN患者の臨床において、非常に重要なテーマであると思われる。今後、研究を重ねていきたい。

❹糖尿病合併例

　BNであることが身体的な大きなマイナスになることが、最もはっきりしている一群である。糖尿病へのBNの合併は、無茶喰いや体重増加を防ぐためのインスリン注射の自己中止などにより、血糖コントロールの著しい悪化を招き、慢性合併症の早期の出現・進展を招く[19)20)]。そして、糖尿病と摂食障害が互いに悪循環を形成し、治療は困難であり、自然治癒する可能性も低いといわれている。しかも、患者の治療への動機づけは必ずしもいいとはいえない。当科では糖尿病にBNを合併した多数の患者の治療を行い、かなりの成果を上げている[23)]。

❺BNであるが、受診にはいたらない

　BN患者は一般に自分の行為を恥じ非難を恐れ、周囲から隠す傾向が大きい。受診する患者は、よほど困っているか、混乱が明らかで周囲の誰かに受診を強く勧められたからであろう。受診することのないこのタイプが、実際には一番多いのかも知れない。その実態はあまり明らかでないが、過食の程度は受診する患者に比べて軽いという報告もある[25)]。

おわりに●●●

　BNについては、まだその実態が十分には明らかにされていないと思われる。その中でも、概して治療動機が不十分な個々の患者に対してどのように対応すべきかなど、これからいろいろ整理していかなければならない点が少なくない。日頃から抱いているそのような印象に基づき、筆者の現在の理解に忠実に述べてみた。定説でもなく、エビデンスもまだ十分ないままに書いている部分もあるが、お許し願いたい。今後の課題としたい。

（瀧井正人）

●文献

1) American Psychiatric Association : Diagnostic and Statistical Manual of Mental Disorders (Fourth Edition). American Psychiatric Association, Washington DC, 1994（高橋三郎，大野　裕，染矢俊幸（訳）：アメリカ精神医学会；DSM-IV精神疾患の分類と診断の手引き．東京，医学書院，1995）
2) 小牧　元，玉井　一：認知行動療法．神経性過食症　その病態と治療，末松弘行，河野友信，玉井　一，馬場謙一（編），p179-195，医学書院，東京，1991．
3) 瀧井正人，小牧　元，久保千春：10年間にわたり10回の入院を繰り返した神経性食欲不振症の1遷延例；強迫的防衛への治療介入（第1報：外来治療）．心身医学39(6)：435-442，1999．
4) 瀧井正人，小牧　元，久保千春：10年間にわたり10回の入院を繰り返した神経性食欲不振症の1遷延例；強迫的防衛への治療介入（第2報：入院治療）．心身医学39(6)：443-451，1999．
5) 瀧井正人，野崎剛弘：摂食障害．心身医学標準テキスト　第2版，久保千春（編），p178-187，医学書院，東京，2002．
6) 成田善弘：思春期・青年期の精神病理．強迫症の臨床研究，p256-271，金剛出版，東京，1994．
7) 野添新一：神経性食欲不振症の行動療法についての研究．医学研究50：129-180，1980．
8) Wilson GT, Fairburn CG, Agras WS : Cognitive-behavioral therapy for bulimia nervosa. Garner MD, Garfinkel PE (Eds), Handbook of treatment for eating disorders (Second Edition), p67-93, Guilford Press, New York, 1997.
9) American Psychiatric Association : Diagnostic and Statistical Manual of Mental Disorders (Third Edition). American Psychiatric Association, Washington DC, 1978.
10) Russell G : Bulimia nervosa : An ominous variant of anorexia nervosa. Psychol Med 9, 429-448, 1979.
11) American Psychiatric Association : Diagnostic and Statistical Manual of Mental Disorders (Third Edition-Revised). American Psychiatric Association, Washington DC, 1987.
12) 佐野直哉：青春期における気晴らし食い．現代のエスプリ　思春期の拒食症と過食症，馬場謙一（編），p104-115，至文堂，東京，1986．
13) 馬場謙一，遠山尚孝：神経性過食症の病因　病態心理の側面から．神経性過食症　その病態と治療，末松弘行，河野友信，玉井　一，ほか（編），p30-45，医学書院，東京，1991．
14) 粟生修司：摂食行動の基礎．心身医　39：99-109，1999．
15) Kaye WH, Gendall K, Strober M : Serotonin neuronal function and selective serotonin reuptake inhibitor treatment in anorexia and bulimia nervosa. Biol Psychiatry 44 : 825-838, 1998.
16) 切池信夫：摂食障害の仮説；うつ病モデル．こころの臨床a ra karuto，第17巻　臨時増刊号，精神疾患の100の仮説，石郷岡純（編），p348-350，1998．
17) 岩崎陽子，切池信夫，松永寿人，ほか：摂食障害患者における不安障害のcomorbidityについて．精神医学　41：855-859，1999．
18) 切池信夫：さまざまな合併症とcomorbidity．摂食障害　食べない，食べられない，食べたら止まらない，p113-137，医学書院，東京，2000．
19) Takii M, Komaki G, Uchigata Y, et al : Differences between blimia nervosa and binge-eating disorder in females with type 1 diabetes : the important role of insulin omission. J Psychosom Res. 47 : 221-231, 1999.
20) Takii M, Uchigata Y, Nozaki T, et al : Classification of type 1 diabetic females with bulimia nervosa into subgroups according to purging behavior. Diabetes Care 25 : 1571-1575, 2002.
21) 荻原友未，瀧井正人：ひとりぼっちを抱きしめて．医師薬出版，東京，2001．
22) 瀧井正人：糖尿病患者教育；摂食障害にどのように取り組むか．Pharma Medica 20 (5)：53-59, 2002．
23) Takii M, Uchigata Y, Komaki G, et al : An integrated inputient therapy for type I diabetic

females with bulimia nervosa ; A three-year follow-up study. J Psychosom Res, in print.
24) 瀧井正人：通常の治療目標，治療枠が患者と共有できない場合（境界例的な症例）．摂食障害の治療指針，玉井　一，小林伸行（編），p110-132，金剛出版，東京，1995．
25) Guertin TL : Eating behavior of bulimics, self-identified binge-eaters, and non-eating-disordered individuals ; What differentiates these populations? Clinical Psychology Review 19 : 1-23, 1999.

Ⅲ 心療内科診療の実際 4・精神科との境界疾患

① パニック障害

はじめに

　パニック障害という病名は1980年のDSM-Ⅲで登場した。その後、不安の生理学的な研究を中心に多くの知見が集められ、罹患率が高いこと、一般内科や救急施設で高頻度にみられること、慢性に経過し再発を繰り返すこと、日常生活上重大な支障をきたすこと、自殺の合併があることなどが特徴として示された。治療面では薬物療法と認知行動療法の有効性がほぼ確立されてきた。しかし、疾患の特徴自体は相変わらず「精神病理学的に重篤な疾患」であり、早期診断による適切な治療が要求されている。

Ⅰ 症例

　患者：52歳、男性、会社員。
　主訴：胸部圧迫感、息苦しさ、めまい、ふるえ、発汗、吐き気を伴う発作。
　家族歴：父；高血圧症があり心臓病で急死
　生活歴：喫煙なし、飲酒はつきあい程度。
　現病歴：春の健康診断で高血圧症を指摘され、降圧薬を服用し始めていた。8月の夕方仕事中にめまいが起こり、引き続いて吐き気、ふるえ、発汗、さらに動悸、息苦しさが起こったため、救急車を呼びK病院を受診した。このとき血圧は210-115mmHg、脈拍は130/分であった。入院となり検査を受けたが異常なく、薬物療法により血圧は下がってきた。2カ月後に退院したものの、時々突発的に血圧上昇を伴って主訴の症状が起こり、次第に人ごみの中、バスや電車、車の運転が苦手になってきた。11月に再び発作が起こり同病院に入院となり、紹介により心療内科に転院した。
　身体所見：異常なし、脈拍66/分　整、血圧140-78mmHg
　検査所見：甲状腺ホルモンを含む血液検査、頭部CT、腹部CT、心電図、胸部X線、心エコー、ホルター心電図、運動負荷心電図などの検査で異常はみられない。
　心理テスト：CMI；Ⅲ領域(準神経症領域)、SDS；41点、STAI；状態不安40点・特性不安44点、YG性格検査；AD型。

①診断

　重篤感のある発作が繰り返されているが、心臓疾患や内分泌疾患などは否定された。DSM-Ⅳの診断基準により、人ごみの中や乗り物に対して抵抗があることから、広場恐怖を伴うパニック障害、合併症として本態性高血圧症(軽症型)と診断した。

②治療

　面接では発症からの経過、現在の不安について傾聴した。検査結果について説明を行い、パニック障害の病態と治療法について解説し、必ず治ることを保証した。アルプラゾラム(ソラナックス®、コンスタン®)2.4mgとフルボキサミン(ルボックス®、デプロメール®)50mgを投与し発作は消失した。1カ月後よりアルプラゾラムを漸減し、一方、フルボキサミンは100mgとした。また、発作時に父親と同じく急死するのではないか、気が狂ってしまうのではないか、あるいは行動を起こす前より既に不安を高めてしまうなどの考え方を面接で取りあげた。広場恐怖に対しては自律訓練法を指導し、系統的脱感作法による外出訓練を行って、距離を次第に延ばしていった。10週後に退院となる。退院時には発作のときに服用するブロマゼパム(レキソタン®)2mgを加えて処方し、それを一時的に使用することはあったが、1年後にはフルボキサミン25mgと降圧薬ベタキソロール(ケルロング®)10mgの併用で、発症前と同じ生活レベルに戻っている。

II 疾患の概念

　従来不安神経症と呼ばれていた病態のうち、急性型、すなわち不安発作を繰り返すタイプに対して、DSM-Ⅲよりパニック障害panic disorderの呼称が与えられた。一方、慢性に持続することで現れるタイプは全般性不安障害generalized anxiety disorderと呼ばれている。DSM-Ⅳに記載されているパニック障害およびパニック発作panic attackの診断基準を**表1**に示す[1]。また、**表2**にはパニック障害で合併することの多い広場恐怖(空間恐怖)agoraphobiaの診断基準を示している[1]。

　パニック障害の発症率は女性で3.2％、男性で1.3％といわれ、20歳代後半から30歳代前半をピークとする広い年齢層でみられる[2]。また、胸痛を主訴として救急医療施設を受診した患者の約20％に、動悸が主訴の患者では31％でパニック障害がみられると報告されている[2]。わが国でもほぼ同程度の頻度と思われるが、心療内科や精神科以外の診療科では自律神経失調症、心臓神経症、神経循環無力症、神経症、うつ病などの病名で診療されている症例も多いと考えられる。

III 病態生理

　パニック障害の病態生理については**表3**に示したような諸理論があり、それぞれの説に基づいた治療法が有効である。元来パニック障害の病名は、生物学的異常を基盤に急性不安を繰り返すという、現象論的な立場から名づけられたものであるが、ここに挙げたほかの病態理論とも互いに関連し合っている。精神分析的には、パニック発作が幼少時の分離不安体験の焼き写しという説、学習理論的には不安の条件付けづけ、さらには汎化した不安反応とみなされる。これは特に広場恐怖でよく説明され、治療法には行動療法が応用される。認知理論的には、後述する精神交互作用、予期不安、破局的思考などの特徴的な思考パターンがある。生物学的原因としては、不安中枢である青斑核の神経興奮が起こっていること、ノルアドレナリンNA神経やセロトニン5-HT神経の機能異常説、抑制系神経であるγアミノ酪酸GABA-ベンゾジアゼピンBZD受容体の異常説などが推察され

表1／パニック障害とパニック発作の診断基準（DSM-Ⅳより改変）

パニック障害
1　予期しないパニック発作が繰り返して起こる
2　発作後1カ月以上にわたって以下の状態が続いている
　　・再び発作が起こることの心配
　　・発作によって起こってくることへの心配
　　・発作に関連して起こる行動上の変化
3　除外診断
　　・薬物
　　・甲状腺機能亢進症など身体疾患
　　・社会恐怖、強迫性障害などほかの不安障害

パニック発作
下の4つ以上の症状が突然に発現し、10分以内に頂点に達する
(1) 動悸、頻脈
(2) 発汗
(3) ふるえ
(4) 息切れ、息苦しさ
(5) 窒息感
(6) 胸痛、胸部不快感
(7) 嘔気、腹部不快感
(8) めまい、ふらつき、ボーッとする感じ、気の遠くなる感じ
(9) 現実感がなくなる、離人症状
(10) 自制心を失うことや気が狂うことの恐怖
(11) 死への恐怖
(12) 異常な感覚（感覚麻痺、うずき感）
(13) 冷感、熱感

（文献1）より改変）

表2／広場恐怖の診断基準

1　症状（パニック発作など）が起きたときに、逃げることが困難な、あるいは助けが得られない場所に居ることについての不安。例えば、
　　・1人でいること　　　・人ごみの中
　　・列に並ぶ　　　　　・橋の上
　　・乗り物
2　上のような状況を回避しているか、苦痛を感じながらがまんしているか、あるいは同伴者を伴ってしている。
3　除外項目
　　社会恐怖、特定の恐怖症、強迫性障害、外傷後ストレス障害、分離不安障害による不安や回避行動

（文献1）より改変）

ている。さらに、遺伝性がみられることから、生物学的異常との関連が分子遺伝学的に検討されており、$GABA_A$受容体遺伝子などいくつかの候補遺伝子が発表されているが、現時点では共通してみられる明確な関連遺伝子は示されていない[3]。おそらく多数の遺伝子が関与しているためと推測されている。

表3／パニック障害の病態生理とそれに基づく治療法の選択

	病態	治療法
認知理論的	不安中枢（青斑核）の神経興奮 NA・5-HT機能異常 GABA-BZD受容体異常 不安惹起物質に対する過敏反応	抗不安薬、抗うつ薬
学習理論的	条件付けられ、汎化した不安反応	認知行動療法、暴露法（系統的脱感作法）、自律訓練法、森田療法
認知理論的	精神交互作用、予期不安、破局的思考	
精神分析的	幼少時の分離体験や外傷体験	精神分析、催眠療法
遺伝要因	遺伝	

パニック発作 ⇄ 精神交互作用 → 不安・心気 ⇒ 広場恐怖 ⇒ 二次性抑うつ

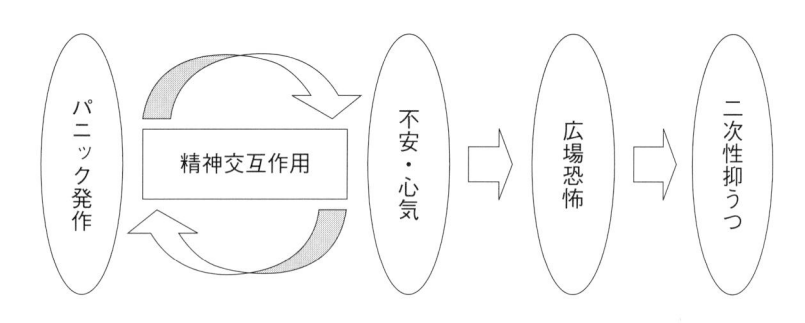

図1／パニック障害の経過

IV 臨床症状と経過

　パニック発作時には**表1**に示された症状がみられる。特に人ごみの中や、乗り物、トンネルや高速道路などで起こりやすい。しかし、家でのんびりしていても発作は起こりうるし、夜間睡眠中に発作で目を覚ますこともある。初回発作はいくつかの要因が重なって偶発的に起こることが多い。食後すぐに走ったとか、睡眠不足が続いているときにコーヒーを飲み過ぎたなどである。不安や恐怖は1回の体験のみでも条件づけられることが知られており、この初回発作は強烈に記憶の中にとどまるとともに、以後は繰り返して記憶をよみがえらせる。例えば親に心臓病で急死した人がいる、最近同級生が脳梗塞を起こした、あるいは血圧が高いといわれたなどのエピソードがあると、重大な病気を心配して（心気状態）、不安の記憶がさらにインプットされやすくなる。

　症状は不安をかき立てて交感神経を亢進させ、そのことが次の症状を起こしやすくする。症状が起これば不安になり、その不安は症状につながるという悪循環が形成される（精神交互作用）（**図1**）。この状態が長く続くと、発作が起こりやすい場所に出かけることを回避し、外出が苦手になってくる（広場恐怖）。日常生活では、スーパーのレジに並ぶ、美容室でじっと座っていることなどができなくなる。さらには、自閉的あるいはうつ状態を呈するようになり（二次性抑うつ）、社会的活動がひどく制限されてくる。うつ病の合併は50％でみられ、その43％で希死念慮があるといわれる。25％で離婚、12％で結婚生活がうまくいかない。50％で仕事に支障、25％で職業につけないため

生活保護を受けるようになると報告されている[4]。

短期予後は比較的よく、70〜90％で軽快するが、20〜80％で再発する。しかし長期予後になると、31％で回復するものの、19％で重篤な経過をたどり、残り50％ではよかったり悪かったりを繰り返しながら社会生活を営んでいるといわれる[5]。

V 診断のポイント

表4にはパニック障害患者の診断および評価の項目について挙げた。身体面の評価ではパニック障害と合併しやすい、あるいは鑑別すべき身体疾患について検討が必要となる(表5)。血液検査、甲状腺や副腎皮質のホルモン、カテコールアミン、脳波や頭部CT、胸部X線、心電図などの検査を行う。特に循環器系の検査は患者の不安の中心であるため、必要な検査を行い、結果を十分説明する。ホルター心電図で発作時の記録ができるとよい。運動負荷試験や過呼吸負荷で発作を誘発して検査することも多くの症例で有効である。

精神面の評価では、病前性格を心理テストや面接などから聴取する。発作の頻度や程度、広場恐怖の程度、生活状況（機能障害の程度）についても判定する。ほかの精神障害との合併の有無について判定する。うつ病以外にも、アルコール依存、薬物依存、強迫性障害、外傷後ストレス障害、社

表4／パニック障害の診断と評価の手順

A 身体的診断・評価	C 精神医学的診断・評価
1 身体的既往歴	1 家族歴
2 身体所見	2 生育歴　恐怖症
3 検査所見　心電図	回避行動
血液検査	病前性格
甲状腺検査	3 心理テスト
脳波　など	4 広場恐怖の程度
4 合併することの多い身体疾患	5 自殺念慮の有無
鑑別の必要な身体疾患	6 合併する精神障害
の検討（表5）	うつ病
	アルコール依存
B 現在の社会的機能状態と生活	他の不安障害
状況の評価	薬物乱用

表5／パニック障害と合併しやすい身体疾患と鑑別の必要な身体疾患

しばしば合併する身体疾患	鑑別の必要な身体疾患
僧帽弁逸脱症　　胸肋関節痛	甲状腺機能亢進症　カフェイン中毒
過敏性腸症候群　片頭痛	不整脈　　　　　　肺塞栓症
過換気症候群　　慢性疲労症候群	狭心症　　　　　　電解質異常
動揺性高血圧　　ストレートバック	低血糖発作　　　　クッシング症候群
僧帽弁逸脱症　　滴状心	側頭葉てんかん　　更年期障害
食道機能異常　　起立性頻脈症候群	褐色細胞腫

会恐怖などが合併していることがある。自殺企図の有無は明確にしておく。人格障害などがあると予後が不良となる。

VI 治療のポイント

表6に示した病態生理を参考にして治療法を選択する。一般的には薬物療法と認知行動療法の併用が薦められている。

❶ 薬物療法

表5にパニック障害に用いられる薬剤を示す。現在はベンゾジアゼピン系抗不安薬BZDと選択的セロトニン再取り込み阻害薬SSRIの併用が推奨されている[6]。使用上の注意としては、

①SSRIの25％でみられる嘔気など、副作用についての説明を十分行って、服薬が中断することがないようにする。

②SSRIは作用発現に2週間以上かかり、また服薬開始直後に不安症状がいったん悪化することがあるため、効果の早いBZD系の薬剤との併用で開始し、用量も少量より徐々に増やしていく[7]。

③BZDは身体依存ができやすいため、症状が安定したら数カ月かけて徐々に減量していく。そ

表6／パニック障害の薬物療法（薬剤名については代表的なものを挙げた）

		薬剤名	商品名
抗不安薬	ベンゾジアゼピン系	アルプラゾラム	ソラナックス、コンスタン
		クロナゼパム	ランドセン、リボトリール
		ロフラゼプ酸エチル	メイラックス
	セロトニン作動性	タンドスピロン	セディール
抗うつ薬	三環系	イミプラミン	トフラニール
		クロミプラミン	アナフラニール
	四環系	マプロチリン	ルジオミール
		ミアンセリン	テトラミド
	二環系	トラゾドン	デジレル、レスリン
	選択的セロトニン再取り込み阻害薬（SSRI）		
		フルボキサミン	ルボックス、デプロメール
		パロキセチン	パキシル
	セロトニン・ノルアドレナリン再取り込み阻害薬（SNRI）		
		ミルナシプラン	トレドミン
	モノアミン酸化酵素阻害薬（MAOI）〔現在なし〕		
β遮断薬		プロプラノロール	インデラル
		アテノロール	テノーミン

注）保険診療上、パニック障害での使用が認められているのはパロキセチンのみである。抗不安薬はほぼ認められるが、抗うつ薬の多くは適応がなく、うつ病・うつ状態が適応となる。フルボキサミンは、うつの他に強迫性障害の適応がある。

れでも、半分の患者ではBZDがなかなか中止できないといわれ、最近はBZDの使用を控える傾向が強まっている。

④再発の可能性についてあらかじめ話しておき、長期の治療が必要であることを理解させておく。

❷認知行動療法（cognitive behavioral therapy；CBT）

一時期薬物療法全盛であったパニック障害の治療において、認知行動療法の有効性についてのエビデンスが発表されるようになり、この治療法が再認識されてきた。疾患教育、認知再構築、リラクゼーション法、曝露法などがある。

①認知再構築

パニック障害にみられる特徴的な認知には、「死の恐怖」、「破局的思考」、「予期不安」、「精神交互作用」、「偽窒息警報」、「発作はコントロールできないものである」などがある。

破局的思考とは、発作時にコントロールの取れないとんでもないことが起こるのではないかと確信することを示す[8]。予期不安は不安の先取りで、何か行動を始めようとする際に症状の起こることを恐れて行動を控えてしまう。これが習慣化してくると、不安はますます高められてくる。精神交互作用は森田神経質の理論となるもので、前述した不安と症状の悪循環を意味する。几帳面で凝り性、強い生への欲望をもつヒポコンドリー性基調の人がなりやすく、森田療法ではそうした症状を「あるがまま」に受け入れるよう指導する。偽窒息警報は、元来パニック惹起物質である二酸化炭素、乳酸の血中濃度に対する過敏反応によって、強い窒息感が起こってくることを指すものであるが[9]、状況依存性に、すなわち状況に過敏に反応して発作が起こってくるので認知の問題でもある。

さらに、誰か一緒にいると不安が激減する、携帯電話などの通信手段があると不安が和らぐ、たとえ時間がかかっても飛行機より電車での移動を選ぶなどの行動上の特徴がみられる。

②リラクセーション法

自律訓練法や筋弛緩法、呼吸法などが用いられる。呼吸は、腹式で呼気に注意を向けてゆっくり吐き出す。そのときに脈拍を自分で取らせておくと、呼気に脈がゆっくりとなってきて落ち着いてくることを実感できる。発作時の対処法（条件制止法）として利用できる。

③曝露法（エクスポージャー）

広場恐怖の治療に用いられる。不安の起こりにくい弱い刺激場面から強いものへと段階的に曝露していく方法（系統的脱感作法）と、いきなり強い場面に長時間曝露させる方法（フラッディング）とがあるが、一般的には前者が用いられる。系統的脱感作法にも2種類あり、イメージの中で不安場面を想起しながら、自律訓練法などのリラクセーション法と拮抗させて不安を軽減させていく方法（イメージ脱感作法）と、実際の場に出かけていく方法（in vivo脱感作法）とがある。われわれは両者を組み合わせて、イメージ脱感作法による曝露を先行させて、あとを追うように実際の場面への曝露を実践している。具体的には、実生活の中で不安を起こす場面を3、4項目挙げて、さらに、その中を段階分けして不安階層表を作る。これに100点満点で5〜10点間隔の点数をつけて並べる。

イメージ脱感作では、リラクセーション状態に入ってから、弱い不安場面を約20秒間想起して

もとに戻る。途中で不安が高まった場合には、すぐに想起を中断してリラックス状態に戻し再度想起する。繰り返しても不安が弱まらないときは、もう少し弱い不安場面を追加して行う。不安が起こらないとき（点数でいえば0点）には、その場面をもう2、3回繰り返して想起したあとに、一段高い不安場面に移って想起する[10]。

in vivo で行う脱感作も、同様に不安行動の項目を挙げて、不安の低い項目から実行に移していく。想起ではうまくいっても実際場面では不安が思った以上に強いことがしばしばあり、患者はあせりや絶望感を感じるが、最初の段階が重要であることを説明し、着実に不安を取り除いていけるよう援助する。実際、行動半径が少し広がり始めると、その後の進歩は早い。

治療セッションはできれば毎日、少なくても週3回は必要である。練習の間が空き過ぎると効果が弱くなる。不安階層点数は週ごとに評価し直す。以前50点であったものが30点に下がることで訓練の強化につながる。入院患者では主治医の管理下で脱感作法を実施できるが、通院患者では実行が難しいことも多い。このときは家族にも同様の説明をして協力してもらい、家族のものと一緒に外出する項目をつくって脱感作を行うとよい。

また、パニック障害患者の集団療法は、個別治療以上の効果がみられるといわれる。ほかの患者との話し合いや訓練を通して、自分の認知を修正していけることがこの治療法の利点となっている。

おわりに●●

パニック障害の治療法については米国精神医学会よりガイドラインが発表されており（日本精神神経学会（監訳）、1999）参考にして頂きたい。パニック障害の生物学的側面での研究はこの20年で飛躍的に進んだ。もはやこの病気の患者に対して、「気のせい」とか「心配のし過ぎ」ということはなくなった。しかし、冒頭でも述べたように「精神病理学的に重篤な疾患」であることには変わりない。早期に診断され、統合された適切な治療が広く行われているかという危惧と、さらに有効な治療法の必要性を感じる。

（稲光哲明）

● 文献

1) American Psychiatric Association : Diagnostic and Statistical Manual of Mental Disorders 4thed. (DSM-IV). American Psychiatric Association, Washinton, DC, 1994.
2) Zaubler TS, Katon W : Panic disorder in the general medical setting. J Psychosom Res 44 : 25-42, 1998.
3) van den Heuvel OA, van de Wetering, Veltman DJ, et al : Genetic studies of panic disorder ; A review. J Clin Psychiatry 61 : 756-766, 2000.
4) Marshall J : Panic disorder ; A treatment update. J Clin Psychiatry 58 : 36-42, 1997.
5) Ballenger JC : Treatment of panic disorder in the medical setting. J Psychosom Res 44 : 5-15, 1999.
6) 稲光哲明：心臓神経症，神経循環無力症，パニック障害．今日の循環器疾患治療指針，第2版，細田瑳一総（編），p651-653，医学書院，東京，2001．
7) Sheehan DV : Current concepts in the treatment of panic disorder. J Clin Psychiatry 60 (suppl 18) : 16-21, 1999.
8) Warren R, Zgourides G, Englert M : Relationship between catastrophic cognitions and body sensations in anxiety disordered, mixed diagnosis and normal subjects. Behav Res

Ther 28 : 355-357, 1990.
9) Klein DF : False suffocation alarms, spontaneous panics and related cognitions. Arch Gen Psychiatry 50 : 305-317, 1993.
10) 赤木　稔：系統的脱感作法．行動療法と心身症，池見酉次郎(監修)，p47-56，医師薬出版，東京，1974．

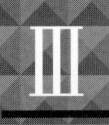

② 外傷後ストレス障害(PTSD)の診断と治療

はじめに●●

　外傷後ストレス障害(Posttraumatic Stress Disorder；PTSD)とは、ある人が外傷性出来事に曝露され、長期にわたりさまざまな苦痛を伴う心理的・身体的反応が認められる疾患といってよいだろう。

　PTSDの診断と治療はなぜ大事であるかを以下の4項目に沿って最初に簡単に述べたい。

1．PTSDはよくある病気である
2．PTSDは見逃されていることが多い
3．PTSDは重大な問題を引き起こす
4．PTSDは治療可能な病気である

1．まず、PTSDはよくある病気であることを指摘しておきたい。PTSDの罹患率についてはさまざまな報告があるが、代表的なものを**表1**に示す。このほかにも、ResnickらはPTSD生涯罹患率は12.3％、過去6カ月以内の罹患率は4.6％であると報告している[1]。2001年9月11日のアメリカ合衆国における多発テロ以降、世界的なテロの被害が広がっている現代においてはますますPTSD患者が多くなる可能性が高いといえるだろう。

2．PTSDは診断がつきにくいという点がある。多くの臨床家がPTSDについて十分な知識があるとはいえず、問診において患者にPTSDの症状を聴かないという面がある。また、患者側もこのことを話すのがためらわれるし、場合によっては否定する場合もある。また、PTSDにはうつ病など多くの合併症の存在があるので、診断が遅れるということもある。Danskyらは95名の入院している物質使用障害の患者について調べたところ、38名(40％)がPTSDの診断基準に当てはまった。しかし、退院時要約には14名(15％)の患者にPTSDの診断名がついていたのみであったと報告している[2]。

表1／PTSDの罹患率

著者	対象	人数	PTSD(%)	うつ病(%)	うつとPTSDの合併 (% of PTSD)
Green et al (1990)	ベトナム退役軍人	200	29	15	34.5
Engdahl et al (1991)	第二次世界大戦（捕虜経験者）	62	29	25.8	61
McFarlane and Papay (1992)	消防士	398	18	10	51
North et al (1994)	無差別射撃事件の生存者	136	26	10.2	30.1
Kessler et al (1995)	一般人口	5877	7.8	17.9	48.2
Bleich et al (1997)	イスラエル戦争退役軍人	60	87	50	56

(文献3)を改変して使用)

3. PTSDは多くの共存症(comorbidity)があることが明らかになっている。例えば、ベトナム退役軍人については、男性の場合最も多いのがアルコール乱用あるいは依存症であり、生涯罹患率が75%、現在の罹患率は20%である。女性の場合は最も多いのがうつ病であり、生涯罹患率は42%、現在の罹患率は23%となっている[3]。このようにPTSDはその他の重大な障害を引き起こすことが多いので、早期の診断と適切な治療を開始する必要がある。
4. あとに詳述するが、PTSDには薬物療法および心理療法が効果があることが判明している。

I 診断

PTSD類似の医学報告に関しては、古くはErichsenの"railroad spine syndrome"や、第一次世界大戦の兵士の症状を記載したde Costaの"irritable heart"、"soldier's heart"などが挙げられる[4]。しかし、PTSDの研究が進んだのは第二次世界大戦やベトナム戦争の経験からといえよう。PTSDの名前が最初に採用されたのは1980年のDSM-Ⅲからである[5]。この時の定義は「ほとんどすべての人に有意な苦悩の症状を引き起こす認識可能なストレス因子」とされていた。これが1994年のDSM-Ⅳでは表2のような診断基準に発展するのである[6]。症状は大きく次の3つのカテゴリーに分けられる。

①再体験(re-experiencing symptom)
②回避／反応性の麻痺(avoidance/numbing symptom)
③覚醒亢進(hyperarousal symptom)

症状的にはこの3つを同時に満たさないとPTSDといえない。

実際の診断はまず、ある患者の症状の背景にPTSDが隠れていないかどうかを疑うことから始める。その際に、外傷体験を明らかにするために次のような質問をすることをDavidsonは勧めている[7]。

「時々、人々は非常に辛い出来事を体験することがあります。例えば身体的暴力や性的暴力あるいは事故などです。あなたにもこのような出来事が起こりませんでしたか？」これらの質問を手がかりとしながら、DSM-Ⅳに照らし合わせながら診断をする。一方、構造化面接や自己記入式のテストはわずかな臨床的技術しかいらないので便利である。構造化面接として有名なものにthe Clinician Administered PTSD Scale for DSM-IV(CAPS-DX)がある[8]。また簡便なものとしてはTOP-8(The 8-item Treatment Outcome Posttraumatic Stress Disorder Scale)があり、PTSDの主な症状を5～10分で聞き出せる面接用記録である[9]。自己記入式のテストとして、古くはHorowitzが開発したIES(the Impact of Events Scale)がある[10]。また、DST(The Davidson Trauma Scale)もよく使用され、簡便にPTSDの特徴的な症状を評価できる[11]。

II コモビディティ

PTSDの症状は多彩にわたるので、さまざまな共存症(comorbidity)がありうる。繰り返し起こ

表2／外傷後ストレス障害の診断基準（DSM-IVによる）

A. その人は、以下の2つがともに認められる外傷的な出来事に曝露されたことがある。
　(1) 実際にまたは危うく死ぬまたは重傷を負うような出来事を、一度または数度、または、自分または他人の身体の保全に迫る危険を、その人が体験し、目撃し、または直面した。
　(2) その人の反応は強い恐怖、無力感または戦慄に関するものである。

B. 外傷的な出来事が、以下の1つ（またはそれ以上）の形で再体験され続けている。
　(1) 出来事の反復的で侵入的で苦痛な想起で、それは心像、思考または知覚を含む。
　(2) 出来事についての反復的で苦痛な夢。
　(3) 外傷的な出来事が再び起こっているかのように行動したり、感じたりする（その体験を再体験する感覚、錯覚、幻覚、および解離性フラッシュバックのエピソードを含む。また覚醒時または中毒時に起こるものを含む）
　(4) 外傷的出来事の1つの側面を象徴し、または類似している内的または外的きっかけに曝露された場合に生じる、強い心理的苦痛
　(5) 外傷的出来事の1つの側面を象徴し、または類似している内的または外的きっかけに曝露された場合の生理学的反応性

C. 以下の3つ（またはそれ以上）によって示される、（外傷以前には存在していなかった）外傷と関連した刺激の持続的回避と、全般的反応性の麻痺
　(1) 外傷と関連した思考、感情または会話を回避しようとする努力
　(2) 外傷を想起させる活動、場所または人物を避けようとする努力
　(3) 外傷の重要な側面の想起不能
　(4) 重要な活動への関心または参加の著しい減退
　(5) 他の人から孤立している、または疎遠になっているという感覚
　(6) 感情の範囲の縮小（例：愛の感情を持つことができない）
　(7) 未来が短縮した感覚（例：仕事、結婚、子ども、または正常な一生を期待しない）

D. （外傷以前には存在していなかった）持続的な覚醒亢進症状で、以下の2つ（またはそれ以上）によって示される。
　(1) 入眠または睡眠維持の困難
　(2) 易刺激性または怒りの爆発
　(3) 集中困難
　(4) 過度の警戒心
　(5) 過剰な驚愕反応

E. 障害（基準B、C、およびDの症状）の持続期間が一ヵ月以上

F. 障害は臨床的に著しい苦痛または、社会的職業的またはほかの重要な領域における機能の障害を引き起こしている。

る侵入的な想起はPTSDの特徴であるが、それは強迫性障害の特徴でもある。外傷に関連した状況を回避するのはPTSDの症状であるが、それは社会不安障害や広場恐怖症を含む不安障害の症状でもある。解離症状もPTSDの特徴の1つであるが、これも解離性障害の症状でもある。絶えざる不安、集中力低下、過敏性などはPTSDの特徴だが、全般性不安障害の特徴でもあり得る。したがって、PTSDに共存する疾病も多いことが理解されるであろう。PTSDにはうつ病、気分変調性障害、躁病の率が高いという報告がある[12]。またPTSD患者はPTSDでない患者に比べてアルコール依存症が2倍になるという研究結果もある[12]。PTSDはこのようにオーバーラップする障害があるため、診断を誤ることが起こりうることに注意しなければならない。

III 心身症とPTSD

PTSDと心身症との関係を指摘した論文は少ない。しかし、DavidsonらはPTSD患者群と非PTSD群との比較で、PTSD群に有意に気管支喘息、高血圧、胃潰瘍が有意に多いことを報告している[13]。また直接的なPTSDの報告ではないが、Smythらの報告が興味深い[14]。彼らは、喘息患者、慢性関節リウマチを無作為に実験群とコントロール群に振り分け、実験群は今までの人生の中での外傷的な出来事を3日連続で20分間ずつ記載する、またコントロール群はストレス解消のための予定表を書いてもらうなどの、情緒的にニュートラルな内容の記載をしてもらうなどトライアルを行った。4カ月後の成績では、両疾患ともに実験群はコントロール群に比して有意に症状の改善がみられたと報告している（図1）。PTSDと心身症がどうして関連するのかは今後の研究が待たれるところである[15]。

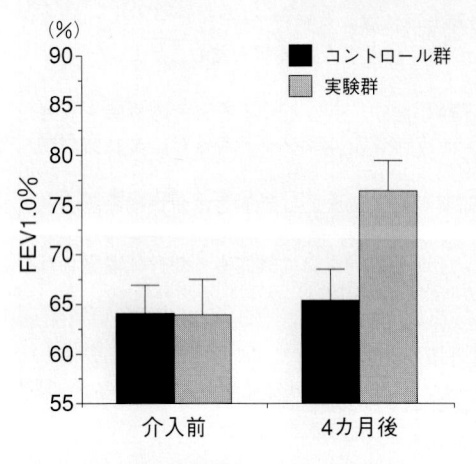

図1／喘息患者についての成績
(JM Smyth, JAMA 281 (14), 1304-1309, 1999より改変)

IV 治療

PTSDの治療は大きく薬物治療と心理療法に分かれるが、そのほか、教育やサポート体制の確立、不安のマネジメント、ライフスタイルの修正なども考慮する必要がある。教育はPTSD患者自身が自分の状態を把握するのに必要である。臨床家は不安軽減のためにリラクゼーション、呼吸法などを勧めてもよい。規則正しい生活、運動プログラムの採用、健康な食事管理などのライフスタイルの修正も考慮する。これらのことは患者がコントロールを取り戻すことの手助けになるだろう。

❶ 薬物療法

薬物療法の目的は、前述した、①再体験、②回避／反応性の麻痺、③覚醒亢進の症状、を軽減することである。しかし、回避／反応性の麻痺には心理療法が効果があるという報告もある[16]。多くのPTSD患者は精神薬物を使用したがらないので、治療者はコンプライアンスを高める努力をしなければならない[7]。すなわち、薬物の役割を患者に理解してもらう、投与方法を単純化する、起こりうる副作用について理解してもらい、副作用が出現してもすぐに薬剤を中止しないように伝えることが大事になる。当初は低容量でスタートして、徐々に増量していく。この量が安定するまでには2～3カ月かかる。効果がないときはほかの治療薬に変更する。どのくらいの期間、薬物を使用しなければならないかのデータはないが、少なくとも1年間、場合によっては生涯にわたり服用すべきであろう[7]。重篤な外傷体験であればあるほど治療効果が低くなるという報告もある[17]。また、重症なうつや、神経症、不安状態など合併も薬物反応の予測因子となる[17]。いずれも治療の際

に参考にすべきであろう。

①Selective Serotonin Reuptake Inhibitors (SSRIs)

SSRIは多くのオープンラベルトライアルおよび最近の二重盲検の結果からSSRIはPTSDの多くの症状に効果的であること、副作用が少なくコンプライアンスも良好であること、薬物乱用の可能性が低いことなどからPTSDに対して第一選択剤である。但し、SSRIで治療された男性群は性機能障害が増悪することもあり[18]注意が必要である。そのほかSNRIで良好な結果を得られたという症例報告もあり[19]、今後の研究が待たれる。

以下に主なSSRIの報告を述べる。

a）パロキセチン：最近相次いで、パロキセチンの大規模なトライアルの結果が報告された。Marshallら[20]は慢性の成人PTSD患者に対して無作為割付でパロキセチン20mg/日（183名）、40mg/日（182名）、プラセボ（186名）を12週間投与している。CAPS-2、CGIにて効果判定をしているが、パロキセチン投与の2群ともプラセボより有意差をもって効果が認められている。また、PTSDの3大症状であるreexperiencing、avoidance/numbing、hyperarousalと社会的・職業的障害、ならびに合併症としてのうつ病がプラセボに比して有意に改善したことを報告している。また、Tuckerら[21]は無作為割付、二重盲検、プラセボ対照試験を12週間行い、パロキセチン20〜

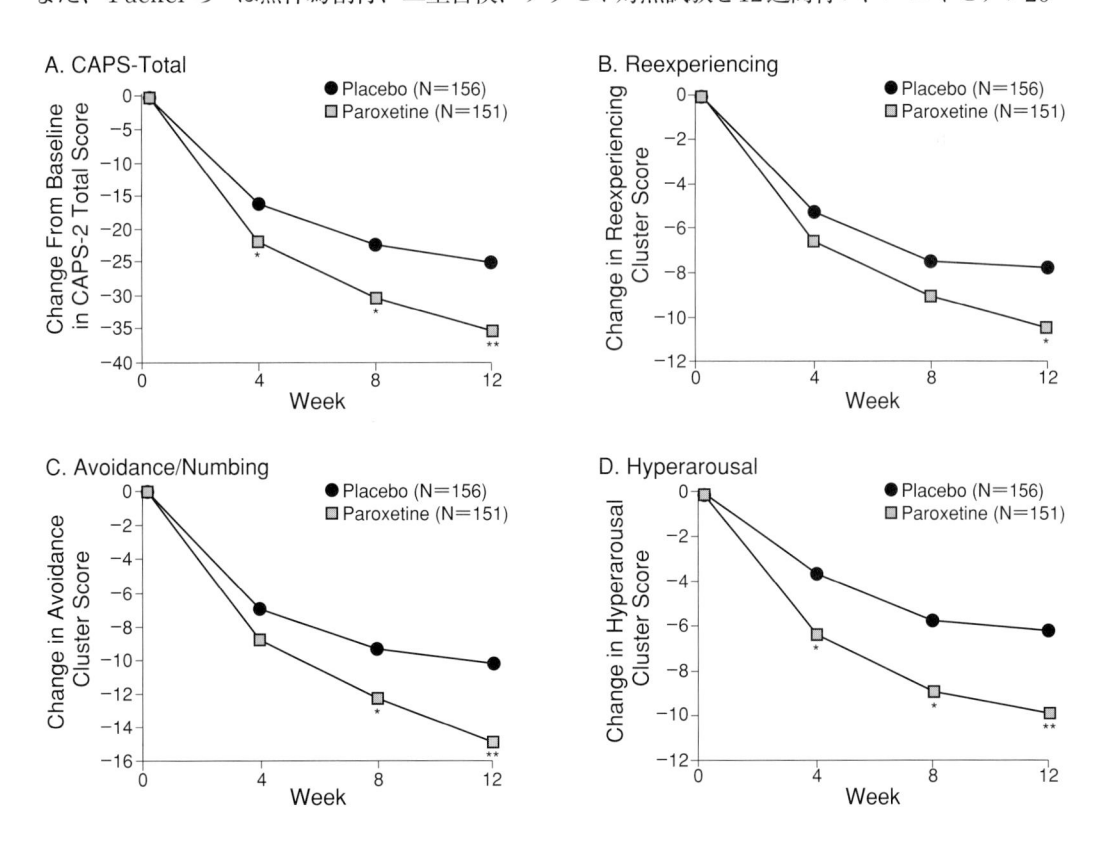

図2／the Clincian Administered PTSD Scale (CAPS-2)におけるベースラインからの変化
(A)総合点数、(B)再体験、(C)回避／反応性の麻痺、(D)覚醒亢進

(Tucker, J Clin Psychiatry, 2001より転載)

50mg/日の適宜増量投与群(151名)は、プラセボ投与群(156名)に比して有意にPTSDの症状が軽減したことを報告している(**図2**)。効果に男女差は認められなかったことを2つの報告は述べている。

　b）サートラリン：RothbaumらはPTSDと診断されたレイプ被害者に対しては5人中4人にサートラリンの効果があったとしている[22]。副作用は振戦、口渇、吐き気、眠気であった。またKlineらは退役軍人に対するサートラリンの効果をみているが有意差はなかったとしている[23]。

　c）フルボキサミン：De Boerらは慢性PTSDと診断された24人の退役軍人にフルボキサミンを投与しているが、効果はあまり強いものではなかったが、不眠、悪夢、不安、侵入的再体験などは軽減したと報告している[24]。

　d）フルオキセチン：von der Kolkらは性被害者らからなる一般市民のPTSD患者と、退役軍人のPTSD患者にフルオキセチンを投与して比較検討しているが[25]、一般市民からなるPTSD患者は効果が認められたが、退役軍人のPTSD患者はプラセボと有意差が認められなかったと報告している。

　②三環系抗うつ剤について

　1980年代後期から、PTSDに対する三環系抗うつ剤の効果について多くの研究が行われた。このうち有名な研究としては、1990年にDavidsonらが退役軍人のPTSDに対して、amitriptylineとプラセボの比較検討を行った研究がある[17]。また、1991年Kostenらによる60名の男性退役軍人に対するimipramineとphenelzineおよびプラセボとの比較試験がある[26]。これらはいずれもプラセボに比べて有意傾向、有意差ありと結果が出ている。しかし、同薬剤の抗コリン作用による副作用や大量服用の際の危険性、コンプライアンスの低さ、中止時の離脱症状出現などからPTSDの治療としては三環系抗うつ剤は第二あるいは第三位の選択順位となる。

　③MAOI's

　先述した1991年Kostenらの成績ではMAOIであるphenelzineはプラセボに比較して有意に効果が高かった。しかし、MAOIは高血圧をもたらすなどの副作用、あるいは食事上の制限があることなどから、選択順位としては第三あるいは第四の選択となっている。

　④抗不安剤

　PTSD患者は不安状態、神経過敏状態にあり、また、不眠があるのでベンゾジアゼピン系薬物が適応があると思われる。しかし、実際にはベンゾジアゼピン系薬物が効果があるというエビデンスはあまりない。アルプラゾラムについてはプラセボとの二重盲検、無作為割付、cross over試験で10名のイスラエル人PTSD患者についての報告があり、不安症状についてはある程度効果があったが、PTSD scaleの低下の程度は有意差が認められなかったとしている[27]。さらに、ベンゾジアゼピン系薬物については離脱症状が強く出現するという報告もあり[28]、現在のところ文献的には積極的に使用を支持する報告はない。但し、本邦ではベンゾジアゼピン系が多用される傾向にあるし、かつ実際の臨床では早期に症状を軽減することが求められるので期間を限定して使用する場合が多いと思われる。

⑤抗痙攣剤

抗痙攣剤についてはオープンラベルでの結果が報告されている。Lipperらはベトナム戦争の退役軍人に対するcarbamazepineのトライアルで10名のPTSD患者のうち、7名に中程度から著明な改善があったことを報告している[29]。また、Feslerはバルプロ酸を16名のベトナム戦争退役軍人PTSD患者に投与したところ、11名が過覚醒／過活動に改善をみたし、9名が回避行動に効果があったとした[30]。この2つの報告を併せると65％のPTSD患者に抗痙攣剤は効果があることが示された。

⑥その他の薬物療法

一方、甲状腺粉末(T3)が改善に役立ったという報告もみられる。但し、これはPTSDに直接効果があったというよりは、PTSDに伴ううつに効果があった可能性が高い[31]。

❷心理療法

外傷的な体験を受けている患者はしばしば、疎外感を感じ、怒りを抱いている。多くの心理療法は患者にこの疎外感から脱却させ、恐怖感・救いようのない感情を減少させるのに役立つ。以下に代表的な治療を紹介する。

①認知行動療法

ここではFoaらの治療法を紹介する[32]。Foaらは延長曝露療法、ストレス接種訓練、支持的カウンセリングの3群で治療したレイプ被害者を比較検討しているが、ストレス接種訓練は速やかな症状の改善に優れており、また延長曝露療法を受けた患者は治療終了後の6カ月間改善が持続したことを報告している。ここで延長曝露療法(Prolonged exposure treatment)とは、まずその外傷的な出来事をできる限りありありとイメージしてもらうことを第一段階とする。そして次に、大きな声でかつ現在形を使ってその場面を述べてもらうのである。この60分のセッションを7回繰り返す。患者はそれを録音しておき、家で少なくとも日に1回は聞くことを要求される。患者はまた、恐怖のために回避している対象物あるいは状況に曝露される。次に、ストレス接種訓練(Stress inoculation training)とはストレス耐性を高めるために、呼吸法、筋弛緩法、認知再生療法などのストレスを軽減させるテクニックを学ぶ方法である。この技法には曝露療法は含まれない。

SteinらはPTSDと診断した学童期生徒126名に対して、早期介入群と治療待機群の無作為割付を行い、認知行動両方的介入を施行した[33]。それによると早期介入群は治療待機群に比して3カ月後には有意にPTSD症状の改善が認められたと報告している。同治療法は5～8名からなるグループセラピーである。その10セッションからなるプログラムを表3に示す。以上のように認知行動療法効果はエビデンスが蓄積されつつある。

②イメージリハーサルセラピー(Imagery Rehearsal Therapy；IRT)

Krakowらは性的暴行被害を受けたPTSD女性168人を対象に行ったIRTの結果を報告している[33]。IRTとは悪夢を変更させるために、自分の好きなように悪夢の内容を変え、新しい夢のシナリオをイメージとしてリハーサルするというものである。IRT治療群(88名)は待機対照群(80名)に比して、3カ月、6カ月後の追跡調査でも有意にPTSDの症状を軽減したと報告している。

表3／学校生徒のトラウマに対する認知行動療法的介入

セッション1
　参加メンバー、秘密の保持、グループ作成についての紹介
　物語を使用した治療方法の紹介
　参加する理由についての討論
セッション2
　ストレスやトラウマに対する一般的反応についての教育
　不安にうち勝つためのリラクセージョン訓練
セッション3
　思考と感情について（認知療法の紹介）
　恐怖の指標
　思考と感情につながりについて
　否定的思考にうち勝つ
セッション4
　否定的思考にうち勝つ
セッション5
　回避とコーピングについて
　恐怖感情階層表の作成
　コーピング戦略
セッション6、7
　想像、絵画、作文を通じて、ストレスとトラウマの記憶に曝露
セッション8
　社会的問題を解決することの紹介
セッション9
　社会的問題、困難な立場を解決することの実践
セッション10
　再憎悪の予防、卒業式

(文献33) より引用)

③EMDR (Eye Movement Desensitization and Reprocessing)

EMDRはShapiroにより開発された治療法である[35]。本治療法は、トラウマの場面を思い浮かべながら、治療者の手の動きに従って両眼を左右に動かすという簡単な方法である。Van Etten ら[36]はmeta-analysisからPTSDに対しては行動療法、SSRI、EMDRが最も効果があったと報告している。しかし、現段階では、PTSDに対する評価は定まっているとはいえないだろう[37]。

④デブリーフィング（debriefing）

PTSDに対して古くからdebriefingという治療法が行われてきた[38]。debriefとは本来は「帰還した兵士から報告を聞く」という意味である。PTSD関連においては、外傷的出来事を体験した者が、その出来事の直後にグループミーティングを行い、その内容を語り、感情を表出するという治療法である。本療法については多くの研究があるが、最近ではその治療効果について疑問を投げかける報告が相次いでいる[39,40]。外傷的出来事を経験した者から、その出来事を1回限りで聞いていく方法は、二次的な外傷体験をつくる可能性もあり、現段階では避けるべき治療法といえる。

おわりに●●

以上PTSDの診断と治療について述べてきたが、最近相次いで薬物療法心理療法で有効な治療が紹介されている。今まで治療困難とされてきたPTSDにも光がさしてきているように思える。

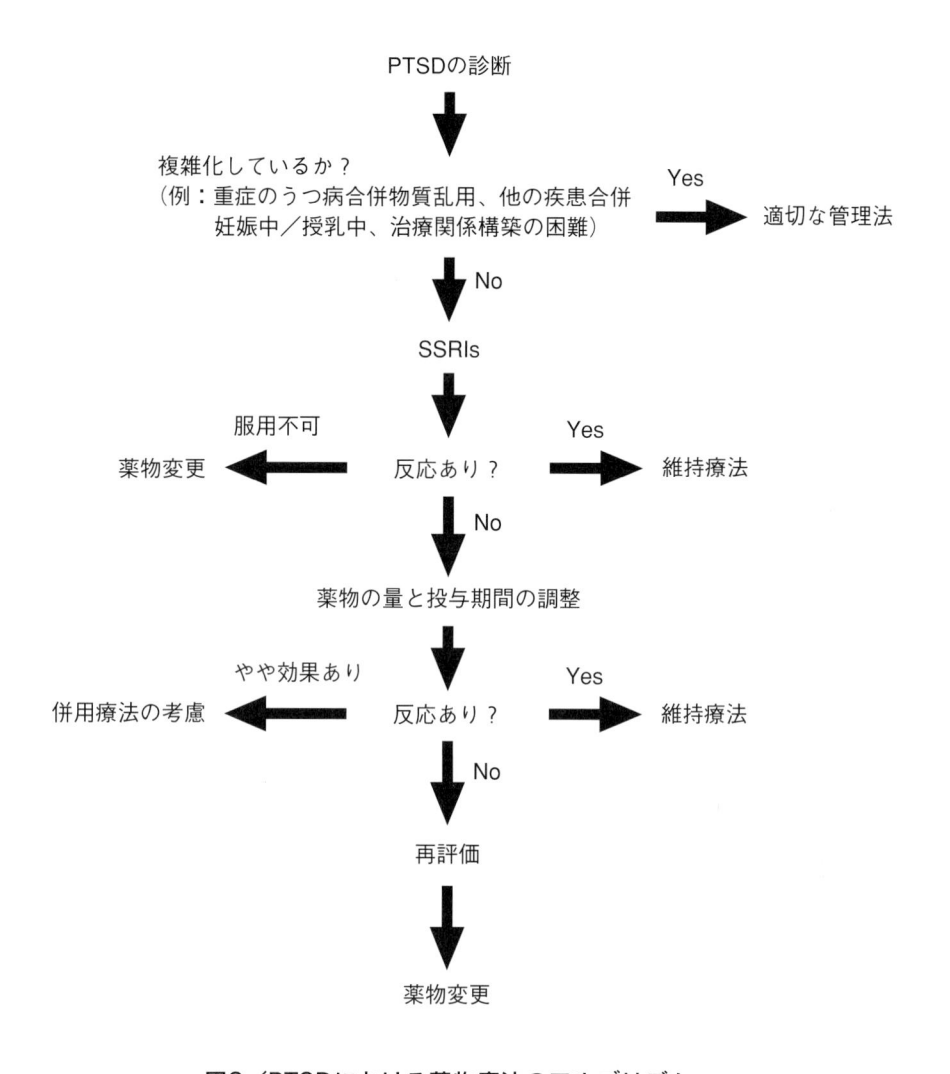

```
                    PTSDの診断
                        ↓
複雑化しているか？
（例：重症のうつ病合併物質乱用、他の疾患合併     Yes
妊娠中／授乳中、治療関係構築の困難）          →    適切な管理法
                        ↓ No
                      SSRIs
                        ↓
      服用不可              Yes
 薬物変更  ←    反応あり？   →    維持療法
                        ↓ No
               薬物の量と投与期間の調整
                        ↓
   やや効果あり             Yes
併用療法の考慮 ← 反応あり？  →    維持療法
                        ↓ No
                      再評価
                        ↓
                    薬物変更
```

図3／PTSDにおける薬物療法のアルゴリズム

治療のアルゴリズムとしては図3に紹介する方法が最も実際的であろう。最後になるが、Kesslerらの疫学的研究によれば、治療の内容にかかわらず、PTSDの治療を受けている人の罹病期間は36カ月であり、受けていない人のそれは66カ月であったと報告されている。PTSD患者がどのような治療を受けるのがベストなのか、早い時期の治療がいいのか、どのような人が早くよくなるのかなどの研究が今後も押し進められるべきであろう。

（十川　博）

●文献

1）Resnick HS, Kilpatrick DG, Dansky BS, et al : Prevalence of civilian trauma and posttraumatic stress disorder in a representative national sample of women. J Consult Clin Psychol 61 : 948-991, 1993.
2）Dansky BS, Roitzsch JC, Brady KT, et al : Posttraumatic stress disorder and substance abuse ; use of research in a clinical setting. J Trauma Stress 10 : 141-148, 1997.
3）Post-traumatic Stress Disorder, Diagnosis, Management and Treatment, Edit by Nutt D,

Davidson JRT, Zohar J, MARTIN DUNITZ, 2000.
4) Lamprecht F, Sack M : Posttraumatic Stress Disorder Revisited. Psychosomatic Medcine 64 : 222-237, 2002.
5) 和田秀樹，外傷性精神障害の精神病理と治療；その理論と臨床の変遷をめぐって．精神神経学雑誌　102(4)：335-354，2000．
6) 高橋三郎，大野　裕，染矢俊幸(訳)：DSM-IV精神疾患の分類と診断の手引き．医学書院，東京，1995．
7) Davidson JRT, Connor KM, Management of posttraumatic stress disorder : Diagnostic and Therapeutic issues. J Clin Psychiatry 60 [suppl 18] : 33-38, 1999.
8) Blake D, Weathers F, Nagy D : A clinician administered PTSD scale for assessing current and lifetime PTSD ; the CAPS-I. Behav Ther 18 : 187-188, 1990.
9) Davidson JRT, Colker JT : The eight-item treatment-outcome posttraumatic stress disorder scale ; a brief measure to assess treatment outcome in post-traumatic stress disorder. Clin Psychopharmacol 12 : 41-45, 1997.
10) Horowitz MJ, Wilner N, Alvarez W : Impact of event scale ; a measure of subjective stress. Psychosom Med 41 : 209-218, 1979.
11) Davidson JRT, Book SW, Colker JT, et al : Asssessment of a new self-rating scale for post-traumatic stress disorder. Psychol Med 27 : 153-160, 1997.
12) Kessler RC, Sonnega A, Bromet E, et al : Posttraumatic stress disorder in the National Comorbidity Survey. Arc Gen Psychiatry 52 : 1048-1060, 1995.
13) Davidson JRT, Hughes D, Blazer DG, et al : Post-traumatic stress disorder in the community ; an epidemiological study. Psychological Med 21 : 713-721, 1991.
14) Smyth JM, Stone AA, Hurewitz A, et al : Effects of writing about stressful experiences on symptom reduction in patients with asthma or rheumatoid arthritis. JAMA 281 : 1304-1309, 1999.
15) 十川　博：青年期の気管支喘息の発症と経過に影響を及ぼす心的外傷体験．アレルギー・免疫　9(4)：14-21，2002．
16) Silver JM, Sandberg DP, Hales RE, et al : New approaches in the pharmacotherapy of posttraumatic stress disorder. J Clin Psychiatry [suppl. 10], 33-38, 1990.
17) Davidson JRT. Kudler H, Smith R, et al : Treatment of posttraumatic stress disorder with amitriptyline and palcebo. Arch Gen Psychiatry 47 : 259-266, 1990.
18) Kotler M, Cohen H, Aizenberg D, et al : Sexual dysfunction in male posttraumatic stress disorder patients. Psychother Psychosom 69 : 309-316, 2000.
19) SSRI and Mirtazaine in PTSDJ. am acad child adolesc psychiatry 40 : 3, 2001.
20) Marshall RD, Beebe KL, Oldham M, et al : Efficacy and saftey of paroxetine treatment for chronic PTSD ; a fixed-dose, placebo-controlled study. Am J Psychiatry 158 : 1982-1988, 2001.
21) Tucker P, Zaninelli R, Yehuda R, et al : Paroxetine in the treatment of chronic posttraumatic stress disorder. results of a placebo-controlled, flexible-dosage trail, J Clin Psychiatry 62 : 860-868, 2001.
22) Rothbaum BO, Ninan PT, Thomas L : Sertraline in the treatment of rape victims with posttraumatic stress disorder. J Trauma Stress 9 : 879-885, 1996.
23) Kline NA, Dow BM, Brown SA, et al : Sertline efficacy in depressed combat veterans with post-traumatic stress disorder [letter]. Am J Psychiatry 151 : 621, 1994.
24) De Boer M, Op den Velde W, Falger PJ, et al : Fluvoxamine treatment for chronic PTSD ; a pilot study. Psychother Psychosom 57 : 158-163, 1992.
25) Kline NA, Dow BM, Brown SA, et al : Sertline efficacy in depressed combat veterans with post-traumatic stress disorder [letter]. Am J Psychiatry 151 : 621, 1994.
26) Kosten TR, Frank JB, Dan E, et al : Pharmacotherapy for posttraumatic stress disorder using phenelzine or imipramine. J Nerv Ment Dis 179 : 336-370, 1991.
27) Braun P, Greenberg D, Dasberg H, et al : Core symptoms of posttraumatic stress disorder

unimproved by alprazolam treatment. J Clin Psychiatry 51 : 236-238, 1990.
28) Risse SC, Whiters A, Burke J, et al : Severe withdrawla symptoms after discontinuation of alprazolam in eight patients with combat-induced posttraumatic stress disorder. J Clin Psychiatry 51 : 206-209, 1990.
29) Lipper S, Hammett EB, Davidson JRT, et al : Preliminary study of cabamazepine in posttraumatic stress disorder. Psychosomatics 27 : 849-854, 1986.
30) Fesler FA : Valproate in combat-related posttraumatic stress disorder. J Clin Psychiatry 52 : 361-364, 1991.
31) Agid O, Shalev AY, Lerre B : Triodothyronine augmentation of selective serotonin reuptake inhibitors in Posttraumatic Stress Disorder. J Clin Psychiatry 62 : 3, 2001.
32) Foa EB, Olasov Rothbaume B, Riggs DS, et al : Treatment of posttraumatic stress disorder in rape victims : a comparison between cognitive-behavioral procedures and counseling. J Consult Clin Psychol 59 : 715-723, 1991.
33) Stein BD, Jaycox LH, Katooka SH, et al : A mental health intervenetion for schoolchildren exposed to violence. JAMA 290 : 603-611, 2003.
34) Krakow B, Hollifield M, Johnston L, et al : Imagery reharsal therapy for chronic nightmares in sexuall assault survivors with posttraumatic stress disorder. JAMA 286 : 537-545, 2001.
35) Shapiro F : Efficacy of the eye movement desensitization procedure in the treatment of traumatic memories. J Traumatic Stress 2 : 199-223, 1988.
36) Van Etten ML, Talor S : Comparative efficacy of treatments for posttraumatic stress disorder ; A meta-analysis. Clinical Psychology & Psychotherapy 5 : 125-144, 1998.
37) Maxfield L, Hyer L : The relationship between efficasy and methodology in studies investigating EMDR treatment of PTSD. J Clin Psychol 58 : 23-41, 2002.
38) Mitchel JT : When disaster strikes...the critical incident stress debriefing process. J Emerg Med Serv 8 : 36-39, 1983.
39) Kenardy JA, Webster RA, Lewin TJ, et al : Stress debriefing and patterns of recovery following a natural disaster. J Traumatic Stress 9 : 37-49, 1996.
40) Rosea S, Bissonb J, Wesselyc S : A systemic review of single-session psychological intervention (debriefing) following trauma. Psychother Psychosom 72 : 176-184, 2003.

III 心療内科診療の実際

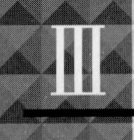

5・軽症うつ病

〈症例1〉

38歳、男性、公務員。就職以来技術関係を担当していたが、地方転勤となり、単身赴任し、人事労務担当の課長補佐に昇進。当初は頑張ってやれていたが、仕事が本格化してくると、2カ月後には仕事が手につかなくなった。その頃、娘の不登校も加わり、子育てに失敗したなどの罪悪感で気がめいるようになった。近医で抗不安剤を処方され、一旦落ち着いたが、1カ月も経たないうちに増悪したため当科受診。症状は午前中悪く、時々脂汗、動悸、呼吸の乱れ等が出現。寝つきはいいが早朝覚醒が何度もあった。食欲は普通。体重は1～2kgやせた。この1カ月は便秘と下痢を繰り返した。腹痛、腹満感なし。口渇あり。小便に30分に1回くらいの割合で何度もいくが、夜はなんともない。仕事を止めたいと気持ちが入り乱れる。妻は続けて頑張ってほしいという。真面目で責任感は強いが、仕事など人に頼り切れない。初診時SDS(Zungのうつ症状自己評価尺度)53点。

〈症例2〉

36歳、男性、会社員。28歳の1年間は仕事関係のイベントの準備に追われ、最後の3カ月はほとんど休みが取れなかった。大会終了後しばらくして風邪をきっかけに体調を崩し近医を受診、2カ月通院したが、症状はかわらなかった。他院で自律神経失調症といわれ、抗うつ薬、抗不安薬を処方された。その後症状は比較的安定していたが、仕事が忙しくなると全身倦怠感、動悸、頭重感、ふらつきなどの症状が出ていた。36歳時、不眠、食欲低下、易疲労感が増強し知人の紹介にて当科受診。初診時SDS 41点、HAM-D(Hamiltonうつ症状評価尺度)19点。

〈症例3〉

49歳、女性。生来、真面目、几帳面で責任感が強かった。実家は裕福で何不自由なく伸び伸びと育った。自営業の夫と結婚。勝手気ままな姑に自分を抑えて尽くした。47歳時、舅が亡くなり、相続をめぐって姑からいわれのない中傷を受け、ショックを受けた。この頃、長男が大学に進学し、家を離れた。舅の1周忌と時期を同じくして、甥が突然亡くなった。その仏事が終ってから不眠が出現。その後頭痛、胃痛、吐き気なども出現し、近医受診。特に身体的異常を認めず、近医心療内科を紹介された。抗うつ薬を処方されたが、副作用のため継続服用できなかった。知人の紹介で、当科を受診した。初診時SDS 47点。

症例1は、昇進と単身赴任を契機にうつ病を発症した、いわゆる昇進うつ病と称されるものである。本来昇進は喜ぶべきことであるが、同時に仕事上の責任が重くなることでもあり、ちょっとした環境の変化でもある。本例は特に人間関係が悪くなったというわけではなく、配置転換というストレスがきっかけとなった軽症うつ病(大うつ病の軽症型)と考えられた。抗うつ薬(塩酸マプロチリン)、抗不安薬および睡眠導入薬を投与後、症状は徐々に改善した。5カ月後、自ら降格と地元に戻ることを申し出た。その後抗うつ薬を漸減していったが、増悪は一度もみられず、仕事を休むこ

ともなく治療開始2年後に治療終了した。

　症例2は、身体症状中心の訴えであったが、よく聞くと抑うつ気分が常にあった。それが2年以上続いており、大うつ病エピソードは満たさず、気分変調性障害と診断。フルボキサミン100mgおよび抗不安薬、睡眠導入薬を処方した。仕事量を減らし、仕事が立て込んでも休日はきちんと休みを取るように助言した。1カ月後には睡眠障害、食欲低下は改善し、倦怠感も軽快した（SDS 35点、HAM-D 9点）。その後仕事が忙しくなっても、適当に休むことが出来るようになった。3カ月後SDS 30点、HAM-D 7点。3カ月後SDS 31点、HAM-D 7点。1年後SDS 29点、HAM-D 3点。その後も薬物服用を続けているが、小さな症状の波はあるものの増悪することなく仕事は通常どおりにこなしている。

　症例3は、荷卸しうつ病あるいは空の巣症候群と呼ぶべきものである。舅や甥の相次ぐ死とともに長男が家を離れ、世話を焼いていた家族がいなくなって、自らの役割の喪失とともに生き甲斐をなくした。前医で処方された薬の副作用に対して過敏ともいえる反応があり、薬に対してかなり神経質になっていた。そのためまず話を十分傾聴したうえで、抗うつ薬で必ずよくなることを保証しつつ、フルボキサミンの25mg錠の半錠朝1回から投与を始めた。副作用が出ない限り1週間ごとに半錠ずつ増量するよう指示した。遠方のため、処方は近医で出してもらうこととし、2カ月に1回の外来でフォローした。当初はしばしば電話で症状を訴えてきたが、フルボキサミン100mgに増量後はそのような訴えもなくなった。半年後には「今までいい嫁を演じてきた。誰からもよくみられたいという気持ちが強かった。うつになってあるがままというか、ほどほどがいいなと思えるようになった。ふっ切れました」といい、表情も明るくなり、積極的に外出するようになった。1年後よりフルボキサミンを漸減していったが、症状の増悪もなく経過している。

はじめに●●

　双極性を除くうつ病の生涯有病率はDSM-Ⅲ-Rに基づく報告では、男性が12％前後、女性が15～21％であり、1990年代以降では男女全体でほぼ15％に達している。双極性障害の生涯有病率が0.1～1.6％であることから、この15％という生涯有病率はほぼ大うつ病のものと考えられる。このように大うつ病エピソードは近年ではありふれたものとなっており、うつ病がcommon deseaseとしての位置を占めてきたといっても過言ではない。実際、うつ病がマスコミなどで取りあげられる機会が大きくなるにつれ、一般人の間にもうつ病が心の風邪、誰でも罹りうる病気として認知されつつある。また選択的セロトニン再取り込み阻害薬（Selective Serotonin Reuptake Inhibitor；SSRI）の登場は、一般診療科医の意識をうつ病が外来で治療可能な病気として認識させる契機になった。この結果、以前と比べてうつ病患者が心療内科や精神科を発症後早期に受診する傾向がみられると同時に、これらの専門科でうつ病を診療する機会が増加してきている。

　ところで、以前よりうつ病の軽症化が指摘されているが、このことは特に心療内科領域で顕著であり、心療内科を受診するうつ病患者の大部分は軽症うつ病であると考えてよい。特に、心療内科が標榜科として承認されて以降、開業精神科医の多くが精神科・神経科と合わせて心療内科を掲げてからは、うつ病受診層の拡大に拍車がかかり、それに伴い軽症うつ病の診療機会が増していると

考えられる。したがって、軽症うつ病に関してはその発生が増加したというより、軽症うつ病を観察・治療する機会が増えてきたというべきであろう。本稿ではうつ病の軽症化という背景を踏まえつつ、心療内科を受診したうつ病患者の実態を紹介し、その概念、診断、治療について述べていく。

I 軽症うつ病の背景と概念

歴史的にみると、Hertrich[1]は軽症うつ病を、「内因性うつ病であるが、身体症状の出現頻度が高く、自殺念慮がなく、就業が可能で、妄想形成などがない場合」として位置づけた。わが国では、平沢[2]が1960年代に慢性軽うつ状態の研究を集大成して、軽症うつ病を、「身体愁訴の精神症状に対する比較的優位を特徴とし、外来のみで治療可能なうつ病」と定義した。また広瀬[3]は、従来のうつ病とは臨床症状、経過、治療反応性などが異なった臨床単位で「逃避型抑うつ」として記載し、都会のサラリーマンに多くみられることを指摘した。それまでなまけや気合いが足りないとして家族や職場で正当な扱いを受けなかったもので、産業精神衛生分野から注目された。軽症うつ病との関連では仮面うつ病を避けては通れない。新福[4]は、仮面うつ病を、「定型的うつ症状、特に悲哀、憂うつが存在しないか、または見落とされるぐらいわずかであるのに反して、ほかの症状が顕著かつ支配的であるために、診断を著しく困難にしているうつ病またはうつ状態」と定義した。また上島[5]は、「身体症状を前景とするうつ病、あるいは身体症状で精神症状が覆われたうつ病」と仮面うつ病を定義し、「身体的違和感の根底には生命感情Vitalgefuehlの低下があり、本体は内因性うつ病で、抗うつ薬によく反応する」としている。この点、身体愁訴が前景に立つ神経症である心気症とは区別される。心療内科からは筒井[6]が仮面うつ病について詳述している。さらに笠原[7]は、多くの臨床経験から軽症うつ病についての研究をまとめ、「外来うつ病」という用語を平沢にしたがって使用した。

公式にはICD-10で軽症うつ病エピソード（F32.0）が記載されている（**表1**）。DSM-Ⅳでも大うつ病性障害（**表2**）について、軽症から重症まで分類するようになっている。軽症は、「診断を下すに必要な症状の数に余分があることはほとんどなく、またその症状のために起こる職業的機能、平常の社会的活動、または他者との人間関係の障害はほんの少ししかない」と記述されている。ここでは社会的機能障害の程度がその基準になっている。特定不能のうつ病性障害には小うつ病性障害があり、少なくとも2週間にわたり抑うつ症状があるが、大うつ病性障害に要求されている症状数が5項目未満とされている。気分変調性障害（**表3**）は、慢性抑うつ状態を呈するものであるが、大うつ病性障害の診断基準を満たすほどではないという意味で軽症うつ病の範疇に入ると考えられる。しかし、軽症うつ病ではあっても、気分変調性障害ではその社会的機能障害は大うつ病性障害よりも有意に悪いとする報告もあるので、銘記しておくべきである。

以上をまとめると、軽症うつ病には、大うつ病性障害の軽症型、気分変調性障害、小うつ病性障害が含まれ、外来で治療可能なものといえそうである。また抑うつ気分を伴う適応障害は気分障害には含まれないが、軽症うつ病に準じて考えてよいと思われる。このようにうつ病には重症だけでなく、軽症もあるという事実は一般診療科医に対して啓蒙する価値がある。逆に精神症状に対する

問診が不十分な場合は、うつ病は軽症にみえることがあることも肝に銘ずる必要がある。

表1／軽症うつ病エピソード　Mild depressive disorder

A. うつ病エピソードの全般基準（G1-3）を満たすこと。
　G1. うつ病エピソードは、少なくとも2週間続くこと。
　G2. 対象者の人生のいかなる時点においても、軽躁病や躁病エピソードの診断基準を満たすほどに十分な躁病性症状がないこと。
　G3. 主要な除外基準：このエピソードは、精神作用物質の使用、あるいは器質性精神障害によるものでないこと。
B. 次の3項目のうち少なくとも2項目があること。
　(1) 対象者にとって明らかに異常で、著明な抑うつ気分が、周囲の状況にほとんど影響されることなく、少なくとも2週間のほとんど毎日かつ1日の大部分続く
　(2) 通常なら楽しいはずの活動における興味や喜びの喪失
　(3) 活力の減退または疲労感の増加
C. 次に示す付加的な症状を併せて、B項との合計が少なくとも4項目あること。
　(1) 自信喪失、自尊心の喪失
　(2) 自責感や、過度で不適切な罪悪感といった不合理な感情
　(3) 死や自殺についての繰り返し起こる考え、あるいは他の自殺的な行為
　(4) 思考力や集中力の低下の訴え、あるいはその証拠。例：優柔不断や動揺性の思考
　(5) 焦燥あるいは遅滞を伴う精神運動性の変化（主観的なものであれ客観的なものであれ、いずれでもよい）
　(6) いろいろなタイプの睡眠障害
　(7) 相応の体重変化を伴う食欲の変化（減退または増進）

(ICD-10より引用)

表2／大うつ病エピソード

A. 以下の症状のうち5つ（またはそれ以上）が同じ2週間の間に存在し、病前の機能からの変化を起こしている：これらの症状のうち少なくとも1つは、(1) 抑うつ気分または (2) 興味または喜びの喪失である。
　(1) その人自身の言明（例えば、悲しみまたは、空虚感を感じる）か、他者の観察（例えば、涙を流しているように見える）によって示される、ほとんど1日中、ほとんど毎日の抑うつ気分。
　　注）小児や青年ではいらいらした気分もありうる。
　(2) ほとんど一日中、ほとんど毎日の、すべて、またはほとんどすべての活動における興味、喜びの著しい減退（その人の言明、または他者の観察によって示される）。
　(3) 食事療法をしていないのに、著しい体重減少、あるいは体重増加（例えば、1ヶ月で体重の5%以上の変化）、またはほとんど毎日の、食欲の減退、または増加。
　　注）小児の場合、期待される体重増加がみられないことも考慮せよ。
　(4) ほとんど毎日の不眠または睡眠過多。
　(5) ほとんど毎日の精神運動性の焦燥または静止（他者によって観察可能で、ただ単に落ち着きがないとか、のろくなったという主観的感覚ではないもの）。
　(6) ほとんど毎日の易疲労性、または気力の減退。
　(7) ほとんど毎日の無価値観、または過剰であるか不適切な罪責感（妄想的であることもある）。
　(8) 思考力や集中力の減退、または、決断困難がほとんど毎日認められる（その人自身の言明による、または他者によって観察される）。
　(9) 死についての反復思考（死の恐怖だけではない）、特別な計画はないが反復的な自殺念慮、自殺企図、または自殺するためのはっきりした計画。

(DSM-Ⅳより引用)

表3／気分変調性障害

A. 抑うつ気分がほとんど1日中存在し、それのない日よりもある日の方が多く、その人自身の言明または他者の観察によって示され、少なくとも2年間続いている。
〔注〕小児や青年では、気分はイライラ感であることもあり、また期間は少なくとも1年間はなければならない。

B. 抑うつの間、以下のうち2つ（またはそれ以上）が存在すること：
(1) 食欲減退、または過食
(2) 不眠、または過眠
(3) 気力の低下、または疲労
(4) 自尊心の低下
(5) 集中力低下、または決断困難
(6) 絶望感

C. この障害の2年の期間中（小児や青年については1年間）、一度に2カ月を超える期間、基準AおよびBの症状がなかったことはない。

D. この障害の最初の2年間は（小児や青年については1年間）、大うつ病エピソードが存在したことがない：すなわち、障害は慢性の大うつ病性障害または大うつ病障害、部分寛解、ではうまく説明されない。

(DSM-Ⅳより引用)

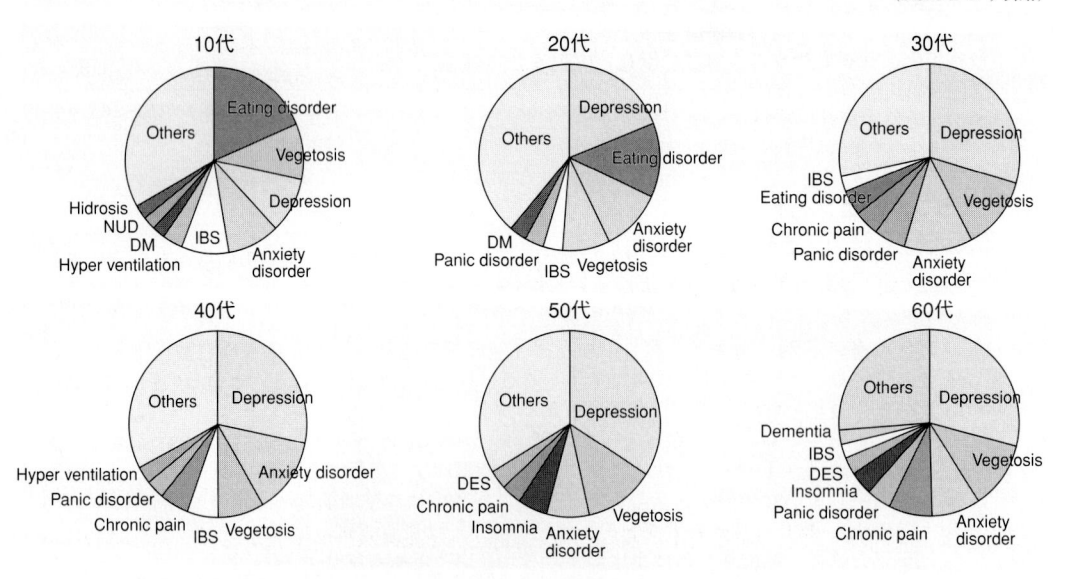

図1／1998年の九州大学心療内科新患に占める第一診断の割合

Anxiety disorder：不安障害、Chronic pain：慢性疼痛、Dementia：痴呆、Depression：うつ病、DES：びまん性食道けいれん、DM：糖尿病、Eating disorder：摂食障害、Hidrosis：多汗症、Hyper ventilation：過換気症候群、IBS：過敏性腸症候群、Insomnia：不眠症、NUD：Non-ulcer dyspepsia、Panic disorder：パニック障害、Vegetosis：自律神経失調症

Ⅱ 心療内科を受診したうつ病患者の実態

　九州大学心療内科外来においてうつ病またはうつ状態患者はこの20年間一貫して新患の第1位を占めてきた。1998年の新患に占める第一診断としてのうつ病患者の割合は30代以上で30％前後であった（**図1**）。**表4**に1999年12月から2000年5月までの6カ月間に受診した新患472名中、うつ病

表4／1999年12月から2000年5月の間に九州大学心療内科を新患として受診したうつ病患者の臨床的特徴

	計	男	女	p
患者数	157	55	102	
年齢（歳）	47.6±17.8	43.6±15.7	50.1±18.5	0.03
罹病期間（月）	33.0±46.0	20.9±28.0	39.5±68.0	0.05
1年未満	87(55%)	34	53	
1年以上	70(45%)	21	49	ns
前医の存在	114(73%)	20	94	<0.0001
紹介患者	91(58%)	30	61	ns
希死念慮または自殺企図				ns
＋	55(35%)	17	38	
−	87(55%)	35	52	
不明	15(10%)	3	12	
うつ病の病前性格*				ns
＋	60(38%)	19	41	
±	25(16%)	8	17	
−	33(21%)	15	18	
不明	39(25%)	13	26	
主訴				ns
身体症状のみ	86(55%)	29	57	
精神症状のみ	35(22%)	13	22	
両者	36(23%)	13	23	
診断				ns
大うつ病性障害	80(51%)	23	57	
気分変調性障害	32(20%)	11	21	
抑うつ気分を伴う適応障害	29(18%)	12	17	
特定不能のうつ病性障害	16(10%)	9	7	
初診時SDS	56.0±9.31	53.6±9.00	57.2±9.26	0.01
初診時HAM-D	19.9±7.30	18.0±7.67	20.9±6.92	0.04

Mean±SD
SDS：Zungのうつ症状自己評価尺度、HAM-D：Hamiltonうつ症状評価尺度
*下田の執着気質、Tellenbachのメランコリー親和型性格

／うつ状態と診断された157名(33.3％)について、DSM-Ⅳによる診断とその臨床的特徴を示した[8]。男女別にみると、平均年齢は女性が有意に高齢であり、罹病期間も女性が有意に長かった。男女比はほぼ1：2であり、諸家の報告と一致した。罹病期間1年以内は全体で55％を占めたが、1年以内と1年以上での罹病期間には男女差はなかった。前医の存在は女性が有意に多かった。紹介医の有無では男女差はなかった。診断名の割合は男女で有意な差はみられなかった。自殺企図・念慮やうつ病の病前性格（仕事熱心、几帳面、徹底的、執着気質など）について、性差はなかった。主訴は男女とも身体的訴えのみの者が過半数を占めた。診断は大うつ病性障害、気分変調性障害、抑うつ気分を伴う適応障害、特定不能のうつ病性障害の順に多く、病型間で男女比に有意な差はなかった。Zungのうつ症状自己評価尺度（SDS）、Hamiltonうつ症状評価尺度（HAM-D）とも女性の方が有意に高得点であった。また入院加療となったのは計12名(7.6％)で、そのうち大うつ病性障害は9名であった。

　わが国の心療内科を受診したうつ病患者については、坪井らが報告[9]している。平成3年1月から2年間に外来受診したうつ病性障害464例中、大うつ病性障害30.2％、気分変調性障害11.6％に対

し、特定不能のうつ病性障害が58.2％と高頻度であり、軽症例が多かったと述べている。前述の自験例157名で気分障害に入らない適応障害を除いた場合、大うつ病性障害が62.5％、気分変調性障害25％、特定不能のうつ病性障害12.5％であり、坪井らの報告に比して大うつ病性障害の頻度が高くなっている。軽症の定義が「外来のみで治療可能」という点からみれば、これらの大うつ病性障害も軽症うつ病といえる。しかし自験例の大うつ病性障害患者がSDS、HAM-Dともに特定不能のうつ病性障害より明らかに高得点であることを考えると、軽症うつ病といっても両者ではその重みは異なる。ここ約10年間でのうつ病患者の受診層の変化は、心療内科が軽症症例から比較的中等症（あるいは最軽症例から軽症例）をもカバーしつつあることを示すと思われる。

III 発症機序・病因

軽症うつ病は、従来の原因論的分類に従うと、内因性うつ病の軽症化、心因、環境因が主役のうつ病（反応性うつ病や神経症性うつ病）の軽症化に分けられる。笠原[7]は、最も軽症化したのが内因性うつ病であり、次いで反応性うつ病で、神経性うつ病は元来軽症であるという。ここで、内因性うつ病は大うつ病性障害に、反応性うつ病は抑うつ気分を伴う適応障害に、神経症性うつ病は気分変調性障害にほぼ準じて考えてよいと思われる。軽症うつ病では内因性うつ病と心因性うつ病の境界が曖昧になりがちである。特に、環境ストレスの後に内因性うつ病の病像を呈することはしばしばみられる。この場合、内因性うつ病の特徴がそろっていれば、環境の変化が引き金になり内因性うつ病を発症したと考えるべきである。実際、抗うつ薬が奏効する例が多いことからみても、内因性の要素が占める割合が大きいと考えられる。こうした点から考えると、冒頭に掲げた症例1は内因性うつ病であり、外来で治療可能であったことから、その軽症型といえる。

うつ病の生物学的成因についてはさまざまな仮説が提唱されているが、明確な結論は得られていない。ここでは代表的な仮説のみを取りあげ簡略する。

①モノアミン仮説

脳内のモノアミン（カテコラミンやセロトニン）欠乏がうつ病を発症させるという考えである。レゼルピン（神経終末のモノアミンを枯渇させる）が使用された高血圧患者にうつ病が発生したことや三環系抗うつ薬がモノアミン再取り込み阻害作用があることなどがその根拠とされた。

②受容体感受性亢進仮説

うつ病ではモノアミンの受容体の感受性が亢進しており、抗うつ薬の慢性的投与はこれら受容体の減少させる結果、感受性が正常化するとする考えである。

③セカンドメッセンジャー不均衡仮説

受容体以後の情報伝達系が解明されるにつれ、正常ではアデニルサイクラーゼ経路とホスホリパーゼC経路のバランスが取れているが、うつ病では前者が後者に対して優位になっているという考えが提起された。

④ドパミン仮説

うつ病では中枢ドパミンの代謝が減少しているとする。

⑤ GABA仮説
GABA-ergic機能が低下しているとする。
⑥ 視床下部―下垂体―副腎皮質（HPA）系障害仮説
一部のうつ病患者ではコルチゾール分泌亢進、CRHに対するACTHの低反応、CRH分泌亢進がみられることから、うつ病ではHPA系のフィールドバック機能が障害されているとする。
⑦ セロトニン系とHPA系の相互関連仮説
HPA系の機能亢進が5HT$_{1A}$受容体機能低下や5HT$_{2A}$受容体機能亢進を引き起こすという仮説。

以上のほかにも最近では、SPECT、PET、MRSなどの画像を用いて、脳血流、脳の糖代謝、脳の受容体研究が盛んに行われ、脳内の各部位とうつ病との関連が報告されている。また遺伝子解析技術の進歩は、抗うつ薬の投与によって発現が変化する遺伝子を同定するところまできており、新たな仮説が生まれつつある。

IV 病前性格

うつ病の病前性格は古くから研究され、文献も枚挙にいとまがない。DSM分類でうつ病の原因が問われなくなって以来、病前性格の評価も重要視されなくなった感は否めない。しかし、最近の分子遺伝学的研究の進歩は、気分障害の遺伝的素因と発症の仲介物としての病前性格を再び関心の的にしつつある。

Tellenbachはうつ病の病前性格としてメランコリー親和型性格を挙げた。この型の人はすべてのことをきちんと整理整頓しないと気が済まず、秩序が生活の根本原理となっている。したがって几帳面で仕事熱心、人と争えず、また道徳面では過度の良心性をもつ。下田光造[10]は、うつ病患者は一度起こった感情が正常人のごとく時とともに冷却されることがなく、長くその強度を持続し、あるいはむしろ増強する傾向があり、これを執着気質として1932年に報告した。具体的には仕事熱心、凝り性、徹底的、正直、几帳面、強い正義感や義務感、ごまかしやずぼらができないことを挙げている。社会では模範人、模範社員として信頼を受けているとしていう。こうした気質を有するものは感情興奮性の異常により、休養に入ることが妨げられ、疲弊に抵抗して活動を続けることにより、ますます過労に陥り、その頂点においてうつを発現するとした。この執着気質は日本人に多いうつ病の病前性格とされた。しかしながら、近年のうつ病の軽症化傾向にあっては、病前性格としての執着気質が少なくなったことが指摘されている[11]。軽症うつ病としての逃避型抑うつにおいては、几帳面、真面目、整理整頓好きなどの性格傾向を認め難いとされた[12]。

プロスペクティブな方法に基づく研究をまとめると、うつ病の病前性格は神経症的人格傾向によって特徴づけられている。しかし、神経症的傾向はほかの精神障害や心身症でもみられることから、これは非特異的な性格傾向と考えられている。神経症的傾向が抑うつ症状や不安症状と共存することが多いことから、うつ病の病前性格を特徴づける神経症的傾向は、抑うつや不安などのsubaffectiveな症状、すなわち軽症のうつ病であると推論する研究者もいる[13]。Kendker[14]らは、

神経症傾向と初発うつ病との関連では、70％が遺伝的要因に基づき、うつ病の遺伝的要因の55％が神経症的傾向によると報告している。

Ⅴ ライフイベント

ライフイベントとうつ病の発症については幾多の研究があるが、明快な結論は出ていない。ライフイベントとうつ病発症の因果関係は、発症後に受診した患者を調べても明らかにはならず、方法論的にも困難が伴う。うつ病患者で過去1年に1つでもライフイベントがあるという者は20～80％である[15]。自験例では受診前1年以内の発症に限って、ライフイベントの内容、個数、Holmesのlife event stress score、病型の関係についてみた。発症前1年以内のライフイベントでは対人問題、家族の死、転居、配置転換、失職が上位にランクされた(**表5**)。ライフイベント数、Holmesのlife event stress scoreともに発症前1年以内のライフイベントがそれ以前と比較して有意に高かった(**図2、3**)。軽症うつ病と気分変調性障害、重症うつ病エピソードメランコリー型との間にライフイベントストレスの差はないとされる。自験例でも発症前1年以内のライフイベントの有無については、大うつ病性障害、気分変調性障害、適応障害、特定不能のうつ病性障害の間に有意な差はなかった[16]。以上から、うつ病発症は直近のライフイベントと関係がありそうだが、特定のライフイベントやうつ病の型との関連はないといえる。

表5／うつ病発症前のライフイベント(自験87例)

ライフイベント	1年以内	1～3年	3～5年
対人問題	21	8	2
家族の死	12	9	10
転居	10	12	3
配転	8	4	0
失職	8	1	0
家族の病気	7	11	10
自分の病気	7	5	2
交通事故	7	5	1
手術	6	4	1
就職	5	1	2
失恋	5	3	4
転職	5	2	4
入学	4	5	2
結婚	4	4	3
退職	4	4	4
借金	2	3	3
その他	26	16	11

(重複あり)

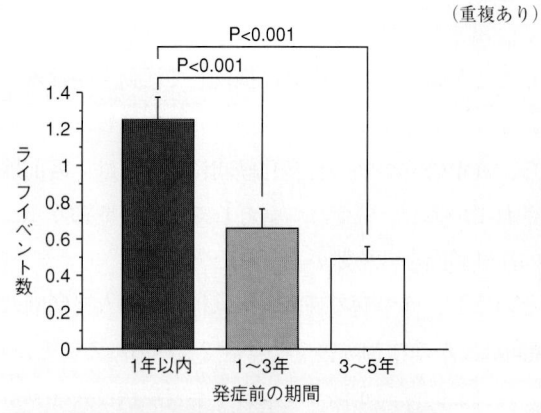

図2／発症後1年以内に受診したうつ病患者(n=87)の発症前におけるライフイベント数(自験例)

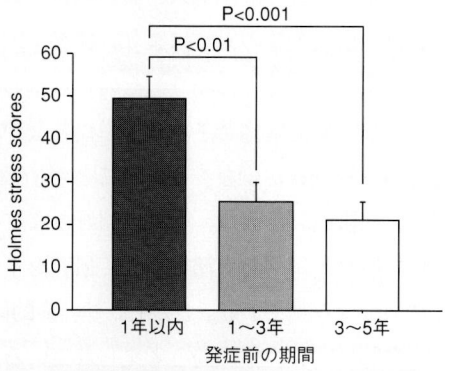

図3／発症後1年以内に受診したうつ病患者(n=87)の発症前におけるライフイベントスコア(自験例)

VI ライフサイクル

　人生の節目においては、その時々で乗り越えるべき発達課題がある。それらの課題をうまく処理できないと、それがストレスとなって、種々の精神的身体的症状を呈する結果となる。うつ症状はその最もよくみられるものである。特に中年期(25〜40歳)は、身体的にはピークを越え下降線をたどっているにもかかわらず、家庭では親、夫、妻として、職場では地位に応じた責任が期待される。女性は結婚、出産、育児、親戚づき合いなど一連の体験は、心身の疲労や不安をもたらす。男性は単身赴任、海外転勤、遠距離通勤、また職場における中間管理職としての板挟みなどさまざまなストレスが襲ってくる。これらに運動不足、飲酒、喫煙、不規則でバランスを欠いた食事などの不摂生が重なると、いわゆる生活習慣病といわれる糖尿病、虚血性心疾患、高血圧、慢性膵炎などの疾患に罹患しやすくなる。退行期(40〜65歳)身体機能低下の自覚が出始め、残りの人生に多くを望めないという気持ちは、心身の疲労とともに抑うつ気分を強める。この年代ではうつ病による自殺が増加する。女性では更年期(閉経期)を迎え、卵巣からの女性ホルモン分泌の減弱と下垂体からの性腺刺激ホルモンの亢進は心身の失調を招来する。また依存対象であった子どもの独立などが重なると、更年期障害にうつ病が合併し難治化することも多い。こうした中年期にみられるうつ症状を中心とした病態は、「ミドルエイジシンドローム」[17]とも呼ばれ、マスコミでも話題にのぼることが多い。空の巣症候群、上昇停止症候群、燃え尽き症候群、五月病、定年ノイローゼ、昇進うつ病、引っ越しうつ病、荷卸しうつ病、更年期うつ病などは、環境の変化を契機に発症することから、そのライフイベントにちなんで命名されている。

　老年期(65歳以上)になると、さらに老化の自覚、死への不安とともに退職による生き甲斐の喪失、友人や肉親、配偶者との離別死別といった強いストレスとなりうる多くのライフイベントに遭遇する。身体的には各器官の予備能の低下がみられ、身体の異常への気づきが鈍化し、病的異常が潜在化しがちとなる。精神心理面では記憶力、集中力の低下、思考の固さ、性格の変化などがみられるようになる。現実のわずかなストレスに対して、心理的反応を生じやすくなり、うつや心気状態、不眠が多くなる。

VII 症状と診断

　うつ病患者の多くはまずプライマリ・ケア医をはじめ種々の診療科を受診する。その際患者は精神症状を隠し身体症状のみを訴えることが多い。うつ病でよくみられる身体症状を**表6**に示した。自験例におけるうつ病患者の初診時主訴は、身体症状のみの者が半数以上を占めた。自験例で身体症状で多い症状は、睡眠障害、全身倦怠感、食欲不振、頭痛を筆頭とする身体各部位の疼痛であった(**表7**)。睡眠障害では早期覚醒、中途覚醒、浅眠がみられる。全身倦怠感は午前中に強く、夕方や夜になると軽くなることが多い。頭痛、胸痛、腹痛、肩背部痛、腰痛、四肢痛など、全身の至る所に痛みが出現しやすいこともうつ病によくみられる。身体症状を訴えた患者には、うつであることも念頭において、抑うつ気分、意欲・興味の減退といった精神症状の有無を聞き出すことが重要

表6／うつ病でみられる身体症状

[消化器系]	[神経・筋肉系]	[泌尿器・婦人科系]
悪心嘔吐	頭痛、肩凝り	頻尿
腹痛	異常発汗	残尿感
便秘、下痢	味覚異常	尿漏れ
腹部膨満感	異常知覚	性欲低下
口渇	関節痛	月経障害
食欲不振	頭痛、肩凝り	月経関連痛
[循環器・呼吸器系]	[眼・耳鼻咽喉科系]	[歯科・口腔外科系]
動悸	視力減退感	口腔内異常感
胸痛	眼瞼痙攣	舌痛
胸部不快感	眼のしょぼしょぼ感	顎関節痛
息切れ	眼痛、顔面痛	自臭
呼吸困難感	めまい、ふらつき	
過呼吸	咽喉頭異常感	
ため息	耳鳴り	

表7／初診時身体的主訴（自験122例）

身体的主訴	例数*	％
睡眠障害	51	41.8
全身倦怠感	40	32.8
頭痛	32	26.2
食欲不振	22	18.0
めまい・ふらつき	15	12.3
心窩部痛	13	10.7
肩腕背腰部痛	12	9.8
動悸	11	9.0
四肢知覚異常	10	8.2
悪心嘔吐	9	7.4
呼吸困難	8	6.6
胸苦しさ	7	5.7
胸痛	6	4.9
発熱	6	4.9
耳鳴り	6	4.9
咽喉頭異和感	5	4.1
下痢	3	2.5
味覚異常	3	2.5
口渇	2	1.6
発汗	2	1.6
会陰部痛	1	0.8
口内痛	1	0.8
残便感	1	0.8
四肢痛	1	0.8
舌痛	1	0.8
頻尿	1	0.8

*重複あり

となる。気分がふさいだり辛くなることはないか、以前に比べテレビや新聞をみる気がしなくなってないか、仕事の能率が低下してないか等具体的に聞いていく。このとき、HAM-Dの各項目(**表8**)に沿ってうつ症状を評価するとよい(HAM-D用紙は診察室の手の届く範囲に常備しておく)。

診断はDSM-ⅣまたはICD-10に則して行う。DSM-Ⅳの大うつ病性障害の診断基準を**表2**に示した。このとき、前述のように重症度分類を行う。診断基準のポイントとしては、「原因」には触れてないことがまず挙げられる。つまり内因性、神経症性、反応性、心因性などといった「原因」はともかく、9つのA項目のうち5つ以上を満たせばよいことになっている。次に、これらの項目が「ほとんど1日中」、「ほとんど毎日」存在し、2週間以上持続しなければならない。DSM-Ⅳの小うつ病性障害は、「少なくとも2週間にわたり抑うつ症状があるが、大うつ病性障害に要求されている症状数が5項目未満」とされている。気分変調性障害については**表3**に示した。

表8／Hamilltonのうつ症状評価尺度

No.	症状	評価尺度	初診 月 日	1カ月後 月 日	3カ月後 月 日	6カ月後 月 日
1	抑うつ気分	気が沈む、希望がない、どうしようもな感じ、自分がつまらない感じ (0) ない (1) 質問した時だけ訴える (2) 自発的に言葉で訴える (3) 言葉では云わないが、顔つき、姿勢、声、泣きやすいことなどで分かる (4) 抑うつ気分だけが言葉や態度に認められる	0 1 2 3 4	0 1 2 3 4	0 1 2 3 4	0 1 2 3 4
2	罪悪感	(0) ない (1) 人をがっかりさせたと自分を責める (2) 過去に過ちをしたとか罪深行為をしたとか、くよくよ考える (3) 現在の病気は何かの罰であると考える、罪悪妄想 (4) 非難や威嚇の幻聴および（または）脅迫的な幻視	0 1 2 3 4	0 1 2 3 4	0 1 2 3 4	0 1 2 3 4
3	自殺	(0) ない (1) 生きていてもつまらないと感じる (2) 死んだ方がましとか、死ぬ方法などを考えている (3) 自殺を考えたり、自殺の素振りをみせる (4) 自殺企図	0 1 2 3 4	0 1 2 3 4	0 1 2 3 4	0 1 2 3 4
4	入眠障害	(0) ない (1) 時々寝入りにくいことがある（30分以上） (2) 夜中に眠れないと訴える	0 1 2	0 1 2	0 1 2	0 1 2
5	熟眠障害	(0) ない (1) 一晩中うつらうつらして熟睡できないと訴える (2) 夜中に目が覚める、トイレ以外にベッドから離れる	0 1 2	0 1 2	0 1 2	0 1 2
6	早期覚醒	(0) ない (1) 朝早く目が覚めるが、また眠れる (2) 朝早く目が覚め、いったん起きるともう眠れない	0 1 2	0 1 2	0 1 2	0 1 2
7	仕事と興味	(0) ない (1) 活動（仕事や趣味）に対して気のりがしない、無力感、疲労感を感じる (2) 活動（仕事や趣味）に対する興味の喪失を訴えられるか、または気のりのなさや不快感、気迷いなどからうかがえる（仕事をしたり、活動をしたりする場合、自分自身を叱咤しなければならない） (3) 活動する時間の減少または生産力の低下 (4) この病気のために仕事を中断している	0 1 2 3 4	0 1 2 3 4	0 1 2 3 4	0 1 2 3 4
8	精神運動抑制	思考や話し方の緩慢、集中力の低下、自発運動の減少 (0) ない (1) 面接時に軽度な精神運動抑制が認められる (2) 面接時に明らかに精神運動抑制が認められる (3) 精神運動が強く、面接が困難である (4) 完全な混迷	0 1 2 3 4	0 1 2 3 4	0 1 2 3 4	0 1 2 3 4
9	激越	(0) ない (1) 手や髪などをもてあそぶ (2) 手をねじる、爪をかむ、髪を引っぱる、唇をかむなど	0 1 2	0 1 2	0 1 2	0 1 2
10	精神的不安	(0) ない (1) 主観的緊張感やいらいら (2) 些細なことに悩む (3) 心配している態度が顔や話に出ている (4) 明らかに恐怖感が現れている	0 1 2 3 4	0 1 2 3 4	0 1 2 3 4	0 1 2 3 4

表8／続き

No.	症状	評価尺度	初診 月 日	1カ月後 月 日	3カ月後 月 日	6カ月後 月 日
11	具体的不安	(0) ない　　　　　　　　　消化器系：放屁、消化不良等 (1) 軽度にある　　　　　　循環器系：動悸、頭痛 (2) 中等度にある　　　　　呼吸器系：過呼吸、ため息 (3) 高度にある　　　　　　泌尿器系：頻尿 (4) 何もできないほど高度　その他：発汗等	0 1 2 3 4	0 1 2 3 4	0 1 2 3 4	0 1 2 3 4
12	消化器系の身体症状	(0) ない (1) 食欲は減少しているが、励ましなしに食べる、腹部膨満感 (2) 励ましがないと食事をとらない、胃腸薬の投薬を要求する	0 1 2	0 1 2	0 1 2	0 1 2
13	一般的な身体症状	(0) ない (1) 四肢、背、頭の重苦しい感じ、背部痛、頭痛、筋肉痛、疲労感、無力感 (2) はっきりした症状がある	0 1 2	0 1 2	0 1 2	0 1 2
14	性欲減退	性欲の減退、月経障害 (0) ない (1) 軽度にある (2) 明らかにある	0 1 2	0 1 2	0 1 2	0 1 2
15	心気症	(0) ない (1) 体のことが気になる (2) 健康のことばかりとらわれている (3) 頻繁に症状を訴え助けを求める (4) 心気妄想	0 1 2 3 4	0 1 2 3 4	0 1 2 3 4	0 1 2 3 4
16	体重減少	(0) 体重の減少はない (1) 現在の病気によると思われる体重の減少 (2) 明らかな体重の減少（患者の供述による）	0 1 2	0 1 2	0 1 2	0 1 2
17	病識	(0) うつ病であり病気であると自覚している (1) 病気に対する自覚はあるが、その原因を悪い食べ物、気候、オーバーワーク、ウイルス、休息不足のせいにしている (2) 病気ではないといいきる	0 1 2	0 1 2	0 1 2	0 1 2
18	日内変動	□　症状は朝の方が悪い　□　症状は夕方の方が悪い (0) ない (1) 軽度にある (2) 明らかにある	0 1 2	0 1 2	0 1 2	0 1 2
19	離人症	現実喪失感、自我感喪失 (0) ない (1) 軽度にある（例えば非現実感や虚無的思考） (2) 中等度にある (3) 高度にある (4) まったくどうにもならない	0 1 2 3 4	0 1 2 3 4	0 1 2 3 4	0 1 2 3 4
20	妄想症状	(0) ない (1) 軽度に猜疑的 (2) 中等度に猜疑的 (3) 関係妄想 (4) 関係妄想、被害妄想	0 1 2 3 4	0 1 2 3 4	0 1 2 3 4	0 1 2 3 4
21	脅迫症状	強迫行動、強迫観念 (0) ない (1) 軽度にある (2) 明らかにある	0 1 2	0 1 2	0 1 2	0 1 2

（No. 1〜No. 17）までの合計点数　　　　　　　　点　　　　点　　　　点　　　　点

VIII　治　療

　まず患者の言うことに耳を傾け、受容的共感的態度で治療者・患者感の信頼関係を構築することが大切である。病状の理解のためには、患者の精神、身体症状のみならず、家庭、学校、職場といった社会生活環境も含めて理解する態度が求められる。さらに患者へうつ病という病気の説明をきちんとし、理解してもらう。筆者は、エネルギーや車のガソリンに例えて話すことが多い、現在の体調や気分について、元気だったときを100とすると、今はどのくらいかと尋ねる。うつ病患者では大抵は50以下と答える。そのようなエネルギーもしくはガソリンが不足している状態を医学的にうつ（デプレッション：不景気という意味もある）というと説明するとほぼ理解してもらえる。次にストレスの多い状況から離れて休息、休養をとることの意義、および薬物療法の必要性を本人だけでなく家族や職場の上司にも説明する。この際にも先のたとえを使うと容易に納得してもらえる。家庭ないし職場で抱える問題の解決や決断などは当面延期するように助言する。さらに基本的にうつは必ずよくなると保証し、治療の見通しを述べる。以上は後述する支持的心理療法の基本でもあるが、軽症うつ病の治療にあたっては特に大切な姿勢である。

IX　薬物療法

　軽症うつ病といえども薬物療法は治療の中心におかれるべきであり、それは大うつ病に対する治療と同様に考えてよい。うつ病の薬物療法については、種々の成書に詳しいのでそちらの方を参照して頂きたい。ここでは、近年日本で発売になった、SSRIとセロトニン・ノルアドレナリン再吸収阻害薬（Serotonin-Noradrenaline Reuptake Inhiditor；SNRI）を中心に記す。わが国では1999年5月に、SSRIであるフルボキサミン（fluvoxamine）がスイスに遅れること17年目でようやく登場した。次いでパロキセチン（paroxetine）が2000年11月に発売された。
　SSRIと三環系抗うつ薬間の比較試験のメタ解析によると、SSRIの有効性は三環系抗うつ薬とほとんど同等である[18)19)]。また各SSRI間の有効性にも差はみられていない[20)]。フルボキサミンとパロキセチンについては、日本ではそれぞれ強迫性障害、パニック障害の適応もとられており、うつ病以外にも使用範囲が広がっている。特にうつ病と不安が共存する患者についてはSSRIが第一選択として推奨されている[21)]。副作用については、SSRIは三環系でみられる抗コリン作用や心毒性の出現が低いため、高齢者やプライマリ・ケア領域の患者にも使用しやすい。頻度の多い副作用として、嘔気、悪心などの消化器症状、頭痛、眠気、発汗などがある。消化器症状については、継続服用で軽減していくことが多いとされるが、使用当初からモサプリド（Mosapride）などの消化管機能改善剤などを併用しておくのもよい[22)]。SSRIは、チトクロームP-450（CYP-450）アイソザイム阻害作用を有している。そのため同部位で代謝される併用薬物の血中濃度を上昇させるので、薬物相互作用に注意を要する。フルボキサミンは主としてCYP1A2、CYP3A4、CYP2C19、CYP2C、パロキセチンはCYP2D6の阻害作用がある。CYP2D6は一般診療科で使用される多くの薬剤の代謝に関係しているので、パロキセチンと他剤と併用には特に注意が必要である。また性的副作用（射

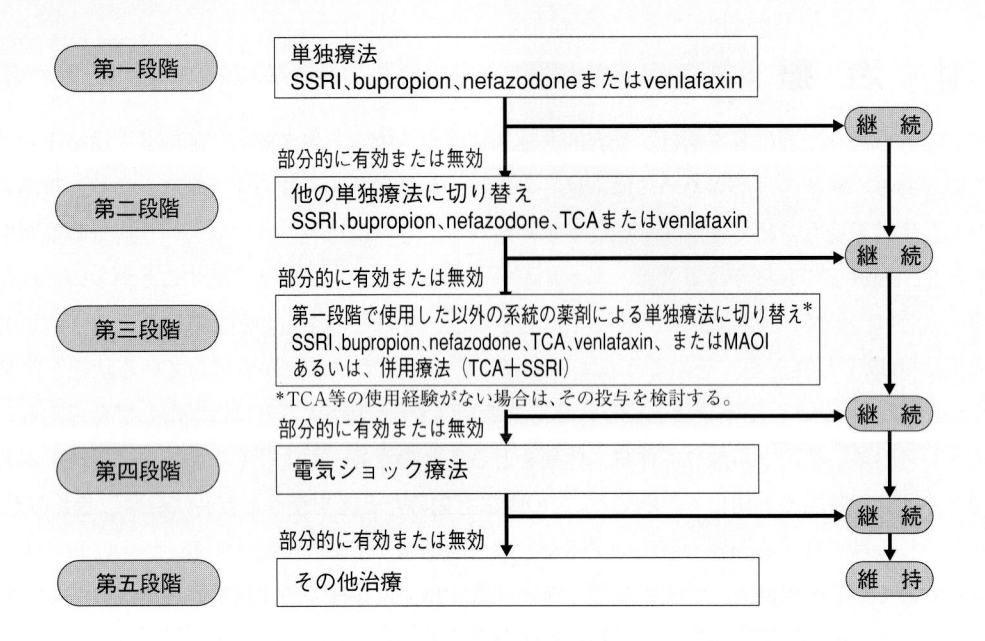

```
第一段階 → 単独療法                                          → 継続
          SSRI、bupropion、nefazodoneまたはvenlafaxin

          ↓ 部分的に有効または無効

第二段階 → 他の単独療法に切り替え                              → 継続
          SSRI、bupropion、nefazodone、TCAまたはvenlafaxin

          ↓ 部分的に有効または無効

第三段階 → 第一段階で使用した以外の系統の薬剤による単独療法に切り替え*  → 継続
          SSRI、bupropion、nefazodone、TCA、venlafaxin、またはMAOI
          あるいは、併用療法（TCA＋SSRI）
          *TCA等の使用経験がない場合は、その投与を検討する。

          ↓ 部分的に有効または無効

第四段階 → 電気ショック療法                                    → 継続

          ↓ 部分的に有効または無効

第五段階 → その他治療                                         → 維持
```

図4／精神病徴候のない大うつ病の治療指針（アルゴリズム）
TMAP（The Texas Medication Algorithm Project）により提唱（Crismon ML, et al : J Clin Psychiatry 60 : 142-156, 1999より引用，一部改変）

精遅延など）がパロキセチンに多いとの報告がある[23]。またパロキセチンで、女性および高齢者で低体重者には低ナトリウム血症の発症に注意が必要である[24]。

　SNRIは、2001年にミルナシプランが本邦で発売された。SNRIは、三環系抗うつ薬と同等の効果があり、しかも速効性があるといわれる。SSRIとのメタ解析による効果の比較では、SSRIよりも優れているとの報告がされている。副作用については、頻尿と排尿困難が若干みられる以外は抗コリン性副作用の発現率が少なく、心毒性も少ない。SSRIが他剤と併用しづらいのに対し、SNRIはチトクロームP-450阻害作用がなく、併用禁忌ないし注意の薬剤が少ない。SSRIとSNRIは、副作用が少なく、効果も従来の抗うつ薬とほぼ同等であることから、軽症うつ病に対する薬物の第一選択としてふさわしい。最新の米国での大うつ病の薬物治療アルゴリズム（The Texas Medication Algorithm Project）でも、第一選択薬にSSRIのほか、bupropion、nefazodoneとSNRIであるvenlafaxinを挙げている（**図4**）[25]。

　軽症慢性うつ病の典型である気分変調性障害は、従来抑うつ神経症として治療されてきたものであり、抗不安薬を使いながら精神療法が中心に行われてきた。しかしDSM-Ⅲで気分障害の範疇に入れられて以来、その急性期、維持期に抗うつ薬が有効であるとするエビデンスが重ねられてきている。例えば、無作為化対照試験（randamized controlled trial；RCT）で、サートラリンによる改善（高度および著明に高度の改善）率は59％、イミプラミンが64％で、プラセボの44％より有意に高かった[26]。その他のRCTでも8週間の追跡調査でフルオキセチンが高度以上の改善が53％で、プラセボの19％より有意に高かった[27]。最近では、パロキセチンとプライマリケア向けの問題解決療法（Ploblem-Solving Treatment for Primary Care；PST-PC）およびプラセボとの11週間

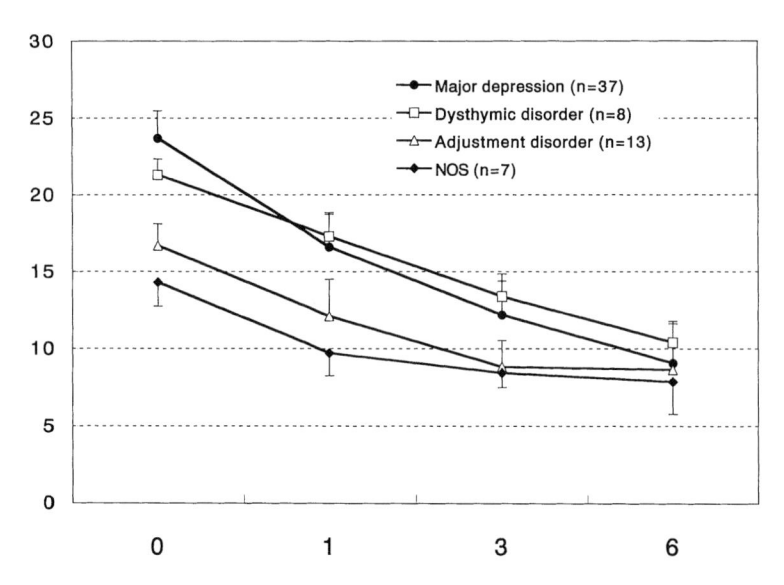

図5／1999年12月〜2000年5月に九州大学心療内科を受診した新患うつ病患者の治療成績（6カ月間のフォローアップスタディ：Hamiltonうつ症状評価尺度（HAM-D）による評価）
NOS：特定不能のうつ病性障害

RCTで、改善（HAM-Dが6以下）率はパロキセチンが80％、PST-PC57％でプラセボ群の44％より有意に高かった[28]。このように気分変調性障害でもその治療は抗うつ薬が主役になっている。自験例において、気分変調性障害は、HAM-Dで3カ月後に有意な低下がみられ、6カ月後も維持された（図5）[8]。8例とも支持的心理療法が施されているが、8例中7例で抗うつ薬が使用されており、むしろ抗うつ薬の効果が大きいと考えられる。これは気分変調性障害であっても、その底には内因性うつ病としてとらえるべき部分があるということであろう。

　小うつ病性障害においても、薬物治療は必要である。オープン試験であるが、小うつ病性障害に対するフルボキサミンの有効性が報告されている[29]。自験例では7例中6例が三環系抗うつ薬を1例がフルボキサミンを使用したが、副作用を考慮するとSSRIの使用頻度が高まっていくことが予想される。米国では、プライマリ・ケア医が小うつ病性障害患者に対しSSRIを投与し一定の効果を上げている[28]。

　抗うつ薬の投与法の基本は、単剤を効果が出るまで十分量用いることである。通常服用2週間以内には効果がみられる。やめると再発することが多いので、その後も維持療法を続ける。この点は患者にもよく説明することが大切である。

X 心理療法

❶ 支持的心理療法

　支持療法は精神分析療法のように感情をあえて掘り下げることなく、不安を軽減することを主眼

とした治療法である。無意識的葛藤やパーソナリティの問題には深く立ち入らないことを原則としている。まず、患者の話を共感的に聞き、感情の発散、浄化などを行い、失われつつある自尊心の回復を図る。病気や症状を説明し、助言や指導を加える。必要に応じて説得、元気づけ、保証を与える。また環境調整を図り、患者が実社会で適応していくための援助をする[30]。具体的には、病気であり治療が必要であることを受け入れさせる。身体的休息のみならず、心の休養が必要であること、治る病気であること、治療中自殺をしないこと、人生での大きな決定をしないことを話す。また治癒過程で症状が一進一退することがあることや、服薬の重要性とその副作用について説明する。症状の軽減に伴い薬物も減量し、副作用も消失することなど、患者本人のみならず家族にも十分説明する(**表9**)[31]。

初老期には喪失体験がライフイベントとなってうつ病を発症する場合がしばしばみられるが、慎重な取り扱いを要する[32]。初老期を迎えると、配偶者、友人の死、子どもの巣立ち、社会的役割や地位、仕事、収入の喪失、健康や身体的可動性の低下を体験する。これらの喪失体験は、ほかの世代と異なり再獲得するのが難しい。失った対象の再構築にあたっては、現状回復より、失った部分を容認しながら、現実に則した人生を送るための援助を、焦らず時間をかけて行う。

表9／うつ病のムンテラ7カ条(笠原)

1. 「病気」であって、「なまけ」ではないことを医師に確認すること。
2. できるだけ早く、休息生活に入らせること。
3. 予測される治療の時点をはっきり述べること。
4. 少なくとも治療中、自殺を絶対にしないことを誓約させること。
5. 治療終了まで人生にかかわる大問題については決定を延期させること。
6. 治療中病状に一進一退のあることを繰り返し指摘すること。
7. 服薬の重要性ならびに服薬によって生じる自律神経性の随伴症状をあらかじめ教えておくこと。

表10／うつ病患者の診療において留意すべき点(Kielholz)

医師の行うべきこと
1. 患者と病気をまずありのままに受けいれること
2. 治療についての計画を患者に説明すること
3. 患者に、症状は徐々によくなることを話すこと
4. 一時的な気分変動は我慢して耐え忍ばねばならないと患者に注意を与えること
5. 治療開始前に、患者に、抗うつ薬によって起こり得る副作用についてよく説明しておくこと
6. 治療をあまり早く中断しないように注意すること
7. 患者に対し、患者の病気の種類はよくわかっており、病気の予後はよく、完全に回復可能なことを保証して、安心させること

医師がしてはならないこと
1. 患者に、しっかり頑張るように、また外出して気晴らしさせるようにすすめること
2. 患者のうつ病が完全によくなる前に、患者に休暇をとらせたり、保養地に行かせたりすること
3. 患者に重大な決定をさせること
4. 患者の妄想的観念に疑いを投げかけること
5. 患者が本当によくなる前に、患者の症状が改善しつつあると断言すること

支持的療法は特定の理論に基づくものではないため、一見頼りなくみえるが、日常診療では通常に行われており、その効果の大きさは臨床医の実感するところである。その分治療者の力量に左右されがちであるが、柔軟に対応できる強みもある。最後に、Kielholz[33]が示した「医師が行うべきこと」、「医師がしてはならないこと」（表10）を紹介するので参考にされたい。

❷ 認知行動療法

　うつ病には自己、他者、将来に対する特有の否定的な歪んだ思考がみられる。日常の出来事のストレス状況下で無意識に浮かぶ否定的消極的な考えを自動思考と呼ぶ。そのようなマイナスの自動思考の代わりになる考えをブレーンストーミング風に列挙させる。その後最初の自動思考の妥当性を検証する。その結果、当初の思考の確信度が低下し、認知の修正が図られる。さらに効果を上げるために、認知的アプローチに加えて行動療法的アプローチがなされるのが通常である。宿題を出し、実際場面での行動と思考の変化を記録し、また言語化することで、仮説の修正を繰り返していく。さらに自己主張訓練やロールプレイなどのソーシャルスキル訓練はうつ症状を軽くするだけでなく、治療後も患者の思考や行動パターンの改善に寄与することが期待されている。認知行動療法の長所としては、従来の心理療法より短期間で効果が出ること、治療者の訓練が簡易でかつその力量によって効果が影響を受けにくい点が挙げられる。認知行動療法は、内向性、非内向性に関わらず、再発予防効果も指摘されている。軽症うつ病においては、通常は支持的心理療法と薬物療法の併用で十分と思われる。しかしうつ状態が改善した時点で、問題となる心理社会的問題の解決や克服にあたっては、認知行動療法は有効な治療戦略の1つになるであろう。

❸ 内観療法・森田療法

　内観療法は吉本伊信によって開発された治療法であり、他者に対する自分の態度を、「してもらったこと」、「して返したこと」、「迷惑をかけたこと」の3項目について、年代順に調べていくものである。内観療法は特に神経症患者に効果を示すことが報告されている。うつ病が軽症化するなかで、抗うつ薬の反応がよくなく症状が遷延化するうつ病が存在する。こうした遷延性うつ病患者には、性格的な問題や社会的問題を抱え神経症化している例が多い。川原ら[34]はこうしたうつ病の遷延例に内観療法を施し、治療効果を上げている。また、本来神経症を対象に森田正馬が開発した森田療法も、遷延化、神経症化したうつ病に対して効果が認められている[35]。

XI　治療上注意すべき点

　うつ病の精神症状の回復する過程は、不安→抑うつ気分→意欲低下（おっくう感）の順に消えていくのが一般的である。意欲低下も、「手がつかない」、「手がつけられるが根気が出ない」、「根気はかなり出てきたが、興味をもってできない」といった段階がみられる。軽症うつ病でも、不安感や抑うつ気分は比較的早期に消失しても、意欲がなかなか改善せず、慢性化する例もみられる。こうした場合は多少の副作用が出ても三環系抗うつ薬が効果のあることが多い。また転医がきっかけで

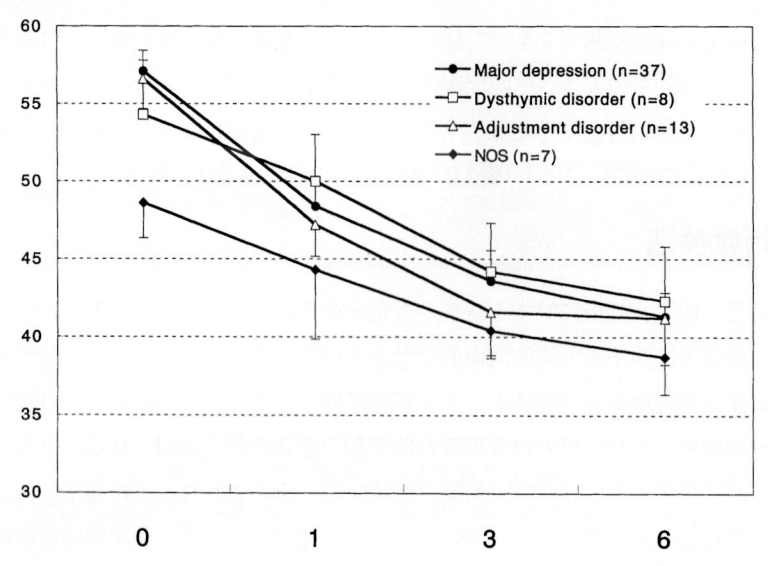

図6／1999年12月〜2000年5月に九州大学心療内科を受診した新患うつ病患者の治療成績（6カ月間のフォローアップスタディ：Zungのうつ症状自己評価尺度（SDS）による評価）
NOS：特定不能のうつ病性障害

症状が好転する場合もある。

軽症うつ病では自殺念慮はあっても、治療者がその点に留意して注意を喚起している限りは、実行に移すことは稀である。しかし、治療しているにもかかわらず、自殺企図行為があれば、たとえ軽症にみえても、看過すべきではない。うつ病がみた目より重症であるか、人格障害例の可能性があり、精神科に紹介するのが望ましい[36]。軽症うつ病でも内因性うつ病が軽症化したものでは、抗うつ剤が治療の中心になる。しかし、心因性（反応性、神経症性）うつ病の場合は必ずしも抗うつ薬が奏効するわけではないので、慢性化を防ぐためには比較的早期から心理療法を導入するのがよい。

治療開始後間もない時期に、「すっかりよくなりました。先生にはとても感謝します」と患者がいえば、躁転を疑う。躁転すると抗躁薬を投与しても、1、2週以内に症状が出揃う。軽躁程度であれば、数週で収まることが多いが、そうでない場合は早めに精神科にコンサルトする。タイプA行動パターンの患者は、躁転の可能性が指摘されているので、予め注意しておくべきである。

XII 治療成績、予後

自験例では多くは薬物療法と支持的心理療法との併用であるが、SDSおよびHAM-Dでフォローアップした成績を図5、6に示した[8]。どのうつ病のタイプも3カ月で十分な効果を得、6カ月まで維持された。これは諸家の報告とほぼ一致する。図7は単極性大うつ病をその再発回数別に10年間にわたり観察したときの回復状況を生存曲線で示したものである[37]。横軸は最後のエピソードからの期間、縦軸は回復していない患者の割合である。10年間に再発が1回だった大うつ病患者は92％が回復、再発2回では88％、3回以上では約90％が回復した。このように大うつ病の長期間の

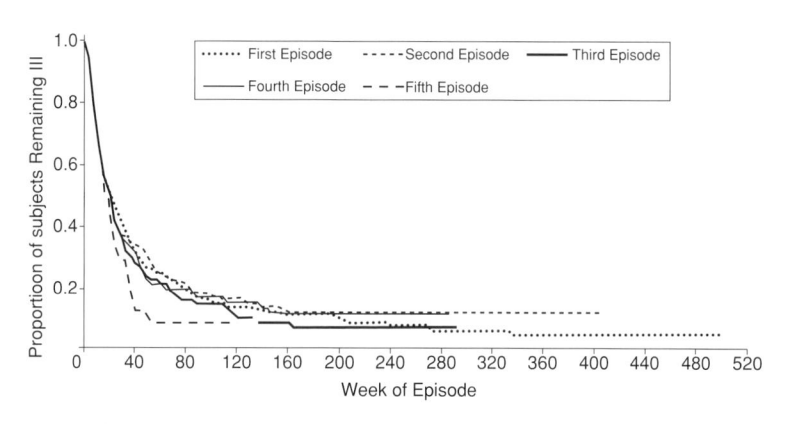

図7／単極性大うつ病をその再発回数別に10年間にわたり観察したときの回復状況を生存曲線で示したもの

(Solomon DA: Arch Gen Psychiatry 54:1001-1006より引用)

　追跡調査では再発例も少なからずみられ、改善が困難な例も10％前後存在するが、概ね予後は良好である。また軽症うつ病の増加とともに遷延例がみられるようになり、長期間の治療を余儀なくされる場合もある。軽症であることは神経症化につながりやすく、神経症化によって遷延化すると考えることができる。その病相予後は決して良好ではないが、その長期予後は良好であるとされる[38]。

（野崎剛弘）

● 文献

1) Hertrich O : Beitrag zur Diagnostik und differentialdiagnostik der leichteren depressiven Zustandsbilder. Fortschr Nurol Psychiatr 30 : 237-272, 1962.
2) 平沢　一：軽症うつ病の臨床と予後，医学書院，東京，1966．
3) 広瀬徹也：軽症うつ病をめぐって；軽症化との関連において．臨床精神医学　22：261-267,1993．
4) 新福尚武：仮面うつ病；特に最近の問題点．心身医療　5：449-454，1993．
5) 上島国利：躁うつ病の臨床．金剛出版，東京，1983．
6) 筒井末春：仮面デプレッションのすべて．新興医学出版社，東京，1982．
7) 笠原　嘉：軽症うつ病の臨床から．外来精神医学，みすず書房，東京，1991．
8) 野崎剛弘，ほか：心療内科を受診したうつ病患者のプロスペクティブ・スタディ（第1報）；病型と治療成績との関係．心身医学　42：575-584，2002．
9) 坪井康次，ほか：心療内科におけるうつ病治療の現状と問題点．心身医　35：141-150，1995．
10) 下田光造：躁うつ病の病前性格について．精神経誌　45：101-102，1941．
11) 飯田　眞：躁うつ病の状況論再説．臨床精神医学　7：1035-1047，1978．
12) 広瀬徹也：「逃避型抑うつ」について．躁うつ病の精神病理　2，宮本忠雄（編），p61-86，弘文堂，東京，1977．
13) 佐藤哲哉：気分障害の病前性格．臨床精神医学　29：863-876，2000．
14) Kendler KS, et al : A Longitudinal twin study of personality and major depression in women. Arch Gen Psychiatry 50 : 853-862, 1993.
15) Hammen CL : Stress and depression : Research findings on the validity of an endogenous subtype of depression. Directions in Psychiatry 7 : 1-8, 1995.
16) 野崎剛弘，ほか：心療内科を受診したうつ病患者のcost-effectivenessの検討．第42回日

本心身医学会総会ワークショップ．鹿児島，2001．
17) 小比木啓吾，ほか：" ミドル・エイジ・シンドローム " の理解と対策．心身医療 6：7-59，1994．
18) Schatzberg AF : Treatment of severe depression with the selective serotonin reuptake inhibitors. Depress Anxiety 4x : 182-189, 1996/1997.
19) Anderson IM : Selective serotonin reuptake inhibitors versus tricyclic antidepressants; a meta-analysis of efficacy and tolerability. J Affect Disord 58 : 19-36, 2000.
20) Kiev A, et al : A double-blind comparison of fluvoxamine and paroxetine in the treatment of depressed outpatiemts. J Clin Psychiatry 58 : 146-152, 1997.
21) Nutt D, Psych FRC : Management of patients with depression associated with anxiety symptoms. J Clin Psychiat 58 : 11-16, 1997.
22) 岡田　俊：Fluvoxamineの消化器系副作用に対するmosapride citrateの有効性．精神科治療学　16：401-404，2001．
23) Montejo-Gonzakez AL, et al. SSRL-induced sexual dysfunction; fluoxetine, paroxetine, sertraline, and fluvoxamine in a prospective, multicenter, and descriptive clinical study of 344 patients. J Sex marital Ther 23 : 176-194, 1997.
24) Wilkinson TJ, et al : Incidence and risk factors for hyponatraemia following treatment with flouoxetine or paroxetine in elderly people. Br J Clin Pharmacol 47 : 211-217, 1999.
25) Crismon ML, et al : The Texas Medication Algorithm Project; report of the Texas Consensus Coference Panel on Medication Treatment of Major Depressive Disorder. J Clin Psychiatry 60 142-156, 1999.
26) Thase ME, Fava M, Halbreich U, et al : A placebo-controlled, randomized clinical trial comparing sertraline and imipramine for the treatment of dysthymia. Arch Gen Psychiatry 53 : 777-784, 1996.
27) Hellerstein DJ, Yanowitch P, Rosenthal J, et al : A randomized double-blind study of fluoxetine versus placebo in the treatment of dysthymia. Am J of Psychiatry 150 : 1169-1175, 1993.
28) Barrett JE, Williams JW Jr, Oxman TE, et al : Treatment of Dysthymia and Minor Depression in Primary Care. A Randomized Trial in Patients Aged 18 to 59 Years, J Fam Pract 50 : 405-412, 2001.
29) Judd LL, Paulus MP, Well KB, et al : Socioeconomic burden of subclinical depressive symptoms and major depression in a sample of the general population. Am J of Psychiatry 153 : 1411-1417, 1996.
30) 忽滑谷和孝：うつ病の精神療法．臨床精神医学講座　4，松下正明(編)，p141-154，中山書店，東京，1998．
31) 笠原　嘉：うつ病(病相期)の小精神療法．精神療法　4：118-124，1978．
32) 牛島定信：初老期うつ病の精神療法．Mod Psysician 17：1421-1425，1997．
33) Kielholz P：うつ病の診断と治療のガイドライン．一般医のためのうつ病診療の実際，Kielholz P(編)，高橋良(監訳)，JCPTD(訳)，医学書院，東京，p143-155，1982．
34) 川原隆造，ほか：遷延性うつ病に対する集中内観療法．臨床精神医学　22：343-348，1993．
35) 中村　敬：うつ病の森田療法．福岡行動医誌　9：9-15，2003．
36) 笠原　嘉：プライマリ・ケアにおけるうつ病(うつ状態)診療のポイント．桂　載作(編)，p85-92，トーア総合企画社，大阪，1996．
37) Solomon DA, et al : Recovery from major depression. A 10-year prospective follow-up across multiple episodes, Arch Gen Psychiatry 54 : 1001-1006, 1997.
38) 広瀬徹也：遷延性うつ病の経過と予後．精神科治療学　2：13-20，1987．

III 心療内科診療の実際

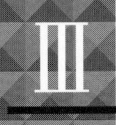

6・適応障害

はじめに●●

　精神疾患の発症にはなんらかのストレスがかかわっている場合が多いが、適応障害はその中でも心理社会的ストレスが直接の原因で発症する病態である。しかし、そのような適応障害（Adjustment Disorders）という診断名は、うつ病性障害や不安障害などの診断名と違って、わかりにくさと使いにくさがあるように思われる。以下にその点を検討したい。

I 適応障害の疾患概念と定義

まずICD-10[1]とDSM-Ⅳ[2]による診断基準を示す。

❶診断基準

①ICD-10

1. 症状発症前の1カ月以内に、心理社会的ストレスを体験した（並外れたものや破局的なタイプではなくて）と確認されていること。
2. 症状や行動障害の性質は、感情障害（妄想・幻覚を除く）や神経症性、ストレス関連性および身体表現性障害、および行為障害のどれかにみられるものであるが、個々の障害の診断基準は満たさない。症状はその型も重症度においてもさまざまである。
3. この症状は遷延性抑うつ反応を除いてストレス因の停止またはその結果の後6カ月以上持続しないこと。しかし、この診断基準がまだ満たされない時点で予測的に診断することはかまわない。

　・短期抑うつ反応：1カ月を超えない、一過性の軽度抑うつ状態。

　・遷延性抑うつ状態：ストレスフルな状態に長期にわたって曝された反応として出現する軽度抑うつ状態であり、持続期間は2年を超えない。

　・混合性不安抑うつ反応：不安症状と抑うつ症状のいずれもが優勢であるが、混合性不安抑うつ障害やほかの混合性不安障害に該当するほどに重度ではない。

　・主としてほかの情緒の障害を伴うもの：主症状は、通常不安・抑うつ・心配・緊張・怒りなどといったさまざまなタイプの情動からなる。不安と抑うつの症状は、混合性不安抑うつ性障害や他の混合性不安障害に該当するほどに重度ではない。

　・主としてほかの情緒の障害を伴うもの：主症状は、通常不安・抑うつ・心配・緊張・怒りなどといったさまざまなタイプの情動からなる。不安と抑うつの症状は、混合性不安抑うつ性障害やほかの混合性不安障害の診断基準を満たすこともありうるが、ほかのさらに特定した抑うつ性障害や不安障害と診断されるほどに優勢ではない。夜尿や指しゃぶりなどといった退

行した行動を示す小児の反応にも、このカテゴリーが用いられるべきである。
- 情動および行為の混合性の障害を伴うもの：情動面の症状と行為障害の両者が優勢な病像である
- 他の特定の症状が優勢なもの

②DSM-Ⅳ

1. はっきりと確認できるストレス因子に反応してそのストレス因子の始まりから3カ月以内に、情緒面または行動面の障害の出現。
2. これらの症状や行動は臨床的に著しく、それは以下のどちらかによって裏づけられている。
    ①そのストレス因子に暴露されたときに予測されたものをはるかに超えた苦痛。
    ②社会的または職業的(学業上の)機能の著しい障害。
3. ストレス関連性障害は他の特定の第1軸障害の診断基準を満たしていないし、既に存在している第1軸障害や第2軸障害の単なる悪化でもない。
4. 症状は、死別反応を示すものではない。
5. そのストレス因子(またはその結果)がひとたび終結すると、症状がその後さらに6カ月以上持続することはない。

- 抑うつ気分を伴うもの：抑うつ気分、涙もろさ、または絶望感などの症状である場合
- 不安を伴うもの：神経質、心配、または過敏などの症状、または子どもの場合には主要な愛着の対象からの分離に対する恐怖などの症状である場合
- 不安と抑うつ気分の混合を伴うもの：優勢にみられるものが、不安と抑うつの混合である場合
- 行為の障害を伴うもの：他人の権利、または年齢相応の主要な社会的規範や規則を犯すなどの行為の障害(例：怠学、破壊、無謀運転、喧嘩、法的責任の不履行)である場合
- 情緒と行為の混合した障害を伴うもの：優勢にみられるものが、情緒的症状(例：抑うつ、不安)と行為の障害の両方である場合
- 特定不能：心理社会的ストレス因子に対する不適応的な反応(例：身体的愁訴、社会的ひきこもり、または職業上または学業上の停滞)で、適応障害のどの特定の病型にも分類できないもの

ICD-10の適応障害の疾患概念をまとめると「軽度のストレッサーによって、ある脆弱性や対処能力上のなんらかの問題を有した個人や集団に引き起こされた軽度の情緒的または行為上の障害」ということができる。しかし軽度の情緒的障害といっても、その反応の程度はその個人が属する文化に適合した範囲を明らかに超えた病的なものである。またそれを引き起こすストレッサーの強度も軽いものとはいえ、その病的反応に応じた強度を有していなければならない。これに対し、例外的に強い驚異的なストレッサーにより、健康に生活しているほとんどの人々に引き起こされる情緒的かつ行為上の障害は、その時間的経過の特徴に応じて、「急性ストレス反応」、「外傷後ストレス障害」、さらには「破局的体験後の持続的人格変化」に分類される。また診断上問題になるのは、患者の訴えは自分自身が感じた主観的な言葉の表現によって示されることであり、不眠や食欲低下や精神運動制止などの客観的な兆候はほとんどみられない。加えて、患者個人特有の脆弱性の程度

やある生活上のできごとが患者にとってストレッサーになりうるかどうかの判断、さらにはそのストレス反応がその社会の中で正常な度合いを逸脱した異常な反応であるかの判断など、すべての判断が患者と治療者を取り巻く社会文化的な状況によって左右される。したがってこの診断は相互主観的で相対的なものになる。

❷ ICD-10とDSM-Ⅳの適応障害の相違[3]

　両者の相違点としては、第一に前者はそのストレス反応を引き起こすストレッサーの強度が問題になるのに対して、後者ではストレッサーの存在だけが問題にされる点が挙げられる。第二にICD-10と異なり、DSM-Ⅳでは、この適応障害がほかの特定の第1軸障害に対する残遺カテゴリーであることが明記されている点である。すなわち、いかにその症状が外部のストレッサーに対する反応として生じていると考えられても、第1軸の疾患の診断基準を満たすならば、適応障害の診断は下されない。ICD-10でもこのような症候論的立場の成因論的立場に対する優位性は認められるが、それは絶対的なものではない。例えば、適応障害における不安抑うつ症状の程度が重くなれば、それは「他の不安障害」の中の「混合性不安抑うつ障害」に分類されるはずなのに、当の「混合性不安抑うつ障害」の項目には「この診断基準を満たす症状が、著しい生活変化あるいはストレスの強い生活上の出来事に密接な関連をもって生じるならば、適応障害のカテゴリーを用いるべきである」と記載されている。このような成因論的立場と症候論的立場との間の混乱や矛盾はDSM-Ⅳには認められず、そこではあくまで前者に対する後者の優位性が確保されている。さらにDSM-Ⅳでは、診断のための操作主義が徹底され、第4軸としてDSM-Ⅲ-Rまでは提示されていたストレッサーの種類や程度といった成因論的観点はDSM-Ⅳではさらに後退し、単なる付随的な「心理社会的および環境的問題」の位置へと格下げされている。これに対し、ICD-10では、症候論的立場と成因論的立場が互いに錯綜し、かつそこに発達論的見地までも参入することにより、混乱と矛盾が認められる。精神障害の原因はいまだ解明されていないものが多く、その成り立ちについては各種各様の考え方がある。そして原因からみても症状からみても、多種多様な精神障害を統一的に分類することは困難である。したがって、このような分類上の混乱や矛盾は、むしろ生きた臨床的現実を如実に反映し、われわれの生の豊かさと広がりを示しているものと考えることができる。

Ⅱ　適応障害の治療

　ICD-10では、適応障害と診断されるならばその患者の症状は通常6カ月（遷延性抑うつ反応でも2年を超えない。すなわち適応障害とはあくまでも一過性の短期反応症状を基本としており、その意味において、その症状は時間とともに自然に治癒に向かうはずである。しかし、逆にこのような症状持続の規定があること自体が、その症状が稀に持続し慢性化してしまうことがあることを示している。Schatzberg[4]は「この治療の最終的な目標は、患者のストレス対処機構を高め、適応障害がほかのより慢性的な病態に、例えば全般性不安障害などに発展することを防止することである」と述べている。結局、適応障害の治療の本質は、その個人が有するストレッサーに対する自然抵抗

力を高め、より自然に、より早期にそのストレス状況を正常レベルにまで緩和させることである。適応障害が、ストレッサー・個人脆弱性・ストレス反応という三者間の了解可能な異常な反応である以上、その治療としてもそれらの三者をそれぞれに取り扱う手段がまず考えられる。すなわち、①ストレッサーそのものを解消する、②個人脆弱性を克服し、その耐性を強化する、③その反応としての症状を緩和する、ことである。例えば、外圧としての環境要因、生活の変化や出来事などのストレッサーは、その脅威の度合いが軽減されるようにコントロールされなければならない。また、そのようなストレッサーを受け止め、評価し、その反応や行為を選択し、さらにはその反応の結果を推測する個人的な認知や感受性も、より適応的なものへと変化させられなければならない。さらに、そのストレッサーによって病的に高じた不安や抑うつ気分は、抗不安薬や抗うつ薬などの投与によって緩和され、さらに心理療法を用いることによりコントロール可能な状態へと軽減されなければならない。しかし、適応障害に対するこのような治療とは別に、ごく消極的な治療法が、本質的で積極的な治療法である可能性もある。あるストレッサーに対する情緒反応を押え込むよりも、むしろそれを自然に、あるがままに維持させた方が、長い目でみれば患者や家族にとっては適応的であるかもしれない。すなわち適応障害は単なる障害ではなく、より大きな適応へと向かう広義の適応過程と考えることもできる。治療者は、単にストレスを解消することを目標にするのではなく、そのストレスを通じて、患者がよりよい、より大きな次の適応へと導かれることを真の目標にするべきであろう。

おわりに

　適応障害におけるストレス状態は、その個人が属する文化にふさわしい程度を超えたものであるが、現実状況に適応を試みようとしている場合に適応障害という病態に分類される。その病態の程度がさらに重篤で顕著であり、現実状況を逸脱した反応を呈した場合、それは適応障害を超えて、気分障害や不安障害に分類される。すなわち、逆にこのような疾患も、ストレッサーに対する不適応反応として引き起こされるということを意味している。しかし、ICD-10やDSM-IVなどの今日の疾患分類においては、気分障害や不安障害はその成因論的立場からではなく、症候論的な特異性からのみ分類される方向にのみ操作されることになった。このような症候論的操作主義の台頭にあって、適応障害は、唯一の反応性の障害として、その成因論的見地がそこに取り残されてしまった疾患といえる[3]。

　Selye[5]もストレスを有害ストレス(distress)と有益ストレス(eustress)に分けて考えているように、ストレスについてはその弊害ばかりではなく、その有益さも強調されている。ストレスそのものに善悪があるわけではない。また適応障害は、小児期から老年までの年代をいかに生きるかという課題とも関連する病態であり、社会の在り方によっても問題視のされ方、問題の受け止め方は変遷し、時代の影響も受ける。医療がどこまで介入できるかは問題があるが、家族や周囲の人と伴に患者の孤立感を減らすことが治療の目標であることはほかの疾患と同様である。

〔早川　洋〕

●文献

1) World Health Organization : The ICD-10 classification of mental and behavioral disorders. Clinical descriptions and diagnostic guidelines. WHO, Geneva, 1992 [融 道男, 中根允文, 小見山実(監訳) : ICD-10精神および行動の障害；臨床の記述と診断ガイドライン. 医学書院, 東京, 1993].
2) American Psychiatric Association : Quick reference to the Diagnostic Criteria from DSM-IV. APA, Washington DC, 1994 [高橋三郎, 大野 裕, 染谷俊幸(訳) : DSM-IV精神疾患の分類と診断の手引き, 医学書院, 東京, 1995].
3) 松尾 正 : 適応障害. 臨床精神医学講座, 第5巻, 吉松和哉, 上島国利(編), p405-429, 中山書店, 東京, 1999.
4) SchatzbergAF : Anxiety and adjustment disorder ; A treatment approach. J Clin Psychiatry51 (suppl) : 20-24, 1990.
5) Selye H : The stress of life, McGraw-Hill, New York, 1956(revised ed, 1976) [杉靖三郎, 田多井吉之助, 藤井尚浩ほか(訳) : 現代社会とストレス. 法政大学出版局, 東京, 1988].

① 心療内科医による緩和ケア

はじめに●●

　近年、がん医療の変化は急速で、がん本体の解明や治療法の開発、がん支持療法の発展、緩和医療の導入など、がんの治癒、長期生存が期待される一方、慢性疾患としてのがんとの取り組みが必要になってきている。

　そうした中で、がん患者のQOLを高める臨床実践として緩和ケアという領域が注目されている。

　心身医学はbio-medical modelに対し、心理的、社会的など複雑な多因子が関連しあった病態の心身相関性、全体性に対してアプローチするbio-psycho-sosio-eco-ethical modelを核としてきた[1]。

　このモデルをがん医療で実践し、施設およびその属性、ニーズなどの状況に応じ柔軟に対応することが心療内科医に求められる。しかし、大切にしているスタンスとしては「心身相関をみる内科医」である。このことは情報開示、自己決定が前提の全人的なチーム医療を押し進める一翼になる可能性を秘めたものである。以下に、筆者の経験や他施設における取り組みを紹介したい。

I 心療内科医のかかわりの比重による分類[2)-4)]

　心療内科医は臨床現場においては、その所属する施設、その属性、ニーズなど状況に応じて、柔軟性、多様性をもった役割を求められる。

　がん専門病院にあっては例えば、臨床腫瘍医(主治医)として身体管理の、治療上の最高責任をもつポジションを期待され、またその中にあって、ほかの臨床腫瘍医、ナースなどとともにチームの一員として橋渡し機能(コンサルテーションリエゾン機能)を期待される。このことは、心療内科医としてのアプローチ(心身相関性の視点)による同僚、ナースへの教育的効果が副次的に発生することを意味する。

　プライマリ・ケアを担う一般病院にあっては、内科医としての腫瘍の発見、治療の導入の援助、また再発、不応、ターミナル期を在宅診療という形態でかかわることがある。そして、心療内科として他科よりの精神心理、行動面への評価とアプローチや、外来レベルでのがん患者の家族、遺族の身体的不調、心理的不調を窓口に悲嘆の援助ということも日常的に行われる。

　専門分化が進んだ大学病院、センター病院などでは、コンサルテーション・リエゾンモデルが中心になる。

　これらのアプローチをそのかかわりの比重によっておおよそ以下の4つに類型化される(図1)。

1. 主治医型：身体的管理を中心に、癌治療、支持療法、緩和治療を行う。
2. コンサルテーション・リエゾン型：同一チームや、他科、他施設との間で心身相関とそのアプローチの援助を行う。

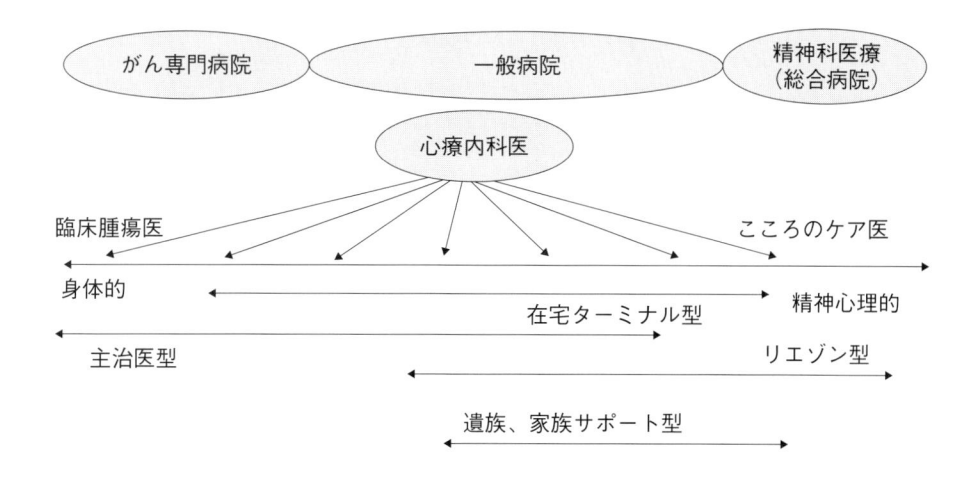

図1／がん医療における心療内科医のポジション

図2／主治医型；初発例（がんと闘う）

3. 在宅ターミナル型：主治医として、また在宅医療を形成するチームの全体に働きかける。
4. 家族、遺族ターミナル型：死別家族の健康障害（心身両面で）への援助、予防、教育。

II ケースの紹介

❶ 主治医型

a）初発例（がんと闘う）：主治医として適格な診断、治療方針の決定プロセス（精査）において、特にbraking bad newsと良好な患者―治療者関係の構築、促進、チームアプローチといった治療構造の構築にエネルギーを注ぎ円滑に初期治療導入ができるようにすることが努めた（**図2**）。

b）再発例（がんと闘う⇔がんとともに生きる）：メジャーライフイベント、受療行動（治療薬の自己破棄）などストレスコーピングが誘因で骨髄腫が再発したケース。主治医として、病勢の

51歳男性、多発性骨髄腫

```
初回治療  MP-IFN        自己破棄       MCNU-VMP      MP
第一回入院  外来通院                  第二回入院     外来通院
IgG                               多発              化学療法
5000mg/dl                         骨折

X-6年2月    X-2年10月    X-1年8月              x年1月

発症  中年期                   治療者患者関係の再構築 | 受療行動の
      自宅の取得                                    修正／再教育
      ハードワーク              服薬コンプライアンス   | 環境調整
```

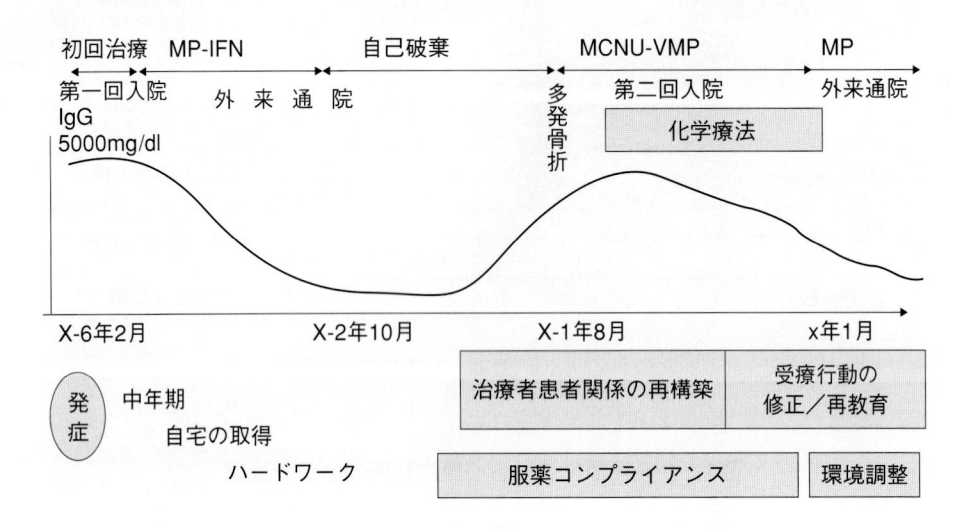

図3／主治医型：再発例（がんと闘う↔がんとともに生きる）

76歳、女性、多発性骨髄腫

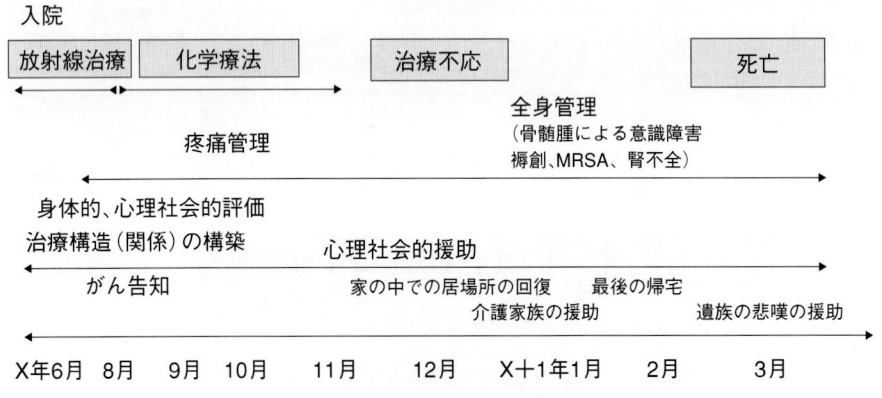

```
入院
放射線治療 | 化学療法       治療不応              死亡
                                全身管理
              疼痛管理          （骨髄腫による意識障害
                                 褥創、MRSA、腎不全）

身体的、心理社会的評価
治療構造（関係）の構築  心理社会的援助
         がん告知      家の中での居場所の回復  最後の帰宅
                      介護家族の援助          遺族の悲嘆の援助

X年6月 8月 9月 10月 11月 12月 X+1年1月 2月 3月
```

図4／主治医型：不応、進行例

コントロール（化学療法、疼痛対策）とともに、治療関係の再構築、受療行動の修正、再教育、服薬コンプライアンスの維持、職場の環境調整などの心身医学的関与を行い、がんとの共存の援助を行うことに努めた（図3）。

c）不応、進行例：全経過を通じて主治医として関与。化学療法、放射線療法、疼痛管理など身体管理医として治療チームに参加。告知とその後の心理的援助や疎遠であった親族との再交流の援助で家族の中での居場所の回復、家族（遺族）の援助にチームでかかわった（図4）。

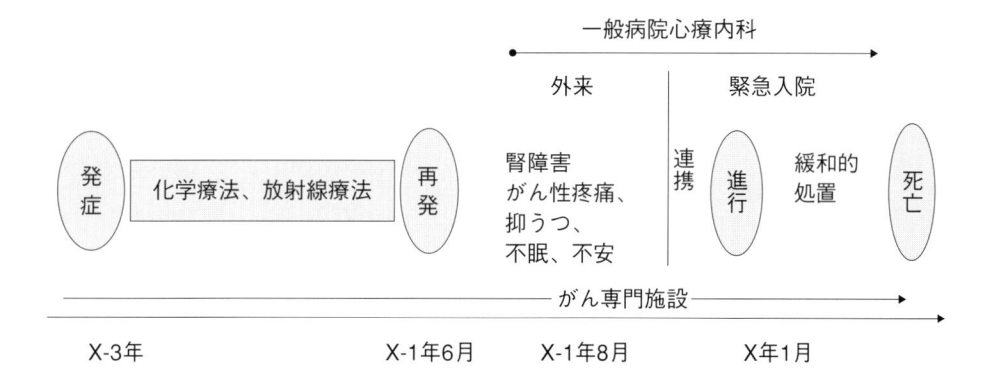

図5／コンサルテーション・リエゾン型

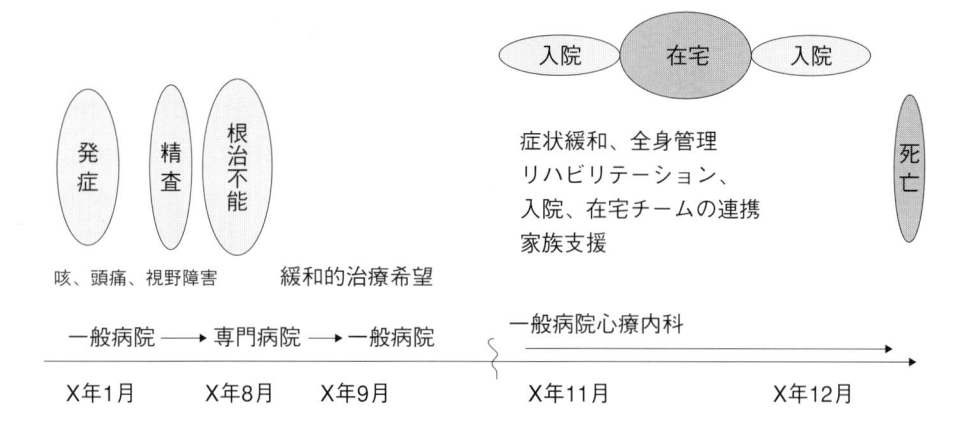

図6／在宅ターミナル型

❷ コンサルテーション・リエゾン型[5]

　大学病院やセンター病院ではこの形態が多いかと思われる。不安、抑うつ、適応障害、せん妄、治療前の心理社会的評価、チームコミュニケーションの相談などが主体で精神科医による活動と共通するものではないだろうか。これについては東京大学心療内科の吉内ら[6)7)]、九州大学心療内科の大島ら[8)]の報告を参照下さい。ここでは、プライマリ・ケアでの連携を紹介する。プライマリ・ケアにおいては前述のことを踏まえた内科的側面が加重してくる。

　本ケースでは、再発後の腎障害のフォローを目的に併診されたケースだが、がん性疼痛による、

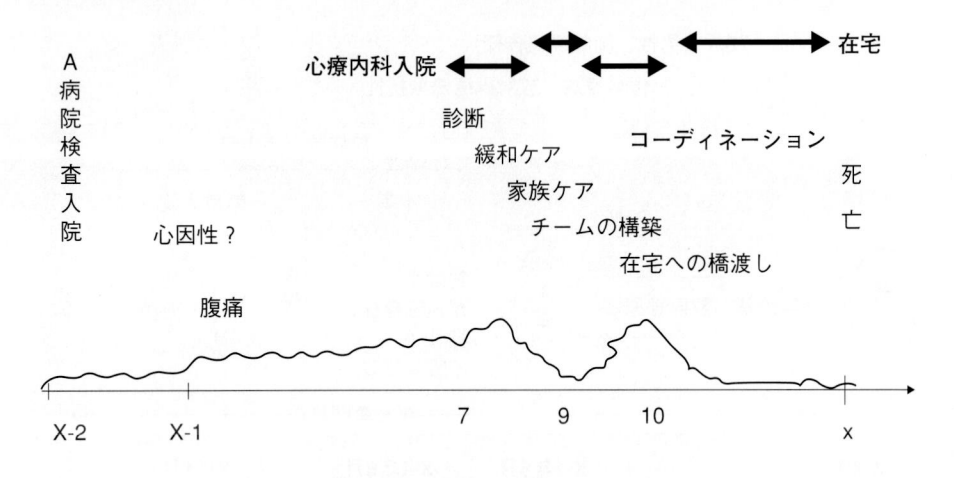

図7／症例：58歳、男性、膵臓癌（stage IV B）

不眠、不安、抑うつ気分、食欲不振がみられ、抗精神薬の適切な投与とともに支持的面接にて感情の発散や病気になったことでの人生の振り返りをテーマにかかわり、腫瘍医と連携をはかった。一時的であるが、外来通院、自宅療養ができQOLを高めることができた(図5)。

❸ 在宅ターミナル型

　在宅医療はがん医療において、QOLの視点からも今後ますます重要になる分野である。
　症例は、肺がんで脳転移を合併し専門施設にて病名、根治不能を告知され、緩和的処置を希望されこられました。初回の入院では原疾患による呼吸困難や脳浮腫症状に対し緩和的処置、ADL確保のためのリハビリや患者さん、家族の希望を尊重し、在宅ターミナルに向けての病棟、在宅チームの連携をはかった。入院主治医がそのまま在宅診療に加わり、約2週間在宅にて安定した状態で過ごすことができた(図6)。
　ほかに、四宮らが報告[9]しているように、在宅ターミナルへの連携においては熟練した、コーディネーション機能が重要である(図7)。

❹ 家族、遺族サポート型[10]

　「がん患者の家族や死別家族は自身の健康の不調をどこでみてもらうのでがよいのでしょうか。やはりプライマリーレベルでの柔軟性が大切ではないでしょうか」。
　この症例は叔母さんが急性白血病の初回治療中になくなられた女性の方である。腰痛、倦怠感、腹部違和感食欲不振、体重減少、気分の落ち込みにて内科外来を受診された。
　身体的な診察や、血液検査、腹部超音波などにて異常がないことを保証し、近親者の喪失ストレスによる反応として、投薬にての精神心理症状緩和とともに支持的に対応（心理教育的介入）し良好な経過である(表1)。
　近親者のがんに罹患したり、死別するというメジャーライフイベントに対してのサポートは心身

表1／家族、遺族サポート型（29歳、女性、抑うつ状態）

```
x年3／4    叔母が急性白血病の初回治療中に死亡
3／8頃より、腰痛、倦怠感、食欲不振、体重減少、やる気がしない
3／10、   内科へ初診。血液検査、腹部超音波するが異常なし。
         「喪の作業のプロセス」の説明を加え、抗うつ薬処方
3／26、   心療内科再来；食欲改善、集中力増加。 SS  6／10点
4／12、   笑顔あり、「自分の中では落ち着いてきている。」SS 9／10点
5／10、   外に遊びにいける。食欲、睡眠良好。SS 10／10点
         「今から考えると、情けない、恥ずかしい」と
         悲嘆の感情に向き合えるようになった。終診。
```

相関の視点、プライマリ・ケアの柔軟性より心療内科医が果たす役割として重要と考える。

III　がん医療における心療内科医のポジション（図1）

　がん医療のすべての病期において、身体と心を分けて、あるいは部分抽出してかかわりをもつことは本来できない。心療内科医はがん医療における心身医学を実践する立場より、①いずれの病期からでもほかの内科医と同様に身体管理の主治医として柔軟にその役割を遂行することを最も大切にし、②その立場の延長線上でQOL向上のため、a）他科、他施設との連携やチーム医療の橋渡し機能の保持、b）心理、行動面のかかわりと教育、c）家族、遺族の心身のサポート、といった補完機能を兼ね備えた臨床実践を重視したいと考える。

　リエゾン機能をもつ精神科医（リエゾン精神科医）はチーム医療としては今後ますます必要であることは変わらないが、内科医としての主治医機能をもてるかという点では心療内科医と差異があるのではないだろうか。それが顕著にあらわれるのがプライマリ・ケアである。

　両者はお互いの特徴を理解し互いに協力していかなければならない。患者さんや家族、医療者と向き合って対立ではなく、協調、共働でないとこの分野の発展はあり得ない。

おわりに●●

　心療内科医による緩和ケアについて概説した。施設や属性によって随分違い役割であるが、プライマリ・ケアでの特徴は広く一般医家も持ち得る機能と考える。その要点をもう一度記すと、①身体管理の主治医として役割、②心身相関を踏まえたチーム医療の橋渡し、③家族、遺族の心身のサポート（健康障害の予防、治療）。このことは、まさに多くの市民がプライマリ・ケア医に期待している医療ではないだろうか。

　今後の課題として、①主治医の全人的診療能力（治療的自我）の向上のための教育、研修、②チーム医療の定着、教育（卒前、卒後を通して）、③がん患者、家族のサポート対策（医療を越えてたネットワーク）、④医療者のサポート対策（コミュニケーションスキル、待遇面など）、⑤健康者への予防的介入、教育、啓発、などが挙げられる。

心療内科医が上記のような、トレーニングを積み緩和医療において、緩和ケア専門施設(ホスピス)や一般病棟、プライマリ・ケア、在宅医療においてその役割を希求し、他職種とチーム医療を展開し、がん医療に大きく貢献できる時代がくるように期待したい。

(所　昭宏)

● 文献

1) 中井吉英，福永幹彦，竹林直紀，ほか：心療内科と精神科の診療分担．連携のありかたと今後の課題；心身医学の医療モデルの視点より．心療内科学会誌　I5(3)：149-153，2001.
2) 所　昭宏，安水悦子，黒丸尊治，ほか：がんの臨床心身医学　臨床サイコオンコロジー　心療内科医によるサイコオンコロジーの実践．心身医学　41(2)：105，2001.
3) 大島　彰：がんの心身医学とその療法；サイコオンコロジー的療法．現代のエスプリ361号，p118-124，至文堂，東京，1997.
4) 中井吉英：死をめぐる心身医学とその医療．現代のエスプリ361号，p202-207，至文堂，東京，1997.
5) 村上典子：心療内科におけるコンサルテーション・リエゾン．心療内科　1：267-271，1997.
6) 吉内一浩，山中　学，中原理佳，ほか：がんの臨床心身医学　臨床サイコオンコロジー　大学病院における心療内科医による悪性疾患患者のサポートのためのコンサルテーション・リエゾン活動．心身医学　41(2)：107，2001.
7) 佐々木直，吉内一浩，山中学，ほか：心身医学からみたコンサルテーション・リエゾン活動の現状と問題点　東京大学心療内科におけるコンサルテーション・リエゾン活動．心身医学　38(2)：105-110，1998.
8) 大島　彰，ほか：がん患者の心理社会的サポート　コンサルテーション・リエゾン活動を通して(第2報)．心身医学　37(8)：611，1997.
9) 四宮敏章，所　昭宏，下荒神武，ほか：心療内科と他院在宅チームとの連携に工夫を要した末期膵癌の1例．第14回日本サイコオンコロジー学会抄録集，p50，2001.
10) 河野友信：死別ストレスと健康障害．心身医学　33(1)：35-38，1993.

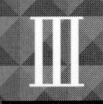

② 精神科医による緩和ケア

はじめに●●●

本稿では、終末期がん患者の緩和ケアを精神医学的な観点から概説する。

I 終末期がん患者の精神症状

終末期を余命6カ月以内と定義した場合、この時期のがん患者に頻度の高い精神症状としては、うつ病、適応障害、せん妄が挙げられる。死亡前数週以内の終末期後期においては、身体状態の悪化を背景に、せん妄の頻度が高くなる一方で[1]、それまでの時期では、適応障害とうつ病の頻度が高い[2)3)]。本稿では、終末期がん患者をケアするうえで、精神科医の担う役割が大きい、うつ病を合併したがん患者のケアに焦点を当て概説する。

II うつ病

❶症例

①症例の概要

Aさん、65歳、女性、主婦。検診で左下肺野に異常陰影を指摘され、近医にて肺癌を疑われる。某年某月、A病院を紹介受診した結果、肺癌、Ⅳ期（骨転移あり）と診断され、病名と病期に加え、治癒が望めないことが伝えられた。担当医と相談した結果、抗がん剤治療を受けることになったが、結果的に効果は認められなかった。A病院初診から約6カ月後のある日、突然背部痛が増強し、歩行困難、両下肢の疼痛、しびれ感が出現したため緊急入院した。入院時より、胸椎転移病巣に放射線治療が開始されるとともに、疼痛に対して塩酸モルヒネなどが開始された。入院後、両下肢麻痺が進行し、「死んでしまいたい」などの言葉も認められるようになったため、入院後約1カ月後に精神科に紹介となった。

②精神科医によるケアの実際

精神科初診時は、「どうして足が動かなくなってしまったの。動きさえすれば……」、「家族が私の犠牲になってしまう」、「自分が死ぬことが家族に迷惑をかけずにすむ方法。できるものなら安楽死させてほしい」、「治らないということは、もう（担当の）先生はこれ以上診てくれないということなんでしょう？」などと語り、絶望感、家族に対する罪悪感、希死念慮、見捨てられ不安が存在することが明らかになった。DSM-Ⅳによる操作的診断基準に基づき、大うつ病初発エピソードと診断された。また、面接を通して、がんの診断告知の際には精神的になんとか適応できたが、今回の

両下肢麻痺の出現により強い絶望感が支配的になったことや家族からの心理的援助が乏しいことが語られた。さらに、担当医とのコミュニケーション不足に基づく不安感、不十分な疼痛コントロールなども背景に存在することが示唆された。これらの情報をもとに、担当医に対して患者の懸念に対しての適切な情報提供と疼痛のより積極的な緩和を依頼するとともに、精神医学的な治療として、支持的精神療法に加え、薬物療法としてパロキセチン10mg/日を開始した（パロキセチンは30mg/日まで漸増していった）。また、家族との面接を行い、家族は患者の状態の急変に心理的に適応できず、このことが患者への心理的支援を阻む要因になっていることが示唆されたので、家族との定期的な面接も行い、家族の情緒的な問題の解決もはかることとした。

　モルヒネの増量と非ステロイド系鎮痛剤の併用で痛みは速やかに改善した。また、「がんを治すことはできなくても、症状を和らげる治療は私が責任をもってずっと行っていきます」といった担当医からの言葉により不安感も減少した。家族が訪床する回数も増え、初診後、約10日後くらいから、抑うつ気分が徐々に改善し始めた。さらにその後、車椅子での散歩や好きだった読書などに対する意欲も出てきて、身体状態は徐々に悪化していったにもかかわらず、初診後約1カ月で抑うつ症状の大部分は改善し、「死ぬことばかり考えていたが、今はいい意味で仕方ないかなと思えるようになってきた」などの発言がみられるようになった。以降、精神的には安定した状態が続き、精神科への初診から約3カ月後に永眠された。

❷ 疾患の概念

　うつ病は、がん患者の最大の苦痛の1つである。うつ病を合併したがん患者は不安が高い患者に比較して、概して自ら症状を訴えてくることが少ないため、臨床現場では主治医、看護師に見落とされたり、がんになって気分が沈んで当たりまえと正常反応として解釈されることも稀ではなく[4]、うつ病を合併したがん患者のケアに際しては、精神科医の果たす役割の意義は極めて大きい。

❸ 発生機序－がん患者のうつ病の病因と危険因子

　精神医学の基礎研究から、うつ病の病因として、脳内の神経伝達物質の異常などが想定されているが、現時点においては、その病態は不明であり、がん患者のうつ病の病態が一般人口にみられるうつ病と異なるのか否かに関しても明白ではないのが現状である。さらに、経験的には、がんに伴ううつ病は、反応性のものが多いとされている一方で[5]、症候学的には両者に差異は認めなかったとする報告もみられている[6]。また、最近、うつ状態を呈しているがん患者と呈していないがん患者の脳機能をPETで比較した検討では、うつ状態群では、身体的に健康なうつ病患者で観察されている所見と類似した結果（前頭葉、帯状回、大脳基底核などの糖代謝異常）が報告されているが[7]、生物学的な病態解明に関しては、今後の研究の蓄積が必要である。

　臨床的な危険因子という観点からは、がん患者は、診断病名の開示、積極的な抗がん治療の失敗、疾患の進行に伴う身体状態の悪化など多くのbad newsや苦痛にさらされ、これらはすべてうつ病発現の誘因になりうるといっても過言ではない。また、がんの臨床経過においてうつ病をはじめとした精神的問題を呈しやすい危険因子として、進行したがんの病期、早期の再発、痛みの存在、若

表1／がん患者のうつ病の臨床的な危険因子

	危険因子
身体及び医学的要因	痛み、進行・再発がん、身体機能低下など
薬剤性要因	ステロイド、インターフェロンなど
心理および精神医学的要因	神経症的性格、悲観的なコーピング、うつ病の既往、アルコール依存など
社会的要因	乏しいソーシャルサポートなど
その他	若年、経済的問題、家族の問題など

年、うつ病・アルコール依存の既往、悲観的なコーピング、神経症的性格傾向、不十分なソーシャルサポートなどが知られている[2)3)8)-10)]。中でもコントロールされていない痛みの存在はうつ病の最大の原因の1つである。がんに関連して生じる痛みの多くが治療可能であることから、このような場合には適切な疼痛コントロールの提供がすべてに優先する[11)]。原因のはっきりしない痛みをめぐってがん患者が精神科に依頼されることも稀ではないが、この場合精神科医ががん患者の痛みを適切に評価しうる最後のgate keeperになることも多く、「原因となる器質的病変がない＝心因性疼痛」といった安易な診断は慎むべきである。実際に、進行がん患者の痛みが純粋に精神的要因で生じることはほとんどなく、痛みの器質的原因が臨床上また画像上明確に同定できなくても、その後の経過でがんの病変として顕在化してくることも稀ではない。

がん患者のうつ病の発生機序をまとめると、中枢神経系の機能異常に加えて、患者に固有の心理社会学的側面、がんによってもたらされる側面が複雑に絡み合っていることが想定されるため、実地臨床においては患者の個別性に十分配慮しながら、身体的および心理社会的側面を含め包括的に評価し、医療チームとして患者をケアすることが重要である。**表1**にがん患者のうつ病の臨床的危険因子を示した。

❹ 診断のポイント

がん患者のうつ病を診断するうえでの問題点の1つは、がんによる身体症状が、食欲低下や倦怠感などうつ病の身体症状と鑑別困難なことである。現在提唱されている診断基準を大別すると、食欲不振、全身倦怠感などの身体症状が存在すれば病因のいかんを問わず診断基準に含めるinclusive criteria、身体疾患に起因すると思われる身体症状を除くetiologic criteria（DSM Ⅳはこれに当たる）、身体症状項目を除くexclusive criteria、DSMの診断基準から身体症状項目を除き代替項目に差し替えるsubstitutive criteriaなどがある。いずれの診断基準にも長短が存在するため、身体疾患を有した患者のうつ病診断に際しては現在ゴールドスタンダードと考えられるような診断基準は存在しないが、臨床的観点からはうつ病を見逃さないことがより重要であるので、たとえ疑陽性症例が若干含まれてもinclusive criteriaに基づいて診断し、うつ病を過小評価しない方が望ましい[12)]。また、がん患者のうつ病を診断するうえでは、希死念慮や自責感の存在が一助となることが示唆されている[13)14)]。

⑤ 治療のポイント

　基本的には、背景に存在している十分にコントロールされていない身体症状の緩和、精神療法と薬物の併用、そして適宜、社会・環境的な側面への介入など、生物・心理社会的側面を統合したアプローチが必要である[15]。以下、特に精神療法と薬物療法に関して述べる。

①精神療法

　最も一般的でそして有用なのは支持的精神療法である。

　支持的精神療法は、がんに伴って生じた役割変化、喪失感や不安感、抑うつ感をはじめとした情緒的苦痛を支持的な医療者との関係、コミュニケーションを通して軽減することを目標とする。その基本は、患者の言葉に対して批判、解釈することなく、非審判的な態度で支持を一貫して続けることにある。最も重要なことは、患者をよく理解することであり、この理解することこそが、患者のために治療者がなしうる最も支持的なことなのである。したがって、患者に対する理解を深めるために、現在の問題、過去の問題、そしてこれまでの患者が歩んできた人生の歴史を十分に聴くことが重要である。特にがん患者の面接にあたっては、個々の患者における病気の意味に視点をおくことが重要であり、これらの面接を通して、病気が患者の生活史に与える衝撃の意味を理解し、患者の感情と苦しみは今まさに正しく理解されつつあると患者に言語的あるいは非言語的に伝えることが治療的に働くのである。

　実際的には、「病気を受容すること」を目標にするのではなく、その人なりの方法でがんを理解し適応していくことを援助することが有用であることが多い。このために医療者はまず、患者に関心を寄せ、病気とその影響について患者が抱いている感情の表出を促し、それらを支持・共感しながら現実的な範囲で保証を与えていく。保証に関しては、非現実的なものは治療的に働かないので、患者個人をよく理解したうえで、そのニーズを十分くみ取り行う必要がある。自分の感じるままを言葉にしても常に支持しようとする医療者に接することはがん患者にとって非日常的な体験であり、患者の自己評価を高め、対処能力を強化する。この過程では、患者の性格傾向や言動を指摘するようなことはせずに傾聴する態度をとることが重要である。"病気に負けないで頑張りなさい"と安易に励ますことは、患者の精神的負担や自責感を返って増幅してしまうため好ましくない。

　また、がん患者は比較的高齢であることが多く、がんに罹患することはそれ以前に経験された喪失に喪失を重ねることでもあるため、自己評価を高めるために面接を通してライフレビューを行い、折りにふれその誇りの部分を扱うとより有効であることも多い。

　力動的精神療法は、その治療目標がパーソナリティの再構成であり、症状からの解放や行動変化はその結果として現れてくるものである。したがって、がん患者においては、自分の内面の深い理解を望む患者に対しては、力動的精神療法が有用な場合もあるが、実際に適応となるがん患者は特に進行・終末期では少ない。また、身体状況によっては禁忌ともなりうるので(身体的な危機状況、高度な不安など)、施行する場合は特殊なケースに限り専門的なトレーニングを受けた治療者が、明確な目標設定のもとで行うべきであろう。但し、これは患者を力動的に理解することが無用であることを示すものではなく、患者を深く理解するうえで、力動的な解釈は有用であることも付記し

ておきたい。

②薬物療法

終末期がん患者に対しての抗うつ薬の使用法については、国際的にコンセンサスの得られたものが存在しないので、がん患者のうつ病治療に関しての無作為化比較試験の結果に加え、他領域(例えば、他の身体疾患患者や高齢患者における抗うつ薬の無作為化比較試験の結果)における研究結果の応用、そして実際に治療するがん患者の個別性を総合的に評価して、薬物選択および投与量の設定を行うのが現時点における最も合理的な方法であろう。そういった意味で、定型的な治療法は存在しないといってよいが、一般的には、投与経路(経口投与が可能か否か)、患者の身体状態(特に現に存在する苦痛の原因となっている身体症状の把握)、推定予後(週単位か、月単位か)、併用薬剤(相互作用を有する薬物が使用されていないか)、抗うつ薬の作用・有害事象プロフィール(無用な身体的負荷を避けるために特に有害事象プロフィールを重視する必要性)などを総合的に判断して、治療方針を決定する[16]。また、特に予後が限られた状況など、うつ病の完全な治癒を望むことが現実的には難しいと考えられる場合であれば、うつ病の症状の中でも標的症状を定めて、部分的ではあっても可能な限りの症状緩和を行うことが望まれる。

薬物療法の実際としては、抗不安薬アルプラゾラムまたは抗うつ薬から治療を開始する。うつ病でも軽症のものや反応性のものでは、抗うつ作用を有する抗不安薬であるアルプラゾラムから開始し、中等症—重症例に対しては、選択的セロトニン再取り込み阻害薬(SSRI)やセロトニン・ノルアドレナリン再取り込み阻害薬(SNRI)、三環系・四環系抗うつ薬から投与することが実際的である。いずれの薬剤も通常使用量より少量から開始し、状態をみながら漸増していく。例えば、三環系抗うつ薬は10～25mg/日程度の少量で開始し、副作用をみながら数日から週単位で漸増していくが、経験的にはがん患者には50mg/日程度の比較的少量で有効であることが多い。モルヒネを服用しているがん患者の多くに便秘などがみられるため、三環系抗うつ薬の中では抗コリン性の有害事象が比較的少ないノルトリプチリンが推奨されている。一方、抗コリン性などの有害事象の出現がコンプライアンスに大きく影響することが想定される場合には、SSRI、SNRI、アモキサピン、四環系抗うつ薬などの使用を考慮する。しかし、この際においても、前述したようにSSRI使用時における悪心・嘔吐などの消化器系有害事象、SNRI使用時における悪心・嘔吐や排尿障害(特に前立腺肥大を有する男性患者)、アモキサピン使用時における錐体外路性有害事象の出現(特に制吐剤としてメトクロプラミド、ハロペリドールが併用されているとき)、脳転移を有する患者へのマプロチリン使用(痙攣誘発)などに対しては十分な注意を払うことが必要である。さらに、SSRIは、各種のチトクロームP450系酵素を阻害することにより、様々な薬剤との相互作用が生じうるので注意が必要である。また、抗うつ薬には、効果発現に2～4週間を要し、有害事象が効果に先行して出現することが多いといった特徴があるので、もともとなんらかの身体症状を有していることが多いがん患者の治療にあたっては、いたずらな不安を抱かせぬよう患者に十分に説明したうえで用いる。一方、予後が日—週単位と予測された場合のうつ病の治療方針に関して現時点で明確なガイドラインは存在せず、作用発現の早いメチルフェニデートなどの精神刺激薬を推奨する報告もあるが、実証はされていない[17]-[19]。

このように、がん患者に抗うつ薬を投与する際には、患者の身体状態や各薬剤の有する特徴を十分踏まえたうえでの投与計画と投与後のきめ細かいモニタリングが必須である。

おわりに●●

　以上、緩和ケアにおける精神科医の役割についてうつ病を合併した終末期がん患者を例に概説した。精神科医が終末期がん患者のケアにおいて担う役割は、精神症状の適切な評価、背景に存在する看過されている身体的、心理社会的な問題に対しての評価、そして医療チームの一員としての専門的治療の提供であろう。それを達成するためには、がんに関しての知識に加え、身体疾患を有する患者に対しての向精神薬の適切な投与法に関しての知識、死にゆく患者の心理の理解とそれに対する精神療法的アプローチへの習熟、個別性の尊重、細やかな配慮の積み重ねなどが必須である。こういった要素が、医療チームの一員として十分に提供できれば、治癒が望めない状況、あるいは死がさし迫った状況にあっても、無用な抑うつ感―絶望感、いたずらな見捨てられ不安から患者を救うことは十分可能であり、これこそが精神科医がなしうる最大のケアであろう。

（明智龍男、岡村優子、内富庸介）

●文献

1) Lawlor PG, Gagnon B, Mancini IL, et al : Occurrence, causes, and outcome for delirium in patients with advanced cancer. Arch Intern Med 160 : 786-794, 2000.
2) Okamura H, Watanabe T, Narabayashi M, et al : Psychological distress following first recurrence of disease in patients with breast cancer ; prevalence and risk factors. Br Cancer Res Treat 61 : 131-137, 2000.
3) Akechi T, Okamura H, Nishiwaki Y, et al : Psychiatric disorders and associated and predictive factors in patients with unresectable non-small cell lung carcinoma. A longitudinal study, Cancer 92 : 2609-2622, 2001.
4) Massie MJ, Holland JC : Depression and the cancer patient. J Clin Psychiatry 51 (suppl) : 12-7, 1990.
5) Peteet JR : Depression in cancer patients ; an approach to differential diagnosis and treatment. JAMA 241 : 1487-9, 1979.
6) Middelboe T, Ovesen L, Mortensen EL, et al : Depressive symptoms in cancer patients undergoing chemotherapy ; a psychometric analysis. Psychother Psychosom 61 : 171-177, 1994.
7) Tashiro M, Juengling FD, Reinhardt MJ, et al : Depressive state and regional cerebral activity in cancer patients-a preliminary study. Med Sci Monit 7 : 687-695, 2001.
8) Harrison J, Maguire P : Predictors of psychiatric morbidity in cancer patients. Br J Psychiatry 165 : 593-598, 1994.
9) Uchitomi Y, Mikami I, Kugaya A, et al : Depression after successful treatment for nonsmall cell lung carcinoma ; a 3-month follow-up study. Cancer 89 : 1172-1179, 2000.
10) Kugaya A, Akechi T, Okuyama T, et al : Prevalence, predictive factors, and screening for psychologic distress in paitents with newly diagnosed head and neck cancer. Cancer 88 : 2817-2823, 2000.
11) Akechi T, Nakano T, Okamura H, et al : Psychiatric disorders in cancer patients ; Descriptive analysis of 1721 psychiatric referrals at two Japanese cancer center hospitals. Jpn J Clin Oncol 31 : 188-194, 2001.
12) Koenig HG, George LK, Peterson BL, et al : Depression in medically ill hospitalized older adults ; Prevalence, characteriscits, and course of symptoms according to six diagnostic

schemes. Am J Psychiatry 154 : 1376-1383, 1997.
13) Bukberg J, Penman D, Holland JC : Depression in hospitalized cancer patiens. Psychosom Med 46 : 199-212, 1984.
14) Akechi T, Okamura H, Yamawaki S, et al : Why do some cancer patients with depression desire an early death and others do not? Psychosomatics 42 : 141-5, 2001.
15) Chochinov HM, Breitbart W, (eds) : Handbook of psychiatry in palliative medicine. Oxford University Press, New York, 2000 ［内富庸介(監訳)：緩和医療における精神医学ハンドブック．星和書店，東京，2001］
16) Nakano T, Kugaya A, Akechi T, et al : Algorithm for the treatment of major depression in patients with advanced cancer. Psychiatry Clin Neurosci 53 (Suppl.) : S61-S65, 1999.
17) Macleod AD : Methylphedate in terminal depression. J Pain Symptom Manage 16 : 193-198, 1998.
18) Olin J, Masand P : Psychostimulants for depression in hospitalized cancer patients. Psychosomatics 37 : 57-62, 1996.
19) Wallace AE, Kofoed LL, West AN : Double-blind, placebo-controlled trial of methylphenidate in older, depressed, medically ill patients. Am J Psychiatry 152 : 929-931, 1995.

③ ペインクリニック科医による緩和ケア

はじめに●●●

　平成14年度の診療報酬改定より緩和ケア診療加算（1日250点）が新設され、緩和ケアを専門的に行う多職種のチームの活動が認められた（表1）*。症状緩和を目的としたチームでは、ペインクリニックの医師（ペインクリニッシャン）の参加によって、疼痛に対する基本的な薬物療法のほか、神経ブロックなどによる専門的な鎮痛治療を含めた、より広い選択肢から各患者にあった治療法の選択が可能になった。

　ペインクリニッシャンが中心となる緩和ケアチームであっても、疼痛以外の症状緩和についても十分な治療が行われることは当然である。呼吸困難の治療やメカニズムの解明についても、麻酔科やペインクリニック領域の知識や技術を応用することは今後の治療開発などにとっても重要になると考えられる。

　本稿では、がん疼痛治療の実際を中心に最近の動向を含めて解説する。

表1／緩和ケア診療加算に係る留意事項通知

（1）　本加算は、一般病床に入院する悪性腫瘍又は後天性免疫不全症候群の患者のうち、疼痛、倦怠感、呼吸困難等の身体的症状又は不安、抑うつなどの精神症状をもつ者に対して、当該患者の同意に基づき、症状緩和に係る専従のチーム（以下「緩和ケアチーム」という）による診察が行われた場合に算定する。
（2）　緩和ケアチームは、身体症状および精神症状の緩和を提供することが必要である。
（3）　緩和ケアチームは初回の診察にあたり、主治医、看護師などと共同のうえ別紙様式2またはこれに準じた緩和ケア診療実施計画書を作成し、その内容を患者に説明のうえ交付するとともに、その写しを診療録に添付すること。
（4）　当該加算算定患者については入院精神療法の算定は週に1回までとする。
（5）　1日当たりの算定患者数は、1チームにつき概ね30名以内とする。

＊：近年わが国では年間30万人ががんで死亡しており、平成2年に緩和ケア病棟入院料が診療報酬として認められた。しかし、平成13年7月時点で91医療保険医療機関（1,716床）にとどまっている。施設数の拡大により緩和ケアを提供する病床を増やすことは困難であると同時に、一般病棟においても緩和ケアを提供する必要性が高まり、平成14年4月から緩和ケアチームによる症状緩和治療に対して緩和ケア加算（1日について250点）が新設された。
　この緩和ケア加算が緩和ケア病棟入院料と大きく異なる点は、がん患者すべてを対象にしており、末期がんなどの縛りがないことにある。集学的治療中のがん患者を含むすべてのがん患者を対象に症状緩和治療を認めていることは極めて重要であり多くのがん患者が苦痛から開放されることが期待される。

Ⅰ　がん疼痛治療

　がん患者における疼痛は、がんの診断時には20〜50％、進行がんあるいは末期がんでは55〜95％にみられる[1]。痛みを訴えるがん患者の8割は、身体の2カ所以上に痛みがあり、また6割の患者の痛みの原因は複数である[2]。がん疼痛は、①腫瘍によって生じる疼痛、②がんの治療によって生じる疼痛、③全身衰弱に関連する疼痛、④がんにも治療にも直接関連しない疼痛、の4種類に分類されている[3]。腫瘍による疼痛だけを「がん疼痛」としていないことは、がん患者をすべての痛みの体験から開放するというWHOの戦略でもある。WHOがん疼痛治療法の適切な実施によって8〜9割のがん疼痛が十分に緩和可能とされている[4]。

❶ がん疼痛治療の基本

①WHOがん疼痛治療法

　WHOがん疼痛治療法は患者の痛みの程度によって鎮痛薬の種類や組み合わせた三段階除痛ラダー(図1)と鎮痛薬の使用法についての5項目(表2)から成っている。

　第一段階では非オピオイド鎮痛薬であるNSAIDsやアセトアミノフェンを定期的に投与するが、十分な効果が得られない場合には、躊躇することなく第二、第三段階へと進み、コデインあるいはモルヒネなどの弱オピオイドや強オピオイドを加えて適切な鎮痛を目指す。第一段階で開始された非オピオイド鎮痛薬は第三段階に至るまで継続的に投与されることを前提に、胃腸障害や腎機能障害の少ないものを選択する。

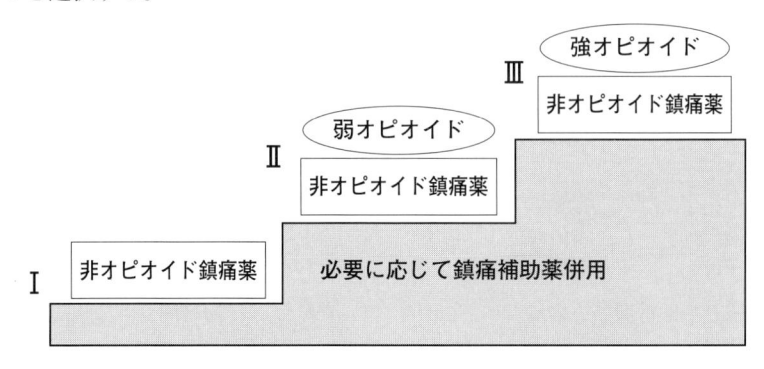

図1／WHOがん疼痛治療法と非オピオイド鎮痛薬

オリジナルでは、第一段階（非オピオイド鎮痛薬）で不十分な場合に、第二段階（コデイン）に進み、さらに鎮痛が必要な場合には、第三段階としてモルヒネを投与し、第二、第三段階では必要に応じて非オピオイド鎮痛薬を併用すると示されている。しかし、がん疼痛では組織破壊や骨転移など非オピオイド鎮痛薬が効果的な疼痛が混在している場合が多く、モルヒネ単独よりもNSAIDsやアセトアミノフェンを併用した方が高い鎮痛効果が得られる。

鎮痛補助薬は、NSAIDsやモルヒネなどで鎮痛が困難な神経因性痛などの治療に用いられる薬剤の総称。疼痛の原因や鎮痛薬に対する反応を評価しながら全ての段階で必要に応じて併用する。鎮痛補助薬は鎮静作用が出現しやすい薬剤が多く、適応を十分検討してから開始する。

表2／WHOがん疼痛治療法の運用の5原則

(1) 経口投与：経口投与が困難な場合にのみ、直腸内投与にする。
(2) 治療薬の段階的選択：増量しても十分な鎮痛が得られない場合には次の段階へ進む（第一、第二段階）。
(3) 一定時間ごとの投与：薬剤の有効時間に従って、効果がなくなる前に次の投薬を定期的に行う（疼痛が出現する度に投与するのは誤り）。非ステロイド性鎮痛薬、麻薬製剤の一部には、長時間作用が持続する剤型があるので注意が必要。
(4) 十分な増量：少量より開始し（特に麻薬の場合）、効果をみながら増量して行く。効果が不十分なまま同じ投与量を数日以上維持する意味はない。
(5) 副作用の予防：鎮痛薬の副作用は予防が原則となる。特に、麻薬で生じる嘔気は、患者に不安を与えるばかりでなく、体力を消耗させるので十分な予防が必要である。疼痛に影響を与える患者の精神状態などにも十分配慮する。

表3／麻薬性鎮痛薬の剤形と特性

		投与経路	吸収開始	最高血中濃度	効果判定	作用持続	定期投与間隔
塩酸モルヒネ散	原末	経口	10分以内	30分〜1時間	1時間	3〜5時間	4時間
塩酸モルヒネ水(院内製剤)	分包品						
塩酸モルヒネ内服液 オプソ	錠剤						
塩酸モルヒネ錠							
硫酸モルヒネ徐放製剤							
MSコンチン	錠	経口	1時間	2〜4時間	2〜4時間	8〜14時間	12時間(8時間)
カディアン	カプセル		40分〜1時間	6〜8時間	6〜8時間	24時間	24時間(12時間)
モルペス	細粒		1時間	2〜4時間	2〜4時間	8〜14時間	12時間(8時間)
塩酸モルヒネ坐剤 アンペック	坐剤	直腸内	20分	1〜2時間	1〜2時間	6〜10時間	8時間
塩酸モルヒネ注射液	アンプル	持続静注	直ちに		30分〜1時間		
		持続皮下注	数分	10〜20分			
		硬膜外	30分	1時間以上	1〜3時間	8〜12時間	8〜12時間
塩酸オキシコドン徐放錠 オキシコンチン	錠	経口	12分	2〜3時間	2〜4時間	12時間	12時間(8時間)
塩酸オキシコドン注射液 パビナール	アンプル	持続静注	直ちに		30分〜1時間		
		持続皮下注	数分				
フェンタニルパッチ デュロテップ	貼付剤	経皮	2時間	45時間	24時間	72時間	72時間
クエン酸フェンタニル注射液 フェンタネスト	アンプル	持続静注	直ちに	直後	30分〜1時間		
		持続皮下注	数分	10〜20分			

②モルヒネの開始

第一段階のNSAIDsやアセトアミノフェンで適切な鎮痛が得られない場合には、第二段階のリン酸コデインの併用を開始するが、疼痛が強い場合には、第二段階を飛び越してモルヒネを開始することができる。モルヒネの開始量は多過ぎると傾眠や精神症状などの副作用が出現しやすく、少なければ疼痛緩和が不十分になりやすい。至適量は患者ごとに異なるため、使用に熟達するまでは少量より開始し、不足しているようであれば、速やかに増量していく方が安全に鎮痛できる。

モルヒネの始め方は、即効性のモルヒネを定期的に投与し、安定した鎮痛を得たうえでモルヒネ

の徐放製剤(カディアン®、MSコンチン®、モルペス®など)に変更する方法と、モルヒネの徐放製剤から開始する方法があるが、現在では圧倒的に後者が現場で用いられている。

モルヒネ徐放製剤には数種類が市販されており、それぞれの特性を理解して投与を開始する(**表3**)。各製剤によって投与間隔が異なるため効果が切れないように定期的に投与する。投与回数を必要以上に多くすると、投与回数を減らすことができる徐放製剤のメリットが失われてしまう。

モルヒネの投与量が不足している場合には、まったく効果がみられないと患者が訴えたり、次の内服予定時間の前に痛みが出現してしまう。このような場合には「基本処方の不足を補うための頓用」すなわちレスキュードーズ(rescue dose)を投与する[5]。

③レスキュードーズ

レスキューは痛みを速やかに緩和することが目的なので、モルヒネ散やモルヒネの水溶液などの即効性のモルヒネを使用する。吸収開始までに時間を要する徐放製剤は臨時薬としては不適当である。

レスキューの1回量は、定期的に投与されているモルヒネ(徐放製剤)の1日量の1/6量である。1日に使用したレスキューの累積使用量がすなわち不足分となる。

例) 1日60mgのMSコンチンを分2回(30mg + 30mg)で内服している患者で1回10mg(60mgの1/6)のレスキューを6回使用すれば、不足は60mgで、1日120mgのモルヒネが鎮痛には必要になる。翌日のMSコンチンは120mg分2回(60mg + 60mg)となる。同時にレスキューも1回20mgに増量する。

レスキューを用いずに定期投与のモルヒネを一定の割合で増量していく場合には、1日量を20mg→30mg→40mg→60mgと十分に鎮痛が得られるまで増量することの可能である。しかし疼痛がとても強い場合にはできる限りレスキューを用意しておくことが望ましい。

Ⅱ モルヒネの副作用の予防と対策[6)7)]

モルヒネを鎮痛治療のために観察しながら投与していくことで呼吸抑制などの重篤で致命的な副作用が生じることは極めて稀である。モルヒネによって生じる困った副作用は、嘔気・嘔吐と便秘であり、予防的に対処するべきである(**表4**)。

❶嘔気・嘔吐

嘔気・嘔吐は、経口モルヒネの開始直後に30〜50％の患者に生じる。症状は軽度のものから、激しい嘔吐までさまざまであり、嘔気・嘔吐が出現する前から予防的に制吐剤と投与することが重要である。嘔気・嘔吐は2週間前後で自然に軽減したり消失するので、この期間を過ぎたら制吐剤は減量したり中止することができることが多い。モルヒネによる悪心・嘔吐に効果的な薬剤として、プロクロルペラジン(ノバミン®)があるが、一般的に使用されることの多いドンペリドン(ナウゼリン®)やメトロプラミド(プリンペラン®)は中枢への移行が少なく、モルヒネの制吐剤としては不十分な場合もある。また、前庭神経を介して悪心・嘔吐を生じる可能性も指摘されている。体動によ

表4／麻薬製鎮痛薬の剤形と特性

	発生時期	治療/予防開始時期	治療/予防法	投与量
悪心・嘔吐	開始直後から2週間増量時	薬剤投与開始時 症状出現時	プロクロルペラジン（ノバミン） クロルプロマジン（コントミン） ハロペリドール（セレネース）	15～30mg　3分割 5～12.5mg　眠前または2分割 0.75～1.5mg　眠前または2分割
便秘	開始直後から持続的	薬剤投与開始時	酸化マグネシウムまたはラクツロース ＋ 大腸刺激剤：センナ製剤、大黄末、ピコスルファートナトリウム 蠕動刺激剤：（モサプリド）ガスモチン、イトプリド（ガナトン）	酸化マグネシウム1.5～3g3分割 ラクツロース10～60ml　1～3分割 症状にあわせて併用
眠気・傾眠	開始直後から1週間	症状出現時	経過観察（全く起きない、会話が困難な強い傾眠は早急に対処）	
	開始直後から持続的	症状出現時	オピオイドを減量または減量してNSAIDs併用 オピオイドの鎮痛効果（＋）ならメチルフェニデート（リタリン） オピオイドの鎮痛効果（－）なら他剤または鎮痛補助薬へ変更	10～40mg　1～2分割　朝、昼
	投与継続中	症状出現時	脳転移、肝不全、電解質異常、血液ガス異常、尿毒症？	
		尿量低下/腎機能低下	ブプレノルフィン（レベタン）かフェンタニルに変更 またはメチルフェニデート併用	10～20mg朝1回または朝昼の分割
呼吸抑制	開始直後から持続的	睡眠中	睡眠中のみであれば経過観察	
	疼痛軽減時	症状出現時	減量～中止	
	投与継続中（突発）	症状出現時	過量：塩酸ナロキソン静注 　　　呼吸回数が10/分以上安定するまで繰り返し投与 　　　過剰に拮抗すると疼痛出現	1回20μg（1/10A）を静注

る悪心・嘔吐が誘発される場合にはジフェンヒドラジン・ジプロフィリン（トラベルミン®）やジメンヒドリナート（ドラマミン®）が有効である。

❷便秘

　便秘はモルヒネ開始直後からほぼ全例にみられる。モルヒネによる便秘は「硬い便が動かなくなる便秘」であり、同時に肛門括約筋の緊張も加わり便が出にくくなる。

　モルヒネによる便秘の治療の考え方は、この便秘の特徴に従って「便の水分を保ち、大腸の動きをよくする」ことである（表2）。固定処方での対処は難しい。治療目標は、患者が通常習慣にしていた排便の頻度を目標に薬剤を調節する。便秘の治療は、何日も排便がなくなってからではなく、モルヒネの開始と同時に行うべきである。便秘が十分に予防されていないと、重篤になり食欲低下や嘔吐の原因となる。またさらに重傷化すると麻痺性イレウスに進行する場合もある。

❸麻薬中毒・耐性など

　以前は、モルヒネを使えば麻薬中毒になるということは、常識であった。また投与を繰り返すごとに耐性が形成され、同じ効果を維持するためには増量を繰り返す必要があるとも信じられてきた。しかし最近の基礎的な実験から、痛みのある状況下ではモルヒネによるこれらの副作用や耐性は生じないことが明らかになり鎮痛薬として正しく投与する限り、モルヒネは安全な鎮痛薬と考えてよい。

❹ 呼吸抑制

　がんの痛みに対してモルヒネが鎮痛効果発揮している状況で呼吸抑制が問題になることはほとんどない。睡眠中の呼吸回数は通常より低下する場合があるが、覚醒が極めて悪いようなことがなければ臨床では問題にはならない。痛みが軽減せず眠気ばかりが強くなる場合にはモルヒネ抵抗性の痛み（神経障害性疼痛など）の可能性があり、このような場合に無理な増量をすると呼吸抑制が生じやすい。またモルヒネの代謝物は尿中に排泄されるため、腎機能が著しく低下した患者では、傾眠や呼吸抑制を生じる可能性が高い。このような症例ではフェンタニル製剤などへの変更が必要である。

❺ 眠気[8)9)]

　モルヒネを開始した直後は数日程度眠気が強い場合がある。痛みのために睡眠が不十分であった患者では、痛みが取れることで寝不足を取り戻そうとする。眠気がとても強く、痛みもほとんど改善していないような場合には、モルヒネ抵抗性の痛みの可能性を考える必要がある。このような場合には早めにがん疼痛治療の経験のある医師や、ペインクリニック、緩和ケアなどの専門医に相談する。

　また、モルヒネは代謝物が尿中に排泄されるので、腎機能が著しく低下している場合や、極端に尿量が減少している場合には、蓄積による傾眠を生じることがある。

Ⅲ　フェンタニルパッチ

❶ フェンタニルパッチの特徴

　フェンタニルパッチは1回の貼付で72時間（3日間）の鎮痛効果が維持できる長時間作用型の製剤である。フェンタニルパッチの特徴は、薬物貯蔵層と薬剤の皮膚への放出を一定にするための放出制御膜の存在である（図2）。この放出制御膜からは25μg/hr/10cm^{2}の速度でフェンタニルが放出される。2.5mg、5mg、7.5mg、10mgの製剤はそれぞれ25、50、75、100μg/hrの投与速度になる[10)]。

　フェンタニルはモルヒネに比べ、嘔気・嘔吐、便秘、眠気などが軽度である[11)12)]ことが知られている。また代謝産物に活性がないことから腎機能障害の著しくモルヒネの投与が困難な場合なども優れた代替薬となる[13)]。

　フェンタニルパッチが貼付されると、一定の速度でフェンタニルが放出され、貼付されている皮膚周辺の皮下組織に蓄積し、第二の薬物貯蔵層となる。開始時には皮下組織のフェンタニル濃度が上昇するのに時間がかかり、効果発現までに半日程度を要する。一方、フェンタニルパッチを中止した場合には、皮下に蓄積したフェンタニルの吸収がしばらくは持続するため、血中濃度の半減期は16-17時間と考えられている[11)]。また、この製剤は体温の影響を受けやすいため、発熱時や入浴

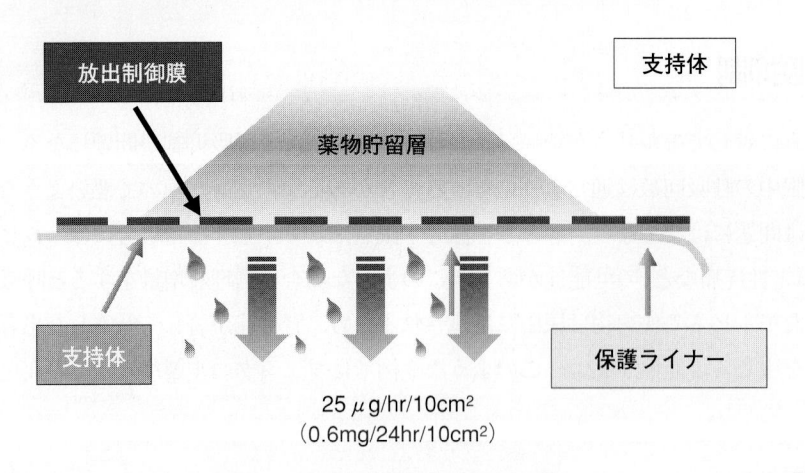

図2 フェンタニルパッチの構造

表5／経口モルヒネからフェンタニルパッチへの換算表（ドイツ規格）

	1日総量	30〜90	90〜150	150〜210
モルヒネ1日量	MSコンチン	20〜40mg×2回	50〜70mg×2回	80〜100mg×2回
	カディアン	30〜90mg×1回	90〜150mg×1回	150〜210mg×1回
	モルペス細粒	20〜40mg×2回	50〜70mg×2回	80〜100mg×2回
デュロテップパッチ用量		2.5mg (0.6mg/日)	5mg (1.2mg/日)	7.5mg (1.8mg/日)

後（基本的にはシャワーのみ）には注意が必要である。

❷ 投与量の調節

　フェンタニルパッチへの変更は添付文書の換算表により行うとされている。換算表は安全性に重点を置いているため、変更後に疼痛の増強がみられることがあり、安定した鎮痛が得られるまで増量を繰り返す必要がある。パッチに変更後の疼痛に対しては、臨時薬（レスキュー）として、即効性のモルヒネ製剤（モルヒネ散、モルヒネ水、モルヒネ錠、モルヒネ注）を追加投与する。開始時まで内服していたモルヒネ製剤の1日量の1/6量を目安に、注射剤では1/10〜20を30分〜1時間程度で投与する。レスキューの必要頻度が多い場合には貼り替えごとにフェンタニルパッチの増量を行う。ドイツではより鎮痛効果に即した換算表を用いており、臨床的な有用性についてわが国でも検討が始まっている（表5）。

❸ オピオイドが無効な痛みへの対処

　神経因性疼痛や腫瘍組織の著しい腫脹に伴う疼痛などはNSAIDsやオピオイドによる鎮痛が困難である場合が多く、モルヒネの増量は鎮痛効果が不十分なうえに、傾眠傾向などの副作用が生じやすくなる[14)-16)]。これらの疼痛では鎮痛補助薬の併用が不可欠となる。特に、がん疼痛では同一

表6／鎮痛補助薬の適応と投与法

	適応	開始量	増量(1日量)	増量間隔	維持量	投与法
抗けいれん薬 カルバマゼピン	神経障害性疼痛 電気が走るような 刺すような	100〜200mg	100〜200mg	2〜3日	〜600mg(1,200mg)	2分割/眠前1回
フェニトイン		100mg	100mg	5〜7日	〜400mg	2分割/眠前1回
バルプロ酸ナトリウム		200〜400mg	200mg	2〜3日	〜1200mg	2分割
クロナゼパム		0.5mg	0.5mg	4〜6日	〜3mg	眠前1回
抗うつ薬 アミトリプチリン ノルトリプチリン アモキサピン	神経障害性疼痛 しびれたような 締め付けられるような 突っ張るような	10 or 25mg	10 or 25mg	1〜7日	40〜100mg	眠前1回
トラゾドン		25mg	25mg		50〜100mg	
抗不安薬 ジアゼパム	筋攣縮による疼痛	2〜5mg	2〜5mg	2〜3日	5〜30mg	分2〜6回/眠前1回
抗不整脈薬 リドカイン	神経障害性疼痛 しびれたような 締め付けられるような 突っ張るような			2〜3日	0.5〜1.0mg/kg/hr	持続皮下/持続静注
メキシレチン		150〜300mg	100〜150mg		150〜450mg	分3回
NMDA受容体拮抗薬 塩酸ケタミン	神経障害性疼痛	50〜150mg	50〜100mg	2〜3日	50〜300mg/day	持続静注
					10mg/hr/回を疼痛時	レスキューとして
コルチコステロイド プレドニゾロン	神経圧迫による痛み	5〜20mg	5〜20mg	2〜3日	10〜100mg	朝1回/分2〜3回
デキサメタゾン		1〜2mg	1〜2mg		1〜10mg	
ベタメタゾン						

※いずれの薬剤もモルヒネとの併用は可能であるが、抗けいれん薬、抗うつ薬、抗不安薬、塩酸ケタミンでは傾眠に注意。
※抗精神病薬の沈静によって、自主的な痛みの訴えが減少することがある。適切な鎮痛が得られているかの注意が特に必要になる。

部位の疼痛の原因として、複数の性質の痛みを訴える場合があるため、NSAIDsやモルヒネなどによって十分な鎮痛効果が得られない場合には、疼痛の原因に対する検討と鎮痛補助薬を含めた併用治療を検討する必要がある。

Ⅳ 鎮痛補助薬の使い方(表6)

❶ 三環系抗うつ薬

　三環系抗うつ薬は、気分の改善とは関係なく鎮痛効果が認められることが示されている[21)27)]。抗うつ作用は投与開始から2週間程度を要するとされているが、鎮痛効果はより少量で早期に認められる[14)]。

　三環系抗うつ薬は、脳内におけるセロトニン(5HT)とノルエピネフリン(NE)の再吸収を阻害し、脳幹から脊髄への下行抑制系が賦活されることによると考えられている。しかし、5HT吸収阻害の選択制の高い薬剤を用いた研究では、神経因性痛に対する鎮痛効果は認められないか不十分であったとするものが多く[27)〜30)]、NE吸収阻害薬の方が効果的であるという意見も多い[31)32)]。しかし、5HT、NE双方に関与するアミトリプチリンは最も鎮痛効果が高く、多くの患者では下行抑制系における5HTとNEのバランスが重要と考えられている。

また、三環系抗うつ薬は、モルヒネの鎮痛効果の増強作用[33)34)]やモルヒネの血中濃度上昇を介した作用なども[35)36)]報告されている。しかし、神経因性痛ではモルヒネの増量が無効であり、三環傾向うつ薬の作用はモルヒネとは独立したものであると考えてよい。

①三環系抗うつ薬の適応

　三環系抗うつ薬は、神経因性痛に有効な薬剤であり、がん疼痛のほかに、片頭痛、ヘルペス後神経痛、糖尿病性ニューロパチーなどにも有効とされている[31)37)-39)]。

　がん疼痛における適応は、疼痛の性質によって分類されることが多い[14)21)40)41)]。

　三環系抗うつ薬の有効性の高い疼痛は「焼けるよう」「締めつけられる」「つっぱる」「しびれる」と表現されるものである。一方、疼痛が間欠的であったり、体位や動作によって誘発されたり、短期間に増強しているような場合には無効である場合が多い[14)]。

②副作用

　全身状態が著しく低下している患者では、眠気のために増量が困難である場合がある。高齢者ではせん妄や見当識障害を生じることがあるが、脳梗塞の既往がある場合には慎重に投与する。

　また、口渇、排尿困難、便秘、視調節障害が認められることがある。口渇は頻度が高く、ほぼ全例に認められ、増量により増強する。白虎加人参湯の投与が口渇の軽減に有効な場合がある[48)]。緑内障患者では禁忌とする意見もあるが、ピロカルピンの点眼の併用で投与可とする意見もある。

　心疾患のある患者では血圧の変動や不整脈の出現に十分な観察を行う必要がある。

❷抗痙攣薬

　抗痙攣薬は、神経細胞の異常な興奮を抑制するもの(カルバマゼピン)と、発作の広がりを抑制するもの(フェニトイン)、GABA受容体に作用し、脳内抑制系を賦活するもの(バルプロ酸ナトリウム、クロナゼパム)などに分けられる。1つの薬剤が無効であっても、ほかの薬剤への変更が有効である場合[20)]もある。

　抗痙攣薬は、安静時に発作的に繰り返されるような疼痛が適応である[14)]。患者の訴えとしては「電気が走る」「痛みが走る」「鋭い痛み」「刺すような痛み」などが「突然くる」と表現される性質の疼痛に有効である[21)]。しかし、特定の体位や体動によって誘発される疼痛では、同じような性質の疼痛であっても効果が期待しにくい。

　鎮痛に必要な投与量は抗痙攣作用を期待する場合と差がないと考えられている。

❸抗不整脈薬

　抗不整脈薬では、リドカインとメキシレチンが疼痛治療の目的で使われることが多い。適応となる疼痛は神経障害性痛であるが、特に神経根症状では有効性が高い。また、必ずしも神経因性痛でない場合でも、大量のモルヒネ投与によっても沈痛効果が不十分な場合などにも、併用によって優れた鎮痛効果を期待できることがある。

　投与量は不整脈治療に用いる量と同程度と考えられる。投与速度が早まったり、1日投与量が多くなり過ぎると、難治性の嘔吐や不穏状態などの局麻薬中毒の症状が出現しやすくなる[40)]。

メキシレチンは、経口および注射剤があり使いやすい薬剤である。しかし、一般的な開始量であっても、胃部不快感の頻度が高く、有効であっても内服の維持が困難なことがある。

経験的には、リドカインが有効であっても、メキシレチンが有効とは限らない場合や逆の場合もみられる。

❹ 塩酸ケタミン

塩酸ケタミンは古くからある静脈麻酔薬であるが、最近、がん疼痛に対する有効性の報告が増加している。

ケタミンを鎮痛補助薬として分類するべきかどうかの議論が必要であるが、モルヒネやNSAIDsによる鎮痛が困難な場合に効果が期待できる薬剤の1つである[50]。

ケタミンは、体性痛や神経因性痛に有効性が高いが、内臓痛にも有効とする報告もある。ケタミンは短期間の投与で無効であっても、中枢神経の過緊張を抑制することが知られており、1～2週間の投与後に効果がみられる可能性もある。

投与法は、1日量50～100mg程度から開始し、必要に応じて加減する。開始量が200mg以上の症例では、めまいや眠気などの訴えが出現しやすい[40]。ケタミンの持続静注や持続皮下注では、悪夢などの覚醒反応が問題になることはない。持続皮下注では、刺入部周辺の皮膚の発赤がみられ、2～3日ごとに刺し換えが必要なことが多い。

❺ ジアゼパム

ジアゼパムは、不安の軽減や痙攣の治療に用いられてきた薬剤であるが、筋痙攣による痛みが原因の場合にも極めて有効である。筋の攣縮に伴う痛みはそれほど多くみられないが、著しい脱水状態の患者などでは電解質異常などによって神経筋の被刺激性が亢進し、筋攣縮や身の置きどころのない全身の不快感を生じることがある。

ジアゼパム製剤は、経口剤として錠剤、散剤、シロップがあり、ほかに注射剤、坐剤が市販されているため、患者の状態に合わせた投与経路の選択が可能である。

ジアゼパム5～10mgの服用は、不安を軽減し、筋攣縮を抑えるのに有効である[42]。

①投与法と副作用

通常は経口投与が基本であるが、著しい筋攣縮に伴う激痛では注射剤の投与を行う。ジアゼパムの注射剤は希釈によって白濁し、効果が不安定になりやすいので、原液のまま使用するべきである。注射剤の投与では、2～2.5mg程度の少量から開始し、呼吸や意識状態に十分注意しながら、症状の軽減が得られるまで数分ごとに繰り返し投与する。眠気や傾眠傾向が著しい場合には投与を中止する。全身状態の悪い患者や、モルヒネによる傾眠傾向が強い患者では、呼吸停止がみられることがあるので時間をかけて観察を行う。

経口投与は安全性の高い投与法であるが、ジアゼパムは半減期が長く（約30時間）、中止しても薬剤の影響がなくなるまでに相当の時間が必要である。

直腸内投与（注腸）は、静注と同様に速やかな効果が期待できる[42]。死亡前の数日間にみられるよ

うな筋攣縮では、5〜10mgの直腸内投与が有効である[43]。

同じベンゾジアゼピン類の中に、ミダゾラム（ドルミカム®）などのように半減期の短いものもあるが、代替薬として同等の効果を期待することはできない。

6 糖質コルチコイド

糖質コルチコイドは、ホスホリパーゼA2の阻害によって、抗炎症効果を発揮する。

糖質コルチコイドは、しばしば骨転移による疼痛に対して用いられるが、毛細血管の透過性の低下や腫瘍周辺の浮腫の改善によって[51]、転移性脳腫瘍による頭痛、脊椎や神経圧迫に伴う神経因性疼痛などにも用いられる[74]。

ベタメタゾンとデキサメタゾンはナトリウム貯留作用がほとんどなく、抗炎症効果も高いため、がん疼痛治療に選択されることが多い。両薬剤とも抗炎症効果はヒドロコルチゾンの40倍で、食欲亢進効果も高い。脳圧亢進や脊髄圧迫に伴う麻痺の急性期を除いては、少量投与（0.5〜2mg/日）を開始量とする。増量は数日ごとに効果をみて行う。1回の増量は1mg/日程度で、増量によって効果がみられない場合には、効果のみられた最も少ない量で維持する。通常、鎮痛治療では10mg以下で効果がみられ、20mg以上必要なことは極めて稀であり、必ずしも大量投与が効果が高いわけではない[52]。経口、注射のいずれもほぼ同じ投与量で効果が得られる。

両薬剤とも半減期が長いため、1日1回朝の投与を基本にする。量が多い場合には、朝と昼の2回に分割する。夕方の投与では、不眠を生じやすくなる。

副作用として、高用量では免疫抑制に伴うカンジダ症の頻度が比較的高く、投与開始後数週間以内にみられることがある。

消化性潰瘍は長期投与となる場合には特に注意が必要である。非ステロイド性抗炎症薬（NSAIDs）との併用のみを危険とする意見もあるが[53]、がん疼痛治療ではNSAIDsの併用例は多く、また、潰瘍が発生した場合でも無症状に経過し、重篤になりやすい。H₂受容体拮抗薬やプロトンポンプ阻害薬などを予防的に併用するべきである。精神症状は比較的少ないが、気分高揚、不眠、不安、多動、性格異常などが見られることがある。

おわりに●●●

がん疼痛治療における、基本的な鎮痛治療の実際と、鎮痛補助薬の適応と治療について述べた。がん疼痛治療に使用できるオピオイドはさまざまな特徴をもったモルヒネ製剤の種類も増え、フェンタニル製剤も加わった。今後さらにオキシコドンなどのあたらしいオピオイド製剤が発売される予定である。これらの各薬剤や製剤の利点を生かしてよりよい鎮痛治療を提供していくためにはそれぞれの特性をよく理解する必要がある。神経障害性疼痛などのモルヒネ抵抗性の疼痛では、鎮痛補助薬を適切に使用することが不可欠である。一般的に鎮痛補助薬は馴染みの少ない薬剤であるが、適切に選択すれば極めて有用性が高い。しかし、これはモルヒネやNSAIDsの効果までをカバーすることまではできない。基本的な鎮痛薬が十分に投与されないまま漫然と鎮痛補助薬が投与されても副作用を生じるリスクが増えるばかるである。これらの薬剤に十分な知識と経験をもつことは、

さまざまな原因の疼痛が混在するがん疼痛治療では不可欠であると思われる。

(的場元弘)

● 文献

1) Bonica JJ : Cancer Pain ; The Management of Pain, vol.2. Ed JJ Bonica (ed), Philadelphia, Lea & Febiger. 400-460, 1990.
2) Twycross RG, Fairfield S : Pain in Far Advanced Cancer. Pain14 : 303-310, 1982.
3) Twycross RG, Lack SA : Symptom Control in Far Advanced Cancer Pain Relief. Pitman, London, 1983.
4) 世界保健機関(編)：がんの痛みからの解放とパリアティブ・ケア．竹田文和(訳)，金原出版，東京，1990.
5) 的場元弘：鎮痛薬の頓用処分；どう考え，どう処方するか．ターミナルケア 6(1)：39-46，1996．
6) 的場元弘：がん疼痛治療におけるオピオイド鎮痛薬の問題点．臨床精神病理 3：661-668，2000．
7) Clinical Practice Guideline No. 9 ; Management of Cancer Pain, U. S.Department of Health and Human Survices, 14, 1994.
8) 的場元弘：がん疼痛の管理と課題．日本臨床 59：1823-1828，2001．
9) Matoba M : Use of morphine and adjuvant drugs according to the condition. European J of Pain 5 (suppl A) : 59-62, 2001.
10) Payne R, Moran K, Southam M : The role of transdermal fentanyl in yhe management of cancer pain. In Estafanous FG ed. Opioids in AnesthesiaⅡ. Stoneham : Butterworth-Heinemann, 215-212, 1991.
11) 的場元弘，三谷浩之，岩垣潤子，ほか：モルヒネからフェンタニルの変更による進行がん患者の意識レベルの改善．北里医学 28：53-57．
12) Varvel JR, Shafer SL, Hwang SS, et al : Absorption Characteristics of transdermally administered fentanyl. Anesthesiology 70 : 928-934, 1989.
13) 的場元弘，小坂康晴：フェンタニルパッチ(デュロテップパッチ)臨床麻酔．2002．
14) Matoba M, Goto F : Therapeutic Effects of Antidepressants and Anticonvulsants for Neuropathic pain in Cancer Patients ; Pain Research 9 : 31-39, 1994.
15) Byrne TN : Spinal Cord compression from Epidural Metastasis. N Engl J Med 327 : 614-619, 1992.
16) Portnoy RK : Ajuvant Analgesics in Pain Management. In Oxford Textbook of Palliative Medicine. Ed Doyle D, Hanks GWC, MacDonald N. Oxford Univ. Press. Oxford. 187-203, 1993.
20) Foley KM, Sundaresan N : Management of Cancer Pain. In De Vita VT, Hellman S, Rosenberg SA, eds. Cancer. Principles and Practice of Oncology. Philadelphia, JB Lippincott Company : 1940-1961, 1985.
21) Gerson GR, Jone RB, Luscombe DK : Studies on the Concomitant Use of Carbamazepine and Clomipramine for the Reliefd of Postherpetic Neuralgia. Postgraduate Medical Journal 53 (suppl 4) : 104-109, 1977.
22) Watson CPN, Evans RJ : A Comparative Trial of Amitriptyline and Zimelidine in Postherpetic Neuralgia. Pain 23 : 387-394, 1985.
23) Watson CPN, Evans RJ, Watt VR, et al : Postherpetic Neuralgia ; 208 Cases. Pain 35 : 289-298, 1988.
24) Max MB, Lynch SA, Muir J, et al : Effects of Desipramine, Amitriptyline, and Fluoxetine on Pain in Diabetic Neuropathy. N Engl J Med 326 : 1250-1256, 1992.
25) Kishore-Kumar R, Shafer SC, Lawlor BA, et al : Single Doses of the Serotonin agonists Buspirone and Mchlorophenylpiperazine do not Relieve Neuropathic Pain. Pain 37 : 223-227, 1989.

26) Watson CPN, Chipman M, Reed K, et al : Amitriptyline versus maprotiline in Postherpetic Neuralgia ; A randomized, Double-blind, Crossover Trial. Pain 48 : 29-36, 1992.
27) Ventafridda V, et al : Studies on the Effects of Antidepressant Drugs on the Antinocicepive Action of Morphine and Plasma Morphine in Rat and Man. Pain 43 : 155-162, 1990.
28) Ventafridda V, Ripamonti C, DeConno F, et al : Antidepressants Increase Bioavailability of Morphine in Cancer Paitients. Lancet 1 : 1204, 1987.
29) Couch JR, Ziegler DK, Hassanein R : Amitriptyline in the Prophylaxis of Migraine ; Effectiveness and Relationship of antimigraine and Antidepressant effect. Neurology, 26 : 121-127, 1976.
30) Max MB : Amitriptyline Relieves Diabetic Neuropathy Pain in Patients with Normal or Depressed mood. Neurology, 37 : 589-596, 1987.
31) McQuay HJ, Carroll D, Glynn CJ : Dose-response for Analgesic effecy of Amitriptyline in Chronic pain. Anaesthesia 48 : 281-285, 1993.
32) Kloke M, Hoffken K, Olbrich H, et al : Anti-Depressants and Anti-Convulsants for Tretment of Neuropathic Pain Syndromes in Cancer Patients. Onkologie 14 : 40-43, 1991.
33) Samuelsson H, Hedner T : Pain Characterrization in Cancer patients and the Analgesic response to Epidural Morphine. Pain 46 : 3-8, 1991.
34) Kaye P : Benzodiazepines, in Note on Symptom Control, 43-44, Hospice Education Institute, Conneticut, 1989.
35) Baines MJ, Moor LH : Control of other symptoms, in The Management of Terminal Malignant Disease, Ed Saunders C, 100-132, Edward Arnold, London 1984.
36) 井上裕之，村岡英雄，松下幸生，ほか：向精神薬で生じる口渇に対する白虎加人参湯の臨床的検討．新薬と臨床 42：1511-1518，1993．
37) 合田由紀子，横川陽子，平賀一陽：難治性がん疼痛に対する少量のケタミンとモルヒネ併用療法の有用性．ターミナルケア 5(2)：108-114，1995．
38) Yamada K, Ushio Y, Hayakawa T, et al : Effects of methylpredonisolone on peritumoral brain edema. J Neurosurg 59 : 612-619, 1983.
39) Piper JM, Ray WA, Daugherty JR, et al : Corticosteroid use and peptic ulcer disease ; role of nonsteroidal anti-inflammatory drugs. Ann Intern Med 114 : 735-740, 1991.
40) 的場元弘：鎮痛補助薬の使い方．緩和医療1(2)167-175，1999．

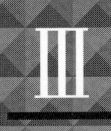

III 心療内科診療の実際　8・リエゾン医学

① 心療内科医によるリエゾン医学

はじめに●●●

　本稿での「リエゾン」という語は「コンサルテーション・リエゾン」とほぼ同義で使われているが、精神科医を中心としたリエゾンの歴史[1]や本邦での実際の活動については成書や「精神科医によるリエゾン」の項に譲り、本稿では「心療内科医の視点からのリエゾン」について、なるべく具体的に述べたい。

Ⅰ コンサルテーション・リエゾンの定義と対象患者

❶定義

　コンサルテーション・リエゾンの定義として「コンサルテーション」と「リエゾン」の語の意味をわけて考えると、コンサルテーションとは「他科の医師の依頼に応じて、患者の精神状態や行動、およびそれらに対する処置や治療方針について相談し、適切な助言を行うこと」であり、リエゾンは「他科と一定の協力的な関係をもち、1つの組織化された機構を通して、他科の診療に協力していくこと」となり、前者は要望があったときのみの一時的な関係、後者は定期的にカンファレンスを開くなど、継続的なかかわりをもつことを意味するといえる[2]。しかし、本稿では両者を分けずに「他科の医師が精神・心身医学的側面にて患者の診断・治療に困った際、および病棟内でのスタッフの葛藤状況の解決などを目的として、心療内科医や精神科医が相談を受け、直接患者の主治医とはならずにコンサルタントとして、主治医に適宜アドバイスを行う形で治療に参入するという概念」[3]という定義で用いることとする。また特別な注釈がない限り、「リエゾン」を「コンサルテーション・リエゾン」の略として使う。

❷対象

　リエゾンの対象となる患者(疾患)は基本的にはすべての入院患者であり、その原疾患は多岐にわたる。心療内科医によるリエゾンでは、対象患者は大きく次のように分類される。

　①骨折や感染症など、それ自体は心身症としての要素はほとんどない身体疾患での入院において、せん妄や不眠、不安などの精神症状を認める患者。
　②消化器系症状(嘔気・嘔吐や腹痛)や循環器系症状(動悸、血圧上昇)などを認め、その症状に心身症としての要素が大きく、場合によっては心療内科転科となる患者。
　③がん、AIDS、臓器移植、透析患者など、重篤な身体疾患があり、そのため心理社会的サポー

トが必要となり、心療内科医がチーム医療の一員としてかかわる場合。

④疾患というよりも、その患者のパーソナリティや行動、医療者とのコミュニケーション障害、医療不信などが問題となる場合。

またリエゾンを依頼してくる主体は患者自身ではなく、多くは主治医や病棟看護師であり、患者が「心療内科」に大きな偏見や誤解、拒否感をもっていたり、良好な治療関係を結ぶのが困難な場合もある。当院では基本的には、主治医から心療内科医がリエゾンとしてかかわることを説明してもらい、患者本人(あるいは家族)の了解を得てから訪室するようにはしているが、患者の拒否感が強い場合は直接患者に会わず、カルテを通して、主治医や看護師にアドバイスするだけの場合もある。

II 当院におけるリエゾンの現状

❶年別患者数の推移

当・神戸赤十字病院は外科系(外科・整形外科)、内科系各1つずつの2病棟をもつ126床の病院である*。心療内科は1996年1月に開設され、筆者は同年2月から非常勤、4月からは常勤医として現在に至る。また1996年1月から1999年2月までは週1回のみ非常勤精神科医も勤務していた。表1に1996年1月から2001年12月までの6年間に心療内科でリエゾンとしてかかわった患者数を心療内科としての診断別に分類して示す。また依頼科別に分類したものを表2に示す。

この結果を考察していくと、

①全体的な患者数は、1996～1998年のはじめの3年間は38名、38名、35名とほぼ横ばいであるが、1999～2000年の2年間は10名、11名と半数以下に減っている。この理由として、1998年までは原則として筆者が入院患者の主治医にはならない体制で、本来なら心療内科転科となるケースで

表1／当院におけるリエゾンの患者数(診断別)

	痴呆・せん妄	うつ	不安障害※1	不眠	心身症	精神病圏	アルコール依存	自殺企図	器質性疾患※2	がん	その他	合計
1996年	8	9	7	1	4	2	3	0	2	0	2	38
1997年	4	12	3	3	5	4	3	2	1	0	1	38
1998年	2	4	6	3	7	1	1	2	3	2	4	35
1999年	0	2	2	1	2	0	0	1	2	0	0	10
2000年	1	1	2	1	3	2	0	0	0	1	0	11
2001年	0	1	6	3	1	0	1	1	0	23	0	36
合計	15	29	26	12	22	9	8	6	8	26	7	168
(%)	8.9	17.2	15.5	7.1	13.0	5.4	4.8	3.6	4.8	15.5	4.2	100

※1 パニック障害、PTSDを含む
※2 てんかん、脳梗塞など

＊：2003年8月より310床(6病棟、ICU)

も、リエゾンとして診ていたこと（厳密にはリエゾンの定義に合わないのだが）や、筆者が処方する投薬内容をみて、各主治医が不眠やせん妄に対しての薬物療法を自分で行うようになったことなどが挙げられる。実際リエゾンにおいて、こうした「教育」的な意味合いは大きい。筆者は当院に勤務するまではせん妄の治療経験はほとんどなかったが、精神科医のアドバイスを受けながら、自分でメジャートランキライザーも処方するようになっていったからである。

表2／依頼科別患者数

	整形外科	外科	内科
1996年	15	6	17
1997年	11	13	14
1998年	5	6	24
1999年	3	0	7
2000年	3	1	7
2001年	7	21	8
合計	44	47	77

②2001年になって、35名と、また急に患者数が増えているが、これは診断別でみると明らかなようにがん患者が23名とほとんどを占めており、それを除けば12名でほぼ横ばいである。

③1996年において、せん妄・痴呆、うつ状態、不安障害が併せて38名中24名と約3分の2を占める。これには、1995年の阪神淡路大震災の影響が大きく、この中にはPTSD（Posttraumatic Stress Disorder：心的外傷後ストレス障害）や、震災を契機に明らかに痴呆が進行したり、うつ病や精神疾患を発症した例が10数例みられた。

❷ 依頼科別の特徴

整形外科からの依頼のうち最も多いのは、骨折で入院した高齢者のせん妄や痴呆、不眠、うつ状態についてであった。交通事故や転落事故後のPTSDも4例みられた。ほかには、手首自傷などの自殺未遂患者、慢性疼痛の患者などであった。また他院で受けた手術が不満で当院整形外科に入院した患者の例では、筆者が手術をした前医に手紙を書き、患者の気持ちを代弁し、関係調節することで患者の気持ちもほぐれ、また前医にフォローされることになった。

2000年までは、外科からの依頼は手術関連のものは案外少なく、急性腹症で外科入院となったものの、過敏性腸症候群やNUD（non-ulcer dyspepsia）と診断された心身症の例や、交通事故後の慢性疼痛のケースなどであった。2001年は1例は十二指腸潰瘍穿孔の20代の患者で残り20例はすべてがん患者だった。

内科からの依頼は心身症がやはり多く、動揺性高血圧、自律神経失調症、パニック障害が特に多かった。軽症うつもよくみられた。最初の頃は不眠などシンプルな依頼もあったが、主治医が既に抗うつ剤や抗不安剤をあれこれ試みて、それでもうまくいかないために依頼してくるケースなども増えてきた。また主治医が整形外科の場合は「身体的診断・治療は主治医に任せる」ということで役割分担が明確であったが、主治医が内科医の場合は両者の仕事の境界が曖昧で、互いに気を遣いあうという困難もあった。

III リエゾンの各論

❶ 痴呆・せん妄

　痴呆・せん妄は、本来はわれわれ心療内科医の専門領域ではないが、当院のような一般病院において、病棟看護師や主治医が最も困り「なんとかしてほしい」と訴えてくるのは、異常行動を示す、こうした痴呆・せん妄の患者である。せん妄の定義は「軽度ないし中等度の意識混濁を基盤に、認知の障害、精神運動活動の変化を主徴とする急性の器質性精神症候群であり、急性発症し、日内変動を示し、数日ないし1週間くらいで消失する」[4]であるが、老人では発症が亜急性であったり、症状が出没するなど非定型のことや遷延することもしばしばあり、痴呆との鑑別は難しい。症状は、特に夕方から夜間にかけて多い行動異常で「時間・場所・周囲の人物がわからなくなる(失見当識)」「部屋の隅などで排尿したり、おむつに手を入れて便をいじったりする」「誰かにしゃべりかける(独語)」「大声で叫んだり、興奮する」「カテーテル類を自己抜去する」などである。

　せん妄治療の原則は一次的原因の除去であるが、その原因としては身体的な要因が大きい。すなわち外科手術後、低栄養、感染症、低酸素血症、脱水、電解質異常などである。輸液や抗生剤投与、酸素投与などの全身管理でせん妄も改善することもあるが、多くの場合は対症療法として薬物療法が必要になってくる。筆者はハロペリドール(セレネース®)を経口で0.75mg就寝前に投与することが多い。経口摂取が無理な場合や緊急時にはセレネース®を1/2～1A筋注または静注する(1A：5mg)。注意すべきは、ベンゾジアゼピン系睡眠導入剤がせん妄を誘発したり、増悪させることがあることで、既に投与されていたそれらの薬剤を中止するだけで、せん妄が改善することもある。薬物療法以外では環境の調整も重要で、昼間はなるべく座らせ、テレビをみたり会話をしたりなど刺激を与えたり、家族に付き添ってもらうことも大事である。

❷ 不眠

　表1では不眠はさほど多くないが、それはうつ、せん妄、不安障害など他疾患がある場合にそちらの診断カテゴリーの方に含めたからで、「主訴」としては不眠が最も多いかもしれない。当然ながら主治医が既にブロチゾラム(レンドルミン®)、ゾルピデム(マイスリー®)などの短時間型睡眠導入剤を使ったうえで改善されないため、当科に依頼がくる。不眠のパターンについてよく問診し、中途覚醒や早朝覚醒、夢をみて熟睡感がないなどの場合は、フルニトラゼパム(ロヒプノール®)やクアゼパム(ドラール®)などの中～長時間型の睡眠剤に変更、あるいは併用するだけで改善する場合もある。しかし不安が強く寝る前にあれこれ考えてしまうという患者、あるいはうつ状態がみられる場合は抗不安薬や抗うつ薬の併用も必要となる。筆者がよく用いるのは4環系抗うつ薬の塩酸ミアンセリン(テトラミド®)や抗不安薬のアルプラゾラム(コンスタン®)で、副作用としての「眠気」を利用することになる。これらの3～4剤を組み合わせてもまだ頑固に不眠を訴える場合は、合剤であるベゲタミンB(クロルプロマジン・塩酸プロメタジン・フェノバルビタール配合)を投与することもある。

❸不安障害

　不安を訴える患者の中には、パニック障害やPTSDなど「疾患の1症状としての不安」の場合もあるが、検査や治療、病態について十分に説明をしてもらえなかったためや、誤解が生じているための不安もある。こうした場合、十分な時間をとって患者の不安を傾聴・受容し、主治医や看護師にそれをフィードバックしていくことが大切である。薬物療法としては、筆者は抗不安薬のエチゾラム（デパス®）0.5mgを屯用で用いることが多い。速効性があり半減期も短いので使いやすいが、筋弛緩作用などの副作用が強い場合や高齢者では、ロラゼパム（ワイパックス®）を用いる。

❹疼痛

　慢性疼痛については詳細は別項で述べられているが、ここではリエゾンとして相談を受ける機会が多く、治療に難渋する「鎮痛剤依存患者」について、症例を通して考察する。

症例：68歳、男性。

主訴：右季肋部痛

病歴：40歳頃の胃潰瘍手術から始まり、胆嚢摘出、虫垂切除、残胃潰瘍からの出血にて胃部分切除、イレウスと頻回の手術を繰り返していた。その後右季肋部痛を強く訴え時間外を受診、鎮痛剤注射を希望し、入退院を繰り返していた。今回X年5月から当院外科入院、リエゾンとして心療内科紹介された。

使用薬剤：ジクロフェナクナトリウム（ボルタレン®）坐薬50mgを1日2回定期使用した上で、疼痛時にペンタゾシン（ソセゴン®）15mgとヒドロキシジン（アタラックスP®）50mgの混合筋肉注射を1日3回までの制約で受けていた。しかし看護師判断で適宜プラセボとして生食も筋注されていたこともあるが、効果は同様だった。

①経過

　5/29訪室して、今までの経緯を詳しく聞く。腹部の診察もしたうえで「痛みに対する不安が非常に強く、それが予期不安となって痛みを増強させている可能性がある」と説明すると、患者自身も心理的要因の関与を認め、鎮痛剤の注射は減らさないといけないという意識ももっていた。「痛みへの不安をやわらげる薬」ということで塩酸イミプラミン（トフラニール®）30mg/日とブロマゼパム（レキソタン®）6mg/日を、また胆道ジスキネジーも考え、フロプロピオン（コスパノン®）240mg/日を投薬した。その頃は上記のソセゴン・アタP筋注が毎日1回夕食後、あとの1～2回はプラセボとなっていた。当科からの投薬後「少し痛みはましな気がする」と言い、特に副作用も認めなかったが、注射の回数は減らなかった。6/13、薬について再度聞くと「痛みはあまり変わらない」と言うので塩酸アミトリプチリン（トリプタノール®）30mg/日と疼痛時エチゾラム（デパス®）1mg屯用に変更。患者に「注射は1日1回でがまんして、あとはのみ薬に切り替えましょう」と説明、看護師にも「プラセボにしても注射への依存は同じなので、本人に頑張ってがまんするように言いました。がまんしたらほめてあげて下さい」と行動療法的にアプローチするように指示した。注射内容もアタPのみでソセゴンを抜くようにしたが、効果は同様だった。6/16からペインスコア

を導入し、ただやみくもに「注射をがまんしろ」というだけでなく、患者の痛みを受容し理解する態度に努めた。その甲斐あり、6/20～6/28の9日間は注射なしで坐薬とデパスの屯用のみでのりきった。しかし6/29に退院の話が出たことと、同室患者が状態悪く看護師が頻回に訪室したことが関係したのか、強く痛みを訴え、結局注射（プラセボ）を使うことになった。7/4、妻と面談し、痛みに心理的要因が大きいことや、プラセボも使っていることを説明、なるべく注射から離脱し、退院できるよう協力を求めた。その後経口のアタPを追加投与したが、注射はなしでのり切り、7/31退院となった。

②考察

疼痛のため頻回に注射を希望する患者の場合、つい主治医や看護師はプラセボに切り替えてしまうが、それでは「注射への依存」は同じであり、また結果的に患者をだましたことになり、治療関係を損なってしまう。今回筆者は病歴聴取や、腹部の診察、ペインスコアなどを通じ、症状を受け入れ、患者の痛みが「心因性」ではなく「胆道や腸管の機能異常からくる痛みをベースに心理的要因により増強している状態」ということを患者や主治医、看護師にもフィードバックしていった。また痛みを強く訴える場合はできる限り訪室して励まし、なだめながら「注射をがまんするように」促すことで患者との治療関係も保たれ、内服薬も効果を示したと思われる。

IV 心療内科医によるリエゾンの今後の展望

最後に当院におけるがん患者へのリエゾンの現況を紹介し、「心療内科医によるリエゾン」の今後の展望について述べたい。先述したように2001年から外科からの手術前後のがん患者の紹介が増えたが、それは院内において筆者が中心となって「担がん患者への全人的ケア」についての勉強会を立ちあげ、必要症例についてはカンファレンスをもつという体制が整ったからである。こうした「狭義のリエゾン」活動を通して、主治医や病棟スタッフの「患者の心理社会的問題点」への感受性も高まり、「明らかな問題が生じたから」ではなく「より質の高い医療を提供するためのリエゾン」へと成熟してきつつある。こうした変化こそが、単なる「他科との併診」ではない「リエゾン」の醍醐味ともいえる。

またチーム医療における、心療内科医の「コーディネーター」としての役割の重要性について筆者は以前から述べてきた[5)6)]。患者を取り巻く治療スタッフやコミュニティ（職場や学校、地域社会）へのリエゾン活動において、心療内科医は「心身相関」「全人的医療」という観点からチーム全体を俯瞰し、個々のメンバーの働きが患者の病状にどうかかわっていくかということをチーム全体にフィードバックしていくコーディネーターの役割を果たすことになる。その役割として心療内科医がふさわしいと考えるのは、心療内科医は「心身相関の病態」を常に念頭において診る医師であり、患者の身体状況を十分把握したうえで、心理社会的要因との関係について診れる専門家だからである。

おわりに●●

　主に筆者の経験をもとに,「心療内科医によるリエゾン」について述べてきたが, 筆者の勤務するのが総合病院ではなく**少ない診療科しかないため, 対象疾患が限られてしまったことと, 当院に精神科医がいないため, 本来精神科領域の疾患(病態)もリエゾンの対象となってしまっているなどの問題点もある. しかしリエゾンとは本来このように, 施設ごとの特徴あるいはリエゾン医による個性を反映するものであってもいいと考える. 各施設における心療内科医のリエゾンへの取り組みが,「心療内科医の役割」について新たな可能性を開いていくことに期待したい.

(村上典子)

● 文献

1) 諏訪　望:精神医学における教育と診療. 日本医事新報　1531:3368-3373, 1953.
2) 吉内一浩, 久保木富房:コンサルテーション-リエゾン. 臨床医　26:540-542, 2000.
3) 津久井要:コンサルテーション・リエゾンサービス. よくわかる心療内科, 桂　戴作, 山岡昌之(編), p159-162, 金原出版, 東京, 1997.
4) 黒田重利:せん妄. 老年精神医学マニュアル, 長谷川和夫, 清水　信(編), p176-185, 金原出版, 東京, 1991.
5) 村上典子:心療内科におけるコンサルテーション・リエゾン. 心療内科, 第1, p267-271, 科学評論社, 東京, 1997.
6) 村上典子:心療内科医としての社会参加のニーズ;AIDSボランティアや震災の経験を通して. 心身医学, 第41巻, p96, 三輪書店, 東京, 2001.

＊＊:2003年8月からは総合病院

III 心療内科診療の実際　8・リエゾン医学

② 精神科医によるリエゾン医学

はじめに

　身体症状を執拗に訴える患者はその訴えの執拗さから身体因の検討が不十分なまま精神疾患として加療されることも少なくない。しかし、身体疾患を見い出しても、その身体疾患によって、すべての症状が説明できるものでもない。ここで問題となるのは、患者がどのような疾患を有していようが、患者自身が自分の病気をどの程度理解し受け入れ、どう戦って生きているかが重要である。一般に医療者への過度の依存は、医療への過剰な期待を抱かせるだけではなく、自己治癒力（病気自体の治癒力と病気に伴う社会的対処能力）を損なう結果となり、長期入院、頻回受診、医療者や家族への依存などの問題を引き起こす。医療者は当初、これらの問題を受け入れるように努めるが、同じ問題が繰り返されると、医療者自身が疲れ、期待を裏切られたという挫折感から良好な治療関係が維持できなくなる。

　本稿では、サルコイドーシスという慢性疾患をかかえる患者が、さまざまな身体愁訴で入院となり、その疾患では説明できない症状が多いために、心気症という診断で精神科へ長期入院。身体科医との共同治療にて、医療者への過度な依存を認識できるようになり、治療関係が円滑にいくようになった例を提示する。本症例を通じて、リエゾンサービスにおける患者の依存や退行、共生関係の重要性、すなわち医療者と患者の円滑な治療関係の維持について述べたい。

I 症例

患者：71歳、女性。
主訴：きつい、このまま死んだ方がまし、食欲もない。

①生活歴・病歴

　元来、社交的で明朗な性格であったが、神経質な面もあった。2人の子どもに恵まれ、子どもたちは独立し、現在夫婦2人暮らしである。昭和55年(52歳)、霧視の症状のために大学病院を受診し、サルコイドーシスの診断を受けた。昭和56年大学病院に入院し、ステロイド治療により症状は改善、以後呼吸器科に通院していた。昭和58年に上記症状が再燃し、入院してステロイド治療を受けた。昭和59年頃より下腹部の疼痛がみられ、虫垂炎(昭和59年)と卵管炎(昭和61年)の手術を受けた。昭和63年、慢性気管支炎の急性増悪を繰り返し、平成9年までに計8回入院した。元来、薬剤に対して心身ともに不安が強く、平成8年頃から不安、心気、悲観的な訴え、頭重感、不眠などがみられるようになった。平成8年6月、平成9年8月の2回の入院では一旦退院を予定すると、当日近くになると、腹痛や気分不良を訴え、延期となるというエピソードが続いた。平成9年8月26日(10回目)の退院直後から全身倦怠感が強く、近医内科で点滴治療を受けたが、9月に入り不安

症状は増悪し、同年9月5日に当院呼吸器内科に入院した。抗生物質の点滴静注にて肺炎は改善したが、不安や過呼吸などの精神症状にて精神科へ転科となった。抗不安薬や抗うつ薬の投与では改善はみられず、漢方薬などの投与を行うなどさまざまな治療を試み、一時的な改善がみられた。しかし、不安症状が改善すると、次には頭重感や耳鳴の訴えなどの新しい症状が出現した。夫とともに退院の話合いを重ねた結果、長期療養施設への転院は拒否的であったため、自宅への退院に向け、保健婦からの紹介で介護士による訪問看護の説明も行い、平成10年4月16日退院した（入院期間：224日）。しかし、腹部の調子が悪いという愁訴にて、同年4月18日、19日、20日いずれも時間外救急を受診した。

救急部受診時（4月18日）、血圧172/104mmHg、脈拍90/min（整）、体温37.6℃、下腹部に軽度の圧痛を訴えるが、胸写や腹部単純写にて異常はなかった。入院治療の必要性はない状態であるが、下痢気味の症状を強く訴えるため、しばらく様子を観察すると、腹部症状は自然に改善し、「自宅で様子をみます」との夫の希望にて帰宅した。翌日も同様の愁訴にて救急部を受診し、外科医や救急部医師の診察にて、「腹部には異常はなく、大丈夫です」との診断および精神科医からの診察を受け、患者や夫は安心して帰宅した。翌々日も同様の愁訴にて救急部を受診した。「自宅での生活は不安で仕方がない。入院させて下さい」と自ら入院を強く希望したため、コンサルテーションが依頼された。精神科医による診察の結果、不安、心気症状が退院を契機に増悪したとの診断で、再度精神科入院となった。

②入院後の経過

身体疾患の予後に対する慢性不安状態、細かい身体症状に対する過度の不安、主治医の交代、子どものいない夫婦2人の生活、長期入院による生活環境の変化など、病院に対して強い依存関係が形成されていた。そこで、安心できる治療者患者関係の樹立を目指して、慢性疾患と戦って生きていく内在する自己治癒力が再び芽生えるように支持していった。すなわち、服薬の自己管理、頻回の外泊訓練、夫のサポート、精神科医・消化器外科医・呼吸器科医などの身体科医師の定期的な診察などを通し、患者心理の根底にあると思われる「見捨てられる不安」を軽減することに努めた。また、過度に医療者に依存的になろうとする行動に対して、その度ごとに、「自分でコントロールする力」が重要であることを指摘した。このような繰り返しの中で、188日間の入院治療を行い、退院となった。現在も、定期的な通院治療が行われ、救急部を悩ませることはなくなった。

II 疾患の概念

身体症状が存在するが、その原因が器質疾患や薬物の影響を受けていない場合に、DSM-IV (Diagnostic Statistical Manual version IV)では身体表現性障害と診断される。その中には、心気症（ヒポコンドリー）、身体化障害、転換障害、疼痛障害などが含まれる。歴史的にみれば、ヒポコンドリーの原点はギリシャ語から生まれ、「(肋)軟骨の下方」を指す軟部組織を意味する解剖学の用語であった。その当時、体液論に支配されていたギリシャの古い医学理論は、諸悪の根元はメランコリー（黒い胆汁）であり、(肋)軟骨の下方で生産、分泌された（Galen、130-200年）。つまり、

Galenはメランコリーが全身に分布する場合、大脳に充満する場合、胃に貯溜する3つの型に分類し、胃に貯溜する型をヒポコンドリーとし、それは季肋部の張る病気とされ、鼓腸、すっぱいげっぷ、腹痛を主要症状とし、副次的に不安や悲哀の精神症状を呈したと記載されている。しかし、現在、DSM-IV診断基準によれば、心気症とは「適切な医学的評価と再保証にもかかわらず、人は重篤な病気の罹患または重篤な病気にかかっているとの考えにとらわれる」とされ、診断に際しては保証によって病気への確信が消失しないという条件が必要である。

これまで一般外来における心気症と診断された患者の有病率は、4〜9％、最近のEscobarら[1]によるDSM-IVに基づく構造化面接(CIDI)の結果では、一般外来の受診患者1455名中49名(3.4％)が心気症と診断され、本疾患は比較的頻度の高い精神障害である。

III 発生機序(性格因および状況因)

身体化をきたしやすい性格因として、不安の背景にある問題点(葛藤)を自覚しても、うまく言葉で表現できない傾向が指摘されている。さらに、近所や家族の人間関係上、過剰な気配りで、「相手が自分をどうみているか」、「相手を傷つけるのではないか」などにとらわれ、気楽に振舞うことができず、非常に疲れやすい対人関係上の問題を生ずる、いわゆるヒポコンドリー性基調に近似する。すなわち、ある種の内向性性格をもち、自己内省と完全欲が強く、自己の心身の動きや状態、その異変などに鋭く注目してそれにとらわれ、そのことを心配する不全感の強い性格である。一方、身体化の中でも治療困難な身体化障害では、幼少時に複雑な環境で育ち、性格形成上の問題があり、情緒の安定性が得られず、身体化と行動化が同時に生じやすい性格傾向が存在する。

状況因に関して、Waringら[2]によれば、夫婦間の慢性葛藤、家族構造の変化が、このような曖昧な長期にわたる身体愁訴の根幹にあることを指摘している。身体化は心理社会的問題への不適応の初期徴候ともいえる。問題が深刻化し、患者の言語化や問題解決の促進がなければ、行動へと発展し、その具体例として遁走、飲酒行動、過食行動、暴力、ギャンブル、出勤拒否などが挙げられる。さらに、状況の改善が認められない場合、依存感情はさらに大きくなり、退行状態に陥り、自己回復(対処)能力を失ってしまう可能性もある。

身体表現性障害の理解を深める考え方として、市橋[3]によれば、身体表現性障害を有する患者は受動的な依存感情(甘え)が周囲の人物から受け止めてもらえないという恨みの感情の表現であると述べている。また、最近注目されているメカニズムとして、「身体感覚の増幅(somatosensory amplification)」がある[4]。これは、「ある身体感覚に注意が向かうことによって、それが強まり、さらに注意が集中するという悪循環が生じる。このようにして、ある身体感覚が次第に増強し、慢性化する」という考え方である。

IV 臨床症状

身体表現性障害の診断基準として、ICD-10では「患者の訴える身体症状にはいかなる身体的基

盤もないという医師の保証にもかかわらず、医学的検索を執拗に要求するとともに、繰り返しその症状を訴える疾患である」と定義されている。従来、このような障害は、心気症と診断されていたが、その臨床特徴は、①なんらかの身体症状があること、②その身体症状に関心が向かい、とらわれること、③その身体症状を訴えて医療を求めること、④なんらかの重大な身体疾患に罹患しているのではないかと恐れること、または既に罹患していると確信していること、という4つにまとめられる。ICD-10やDSM-Ⅳによれば、身体化障害では息切れ、月経困難、性器の灼熱感、喉の圧迫感、健忘、四肢の痛みなどの数多くの症状があり、やっかいな患者だという印象を受ける若い女性に多い。疼痛性障害では慢性で重度の疼痛を訴え、病弱な生活を送り、働くことができず、医学的ケアの長期にわたる病歴をもち、多くの外科的治療を受けている。患者は人生の困難のすべてが痛みにあると考えている。心気症では明らかな良性の身体症状や感覚症状を誤解し、重大な病気をもっているとの恐怖や信念にとらわれている患者である。いずれの障害も症状が心理的な要因や葛藤に関連するという強い仮説が存在する。

Ⅴ 診断のポイント

　心理的問題を身体症状として表現し、その治療を求めようとする患者は、一般医にとって診断および治療において難しいジレンマを引き起こしやすい。治療関係がうまくいかない場合、却って患者や家族の不安・医療不信を強め、ドクターショッピングなどの不適切な医療行動につながる場合もある。現在と過去のカルテをよく読み、これまで患者がどのような医療行動をとってきたかを評価することも診断のポイントとなる。決して、重大な疾患に至ることがないにもかかわらず、さまざまな医療機関を転々する既往がみられれば、診断上の手がかりとなる。また、このような患者を前にして、医療者が陰性の逆転移感情を抱くようであれば、この感情自体が患者への反応であり、診断の根拠ともなり得る。患者の受動的依存感情が治療者にある種のネガティブな印象を与えるからである。

Ⅵ 治療のポイント

❶ リエゾンの概念[5]

　リエゾン精神科医の役割は他科の治療チームの一員となって、患者の症状を悪化させない治療法や他科の医師やナースに情緒的なストレスを予防する方法を教える教師ともいえる。したがって、リエゾン精神科医に必要とされる技術として、他科の医師が患者の精神科問題に困っているときに、すぐに対応できる心構えである。場合によっては、その問題が発生する場に自ら出向き、相談に乗るだけの身軽さが必要とされる。よく用いられる比喩として、リエゾン精神科医は消防検査官に似ている一方、精神科コンサルタントは消防夫に似ている。リエゾン精神科医は家事の起こりそうな状態を指摘して災害を予防する役割を担い、精神科コンサルタントは火事が起こってから呼ばれて、

A: 一般医主導型
（精神科医のアドバイスを受けて）
B: 精神科医主導型
C: 一般医と精神科医の共同治療型

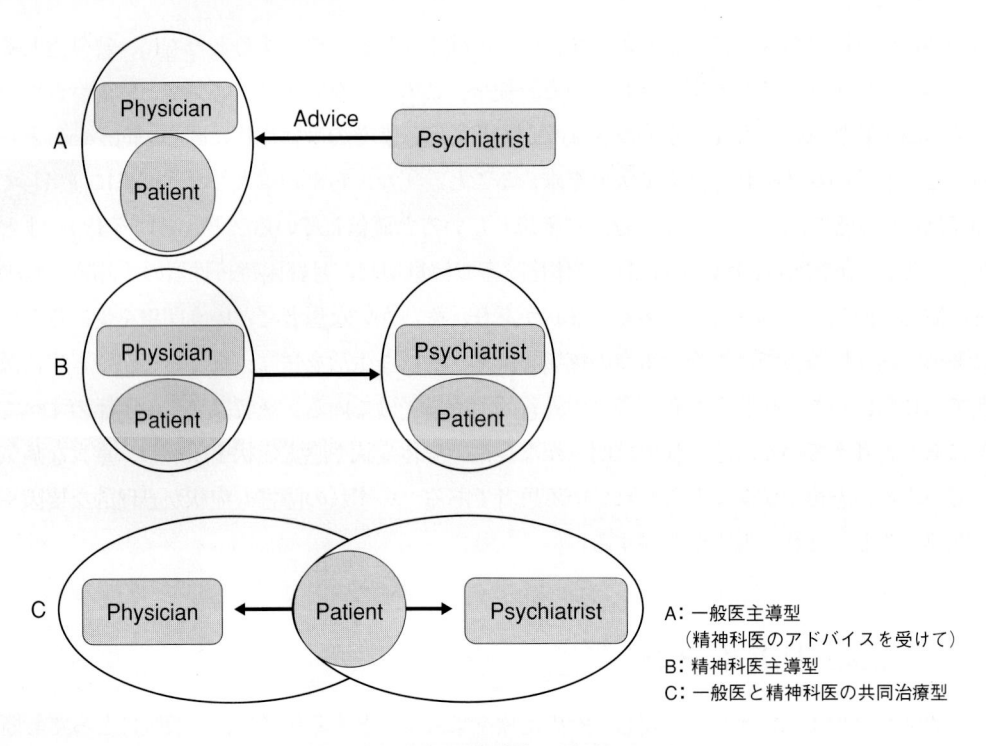

図1／身体表現性障害の治療モデル

消火活動を担う仕事でもある。いずれにしも、リエゾン精神科医との連携が1つの治療手段となる。

❷ 身体科と精神科の連携

　Houseら[6]によれば、保証の広い概念には2つの要素がある。患者の症状がいかなる身体的病気に基づかないという情報を提供する方法と何からの病理で症状が説明されるとの説明で対応する方法である。最初のステップは前者の方法で行うが、徐々に後者の説明に十分注意を払いながら移行させていく。このような方法は認知教育的治療と呼ばれている。しかし、このような認知教育的方法を用いた保証でもうまくいかないのが心気症の治療の難しさである。心気症における有効な治療法として、身体科と精神科の連携による保証がある。心気症を含む身体表現性障害の治療パターンには3つのアプローチがある(**図1**)[7]。それは、精神科アドバイスを受け入れる一般医主導型、精神科主導型、一般医と精神科医の連携型である。治療の初期では、一般医に見捨てられる不安から、後者の連携型が推奨される。患者は病気の存在への確信が強く、精神科主導型へ持ち込むことは病気の存在を否定することにつながる。これは保証というより、失望感を抱かせる結果となる。身体症状と心理社会的要因の関係をある程度受け入れるまでには身体的検索が必要とされる。精神科医への信頼ができるかどうかのtesting phaseという時期をおく。もちろん、連携治療を続けていくことに制約が生じるが、将来的に精神科主導型へ手渡すことを目標とする。定期的に身体検索を行いながら、患者が向ける身体的関心をより現実的な心理社会的問題にシフトさせていく。

❸ 分け与えられる力

　緩徐に進行する慢性疾患を支えていくには医療者の医学倫理の問題に触れないわけにはいかない。Brody[8]によれば、適切なコミュニケーション（言語的、非言語的）、患者の自立に対する尊重と助言者としての医師の役割（丁寧な話し合いと患者の受け止め方に対する適切な調整、適切な時間）および医師と患者間の価値観の葛藤を指摘している。このような倫理的問題をうまく処理しながら、医療者として患者を支えていかねばならないが、医療者は医師という資格を有することで、医学的知識と技術、影響力、社会的地位と権威を同時に持ち合わせることになる。この力は患者を助けることにもなるし、害するものにもなる。日常診療では、医師として力を倫理的に反しない形で使用していく必要があるが、それは患者との出会いの社会的背景を十分に踏まえたうえで、患者の人生の物語や病気の経験がもつ意味を理解していくことにある。診療の中で、力の倫理的使用としては、大まかに3つに分類される。それは、「医師としての本来の力（Owned power）」、「目的に向けられた力（Aimed power）」、「分け与えられる力（Shared power）」からなる。特に心気症に対して、大きな力となるのは「分け与えられる力」を提供することにある。長期的に患者の健康を維持するより強力なパートナーとなり、お互いが共生することによって、パワーが大きくなることが、われわれの使命である。

❹ Re-attribution model

　Morris[9]が提唱する身体表現性障害へのre-attribution modelを紹介する。このモデルでは、4つのプロセスから構成され、①Feeling understood、②Broading the agenda、③Making the link、④Negotiating further treatment、からなる。このモデルでは、①患者さんがどうして、このような病気に至ったのかという物語（解釈モデル）を傾聴する。②Agendaとは現在、患者さんと診察の中で、テーマとなっている話題であり、その話題を広げる作業である。③これらの会話の内容を広げながら、症状が現れる意味を心理的な問題と繋げる操作を行う。④Negotiateとは、これからどうしていけばよいのかという問題に対して、患者さんとの交渉（相談）を進めていく作業である。

　Morrisらはこのアプローチを英国の一般医へ教育することによって、身体表現性障害を有する患者の身体症状の訴えが減少し、患者自身も望んでいた治療を受けられたと満足感を示し、ドクターショッピングなどの医療行動を予防できたと報告している。

おわりに●●

　身体表現性障害におけるリエゾン活動について、その概要を示したが、本稿で強調したいことは、医療者と患者が過剰な依存関係に陥ることなく、患者がみずから生きていく力を支え、互いに共生できる関係をつくりあげていくことにある。その中で、医療者は単に自分の診療科の仕事に終始することなく、診療科間のコミュニケーションを深め、あらゆる角度から患者のパワーが増すような働きかけを行っていくことが重要である。従来から、「チーム医療」という言葉が普及しているが、

言葉だけにとどまらず、実際にさまざまな分野の医療者が本当に協力し合って医療を実践していくことが「リエゾン」の本来あるべき姿である。

(佐藤　武)

● 文献

1) Escobar JI, Gara M, Waitzkin H, et al: DSM-IV hypochondriasis in primary care. Gen Hosp Psychiatry 20: 155-159, 1998.
2) Warning EM, Russell L: Family structure, marital adjustment, and intimacy in patients referred to a consultation-liaison service. Gen Hosp Psychiatry 2: 198-203, 1980.
3) 市橋秀夫：ヒポコンドリーの治療．ヒポコンドリー(心気)，高橋　徹(編)，p45-49，ライフ・サイエンス，東京，1994．
4) 堀川直史：日常診療でみる身体表現性障害とその治療．治療　82：1716-1720，2000．
5) L・S・グリックマン：精神科コンサルテーションの技術．荒木志郎，柴田史朗，西浦研志(訳)，岩崎学術出版社，東京，1983．
6) House A: Hypochondriasis and related disorders. Assessment and management of patients referred for a psychiatric opinion, Gen Hosp Psychiatry 11: 156-165, 1989.
7) Hosaka T, Sato T, Yamamoto K: Therapeutic models for somatoform disorders in liaison psychiatry. Int J Psychiat Clin Practice 2: 189-193, 1998.
8) Brody H: Ethical issues in daily clinical practice(佐賀医科大学総合診療部における講演)．
9) Morris R: The re-attribution model. 1st European Association for Consultation-Liaison Psychiatry and Psychosomatics. Leiden, Netherlands, 2001.

附　録（対　談）

1 精神科医との対話

西村良二　（福岡大学医学部精神科教授）
久保千春　（九州大学大学院医学研究院心身医学教授）

I 精神科と心療内科の相違点と共通点

❶ 対象疾患

久保：精神科と心療内科との相違点と共通点についてお伺いしたいと思います。まず、心療内科の対象疾患は、内科領域の心身症が多いわけです。呼吸器系（気管支喘息、過換気症候群）、消化器系（過敏性腸症候群、消化性胃潰瘍）、代謝系（糖尿病、摂食障害）、神経系（斜痙、書痙）があります。精神科との境界領域として、うつ病、不安障害、パニック障害、身体化障害、疼痛性障害、転換性障害などがあります。精神科からみられて、どのように考えておられますか？

西村：治療の方法は、SSRI、SNRIなど副作用が少なくて効果のある薬が開発されてきています。心療内科と精神科がオーバーラップされていて、一層加速されていくのではと思います。心療内科は、内科系の心身症を取り扱うという中核がありますが、精神科は、統合失調症、躁うつ病、強迫性障害、不安障害などが中心です。疼痛、うつ病、不登校などオーバーラップするものが増えていく。精神科も心療内科ももともとは1人の病気をもつ人間としてみる、という姿勢を貫き通すのは当然のことと思います。心療内科は、そこを一番の原点とされてきたことでしょうが、精神科の場合にも同じように生物学的に、心理社会学的に1つのモデルとして掲げていくので、そういう意味で、同じようなモデルをもっている科としては、扱う疾患が段々重複してくると思います。

久保：私からみますと、統合失調症、躁うつ病、てんかんなどは精神科特有の病気だと思いますが。

西村：統合失調症にしろ、躁うつ病にしろ、いろいろな行動を起こして、治ったときにあんなことをして恥ずかしかったとか、人前に出れないとおっしゃるものですから、一時保護したりします。統合失調症でもいろいろな症状があって、患者さんの人権を考えながら本人の意志で入院される。この点は、精神科特有のものと思います。でも、抗うつ薬や抗精神病薬などが使いやすくなり、つまり副作用が少なくて効果が早くなってくると、そういった病気の初期の部分や軽少の部分は、むしろ患者さんは心療内科に行ってしまうこともありうるのではと思います。そうなってくると、治療を受けるところはどこでもいいが、診断して、治療の方向づけをして、適切な医療の方に紹介するとなると心療内科の先生の力量が求められるのではと考えています。心身相関について、脳内の神経伝達物質などがわかってきて、段々身体の病気ではないかとなってくると、また一層境界がわからなくなる。新しいことがわかってくるにつれて、私たちの方で再編成して、そのためにアイデ

ンティティーを考えていかなくてはと思っています。患者さんにとっては喜ばしいことではないでしょうか？

久保：精神科の病気というのは脳の病気となるのですか？

西村：心のストレスが脳を介してあらわれるのでしょうね。脳の病気でも問題行動や自殺や犯罪を行うとなると精神科の精神保健法という法律の中でやっていかなければならないのですが、それ以外のことは、脳も1つの臓器だと考えるようになると心療内科の先生も一緒にやっていけますし、オーバーラップしてくるのではと思います。今のところは、さっき先生がおっしゃったような軽症、中等症のうつ、仮面うつなどの身体症状がメーンで、自殺などにはならないような患者さんが重なりますね。また、摂食障害は、心療内科と精神科で重なりますね。

久保：摂食障害も精神科の先生がみておられることが多いですね。

西村：そうですね。リストカットなど問題になるほど、行動制限をしなければならないとなれば、そのマネージメントが必要です。精神科の大きな治療の1つは病棟をもっているということ。病棟で、精神保健法に守られて、行動制限ができる閉鎖病棟で治療できるというのが、ちょっと違いがあります。精神科の場合は時々本人を守るために意志を無視してでも守っていかなければならないことがあります。

久保：精神科では重篤な身体管理や重篤な低栄養状態などに関する専門の先生はおられるのですか？

西村：本当は心療内科の先生の協力があれば一番いいのですが、結局のところ、問題に理解のある内科の先生に協力して頂いてやっております。身体的な管理は精神科医は特に訓練を受けているわけではありませんので、やはり苦手ですよね。その部分は限界があります。

久保：今、境界領域の疾患としてうつ病、不安障害、疼痛性障害、身体化障害などの患者さんは本当に多いんです。外来の患者さんではうつ病が最近一番多く、全体の25～30％近くになりますが、そのほかでは身体表現性障害が多いです。このような患者さんは精神科でも多いのですか？

西村：多いですよ。先程の摂食障害も含めてですけどね。民間で開業している先生は、統合失調症を扱っていて、神経症や疼痛、身体表現性の疾患などは十分に扱っていないという現状があります。大学病院や総合病院の精神科は扱っていますけどね。それと子どもの精神疾患などは、民間の精神病院ではほとんど扱っていないという現状がありますが、大学病院では、精神科でも心療内科でも扱っています。先程の強迫神経症も他の科でもできるようになっていて、精神科だけの疾患とはいえなくなってきています。

久保：強迫神経症は、SSRIができてからはかなりよくなる人がいて、私も驚いています。

西村：精神薬理学の発達のおかげで喜ばしいことですけど、どの病気がどこの科の守備範囲といったように変わってきたのではと思います。

❷ 治療法

久保：治療法についてですが、薬物療法は私たちも向精神薬の中で抗うつ薬、抗不安薬、睡眠薬などを使いますが、抗精神病薬になると私たちもまだ使い切れないことがあります。先生からみら

れてどうでしょうか？　境界領域の疾患などではいろいろ使い方があると思いますが、薬物療法の共通点と相違点についてはいかがでしょう。

西村：私たちが抗生物質を使うときは薬に書いてある適応量までしか使いきれないところがあります。でもベテランの専門医は、あるときにはドカッと使いますよね。それが私たちにできないのと同じように、私たちは抗精神薬を使うときには、適用使用量を超えてドカッと使います。そのあたりがなかなか難しいのではないですか。私は、以前は抗精神薬は副作用の問題が多くて使いにくかったのですが、SDAなどは多大な量で、治療を期待できる量を使っても副作用が少ない。この薬のおかげで随分と心療内科の先生でも使いやすくなったのではないでしょうか。ただ、この薬はここまで使えるという限界を知っていらっしゃると日頃の臨床に安心して使えるのではないでしょうか。

久保：そのためには症例を重ねて、体験することが必要ですね。

西村：例えば自殺、分裂などの対応とか、自殺行動を抑えるのであれば効いてきますからね。自殺面についての対応の仕方、例えばうつ病では、非常に重要です。その点さえ抑えられればもっと薬が効能していってくれるだろうと思いますね。抗精神薬もSDAが出てきて、体重増加、糖尿病などの問題もありますが、いろいろわかってくると、この薬は心療内科の先生にも非常に使いやすい薬になってくると思います。そうするとまた今までの精神科領域の常識みたいなものが変わってくる気がします。

久保：精神療法についてはいかがですか？

西村：心療内科でも精神療法はバイオフィードバック、行動療法、精神分析法など幅広く、いろいろな技法を工夫していらっしゃる科はないのではと思います。精神科でも生物学的精神医学というのが主になっていますが、社会復帰のリハビリテーションとか精神分析的なオリエンテーションなど非常に少なくなってきていて、このようなことをされているところは、全国で2、3ぐらいになってきています。今は、精神薬理学が主になり、よい薬があると患者さんに喜んでもらえるのでその研究にいってしまっています。実は、サイコソーシャルのところが私たちの精神科では弱くなっています。精神療法をトレーニングするというところも非常に少なくなってきています。精神科では行動療法的なこと、認知療法的なことやバイオフィードバックなどは稀で、むしろ、多様な精神療法をやっているところは心療内科ではないでしょうか。その点は違いがあると思います。

久保：そういう面で私たちは、いろいろな心理法を組み合わせながらやっています。例えば摂食障害には認知行動療法が主体です。患者さんの病気によって家族療法を取り入れたり、作業療法を取り入れたりしています。

久保：例えばうつ病の薬イミプラミン®をみると、疾患の種類や重症度もありますが、精神科の先生は200mgは普通使われていますが、私たちは100mgぐらい使用します。私たち心療内科領域では100mgや75mgでも効果あるように思いますが。

西村：心療内科の先生の経験の差で、例えば心身医学会の認定をもっていらっしゃる先生は精神医学の知識ももっていらっしゃるので、副作用などをチェックしながら適切な量を使えると思いますが、心療内科の先生でも心身相関のトレーニングをどれくらい受けられたかの差が大きいのでは

ないでしょうか。だから、経験の浅い先生は経験と医学会での認定の勉強の中で知識と技能を身につけられ、適切な治療をされているのではないでしょうか。適切な量まで使える心療内科の認定医の先生に私はみてもらいたいと思いますが、うちの患者さんのケースでも身体症状が出ると一般内科にいかれるので、心療内科の先生に出会えない。そして、少量の薬しか使えず、もっと使えば治っていくのに治しきれないまま慢性化してしまう。これは診療される先生の経験とかの問題なのではないでしょうか。そういった意味では、新しい抗精神薬が出てきて、副作用が少なくて効果がでてきますので、その技術を修得されるとマネージメントの基本的なところは心療内科の先生もプライマリ・ケアというところでされていると、経過中にどうやって精神科と協力してやっていけるか、あるいはどこの段階でバトンを渡せるかといったところを段々と熟練されていくのではないでしょうか？

II 心療内科の問題点

久保：心療内科の問題点についてはどのようなことを考えておられますか？

西村：これは私たちもですが、身体症状があっても背景にパーソナリティの問題があるケースが非常に難しいと感じています。パーソナリティの把握などが、今後非常に必要になってくるのではないでしょうか。心身症になりやすい傾向についての研究が進んでいますよね。境界型人格障害や自己愛的な人とか精神科でも苦手意識があって、できればみたくないなと。このような人たちは人間関係が下手ですから、自分の性格のおかげで自分の周りの人との間でストレスを感じて、実際にいろんな身体症状を訴える人がいるのではないでしょうか。こういった方々の扱いについては、心療内科にも求められているのではないですね。人格障害ということで精神科もしていかなければならないのですが。私たちもそうですが、心療内科でもこの点は理解と対応が求められているのでないですか。

久保：このような人では身体症状と精神症状が合併して起こっているんですね。そうなると対応が複雑になりますね。

西村：心療内科というより心療内科と精神科の問題点という感じですね。心療内科では、心身相関の見方というのは、患者さんのニーズからすると社会の関心は高いのではないですか。そういったニーズに応えるだけの病院、心療内科があるのか。それは大事な問題なのではとと思います。

久保：患者さんの数は増えてきていますが、心療内科医は少ない。心療内科と精神科の境目がボーダレスになっている部分もあります。例えば、精神科でも心療内科的な心身相関、リエゾン精神科医の方の場合は心療内科と近いような領域を扱っておられるだろうという気がします。そういう面では、精神科でも心身相関に興味をもっておられる方は一緒にやっていくのもいいだろうと思いますね。

西村：総合病院にある精神科で依頼されることの多くは、術後せん妄や治療中にいろいろな薬の影響でうつが起こったときですね。あとは、統合失調症の患者さんや発達障害、自閉症、躁うつ病の患者さんが身体の病気、癌などになって手術をしなければならなくなったときにどうしたらいい

のかなど……。やはり、精神科がリエゾンで求められるのは、問題行動の患者さんです。そうなると総合病院における精神科役割があるのではないでしょうかね。今、多いのは民間病院に入院している精神疾患の患者さんが、白内障を起こしたとか、それで目が見えるようになるための手術が必要になったとか、癌が起こったから放射線の治療や抗癌剤の治療が必要になったとき、大学病院へ紹介されるケースです。そして、まずは手術を前にして、精神状態が悪化しないかということの説明を結構求められます。同じ総合病院の中でも精神科と心療内科で共同してお互いが病院のコンセプトをつくり、仕事がしやすいように対応していかなければならないと思います。段々に身体のことをみれない精神科が増えてきているのでそれはいけないと思いますし、内科で診断、マネージメントぐらいのことはできるようにならないといけないと思います。

久保：そうですね、心療内科も精神科の方で勉強させていただくという形で、ある程度の精神的な診断をして、ここまでは自分たちの守備範囲であるとわかるまでに勉強することが大事であると思います。

西村：臨床の場で実際に若い先生たちに、薬をここまではこうしようなどと教育することが大事なのではないでしょうか。実際にきちんと診断と方向性が決まったならばマネージメントはやはり内科的な疾患であれば、心身症であれば心療内科の先生たちにお願いしています。心療内科の現場でやられるときも診断とマネージメントですよね。精神科でトレーニングを受けて、1年ぐらいで治療ができるとは思っていませんが、「いろは」ぐらい覚えられたら、私たちとの間の橋渡しぐらいできますので、それはとても大事なことだと思います。

久保：卒後臨床研修で精神科では1カ月から3カ月間の研修が必須となりましたが、これは研修する人にとってどのようなメリットがありますか？

西村：心療内科の先生と同じような視点で全人的に人をみていこうという姿勢を、短い間でもわかってもらいたいことと、うつ病や統合失調症などの患者さんが内科に行こうと外科に行こうと、患者さんとして身体の病気で受診してきたときに、"統合失調症だからもうみれない"では困るということですよね。そういう患者さんを一応マネージメントできる、つまり手術したり、お世話ができる、そういう基本的な接し方などを理解していただきたいと思っています。先々でリエゾン活動を行うときにスムーズにリエゾン精神学のことを理解していただくのが一番ですね。実際は精神科の場合は、病院によって精神科の活動の仕方がさまざまですよね。どんなに学生時代に精神科のことを卒前教育でやっていても、実際に一人前の医者になってくると精神科に対する偏見が戻ってしまって。紹介の仕方も非常に下手で、そういう意味で精神科をうまく使えるような医者になってほしいと思います。それとやっぱりうつ病などがあっても基本的なことはできる必要があります。今後は、内科、外科は、精神科の患者さんは結構慢性的なのでこれを治療できる内科、外科医が必要です。そのあたりを中心に、短い間ですが、学んでいただけたらと。

久保：今後の重大な病気はアメリカの統計によれば、心臓関係の病気に次ぎ、癌、うつ病が2、3番目になるんですよね。うつ病は非常に大事な病気であるということから、プライマリ・ケアを行う人が対応をしていくことが必要なんですね。

Ⅲ 心療内科への希望

久保：心療内科への希望としては？

西村：大学への希望と実際に開業されている先生に求めることはちょっと違ってくると思います。大学、教育などについては心身相関とか全人的な立場でみれる医師の養成ということで卒前教育が非常に大事だということですね。というのは、多くの医療に携わってみたいと思って仕事を選ぶ人のほとんどは心理学などに興味があるようです。そうすると医学に入ってきた1年生、2年生は心理学とか心身相関に関心が高いんですよね。ところが、実際に外科とか内科とか訓練を受けていくにつれて段々と関心がなくなってくるんですよね。臓器をみてしまうと関心が少なくなってくる。これは、心身医学の専門科で心療内科の医師を養成していく大学や教育機関の病院の先生の責任ではないかと。もちろん、私ども精神科ですから心理学的にものをみていく立場のものからいわせて頂くと、心療内科に医学生が入ってきたときに患者さんを救いたい、という気持ちをそのまま伸ばしていく、育んでいけるような教育の大学病院を考えていただきたいということと、それから心療内科の標榜科の問題で、精神科というと非常に敷居が高くて、心療内科の方が低いわけで、そういった意味で、心療内科の方に患者さんがいきやすいわけです。その場合は自殺の問題などがないとか、統合失調症だって適切なアドバイスでマネージができる先生がいれば、ほかの段階でバトンを渡せるという逃げ道がぐっと増えてくるといいなあと思います。やはり、一生懸命心身相関をみるだけに、行動化の多い患者さんを抱え込んでしまうことがあるのでは。いい先生だと思いますが、そういう先生たちに精神科との協力関係を築けたらいいなあと思いますね。

久保：そうしたいと思いながら、難しい患者さんを紹介すると面倒をかけるのではと考えたりします。でも、遠慮しないでいいですかね？

西村：いいと思いますよ。例えば、ホームドクターのようにして心療内科の先生が来てくださったらいつも会えるんですよ。月に1回とか時々心療内科の先生にみてもらうという感じです。

久保：精神遅滞の方で身体症状を訴える人がいますが、それらの方々の診断もしっかりしないといけないと思いますが。

西村：精神遅滞になると、教育、福祉との関連機関が大事ですよね。

久保：そのあたりは、精神科の方はスムーズに連係ができていますね。私たちは、保健所、福祉、ケースワーカーの方々との関係が薄いような気がしますが。

西村：今のところは、精神科の方がたけていますね。ソーシャルワーカーも精神科を活用するという点があるかもしれません。

久保：扱う疾患の違いにもよりますね。

西村：しかし、実際に精神遅滞の方が身体の病気をしたら、不適応を起こしていたりします。

久保：典型的な精神遅滞の方はわかりますが、ボーダーにある精神遅滞の方で不適応を起こして、痛みを訴えたり、摂食障害があったりする人が多いような気がします。

西村：環境との不適応を起こしやすいですからね。環境調整をしたりすることになると思います。そのようなときは、ソーシャルワークや学生ならば教育、生活面でも福祉が大事です。

IV 心療内科と精神科の協調

久保：心療内科と精神科との協調という面ですが、今のストレス社会の患者さんに協調して対応していくことが大切だと思いますが。

西村：徐々に疾患の解明がされて、いい治療薬が開発されていくとともにいつも心療内科と精神科の境界が変動しているということですよね。これは、1つの事実ですので、受け止めていかなければならないと思います。ここは精神科、ここは心療内科ではなくて、むしろお互いの領域を知って、これは心療内科の先生にお願いしようとか、これは精神科の先生にお願いしようとか。そのためにはお互いの仕事の領域を理解することが大切ですね。オーバーラップしないとますます仕事が増えていくので、どこからどこまでという領域がいつも動いているので、これからしばらく精神科のアイデンティティーと心療内科のアイデンティティーがいろいろ揺れ動くと思います。でも、いろいろ変わっていっても全人的な医療をしていく若い人たちを支えていかなければならないと思います。変わってきますよ。今、私たちがもっている知恵は精神科は、心療内科は、というのは段々変わってくると思います。変わってくると考えながら、次の世代の人たちがまたよりよい全人的な医療を考えて、広げていけるように、私たちは連携して、心療内科と精神科で対話、交流をしていくことが一番大切かなと思います。

久保：そういうふうになればと私も思っています。

西村：確かに心療内科の方もよい薬も出てきて、ストレスマネジメントを心理精神療法的なことでやっていかなければならないことが薬でよくなってしまう。今まで培ってきた技術を使わなくてもかなり治るようになってきたりします。しかし、いい薬が出てくると治ってくる場合もありますが、これからますますストレスマネジメントを心療内科が他科の先生にアピールして、一層心療内科が浸透していくのではと反対に思います。そういう次の大事な役割がきているのではと思います。今まで難治性の気管支喘息、潰瘍とかがありますね。このような病気に対して今まで培ってきた心理療法的なアプローチやバイオフィードバックなど、これは絶対にいかせると思います。

久保：そうですね。先生がいわれるように今後増える病気は生活習慣病、ストレス病です。

西村：生活習慣病ですよね。これで、ストレスをどうマネジメントしていくか、1つの心療内科の仕事はそこではないかと思います。そして、一般的な他科でのストレスマネジメントを学べるようにもっていくことや、それでもまだ治らない難しい問題、慢性疾患の苦しみにどうアプローチしていくかということが心療内科で携わってきた心身相関の問題になってくるのではと思います。一層、生活の中に入り込んでくるのでは。心療内科の必要性というのはますます高まっていくのではないかと思います。

久保：それに対して精神科の役割について先生はどのように考えていらっしゃいますか？

西村：精神科も同じなんですよね。私の場合は、精神療法的アプローチをしていますが、薬で治るので、精神療法なんていらないのではと思われたりしています。ところが、私はよい薬がでると、今まで精神療法で持ち上げていたことが薬でここまで治してくれる、ということは何が起こるかというと最後の仕上げは人間関係の訓練です。心療内科はそのようなところですよね。そうすると薬

で治ったら最後の仕上げをする必要が一層増えてくる。今までは治らない(という言い方は失礼ですが)難治性、慢性化した病気も治るようになっている。かえって最後の仕上げをしなくてはいけないので仕事が増えてくるんですよ。だから精神科の場合はそういう段階で、そういうときこそ一層心理療法的な技術とか必要になってくる。心療内科でもよい薬が出てきて潰瘍などすぐに治ってくる、でもどうして潰瘍になったのか、などそれからの技術が大事になってくると思います。そういう意味で同じような立場だと思います。そして今後、次の世代の方が模索しながら心療内科と精神科のいい関係を築いてくれるのではないでしょうか。私たちはそれを邪魔しないように。そして、精神科医は内臓をみれないということがずっと続くことと思いますし、あと犯罪の問題、患者さんを拘束するという意味で最後まで残るのでは。身体のことは心療内科がみれますし、犯罪関係、問題行動はやっぱり精神科の領域になるかなと思います。

久保：治療の仕上げとして、コミュニケーションの仕方、対人関係のコミュニケーションのスキルをどのように高めていくかは治療の目標にもなるわけですけどね。

西村：ますます関係が親密になっていかないといけませんね。そうなってくると心療内科にとっても精神科にとっても必要になってくるのでしょうね。患者さんの側からすると私たちの方から合わせていかなければならないですね。

久保：そうですね。

西村：心療内科以外での身体科での啓蒙、協力も大事になってくると思います。心身相関や全人とかは精神科と協力していかなければならないと思いますし、ほかの学会で精神科の先生が心療内科の先生に卒後訓練を受けることができたらいいなと。心療内科の先生が精神科病院で訓練を受けられるようなことはされているので、精神科もそうしなければと思います。それと今のところ共通の摂食障害、疼痛などについては共同研究していくことが一層必要では。それと相互理解ですね。最近、雑誌を読んでいると精神科の先生が心身医学会に参加することが少なくなってきているらしいのですが。

久保：心身医学会の理事や会員数は半分近くはいらっしゃいます。

西村：そうですか。それならなおのことますます増えていったらいいですね。精神科から患者さんをみてもらうときにやっぱり心身医学会の認定を受けている先生にみてほしいなという思いがあります。よい薬が出てきても薬屋さんの宣伝だけで使う内科の先生ではなく、心療内科で訓練を受けた認定医の先生にちゃんとみていただきたいというのが希望です。

久保：精神科と心療内科で共同してやっていくことがとても大事だと思いますね。今日は貴重なお話をどうもありがとうございました。

2　リエゾン精神科医との対話

佐藤　武（佐賀大学保健管理センター教授・所長）
中井吉英（関西医科大学心療内科学講座教授）

I　なぜ精神医学を選択したのか

中井：はじめに伺いたいのですが、なぜ佐藤教授はリエゾン精神医学を選ばれたのですか。

佐藤：佐賀医大病院開設時に、初代学長の古川哲二先生が『"赤ひげ"的な医師をつくっていこう』ということをおっしゃいました。一県一医大制度になりましたから、地元に根づくような医師をつくっていこう、今でいうなら家庭医・かかり付け医のようなお医者さんをつくっていこうというのが開学の精神でした。

ところが私が卒業するときには総合診療部というのはまだできていなかった。日本で総合診療部ができたのは川崎医大が最初ですが、そこの1カ所しかなかったのです。当然、佐賀医大にも総合診療部というのはなかったので、もともとサイコソーシャルの問題が好きでしたから、取りあえず精神科へ入局したわけです。

入局して数年経ってから総合診療部が開設されました。福井次矢先生（現：京大総合診療部教授）が聖路加国際病院から来られて、講座が少しずつできあがっていったという歴史があります。私はそのとき卒業後2年目くらいでして、精神科から総合診療部へ集中的に出向き、そこで総合診療部のローテーションを経験しました。

自分が内科医として総合診療部の医師としてそこへ来ている患者さんを診察する。まずすぐに身体診察をして、検査を申し込んでとね。しかし検査でも何の異常も出ないという人が結構いるわけです。そこで患者さんに『ここへ診察を受けに来られた理由は何ですか？』と訪ねると、多くの人が『一般開業の先生に診てもらってどこも異常はないといわれたけれども、大学病院で本当に異常がないか診てもらおうと思って』という、いわゆるセカンド・オピニオンですよね。あるいはどこの病院にいっても異常はないといわれ、落胆したドクター・ショッピングの人たちが最終的に総合診療部へ来られるわけです。そうした人たちが総合診療部の先生から精神科へ依頼されるということです。つまり総合診療部を受診する患者さんのうち、実際には3分の1程度の人はセカンド・オピニオンを目的とし、3分の1の人はドクター・ショッピングである。そして残りの3分の1が本当の新患という状況で、ジェネラル・プラクティスだとかプライマリ・ケアだとか呼ばれる部門にはサイコ・ソーシャルな問題で受診されている方が相当数いるということがわかったわけです。

そのうち自然に興味の対象が移りましてね。総合診療部とのコンサルテーションを中心にやっていく中で、実際どのくらいの患者さんが精神科の診断がつくかどうかについて興味をもち、一年間、総合診療部の新患全員にスクリーニングをしまして、疫学（epidemiology）つまり有病率を調べま

した。それが私の学位論文になったわけです。

　そうしますとどうやら約30％台の患者さんが精神科の愁訴がメインで受診されている。でも精神科には行きたくない。それならソフトな感じの科に行きたい。でも佐賀医大には残念ながら心療内科がありませんので、総合診療部を窓口としてこられる。もしも心療内科があればそこを受診されるのだろうけれど、精神科というのはまだ世間的には敷居が高いのです。その頃は10年以上も前のことですし、今とは違って精神科というのはもっと世間的に非常に敷居が高かったということから、総合診療部というのは病院の入口という感じがあったのですね。

II　リエゾン精神医学の歴史

中井：佐賀医科大学でのリエゾン精神医学の歴史についてお聞かせ頂けますか。

佐藤：佐賀医大の学長がアメリカのメイヨ・クリニックがミネソタのせいぜい人口7、8万人の街にあるのにもかかわらず、なぜアメリカの中でNo1の病院だと評価される病院をつくることができたかということで視察に行かれましてね。そうしましたら、1人の患者さんに対して数人の各科の専門医がつきディスカッションする、そしてその中で一番よい方法をみんなで模索するというように、診療科の壁を完全に取り払って患者さんのために最もよい方法を考えるといいますか、そういうディスカッションをしていくという歴史があることがわかったわけです。そして佐賀医大でも精神科の医師は科の机にずっと座ってないで、各診療科のニーズに答えられるように走り回りなさいということになりまして、特に足を運んだのがペインクリニックでした。

　ペインの先生たちも自分たちの専門的なSGBだとかブロックだとかやっていたのだけれども、なんだか治っている気がしないとおっしゃるんですよ。だからペインの患者さんで特に慢性疼痛をもつ人たちに対して、精神科の方で介入してほしいと要請されていつもそこに足を運ぶ。耳鼻科に行ったら原因不明の眩暈の患者さんがいるから精神科で診てくれといわれる。循環器科に行けば動悸だとか胸が痛いとか訴える人がいるが心電図には異常はみられないといわれる。糖尿病なんだけどこっちのいうことをまったく聞かず守ってくれない患者さんがいるからといわれて代謝・内分泌へ行く。皮膚科にはアトピー性皮膚炎で自分の体質としてずっとつきあっていくのが難しい人がいるといわれて行く。そういう形でコンサルテーションの領域がすべての診療科へ拡がっていく。そのうち精神科医だけでは走り回っても賄い切れない状況になります。そうすると各科の先生方がサイコソマティックな部分を自分たちで補おうと自然に研究会なり勉強会なりを開くようになるのですね。そうやってサイコソマティックなものが西洋医学からでも東洋医学からでもいろいろなところからアプローチしてきて、ただ単に精神科医に診てもらうのではなくて、自分たちでどうにかしようという形での勉強会ができあがっていきました。

中井：施設によって違うと思うのですけど、精神科と心療内科の両方あるところ、精神科だけ、心療内科だけのところがありますよね。そういうところでの、心療内科医と精神科医・総合病院精神科医との違いをお話頂けますか。

佐藤：精神科が専門的なサイコセラピーをやっているかというと、これもまた精神科医の中にも

従来の精神科をやっている先生方もおられるわけで、分裂病(統合失調症)の治療に際しましても生活療法、デイケア、リハビリテーションですとか。そういう先生も非常に重要なわけです。

そういう先生方とは別に、総合病院の精神科に勤務している先生がいて、そういう人たちはコンサルテーション・リエゾンだとか、外来でできるレベルをやっていこうということになるわけです。精神科の中にも日本精神神経学会、日本総合病院精神医学会、それからクリニックが主流の日本精神科診療医会とありまして、そういった形で機能分化していくわけですね。コンサルテーション・リエゾンというのは、日本総合病院精神医学会というのが発足してちょうど15年経つわけですが、そうした流れによって精神科医の機能分化というのが起きてきたという歴史的背景があります。

日本総合病院精神医学会の源流は、AMGHP（American Members of General Hospital Psychiatry）という学会にあるのですが、それからもう1つAPM（Academy of Psychosomatic Medicine）という2つの大きな学会があります。AMGHPは"General Hospital Psychiatry"、APMは"Psychosomatics"という雑誌を発行しており、この2つは世界のコンサルテーション・リエゾンの中心となる最も大きな学会なんですね。その学会、特にAMGHPの流れを汲んで日本ではJSGHP（Japanese Society of General Hospital Psychiatry）という学会が作られました。その設立に当たられたのが黒澤尚先生（前日本医科大学教授・千葉北総病院）です。

中井：今の精神医学にはドイツ、英国、フランス、アメリカという流れがありますが、日本の精神医学はどこの影響を受けているのでしょうか？

佐藤：わが国のコンサルテーション・リエゾンというのは実は米国の総合病院精神医学会の影響を多大に受けております。ヨーロッパの方でもEuropean Association of Consultation-Liaison Psychiaty and Psychosomatis（EACLPP）という学会が2001年にできまして、第1回目の大会が昨年オランダで開催されました。保坂隆先生（東海大学医学部教授）と私の2人が参加して発表してきたのですが、ヨーロッパでもそういう学会ができあがってきました。

そういう形で世界的に総合病院精神医学というものが活動し始めてきました。ヨーロッパでももともとは10年前から活動してきたのですが、ヨーロッパの方々が国を越え一団となって活動するようになったのが2001年からです。

Ⅲ　リエゾン精神医学と心療内科との関係

中井：心療内科と精神科、特にリエゾンをやっている先生が中心の精神科とは、相互の棲み分けと協調が必要だと考えているのですが、その点についてはどのように考えていらっしゃいますか？

佐藤：精神科の先生の中には脳の生理学を専門にする人が多くいらっしゃいました。かつては特に歴史のあるような大学の先生というのは専門分野としては脳生理、生化学、薬理学関係、あるいは脳の組織学という非常に伝統的な研究体制のもとにあり、そうした分野の研究を続けてこられた先生方が多くの精神科学講座の教授に就任されました。もちろんそうした先生方はたくさんの素晴らしい研究業績をおもちであり、実績に基づいて後進の育成に携わってこられたわけです。コンサルテーション・リエゾンというものを専門とする講座というものはまだ影が薄いというか、これは

やはり臨床研究ですから、ペーパーを書いたりジャーナルに投稿して立派なものをつくりあげるというような研究方法論がないわけですね。そうすると大学に残って評価を受けることが非常に難しい。こういう分野の方法論としては、質問票で自覚症状を評価したり、あるいは構造化面接といってちゃんとした面接を行って診断をし、治療をしたらどう変わってくるかという、そういう方法論しかないからなんですね。エビデンスとして残す方法論に十数年の歴史がかかっているわけです。しかし最近はコンサルテーション・リエゾンを専門とする精神科の教授が新しく生まれてこられてますから、そういう意味ではこの分野はこれからの分野であると考えられるわけです。

　心療内科に関してみれば、当時アメリカのAMGHPのエディトリアル・ボードに一名の心療内科の先生がいらっしゃったのですが、そのエディトリアル・ボートにおられた先生というのが、もうお亡くなりになられましたが、池見酉次郎先生なんです。池見先生は当時の米国総合病院精神医学会の中で日本の代表としてエディトリアル・ボードの中に入っておられたのですね。そういう意味では心療内科におけるわが国のパイオニア的存在であり、アメリカのレジデントの間では"イケミ"と言えば日本の心療内科の代表として認識されている、そういう時代が約十数年あったのですけれども、それぐらい心療内科のわが国での普及に貢献された先生かと思います。その後には次の世代の先生方が、どんどん心療内科を拡大されていかれているのではないですか。

中井：ところが日本には心療内科の講座がいくつあると思われますか？　残念ながら4つしかないのですよ。今までは九州大学だけだったのが、やっと3つ増えました。ある意味でよく増えたといえないこともないとは思いますが……。精神科の講座はすべての大学にありますよね。

佐藤：そうすると、総合診療部の方が拡大しましたね。

中井：そうですね。但し総合診療部もまだアイデンティティーを持ち切れていませんし、各大学ごとに考え方もバラバラ。それと総合診療部を敢えてつくらないという流れもありますよね。というのもポストの取り合いになっている大学が非常に多いからです。理想的な総合診療部をつくろうということでスタートしたのでしょうけれども、うまく機能しているところはたくさんないのではないでしょうか。

　先生の大学（佐賀医大）は非常にうまくいっていると思いますが、京都大学は大学院大学ですから疫学という研究をやらなければいけないわけですし、北海道大学では地域医療というものに力を入れていらっしゃいます。

　川崎医大は日本で最初に総合診療部ができたはずですが、当時のスタッフの先生たちは三重大学なり名古屋大学なりへ行ってしまわれた。医学教育の効果があがらなかったということでしょうか。

　結局は教育における効果、特に国試の合格率が単純にあがらなかったということでしょうか。米国と違って日本の医学教育、国試制度に問題があるのかも知れませんが。

　もし佐賀医大に心療内科があったら、先生はそこへ行かれてましたか。

佐藤：そうですね。今の学生も私のところへ精神科ではなくて心療内科を勉強したいといって相談にきます。学生には精神科というと完全に病気のイメージがあるようでして、分裂病（統合失調症）だとかうつ病だとかといった非常に重い病気の印象があるようです。

　学生の中には、"ill health"といいますか、完全な"illness"でもない、"health"でもない、そ

の中間の移行的な"ill health"の人たちをうまく予防したり教育したりして、本当の病気、ひどい病気の方へ移行しないようにする、といういわゆる"ill health"の勉強をしたいという学生に聞いてみたら『自分は是非心療内科へ行って勉強したい』と言いますね。

　例えば、女性にみられる摂食障害、あるいは過敏性腸症候群などの治療に対しては、精神科の先生だとちょっと弱い部分もあるのです。自分はそうした方面を勉強したいから心療内科に行きたいといいます。なぜその方面を勉強したいかというと、それは学生さん自身がそういった病気を経験しているからなのです。自分で経験したり、体験したり、自分の知人・友人がそういう悩みを抱えている。ただそういう人たちは精神科へ行くまでもない、そうすると心療内科へ行くのが一番よいと考えるわけです。

中井：先生が今おっしゃったのは、いわゆる"未病"ということですよね。それは"予防"というものにつながってまいりますね。今の学生の人たちが"未病"ないしは"予防"というものに関心を抱いているということは大切ですね。これから予防医学あるいは健康医学というものが非常に重要になってくると思います。但し、その割には公衆衛生にはあまりいきませんね。それはどうしてかなと思うのですが。公衆衛生では実践的でないと考えているのでしょうか。

佐藤：臨床から離れてしまうからではないですか。

中井：なるほど。そうしますと公衆衛生学あるいは衛生学という横断的な社会医学ではなくて、臨床と結びついた横断的な医療をして、その中で社会医学的な面を知りたいということでしょうか。

佐藤：そうですね。

中井：これからの医学というのは、横断的なものを意図しないと駄目だと。予防医学を中心とした横断的なものでないと。例えば更年期障害1つを取ってみても産婦人科医も精神科医も整形外科医も内科医もそれぞれの科がバラバラに診ているわけでしょう。だから先生の言われたセンターというのは更年期センターとか疼痛センターとかのことですよね。私たちが今よく話し合っているのは腹痛センターだとか、頭痛センターだとかね。そうするといろいろな科が集まるので機能的だし、患者さんにとって何よりも大きなメリットがありますよね。

IV　これからの医学への展望：縦断的なものから横断的な医学へ

佐藤：これは"Shared power"というような考えがあるのですけれども、患者さんにとっても先生と巡り会うと1＋1が10にも100にもなるということがあるのです。医師同士にもこれはあって先生と先生が巡り会うとこれも1＋1が単に2になるのではなくて、やはり10にも100にもなるということなのです。そういう意味ではリエゾンの最終的な目的というのは、医師たちがパワーを共有し合うと、予測ができないほど極めて大きなパワーを生み出すことができるという考えなのです。

中井：そうですね。

佐藤：私自身も精神科一人でやっていますと『俺なんかががんの患者を診てもよいのかなぁ。大丈夫かなぁ』と心配でたまらなくなるのです。そこへ内科や心療内科の先生方が加わって頂けると、ディスカッションの中で安心して治療ができるわけです。ですから、各科それぞれが部門的に分断

して競争して、あれが強い、これが弱い、とか変な競争をしている時代はもう終わったと思うのです。もうお互いの壁は取っ払ってしまうべきなんです。患者さん中心にみんなでいろいろな視点から考えて、もっと新しい治療の方法をつくり出していくような時代になってきていますよね。

中井：ピア・サポートという考えもありますよね。同じ病気をもっている人たちが1つのグループを作って、お互いにサポートしていくというのが一番よい方法だと思うのです。

　私たち医療者側の人間は、そういう人たちを影でサポートしてあげる。そういう時代がもうきていて、先生がおっしゃられたように1＋1は2じゃないということの中にピア・サポートという考えがきっとある。苦痛にかかわる人、痛みにかかわる人、いろいろな職種の人が一堂に会することによって、それが50にも100にでもなっていく可能性がある。そのような形の医療を先生たちも私たちも目指している気がするのですが、どうですか？

佐藤：そのとおりだと思います。リエゾンという言葉自体はもともと言語学の言葉でして、特にフランス語などがそうなのですが、言葉をつなげていくと音もそれに対応してつながっていくということを指すわけです。つまり連携するということです。連携し合うことによってさらに素晴らしいものをつくっていこうという意味ですから、いろいろな診療科の先生方が連携し合って、新しい治療体系、あるいは学問でもよいのですが、従来のドイツ医学の縦割の社会ではなくて、もっと新しい治療の形態をつくっていこうとする発展的な概念だと思うのですね。

中井：その辺りの壁を壊していくことに、私たちは非常に苦労しているわけなんですが、先生たちはいかがでしょうか？　大学によっても違うと思いますが。

佐藤：例えば佐賀医大では高度地域医療開発センターのようなものを立ち上げているようです。どういったシステムかと申しますと、佐賀県内の開業医の先生たちにすべてそこへ入って頂く。そのトップに高度地域医療開発センターがある。そこの情報を全部、地域の開業医の先生方にフィードバックしながら、地域全体のレベルアップにつなげようという試みなのです。そういったセンターはこれから必要ですよね。例えば生活習慣病なら生活習慣病センターというものが地域にありまして、そこには食事のプロフェッショナルの人がいれば、運動セラピーの専門家もいる、もちろんドクターもそこにいるというふうに、多種多彩な職種の人が集ってきている。そしてさまざまな角度から考えて治療相談に応じていくといったことですね。

　1人の医師ができることといえば、患者さんの訴えを聴いて、こちらからもお話をして、薬を出すのが精一杯でして、それでもう終わってしまうのですね。それではいけない。もっと食事だとか運動だとかを治療として患者さんにしっかり伝えていく、そうした部分まで可能となるような医療をやりたいのですよね。

V　チーム医療と医療費、医師のバーンアウトについて

中井：これからの医療のキーワードはおそらく"チーム医療"ということになるでしょうね。医療に携わるあらゆる職種の人が集まり、しかも主体は患者さんであるという。ただ残念ながら行政がそこまでついていっておりません。そういう医療はたいへん素晴らしい医療でして、長い目でみ

れば医療費は大幅に削減されるはずです。それなのに保健適用というのがまだないでしょう。例えば先生がなされている仕事の中で、チーム医療を主体として患者さんに対応した場合とそうでない場合とを比較した場合に、チーム医療の方が医療費を削減できたといったデータはございますか。

佐藤：あります。例えば総合病院に身体の病気で入院されるとします。これは東海大学精神科の青木孝之先生の研究でして、私も協力させて頂いたのですが、入院期間をみて医療費を計算しますと、身体的な疾患をもって入院している人たちの中で、約30％くらいの人たちが悲しくなったり落ち込んだりしてしまうわけです。そんな入院患者さんに対して精神科のコンサルテーション・リエゾン医がかかわったケースと全然かかわらないケースとを比べたときに、かかわったケースの患者さんの方が入院期間が非常に短縮されているのです。精神科医が抗うつ薬を処方しますから、まずうつが治ってくる。そうでない患者群は入院期間がかなり延長するんです。精神科医が携わることによってトータルの医療費が明らかに軽減されているわけです。

　チーム医療によりスタッフが増えると人件費がかかってしまうと単純に考えがちですが、そうではなくて、このデータからもわかりますように、スタッフを増やせば入院期間は短くなりますし、さらによいことはそういう職種の人たちがチーム医療体制で患者さんにあたりますと、再入院の事例が非常に少なくなってくるのです。したがってスタッフを増やすとトータルの医療費は削減されるのです。

　私がこれまで研究してきたドクター・ショッピングもそうなのですけれど、それぞれの先生が検査を行って『これは異常ない、あなたは異常ない』と言っているのにもかかわらず、30カ所くらいの病院を転々と回っては同じ愁訴を繰り返す事例があった場合に、その30カ所で採血をした検査費用というのは莫大なものになるのですね。ところが、精神科や心療内科の先生ときちんと相談しながらやっているところへ行けば、1カ所で済んで残りの29カ所にかかった医療費というのがいらないわけですから、そうするとさまよっている患者さんたちを1カ所の施設で安心させて治療できる体制が整えば、医療費ははるかに削減可能なわけです。

中井：先生がおっしゃられたことは非常に大事なことだと思います。例えば事業所病院がありますね。その病院の医療収入がひどく目減りしてきたとする。常識では院長は経費削減のためにスタッフを減らそうとしますよね。でも本当は逆なんですね。スタッフを増やし充実させることで個々の患者さんにきめ細やかな対応ができ、患者さんの満足度は当然高くなる。そうすると経費は削減されてくるのですね。でも普通は逆に考えてしまいますね。リストラをしてスタッフを減らしていく。残ったスタッフの負担が非常に大きくなる。みんなすっかり疲れ切ってしまって医療事故が起きるわけですよね。そうした意味ではきちんとしたデータが必要ですね。エビデンスをもっとつくらないと。

佐藤：そうですね。バーンアウトする医療スタッフがいっぱいいて、私がいた精神科などでは『報われない、くたびれた』と言って次から次へと辞めていくんです。スタッフが少なくなると経費削減でよくなるかというとそうはなりません。患者さんは受診しなくなってくるんです。待たされる、疲れると言ってですね。医師も次第に辞めていく。科そのものが徐々に縮小していく。なんら発展的なものはないですね。ですから、むしろスタッフを増やしていけば短い時間で対応できま

すから、患者さんはどんどん増えてくるのです。さらに内容も充実してきますから、現在のように人員を削減していくのではなくて、逆に人員を増やして内容をアップさせれば、それに見合った医療費が得られます。医療費が上がったと考えるよりも個人個人の満足度が増えてきたと考えなければいけない。現在は悪循環のサイクルにはまっていると思いますね。

中井：今バーンアウトというお話をされましたね。こうして佐藤先生とお会いするといつも非常にお元気そうなんですね。私もいつも元気だと言われます。私たちの仕事というのは自分の神経をすり減らす仕事だと思うのですが、いつも元気でいられる秘訣というのは何かございますか。

佐藤：私の場合は自分の生活を律しているということでしょうか。夜遅くまで仕事に専念しない。これはなぜかと申しますと、多くの若い先生方はそうだと思うのですが、仕事と個人の生活をオーバーラップさせてしまっていますよね。内科の先生なども夜の10時だとか11時だとかに帰っています。そうしますと翌日も疲れ果ててますから、患者さんに対してもよい治療ができない。やはりコンスタントによい治療をしていくためには自分の生活をエンジョイしていないといけないと思うのです。つまり医師のQOLがよくならないと、患者さんのQOLもよくならないのです。だからわれわれは早めに仕事を終えて、家族と食事をして、お風呂に入って、くつろいで、そして翌日の仕事をするというふうにならなければいけませんね。それなのに医師の現状をみますと極めて不健康だと思います。自らが不健康なままに治療をしている。それではとてもよい仕事はできませんよ。

VI　医師のQOL

佐藤：明るい展望をもって明るいイメージを患者さんに与える。患者さんのエンパワーメントをあげて患者さんの自己治癒力を引き出す。そして患者さんにポジティブな見通しを与えて明るくしてあげるのが本来のわれわれの仕事だと思うのです。そのためにはこちらのQOLを上げておかないとよい治療はできません。ところが医療者はバーンアウトしているのですよ。さらに大学に残っている人は診療に加えて研究もしなければならない。教育もしなければいけない。

そうすると仕事が多過ぎて、ほとんどの大学の教官はくたびれています。燃え尽きています。だからこそスタッフを増やして、教育専門の先生、診療専門の先生、リサーチを専門にする先生といったように、アメリカの如くポジションをたくさん増やさないといけません。そうでないとどんどん人員は削減されて、先生方がどんどん燃え尽きて、どんどん縮小していくと、医療のレベルも当然どんどん下がっていきます。そして教育もおろそかになってくる。教育は形として表面的に現れませんから、結局は基礎的な研究にばかり没頭して診療はおろそか、教育もおろそか、見かけだけの論文数ばかり多くてインパクトファクターがどうだとかばかり言っている。実際の医療とはかけ離れた医師ばかり増えかねません。そして現状としてはそういった方向に進んでしまう危険性が高いのです。

中井：例えばですが、教授を選ぶといった場合に、評価の基準をそれぞれ分けて考えないといけませんよね。診療、研究、教育を今は全部一緒にしてしまっていますからね。論文のインパクトファクターだけを重視するだけでは駄目だということがわかってきて、徐々に変化してきたとは思い

ます。
　教育という問題が加わってきたのと医療情勢が変わってきたということ、これが大きな変化を呼んでいると思います。

佐藤：やはり頂点に立つ先生というのは、下の人たちはその先生を見習ってその価値を吸収しようとしますから。もともと医学部を志すのは患者さんたちによい治療をしてあげたいというのが動機づけになっていると思います。ところが社会の価値観が変わってきますと、よい研究つまりはベーシックな研究だけの方向に引きずられていってしまう人がごく一部に見受けられるように思います。卒業時にもう一度『なぜ、自分は医師を志したのか』を改めて考えなければいけない。そうすると誰もがよい教育を受けられる大学で研修を受けたいと思うはずです。

　平成16年度からでしたか卒後研修が必修科されますね。そうなってくると誰もが医師としてしっかりとしたよい教育を受けられる病院で研修を受けたいと考えます。今までは『どこどこの大学を卒業した医師』というのが1つのレッテルであり肩書きとして背負ってましたが、これからは『どこどこの病院で研修を受けた医師』というのが自分の一番の誇りとなる時代がくると思います。私はそんな時代が一刻も早く到来することを切に願っています。

VII　共通部分とスペシャリティ

中井：ところで、総合病院精神医学が日本に入ってきたのは今から何年ほど前でしたか。

佐藤：約15年前だったと思います。

中井：心身医学が入ってきたのは昭和37、8年だったと思いますが、本来先生たちがやられているようなリエゾンの領域を心療内科が引き受けていた期間が長く、だいたい15年間くらいはそうだったかと思います。そこに総合病院精神医学が入ってきて、相互の領域に重複する箇所が出てきましたよね。摩擦が起こっていて対立している部分もある。それはこれから両科がパートナーシップを取っていこうとするうえでやむを得ないプロセスだと感じているのです。心療内科の中でも専門性と一般性があって、心療内科の専門性は内科領域で特に発揮されます。一般性はうつ状態だとか摂食障害だとかで、身体症状が主症状で精神科にはいかないで心療内科を受診する人が増えていますよね。そういったところが精神科と重複しているのではないかと思いますが、心療内科の中で専門性と一般性がごちゃ混ぜになってしまって、若い人たちは心療内科としてのアイデンティティーをもちきれないでいる。心療内科とはなんぞやというフィロソフィーがもてないわけです。先生のお立場からみて、心療内科に対してどういった定義をおつけになりますか。これは将来的なことを含めてですが。

佐藤：私は心療内科は1つのスペシャリティだと思います。総合診療部も総合診療、家庭医とかファミリー・フィジシャンのスペシャリティ。精神科医も精神科のスペシャリティをもった方がよいと思いますね。どうしてスペシャリティをもった方がよいかといいますと、学問というものは毎日自分が診ている患者さんの中から生まれてくるものだと思うわけなんです。やはり心療内科が診ている患者さんというのは精神科とは違うんです。

中井：どんなところが違うとお考えですか。というのは実際には総合病院精神科の医師が心療内科として患者さんを診ている施設のデータを見てみますと、大学病院の心療内科でも内容は大して変わらないんです。診断基準をDSM-IVだとかICD-10で用いますと同じになってしまう。心身症は両者には入っていませんから。だから精神科医が心療内科をやってもいいじゃないかという考えがありますが、これについてはどうお考えでしょうか。

佐藤：これを見て頂けますか(**図1**)。心療内科、精神科、総合診療部と3つの円があります。そうすると各々が共通して診ている領域がありますね。円が重なっている箇所がそうです。重なっていない箇所、これが各々のスペシャリティの部分ですよね。心療内科、精神科、総合診療部それぞれのスペシャリティの領域です。共通して診ている患者さんはあってよいと思います。私は心療内科の先生はやはりスペシャリティをもっていると思いますよ。特に心身相関に関する内分泌学的な専門的な見方だとかですね。精神科ではデプレッションの重症のどうしようもない人がたくさんいると思いますから。決してお互いが完全に3つに分断した状態で存在するわけではなく、ミックスした共通部分をもちながら同時にそれぞれが専門性をもつという感じでですね、共生するというのが理想的ではないかと思います。

中井：例えばデプレッションをとってみても、デプレッションはもうcommon mental diseaseであり、common diseaseになりつつありますよね。しかも身体愁訴で婦人科とか、耳鼻科とかいろんな科へ行かれてますでしょう。ですから私は共通部分は各科が協力して診てもよいと思います。そしてこの共通部分について各科を啓蒙していくのがわれわれの使命であり責任であると考えておりますし、これは心療内科と精神科がパートナーシップをとってやっていかなければならないと考えるわけです。専門性は大事、一般性も大事です。しかしこれをごちゃ混ぜにしないで専門性ははっきりと分ける。これが心療内科の専門性、これは精神科の専門性、ここのところは総合診療部の専門性と、しっかり押さえておく必要がありますね。

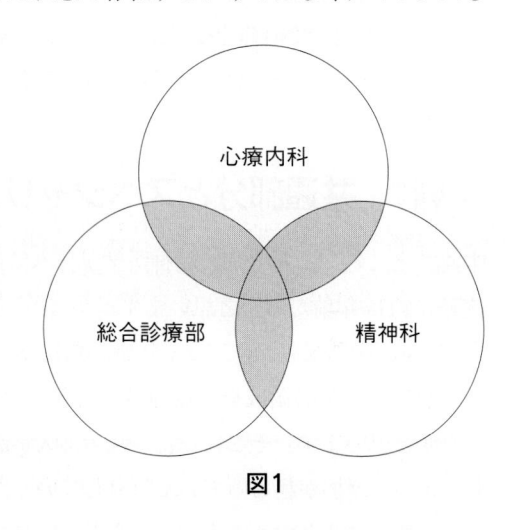

　先生はさきほど、循環器の話や耳鼻科の話をされましたね。私の同級生が循環器の教授なんですが、彼が『循環器の症状で内科にきた患者さんの約9割は、実は君のところの患者さんなんだぞ』と言うのですよ。つまり心療内科の患者さんなんだというわけです。胸痛を訴えて循環器科を受診された患者さんがいて、それを循環器の先生が診察する。検査をやっても異常はない。胸が痛いと訴えるが、案じるような異常はみられない。そこでその患者さんは心療内科に紹介される。先生方が診られる場合もあると思います。その場合、先生たちはおそらく身体化障害と診断されるでしょう。私たちが主治医としてその患者さんを診る場合と比べて診方に違いがあると思います。それぞれメリット、デメリットがあると思いますが、その辺りはいかがでしょう？

佐藤：ニューロ・リングスティック・プログラミング、神経言語プログラミングというのがある

図1

わけです。この概念の根本はその人に対してどういうアプローチが最も効果的であるかということなんですね。例えば循環器の患者さんがサイコ・ソーシャルの問題だということで私のところへ紹介される。ところが患者さんは『先生は私の悩みに全然応えていないじゃないか。だって心電図も撮らなければ聴診もしない』と不満を漏らすわけです。そして循環器科の専門医を紹介してくれと言って、結局は循環器科へ帰って行ってしまう。その患者さんにしてみれば、心電図を撮って聴診をしたうえで『まったく問題ありませんよ』と言ってもらうこと、つまり心電図なり聴診なりを通したアプローチが一番安心できるものなんです。何も家庭内の事情だとかストレスのことを話したくて病院へきているわけではないのです。患者さんによっては、心電図をとる循環器科のアプローチが自分にとって最もよい方法だと考えています。だからこそ循環器科を受診したわけで、それを敢えて精神科に引っ張ってくる必要はないわけです。好んで循環器科を受診している人を無理にほかの診療科に引っ張ったりしない方がよいと思います。それぞれの診療科の先生が自分の領域の病気じゃないと考えるよりも、すべての病気がサイコ・ソーシャルの問題を含んでいるわけですから、サイコ・ソーシャルな問題は必ずあるんだけれども、各診療科の先生方が『この患者さんは自分の科のアプローチを好んでいて安心できるからきているんだ』と認識されている方がよいのではないかと思います。

VIII　各診療科への啓蒙

中井：さきほど申しましたように、循環器の症状で内科を訪れる人の9割が本当は心療内科の患者さんである。だからといって全部を心療内科に紹介されるとこっちもパニックになりますよね。ただ患者さんによっては、循環器科で心電図を撮ってもらって『何も異常はありませんよ』と言われたけれど、胸の痛みをやはり感じる。まったく異常ないと言われてもどうも釈然としないという患者さんがいる。そうした患者さんへの対応を私たちが身体科の先生方に啓蒙しなければいけませんよね。

　循環器科なり耳鼻科なりから身体症状を訴えている患者さんを紹介された場合にですね。私は身体に症状があるならそれを裏づける病態が必ず末梢にあるはずだという考えで診るわけです。つまり身体から入っていく。すると循環器から胸痛を訴えて紹介されてきた患者さんでも多くは医学的に説明がつきますね。びまん性食道痙攣(diffuse esophageal spasm)や、食道アカラシアによる胸痛であったりとか、肋間筋の筋肉性の痛みであるとか、『実はこれこれこういう痛みなんですよ』ということを、診察をしながら患者さんにうまくフィードバックしていくことによって、患者さんは本当に安心をされますよね。

佐藤：患者さん自身が自分なりのストーリーをもっていますから、いわゆる解釈モデルとか言われている言葉なんですけど、『私は何々が原因でこんなふうになってしまった』という解釈モデルが完全に固まってしまっている人がいるわけですね。そういう人たちが問題なのですね。解釈モデルをもっと『こんなことでも起こるかも知れないし、あんなことでも起こるかも知れないな』というように、例えば循環器科の先生がいろいろな検査の中で解釈モデルを少し柔らかくする。『この

解釈モデルではどうも説明がつきにくいからこんなこともあるのかな』と患者さんのモデルが再構築されてくるときに『これはやっぱり心療内科の先生に診てもらう方がよいかも知れませんね』と声をかける。

　このように例えば内科の先生方も、患者さんの解釈モデルを少しずつ細かく砕きながら再構築していくプロセスというのを工夫されると、患者さんが大きく傷つくことなく患者さん自身の考えで『それじゃ、専門の先生にも一度足を運んでみようかな』という形でのいわば共同治療というものが可能になると思います。そこをうまくやっていくということを各科の先生方ももう少し心得ていらっしゃると、患者さん自身も安心して動くことができるのじゃないかと思います。

IX　医学教育の在り方

中井：学生時代からそういう教育が必要ですよね。
佐藤：私も最近になってやっと気づいたのですが、こうした教育というのはまだ始まったばかりじゃないですか。自分がいっぱい失敗をしてきて、やっと人に話せるまでに17年かかっているんですよ。17年前の先生方にはそういう発想はまったくありませんでしたからね。ですから、これからそういう発想の種を少しずつ播きながら、あと17年経ったときに『あっ、そうか、あのときこうしたアプローチについて教えて頂いていたんだな』と思えるような時代がくるのじゃないかと考えます。
中井：現在、私は自分の大学で、第4学年に心療内科の系統講義をしているのですが、まだ臨床を一度もやっていない学生ですから、どうしても理解してもらいにくいのですね。この前、精神科の笠原(嘉)先生(名古屋大学名誉教授)とお話しましてね。やはり笠原先生も『どうも臨床をやっていない学生に教えるのは苦手だ。患者さんに触れてもいない人間に話してもわからない』とおしゃってましたね。第5学年でクリニカル・クラークシップをやるとわかってくる。心療内科は精神科とは全然違う、また内科とも全然違うんだと。それをみていて感じるのは、従来の講義形式での教育というのはあまり役に立たないなと。外国では実際に止めているところもありますよね。先生はアメリカに行かれたときにそうした教育現場をご覧になられてどう感じましたか。
佐藤：私自身は残念ながら見ていないんです。ただ学会のレベルでいえば、教育といいますか基本的な内容についての話を学会でするんです。難しいものや新しいものを発見しただとかそういうことばかり学会で発表するのではなくて、むしろ学会では代表者によって基本的な内容についてのレクチャーがなされています。それについてみんなでもう一度勉強し直すという形で進行していきますね。それに比べてわが国では『〇〇による△△がみられたケースの症例』というような演題で、非常に稀な事例ばかりを、さも自慢気に発表するような学会も中にはありますが、そうではなくて、例えばインタビューの仕方だとか基本的なことでよいですから、そういうものをレクチャーするようなことも必要だと思います。学会の在り方としても、もっと教育的な内容を踏まえたプログラムだとか、生涯教育を踏まえたプログラムを組む必要があると考えます。
中井：サイコオンコロジー学会はそういったレクチャーを中心にやっているんですよね。先生ご

自身はどうですか？　現在の医学教育をこういうふうにしてみたいとか、何かお考えはありますか。特に現在の基礎医学と臨床医学の関係なのですが、臨床医学と一緒にやれば基礎医学はもっと生きてきますよね。

佐藤：現在ある6年間の医学教育のプログラムそのものを全部破壊しなければいけないでしょうね。壊すというのはですね。これからの医学部というのは、普通の大学の4年間の学部を卒業したあとに、医学部に入り直すというような感じの、アメリカのようなシステムに変わる可能性がありますね。4年制大学を卒業したあとに医学部へ入る。完全な動機づけをもって医学部に入ってきた人だけへの教育という形になれば、現状の日本の6年間の医学教育というものを完全にゼロにしてしまって、まったく新しい医学教育というものが始まるのではないでしょうか。そうなるかどうかですね。

中井：今、先生は動機づけということをおっしゃいましたが、私立医科大学協会が医学生にアンケート調査をしたことがあるのです。そのデータをみてみますと大学によって違うのですけど、平均しますとね第3学年になったときがピークだったと思うのですが、35、6％くらいの学生が『自分は医師に向いていない』と回答しているんです。4割近い数字でしたので愕然としましてね。モチベーションがないか悩んでいるわけです。そうした人たちはきっと成績が悪い。われわれはもっと早くからそういう学生たちに向いた学部を薦めるべきじゃないかとね。そのときに考えてみたんですが、心療内科へ入ってくる人たちというのは、随分と回り道をした人が多いんです。工学部を出てから医学部に入ったとか、文学部にいたけど医学部に入り直したとか、社会人に一度なったとか。しかしそういう人の方が間口の広い感性をもったよい医師になっている。医師としてのモチベーションをしっかりもてていない人は、却って医師としての観点からしか物事をみられないんじゃないかと。そんな危惧を抱くこともあるんです。

佐藤：もう1つ私が思うのは、卒業した若い医師が、これは一般の病院などではよくあることだと思いますが、上の先生方が患者さんたちを診ることに疲れてましてね。自分が疲れを取るために仕事を若い先生たちに押しつけてしまう。『君は研修医なんだから』とか言って教えもしないで患者さんを割り当ててしまう。そういう時代が長かったように思うのです。それは結局しわ寄せとなってしまい研修医はボロボロになる。疲れ果てて中には自殺までしてしまう研修医も出てくる。本当に心を込めて育てることを中堅クラスの先生方はもう一度考えなければいけません。もちろん、一生懸命に指導と努力をされている先生方もたくさんおいでですが、人を育てるということは非常にたいへんなことですからね。

中井：現在、中堅クラスや若手の医師は本当に疲れ切っていますね。表情をみるとすぐにわかります。学生のときは生き生きとしていたのが、卒業して1年も経つと疲れ切った顔をしています。可哀相になってきますよ。この人たちこそが本当の意味で悩める患者さんを診る人たちなのに、こんなに疲れ切っていて果たして患者さんをサポートできるんだろうか、患者さんに素晴らしい言葉を投げかけて自信をもたせたり励ましたりできるのかなあと思ってしまいますね。

　私がいつも考えていることなんですが、心療内科と精神科とは、和して同せず、同して和せずとでも申しますか、本当の意味でのパートナーシップ、フレンドシップをつくる。議論し合いながら

進んでいかないと発展していきませんから。そんな時代がきていて、従来の医療のいろいろな枠組みが壊れていく中で、それぞれが強固にアイデンティティーをもとうとするわけです。既得権といいますかね。そこを崩しながら新たなアイデンティティーをつくるためには、ものすごい議論が必要ですね。そして何よりも『患者さんのための医療』というものがベースにきますから、『和』というものが必要になります。心療内科と精神科、神経内科もそうですし、総合診療部もそれぞれの領域が重複していますから、そのあたりがみんなで議論できる研究会や学会が必要ではないでしょうか。

佐藤：合同カンファレンスを月に1回開くとかね。それさえお互いに時間をつくるのが非常に難しいですが、できればよいですね。

3 内科医との対話

鹿島友義（国立病院九州循環器病センター院長）
野添新一（鹿児島大学大学院医歯学総合研究科社会・行動医学講座教授）

I 内科臨床で重要となる行動医学

鹿島：内科医としての経験からでも心理・社会的要因が身体疾患の発症・経過に大きく影響していることは実感していますが、心身医学的なアプローチがわからなかったり、身体的症候の重篤さに眼が眩んで、患者の心理・社会的背景に気づかないことが多いのではないかと思っています。今日は最近の内科診療の領域を中心に心身医学の専門家の立場から内科医への助言、注文などをお伺いしたいと思います。

　私が医学部を卒業してから40年になろうとしています。この間、内科診療の様子も大きく変化したとの思いを深くしています。重要な点がいくつかあると思いますが、①医療技術の進歩、②高齢化、③疾病構造の変化（急性疾患の減少と慢性・生活習慣病の増加）、④国民の医療への意識の変化、などが挙げられていますが、これに、⑤競争社会、社会的ストレスの増強による疾病の増加を加えておきたいと思います。私はこうした変化に内科医としてどう対応したらいいかと悩みつつ歩んできたという気がしますが、その歩みの中で心身医学的理解や素養の必要性も感じてきました。したがって今日はぜひこうした最近の疾病構造の変化や医療技術の進歩に伴って必要となってきた心身医学的な理解やアプローチについて先生のお話をお伺いし、結果として「心療内科とは何か」というテーマになればと考えています。

　まず、医療技術の進歩に伴ってエコーその他の非侵襲的な検査も普及しましたが、一方で、侵襲的な検査や治療が日常診療の中で当たりまえのように実施されるようになって、インフォームド・コンセントやリスク・マネージメントのうえからもかなり問題を生じていますが、患者の不安をどうするかということも重要になってきていると思います。ICU症候群もその1つですが、こういった点について何かご発言はありませんか。

野添：病気についての不安は誰にもありますが、情報化社会では病気に対する誤解、誤った信念などによる不安をもちやすくなります。また、解決困難な家庭・職場問題に直面している状況で惹起された不安を抱える患者さんも増加していますね。後者の場合うつや機能性疾患として身体症状が現れやすいので、十分な鑑別が必要となります。通常生物学的な面から"どこにも異常がない"と説明されて他の側面へのフォローがなされないため、不安の解消に至らず、次々と医療施設を受診することになりますね。

　またICUを含めた高度な医療技術の問題はいまや、人々の了解できる範囲を超えたため、予想外のストレス反応が起きたり、またそれによって命は長らえても障害をもちながら生きていくこと

への新たな不安が生み出されています。したがって医療者と患者との対話、すなわちインフォームド・コンセントが診療の全経過を通じて大切になります。慢性病の時代にあっては"私に任せなさい"ではなくて、患者さんが病気を受容し、セルフケアができるための教育・指導が重要になっていくと思います。しかし現実はだれでも克服せねばならぬ不安さえ避けたり、医療へ頼ろうとする人が増えているので、不安対処法など基本的な指導の必要性も多くなっています。

鹿島：高血圧、糖尿病、虚血性心臓病といった生活習慣病の発症、経過に及ぼす心理・社会因子のことも重要ですが、先生はご講演などで生活習慣病の評価、ケアには行動医学の観点が重要だと主張されていますが、生活習慣病の心身医学のポイントについてぜひお聞かせ下さい。

野添：近年の医療技術の進歩は一般の人々にどんな病気でも治してもらえるといった期待感をもたせていますが、他方では心身相関の考えを希薄化させているように思います。どのような年代の人でも最近の急激な社会の変化に適応することは容易ではありません。必然的にストレス解消のための誤った行動（飲み過ぎ、食べ過ぎ、働き過ぎ）をとり、ひいては生活習慣病を発現させます。心身医療を行いながら痛感しますのは、不安とか感情が病気の発症、重症化に関与していることは明らかなのに、それらに気づけない患者や医療者が多いということです。もっと日常生活におけるストレスの積み重ねによって病気は起こっていることを認識する必要があります。そしてストレッサーと日常行動、たとえば喫煙、飲食、飲酒、労働、運動などは密接な関連を有していること、つまり心身相関性にいかに早く気づけるかということです。薬の量を増やしても効果があまりないことがわかってからようやく心理問題に気づいても遅いということです。心や感情などの心理問題は自律神経、ホルモン、免疫系を巻き込んで日々病態を変化させるのですから、心身同時的に病態を評価する習慣をつけることが大切と思います。これまで心身相関の気づきをえたあと見違えるように自分の病気をコントロールできるようになった患者さんを多く経験しています。

鹿島：行動医学について特に内科の立場にたってもう少し説明をお願いします。

野添：現在内科診療の主たる疾患は生活習慣病ですが、これにはいくつかの因子が関与しておりますので、治療も生物医学的な観点だけでは不十分です。病気の多くはその人の生き方、家庭や職場で誤った行動（過食や喫煙、働き過ぎなど）、生活様式などと密接に関連しており、これらの修正なくしては治療はうまくいきません。行動医学は疾患が人間の誤った行動、生活様式の結果生じるものとし、行動科学における学習理論を治療に応用しようとするものです。この場合の行動とは身体的行動、情動、言語的表現、内臓機能まで含んだ広義の行動です。長期にわたって誤った行動が維持され、発病する慢性疾患の多くは行動医学の対象となります。心の内面について指導するというより、表面に現れる過度の仕事量、食事量、体重、たばこの量などの利害を話しながら行動変容をはかっていく方法です。

II　増加する機能性疾患 −心身相関への気づきを促す−

鹿島：患者さんの生活指導にも行動医学的知識や技法が必要だということですね。人々の現代医療への過度の期待にも触れられましたが、これも私たちが日常診療で戸惑うことの1つです。高度

医療にはまた一方で危険も伴うことをわかって頂くためにも説明が大切になってきます。

　話題は変わりますが、市場経済の進展、競争社会の発展にともなって、人々は激しい社会的ストレスにさらされております。その結果として種々の機能的、器質的疾患をきたして内科医を受診する患者さんも多くなってきていると思われますが、訴える身体症状に惑わされてわれわれ内科医は患者さんの抱える真の問題を見落としているのではないかと思っています。うつ病の初期症状も含めて、身体症状を主訴として内科医を受診するとのような病態について感じられること、また内科医に診療のこつを教えて下さい。

野添：確かに競争社会はストレスフルでそのために心身のバランスが失調し、多くの心身症患者が増える原因となっています。先にも述べましたが、医療技術の進歩は一般の人々に多大な期待をもたせてしまい、そのために心身相関の考えを希薄化させているといわれています。そのためでしょうか、"現代人が不安を身体で受けとめている"という傾向はますます強まっていると思います。最近当科を受診した軽症うつ病の患者さんで主訴としての身体状が80％にみられ発症誘因が明らかなのは80％以上でした。このような不安の身体化の傾向を医療者は再認識し、"心配そうだから検査しましょう"の繰り返しでは逆に不安を強めることになってしまいます。

　患者さんは客観的にとらえられる身体症状で自分の不安を訴える手段しかもっていないのですから、検査で異常所見がみつからない場合、医師はうつ病か機能性疾患を疑ったり、情報を収集してストレス因とストレス反応(過食、喫煙行動、神経症的行動、肩凝り、食欲不振など)の関連について行動分析を行いつつ、対応できるレベルの問題からアプローチします。とくにうつ病は身体的検査で異常のない場合、病前の状況、症状、性格特性から軽症うつ病を疑って抗うつ剤を処方します。発症早期に治療できることは慢性化や自殺の予防となります。

鹿島：ストレス社会の中で身体症状を訴えながら、近代科学の悪影響を受けてか心身相関に気づきにくくなっているとのご指摘はなるほどとお聞きしました。

野添：心身相関への気づきが不足しているのは患者さんだけではありません。医師側に心身相関へのちょっとした関心があればよかったなと思える症例をお話します。42歳の男性。若い頃から緊張時の血圧が上昇することを指摘されていたようです。20歳頃より体重増加。BMI＝30となって糖尿病の診断を受けていましたので、ストレスに対して過食で反応していたものと思われます。職場での対人ストレスが続いて頭痛が出現、夕方かかりつけの医師を受診した頃、血圧上昇がひどいということで、降圧薬を増量されています。その夜、右半身の痺れ、翌日車の運転中に右上肢の麻痺が現れて入院し、脳梗塞と診断されています。そこを退院されてからまだ血圧のコントロールが悪いということで当科を受診された方ですが、入院して頂いて自由行動下血圧測定を行い、高くないことを確認して降圧薬を中止。再度測定を行い平均血圧で、131/96mmHg、夜間血圧は100〜110/70〜80mmHgでありました。かかりつけ医がこの患者さんの血圧上昇をかねてからのこの方の性格や行動分析などから、一時的なストレス反応として対応されれば脳梗塞は防げたのではないかと考えています。

鹿島：外来での血圧測定とその評価は難しいですね。血圧値だけで判断せず、やはり患者さんの生活やかねてのストレス・コーピングの状態を評価しておくことが大切なんでしょうね。

野添：この例では薬で簡単に下がっている、というよりも下がり過ぎたわけですが、中にはストレスにうまく対処できないために多量の降圧薬にも抵抗する重症で危険な血圧上昇をきたすようなこともあります。もちろん、いくらストレス状態になっても血圧が上がらない人もいますし、このような昇圧反応を繰り返して持続性の高血圧症に進展していく人もいますから、心身両面からの観察や対応は基本です。有名な疫学研究であるFramingham studyの中年男性の20年近い経過観察では緊張や不安の多い人ではそうでない人に比べて高血圧への移行が2.19倍多かったと報告されています。

鹿島：ところで野添先生は内科教室に在籍された後に心療内科へ移られたわけですが、現在の内科に対して何か意見はございませんでしょうか。

野添：現在のようなストレス社会では内科を受診する患者のうちで機能性疾患(うつを含む)が30〜50％に達するとの報告があります。このような患者さんは近代的な検査、例えばCTやMRIなどの精巧な方法を駆使しても診断はおろか治療法もはっきりできないのが特徴です。心療内科に移って痛感しますのは内科からの紹介患者は二次的に心身問題が絡まって病態が複雑化した慢性患者もいますが、紹介されるほとんどは機能性疾患であるヒステリー、ノイローゼ、うつ病といった心理面からの指導を要する患者さんです。発症早期に心理因子の関与があるからいまのうちに心身両面からの指導を受けた方がよいと判断して紹介されることはほとんどありません。多くは治療にゆきづまってから紹介されるようです。患者さん方も心療内科を受診しなさいといわれて、"なぜ自分が"という疑問をもっています。なぜこのような心療内科に対する誤解があるかを考えてみますと、心と身体を分けて考える今の医療の在り方に関連があるのではないかと思っています。また最近精神科でも心療内科を標榜できるようになり、心療内科イコール精神科というイメージが一般の人々の中に広がってしまったことも心療内科の捉え方が変わってきた原因の1つであろうと思っています。内科、精神科の間に属する患者さんがこのようなストレス社会ですから多くなっていること、そのような患者さんは早期に心身両面からアプローチされると医療効率が高くなると信じています。

III 慢性疾患の有効な治療法
－重要な医療資源(患者の治療参加)の活用－

鹿島：患者さんにも内科医にも心療内科に対する誤解があるとのご指摘、心して聞きたいと思います。内科医からの紹介が慢性化して神経症的になって自分たちが困り果てた慢性疾患か、明らかに精神科の診療対象だと思われるような患者さんが多いとのことですね。心療内科にはもっと早い段階から、もっと広い範囲の患者さんを紹介して心療内科医を利用して頂きたいとの意味にお聞きしましたが、よろしいでしょうか。患者さんに心身相関への気づきがないことをいう前に内科医に心身相関の重要性を勉強して下さいといわれているように感じました。心療内科医からも私たちはこんな面で内科医をお手伝いできるのだと積極的な働きかけを期待したいと思います。

患者さんにも心療内科を受診することを恥ずかしいと感じておられる方、紹介しようとすると怒

り出す人がいるとのこともよく聞きますが、ここはじっくりとよい医師・患者関係を築いてから、心身相関に関する気づきを指導すべきなんでしょうね。患者さんが理解してくれない限り心療内科への紹介も不可能ですからね。

　ところで全人的アプローチとか心身医学的アプローチというのはわかるようで実際はよく理解できないでいるようにも思えるのですが。

野添：人間は心身統一体だからといって患者さんを初めから全人的に診て何もかもわかるわけではありません。最初は既に習得している科学的手法を用いて精神的、身体的な問題分析、つまり「統合のための分析」を行います。例えば、身体症状が通常の治療に抵抗している場合、心理面の分析を行い、問題に順応した心理状態の変容(カウンセリング、心身リラックス、認知の変容、薬物療法など)を指導しますと結果として身体症状の改善がみられます。また通常認知できない生理機能（体温、筋電図など）をバイオフィードバック法で観察し、ストレス刺激に対する異常な生理反応を観察したり、あるいはリラックス法で生理状態が改善することを観察させて心身の相関の理解や、自己コントロール法を習得させていく方法があります。まずこのような心身相関への気づきを与えるのが大切と思います。

鹿島：やはり全人的医療をめざすといった心構えだけでなく身体医学的診断技法とともに心身医学の基本的は技法の習得が必要ということですね。次に最近の心身医療の現場で特に問題として感じておられることは。

野添：本来健康問題はセルフ・ケア、セルフ・コントロールで対処するのが基本ではないでしょうか。しかし心身のバランスの乱れによる身体症状や行動異常をもって受診する人が多くなっています。例えばパニック障害、これは頻脈、動悸に加えて不安・恐怖を訴えますが、救急外来を受診することも珍しくありません。また職場や学校に行こうとすると多汗、頭痛などが気になって行けなくなる人や、ストレスを感じると過食してしまう人もいます。このような問題をどのように受容して気づきを深めていくかの作業は医療費の問題もありますが軽視されています。表面に出現した身体問題だけをよく効く薬でどうにかしてもらえればいい、面倒で時間のかかることはしたくないという考えがあるように思います。実際この問題は親子関係、家族関係など成長期における問題も絡んでいて特に青年期例では簡単ではありません。根は深いと思っています。セルフ・ケア、セルフ・コントロールは心身相関への気づきがあって初めて可能なわけで、これが希薄になってしまっては健康問題でさえ医療者へ依存するということになります。症状は薬でおさえてもらえばという姑息的な手段を求める人々への健康教育の必要性を痛感しています。

鹿島：多くの内科医は糖尿病や高血圧症などの生活習慣病の患者の生活指導にしても患者さんの性格や心理・社会的背景までなかなか踏み込めないでいますが、その前に心身相関に気づかせることが大切なんですね。

　野添先生は長年内科におられ、内科治療に抵抗した多くの内科的疾患(例えば高血圧症や潰瘍性大腸炎など)を心身医学的に治療されていますが、その経験から感じられることをお話し下さい。

野添：どのような疾患でも身体症状で始まりますが、以後どのようなプロセスをとって病態が悪化していくのか明らかにされていません。例えば診断されたことに不安や恐怖をどの程度抱えるよ

うになったのか、病気に対する否定の気持ちから服薬が妨げられていないか、また通常の生活が制限されることで感情的(怒りなど)になったり、病状を恐れて過度に緊張するようなことが考えられます。このような要素は病態の遷延化にかなりかかわっているのですから、本来ならば治療のプロセスでも当然早期に配慮されるべきです。私は難治症例に対してこれらの因子を取り入れて治療してみました。その結果、患者自身の持つ医療資源を適切かつ有効に使っていく、あるいは患者が本来持っている「自然治療力が働くように環境を整えることに努める」ことによって予想外の改善がみられました。私たちはいまだ気づかずに利用していないことを知って驚いています。

鹿島：「自然治療力が働くように環境を整える」とはヒポクラテス以来の医学の本道ですよね。ナイチンゲールの「看護覚書」でも看護の役割として述べられていることばです。心身医学のバックボーンにもこのことがあるというご指摘も感銘をもってお聞きしました。今日は先生の長年にわたる経験を踏まえた貴重なお話をたくさんお聞きすることができました。先生のお話をお聞きしながら、私たち内科医は自分たちはgeneralistであると自負しながら、いかに一方的な(身体偏重の)診療をしていたかを教えられました。generalistになるためには行動科学、心身医学の素養が欠かせないのでしょうね。私のような高齢医師には今さら診療の根幹にかかわる行動の変容は困難ですが、若い医師には是非心して頂きたいですね。医療を真に患者・家族のためのものとするためには、心身医学の専門家の養成も大切ですが、何科の専門医になるにしても心身医学、行動科学は臨床医学の根底にあるものとして、これからの医学教育では教育のあらゆる段階で(学部教育、卒後教育も含めて)、心療内科医あるいは心療内科を根底にもった総合診療科医の教育に大きく関わって頂くことが大切だと感じました。特に内科医の養成には必須ですね。ご健闘下さい。

和文索引

あ

アーユルベーダ ……………233
アイデンティティー …………620
アスペルガー障害 ……………42
アセトアミノフェン …………571
アトピー素因 …………………438
アトピービジネス ………438, 442
アミトリプチリン ……………77
アモキサピン …………………77
アルカロイド製剤 ……………434
アルプラゾラム
　………76, 95, 426, 434, 444, 567
アレキサイミア ………119, 321
アレキシシミア ……347, 350, 366
アロスターシス ………………133
アロデイニア …………………85
アロマターゼ活性 ……………452
アンドロゲン …………………453
愛情遮断性小人症 ……………143
悪性関節リウマチ ……………410
悪性腫瘍 ………………………165

い

イメージリハーサルセラピー 525
イライラ ………………………400
インスリン抵抗性 ……………350
インターフェロン-γ …………440
インターロイキン-4 …………440
インテーク面接 ………………320
インヒビン ……………………452
インフォームド・コンセント 621
医学教育 ………………………237
　──改革 …………………238
医学的発想 ……………………176
医学モデル ……………………177
医師患者関係 …………………386
医療行動科学教育 ……………239
医療チーム ……………………568
医療の社会化 …………………31
医療面接 ………………238, 341
胃潰瘍 …………………………522
胃電図 …………………………393
胃排出能検査 …………………393

異型狭心症 ……………………389
遺伝学 …………………………157
怒り ……………………167, 374
閾値論的仮説 …………………118
池見酉次郎 ……………………610
痛み行動 ………………………415
一般検査 ………………………341
一般適応症候群 ………………121

う

うつ ……………………………350
　──状態 …………………408
うつ病 ……34, 141, 350, 384, 563
　──の危険因子 …………565
　──の診断 ………………565
　──の病因 ………………564
　──の病前性格 …………537
後ろ向き研究 …………………165
運動機能 ………………………391

え

エゴグラム ……………………75
エスコート実習 ………………239
エスタゾラム …………………95
エストラジオール ……………452
エストリオール ………………452
エストロゲン …………………451
エストロン ……………………452
エチゾラム…76, 78, 426, 434, 444
エネルギー療法 ………………233
易感染性 ………………………141
円形脱毛症 ……………………430
炎症 ……………………………142
延長曝露療法 …………………525
塩酸カプロニウム ……………434

お

オステオパシー ………………234
オフィアシス型 ………………433
オペラント技法 ………………348
オペラント強化 ………………487
オペラント原理 ………………484
瘀血 ……………………………271

親子関係 ………………………435

か

がん ……………………165, 168
　──医療とコミュニケーション
　　……………………………218
がん患者 ………………………215
　──に対するグループ療法
　　……………………………215
　──のQOL ………………218
　──のうつ病 ……………564
　──の心理とストレスに対す
　る反応 ……………………212
　──への心理、行動的介入
　　……………………………214
がん検診 ………………………195
がん性疼痛患者 ………………66
がん診断に対する通常反応…213
がん疼痛 ………………………570
ガイドライン …………418, 419
カイロプラクティック ………234
カウンセリング ………………420
カテコールエストロゲン ……454
外邪 ……………………………268
外傷後ストレス障害 …………519
外傷体験 ………………………520
仮面うつ病 ……………………532
家族(遺族)の援助 ……………558
家族療法 ………………………313
家庭医療 ………………………36
過換気テスト …………………330
過敏性腸症候群 ………………393
過労死 …………………………203
過労自殺 ………………………203
回避／反応性の麻痺 …………520
回避行動 ………………………417
海馬 ……………………139, 140
解決志向アプローチ ……176, 438
解決の構築 ……………………181
解釈モデル ……………………616
顔のほてり ……………………440
覚醒亢進 ………………………520
獲得免疫系 ……………………148
学習心理学 ……………………248
学習理論 ………………………417

顎運動異常 ……………………460
顎運動のリハビリテーション 464
顎関節症 ……………112, 115, 460
顎関節の障害 …………………466
紙袋内呼吸 ……………………333
空の巣症候群 …………………531
完全主義 ………………………502
冠動脈疾患 ……………………197
　　──親和性行動パターン …373
冠動脈性心疾患 ………165, 166
寒冷ストレス …………………138
感作物質 ………………………434
感受性遺伝子 …………………483
感情抑圧傾向 …………………168
感嘆符毛 ………………………432
関節円板 ………………………466
　　──障害 …………………467
　　──の前方転位 …………466
関節内障 ………………………466
関節包・靭帯障害 ……………467
関節リウマチ …………84, 406
緩和医療 …………………69, 217
緩和ケア ………………………556
　　──診療加算 ……………570
　　──チーム ………………570
　　──の教育、研修 ………219
簡易精神分析療法 ……………312

き

キャノン ………………………121
気 ………………………………267
気管支喘息 ……159, 317, 522
気虚 ……………………………270
気功 ……………………………315
気滞 ……………………………270
気分障害 ………………………163
気分変調性障害 ………………532
希死念慮 ………………………493
器質性精神障害 ………………400
器質性精神病 …………………277
器質的要因 ……………………275
偽窒息警報 ……………………516
客観的臨床能力試験 …………245
急性外因反応型 ………………276
急性期治療 ……………………381
急性期慢性疼痛 ………………82
急性疼痛患者 …………………66

救命救急センター ……………90
虚偽性障害 ……………………83
共依存 …………………………350
共存症 …………………………520
狭心症発作 ……………………25
境界知能の知的障害 …………42
筋・筋膜疼痛性機能障害症候群
　………………………………115
緊急反応 ………………………3
緊張型頭痛 ……………………383

く

クアゼパム ……………………78
クエン酸タンドスピロン ……76
グラフ化体重日記 ……………477
クリニカル・クラークシップ 240
グルコース ……………………138
グルココルチコイド …………135
クローン選択 …………………151
クロチアゼパム
　………………76, 426, 434, 444
クロパンの会 …………………69
クロミプラミン ………………77
クロルプロマジン ……………94
苦行療法 ………………………427
空気飢餓感 ……………………330

け

下剤乱用 ………………………498
系統的脱感作 …………………362
　　──法 ……………………516
軽症うつ病 ……………………20
　　──病エピソード ………532
傾聴 ……………………………179
頸部交感神経過敏 ……………85
芸術療法 ………………………313
血管説 …………………………381
血虚 ……………………………271
月経周期のホルモン変動 ……58
月経前緊張症 …………………447
月経前症候群 …………………447
研修プログラム ………………36
健康医学 …………………189, 192
健康行動 ………………………248
健康志向 ………………………188
健康日本21 …………………225

健康への関心 …………………188
健康への自己管理態度 ………229
原始的生体防御系 ……………147
現実心身症型 …………………304

こ

コーディネーション機能 ……560
コーピング ……………………321
　　──・クエスチョン ……183
コホート研究 …………………165
コミュニケーション …………606
コリン性蕁麻疹 ………………423
コルチゾール …………………135
コンサルテーション・リエゾン
　………………………………583
　　──医学 …………………16
　　──機能 …………………556
　　──サービス ……………32
呼吸性アルカローシス ………330
五臓 ……………………………268
口腔習癖 ………………………461
口臭症 …………………………110
公衆衛生 ………………………194
甲状腺粉末 ……………………525
甲状腺ホルモン ………………144
交感神経 ………………………125
交流分析療法 …………………312
行動医学 …………………30, 246
行動分析 ………………………249
行動理論 ………………………335
行動療法
　……79, 226, 229, 311, 420, 427
　　──的 ……………………444
行動論 …………………………414
　　──的カウンセリング
　………………348, 353, 368, 488
更年期障害 ……………………451
更年期のホルモン変動 ………58
抗アレルギー剤 ………………426
抑うつ …………………………375
　　──薬
　……76, 309, 426, 434, 444, 567
抗痙攣剤 ………………………525
抗精神病薬 ……………………76
抗体 ……………………………150
抗ヒスタミン剤 ………………426
抗不安剤 ………………………524

抗不安薬 …76, 305, 426, 434, 444	視床下部-下垂体-性腺系 …145	出血性ストレス …………139
拘束ストレス ……………136	視床下部-下垂体-副腎系	準備因子 ………………118
後弓反張 …………………331	………………123, 439	除外診断 …………………293
咬合の異常感 ………111, 112	視床下部-下垂体-副腎皮質	小うつ病性障害 …………532
咬合病 ……………………111	（HPA）系 ……………135	小児糖尿病 …………349, 351
高機能自閉症 ……………42	視床下部-成長ホルモン系 …143	生涯教育 …………………243
高血圧 ……………………522	歯科心身症例 ……………106	消化管運動機能異常 ……388
──症 ………………196, 338	歯科治療恐怖症 …………113	消化器心身症 ……………161
高脂血症 …………………197	自我同一性障害 …………481	消化性潰瘍 ………………356
高齢社会 …………………90	自己 ………………………147	症状精神病 ………………277
降圧薬 ……………………343	──決定 ………………556	症例検討会 ………………243
絞扼性神経障害 …………87	──効力感 ……………352	症例対照研究 ……………165
膠原病 ……………………408	──コントロール感 ……416	賞賛 ………………………180
興奮 ………………………93	──臭恐怖 ……………110	情緒不安定 ………………401
国際産婦人科心身医学会 …52	──主張訓練 …………336	情動ストレス ……………406
国際頭痛学会の診断基準 …380	──治癒力 ……………590	情報化社会 ………………621
国際頭痛学会分類 ………384	──評価 ………………502	助産婦手位 ………………331
混合性頭痛 ………………385	──免疫疾患 …………142	食細胞 ……………………148
棍棒状毛 …………………432	──誘発性嘔吐 ………493	食道pH holding time …390
	自殺 ………………………442	食道内圧検査 ……………392
さ	自傷行為 …………………493	職業性ストレス簡易調査票 …204
サートラリン ……………524	自助グループ ……………506	職業性ストレスモデル …204
サイコオンコロジー …16, 210	自律訓練 …………………336	職場のメンタルヘルス …202
──の教育、研修 ………219	──法	職場不適応症 ……………206
サイトカイン …124, 136, 150, 409	……129, 311, 326, 362, 368, 434	心因性 ……………………16
作業関連疾患 ……………205	自律神経求心路 …………127	──蕁麻疹 ……………425
再体験 ……………………520	自律神経系 ………123, 125, 440	──瘙痒 ………………73
再入院率 …………………486	自律神経症状 ……………46	心気症 ……………………592
細専門分化 ………………30	持続因子 …………………118	心気状態 …………………513
催眠療法 ………80, 311, 427, 444	失感情症 …74, 199, 321, 366, 442	心筋梗塞 …………………166
在宅医療 …………………560	失望感 ……………………168	心身医学 …………………189
三環系抗うつ薬	室傍核 ……………………135	──会認定医 …………243
……………309, 504, 524, 567	疾患修飾性抗リウマチ薬 …410	──的愁訴 ……………275
三叉神経説 ………………381	疾病予防行動 ……………248	──的治療 ……………301
三段階除痛ラダー ………571	疾病利得 ……………414, 443	──の歴史 ……………9
産業保健推進センター …208	質問紙 ……………………426	心身交互作用 ……………121
	──法 …………………74	心身症 ……………134, 413, 522
し	社会科学 …………………26	心身相関
ジアゼパム ………………94	社会的技術訓練 …………488	……117, 157, 321, 415, 442, 623
子宮内膜癌 ………………458	主治医機能 ………………561	──性 …………………556
支持的精神療法 …………566	受療行動 …………………557	──の診断 ……………295
四環系抗うつ薬 …………567	執着気質 …………………537	──病 …………………28
死の恐怖 …………………90	終末期がん ………………563	心身二元論 ………………232
刺激統制 ……………336, 487	集学的チーム医療 ………262	心的外傷 …………………431
指圧 ………………………132	集団療法 ……………313, 336, 348	心理・社会的要因 ………275
視床下部-下垂体-甲状腺系機能	集中治療 …………………90	心理教育的介入 …………560
	集中治療室 ………………90	心理社会的因子 …………391
		心理社会的面への配慮 …191

索引 iii

心理社会的要因……………412
心理ストレス………………340
心理的ストレス……………466
心理テスト…………………341
心療内科……………6, 189, 599
身体化障害…………………593
身体感覚の増幅……………592
身体疾患患者にみられるうつ病
　………………………………33
身体表現性障害……20, 433, 591
　──の治療モデル………594
身体表現性疼痛障害………263
津液虚………………………271
神経言語プログラミング…616
神経性過食症………………492
神経性食欲不振症…………144
　──制限型………………480
神経説………………………381
神経ブロック療法 …………64
診断技法……………………293
診断法………………………289
新生時期のストレス………140
人格障害……………………503

す

スキンシップ………………132
スケーリング・クエスチョン 183
ストレス・マネージメント…207
ストレス因子………………385
ストレス学説………………133
ストレス関連疾患
　………………27, 29, 202, 205
ストレスコーピング………557
ストレスコントロール……464
ストレス社会………………624
ストレス性標的臓器反応…128
ストレス接種訓練…………525
ストレス対処行動…………350
ストレス対処能力…………178
ストレッサー………………152
スペシャリティ……………615
水滞…………………………271
睡眠時無呼吸症候群………469
睡眠障害……………77, 433, 442
睡眠薬………………………76, 307

せ

せん妄……………92, 276, 586
セカンド・オピニオン……607
セリエ……………………5, 121
セルフ・ケア………………625
　──行動…………………246
セルフ・コントロール……625
セルフヘルプ………………185
セルフモニタリング……444, 498
　──法……………………229
セロトニン…………………502
　──・ノルアドレナリン再取
　り込み阻害薬……………567
セロトニン選択的再取り込み阻
　害剤…………77, 426, 434, 444
セロトニンノルアドレナリン
　再取り込み阻害剤
　………………77, 426, 434, 444
生活習慣病
　…22, 114, 195, 196, 224, 248,
　349, 605, 622
生物心理社会モデル………252
成人病…………………196, 224
成長ホルモン………………143
性格心身症型………………304
性差…………………………386
精神科………………………599
　──医……………………92
　──教育…………………35
精神交互作用………………513
精神腫瘍学…………………210
精神症状……………………275
精神身体医学…………………6
精神神経免疫学
　………………74, 121, 152, 213
精神保健法…………………600
精神療法………………566, 601
精咀嚼………………………114
赤色デルモグラフィー……424
積極的傾聴法………………208
積極的診断…………………293
摂食障害…20, 161, 350, 351, 481
絶食…………………………138
絶食療法………………314, 415, 421
舌痛症………………………108
閃輝暗点……………………379

選択的セロトニン再取り込み阻
　害薬……………504, 515, 567
全人的医療…………21, 235, 237
全身適応症候群………………5
全人的なチーム医療………556
全頭脱毛……………………430
前兆を伴う片頭痛…………380
前兆を伴わない片頭痛……380

そ

ゾピクロン……………………95
阻血性筋収縮………………385
咀嚼筋障害……………466, 467
咀嚼筋の疲労回復…………464
咀嚼指導………………114, 115
咀嚼習慣……………………114
早期リウマチ診断基準……410
相補的な組み合わせ………255
喪失ストレス………………560
総合診療部……………98, 610
総合性………………………191
総合病院精神医学……………10
増悪因子……………………118
即時型アレルギー…………425
卒後教育……………………242
卒後研修必修化………………35
卒後臨床研修………………603

た

タイプ1………………………169
タイプ2………………………169
タイプA……………120, 165, 166
　──行動…………………228
　──行動パターン……350, 372
　──行動様式……………205
タイプC……………120, 165, 168
タイプDパーソナリティ…374
タンドスピロン……426, 434, 444
多因子遺伝…………………156
多元的モデル………………501
多面的アプローチ……………29
体重や体型の感じ方の障害…496
体性─交感神経反射………131
対象依存的行動パターン…170
大うつ病性障害……………532
大脳皮質萎縮………………483

代替補完医療 …………………22
代替療法 ……………………506
第二の病 ………………………28
短期療法 ………………430, 438
男性型脱毛 …………………433

ち

チアプリド ……………………96
チアミラール …………………93
チーム医療
　…67, 253, 302, 350, 352, 595,
　612
チーム内の対立 ……………258
血 ………………………………267
知覚 ……………………………391
治療構造 ……………………497
治療者―患者関係
　………………347, 348, 350, 368
治療者の役割 …………253, 255
治療チーム …………………256
治療的自我 ……………244, 301
治療的診断 …………………294
治療動機が曖昧 ……………507
治療のゴール ………………180
治療フローチャート ………419
痴呆 ……………………………586
中枢性摂食行動調節機構 …502
注意欠陥／多動性障害 ………42
長期予後調査 ………………485
腸神経系 ……………………125
陳旧性心筋梗塞 ………………25
鎮静 ……………………………93

つ

通過症候群 …………………277

て

テタニー様痙攣発作 ………331
デプレッション ……………616
低血糖刺激 …………………138
敵意 ……………………………167
敵意性 ………………………374
適応障害 …………34, 73, 551
伝統医療 ……………………231

と

トウレット障害 ………………46
ドクター・ショッピング……613
トリアゾラム ……………78, 95
トリプタン系薬剤 …………382
ドロップアウト ……………492
投影法 …………………………74
疼痛 ……………………………587
　――患者診療 ………………63
　――患者対応 ………………67
　――患者の精神、心理状態
　　　…………………………65
　――行動 ………261, 297, 417
　――性障害 ………………263
　――に関する適切な見解 …65
　――の概要 …………………62
　――の伝達と各種治療法 …63
糖尿病 …………………160, 196
動悸 ……………………………400
動機づけ ……………………229
動物性脂肪 ……………………27

な

ナチュロパシー ……………234
内観療法 ………………314, 547
内臓脂肪型肥満 ……………473
難治性UC ……………………368
難治性潰瘍性大腸炎 ………368

に

ニトラゼパム
　……………78, 95, 427, 434, 445
二次性高血圧 ………………341
二次性抑うつ ………………513
日本女性心身医学会 …………52
日本総合病院精神医学会
　………………………32, 609
荷卸しうつ病 ………………531
乳癌 ……………………………458
人間科学 ………………………26
妊娠・分娩のホルモン変動 …58
認知行動 ……………………336
　――療法
　　…264, 312, 427, 443, 498, 516,
　　525
認知の歪み …………………497
認知療法 ………………………79

の

ノルアドレナリン …………135
ノルトリプチリン ……………77
ノンアドヒアランス ………350
脳卒中 ………………………197

は

ハビットリバーサル法 ……444
ハロペリドール ………………94
ハンドリング ………………142
パートナーシップ …………619
パニック障害 …162, 424, 511
パニック発作 ………………511
パロキセチン
　……………77, 426, 434, 444, 523
パンヌス ……………………409
バーンアウト ………………613
バイオフィードバック…232, 362
　――療法
　　………314, 343, 348, 353, 368
バセドウ病 …………………400
バゾプレッシン ……………135
バリント …………………………6
破局的思考 …………………516
歯と全身症状との関連づけ…113
拍動性頭痛 …………………379
曝露法 ………………………516
箱庭療法 ……………………313
発症率 ………………………482
抜毛癖 ………………………433
針治療 ………………………132
反跳現象 ……………………308
汎適応症候群 ………………133
汎発性脱毛 …………………430

ひ

びまん性食道痙攣症 ………130
びまん性脱毛 ………………433
ヒトゲノム …………………164
　――プロジェクト ………156
ヒドロキシジン ………………76

ヒポコンドリー……………591
ピア・サポート………………612
ピークフロー…………………317
　──値…………………………325
ピラミダルプラン……………411
皮膚科心身医学………………72
皮膚科的行動療法……………79
皮膚科的認知行動療法………434
皮膚科的認知療法……………79
皮膚感覚障害…………………73
非機能的思考…………………482
非自己…………………………147
非心臓性胸痛…………………390
非定型顔面痛…………106, 108
肥満……………………………469
　──恐怖………………489, 493
　──症…………………………473
病気への回避…………………497
病識が乏しい…………………507
広場恐怖………………………511

ふ

フラッディング………………516
フルオキセチン………………524
フルジアゼパム……426, 434, 444
フルニトラゼパム
　……………78, 95, 434, 445
フルボキサミン
　…………77, 426, 434, 444, 524
プライマリ・ケア …20, 100, 559
プライマリ・ヘルスケア ……98
プロポフォール………………94
ブリーフセラピー……………181
ブロチゾラム
　……………78, 95, 427, 434, 445
ブロマゼパム…………………95
不安階層表………………427, 516
不安障害………………20, 587
不安中枢………………………511
不穏……………………………93
不定愁訴………………………46
不適応…………………………442
　──行動………………………335
不登校…………………………46
不眠…………………92, 93, 586
父性的管理的……………255, 257
父性的管理的対応……………254

服薬コンプライアンス………558
副交感神経……………………125
副腎皮質ステロイド剤………434
副腎皮質ホルモン……………135
物理的蕁麻疹…………………423

へ

ペインクリニック………265, 606
　──科…………………………62
ペインクリニッシャン………570
ペインセンター………………260
ベンゾジアゼピン系…………305
　──抗不安薬…………………515
閉経……………………………451
片頭痛…………………………378
変革の時代……………………202
変形性顎関節症………………467

ほ

ほてり…………………………454
ホスピス………………………218
ホメオスターシス……………133
ホメオパシー…………………233
ホルモン補充療法………57, 451
ポジショナルクローニング…157
ポリサージャリー……………108
保証……………………………594
補完・代替医療………………231
補体……………………………149
母子分離………………………142
母性的受容的…………………255
　──対応………………………254
包括医療………………………194
包括的治療……………………260
包括的疼痛医療………………262
本態性高血圧症………………159

ま

マプロチリン ………77, 427, 445
前向き研究……………………165
慢性期慢性疼痛………………82
慢性疾患………………………590
慢性蕁麻疹……………………423
慢性ストレス…………………141
慢性疼痛………77, 163, 263, 413

　──患者………………………66

み

ミアンセリン …………77, 445
ミダゾラム……………………94
ミドルエイジシンドローム…539
ミネラルコルチコイド………140
ミルナシプラン
　……………77, 427, 434, 444
ミレニウムゲノムプロジェクト
　…………………………158
未病……………………………611
水（津液）………………………268
民間療法………………………442

む

無茶喰い………………………499
　──障害………………………500
無力感…………………………168

め

メランコリー親和型性格……537
メンタルヘルス………………200

も

モデリング学習……348, 353, 484
毛髪の醜形恐怖………………433
森田療法…………315, 516, 547
　──的集団療法………………69
問題の解決……………………181

や

やせ願望………………………493
夜驚症…………………………45
夜尿症…………………………45
役割の分担……………………254
薬物治療………………………305
薬物有害作用…………………378
薬物療法…………………416, 600
薬理ゲノム学…………………158

ゆ

誘発因子 …………………… 118

よ

ヨーガ ……………………… 315
予期不安 ……………… 336, 516
予防医学 …………………… 194
予防療法 …………………… 381
抑うつ気分を伴う適応障害 … 532

ら

ライフイベント ……… 321, 538
　——ストレス ……… 351, 365
ライフサイクル …………… 351
ライフスタイル …………… 134

り

リーダーシップ …………… 257
リエゾン …………………… 583
　——看護師 ………………… 38
　——精神医学 …………… 607
　——精神科医 ……… 561, 593
リスク・マネージメント … 621
リハビリテーション医療 …… 68
リラクセーション … 129, 208, 343
　——法 ……………… 420, 516
リルマザホン … 78, 427, 434, 445
リンパ球 …………………… 148
力動的精神療法 …………… 566

倫理的問題 ………………… 164

れ

レスポンデント条件づけ … 484
レプチン …………………… 475
レボメプロマジン ……… 94, 95

ろ

ロメリジン ………………… 382
ロルメタゼパム ……………… 78
六腑 ………………………… 268

わ

分け与えられる力 ………… 595

欧文索引

1型糖尿病 ………………… 505
4つのケア ………………… 207
24時間胃食道内圧pHモニタリング ……………………… 393

β_3アドレナリン受容体遺伝子
 …………………………… 475

A

A型行動パターン ………… 197
ABPM ……………………… 342
ACTH ……………………… 135
alexithymia ………………… 119
anger ……………………… 374
"Apo-non-sus" ラット …… 141
"Apo-sus" ラット ………… 141
atypical facial pain ………… 106
avoidance/numbing symptom
 …………………………… 520

B

Balint M ……………………… 6
biomedical model …………… 10
biopsychosocial model …… 232
biopsychosocio behavioral … 291

bio-psycho-sosio-eco-ethical
　model …………………… 556
BMI ………………………… 472
brain syndrome …………… 281
braking bad news ………… 557

C

CAI ………………………… 321
CAM ……………………… 231
Cannon WB ………… 3, 121, 133
CAPS-DX ………………… 520
C-L精神医学 ………………… 37
CMI …………………… 75, 321
CO_2換気応答 ……………… 330
comorbidity ……………… 520
complementary and alternative
　medicine ………………… 231
complex regional pain syndrome
 ……………………………… 85
COMPLI …………………… 37
CRH ……………………… 135
CRPS …………………… 85, 86

D

DKS ……………………… 354

DQOL ……………………… 354
DSM-IV …………………… 74
DST ……………………… 520
DTSQ ……………………… 354

E

E1 ………………………… 452
E2 ………………………… 452
E3 ………………………… 452
EAP ……………………… 208
EBM ………………… 23, 170, 235
edrophonium ……………… 389
EGG ……………………… 393
Electrogastrography ……… 393
emergency reaction ………… 3
EuroQOL ………………… 354
Evidence-based medicine … 170

F

FGID ……………………… 388
FHS ……………………… 354
fight/flight反応 …………… 141
Fordyce …………………… 264
FSH ……………………… 452

G

general adaptation syndrome 5
GERD 391
GH 143
GHQ 75
glossodynia 108
Grossarth-Maticek 165, 169

H

Hamilltonのうつ症状評価尺度 541
Health Locus of Control Scale 229
holistic medicine 235
hormone replacement therapy 451
hostility 374
hot flush 454
HRT 57, 451, 456
hyperarousal symptom 520

I

IBD 365
IBDQ 367
IBS 393
ICD-10 74
IES 520
Insoo Kim Berg 179
INTERMED 38
Irritable bowel syndrome 393
irritable heart 520

J

Jenkins Activity Survey 166
"job strain" モデル 375

L

Lewisラット 140
LH 452
living will 90
Low T3 syndrome 144

M

MAOI's 524
mazindol 478
Mind-Body Medicine 234
Minesota Multiphasic Personality Inventory 82
MMPI 82, 321
motility 391
MPA 458
Multidisciplinary approach 261
Multifactorial Inheritance 156
myofascial pain dysfunction syndrome 115

N

negative feedback 452
NK細胞活性 153, 440
non-ulcer dyspepsia 391
not self 147
NSAIDs 571
NUD 391

O

Objective Structured Clinical Examination 245
occlusal disease 111
odontophobia 113
One Small Step 185
OSCE 245

P

PAID 354
paper bag rebreathing 333
passive conservation/withdrawal 反応 141
PF 317, 326
Pharamacogenetics 158
PMI 33
POMS 376
Positional Cloning 157
Posttraumatic Stress Disorder 519
psychocutaneous medicine 72
psychodermatology 72
psychosocial factor 391
psychosomatic dermatology 72
PTSD 519
PVN 135

Q

QOL 412, 451

R

railroad spine syndrome 520
re-attribution model 595
re-experiencing symptom 520
Rome Ⅱ 388

S

SDS 75
self 147
Selye H 5, 121, 133
sensation 391
SF-36 ......354, 367
SFA 176
Shared power 611
Single Nucleotide Polymorphisms 158
SIP 354
SMI 455
SNPs 158
SNRI 310, 543
soldier's heart 520
solution-focused approach 176
SSRI 310, 543
SSRIs 523
STAI 75
Steve de Shazer 179

T

TEG 321
therapeutic self 244
TM 231
TOP-8 520
traditional medicine 231

V

VAS ……………………………89
Visual Analogue Scale ………89
VLCD …………………………476

W

W-BQ …………………………354
WHOがん疼痛治療法 ………571
WHOQOL ……………………354

Y

Y-G（矢田部-ギルフォード）
性格検査……………………376
Yvonne Dolan ………………185

現代 心療内科学

ISBN4-8159-1675-6 C3047

平成15年10月25日　第1版発行

編集	久　保　千　春
	中　井　吉　英
	野　添　新　一
発行者	松　浦　三　男
印刷所	日　経　印　刷株式会社
発行所	株式会社　永　井　書　店

〒553-0003　大阪市福島区福島8丁目21番15号
　　　　　電話(06)6452-1881(代表)／Fax(06)6452-1882
東京店
〒101-0062　東京都千代田区神田駿河台2-10-6(7F)
　　　　　電話(03)3291-9717(代表)／Fax(03)3291-9710

Printed in Japan　　　　　　　　　　©KUBO Chiharu, 2003

・本書の複製権・翻訳権・上映権・譲渡権・公衆送信権（送信可能化権を含む）は
株式会社永井書店が保有します．
・ ☐ <㈱日本著作出版権管理システム委託出版物>
本書の無断複写は著作権法上での例外を除き禁じられています．複写される場合
には，その都度事前に㈱日本著作出版権管理システム（電話03-3817-5670, FAX
03-3815-8199）の許諾を得て下さい．